NEFROLOGIA
UROLOGIA
CLÍNICA

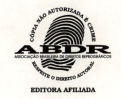

| NEFROLOGIA |
| UROLOGIA |
| CLÍNICA |

Nestor Schor
Miguel Srougi

Projeto Gráfico
CLR Balieiro Editores Ltda.

Fotolitos
Bureau Bandeirante de Pré-Impressão

Impressão/Acabamento
Hamburg Gráfica e Editora Ltda.

Direitos Reservados
Nenhuma parte pode ser duplicada ou
reproduzida sem expressa autorização do Editor

sarvier
Sarvier Editora de Livros Médicos Ltda.
Rua Dr. Amâncio de Carvalho nº 459
CEP 04012-090   Telefax (011) 571-3439
e-mail sarvier@uol.com.br
São Paulo – Brasil

ISBN 85-7378-092-4

Dados Internacionais de Catalogação na Publicação (CIP)
(Câmara Brasileira do Livro, SP, Brasil)

Nefrologia, urologia clínica / coordenadores
Nestor Schor, Miguel Srougi. -- São Paulo :
SARVIER, 1998.

Vários autores.
Vários colaboradores.

1. Nefrologia 2. Rins – Doenças 3. Urologia
I. Schor, Nestor. II. Srougi, Miguel.

CDD-616.61
NLM-WJ 300
98-4104   -WJ 100

Índices para catálogo sistemático:

1. Doenças renais : Medicina 616.61
2. Nefrologia : Medicina   616.61
3. Rins : Doenças : Medicina   616.61
4. Urologia : Medicina   616.61

NEFROLOGIA
UROLOGIA
CLÍNICA

•

Nestor Schor
Miguel Srougi

•

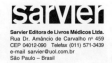

Sarvier Editora de Livros Médicos Ltda.
Rua Dr. Amâncio de Carvalho nº 459
CEP 04012-090 Telefax (011) 571-3439
e-mail sarvier@uol.com.br
São Paulo – Brasil

São Paulo – 1998 – Brasil

Colaboradores

Adriano Nesrallah
Médico Urologista do Hospital Sírio Libanês, São Paulo.

Agnaldo Pereira Cedenho
Professor Adjunto Doutor, Disciplina de Urologia da Escola Paulista de Medicina – UNIFESP, São Paulo.

Alexandre Holthausen Campos
Mestre pela Disciplina de Nefrologia da Escola Paulista de Medicina – UNIFESP, São Paulo.

Álvaro Nagib Atallah
Livre-Docente em Clínica Médica pela Escola Paulista de Medicina – UNIFESP, São Paulo. Chefe da Disciplina de Clínica Médica da Escola Paulista de Medicina – UNIFESP, São Paulo. Diretor do Centro Cochrane do Brasil, São Paulo.

Américo Toshiaki Sakai
Professor Adjunto, Disciplina de Urologia da Escola Paulista de Medicina – UNIFESP, São Paulo.

Antonio Carlos Seguro
Professor Associado, Disciplina de Nefrologia da Faculdade de Medicina da USP, São Paulo.

Antonio Macedo Júnior
Doutor pela Universidade de Johannes, Gutemberg, Alemanha. Chefe do Setor de Uro-Pediatria, Disciplina de Urologia da Escola Paulista de Medicina – UNIFESP, São Paulo.

Antonio Marmo Lucon
Professor Associado, Disciplina de Urologia da Faculdade de Medicina da USP, São Paulo.

Antonio Sérgio Petrilli
Professor Adjunto, Departamento de Pediatria da Escola Paulista de Medicina – UNIFESP, São Paulo. Chefe do Setor de Oncologia Pediátrica da Escola Paulista de Medicina – UNIFESP, São Paulo.

Aparecido B. Pereira
Professor Adjunto, Disciplina de Nefrologia da Escola Paulista de Medicina – UNIFESP, São Paulo.

Arcílio de Jesus Roque
Mestre em Urologia pela Escola Paulista de Medicina – UNIFESP, São Paulo. Médico Assistente, Disciplina de Urologia da Escola Paulista de Medicina – UNIFESP, São Paulo.

Artur Beltrame Ribeiro
Professor Titular, Disciplina de Nefrologia da Escola Paulista de Medicina – UNIFESP, São Paulo.

Beatriz de Camargo
Doutora em Medicina pela Faculdade de Medicina da USP, São Paulo. Chefe do Departamento de Pediatria do Hospital do Câncer A.C. Camargo, São Paulo.

Camila Sardenberg
Pós-Graduanda pela Disciplina de Nefrologia da Escola Paulista de Medicina – UNIFESP, São Paulo.

Clarice Kazue Fujihara
Mestre e Doutora em Ciências Biomédicas, Disciplina de Nefrologia da Faculdade de Medicina da USP, São Paulo.

Cláudio José Ramos de Almeida
Professor Adjunto, Disciplina de Urologia da Escola Paulista de Medicina – UNIFESP, São Paulo. Chefe do Setor de Transplante Renal da Escola Paulista de Medicina – UNIFESP, São Paulo.

Clotilde Druck Garcia
Doutora em Clínica Médica, Universidade Federal do Rio Grande do Sul, Porto Alegre. Professora-Adjunta de Nefrologia, Fundação Faculdade Federal de Ciências Médicas de Porto Alegre, Porto Alegre. Responsável pelo Serviço de Nefrologia Pediátrica do Complexo Hospitalar Santa Casa de Misericórdia de Porto Alegre, Porto Alegre.

Cristina Viegas Bernardino Vallinoto
Pós-Graduanda da Disciplina de Pediatria da Faculdade de Ciências Médicas da Santa Casa de Misericórdia de São Paulo. Médica-Assistente, Departamento de Pediatria/Nefrologia da Faculdade de Ciências Médicas da Santa Casa de Misericórdia de São Paulo, São Paulo.

Décio Mion Jr.
Doutor em Medicina pela Faculdade de Medicina da USP, São Paulo. Chefe da Unidade de Hipertensão do Hospital das Clínicas, Disciplina de Nefrologia da Faculdade de Medicina da USP, São Paulo.

Denise Maria Avancini Costa Malheiros
Professora Assistente, Departamento de Ciências Patológicas da Faculdade de Ciências Médicas da Santa Casa de Misericórdia de São Paulo, São Paulo. Médica do Laboratório de Investigação Médica do Hospital das Clínicas da Faculdade de Medicina da USP, São Paulo.

Dino Martini Filho
Professor Assistente, Departamento de Ciências Patológicas da Faculdade de Ciências Médicas da Santa Casa de Misericórdia de São Paulo, São Paulo. Mestre em Ciências Patológicas pela Faculdade de Medicina da USP, São Paulo.

Eliana Monteiro Caran
Mestre em Pediatria pela Escola Paulista de Medicina – UNIFESP, São Paulo. Médica Assistente, Setor de Oncologia Pediátrica da Escola Paulista de Medicina – UNIFESP, São Paulo.

Elias Rassi
Doutor em Urologia pela Escola Paulista de Medicina – UNIFESP, São Paulo.

Elisa Mieko Suemitsu Higa
Professora Adjunta, Disciplina de Medicina de Urgência da Escola Paulista de Medicina – UNIFESP, São Paulo. Pesquisadora Associada, Disciplina de Nefrologia da Escola Paulista de Medicina – UNIFESP, São Paulo.

Emmanuel de Almeida Burdmann
Disciplina de Nefrologia, Faculdade de Medicina de São José do Rio Preto, São José do Rio Preto. Professor Livre-Docente, Departamento de Clínica Médica da Faculdade de Medicina da USP, São Paulo.

Eric Roger Wroclawski
Assistente Doutor, Hospital das Clínicas da Faculdade de Medicina da USP, São Paulo. Chefe do Serviço de Urologia do Hospital de Ensino da Fundação do ABC, Santo André. Urologista Chefe do Setor de Transplante Renal do Instituto Dante Pazzanesi de Cardiologia, São Paulo.

Euthymia Brandão de Almeida Prado
Professora Doutora, Disciplina de Nefrologia da Faculdade de Medicina da USP. Chefe do Laboratório de Imunopatologia Renal, Disciplina de Nefrologia da Faculdade de Medicina da USP, São Paulo.

Flávio L.O. Hering
Mestre e Doutor em Cirurgia pela Escola Paulista de Medicina – UNIFESP, São Paulo. Médico-Assistente, Disciplina de Urologia, Escola Paulista de Medicina – UNIFESP, São Paulo.

Francisco Tibor Dénes
Professor Livre-Docente de Urologia, Hospital das Clínicas da Faculdade de Medicina da USP, São Paulo.

Gianna Mastroianni Kirsztajn
Mestre e Doutor em Nefrologia pela Escola Paulista de Medicina – UNIFESP, São Paulo.

Graziela Lopes Del Ben
Pós-Graduanda de Pediatria, Escola Paulista de Medicina – UNIFESP, São Paulo. Nefrologista Pediátrica do Hospital São Luiz, São Paulo.

Helio Begliomini
Pós-Graduado pela Escola Paulista de Medicina – UNIFESP, São Paulo. Médico-Assistente, Serviço de Urologia do Hospital do Servidor Público do Estado de São Paulo, São Paulo. Urologista do Instituto de Medicina Humanae Vitae (IMUVI), São Paulo.

Helio Tedesco Silva Jr.
Mestre e Doutor em Nefrologia, Disciplina de Nefrologia da Escola Paulista de Medicina – UNIFESP, São Paulo. Médico-Assistente, Setor de Transplante Renal da Escola Paulista de Medicina – UNIFESP, São Paulo.

Heloísa Cattini Perrone
Professora Adjunta da Faculdade de Ciências Médicas da Santa Casa de Misericórdia de São Paulo, São Paulo. Diretora do Departamento de Pediatria e Puericultura e Livre-docente da Faculdade de Ciências Médicas da Santa Casa de Misericórdia de São Paulo, São Paulo. Mestre e Doutora em Nefrologia pela Escola Paulista de Medicina – UNIFESP, São Paulo.

Henrique Manoel Lederman
Professor Titular e Chefe do Departamento de Diagnóstico por Imagem da Escola Paulista de Medicina – UNIFESP, São Paulo.

Heonir Rocha
Professor Titular, Disciplina de Nefrologia da Faculdade de Medicina da Universidade Federal da Bahia, Salvador.

Homero Bruschini
Professor Adjunto, Disciplina de Urologia da Escola Paulista de Medicina – UNIFESP, São Paulo. Chefe do Setor de Urologia Feminina e de Urodinâmica, Disciplina de Urologia da Escola Paulista de Medicina – UNIFESP, São Paulo.

Ita Pfeferman Heilberg
Professora Adjunta, Disciplina de Nefrologia da Escola Paulista de Medicina – UNIFESP, São Paulo. Coordenadora do Ambulatório de Litíase Renal da Escola Paulista de Medicina – UNIFESP, São Paulo.

João Egidio Romão Junior
Professor Livre-Docente de Nefrologia da Faculdade de Medicina da USP, São Paulo. Supervisor da Unidade de Diálise do Hospital das Clínicas da Faculdade de Medicina da USP, São Paulo. Nefrologista do Hospital da Beneficência Portuguesa de São Paulo, São Paulo.

João Tomás de Abreu Carvalhaes
Professor Adjunto, Departamento de Pediatria da Escola Paulista de Medicina – UNIFESP, São Paulo. Chefe do Setor de Nefrologia Pediátrica do Departamento de Pediatria, Escola Paulista de Medicina – UNIFESP, São Paulo.

Joaquim de Almeida Claro
Professor Doutor, Disciplina de Urologia da Escola Paulista de Medicina – UNIFESP, São Paulo. Chefe do Setor de Andrologia, Disciplina de Urologia da Escola Paulista de Medicina – UNIFESP, São Paulo.

Jorge Haddad Filho
Mestre em Morfologia pela Escola Paulista de Medicina – UNIFESP, São Paulo.

José Carlos Truzzi
Mestre em Urologia pela Escola Paulista de Medicina – UNIFESP, São Paulo. Médico-Assistente, Setor de Urologia Feminina e Urodinâmica, Escola Paulista de Medicina – UNIFESP, São Paulo.

José Cury
Doutor em Urologia pela Escola Paulista de Medicina – UNIFESP, São Paulo. Chefe do Setor de Doenças da Próstata, Disciplina de Urologia da Escola Paulista de Medicina – UNIFESP, São Paulo.

José Mauro Vieira Jr.
Doutor em Nefrologia, Disciplina de Nefrologia da Faculdade de Medicina da USP, São Paulo.

José Osmar Medina Pestana
Professor Adjunto da Disciplina de Nefrologia da Escola Paulista de Medicina – UNIFESP, São Paulo. Diretor Clínico do Hospital São Paulo da Escola Paulista de Medicina – UNIFESP, São Paulo.

José Roberto Kauffmann
Médico Urologista do Hospital Sírio Libanês, São Paulo.

Júlio César Martins Monte
Mestre em Nefrologia pela Escola Paulista de Medicina – UNIFESP, São Paulo.

Julio Toporovski
Professor Titular do Departamento de Pediatria e Puericultura da Faculdade de Ciências Médicas da Santa Casa de Misericórdia de São Paulo, São Paulo. Diretor da Unidade de Nefrologia Infantil da Faculdade de Ciências Médicas da Santa Casa de Misericórdia de São Paulo, São Paulo.

Lígia Araújo Martini
Mestre e Doutora em Nutrição pela Escola Paulista de Medicina – UNIFESP, São Paulo.

Lílian Cuppari
Mestre e Doutora em Nutrição pela Escola Paulista de Medicina – UNIFESP, São Paulo.

Lilian Gandolpho
Mestre em Nefrologia pela Escola Paulista de Medicina – UNIFESP, São Paulo.

Luciano João Nesrallah
Médico Assistente da Disciplina de Urologia da Escola Paulista de Medicina – UNIFESP, São Paulo.

Luis Yu
Doutor em Nefrologia, Disciplina de Nefrologia da Faculdade de Medicina da USP, São Paulo.

Luiz Fernando Onuchic
Mestre e Doutor – Disciplina de Nefrologia da Faculdade de Medicina da USP, São Paulo.

Marcelino de Souza Durão Jr.
Mestre em Nefrologia pela Escola Paulista de Medicina – UNIFESP, São Paulo.

Marcello Franco
Professor Titular do Departamento de Patologia da Escola Paulista de Medicina – UNIFESP, São Paulo.

Marcio D'Imperio
Médico-Urologista da Clínica de Urologia e Nefrologia do Hospital da Beneficência Portuguesa de São Paulo. Pós-Graduando da Disciplina de Urologia da Escola Paulista de Medicina – UNIFESP, São Paulo.

Marcos Mitsuyoshi Mori
Mestre em Urologia pela Escola Paulista de Medicina – UNIFESP, São Paulo. Preceptor do Serviço às Doenças Sexualmente Transmissíveis, Disciplina de Urologia da Escola Paulista de Medicina – UNIFESP, São Paulo.

Maria de Fátima Vattimo
Professora Assistente Doutora, Faculdade de Enfermagem da USP, São Paulo.

Maria Ermecília Almeida Melo
Mestre em Nefrologia, Disciplina de Nefrologia da Escola Paulista de Medicina – UNIFESP, São Paulo. Professora Assistente, Disciplina de Nefrologia da Faculdade de Medicina da Universidade Federal da Bahia, Salvador.

Maria Regina T. Araújo
Médica-Nefrologista do Hospital da Beneficência Portuguesa de São Paulo, São Paulo.

Mauricio Fregonesi Rodrigues da Silva
Médico do Serviço de Transplante Renal do Instituto Dante Pazzanesi de Cardiologia, São Paulo.

Miguel Carlos Riella
Professor Titular de Clínica Médica e Chefe do Departamento de Clínica Médica do Hospital Universitário Evangélico, Curitiba. Chefe do Serviço de Nefrologia do Hospital Universitário Evangélico da Faculdade Evangélica de Medicina do Paraná, Curitiba.

Miguel Cendoroglo
Professor Adjunto, Disciplina de Nefrologia da Escola Paulista de Medicina – UNIFESP, São Paulo.

Miguel Srougi
Professor Titular, Disciplina de Urologia da Escola Paulista de Medicina – UNIFESP, São Paulo. Chefe do Setor de Oncologia Urológica, Disciplina de Urologia da Escola Paulista de Medicina – UNIFESP, São Paulo.

Mirian Aparecida Boim
Mestre e Doutora em Biologia Molecular/Nefrologia, Disciplina de Nefrologia da Escola Paulista de Medicina – UNIFESP, São Paulo. Pesquisadora Associada, Disciplina de Nefrologia da Escola Paulista de Medicina – UNIFESP, São Paulo.

Nelson Gattás
Médico-Assistente, Disciplina de Urologia da Escola Paulista de Medicina – UNIFESP, São Paulo. Research Fellow in Urology, Harvard Medical School, Boston, EUA.

Nestor Schor
Professor Titular, Disciplina de Nefrologia da Escola Paulista de Medicina – UNIFESP, São Paulo. Chefe do Departamento de Medicina da Escola Paulista de Medicina – UNIFESP, São Paulo. Chefe do Ambulatório de Litíase Renal da Escola Paulista de Medicina – UNIFESP, São Paulo.

Nilzete Brezolin
Chefe da Unidade de Terapia Intensiva Infantil do Hospital Joana de Gusmão, São Paulo.

Noemia Perli Goldraich
Professora Adjunta, Departamento de Pediatria e Puericultura da Faculdade de Medicina da Universidade Federal do Rio Grande do Sul, Porto Alegre. Chefe da Unidade de Nefrologia Pediátrica do Hospital de Clínicas de Porto Alegre, Porto Alegre.

Olberes Vitor Braga de Andrade
Médico-Assistente, Departamento de Pediatria, Setor de Nefrologia Pediátrica da Santa Casa de São Paulo, São Paulo. Mestre em Nefrologia pela Escola Paulista de Medicina – UNIFESP, São Paulo. Médico do CTI Pediátrico do Hospital Israelita Albert Einstein, São Paulo.

Oscar Fernando Pavão dos Santos
Professor Adjunto, Disciplina de Nefrologia, Escola Paulista de Medicina – UNIFESP, São Paulo.

Osvaldo Kohlmann Jr.
Professor Adjunto, Disciplina de Nefrologia, Escola Paulista de Medicina – UNIFESP, São Paulo.

Paulo Cesar Koch Nogueira
Doutor em Pediatria pela Escola Paulista de Medicina – UNIFESP, São Paulo. Pós-Doutorado em Pediatria, Université Claude Bernard – Lyon, França. Professor Adjunto, Departamento de Pediatria da Faculdade de Ciências Médicas de Santos, Santos.

Paulo Rodrigues
Chefe do Setor de Urodinâmica do Serviço de Urologia e Nefrologia, Hospital Beneficência Portuguesa de São Paulo, São Paulo.

Paulo Suassuna
Pós-Graduando pela Disciplina de Nefrologia, Escola Paulista de Medicina – UNIFESP, São Paulo.

Renato Novafriburgo Caggiano
Chefe da Disciplina de Diagnóstico de Imagem em Pediatria da UNIFESP-EPM, São Paulo.

Roberto F.S. Pecoits Filho
Responsável pelo Serviço de Diálise Peritoneal do Hospital Universitário Evangélico, Curitiba.

Roberto Kiehl
Médico-Assistente, Departamento de Urologia do Hospital Gastroclínica de São Paulo, São Paulo.

Roberto Zatz
Professor Associado, Disciplina de Nefrologia da Faculdade de Medicina da USP, São Paulo.

Rogerio Simonetti
Médico-Assistente, Disciplina de Urologia da Escola Paulista de Medicina – UNIFESP, São Paulo. Chefe do Setor de Pronto-Socorro Urológico do Hospital São Paulo, Escola Paulista de Medicina – UNIFESP, São Paulo.

Rosa Marlene Viero
Professora-Doutora, Departamento de Patologia da Faculdade de Medicina da UNESP, Botucatu.

Rui Toledo Barros
Professor Doutor, Disciplina de Nefrologia da Faculdade de Medicina da USP, São Paulo. Responsável pelo Setor de Nefrologia Clínica do Serviço de Nefrologia do Hospital das Clínicas da Faculdade de Medicina da USP, São Paulo.

Samuel Saiovici
Mestre em Urologia pela Faculdade de Medicina da USP, São Paulo.

Sara Krasilcic
Médica-Assistente da Liga de Hipertensão do Hospital das Clínicas, São Paulo. Pós-Graduanda da Disciplina de Nefrologia da Faculdade de Medicina da USP, São Paulo.

Sebastião Rodrigues Ferreira Filho
Professor Titular de Clínica Médica da Universidade Federal de Uberlândia, Uberlândia. Doutor em Nefrologia pela Escola Paulista de Medicina – UNIFESP, São Paulo.

Sérgio Antônio Draibe
Professor Adjunto, Disciplina de Nefrologia, Escola Paulista de Medicina – UNIFESP, São Paulo.

Simone Paiva Laranjo
Pós-Graduanda da Faculdade de Ciências Médicas da Santa Casa de Misericórdia de São Paulo, São Paulo. Médico-Assistente, Departamento de Pediatria/Nefrologia da Faculdade de Ciências Médicas da Santa Casa de Misericórdia de São Paulo, São Paulo.

Valdemar Ortiz
Professor Livre-Docente, Disciplina de Urologia, Escola Paulista de Medicina – UNIFESP, São Paulo. Chefe da Disciplina de Urologia da Escola Paulista de Medicina – UNIFESP, São Paulo.

Valderez Raposo de Mello
Professora Adjunta, Departamento de Pediatria da Faculdade de Ciências Médicas da Santa Casa de Misericórdia de São Paulo, São Paulo. Médica-Assistente, Unidade de Nefrologia Infantil da Faculdade de Ciências Médicas da Santa Casa de Misericórdia de São Paulo, São Paulo.

Viktória Woronik
Professora Doutora, Disciplina de Nefrologia da Faculdade de Medicina da USP, São Paulo. Responsável pelo Ambulatório de Glomerulopatias do Serviço de Nefrologia do Hospital das Clínicas da Faculdade de Medicina da USP, São Paulo.

Yassuhiko Okay
Professor Titular do Departamento de Pediatria da Faculdade de Medicina da USP, São Paulo.

Dedicamos este livro a pessoas especiais:

Yvone e Nabih
Iara, Thomaz e Victor Srougi
Tuba e Hirsch
Néia, Tatiana e Gabriela Schor

que nos iluminaram e que nos alentam

Este livro é também dedicado a estes homens que são modelos para a nossa geração:

Antonino Rocha
Barry M. Brenner
Helio Egydio Nogueira
Horácio Ajzen
Oswaldo Luiz Ramos
Ruben F. Gittes

Nestor Schor e Miguel Srougi

"A procura da Verdade é, por um lado, difícil e, por outro, fácil, já que nenhum de nós poderá desvendá-la por completo ou ignorá-la inteiramente. Contudo, cada um de nós poderá acrescentar um pouco do nosso conhecimento sobre a natureza e, disto, uma certa grandeza emergirá."

Aristóteles, 350 a.C.

Editar um livro sobre a prática cotidiana da Urologia e da Nefrologia poderia parecer uma missão supérflua, quando a ciência médica atingiu, nas doenças urinárias, níveis tão profundos de compreensão dos fenômenos etiopatogênicos e quando tecnologias altamente sofisticadas de diagnóstico e de tratamento foram incorporadas à clínica.

Contudo, uma reflexão mais profunda demonstra que temas como os aqui apresentados precisam ser divulgados. O Brasil é um país onde a medicina preventiva é exercida de forma precária, o que transforma o atendimento em consultório no modelo quase exclusivo de assistência médica. Este fenômeno e a distribuição geográfica bastante heterogênea dos profissionais de saúde exigem dos nossos médicos conhecimentos clínicos mais abrangentes e é esta contribuição que pretendemos oferecer com a presente publicação.

Ao compor inicialmente este livro, procuramos selecionar temas relacionados com a prática diária da Urologia e da Nefrologia. Ao finalizá-lo percebemos que estava criada uma obra de dimensões muito mais profundas e bastante original. Inusitado na literatura tanto nacional quanto na internacional. Nela, tornava-se aparente a grande identidade dessas duas especialidades e todo o encanto que reveste o manuseio das doenças do trato urinário. Mais do que isso, esta obra demonstrou que o mundo da Urologia e da Nefrologia é habitado por pessoas especiais. Pessoas de abnegação e brilho intelectual ímpar, que ao discorrerem sobre temas de aparente simplicidade, permitiram compor um livro tão fascinante e completo. Lembrando Aristóteles e guardadas as devidas proporções, este conjunto de capítulos aparentemente despretensiosos, permitiu que uma certa grandeza emergisse.

Miguel Srougi
Nestor Schor

CONTEÚDO

Seção A
NEFROUROLOGIA NO ADULTO

1. Função Renal 3
   Mirian Aparecida Boim
   Nestor Schor

2. Laboratório Clínico em Nefrourologia 11
   Aparecido B. Pereira

3. Biópsia Renal 16
   Aparecido B. Pereira

4. Insuficiência Renal Aguda: Etiologia, Diagnóstico e Tratamento 20
   Mirian Aparecida Boim
   Oscar Fernando Pavão dos Santos
   Nestor Schor

5. Insuficiência Renal Crônica: Etiologia, Diagnóstico e Tratamento 29
   Miguel Cendoroglo
   Camila Sardenberg
   Paulo Suassuna

6. Insuficiência Renal Crônica: Progressão da Doença Renal 34
   Roberto Zatz
   Clarice Kazue Fujihara

7. Hemodiálise 37
   João Egidio Romão Junior
   Maria Regina T. Araújo

8. Hemodiafiltração 42
   Oscar Fernando Pavão dos Santos
   Miguel Cendoroglo
   Sérgio Antônio Draibe

9. Diálise Peritoneal Ambulatorial Contínua 47
   Roberto F.S. Pecoits Filho
   Miguel Carlos Riella

10. Síndrome Nefrótica 52
    Viktória Woronik
    Rui Toledo Barros

11. Nefrotoxicidade por Drogas – Antibióticos e Antivirais 55
    Maria de Fátima Vattimo
    Oscar Fernando Pavão dos Santos
    Nestor Schor
    Mirian Aparecida Boim

12. Doenças Tubulointersticiais 61
    José Mauro Vieira Jr.
    Luis Yu
    Emmanuel de Almeida Burdmann

13. Rim nas Doenças Infecciosas 69
    Antonio Carlos Seguro

14. Rim nas Doenças Sistêmicas (Diabetes, Colagenoses, Gota) 76
    Rui Toledo Barros
    Euthymia Brandão Almeida Prado

15. Síndrome Hepatorrenal 82
    Júlio César Martins Monte
    Marcelino de Souza Durão Jr.
    Oscar Fernando Pavão dos Santos

16. Doenças Císticas Renais 88
    Luiz Fernando Onuchic

17. Hipertensão Arterial – Diagnóstico Diferencial 98
    Sara Krasilcic
    Décio Mion Jr.

18. Tratamento da Hipertensão Arterial 104
    Osvaldo Kohlmann Jr.
    Artur Beltrame Ribeiro

19. Tratamento Cirúrgico da Hipertensão Arterial 115
    Antonio Marmo Lucon

20. Cólica Ureteral 120
    Marcio D'Imperio

21. Etiopatogenia e Tratamento Clínico da Litíase Renal 123
    Ita Pfeferman Heilberg
    Nestor Schor

22. Tratamento Intervencionista da Litíase Renal 128
    Valdemar Ortiz
    Roberto Kiehl

23. Hematúria – Aspectos Clínicos 133
    Gianna Mastroianni Kirsztajn

24. Hematúria Unilateral Idiopática 139
    Adriano Nesrallah
    Miguel Srougi
    José Roberto Kauffmann

25. Infecção Urinária Não-Complicada 143
    Nestor Schor
    Ita Pfeferman Heilberg

26. Infecções Urinárias Complicadas 151
    Maria Ermecília Almeida Melo
    Heonir Rocha

27. Uretrites e Orquiepididimites 156
    Agnaldo Pereira Cedenho
    Marcos Mitsuyoshi Mori

28. Tuberculose Urogenital – Aspectos Clínicos 160
    Lilian Gandolpho
    Nestor Schor

29. Tuberculose Urogenital – Aspectos Urológicos 167
    Luciano João Nesrallah

30. Candidíase do Trato Geniturinário 171
    Helio Begliomini

31. Cistite Intersticial 176
    Rogerio Simonetti
    Homero Bruschini

32. Trato Urinário na Gravidez – Aspectos Funcionais .. 181
    Mirian Aparecida Boim
    Nestor Schor

33. Nefropatias na Gravidez 186
    Álvaro Nagib Atallah

34. Doenças Urológicas no Ciclo Gravidicopuerperal 194
    Marcos Mitsuyoshi Mori
    Agnaldo Pereira Cedenho

35. Obstrução do Trato Urinário – Causas e Conduta ... 198
    Valdemar Ortiz
    Roberto Kiehl

36. Bexiga Neurogênica – Classificação, Diagnóstico e Tratamento 205
    José Carlos Truzzi
    Homero Bruschini

37. Traumatismo Geniturinário 211
    Américo Toshiaki Sakai

38. Câncer do Rim 215
    Miguel Srougi

39. Câncer de Bexiga 221
    Miguel Srougi

40. Câncer da Próstata 225
    Miguel Srougi

41. Tumores Germinativos do Testículo 241
    Miguel Srougi

42. Nefrotoxicidade das Drogas Antineoplásicas 246
    Maria de Fátima Vattimo
    Mirian Aparecida Boim
    Oscar Fernando Pavão dos Santos
    Nestor Schor

43. Disfunção Sexual Masculina 254
    Joaquim de Almeida Claro

44. Reprodução Assistida 263
    Agnaldo Pereira Cedenho
    Jorge Haddad Filho

45. Sondagem Vesical: Cuidados, Complicações e Prevenção 269
    Flávio L.O. Hering

46. Avanços na Imunossupressão do Transplante Renal 272
    Helio Tedesco Silva Jr.
    José Osmar Medina Pestana

47. Aspectos Cirúrgicos do Transplante Renal 279
    Cláudio José Ramos de Almeida
    Nelson Gattás
    Roberto Kiehl

48. Complicações Cirúrgicas do Transplante Renal 283
    Arcílio de Jesus Roque
    Elias Rassi

49. Nutrição em Doenças Nefrourológicas 289
    Lígia Araújo Martini
    Lílian Cuppari
    Ita Pfeferman Heilberg

Seção B
NEFROUROLOGIA NA INFÂNCIA

1. Estudos de Imagem – Radiologia e Ultra-Som 301
   Henrique Manoel Lederman
   Renato Novafriburgo Caggiano

2. Estudos de Imagem – Radioisótopos 306
   Noemia Perli Goldraich

3. Função Renal no Período Neonatal 313
   Simone Paiva Laranjo
   Cristina Viegas Bernardino Vallinoto
   Heloísa Cattini Perrone
   Nilzete Brezolin
   Nestor Schor

4. Anomalias Congênitas do Trato Urogenital 317
   Antonio Macedo Júnior

5. Glomerulonefrites – Aspectos Anátomo-Patológicos 322
   Rosa Marlene Viero
   Marcello Franco

6. Glomerulopatias – Aspectos Clínicos 334
   Valderez Raposo de Mello
   Dino Martini Filho
   Julio Toporovski

7. Glomerulonefrite Difusa Aguda Pós-Estreptocócica (GNPE) 342
   Julio Toporovski

8. Proteinúria – Diagnóstico e Conduta 352
   Yassuhiko Okay

9. Síndrome Nefrótica 356
   Olberes Vitor Braga de Andrade
   Valderez Raposo de Mello
   Julio Toporovski

10. Hematúria 363
    Cristina Viegas Bernardino Vallinoto
    Heloísa Cattini Perrone
    Nestor Schor

11. Litíase – Aspectos Clínicos 370
    Heloísa Cattini Perrone
    Nestor Schor

12. Litíase – Aspectos Cirúrgicos 374
    Antonio Macedo Júnior

13. Hipertensão Arterial na Infância e na Adolescência 378
    João Tomás de Abreu Carvalhaes

14. Indicações e Técnicas de Biópsia Renal 382
    Denise Maria Avancini Costa Malheiros
    Dino Martini Filho

15. Infecção do Trato Urinário 386
    Julio Toporovski

16. Hidronefrose Pré-Natal 396
    Antonio Macedo Júnior

17. Estenose da Junção Pieloureteral – Aspectos Cirúrgicos 400
    Antonio Macedo Júnior

18. Nefropatia do Refluxo 404
    Noemia Perli Goldraich

19. Refluxo Vesicoureteral – Diagnóstico e Orientação Terapêutica 412
    Antonio Macedo Júnior

20. Distúrbios Neurogênicos da Micção 416
    Homero Bruschini

21. Enurese 420
    Francisco Tibor Dénes

22. Métodos Dialíticos na Infância e na Adolescência . 424
    João Tomás de Abreu Carvalhaes
    Graziela Lopes Del Ben

23. Aspectos Clínicos do Transplante Renal 435
    Paulo Cesar Koch Nogueira

24. Imunossupressão em Crianças Transplantadas 443
    Clotilde Druck Garcia

25. Traumatismo Urinário e Genital 450
    Samuel Saiovici

26. Neuroblastoma 455
    Antonio Sérgio Petrilli
    Eliana Monteiro Caran

27. Tumor de Wilms 461
    Beatriz de Camargo

28. Tumores do Testículo 465
    Miguel Srougi

29. Sarcomas do Trato Geniturinário 469
    Antonio Sérgio Petrilli
    Eliana Monteiro Caran

30. Dor Testicular Aguda 474
    Eric Roger Wroclawski
    Mauricio Fregonesi Rodrigues da Silva

Seção C

NEFROUROLOGIA NO IDOSO

1. Alterações da Função Renal 479
   Elisa Mieko Suemitsu Higa
   Alexandre Holthausen Campos
   Nestor Schor

2. Disfunções Vesicais 484
   Paulo Rodrigues

3. Incontinência Urinária na Mulher 488
   Homero Bruschini

4. Infecção Urinária 492
   Miguel Srougi

5. Hipertensão Arterial 497
   Sebastião Rodrigues Ferreira Filho

6. Hiperplasia Benigna da Próstata 501
   Miguel Srougi
   José Cury

ÍNDICE REMISSIVO 507

Seção A

NEFROUROLOGIA NO ADULTO

1

FUNÇÃO RENAL

•

MIRIAN APARECIDA BOIM
NESTOR SCHOR

Classicamente, os rins são responsáveis pela eliminação de líquidos, solutos e produtos indesejáveis do metabolismo, como, por exemplo, uréia, ácido úrico, sulfatos e fosfatos. Outra função igualmente importante dos rins é a conservação de substâncias que são essenciais para a sobrevivência como, por exemplo, água, aminoácidos, açúcar, eletrólitos como sódio, potássio, bicarbonato e cloreto. Assim, o rim deve ser entendido como um órgão regulatório, que excreta e conserva água, bem como numerosos compostos químicos, contribuindo de maneira vital para a preservação do equilíbrio interno do organismo.

Em condições de repouso, cada rim de um indivíduo adulto recebe cerca de 20% do débito cardíaco, o que, nos seres humanos, corresponde a aproximadamente 400ml/100g de tecido por minuto. Esse valor é muito maior do que o observado para outros órgãos bem perfundidos como coração, fígado e cérebro. Dessa enorme quantidade de sangue que perfunde os rins (~1.440 litros/dia), aproximadamente 180 litros são filtrados nas 24 horas e destes, apenas 1% (~1,4 litro) será eliminado na forma de urina. Assim, esse processo de formação da urina requer um trabalho realizado em série, envolvendo filtração, reabsorção e secreção tubular.

ULTRAFILTRAÇÃO GLOMERULAR

A formação da urina começa com a filtração seletiva do sangue, no qual a água e seus constituintes não-protéicos são transferidos para a cápsula de Bowman, enquanto hemácias e proteínas de alto peso molecular (macromoléculas) ficam retidas, uma vez que não conseguem passar pela membrana com permeabilidade seletiva do glomérulo. A seletividade da membrana do capilar glomerular é dependente de certas características anátomo-funcionais que conferem uma barreira à filtração de moléculas, na dependência de sua carga, tamanho e conformação estrutural, como será discutido adiante. Além das características morfológicas da membrana basal glomerular, a filtração glomerular também depende de forças hemodinâmicas, definidas ou conhecidas como "forças de Starling".

A maior força promotora da passagem de fluido para fora do capilar é a pressão hidráulica dentro do capilar, a qual é determinada e mantida relativamente constante ao longo do capilar glomerular à custa da adequação das resistências das arteríolas aferente e eferente. Por outro lado, a pressão oncótica (conferida principalmente pelas proteínas do plasma) se opõe ao mecanismo de filtração e, ao contrário da pressão hidráulica, aumenta à medida que o processo de filtração ocorre, devido à saída de fluido do capilar.

Finalmente, as pressões hidrostática e oncótica fora do capilar também exercem seus efeitos, mas em direção oposta. Assim, a resultante dessas forças determinará a passagem de fluido de dentro para fora do capilar glomerular, determinando a filtração, ou de fora para dentro, determinando a reabsorção (no rim, realizada pelos capilares peritubulares), conforme esquematizado na figura A-1. Vale salientar que, anatômica e funcionalmente, o capilar glomerular apresenta características próprias que geram diferenças em relação aos capilares da circulação sistêmica, incluindo:

1. pressão hidráulica intraglomerular (P_{CG}) mais alta, a qual se mantém relativamente constante ao longo do capilar glomerular;
2. pressão hidráulica intratubular (P_T) na cápsula de Bowman mais alta do que a pressão tecidual;
3. capilar glomerular apresenta menor permeabilidade a proteínas;
4. pressão oncótica intraglomerular (π_{CG}) aumenta consideravelmente ao longo do capilar, à medida que a filtração ocorre;
5. pressão oncótica na cápsula de Bowman (π_T) é desprezível;
6. coeficiente de permeabilidade hidráulica mais alto (pelo menos 100 vezes maior do que o dos capilares extra-renais).

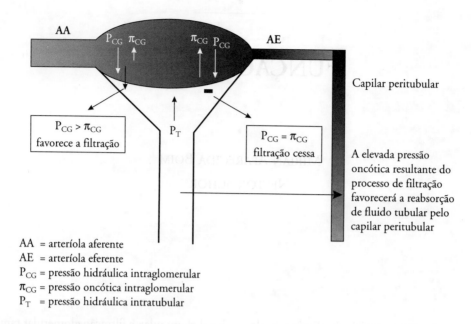

Figura A-1 – Forças de Starling e sua influência no processo de filtração glomerular e reabsorção tubular.

Essas características da microcirculação glomerular implicam o transporte seletivo e efetivo de água, eletrólitos e moléculas de baixo peso molecular de dentro do capilar para a cápsula de Bowman ou espaço urinário. Além disso, o movimento de fluido através da membrana do capilar glomerular se faz exclusivamente de dentro para fora, ao contrário dos capilares sistêmicos, em que o fluxo de fluido para fora é geralmente balanceado pelo retorno de fluido para dentro do capilar. É importante salientar ainda que esse transporte não é homogêneo ao longo do glomérulo, pois, à medida que a filtração ocorre, as proteínas vão se concentrando dentro do capilar até que a pressão oncótica intraglomerular (que se opõe à filtração) se iguale à força resultante no sentido da filtração. Nesse momento a filtração cessa (Fig. A-1), fenômeno traduzido como "equilíbrio de filtração". A implicação fisiológica desse mecanismo é conhecida como "reserva funcional". É geralmente aceito que um indivíduo adulto normal em condições de repouso se encontra em equilíbrio de filtração, ou seja, tem reserva funcional. Assim, os rins têm a capacidade de aumentar a filtração glomerular na dependência de determinadas situações fisiológicas como, por exemplo, durante uma sobrecarga protéica ou na gestação, bem como em situações fisiopatológicas, nas quais ocorre redução do número de néfrons funcionantes.

CARACTERÍSTICAS DO CAPILAR GLOMERULAR

Além das forças pressóricas que regem a filtração, o capilar glomerular também apresenta características diferentes das dos capilares extra-renais. O coeficiente de ultrafiltração (K_f), definido como o produto entre a área do capilar (S) e a permeabilidade por unidade de área (k), é maior para o capilar glomerular do que para os capilares sistêmicos. Estima-se que a permeabilidade hidráulica por área seja da ordem de 100 vezes maior no capilar glomerular do que em outros leitos.

Outra característica importante se relaciona com a estrutura do capilar glomerular. Como pode ser observado na figura A-2, a membrana do capilar glomerular é constituída de três camadas: endotelial, membrana basal e epitelial. O endotélio glomerular é fenestrado, com aberturas ou poros de 70 a 100nm, os quais estão interligados por diafragmas muito finos. Assim, o endotélio glomerular funciona como uma espécie de filtro grosso que permite a passagem livre de todos os componentes do plasma, com exceção das células. A membrana basal, por sua vez, é constituída de outras três camadas: lâmina rara interna, lâmina densa e lâmina rara externa. É conceito geralmente aceito que essa membrana seria a principal barreira seletiva à filtração, impedindo que a maioria das proteínas do plasma tenha acesso ao espaço urinário, principalmente pela presença de cargas negativas, conforme descrito abaixo. O epitélio é constituído por células especializadas, chamadas podócitos, os quais se encontram aderidos à membrana basal por meio de seus pedículos. Os pedículos adjacentes também estão interligados por finos diafragmas, constituindo, junto com a membrana basal, uma barreira à filtração. Assim, a morfologia característica da membrana do capilar glomerular implica a seletividade à filtração de moléculas, considerando seu tamanho, forma, flexibilidade e deformidade. Adicionalmente, existe importante seletividade eletrostática da membrana glomerular, a qual é explicada pela presença de proteínas carregadas negativamente, as glicossialoproteínas que recobrem praticamente todos os componentes da parede glomerular, principalmente o endotélio, lâmina rara interna e externa, podócitos e pedículos (Fig. A-2).

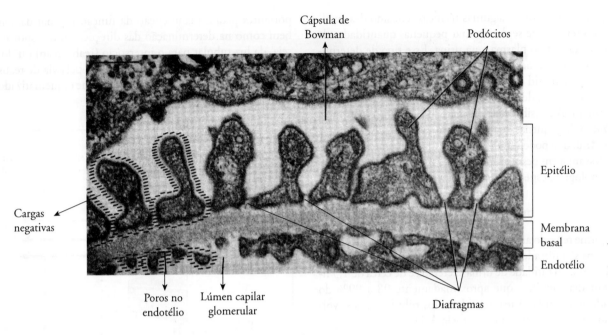

Figura A-2 – Membrana do capilar glomerular.

MEDIDA DA FILTRAÇÃO GLOMERULAR

O ritmo de filtração glomerular (RFG) é classicamente determinado pela depuração do plasma de determinada substância. Assim, a depuração, ou o "clearance", de uma substância é definida como a quantidade dessa substância removida do plasma (pelos rins) em uma unidade de tempo.

Algumas substâncias endógenas e exógenas com características próprias podem ser utilizadas como marcadoras do RFG. Basicamente, essas substâncias devem ter passagem livre pelos glomérulos, não devem ser reabsorvidas, secretadas ou metabolizadas pelo rim. Assim, a relação entre a concentração plasmática e a urinária desta substância pode ser determinada e corrigida pelo volume de urina, resultando em um índice da filtração glomerular, ou o "clearance" (Cl), de uma determinada substância, conforme a fórmula:

$$\text{RFG ou Cl}_S = \frac{U_S \times V}{P_S}$$

na qual:

U_S = concentração da substância na urina
P_S = concentração plasmática
V = volume urinário (geralmente nas 24 horas)

Das substâncias endógenas utilizadas como marcadores do RFG, a uréia foi um dos primeiros indicadores utilizados na prática médica. Entretanto, a uréia apresenta poucos atributos para ser um marcador ideal. Primeiro porque a produção endógena de uréia é bastante variável e depende substancialmente da quantidade de proteína ingerida. Segundo, embora a uréia seja livremente filtrada pelos glomérulos, é também reabsorvida pelos túbulos. Finalmente, a uréia é largamente reabsorvida pelo ducto coletor medular, cujo processo é dependente da reabsorção de água e, portanto, varia na dependência do estado de hidratação.

Outra substância endógena largamente utilizada na prática médica como marcador do RFG é a creatinina, a qual é o produto da metabolização de duas proteínas exclusivas do tecido muscular, a creatina e a fosfocreatina. Assim, a produção de creatinina é proporcional à massa muscular e varia pouco no dia-a-dia. Assim como a uréia, a creatinina é livremente filtrada, entretanto pode ser secretada pelo túbulo. Portanto, a análise do "clearance" de creatinina deve ser feita com cuidado, levando-se em conta essa secreção que, em última análise, superestima o RFG real.

Ao contrário dos marcadores endógenos, as substâncias exógenas utilizadas para se inferir o RFG precisam ser infundidas endovenosamente durante um período predeterminado para atingir um equilíbrio no plasma. A inulina, por exemplo, é um polímero neutro derivado da frutose, com peso molecular de 5.000 dáltons e diâmetro de cerca de 3nm, passa livremente pelos glomérulos e, além disso, não é secretada ou reabsorvida ao longo do néfron, sendo portanto adequada para a determinação do RFG. Entretanto, a utilização da inulina na prática médica é pequena, pois, além de ser um método invasivo, é uma droga relativamente cara. Por outro lado, em animais de laboratório, essa é a substância mais utilizada.

Outros métodos de determinação do RFG incluem a utilização de substâncias radioativas, como o iotalamato iodo-125 e o EDTA cromo-51. Embora a utilização desses marcadores seja considerada segura, não existem na literatura estudos com seguimento a longo prazo para avaliar os riscos desse tipo de exposição. Para se evitar o problema dos compostos radioativos, algumas técnicas têm sido desenvolvidas no sentido de se determinar pequenas quantidades de uma substância no plasma e na urina. Esse tipo de determinação envolve metodologia sofisticada como o HPLC ("high performance liquid chromatography") para quantificar concentrações baixas de radiocontrastes como o iotalamato e o diatrizoato. A sensibilidade do método é elevada e permite a utilização de pequenas quantidades do radiocontraste, em torno de 1ml, que pode ser injetado subcutaneamente. As principais desvantagens dessa técnica são: o custo, o tempo e o preparo tecnológico, especialmente para a utilização do HPLC.

FUNÇÃO TUBULAR

Conforme referido anteriormente, cerca de 180 litros de fluido e solutos são filtrados a cada dia pelos rins de um indivíduo adulto. Se a quantidade de urina excretada é de cerca de 1,5 litro por dia, significa que aproximadamente 98 a 99% do filtrado glomerular é reabsorvido pelos túbulos renais, voltando à circulação sistêmica (Tabela A-1).

Tabela A-1 – Manuseio de água e solutos pelos rins (análise quantitativa).

		Filtrado	Excretado	Reabsorvido	Filtrado/ reabsorvido (%)
H_2O	(litros/dia)	180	1,5	178,5	99,2
Na^+	(mmol/dia)	25.000	150	24.850	99,4
HCO_3^-	(mmol/dia)	4.500	2	4.498	99,9
Cl^-	(mmol/dia)	18.000	150	17.850	99,2
Glicose	(mmol/dia)	800	~0,5	799,5	99,9

Além do processo de reabsorção da maior parte do filtrado, os túbulos também têm a capacidade de secretar substâncias. Assim, o trabalho tubular renal envolve o transporte de solutos através de suas paredes, contribuindo de forma vital para a conservação de água e substâncias essenciais para a sobrevivência, como açúcares, aminoácidos e eletrólitos. Para desempenhar, de forma adequada, a função diferencial de preservar o que é importante e excretar o que não é, o túbulo é composto por diferentes partes, incluindo o túbulo proximal (regiões S_1, S_2 e S_3), alça de Henle (descendente fina, ascendente fina e ascendente espessa), túbulo convoluto distal, túbulo de conexão e ducto coletor (cortical, medular e papilar). Cada porção do néfron é, por sua vez, composta por tipos celulares diferentes, o que permite realizar funções diversas e específicas.

As células do epitélio tubular são polarizadas, significando que, ao contrário das células do sangue, por exemplo, possuem uma membrana apical (em contato com o lúmen tubular) e uma basolateral (em contato com o espaço intersticial e com a membrana da célula adjacente). As células adjacentes são separadas por complexos juncionais ou as "tight junctions". Essas características das células epiteliais e sua interação com as células adjacentes são extremamente importantes para a manutenção da função normal da célula, bem como na determinação das direções do transporte, ou seja, da luz tubular para o interstício (reabsorção) ou do interstício para a luz (secreção), e também pela via de reabsorção, transtubular ou paracelular, conforme esquematizado na figura A-3.

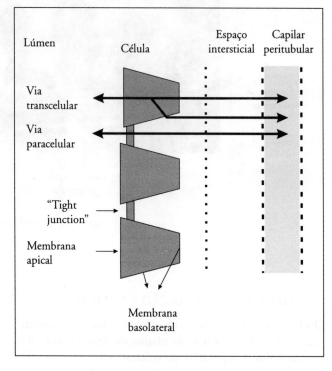

Figura A-3 – Vias de transporte de água e solutos pelo epitélio tubular renal.

As membranas apical e basolateral diferem entre si basicamente pelos tipos de transportadores que contêm. Por exemplo, a bomba $Na^+/K^+/ATPase$, um transportador ativo que transfere Na^+ da célula para o interstício, é encontrada exclusivamente na membrana basolateral de todas as células do epitélio tubular renal. Esse tipo de transporte (ativo) é responsável pela retirada constante de Na^+ da célula que, por sua vez, propicia a reabsorção de Na^+ da luz tubular a favor do gradiente de concentração (vai do mais concentrado para o menos concentrado). A reabsorção de Na^+, por outro lado, gera condições para que a água e uma série de outros solutos, incluindo aminoácidos, glicose e outros eletrólitos, sejam reabsorvidas, principalmente no túbulo proximal, no qual cerca de 60 a 70% do filtrado glomerular é reabsorvido. A alça descendente fina e a ascendente espessa são responsáveis pela reabsorção de mais 25% do filtrado glomerular, e porções mais distais do néfron (túbulo convoluto distal) reabsorvem cerca de 2 a 5%. A reabsorção de sódio e água nas regiões mais distais do néfron é feita de forma mais seletiva, sendo regulada por hormônios, incluindo o hormônio antidiurético e a aldosterona.

Além da intensa reabsorção de fluido, o epitélio tubular renal também é capaz de secretar diversas substâncias. Esse processo permite a eliminação de moléculas que não conse-

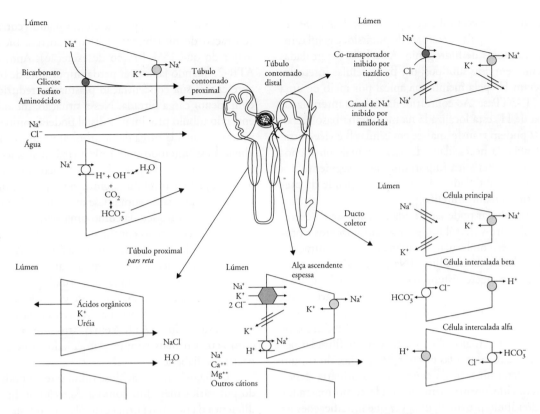

Figura A-4 – Principais mecanismos de transporte ao longo do néfron.

guem passar pela barreira glomerular, sendo transportadas, portanto, do capilar peritubular para o lúmen tubular. Dentre essas substâncias, destacam-se algumas proteínas ou partículas ligadas a proteínas, produtos do metabolismo celular, ou mesmo diversas substâncias exógenas, como antibióticos, drogas antivirais e outros. Além dessas substâncias, o processo de secreção tubular permite um rígido controle do pH sangüíneo e da concentração plasmática de K^+, por exemplo, por meio da eliminação de cargas ácidas via secreção de H^+ (principalmente pelo néfron proximal) ou secreção de K^+ (particularmente pelo néfron distal).

De forma simplificada, a figura A-4 esquematiza as principais regiões do néfron e suas respectivas funções de transporte. Conforme comentado anteriormente, o túbulo proximal é responsável pela reabsorção de cerca de 60 a 70% da carga filtrada de Na^+ e água, resultando na reabsorção simultânea de glicose, aminoácidos, sulfatos, fosfato inorgânico etc. Além desses co-transportes, o sódio também é reabsorvido via troca com hidrogênio, o qual é secretado na luz tubular (contratransporte ou "antiporter" $Na^+–H^+$), participando, assim, do mecanismo de acidificação urinária. Vale lembrar que, para cada íon hidrogênio secretado, uma molécula de bicarbonato é gerada no compartimento intracelular, na presença da enzima anidrase carbônica, retornando posteriormente para a circulação, contribuindo assim para a manutenção do pH sistêmico. A força motriz para todos esses transportes é fornecida pela bomba $Na^+/K^+/ATPase$, localizada na membrana basolateral, que primariamente retira sódio da célula em troca da entrada de K^+. A reabsorção de sódio gera ainda condições adequadas para a reabsorção de K^+, Ca^{++} e outros cátions por via paracelular.

A porção S_3 do túbulo proximal ou a *pars reta* reabsorve cloreto de sódio e água tanto pela via transcelular como pela via paracelular. Entretanto, nessa região ocorre importante secreção de ácidos orgânicos, potássio e uréia. As alças descendente e ascendente fina de Henle apresentam características próprias e contrapostas, ou seja, o ramo descendente fino é altamente permeável à água e pouco permeável a solutos, enquanto o ramo ascendente fino é impermeável à água e permeável ao NaCl.

A alça ascendente espessa de Henle é impermeável à água e responsável pela reabsorção de cerca de 25% da carga filtrada de sódio, a qual é feita por via transcelular, principalmente por meio de co-transportador $Na^+/K^+/2Cl^-$, bem como por via paracelular. A reabsorção de Na^+ nesse segmento é influenciada pelo hormônio antidiurético. Ainda na membrana apical, o potássio é reciclado para o lúmen por meio de canais de K^+. Essa recirculação mantém o lúmen positivo, facilitando a reabsorção paracelular de vários cátions, como Na^+, K^+, Ca^{++} e Mg^{++}, a favor de gradiente eletroquímico.

O túbulo distal (convoluto e de conexão) caracteriza-se principalmente pela reabsorção de cloreto de sódio realizada por um co-transportador $Na^+–Cl^-$, o qual é inibido pelos tiazídicos, bem como pela reabsorção de Na^+ por meio de canais específicos para sódio, o qual é inibido pela amilorida. Essa porção do néfron também é impermeável à água.

O ducto coletor cortical é composto por dois tipos celulares, células principais, secretoras de potássio, e células intercaladas, secretoras de hidrogênio. As células intercaladas estão presentes em dois subtipos, α e β. As células intercaladas α secretam H$^+$ pela membrana apical por meio de uma bomba de H$^+$-ATPase. Ao contrário, nas células intercaladas β, a bomba de H$^+$ está localizada na membrana basolateral. As células α podem transformar-se em células β e vice-versa, na dependência da necessidade de excretar mais ou menos ácido. Outra característica importante desse segmento é a sua elevada permeabilidade à água, a qual depende da presença de hormônio antidiurético.

A função tubular pode ser aferida pela análise da excreção urinária de vários eletrólitos, glicose, aminoácidos e proteínas de baixo peso molecular. De maneira geral, o aumento na excreção urinária de eletrólitos (Na$^+$, K$^+$, Ca^{++} etc.), aminoácidos e glicose sugere disfunção do túbulo proximal, uma vez que esses solutos são reabsorvidos em grande parte nessa região do néfron. Por outro lado, proteínas de baixo peso molecular como a β$_2$-microglobulina, "retinol-binding protein" (RBP) e α$_1$-microglobulina são livremente filtradas pelos glomérulos e reabsorvidas nas porções iniciais do túbulo proximal. A determinação da concentração urinária dessas proteínas tem sido normalmente utilizada como marcador da função do túbulo proximal, uma vez que modificações na excreção urinária são detectadas mais precocemente do que o aumento na excreção de aminoácidos e glicose. A função das porções mais distais do néfron (alça de Henle e túbulo distal) pode ser avaliada indiretamente pelo efeito de diuréticos que atuam em regiões específicas do néfron. A furosemida, por exemplo, age especificamente nas células da alça ascendente espessa de Henle, enquanto os tiazídicos são específicos para o túbulo distal. Assim, a resposta natriurética a esses diuréticos pode ser útil como um índice da função dessas regiões do néfron.

Uma das funções tubulares de vital importância é a acidificação urinária, um dos mecanismos responsáveis pela manutenção da homeostase ácido-básica. Assim, passa a ser importante a avaliação das diferentes formas de acidose metabólica de causa renal utilizando-se de avaliação bioquímica.

Em resumo, classificam-se as acidoses tubulares em quatro tipos. A acidose tubular renal (ATR) tipo 1, ou distal, que envolve deficiência nos mecanismos de acidificação do túbulo distal. Em geral, na ATR-1 ocorre comprometimento sistêmico, pois são mais graves, com acidose metabólica significativa, necessitando de correção medicamentosa. Caracteriza-se por pH urinário, mesmo na presença de acidose metabólica sistêmica, maior do que 5,5, K$^+$ plasmático normal ou reduzido, fração de excreção de bicarbonato a 1 a 5%, calciúria e hipocitratúria. Assim, além da acidose metabólica, essa situação fisiopatológica pode induzir litíase renal ou mesmo nefrocalcinose, pela calciúria e hipocitratúria.

A ATR tipo 2, ou proximal, caracteriza-se por deficiências funcionais relacionadas com o túbulo proximal. Com freqüência, é acompanhada pela síndrome de Fanconi (perda urinária de elementos que deveriam ser absorvidos no túbulo proximal, como sódio, cálcio, potássio, fósforo, bicarbonato, aminoácidos, glicose etc.). Quando corrigida a concentração de bicarbonato sérico, ocorrerá bicarbonatúria maior do que 15% (fração de excreção). Após instalada, a ATR-2, quando já houver perda importante de bicarbonato, apresentará sua concentração plasmática reduzida e, assim, com menor carga filtrada. Nessa situação, mesmo na deficiência do túbulo proximal, o distal poderá compensar, absorvendo a reduzida carga de bicarbonato que escapará do proximal, possibilitando que o pH urinário alcance níveis menores do que 5,5. O potássio plasmático em geral é normal ou baixo, não ocorrendo calciúria ou hipocitratúria e, assim, não haverá associação com litíase ou nefrocalcinose. A ATR-3, inicialmente considerada como uma acidose mista dos tipos 1 e 2, hoje não é mais considerada como uma forma isolada de ATR, sendo classificada dentro da ATR-1. A ATR-4 ocorre quando existe quebra do eixo renina-angiotensina-aldosterona, cursando com função renal normal, porém com K$^+$ elevado, pH urinário < 5,5; fração de excreção de bicarbonato normal, com renina elevada e aldosterona baixa. Entretanto, pode-se subdividir a ATR-4 em quatro subtipos, sendo o descrito acima o mais comum, observado principalmente em pacientes diabéticos.

O diagnóstico de acidose tubular renal pode ser realizado por vários métodos, como a excreção do bicarbonato, a diferença da pCO$_2$ da urina e do plasma, o teste da furosemida, do pH urinário em amostra matutina isolada ou pela prova de acidificação com cloreto de amônio. Na prática, utiliza-se a medida do pH urinário, na segunda micção matutina, após 12 horas de restrição hídrica, em urina coletada sob vaselina (impedir perda de CO$_2$). Quando o pH for menor do que 5,5, praticamente se afasta ATR-1. Deve-se porém avaliar a presença de diabetes e medir o K$^+$ plasmático para afastar ATR-4. Entretanto, quando se necessita avaliar a acidificação renal com detalhes e segurança, deve-se utilizar a prova de sobrecarga de cloreto de amônio, utilizada em nosso meio com maior freqüência. Essa prova consiste em um período de controle ou basal no qual se mede pH, pCO$_2$, bicarbonato e K$^+$ plasmáticos, e na urina (coletada por um período de pelo menos 2 horas), pH, acidez titulável (quantidade de ácido clorídrico adicionado na urina para retornar o pH urinário ao valor plasmático de 7,4) e amônia. Em um segundo período, quando não existe acidose metabólica (paciente já estaria "acidificado" e assim não necessitaria de sobrecarga ácida), administra-se cloreto de amônio, na dose de 100mg/kg e aguarda-se em torno de 2 horas. Após essa fase, mede-se na urina, por pelo menos 2 horas, a excreção de amônio e a acidez titulável que, em indivíduos normais, deve dobrar ou triplicar em relação aos valores basais. O pH urinário nessa situação de normalidade deve ser inferior a 5,5.

A função tubular é uma das responsáveis pela capacidade de concentrar e diluir a urina e, assim, deve-se quando necessário avaliar essa função responsável pela manutenção da homeostase hidroeletrolítica. Na prática médica, avalia-se a capacidade de concentração urinária, sendo que a capacidade de diluição (máxima de 40 a 50mOsm/l) só é realizada em situações acadêmicas ou muito especiais, o que não cabe discutir em uma publicação dessa natureza. Quando ocorrem situações de poliúria que devem ser diagnosticadas, como a poliúria psicogênica, a central (*Diabetes insipidus*) ou a tubular (nefrite tubulointersticial, especialmente por drogas), utiliza-se a prova de restrição hídrica, medindo-se a osmolaridade basal a cada hora, até atingir em torno de 800mOsm na urina (considerada a capacidade adequada de concentração) ou, então, deve-se interrompê-la quando houver redução de 5% no peso corporal (ou hipotensão).

Adicionalmente, podem-se aplicar análogos do hormônio antidiurético (DDAVP). Deve-se ter em conta que deficiências da filtração glomerular implicam concentração urinária alterada, por oferta inadequada de solutos aos túbulos e deficiência da concentração medular ou, então, em situações nas quais ocorre "wash-out" da medula (expansão do volume extracelular ou sobrecarga hídrica). Esta última situação ocorre, com freqüência, na poliúria psicogênica, na qual o paciente ingere 10 a 15 litros de líquido por dia, tendo sua medula diluída e podendo não responder tanto à restrição hídrica como à administração de DDAVP. Deve-se inicialmente fazer restrição hídrica, variável na dependência da perda do peso corporal e depois administrar DDAVP. Assim, nessas condições, obteremos urinas com concentração maior do que 800mOsm/l.

MECANISMOS DE REGULAÇÃO DO FLUXO SANGÜÍNEO RENAL E DA FILTRAÇÃO GLOMERULAR

A microcirculação renal apresenta características ímpares quando comparada a outros leitos capilares. A arteríola aferente ramifica-se para formar as alças do capilar glomerular, as quais se rejuntam para formar a arteríola eferente, seguida pelo capilar peritubular. Essa formação arteriolar em série permite que a vasoconstrição ou a vasodilatação dessas arteríolas determine modificações tanto na pressão hidrostática como no fluxo sangüíneo glomerular. Fatores físicos intra-renais, estímulos hormonais ou neurogênicos podem modificar o tônus das arteríolas pré e pós-glomerulares, influenciando o fluxo sangüíneo e a filtração glomerular.

Por outro lado, variações na pressão de perfusão na artéria renal de ~80 a 180mmHg induzem pequenas variações no fluxo sangüíneo renal e na filtração glomerular. Esse mecanismo, denominado auto-regulação renal, é determinado por reajustes nas resistências pré e pós-glomerulares, principalmente a arteríola aferente (Fig. A-5). O mecanismo de auto-regulação persiste mesmo após a denervação do rim ou em modelos de rim isolado perfundido *in vitro*, indicando que este seja um mecanismo intrínseco do rim. Há pelo menos dois mecanismos envolvidos nesse fenômeno: mecanismo miogênico e "feedback" tubuloglomerular. O mecanismo miogênico baseia-se na propriedade intrínseca da vasculatura lisa arterial de contrair ou relaxar em resposta a um aumento ou redução na tensão da parede do vaso, respectivamente. Assim, um aumento na pressão de perfusão na ar-

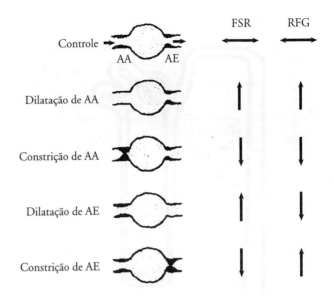

Figura A-5 – Efeitos de modificações do tônus vascular das arteríolas aferente e eferente sobre o fluxo sangüíneo renal e a filtração glomerular.

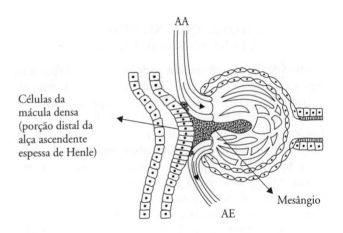

Figura A-6 – Aparelho justaglomerular.

téria renal induzirá um aumento proporcional na resistência da arteríola aferente. A figura A-5 exemplifica algumas situações de modificações no tônus arteriolar e suas conseqüências sobre o fluxo e a filtração glomerular.

O mecanismo de "feedback" tubuloglomerular envolve uma resposta das resistências arteriolares a modificações no conteúdo e/ou velocidade de fluxo do fluido tubular que atinge a mácula densa. Essa resposta é possível devido a uma correlação anatômica entre as arteríolas aferente e eferente, glomérulo e as células da mácula densa (células especializadas presentes no túbulo distal), que formam o aparelho justaglomerular, conforme esquematizado na figura A-6.

Assim, uma elevação na carga distal de fluido e/ou NaCl, por exemplo, é detectada pelas células da mácula densa, as quais seriam responsáveis pela ativação de mecanismos efetores que levariam a um aumento na resistência da arteríola aferente com conseqüente redução no fluxo e na filtração glomerular (Fig. A-7).

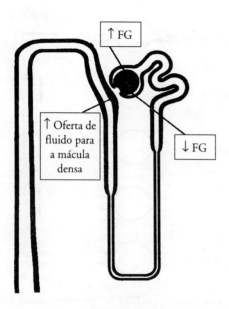

Figura A-7 – "Feedback" tubuloglomerular.

FATORES QUE INFLUENCIAM A FUNÇÃO RENAL NORMAL

O ritmo de filtração glomerular pode ser modificado por uma série de situações fisiológicas. Assim, o conceito correto de normalidade desse parâmetro deve ser interpretado com cautela em virtude da substancial variabilidade fisiológica da filtração glomerular em indivíduos normais. Uma série de fatores pode contribuir para essa variabilidade, incluindo a idade, o tipo de dieta, a gravidez, o estado de hidratação etc. Assim, o ritmo de filtração glomerular diminui com o envelhecimento, embora em graus bastante variáveis. Outro fator importante que influencia o RFG é o tipo de dieta. O "clearance" de creatinina de indivíduos vegetarianos, por exemplo, é cerca de 30 a 40% menor do que o de indivíduos que ingerem elevados teores de proteína animal, o que não significa que os vegetarianos apresentem função renal deficitária, mas sim uma adequação da função em relação à sua dieta. Diferentemente, dietas ricas em proteína animal contribuem para manter constantemente elevados o fluxo sangüíneo renal e a filtração glomerular. A gravidez é outro exemplo de situação em que a filtração glomerular se encontra elevada, embora de forma transitória. O impacto dessas modificações transitórias ou não sobre a função renal de indivíduos normais a longo prazo é controverso, entretanto, podem ser fator complicador, especialmente se associadas a outras doenças como, por exemplo, lesão renal prévia, diabetes, hipertensão etc.

BIBLIOGRAFIA RECOMENDADA

Andrade OVB, Mello VR, Toporovski J. Acidose tubular renal. In Schor N, Heilberg IP (eds). Calculose Renal: Fisiopatologia, Diagnóstico e Tratamento. São Paulo, Sarvier, 1995; p 87-103.

Bosch JP, Saccaggi A, Lauer A, Ronco C, Belledonne M, Glabman S. Renal functional reserve in humans. Effect of protein intake on glomerular filtration rate. Am J Med 1983; 75:943-950.

Brandle E, Sieberth HG, Hautmann RE. Effect of chronic dietary protein intake on the renal function in health subjects. Eur J Clin Nutr 1996; 50:734-740.

Brenner BM, Meyer TW, Hostetter TH. Dietary protein intake and the progressive nature of kidney disease: the role of hemodynamically mediated glomerular injury in the pathogenesis of progressive glomerular sclerosis in aging, renal ablation and intrinsic renal disease. N Engl J Med 1982; 307:652-659.

Davison JM. Kidney function in pregnant women. Am J Kidney Dis 1987; 9:248-252.

Dworkin LD, Brenner BM. The renal circulations. In Brenner BM (ed). The Kidney. Philadelphia, WB Saunders, 1996, p 247-285.

Heilberg IP, Velasco ROP, Moreira SRS, Schor N. Provas de acidificação urinária. In Schor N, Heilberg IP (eds). Calculose Renal: Fisiopatologia, Diagnóstico e Tratamento. São Paulo, Sarvier, 1995, p 158-160.

Heymsfield SB, Arteaga C, McManus C. Measurement of muscle mass in humans: validity of the 24-hour urinary creatinine method. Am J Clin Nutr 1983; 37:478-482.

Hirschberg R, Rottka H, von Herrath D, Pauls A, Shaefer K. Effect of an acute protein load on the creatinine clearance in health vegetarians. Klin Wochenschr 1985; 63:217-220.

Kanwar YS, Venkatachalam MA. Ultrastructure of the glomerulus and juxtaglomerular apparatus. In Windhager EE (ed). Handbook of Physiology: Renal Physiology. New York, Oxford University Press, 1992, p 3-40.

Kasiske BL, Keane WF. Laboratory assessment of renal disease: clearance, urinalysis and renal biopsy. In Brenner BM (ed). The Kidney. Philadelphia, WB Saunders, 1996, p 1137-1174.

Maddox DA, Brenner BM. Glomerular Ultrafiltration. In Brenner BM (ed). The Kidney. Philadelphia, WB Saunders, 1996, p 286-333.

Piscator M. Early detection of tubular dysfunction. Kidney Int 1991; 40:S15-S17.

Prueksaritanont T, Chen ML, Chiou WL. Simple and micro high-performance liquid chromatographc method for simultaneous determination of p-aminohippuric acid and iothalamate in biological fluids. J Chromatogr 1984; 306:89-97.

Smage L, Zweifach BW, Intaglietta M. Micropressures and capillary filtration coeficients in single vessels of the cremaster muscle of the rat. Microvasc Res 1970; 2:96-110.

Sturgiss SN, Dunlop W, Davison JM. Renal haemodynamics and tubular function in human pregnancy. Review. Bailliere's Clin Obstet Gynaecol 1994; 8(2):209-234.

Valtin H, Schafer JA. Tubular secretion. In Valtin H, Schafer JA (eds). Renal Function. Boston, Little Brown 1994, p 83-93.

2
Laboratório Clínico em Nefrourologia

Aparecido B. Pereira

Os rins são responsáveis por importante trabalho de manutenção dos equilíbrios hidrossalino e ácido-básico do organismo, além de produtores de importantes substâncias regulatórias da pressão arterial, do metabolismo mineral, sendo, também, responsáveis pela excreção de grande parte das escórias nitrogenadas; seu produto para excreção, a urina, é líquido biológico de fácil coleta e pode ser submetido a numerosas análises laboratoriais; por tudo isso, era de se esperar uma contribuição importante do laboratório clínico moderno ao estudo dos distúrbios da função renal e das alterações das vias urinárias. E a realidade não é diferente dessa suposição. O quadro A-1 lista os testes laboratoriais mais comuns disponíveis em nosso meio, de utilidade nas especialidades de Urologia e Nefrologia.

No entanto, no dia-a-dia dessas especialidades, a maioria das informações deriva de dois exames laboratoriais básicos, que serão aqui discutidos mais detalhadamente: o exame de urina e a dosagem de creatinina.

EXAME DE URINA

Diariamente são filtrados nos capilares glomerulares dos rins de um adulto normal aproximadamente 150 litros de água plasmática, acompanhada de eletrólitos, cristalóides e pequenas proteínas nela contidos. A urina eliminada no mesmo período, em um volume de 750 a 1.500ml, corresponde, pois, a 0,5 a 1% daquele volume de ultrafiltrado do plasma.

Quadro A-1 – Testes laboratoriais usuais em nefrourologia.

Ácido úrico (S, U)	Fosfatase alcalina (S) incluindo fração óssea
Albumina (S, U) incluindo microalbuminúria	Fósforo (S, U)
Aldosterona (S)	Glicose (S, U)
Alumínio (S) e líquido de diálise	Hemoglobina glicosilada (S)
Análise microbiológica (S, U) para germes habituais, clamídia, micoplasma, BK	Hemograma (série vermelha, branca, plaquetas, reticulócitos)
Antígeno prostático-específico (PSA) (S)	Imunoglobulinas (S, U)
Auto-anticorpos (FAN, anti-MBG, ANCA, antifosfolípides) (S)	Magnésio (S)
Beta-2-microglobulina (S, U)	Mioglobina (U)
Bicarbonato (S, U)	Osmolalidade (S, U)
Cálcio (S) – total e ionizado (U)	Oxalato (U)
Ciclosporina (S)	Paratormônio (S)
Cistina (U)	pH (S, U)
Citrato (U)	Potássio (S, U)
Cloro (S, U)	Proteínas totais (S, U)
Colesterol (S)	Proteína transportadora de retinol (U)
Componentes do complemento (S)	Renina (S)
Creatinina (S, U)	Siderofilina (S)
Crioglobulinas (S)	Sódio (S, U)
Ferro (S)	Testes sorológicos para hepatites B e C e para AIDS (S)
Ferritina (S)	Triglicerídeos (S)
Fosfatase ácida (S)	Uréia (S, U)

S = determinação no sangue, soro ou plasma; U = determinação na urina.

A composição da urina é também bastante diferente daquela do ultrafiltrado glomerular. Algumas substâncias são total ou parcialmente reabsorvidas pelos túbulos, como glicose, aminoácidos e proteínas, enquanto outras são secretadas pelos túbulos, como íon hidrogênio e proteína de Tamm-Horsfall. Substâncias que não sejam reabsorvidas apresentarão na urina final uma concentração 100 a 200 vezes maior do que no plasma, já que a urina representa 0,5 a 1%, em volume, do filtrado glomerular.

O exame da urina oferece informações preciosas sobre o funcionamento renal e sobre o estado das vias urinárias. Considerando que, em condições normais, o produto final de nosso metabolismo leva à produção de ácidos que são tamponados no meio interno ou excretados na urina, e considerando que, após algumas horas de restrição hídrica, temos uma tendência a eliminar urina mais concentrada do que o plasma em razão da ação de mecanismos poupadores de água, como a secreção do hormônio antidiurético, podemos afirmar que, em um indivíduo normal, uma amostra de urina colhida pela manhã, após restrição de líquidos no período noturno, deverá ser concentrada e ácida. Não é simples definir intervalo de referência para essas variáveis que dependem da dieta, mas, em geral e com certo grau de liberdade, podemos considerar que nessas condições devemos esperar pH urinário abaixo de 6,5 e densidade acima de 1.025. Concentração e acidificação da urina são duas funções tubulares importantíssimas para a manutenção dos equilíbrios hidrossalino e ácido-básico, e o exame de urina de rotina fornece essas informações. Importante é sabermos as condições em que a amostra de urina foi colhida, e que as análises sejam feitas em um espaço de tempo adequado; o pH urinário pode alterar-se com a passagem do tempo.

PROTEINÚRIA

Não temos dados experimentais definitivos sobre a quantidade de proteínas filtradas nos capilares glomerulares de rins humanos. Para ratos, em cepas nas quais glomérulos superficiais podem ser puncionados, há dados mostrando que alguns mg de proteínas são filtrados; há também dados experimentais mostrando que a filtração de proteínas guarda relação com seu raio molecular. Proteínas de baixo peso molecular, em geral abaixo de 40kD, e com raios moleculares abaixo de 30Å são tão mais filtradas quanto menor o raio molecular. Já a albumina, com raio molecular de 36Å, é muito pouco filtrada. Possivelmente, em humanos, a ordem de grandeza dessa quantidade filtrada seja de 200mg/dia. Proteínas plasmáticas como beta-2-microglobulina, proteína transportadora de retinol, cadeias leves de imunoglobulinas, insulina, paratormônio, mioglobina são, com coeficientes de filtração maior ou menor, filtradas em proporções consideradas grandes se comparadas à albumina. Todas essas proteínas filtradas em maior ou menor quantidade são reabsorvidas, em grande porcentagem, pelos túbulos contornados proximais. A beta-2-microglobulina, por exemplo, com uma concentração plasmática em torno de 2mg/litro, é quase totalmente filtrada nos glomérulos, quase totalmente reabsorvida e catabolizada nas células dos túbulos proximais, aparecendo na urina em concentrações de no máximo de 0,3mg/litro em indivíduos normais. Considerando que a urina normal estará concentrada em relação ao plasma de 50 a 100 vezes, percebe-se, pelos números, que a quase totalidade da beta-2-microglobulina filtrada é, em condições normais, reabsorvida. A albumina, presente no plasma na concentração aproximada de 40.000mg/litro, talvez seja filtrada na ordem de 200mg/dia, como dito anteriormente, e aparece na urina na quantidade máxima de 20mg/litro. Em condições normais, a urina contém, portanto, alguns mg de proteínas, usualmente de 30 a 150mg/dia; a albumina representa uma fração destas, usualmente da ordem de 20 a 40%, sendo o restante representado por pequenas globulinas e pela proteína de Tamm-Horsfall secretada por células tubulares para a urina. Outras proteínas plasmáticas, mesmo de alto peso molecular, como IgG, podem ser encontradas na urina, mas em apenas poucos mg. Para todas essas determinações específicas, há necessidade de métodos imunoquímicos sensíveis. No exame de rotina, apenas a quantidade total de proteínas é estimada, e os métodos usuais não têm sensibilidade para quantificar com precisão esse total, sendo os resultados usualmente referidos como negativos, ou abaixo de um dado valor, como 0,1g/litro. A presença de valores anormais de proteínas urinárias, de forma persistente, é, provavelmente, o teste diagnóstico mais indicativo de nefropatia e guarda relação com mortalidade, geral e de causa cardiovascular. A ausência de proteinúria não exclui de forma definitiva a presença de nefropatia mas torna-a pouco provável. Portanto, em resumo, ter uma urina colhida em jejum, pela manhã, concentrada, ácida e sem proteinúria é teste laboratorial com alto valor indicativo de ausência de lesão importante do parênquima renal.

Na presença de níveis alterados de proteínas urinárias, é importante definir a causa de sua origem. Em primeiro lugar, há que se definir se a origem é glomerular ou tubular. Como vimos acima, proteínas de baixo peso molecular são normalmente filtradas em quantidade que depende de sua concentração plasmática e de seu raio molecular. Se houver lesão dos túbulos proximais, essas proteínas filtradas não serão reabsorvidas, aparecendo em quantidades aumentadas na urina. A determinação de beta-2-microglobulina ou, melhor ainda, da proteína transportadora de retinol, mais estável na urina, indicará se há lesão do túbulo proximal. Nas proteinúrias glomerulares, a albumina é a proteína predominante na urina, usualmente correspondendo a mais de 75% das proteínas urinárias. Ocasionalmente, proteinúrias glomerulares prolongadas levam à disfunção do túbulo contornado proximal. Nesses casos, albumina e proteínas pequenas estarão aumentadas na urina. Mas dificilmente o laboratório deixará de auxiliar na diferenciação: havendo lesão glomerular haverá sempre nítido aumento da albumina urinária. De prático, vale lembrar que proteinúrias por lesão tubular, como na intoxicação por metais pesados, na síndrome de Fanconi, em uma nefropatia tubulointersticial, raramente apresentam valores de proteínas urinárias superiores a 2g/litro; proteinúrias com valores superiores a esses quase certamente são de origem glomerular. Proteinúrias inferiores a esses valores podem ser de origem glomerular ou tubular, mas, na prática, as primeiras ainda predominam.

Ocasionalmente, a proteína presente na urina, e medida no laboratório pelas técnicas rotineiras, não corresponde a qualquer dessas mencionadas anteriormente; hemoglobina, em crises de hemólise, ou simplesmente hemoglobina liberada de eritrócitos presentes na urina em grandes quantidades, nas hematúrias macroscópicas, mioglobina, nas miopatias graves, proteínas de Bence-Jones, que são cadeias leves de imunoglobulinas produzidas em excesso na maior parte dos mielomas múltiplos, serão, todas elas, medidas como proteínas urinárias; mas sua presença na urina tem, obviamente, um sentido diagnóstico especial, diferente das proteinúrias. O laboratório clínico dispõe de recursos para identificar cada uma delas.

Nos anos mais recentes, tem ficado clara a importância de se detectar, usando métodos analíticos mais sensíveis, níveis anormais de albumina urinária não-detectáveis pelas técnicas de rotina; são albuminúrias entre 30 e 300mg/dia, ou 20 a 200µg/min; essa situação recebeu, embora de forma inexata, a denominação de microalbuminúria. A grande indicação dessa determinação é no acompanhamento do paciente diabético. Aqueles que desenvolverão nefropatia diabética apresentam microalbuminúria anos antes do aparecimento da proteinúria clínica, ou detectável pelos métodos de rotina nos laboratórios. A vantagem dessa detecção é que medidas de controle do diabetes, ou terapia que modifique a hemodinâmica glomerular, como o uso de inibidores da enzima conversora da angiotensina, normalizam a albuminúria nesta fase e retardam o aparecimento da nefropatia clínica. Para se determinar a albuminúria nesses níveis, há necessidade de métodos imunoquímicos, como ensaios imunoenzimáticos, imunonefelometria ou imunoturbidimetria; tais métodos são hoje rotina em muitos laboratórios. No momento atual, o exame de urina de rotina não fornece essa informação.

OUTRAS DETERMINAÇÕES

Glicose, corpos cetônicos, bilirrubina e urobilinogênio são pesquisados rotineiramente na urina. Essas pesquisas oferecem informações importantes para o médico que assiste o paciente. Especificamente, em relação à doença renal, vale lembrar a situação em que detectamos níveis aumentados de glicose urinária na presença de glicemia normal. Essa situação é indicativa de menor capacidade tubular de reabsorção da glicose e recebe a denominação de glicosúria renal. Pode ocorrer associada a outros defeitos tubulares, como na síndrome de Fanconi, congênita ou adquirida. Quando o defeito é específico e exclusivo no transporte de glicose, constitui situação benigna que não evolui para distúrbio importante no metabolismo de hidratos de carbono ou na função renal global.

Dentre as várias substâncias rotineiramente pesquisadas na urina, esterases leucocitárias e nitritos permitem inferências quanto à presença de leucócitos em número anormal e bactérias produtoras de nitritos. Esses testes são úteis, mas oferecem resultados falsos, positivos ou negativos, sendo necessário que, em cada caso, o resultado da tira reagente seja analisado criteriosamente e confirmado, quando necessário, com análise microscópica ou microbiológica.

ANÁLISE MICROSCÓPICA DO SEDIMENTO URINÁRIO

Constitui parte importante do exame. A análise microscópica feita por observador experiente fornece informações de alto valor diagnóstico. Os seguintes elementos ou informações são em geral observados:

Células epiteliais

Quase sempre presentes em pequeno número podem, raramente, chamar a atenção do laboratorista para características especiais; a observação é facilitada quando se utilizam microscópios munidos de contraste de fase, que melhoram em muito os detalhes morfológicos dos elementos examinados a fresco, sem coloração. Havendo elementos celulares suspeitos, deve-se indicar a análise citológica do sedimento urinário em amostra especificamente colhida para esse fim. Mas, de modo geral, a observação de células epiteliais no exame rotineiro de urina é pouco informativa.

Eritrócitos

A presença de eritrócitos em número anormal configura a situação de hematúria ou sangramento nas vias urinárias. Pode ser microscópica ou macroscópica; esta última é assim chamada quando pode ser percebida a olho nu, sem o auxílio da microscopia. A primeira, a forma microscópica, foi encontrada na população geral, em freqüência relativamente alta, embora variável de 3 até algo como 12%, em diversos trabalhos que analisaram essa freqüência em diferentes amostras populacionais. Como a ocorrência de uremia na população geral é muito menor do que aqueles percentuais, já se pode concluir que a maioria dos casos de hematúria microscópica não evolui para insuficiência renal crônica. Tanto as formas microscópicas quanto as macroscópicas podem ser decorrentes de lesões parenquimatosas renais, glomerulares ou não, como as lesões do trato urinário. Diferenciar hematúria de origem glomerular daquela de origem não-glomerular tornou-se possível, com razoável acurácia, nos últimos 20 anos, graças à observação, feita de preferência ao microscópio com contraste de fase, de que hemácias perdidas na urina por lesão glomerular apresentam alterações morfológicas que as diferenciam daquelas perdidas por lesões do trato urinário. As primeiras apresentam condensações da hemoglobina ou sua perda, extrusões de seu conteúdo, formação de "bolhas" nas suas membranas, permitindo classificá-las morfologicamente como codócitos ou acantócitos, bastante específicos para a condição de hematúria glomerular, sobretudo estes últimos. Tais alterações não são encontradas nos casos de sangramento por lesões das vias urinárias. Todavia, a sensibilidade e a especificidade diagnósticas desses procedimentos não chegam a 100%. Em alguns casos, há necessidade de se observar mais do que uma amostra de urina, em fases diferentes da evolução da doença ou em fases com intensidades diferentes da hematúria. Algumas glomerulonefrites agudas apresentam pouco ou nenhum dismorfismo nas primeiras fases, quando a hematúria é mais intensa; o dismorfismo torna-se mais evidente na evolução, em fases com menor grau de hematúria. Em laboratórios nos quais os observadores estejam treinados para essa observação, contudo, sensibilidade e especificidade diagnósticas devem ficar acima de 95%. O encontro de cilindros hemáticos confirma a origem parenquimatosa da hematúria, geralmente glomerular. Mas seu encontro ocorre em percentual variável das hematúrias glomerulares e a sensibilidade dessa pesquisa fica muito aquém daquela do dismorfismo.

Leucócitos

A presença de leucócitos em número anormal na urina é indicativa de processo inflamatório em algum ponto do trato urinário. A tendência comum de se considerar que a leucocitúria é indicativa de infecção das vias urinárias deve ser evitada e substituída pela noção de que ela significa inflamação; embora esta seja, de fato, na maioria das vezes devida à infecção, não o é sempre. A infecção só pode ser diagnosticada pela visualização do agente infeccioso ou por seu isolamento e caracterização. A presença de leucocitúria com cultura habitual de urina negativa constitui a situação chamada de leucocitúria ou piúria estéril; de outro lado, existe a situação de bacteriúria significativa, sem leucocitúria, usualmente referida como bacteriúria assintomática. A falta de reação inflamatória é responsável pela ausência da leucocitúria e de sintomas. O quadro A-2 aponta as principais causas de leucocitúria estéril.

Quadro A-2 – Causas mais freqüentes de leucocitúria estéril.

Tuberculose do trato urinário
Infecção por clamídia
Calculose de vias urinárias
Nefropatia tubulointersticial
Glomerulonefrites proliferativas
Processos inflamatórios perivesicais
Processos febris em crianças
Quilúria
Pós-operatório de cirurgias prostatovesicais

Como a presença de leucócitos na urina pode ser devida a processo inflamatório, infeccioso ou não, presente em algum ponto entre os glomérulos e o meato uretral, e a análise microscópica não permite a localização do processo, usa-se freqüentemente a coleta de amostras em diferentes porções do jato urinário para se tentar diferenciar a presença de inflamação do trato urinário inferior daquelas do médio e superior. Processos inflamatórios uretrais mostrarão um número aumentado de leucócitos na amostra de urina colhida no início do jato urinário; infecções da bexiga e do trato urinário superior causarão aumento de leucócitos em todas as porções do jato urinário, inicial, média ou final. Nas prostatovesiculites, um número maior de leucócitos pode ser encontrado em amostra de urina colhida após massagem digital da próstata, em comparação com amostra colhida antes dela.

Cilindros

A presença de cilindros hemáticos define a origem de uma hematúria como sendo glomerular; cilindros leucocitários indicam processo inflamatório no parênquima renal. Cilindros bacterianos indicam infecção desse mesmo parênquima. Tanto os cilindros leucocitários como os bacterianos são de identificação menos comum no laboratório clínico. Cilindros hematínicos são cilindros que contêm no seu interior hemoglobina alterada, transformada em hematina. Aparecem nas hematúrias glomerulares e raramente em hemoglobinúrias; são identificáveis pela cor. No esclarecimento de uma hematúria, têm o mesmo significado que os cilindros hemáticos.

Outros elementos observáveis à microscopia: bactérias, leveduras, *Trichomonas* são facilmente identificáveis ao microscópio, principalmente com contraste de fase. No caso de bactérias e leveduras, a definição de sua origem está mais na dependência de critérios rigorosos na obtenção da amostra de urina do que na análise, embora a presença de uma flora bacteriana heterogênea possa ser sugestiva de contaminação em pacientes do sexo feminino, com conteúdo vulvovaginal. A sensibilidade diagnóstica da observação à microscopia de fase para a presença de bactérias é bastante elevada, aproximando-se da observação de sedimentos corados pelo método de Gram e da cultura. Novamente, o problema da especificidade diagnóstica relaciona-se com as condições de coleta da amostra. Todo rigor deve ser concentrado nesse procedimento. Especial atenção deve ser dada também ao tempo decorrido entre a coleta e a análise e às condições de conservação da amostra.

A análise dos elementos formados, células epiteliais, leucócitos, hemácias, cilindros e bactérias, pode atualmente ser feita de forma automatizada, por equipamentos capazes de identificá-los por características físico-químicas, como citômetros de fluxo, ou por análise de imagem. Alguns equipamentos permitem a medida de outras variáveis, como condutividade; analisam volumes razoáveis da amostra; apresentam coeficiente de variação significativamente menor do que o analista, por mais treinado que este seja. Não dispensam, entretanto, a análise do observador treinado em várias situações.

DOSAGEM DE CREATININA

Avaliação do ritmo de filtração glomerular

Embora os rins tenham uma atividade funcional complexa, executando simultaneamente várias funções, na atividade clínica habitual o aspecto funcional renal avaliado laboratorialmente com mais freqüência é o ritmo de filtração do plasma por meio dos capilares glomerulares. Para essa avaliação, o método mais utilizado no mundo todo é o da dosagem da creatinina plasmática ou sérica. A determinação laboratorial dessa substância é possível há mais de 100 anos, o custo laboratorial da dosagem é relativamente baixo, e gerações de médicos têm aprendido a utilizar seja a simples determinação dos níveis plasmáticos, seja a medida do ritmo de sua depuração renal; este último, como indicador do ritmo de filtração glomerular do plasma. Apesar da indiscutível utilidade clínica desse parâmetro laboratorial, a creatinina não é um marcador ideal de filtração glomerular. Um marcador ideal dessa função deveria ser filtrado totalmente, o que a creatinina é, e não manipulado pelos túbulos renais, isto é, nem reabsorvido, nem secretado. Esse não é o caso da creatinina, que é secretada pelos túbulos.

Em condições normais, aproximadamente 15% da creatinina depurada pelos rins, isto é, eliminada na urina, é realizada por secreção. Esse percentual é maior à medida que a função de filtração é comprometida por doenças glomerulares.

Algumas noções básicas são importantes para que melhor possamos interpretar os resultados dessas dosagens: os métodos laboratoriais disponíveis atualmente para a dosagem de creatinina podem ser divididos em dois grandes grupos: baseados na reação colorimétrica utilizando picrato, em meio alcalino, com alguma variante em relação ao método original descrito por Jaffé, inclusive adaptado para sistemas automatizados. O método é sujeito a interferentes, podendo dar resultados falsamente elevados (uso de algumas cefalosporinas, por exemplo) ou rebaixados (quadros ictéricos), em diferentes situações; estas situações são conhecidas, e o clínico deve estar atento a elas. O segundo grupo são os métodos enzimáticos, mais específicos na determinação, resultando em níveis ligeiramente inferiores àqueles obtidos com os métodos colorimétricos. São menos sujeitos a interferentes, mas não totalmente isentos. Para métodos automatizados com base na reação de Jaffé, uma das variáveis críticas é o tempo de leitura da cor gerada na reação. A cinética da formação do cromógeno com os interferentes é diferente da cinética da creatinina e essa diferença tem que ser explorada para se obter um método com menor grau de interferência e, portanto, mais específico.

Em uma determinação em que o máximo aceitável de variação biológica, portanto em condições normais, não deve ultrapassar 10%; esse cuidado com a metodologia é indispensável. Outro conhecimento importante a ser lembrado é que a creatinina produzida provém do metabolismo da creatina presente nos músculos. A quantidade de creatinina produzida a cada momento depende da massa muscular. Assim é que crianças produzem menos creatinina e mulheres em geral também a produzem em quantidade menor, se comparadas aos adultos do sexo masculino.

Com o envelhecimento, também há redução da massa muscular e menor produção de creatinina. Outro aspecto a ser lembrado é que, em nossa alimentação, músculos estão incluídos, e estes contêm creatina, que se transforma com a cocção, ou no organismo, em creatinina. Sendo, independentemente de sua origem, um produto final, ela será eliminada sobretudo pela urina; outras fontes de depuração de creatinina são irrelevantes. A medida do ritmo de depuração de creatinina pelos rins é feita de maneira conceitualmente simples. Colhe-se urina de um determinado período, cronometrado. Determina-se a quantidade de creatinina eliminada por minuto. Para saber quanto plasma terá sido filtrado ou depurado da creatinina, para que aquela quantidade apareça na urina, basta saber qual sua concentração no plasma. Outro conceito de importância para a boa compreensão desses testes laboratoriais é o de que a creatinina produzida pelo organismo será eliminada pela urina enquanto houver função renal suficiente para isso, ainda que reduzida em relação ao normal. Assim, um indivíduo A, com 1,70m de altura e 70kg de peso corporal, com função renal normal e ritmo de filtração glomerular de, digamos, 100ml de plasma por minuto, poderá estar excretando na urina a mesma quantidade de creatinina que um outro com o mesmo peso e altura, mas que tenha um ritmo de filtração de 10ml por minuto. Ou seja, em um e em outro caso a quantidade de creatinina produzida é a mesma, já que ambos têm supostamente a mesma massa muscular e essa creatinina também em ambos os casos é excretada na urina. A diferença do ritmo de filtração do plasma nos glomérulos, porém, vai ser descoberta ao dosarmos a creatinina plasmática. No primeiro caso, teremos provavelmente uma creatinina da ordem de 1mg/dl e no segundo, de 10mg/dl. Em ambos os casos, se calcularmos a massa de creatinina filtrada nos glomérulos por minuto, veremos que é teoricamente a mesma. O volume de plasma é diferente, mas a carga filtrada da substância é a mesma devido à diferença de concentração. Na prática, como dissemos anteriormente, a situação não é tão simples, pois o componente de secreção tubular passa a representar percentual mais significativo da depuração da substância. Nessas circunstâncias, interferências *in vivo* curiosas podem ocorrer, como por exemplo a que se observa com o uso da cimetidina. Sendo a creatinina um ácido fraco e tendo sua secreção tubular ligada a esse fato, o bloqueio dessa secreção ocorre, durante o uso daquela droga, reduzindo-se o ritmo da depuração e aumentando os níveis plasmáticos em função do componente da creatinina que deixou de ser excretado. Na verdade, a função de filtração glomerular não é afetada. Embora esses métodos sejam úteis na prática médica diária, quando se realizam estudos nos quais a medição da função de filtração glomerular necessita ser mais rigorosa, esses métodos podem ser inadequados. A medida de ritmo de depuração de outras substâncias, como contrastes iodados ou quelatos radiomarcados, pode ser necessária.

A determinação da uréia plasmática, por um certo tempo utilizada na avaliação da função renal, tem hoje sua principal indicação na avaliação do catabolismo protéico. Variando significativamente mais do que a creatinina em função da dieta protéica, a uréia aumenta desproporcionalmente à creatinina em situações de desidratação, dieta hiperprotéica, uso de corticosteróides, insuficiência cardíaca, ou estresses traumático, cirúrgico ou infeccioso. Nessas várias situações, os aumentos são devidos à diminuição da depuração renal da uréia, que sofre reabsorção tubular renal, a qual se eleva na desidratação ou insuficiência cardíaca, ou ao catabolismo protéico, como no uso de corticóides, dieta hiperprotéica ou sangramento digestivo. A dosagem de uréia na urina é utilizada freqüentemente em Serviços de nefrologia para avaliação dietética.

BIBLIOGRAFIA RECOMENDADA

Fairley KF, Birch DF. Hematuria a simple method for identifying glomerular bleeding. Kidney Int 1982; 21:105.

Kasiske BL, Keane WF. Laboratory assesment of renal disease: clearance, urinalysis, and renal biopsy. In Brenner BM: The Kidney 5th ed. WB Saunders, Philadelphia, 1996, p 1137.

Shemesh O, Golbetz H, Kriss JP, Myers, BD. Limitations of creatinine as a filtration marker in glomurulopathic patients. Kidney Int 1985; 28:830.

3

BIÓPSIA RENAL

•

APARECIDO B. PEREIRA

Dois procedimentos técnicos introduzidos há relativamente pouco tempo na história da Medicina contribuíram significativamente para a compreensão da patogênese e a evolução das doenças renais. Foram eles: a biópsia renal percutânea com agulha e a imunofluorescência direta. Graças a essas técnicas viemos conhecer muitos dos mecanismos imunes envolvidos na patogênese das glomerulonefrites e nefrites tubulointersticiais; graças a elas pudemos acompanhar a história evolutiva dessas lesões; e também com a ajuda delas tem sido possível descobrir, passo a passo, os fenômenos envolvidos na progressão, para fibrose, dos processos inflamatórios renais, glomerulares ou intersticiais; tal evolução resulta na perda da função dos rins, situação responsável pela existência de milhares de pacientes em programas de diálise ou de transplante renal. A biópsia tem auxiliado a estabelecer diagnósticos e orientar tratamentos, na tentativa de se evitar essa progressão que acabamos de descrever. Diagnósticos precisos de muitas doenças renais podem ser feitos e é possível nos beneficiarmos de informação existente na literatura sobre milhares de biópsias renais. Nos últimos anos, com o advento de dispositivos semi-automáticos para a punção, a localização do órgão por técnica ultra-sonográfica e com melhor seleção dos pacientes a serem biopsiados, o procedimento atingiu alto grau de segurança, com taxa mínima de complicações. Entretanto, questões permanecem, sobretudo sobre indicações e benefícios.

INDICAÇÃO

Ao longo das últimas décadas, pacientes com doenças parenquimatosas renais as mais variadas foram submetidos à biópsia renal. Como resultado, tem-se hoje maior clareza de quais as situações em que é possível obter-se a melhor relação risco/benefício. Em geral, pacientes com síndrome nefrótica e pouco comprometimento da função de filtração glomerular, alguns com perda aguda da função renal e outros com doença sistêmica e comprometimento renal, estão entre aqueles para os quais a biópsia renal tem trazido maior benefício; na prática, esse benefício é representado por uma mudança significativa no diagnóstico, prognóstico ou no esquema terapêutico. Biópsias realizadas em pacientes com alterações urinárias assintomáticas ou com insuficiência renal de alguma duração apenas raramente trazem mudança de conduta que seja significativa, mesmo quando alguma mudança do diagnóstico original ocorra.

Mesmo no paciente com síndrome nefrótica, há situações em que a biópsia pode ser de pouca ou nenhuma utilidade, desde que não contribuirá para uma mudança de conduta. Assim, por exemplo, no paciente com diabetes insulino-dependente que depois de vários anos de doença desenvolva síndrome nefrótica, a biópsia não trará benefício. O paciente que já tenha diagnóstico de amiloidose sistêmica, feita por outro procedimento que não a biópsia renal, e que venha a desenvolver proteinúria, também pouco benefício terá com a biópsia renal. Em crianças, grupo etário no qual quatro em cada cinco pacientes com síndrome nefrótica têm alguma variante da chamada síndrome nefrótica por lesões mínimas, a maioria respondendo ao tratamento com corticosteróides, o benefício de biópsia renal feita na apresentação da síndrome é praticamente inexistente, sendo a melhor prática o teste terapêutico, que é também teste diagnóstico, reservando-se a biópsia para alguns casos que não respondam ao tratamento inicial ou que apresentem recorrências muito freqüentes.

No quadro A-3 assinalamos as situações mais comuns na prática em que benefícios são esperados com a biópsia renal.

Quadro A-3 – Indicações de biópsia renal.

Síndrome nefrótica
Insuficiência renal aguda
Doença sistêmica
Lúpus eritematoso sistêmico
Vasculite sistêmica
Hematúria glomerular
Insuficiência renal de causa desconhecida

A seguir enumeramos algumas questões que podem nos auxiliar no julgamento sobre a necessidade ou não de uma biópsia renal. Assim, para algumas situações clínicas, são pertinentes algumas questões específicas.

Síndrome nefrótica

– Os dados clínico-laboratoriais oferecem uma sugestão razoável sobre o quadro histopatológico renal? Um exemplo positivo é o dado acima, do paciente com diabetes insulino-dependente; se além da história de vários anos com diabetes o paciente também apresenta retinopatia, neuropatia ou outras complicações e desenvolve proteinúria, que evolui para um nível nefrótico, pouco ou nenhum benefício clínico trará a biópsia renal.
– Qual o grupo etário do paciente? Crianças tendem a ter muito maior freqüência de síndrome nefrótica por lesões mínimas, dispensando a biópsia. Pacientes acima dos 40 anos tendem a ter outras formas de doença renal, como glomeruloesclerose segmentar e focal, glomerulopatia membranosa, amiloidose. Essas glomerulopatias menos freqüentemente respondem ao tratamento. Mas alguns pacientes com glomeruloesclerose segmentar e focal (GESF) responderão e devem ser identificados.

Insuficiência renal aguda

– Os rins são de tamanho normal? Se a resposta é positiva, o diagnóstico de insuficiência renal aguda, ou de curta duração, é o mais provável. Mais importante, existe a possibilidade de estarmos diante de uma insuficiência renal reversível, e a informação dada pela biópsia pode ser muito útil. Rins pequenos, contraídos, indicam irreversibilidade. Nesse caso, a biópsia traz pouco ou nenhum benefício e os riscos de complicação aumentam significativamente.
– Há algum evento desencadeante claramente identificável? Alteração hemodinâmica, perda de volumes corporais, nefrotoxinas, alteração vascular subjacente, obstrução do trato urinário, manifestação imunoalérgica? A existência de causa claramente identificável pode justificar a não-realização da biópsia.

Doenças sistêmicas

– As doenças sistêmicas com comprometimento renal, das quais o lúpus é a que mais chama a atenção, constituem capítulo importante na imunopatologia renal. A lesão renal do lúpus é complexa, tendo merecido classificação própria, patrocinada pela Organização Mundial de Saúde. Na prática, a indicação de biópsia renal para o paciente com lúpus tem sido fonte freqüente de discussão. Em ambientes acadêmicos, esses pacientes acabam, na sua maioria, sendo biopsiados para estadiamento, classificação e documentação. Na prática clínica, acreditamos que a biópsia estará indicada naquelas situações de dúvida sobre o grau de atividade atual da doença renal, quando exista insuficiência renal com rins de tamanho normal e dúvidas sobre a causa dessa insuficiência. Por exemplo, o paciente que se apresenta com creatinina elevada, sem evidências de atividade sistêmica do lúpus, levando à dúvida se estamos diante de doença ativa ou de uma lesão renal em estágio crônico, com alto grau de fibrose, irreversível, porém ainda sem redução do tamanho dos rins. A conduta será diferente em um ou em outro caso.
– Há claro diagnóstico de uma vasculite sistêmica, como poliarterite nodosa (PAN), granulomatose de Wegener, Churg-Strauss ou vasculite leucocitoclástica, e a insuficiência renal é de instalação recente, com rins de tamanho normal e com evidências laboratoriais de comprometimento glomerular, como hematúria, proteinúria ou retenção nitrogenada? Em caso positivo, é muito alta a probabilidade de estarmos diante de uma glomerulonefrite proliferativa difusa, necrotizante, com crescentes. O grau de hematúria e o de retenção nitrogenada darão uma idéia da lesão renal. A biópsia renal poderá ser indicada se alguma dúvida persistir, mas não é fundamental para a condução do caso.

Hematúria

A primeira medida a ser tomada é a caracterização da hematúria como sendo glomerular ou não-glomerular. Os procedimentos propedêuticos subseqüentes diferem bastante em cada uma dessas situações. A presença de dismorfismo eritrocitário, caracterizado por eritrócitos de pequeno volume, perda do conteúdo de hemoglobina que se encontra condensada na periferia ou centro do glóbulo, os quais têm formas de codócitos ou, mais específicas, de acantócitos, caracteriza a hematúria glomerular. Eritrócitos crenados e "fantasmas" não são considerados dismórficos. Quando existe dismorfismo, uma pesquisa mais persistente poderá revelar a presença de cilindros hemáticos em cerca de pelo menos 50% dos casos, firmando o diagnóstico da origem glomerular da hematúria. Lesões extra-renais acompanham-se de hematúria sem dismorfismo.

Definida a origem glomerular da hematúria, pode surgir a questão da indicação de biópsia renal, para diagnóstico e estabelecimento de prognóstico. A situação muitas vezes é polêmica, já que dificilmente será mudada a conduta, que em geral é de observação. Doenças como nefrite de Berger, ou por depósito de IgA-IgG, só têm recebido tratamento, com algum efeito benéfico, quando os pacientes se apresentam com síndrome nefrótica. A síndrome de Alport, outro diagnóstico possível, deve ser diagnosticada, sobretudo para aconselhamento familiar e para se traçar um prognóstico; caso seja indicado transplante renal por uma evolução desfavorável, para insuficiência renal, é importante saber que o paciente é portador dessa doença; no período pós-transplante alguns desses pacientes desenvolvem anticorpos antimembrana basal glomerular. Pacientes com hematúria glomerular mas que não apresentam proteinúria nem antecedente familiar de nefropatia e não são hipertensos tendem a ter um bom prognóstico; além disso, não há tratamento eficiente para a hematúria. Caso seja indicada a biópsia, é importante que o Serviço de Patologia disponha da possibilidade de realizar estudo por imunofluorescência e por microscopia eletrônica, sem o quê os diagnósticos de nefrite de Berger e de síndrome de Alport, respectivamente, não poderão ser feitos.

Insuficiência renal de causa desconhecida

Insuficiência renal de aparecimento recente, com rins de tamanho normal, sem causa conhecida, independente de ser aguda ou não, constitui indicação de biópsia renal. Há interesse prático na diferenciação de glomerulonefrites rapidamente progressivas, necrose tubular aguda, nefrite tubulointersticial, infiltração renal por células ou depósitos de proteínas anormais, seja do sistema imune, como paraproteínas, seja imunocomplexos ou do sistema da coagulação.

CONTRA-INDICAÇÕES E COMPLICAÇÕES

A indicação da biópsia deve ocorrer somente após criteriosa avaliação do risco envolvido. Apesar de as complicações serem pouco freqüentes atualmente, este não é um procedimento isento de risco. Benefícios potenciais advindos da informação fornecida pela biópsia, em cada caso, devem ser pesados em relação aos riscos.

Constituem contra-indicações relativas:

1. Paciente não-cooperante.
2. Presença de grandes cistos renais.
3. Diátese hemorrágica.
4. Insuficiência renal crônica, rim contraído.
5. Rim único.
6. Pielonefrite aguda, abscesso perirrenal.
7. Hidronefrose.
8. Hipertensão não-controlada.
9. Aneurismas múltiplos dos ramos da artéria renal.
10. Neoplasia renal.

– O rim transplantado, apesar de ser único, é freqüentemente biopsiado; a hipertensão e a diátese hemorrágica podem ser corrigidas; no caso do estado urêmico, a diálise prévia pode ser necessária, para melhorar o estado geral do paciente e sua cooperação, corrigir a diátese hemorrágica e reduzir o edema.

Em recente revisão, de cerca de 14.500 biópsias renais, de diversos centros ao redor do mundo, quase todas as séries anteriores a 1980, Parrish chegou às seguintes freqüências de complicações:

    Hematoma   – 0,9%
    Cirurgia   – 0,3%
    Infecção   – 0,18%
    Fístula AV – 0,1%
    Mortalidade – 0,1%

Não mencionada nesta relação, a hematúria macroscópica pós-biópsia ocorre de 2 a 7% em diferentes séries. A freqüência de hematoma também dependerá da insistência e do recurso propedêutico com que seja procurado. Algumas séries, utilizando tomografia computadorizada, mencionam ocorrência de hematomas, clinicamente inaparentes, em até 40% dos pacientes.

Com os recursos atualmente disponíveis, em mãos experientes, as complicações devem ser ainda menos freqüentes do que as encontradas nessa revisão.

TÉCNICA

A principal consideração sobre a técnica de realização da biópsia renal é que deve ser aquela com a qual o operador tenha maior experiência. Na evolução da biópsia percutânea, agulhas reutilizáveis, como a de Franklin ou Vim-Silverman modificada, foram substituídas por agulhas descartáveis, como a Tru-cut. A possibilidade de não ter que esterilizar ou afiar a agulha constitui vantagem prática significativa. Mais recentemente, os novos dispositivos de disparo automático (revólveres) constituem vantagem para aqueles com menor habilidade no manuseio das agulhas. O diâmetro menor das agulhas pode, nesse caso, resultar na obtenção de menor quantidade de material, enquanto, em tese, resulta também em maior segurança. Estudos controlados, poucos, porém, não chegam a demonstrar diferença significativa, tanto na obtenção de material adequado para exame, quanto em ocorrência de complicações, se comparados estes dispositivos às agulhas descartáveis anteriormente utilizadas. A escolha repousará, portanto, na experiência do operador e na sua preferência.

A técnica de localização do rim a ser biopsiado, no início baseada na visualização da imagem renal obtida em urografia excretora ou em radiografias simples do abdome, foi substituída com grandes vantagens pela ultra-sonografia, prévia ou, melhor ainda, durante o procedimento da biópsia. Alguns Serviços, excepcionalmente, utilizam a tomografia com a finalidade de localização do órgão. Mas a preferência tem sido pela ultra-sonografia.

Não há evidência de que a obtenção de mais de um fragmento renal, para a realização dos diversos estudos histopatológicos, represente maior risco para o paciente, quando se utilizam as técnicas acima mencionadas, de localização e punção renal. De qualquer forma, seria aconselhável o uso de lupas para a identificação dos glomérulos no fragmento, de forma a não se enviar para estudo fragmentos desprovidos de glomérulos.

Para alguns diagnósticos, como glomerulopatia membranosa ou amiloidose, a presença de um glomérulo no fragmento pode ser suficiente. Doenças de caráter focal, como glomeruloesclerose segmentar e focal, ou glomerulonefrites crescênticas, o diagnóstico pode ficar comprometido se um número muito pequeno de glomérulos é examinado. Porém, tecido suficiente para diagnóstico tem sido obtido em 96 a 99% das vezes, como documentado recentemente por Doyle et al., usando, respectivamente, agulha Tru-cut 14 ou revólver com agulha 18.

CONCLUSÕES

O estudo de fragmentos renais obtidos mediante biópsia renal tem contribuído grandemente para o entendimento das doenças renais, e nos últimos anos a contribuição se faz presente no dia-a-dia no diagnóstico ou na definição do prognóstico. É importante a seleção adequada dos pacientes a serem submetidos ao procedimento, tomando por base a relação risco/benefício, em função das contra-indicações relativas.

A escolha do dispositivo de punção e do método de localização do rim varia de Serviço para Serviço; a escolha dependerá, no final, da experiência ou confiança que cada operador tenha com um ou outro. O Serviço de Anatomia Patológica deve estar preparado para realizar as colorações habituais de hematoxilina-eosina, impregnação pela prata, hematoxilina fosfotúngstica, PAS, tricrômio, imunofluorescência e microscopia eletrônica. Algumas doenças só podem ser diagnosticadas se todas essas técnicas estiverem disponíveis.

BIBLIOGRAFIA RECOMENDADA

Burstein DM, Korbet SM, Schartz MM. The use of the automatic core biopsy system in percutaneous renal biopsies: a comparative study. Am J Kidney Dis 1993; 22:545-552.

Doyle AJ, Gregory MC, Terreros DA. Percutaneous renal biopsy: comparison of a 1.2 mm spring-driven system with a traditional 2mm hard-driven system. Am J Kidney Dis 1994; 23:498-503.

Parrish AE. Complications of percutaneous renal biopsy: a review of 37 years experience. Clin Nephrology 1992; 38:135-141.

4

INSUFICIÊNCIA RENAL AGUDA
ETIOLOGIA, DIAGNÓSTICO E TRATAMENTO

•

MIRIAN APARECIDA BOIM
OSCAR FERNANDO PAVÃO DOS SANTOS
NESTOR SCHOR

A insuficiência renal aguda (IRA) é caracterizada por uma redução abrupta da função renal que se mantém por períodos variáveis, resultando na inabilidade dos rins em exercer suas funções básicas de excreção e manutenção da homeostase hidroeletrolítica do organismo. Apesar do substancial avanço no entendimento dos mecanismos fisiopatológicos da IRA, bem como no tratamento dessa doença, os índices de mortalidade ainda continuam excessivamente elevados, em torno de 50%.

ETIOLOGIA

As causas de insuficiência renal aguda podem ser de origem renal, pré-renal ou pós-renal. A IRA pré-renal é rapidamente reversível se corrigida a causa e resulta principalmente de uma redução na perfusão renal, causada por uma série de eventos que culminam principalmente com diminuição do volume circulante e, portanto, do fluxo sangüíneo renal, como por exemplo desidratação (vômito, diarréia, febre), uso de diuréticos e insuficiência cardíaca, sendo as causas mais freqüentes.

A IRA renal, causada por fatores intrínsecos ao rim, é classificada de acordo com o principal local afetado: túbulos, interstício, vasos ou glomérulo. A causa mais comum de dano tubular é de origem isquêmica ou tóxica. Entretanto, a necrose tubular isquêmica pode ter origem pré-renal como conseqüência da redução do fluxo sangüíneo, especialmente se houver comprometimento suficiente para provocar a morte das células tubulares. Assim, o aparecimento de necrose cortical irreversível pode ocorrer na vigência de isquemia grave, particularmente se o processo fisiopatológico incluir coagulação microvascular, como por exemplo nas complicações obstétricas, mordidas de cobra e na síndrome hemoliticourêmica.

As nefrotoxinas representam depois da isquemia a causa mais freqüente de IRA. Os antibióticos aminoglicosídicos, contrastes urográficos, quimioterápicos, como por exemplo a cisplatina, estão entre as drogas que podem causar dano tubular diretamente, embora também tenham participação substancial nas alterações da hemodinâmica glomerular. Por outro lado, drogas imunossupressoras como ciclosporina e FK-506, inibidores da enzima de conversão da angiotensina e drogas antiinflamatórias não-esteroidais podem causar IRA por induzir preponderantemente modificações hemodinâmicas. A IRA devida à nefrite intersticial é mais freqüentemente causada por reações alérgicas a drogas. As causas menos freqüentes incluem doenças auto-imunes (lúpus eritematoso) e agentes infecciosos (Hanta vírus). Apesar da predominância de um mecanismo fisiopatológico, a insuficiência renal aguda por drogas nefrotóxicas é freqüentemente causada por associação de um ou mais mecanismos, conforme sumarizado no quadro A-4. Mais ainda, a associação de isquemia e nefrotoxinas é comumente observada na prática médica como causa de IRA, especialmente em pacientes mais graves.

A IRA pós-renal ocorre na vigência de obstrução do trato urinário. A obstrução das vias urinárias pode ser conseqüência de hipertrofia prostática, câncer de próstata ou cervical, distúrbios retroperitoneais ou bexiga neurogênica (causa funcional). Outras causas de insuficiência pós-renal incluem fatores intraluminais (cálculo renal bilateral, necrose papilar, carcinoma de bexiga etc.) ou extraluminais (fibrose retroperitoneal, tumor colorretal etc.). A obstrução intratubular também é causa de IRA e pode ser conseqüência da precipitação de cristais como ácido úrico, oxalato de cálcio, aciclovir e sulfonamida, dentre outros. Vale salientar que a reversibilidade da IRA pós-renal se relaciona ao tempo de duração da obstrução.

FISIOPATOLOGIA

A fisiopatologia da IRA isquêmica ou tóxica envolve alterações estruturais e bioquímicas que resultam basicamente em comprometimento vascular e/ou celular, levando a vasocons-

Quadro A-4 – Mecanismos fisiopatológicos de IRA associada a drogas.

Mecanismo predominante	Droga
Redução na perfusão renal e alterações na hemodinâmica renal	Ciclosporina, inibidores da enzima conversora, antiinflamatórios não-esteroidais, contrastes radiológicos, anfotericina B
Toxicidade tubular direta	Antibióticos aminoglicosídicos, contrastes radiológicos, cisplatina, ciclosporina, anfotericina B, solventes orgânicos, metais pesados, pentamidina
Toxicidade tubular – rabdomiólise	Cocaína, etanol, lovastatina
Obstrução intratubular – precipitação	Aciclovir, sulfonamidas, etilenoglicol, quimioterápicos
Nefrite intersticial alérgica	Penicilinas, cefalosporinas, sulfonamidas, ciprofloxacina, diuréticos tiazídicos, furosemida, cimetidina, alopurinol
Síndrome hemoliticourêmica	Ciclosporina, mitomicina, cocaína, quinina

trição, alteração de função e/ou morte celular, descamação do epitélio tubular e obstrução intraluminal, vazamento transtubular do filtrado glomerular e inflamação.

Fatores vasculares e hemodinâmicos

A vasoconstrição intra-renal é causada por um desequilíbrio entre fatores vasoconstritores e vasodilatadores resultantes da ação tanto sistêmica como local de agentes vasoativos. Assim, ocorrem modificações importantes na hemodinâmica glomerular e intra-renal, como conseqüência natural desse desequilíbrio. Esse mecanismo fisiopatológico é particularmente importante na IRA por drogas nefrotóxicas. Diversas nefrotoxinas são capazes de modificar o ritmo de filtração glomerular por induzir alterações em vários dos determinantes da filtração glomerular, de maneira geral mediadas por hormônios, com ativação de hormônios vasoconstritores (angiotensina II, endotelina etc.) e/ou inibição de vasodilatadores (prostaglandinas, óxido nítrico etc.). Esse desequilíbrio resulta em vasoconstrição das arteríolas aferente e eferente e contração da célula mesangial, levando à redução do coeficiente de ultrafiltração glomerular (K_f).

Conforme referido, as alterações hemodinâmicas são, na maioria das vezes, mediadas por ação predominante de hormônios vasoconstritores, entretanto, a via final comum pela qual estes hormônios realizam suas ações envolve a elevação do cálcio intracelular (Ca_i^{++}) tanto em células da vasculatura como em células mesangiais.

Nesse sentido, vários estudos experimentais mostram que o cálcio é um dos mediadores mais importantes da vasoconstrição intra-renal. O aumento do cálcio livre no citosol de células da musculatura lisa eleva o tônus vascular e contribui para a vasoconstrição, a qual pode ser revertida ou minimizada pela utilização de bloqueadores de canais de cálcio. Antagonistas de cálcio reduzem, por exemplo, a ação vasoconstritora da ciclosporina, minimizando seus efeitos sobre a hemodinâmica glomerular, bem como previnem a vasoconstrição associada aos contrastes radiológicos.

Outra participação importante do cálcio na cascata fisiopatológica da IRA, envolvendo a hemodinâmica renal, relaciona-se com a contração da célula mesangial. O aumento do Ca_i^{++} é geralmente iniciado pela interação de hormônios vasoconstritores com seus receptores ou pela ação direta de toxinas. Em recente estudo foi demonstrado que o agente imunossupressor FK-506 provoca aumento na concentração de Ca^{++} em células mesangiais em cultura, desencadeando eventos cujo efeito biológico final é a contração destas células, levando à redução do K_f, diminuição da área glomerular disponível para a filtração e, portanto, ao declínio do ritmo de filtração glomerular.

Lesão tubular

Uma das características mais marcantes da IRA isquêmica e nefrotóxica é o dano às células tubulares, com conseqüências devastadoras sobre o epitélio tubular, levando à necrose tubular aguda. Assim, os eventos agressores podem variar de intensidade, causando graus variáveis de lesão celular, ou seja, modificações reversíveis das funções fisiológicas da célula ou irreversíveis, podendo culminar com a morte celular. A reversibilidade do dano celular dependerá da intensidade do tempo de duração e do tipo de evento desencadeador.

Um dos eventos mais precoces resultante da isquemia ou mesmo na vigência de uma nefrotoxina é a redução dos níveis intracelulares de ATP e, portanto, as porções do néfron que possuem alta taxa de reabsorção tubular com gasto de energia, como o túbulo proximal e a alça ascendente espessa de Henle que são particularmente mais suscetíveis à isquemia por apresentarem elevado consumo de ATP. Os efeitos imediatos da depleção de ATP são: redução da atividade ATPase da membrana citoplasmática, desequilíbrio nas concentrações intracelulares de eletrólitos como Na^+, K^+ e Ca^{++} e edema celular. Esse desarranjo desencadeia, por sua vez, uma série de eventos, incluindo desestruturação do citoesqueleto, perda da polaridade celular, perda da interação célula-célula, produção das espécies reativas de oxigênio (altamente tóxicas para a célula), alterações do pH intracelular que podem culminar com a morte da célula.

Um fator agravante na fisiopatologia da IRA, particularmente nas situações de IRA isquêmica, é a dificuldade em distinguir os danos causados pela isquemia *per si* daqueles causados pela reperfusão. Isso ocorre porque os efeitos da reoxigenação súbita podem produzir danos adicionais à célula, por mecanismos que envolvem a formação de espécies reativas de oxigênio, aumento do influxo de cálcio e reversão abrupta da acidose intratubular.

Por outro lado, apesar da gravidade dessa doença, a IRA é na maioria das vezes um evento transitório e reversível que causa graus variáveis de lesão celular, em especial ao epitélio tubular renal, podendo, entretanto, tornar-se irreversível. Esse fenômeno é causado pela capacidade de regeneração e diferenciação das células tubulares, restabelecendo um epitélio íntegro e funcionante. Mesmo em situações mais graves, nas quais 90% das células epiteliais do túbulo proximal são destruídas, os 10% das células remanescentes são capazes de entrar em processo de proliferação estimulado por hormônios e fatores de crescimento, recompondo o epitélio tubular.

CURSO CLÍNICO DA IRA COM ÊNFASE À NECROSE TUBULAR AGUDA

O curso clínico da IRA renal tem sido tradicionalmente subdividido em quatro fases diferentes: inicial, de oligúria, de poliúria e de recuperação funcional.

A fase inicial começa a partir do período de exposição a drogas nefrotóxicas ou a um insulto isquêmico. Sua duração é variável e depende do tempo de exposição ao agente causador. Nas situações de isquemia, pode ser muito curta, enquanto no caso de drogas nefrotóxicas a fase inicial pode durar alguns dias. O volume urinário pode estar normal ou diminuído, porém, o rim começa a perder a capacidade adequada de excreção de compostos nitrogenados.

A fase oligúrica é também variável em grau e duração. Uma vez que a produção de constituintes osmoticamente ativos é ao redor de 700mOsm ao dia e a capacidade máxima de concentração urinária é de 1.200mOsm/litro, um volume urinário inferior a 500ml/dia é insuficiente para excretar as quantidades necessárias de soluto. Portanto, definimos oligúria como um volume urinário menor do que 500ml/dia. Nessa segunda fase da IRA, o sedimento urinário pode conter hemácias, leucócitos e células epiteliais isoladas ou em cilindros, havendo também pequena perda protéica.

Normalmente, a razão da concentração urinária sobre a concentração plasmática de uréia varia de 50 a 100:1. Na IRA, pela diminuição da concentração urinária e progressiva elevação sérica de uréia, a razão diminui para 10:1 ou menos, quanto maior e mais grave for a azotemia. Adicionalmente, por lesão tubular, a concentração urinária de Na é freqüentemente maior do que 20mEq/l, sendo esse valor importante no diagnóstico diferencial de oligúria pré-renal. A maioria dos pacientes que se recuperam desenvolve aumento do volume urinário após 10 a 14 dias do início da oligúria. Ocasionalmente, o volume urinário não está diminuído na presença de IRA e de azotemia. Nessas situações, refere-se à IRA como não-oligúrica e justifica-se a presença de volume urinário normal por uma grande elevação na fração de filtração de água apesar de pequena filtração glomerular, ou seja, apesar de uma filtração glomerular reduzida, a reabsorção tubular de líquido é pequena, ocorrendo um fluxo urinário não-oligúrico. Esse tipo de IRA é freqüentemente observado em associação com drogas nefrotóxicas ou agentes anestésicos.

A terceira fase, fase diurética, pode ser marcada por uma rápida elevação do volume urinário. A magnitude da diurese independe do estado de hidratação do paciente e representa habitualmente uma incapacidade dos túbulos regenerados em reabsorver sal e água. A excreção urinária de compostos nitrogenados não acompanha inicialmente o aumento da excreção urinária de sal e água. Como conseqüência, a concentração plasmática de uréia e creatinina continua a aumentar. Portanto, nessa fase, os sintomas urêmicos podem persistir e a indicação de diálise pode-se tornar necessária apesar do aumento do volume urinário. Considera-se essa fase da IRA como crítica, com cerca de 25% de mortes no período de elevação da diurese. Ocasionalmente, o volume urinário pode aumentar gradativamente, cerca de 100 a 200ml/dia. Esse padrão é visto em pacientes com cuidadoso controle hidroeletrolítico e adequada indicação de tratamento dialítico. Entretanto, se após uma elevação inicial da diurese, o volume urinário atingir um estágio constante e inferior ao normal, a recuperação total da função renal é menos provável.

A última fase, a de recuperação funcional, ocorre após vários dias de diurese normal, com redução gradual de uréia e creatinina plasmática. Em cerca de 30% dos doentes, ocorre discreta depressão na filtração glomerular que pode persistir, sendo que uma minoria deles exibe contínua diminuição do "clearance" de creatinina em níveis inferiores a 20ml/min. Em adição às anormalidades na função glomerular, defeitos tubulares podem persistir por meses ou anos, sendo o mais freqüente deles uma permanente deficiência na concentração urinária.

INCIDÊNCIA

Em recente levantamento nos Estados Unidos, dentre as etiologias de IRA renal, 62% são decorrentes de necrose tubular aguda conseqüentes a causas isquêmicas (72%) e tóxicas (28%). As demais situações de IRA são motivadas por glomerulonefrites agudas (22%), nefrites intersticiais agudas (6%), necrose cortical (5%) e outras (5%). A principal apresentação clínica da NTA é oligúrica (74%), enquanto a forma não-oligúrica (26%) tem no uso de antibióticos o seu principal responsável (41%). A taxa de mortalidade média é significantemente mais alta (40%) na forma oligúrica do que na não-oligúrica (11%), sendo que o óbito é oito vezes mais freqüente em pacientes com alguma complicação extra-renal quando comparados com aqueles não-complicados.

ALTERAÇÕES HIDROELETROLÍTICAS E ENVOLVIMENTO SISTÊMICO

ELETRÓLITOS E ÁGUA

Balanço de água

Normalmente, as perdas de água atingem 0,5 a 0,6ml/kg/h no indivíduo adulto (850ml/dia). Considerando a produção endógena de água decorrente da oxidação de proteínas, gorduras e carboidratos como sendo de 450ml/dia, a ingestão de água no paciente oligúrico deve permanecer ao redor de 400ml/dia, acrescido de volume igual à diurese emitida. Para prevenir a hiponatremia dilucional por excessiva oferta hídrica, o peso do paciente deve ser mantido igual ou com perda de até 300g/dia.

Balanço de sódio

Durante a fase oligúrica, um balanço positivo de sódio pode levar a expansão de volume, hipertensão e insuficiência cardíaca. Em contraste, uma menor oferta de sódio, principalmente na fase poliúrica, pode provocar depleção de volume e hipotensão. Estes últimos podem retardar a recuperação da função renal. Acreditamos que, durante a fase oligúrica, a oferta de solução salina isotônica (300ml/dia) associada a controle rigoroso de peso é suficiente para equilibrar o balanço de sódio. Paralelamente, na fase poliúrica, a monitorização hídrica e eletrolítica é necessária para a adequada reposição desses elementos.

Balanço de potássio

A hipercalemia é a principal causa metabólica, que leva o paciente com IRA ao óbito. Considerando que somente 2% do potássio corporal total se encontra fora da célula, pequenas alterações no conteúdo extracelular de potássio provocam profundos efeitos na excitabilidade neuromuscular. A elevação do K^+ sérico pode ocorrer na IRA por aumento do catabolismo endógeno de proteínas, por dano tecidual, sangramento gastrointestinal, bem como por movimentação do K^+ do intra para o extracelular pelo mecanismo-tampão de estados acidóticos. A mais temível complicação da hipercalemia é sua toxicidade cardíaca, manifestada por alterações eletrocardiográficas. Inicialmente, há surgimento de ondas T pontiagudas, seguido de alargamento do complexo QRS, alargamento do intervalo PR e desaparecimento de onda P. Seguem-se, então, arritmias ventriculares que se não prontamente corrigidas podem levar rapidamente ao óbito. Por essa razão, é necessário rigoroso controle eletrocardiográfico e de K^+ sérico no paciente com IRA.

Na presença de alterações eletrocardiográficas ou de grave hipercalemia ($K^+ > 6,5mEq/l$), algumas medidas terapêuticas devem ser utilizadas. A administração endovenosa de gluconato de cálcio a 10% (10 a 30ml) pode reverter prontamente as alterações verificadas, porém com duração de poucos minutos. Se houver necessidade de efeito protetor mais prolongado, deve-se utilizar bicarbonato de sódio, caso esteja ocorrendo concomitantemente um estado acidótico. Adicionalmente, resinas trocadoras de K^+ (Kayexalate ou Sorcal) e/ou solução polarizante contendo 200 a 500ml de solução glicosada a 10% com uma unidade de insulina simples para cada 5g de glicose podem ser utilizadas. A solução polarizante aumenta a captação de K^+ pela célula e reduz seu nível plasmático. Assim, exceto as resinas trocadoras, Kayexalate (troca K^+ por Na^+) ou Sorcal (troca K^+ por Ca^{++}), todas as demais medidas terapêuticas resultam apenas no remanejamento do potássio extracelular para o intracelular, sem contudo diminuir o K^+ corporal total. A hemodiálise e a diálise peritoneal, isoladas ou em associação com as medidas acima referidas, são freqüentemente necessárias para melhor controle eletrolítico e efetivamente diminuir o conteúdo corporal total de K^+.

Balanço de cálcio e fósforo

A hipocalcemia é o achado mais freqüente no desequilíbrio do balanço de cálcio. Tetania, espasmos musculares e acentuação dos efeitos cardiotóxicos da hipercalemia podem estar presentes. Ocasionalmente, os níveis de Ca^{++} podem estar normais ou elevados, ocorrendo este achado quando a IRA está associada a rabdomiólise ou a injúrias complicadas por calcificação metastática.

Hiperfosfatemia também é um freqüente achado em pacientes com IRA, em decorrência de diminuição da filtração glomerular. O uso de quelantes de fosfato (hidróxido de alumínio) é de interesse terapêutico para diminuir o risco de sangramento gastrointestinal, da hipocalcemia, da osteopatia e de calcificações metastáticas.

MANIFESTAÇÕES EXTRA-RENAIS

As manifestações extra-renais da IRA são semelhantes às observadas na insuficiência renal crônica. Contudo, deve ser enfatizado que, pela rapidez com que ocorrem, são freqüentemente essas alterações que contribuem para a alta taxa de mortalidade da IRA.

Infecções

As infecções continuam a ser as complicações mais freqüentes no paciente com IRA, variando sua incidência entre 45 e 80%. Apesar do seu reconhecimento e tratamento, cerca de 20 a 30% dos óbitos na IRA ocorrem em conseqüência de processos infecciosos. As complicações infecciosas são mais observadas em IRA pós-traumática ou pós-cirúrgica, particularmente quando envolve cirurgia gastrointestinal. As infecções urinárias são de grande importância em pacientes com IRA, visto a dificuldade dos antibióticos atingirem níveis teciduais ou urinários adequados com freqüente evolução para septicemia. A presença de cateteres urinários, tanto de demora como intermitentes, é fator fundamental para o desenvolvimento e manutenção de infecção urinária, com seleção de agentes microbianos mais resistentes e de maior risco de disseminação.

Infecções broncopulmonares são do mesmo modo uma freqüente complicação da IRA, principalmente em pacientes submetidos a diálise peritoneal. O diagnóstico pode se tornar difícil quando da presença de edema pulmonar concomitante, porém outros sinais de hipervolemia devem ser considerados antes de se afirmar que se trata exclusivamente de congestão pulmonar.

Complicações gastrointestinais

Sangramento gastrointestinal ocorre com freqüência de 10 a 40% e resulta em evolução fatal em 20 a 30% dos pacientes com IRA. Comumente, é observada em IRA pós-cirúrgica ou pós-traumática e menos freqüentemente em IRA por causa médica ou obstétrica.

Ulcerações gástricas ou duodenais são os achados mais comuns e o tratamento clínico tem preferência, uma vez que o prognóstico se torna reservado quando é necessário tratamento cirúrgico. Obviamente, a presença de sangue no trato gastrointestinal contribui substancialmente para a elevação da concentração plasmática de uréia e potássio, necessitando de adequação do programa dialítico.

Complicações cardiovasculares

A mais freqüente complicação cardíaca é a presença de pericardite fibrinosa (10%). Está geralmente associada com atrito pericárdico e pode estar complicada pela presença de derrame pericárdico. Caso o derrame leve a repercussões hemodinâmicas (tamponamento), pronto tratamento, incluindo pericardiocentese e pericardiotomia, deve ser utilizado. Insuficiência cardíaca congestiva e hipertensão podem estar presentes e correlacionam-se com sobrecarga de volume. Entretanto, acidose metabólica e distúrbios eletrolíticos podem contribuir para o surgimento de insuficiência cardíaca congestiva (ICC), bem como de arritmias.

Complicações neurológicas

O sistema nervoso, entre todos os sistemas orgânicos, é o que menos tolera uma rápida redução da função renal. Como conseqüência, a encefalopatia urêmica é a mais comum manifestação da IRA. Observam-se contínuos sinais de alterações sensoriais, motoras (asterixes, tremores, mioclonias) e quadros convulsivos. Dentre os sinais de encefalopatia urêmica, alterações intelectuais e de memória são os mais precoces. Posteriormente, surgem alterações motoras e finalmente convulsões e coma, que representam os eventos terminais e de grave risco clínico.

PATOLOGIA

Os rins na IRA tendem a ser maiores e mais pesados em decorrência do edema intersticial e do aumento do conteúdo de água. Ao corte longitudinal observa-se córtex pálido e junção corticomedular escurecida pela congestão da *vasa recta*. Os capilares glomerulares podem se apresentar levemente congestos no início do processo, porém habitualmente os glomérulos não mostram alterações estruturais. Ocasionalmente, depósitos de fibrina e plaquetas, sugerindo trombose intraglomerular, podem ser visualizados no espaço capsular. Aumento no volume citoplasmático de células epiteliais e endoteliais tem sido descrito.

As lesões tubulares podem não ser facilmente observadas. De fato, variam com o tempo de isquemia. Inicialmente, há perdas do núcleo e dissolução da borda em escova. A seguir, ocorre aumento das células tubulares. Finalmente, os túbulos tornam-se dilatados e revestidos por um epitélio achatado, contendo células com citoplasma basófilo e núcleos hipercromáticos. As porções ascendente e descendente da alça de Henle mostram áreas focais de necrose com formação de cilindros intratubulares. O lúmen do túbulo distal apresenta-se dilatado e com pigmentos em seu interior, particularmente se a IRA estiver associada com hemo ou mioglobinúria.

Classicamente, dois padrões de dano tubular têm sido descritos: tubulorrexe e lesão nefrotóxica. A tubulorrexe é caracterizada por completa destruição da membrana basal tubular e está associada com insulto isquêmico grave. Essas lesões são de características focais, com néfrons perfeitos ao lado de néfrons acometidos e podem comprometer todo o trajeto tubular. A regeneração da tubulorrexe pode ocorrer ao acaso, com formação de pseudocistos, atrofia tubular e até mesmo fibrose (cicatrizes) Entretanto, dependendo da gravidade do insulto, é possível completa recuperação estrutural e funcional. Diferentemente, o padrão de lesão nefrotóxica é associado com exposição direta de agentes capazes de produzir dano renal. Considerando o gasto energético de reabsorção e secreção, as células do túbulo proximal são as mais afetadas por agentes nefrotóxicos. Contudo, alguns agentes nefrotóxicos agridem preferencialmente diferentes porções do túbulo proximal. As alterações tubulares variam desde simples aumento celular até franca necrose, porém a membrana basal permanece intacta.

Em vista da grande variabilidade anatômica observada na IRA, é difícil correlacionar-se lesões específicas com as alterações fisiológicas constatadas. Devemos lembrar que não é achado infreqüente a presença de IRA com biópsia renal normal, sugerindo lesão renal ao submicroscópico e/ou alteração funcional.

DIAGNÓSTICO

Avaliação clínica inicial

As primeiras avaliações devem ser consideradas no intuito de diferenciar IRA de IRC e determinar se a azotemia é devida a um fator prontamente remediável (depleção de volume, obstrução urinária) ou em decorrência de uma situação clínica intercorrente com IRA já estabelecida.

Avaliar, na história do paciente, a presença de doença sistêmica crônica (diabetes, lúpus). Posteriormente, pesquisar doença sistêmica aguda (glomerulonefrite aguda), além de história de traumatismo recente como potenciais causas primárias de IRA. Adicionalmente, investigar antecedentes de uropatia obstrutiva (principalmente no homem idoso), uso de drogas nefrotóxicas e com potencial efeito de hipersensibilidade intersticial, bem como verificar a possibilidade de intoxicação acidental ou intencional por metais pesados, solventes orgânicos e outros.

A seguir, principalmente no paciente hospitalizado, obter informações a respeito de depleção hídrica (diurese excessiva, débito de sonda nasogástrica, drenos cirúrgicos, diarréia) em pacientes com pouca ingestão de água voluntária ou que não tenham sido adequadamente hidratados. Além disso, se o paciente foi submetido a cirurgia recente, qual o anestésico utilizado e quais intercorrências clínicas que se seguiram, como infecções, hipotensão, balanço hídrico negativo etc. Ter conhecimento sobre o uso de antibióticos (dose, número de dias utilizados) e se houve procedimento radiológico com utilização de meio de contraste no período que antecedeu o desenvolvimento da IRA.

Durante o exame físico, avaliar adequadamente o estado de hidratação pelo peso corporal, turgor cutâneo, alterações posturais de pulso e pressão arterial, membranas mucosas e pressão intra-ocular. Entretanto, lembrar que há situações clínicas (cirrose, síndrome nefrótica, ICC) em que o volume extracelular está normal ou aumentado, porém com diminuição do volume sangüíneo efetivo, acarretando hipoperfusão renal e conseqüente IRA pré-renal. A seguir, avaliar a possibilidade de obstrução do trato urinário por meio de cuidadoso exame abdominal (globo vesical palpável, rins hidronefróticos), toque retal no homem (avaliação prostática) e exame ginecológico bimanual na mulher (presença de massas pélvicas). Quando da suspeita de obstrução urinária baixa, proceder a uma cateterização vesical simples e estéril para a confirmação diagnóstica. Observar a presença de febre e/ou erupções cutâneas macropapulares ou petequiais que possam sugerir nefrite intersticial aguda por hipersensibilidade a drogas. Por fim, avaliar o estado mental e o padrão respiratório para verificar possíveis causas de intoxicação, bem como avaliar qualquer outro sinal clínico que sugira a presença de doença sistêmica como causa da IRA.

Diagnóstico laboratorial

A primeira amostra de urina emitida ou cateterizada de pacientes com IRA deve ser utilizada para avaliação de índices urinários diagnósticos. Medidas de sódio, uréia, creatinina e osmolaridade urinária, bem como amostra de sangue para análise de sódio, uréia e creatinina devem ser coletadas. Na IRA pré-renal, a osmolaridade urinária é freqüentemente elevada (> 500mOsm), enquanto na IRA renal ou pós-renal tende a ser isosmótica ao plasma (< 350mOsm). O Na^+ urinário costuma estar elevado (> 40mEq/l) na IRA renal pela lesão tubular, enquanto na IRA pré-renal é baixo (< 20mEq/l) em virtude da ávida retenção de Na^+ e H_2O pela hipoperfusão renal. As relações U urinária/U plasmática e C urinária/C plasmática estão freqüentemente elevadas na IRA pré-renal (> 60 e > 40, respectivamente) decorrente da reabsorção tubular de Na^+ e H_2O e conseqüentemente aumento da concentração urinária de uréia e creatinina. Inversamente, essa relação está diminuída na IRA renal (< 30 e < 20, respectivamente) pelo dano tubular. É importante ter em mente que o uso de diuréticos pode invalidar a utilidade desses índices por até 24 horas. Valores intermediários podem ser encontrados tanto na IRA pós-renal como na transição de IRA pré-renal em renal.

A análise do sedimento urinário pode ser de auxílio no diagnóstico da IRA. Cilindros hialinos ocorrem mais freqüentemente na IRA pré-renal, enquanto cilindros granulosos e discreta leucocitúria e grande quantidade de células tubulares podem ser observados na IRA renal (sedimento "sujo").

A presença de hemácias dismórficas e/ou cilindros hemáticos sugere a existência de uma glomerulonefrite aguda, podendo ser acompanhada de proteinúria moderada ou elevada. Entretanto, proteinúria leve (traços) pode ser compatível com IRA pré-renal ou mesmo renal. Fitas reagentes urinárias positivas para sangue, sem presença concomitante de hematúria no sedimento, podem sugerir rabdomiólise com mioglobinúria, sendo esse diagnóstico fortalecido pela presença de CPK e aldolase elevadas no soro. Adicionalmente, diante da suspeita de nefrite intersticial aguda, a presença de eosinofilia no sangue periférico em associação com sedimento urinário contendo hematúria e leucocitúria (com intenso predomínio de eosinófilos) pode sugerir fortemente esse diagnóstico.

Diagnóstico por imagem

O mais simples procedimento é a radiografia de abdome. Com ela obtemos informações a respeito do tamanho renal para procurar diferenciar azotemia aguda de crônica. Tendo em vista a nefrotoxicidade dos meios de contraste, a urografia excretora vem sendo abandonada em detrimento de métodos não-invasivos como a ultra-sonografia. A ultra-sonografia, além de nos fornecer o tamanho renal, nos dá informações a respeito de obstruções nas vias urinárias, presença ou não de cálculos, bem como avaliação do parênquima renal. Portanto, é possível diferenciar IRA de IRC e, adicionalmente, pela diferenciação da relação parênquima/sinusal e tamanho cortical, sugerir IRC com rins de tamanho normal (diabetes, mieloma). Alternativamente, o uso da cintilografia renal pode auxiliar na avaliação da perfusão renal.

Em casos de forte suspeita ou confirmação de obstrução urinária, estão indicados estudos urológicos, como a cistoscopia e a pielografia ascendente. Além de fins diagnósticos (obstrução por cálculos ou tumores ou coágulos) são úteis na colocação de cateteres ureterais para a desobstrução e como avaliação pré-operatória para posteriores desvios do fluxo urinário.

Biópsia renal

A biópsia renal precoce (um a cinco dias) está indicada quando há suspeita de ser a IRA decorrente de uma doença sistêmica (por exemplo: vasculite), de uma glomerulonefrite aguda (por exemplo: lúpus), de uma nefrite intersticial aguda quando houver suspeita de necrose cortical bilateral, ou na ausência de diagnóstico clínico provável. A biópsia nos fornecerá bases para justificar uma terapêutica mais agressiva (corticóides, agentes citotóxicos, plasmaférese), bem como nos trará uma indicação prognóstica pela avaliação histológica de componentes inflamatórios e fibróticos. Nos casos habituais de NTA, aguarda-se de quatro a cinco semanas para a recuperação da IRA antes de se proceder à biópsia. Se a deficiência de função renal se estender por esse período, indica-se então a biópsia renal para determinar se um diagnóstico menos favorável, necrose cortical por exemplo, não é a causa da persistência da IRA.

TRATAMENTO

Uso de diuréticos com finalidade preventiva

A finalidade do uso de diuréticos no tratamento da IRA é uma questão incerta. Muito se tem utilizado de manitol, furosemida e de ácido etacrínico para reverter quadro de IRA estabelecida ou para encurtar seu curso natural. Acreditamos que, em situações de risco para o desenvolvimento de necrose tubular aguda, a profilaxia com o uso de manitol deva ser utilizada. Em cirurgias extensas, estudos radiológicos com altas doses de contraste, durante tratamento com anfotericina B, cisplatina e outras drogas nefrotóxicas, a administração de manitol pode reduzir o risco de desenvolvimento de NTA.

Cuidados devem ser observados com o manitol, uma vez que, por se tratar de uma solução hipertônica, aumenta o volume plasmático e pode precipitar edema pulmonar. Entretanto, se o manitol não promover diurese, diuréticos de alça podem ser utilizados, com a vantagem de não causar expansão de volume. Os resultados são insatisfatórios, principalmente se a IRA se estabeleceu há mais de 36 horas ou se a creatinina é superior a 5mg%. Deve-se estar alerta para o potencial efeito sinérgico na nefrotoxicidade e na ototoxicidade dos aminoglicosídeos quando associados com furosemida e ácido etacrínico. Apesar dos possíveis e discutidos benefícios da terapêutica diurética, o cuidado clínico intensivo do estado de hidratação e o equilíbrio eletrolítico devem ser a principal atenção médica ao paciente com oligúria.

Tratamento da IRA pré-renal

Quando a IRA decorrer de deficiência no volume extracelular, a reposição hídrica deve ser feita de modo a restabelecer a quantidade de líquido perdida, associando-se com adequada correção eletrolítica. Metade da deficiência hídrica estimada deve ser reposta nas primeiras 24 horas e, usualmente, o volume urinário aumenta em 4 horas. Todavia, em pacientes idosos ou com doença renal prévia, a oligúria pode persistir por mais tempo. Nas situações em que a IRA pré-renal é decorrente da diminuição do volume sanguíneo efetivo, a terapêutica orienta-se pela fisiopatologia da doença desencadeante, como referido a seguir:

ICC – uso de inotrópicos positivos. Quando necessário, associar o uso de drogas vasodilatadoras (hidralazina, prazosina, captopril) para diminuir a pós-carga; freqüentemente, o uso combinado restaura a diurese por melhor perfusão renal. Entretanto, em alguns pacientes pode haver persistência de algum grau de azotemia pré-renal, o qual deve ser encarado pelo médico como um problema participante do quadro clínico e perfeitamente controlável.

Síndrome nefrótica – a terapêutica mais racional é orientada para a correção da doença de base, seja pelo uso de corticóides, seja de drogas citotóxicas. Entretanto, em determinados estados patológicos primários que se manifestam por síndrome nefrótica (glomerulonefrite membranosa, diabetes), o tratamento pode se restringir somente ao controle de hidratação e uso criterioso de diuréticos.

Cirrose – evitar desequilíbrios hemodinâmicos é fundamental para se impedir a evolução do paciente cirrótico para síndrome hepatorrenal. Quando já estabelecida, o prognóstico torna-se reservado com evolução para óbito em mais de 90% dos casos. Em situações de oligúria, cuidadosa expansão salina e uso de espironolactona, isoladamente ou em associação com furosemida, melhoram a diurese em até 80% dos doentes.

Freqüentemente, a observação do paciente com azotemia pré-renal é feita apenas com o exame clínico. Entretanto, monitorização invasiva pode ser necessária quando vigorosa terapia hídrica é indispensável ou quando se desconhece a tolerância do paciente a grandes reposições de volume. Nessas situações, indica-se a utilização de cateter venoso central para a medida de pressão venosa de átrio direito (PVC), ou mesmo de um cateter de Swan-Ganz (pressão do capilar pulmonar) para melhor avaliação hemodinâmica.

Tratamento da IRA renal

Como referimos anteriormente, diuréticos de alça ou manitol podem ser utilizados para diagnóstico. Não está estabelecido se o emprego de diuréticos modifica a evolução natural da IRA. Atualmente, a maior parte das observações sugere que não ocorre benefício na sua utilização após estabelecida a IRA. Uma vez caracterizada, rigoroso controle hidroeletrolítico deve ser mantido. A reposição de volume deve ser restringida a 400ml/dia acrescido do débito urinário. O balanço de sódio deve ser controlado por meio de uma dieta pobre em Na (1g/dia) nos pacientes que não estão sendo submetidos a diálise, porém, com maior liberdade (até 3g/dia) quando já em programa dialítico. Adicionalmente, corrigir eventual acidose quando o pH plasmático estiver menor do que 7,25 ou o HCO_3^- inferior a 12mEq/l. Manutenção em valores normais do nível plasmático de K^+ é feita por meio das medidas terapêuticas anteriormente discutidas. Lembrar de ajustar todas as drogas que tenham alteração de seu metabolismo pela presença de alteração na função renal, com destaque para digitálicos e aminoglicosídeos.

Ainda há controvérsias a respeito da dieta a ser instituída para pacientes com IRA e retenção de compostos nitrogenados. O principal responsável pela liberação orgânica de resíduos de nitrogênio é o metabolismo de proteínas, resultando em elevação da carga de uréia, de ácidos metabólicos (sulfatos, fosfatos, ácidos orgânicos) e de potássio. Inicialmente, devemos considerar que 100g/dia de carboidratos são suficientes para diminuir o catabolismo protéico. Além disso, o suprimento adicional de calorias na forma de gorduras e de quantidades adequadas de proteína previne um balanço nitrogenado negativo. Quando o suprimento correto de carboidratos é fornecido em associação com proteínas que contenham aminoácidos de alto valor biológico (essenciais), ocorre balanço positivo de nitrogênio, com a vantagem de a uréia e outros compostos nitrogenados serem utilizados para a síntese de aminoácidos não-essenciais. Ocorre então concomitante melhora dos sintomas clínicos e diminuição na concentração plasmática de uréia. Portanto, uma dieta com 1.800 a 2.500kcal/dia e 0,5g/kg/dia de proteína de alto valor biológico é aconselhável para pacientes com IRA que estejam com boa aceitação oral. Nas situações em que for necessária a utilização de nutrição parenteral, glicose hipertônica e aminoácidos essenciais devem ser administrados. Diferentemente, alguns autores sugerem que a quantidade de proteínas fornecidas deve ser mantida normal (1g/kg/dia) e a diálise realizada quando necessária. Haveria menor risco de desnutrição e menor incidência de processos infecciosos. Realmente, quando de estados hipercatabólicos, a necessidade protéica pode elevar-se. Nessa situação, a utilização de dieta com aminoácidos totais (essenciais e não-essenciais) parece manter melhor o estado nutricional do paciente com IRA.

A diálise peritoneal tem um importante papel no tratamento da insuficiência renal aguda. As indicações para seu uso incluem situações que não podem ser controladas por terapêutica clínica conservadora. As principais são:

1. **Por uremia:**
   - *Sistema nervoso central* – asterixe, sonolência, coma e convulsões.
   - *Gastrointestinal* – náuseas e vômitos intratáveis e hemorragia digestiva.
   - *Cardíaco* – pericardite urêmica.
2. **Por hipervolemia** – edema pulmonar e hipertensão arterial incontrolável.
3. **Por alterações metabólicas** – hipercalemia, acidose metabólica grave e hiponatremia dilucional acentuada (Na$^+$ < 125mEq/l).

Diálise precoce e freqüente deve ser utilizada para manter uréia abaixo de 180mg% e creatinina inferior a 8mg%. Esses níveis previnem os sintomas clínicos da uremia, melhoram o estado nutricional do paciente e podem, discutivelmente, diminuir o risco de sangramento e infecções.

A decisão da escolha entre diálise peritoneal/hemodiálise e a freqüência de utilização é muitas vezes difícil. A diálise peritoneal é certamente mais efetiva em pacientes que não estejam hipercatabólicos. Oferece vantagens pela simplicidade, mínimo risco de sangramento, pouca chance de ocorrer hipotensão ou síndrome do desequilíbrio da diálise, além de ser relativamente fácil a remoção de líquido do fluido extracelular. A diálise peritoneal também é mais indicada para pacientes com doença cardiovascular instável e pacientes diabéticos. Para diabéticos, a não-anticoagulação sistêmica diminui o risco de ruptura de microaneurismas retinianos. Nos cardíacos, menor chance de arritmias, *angina pectoris* e infarto é observada pela ausência de súbitas alterações de pressão arterial e eletrólitos, que podem acometer os pacientes submetidos a esse processo, diferentemente da hemodiálise. A diálise peritoneal deve ser instalada e mantida por um período médio de 24 a 36 horas, com dois litros por banho (ou menos se ocorrer desconforto respiratório), com permanência na cavidade por 30 a 60 minutos.

Embora os cateteres convencionais possam ser colocados na cavidade peritoneal quantas vezes forem necessárias, o implante cirúrgico ou mesmo manual de um cateter fixo de Tenckhoff (o mesmo da diálise peritoneal ambulatorial contínua – CAPD) permite repetidas sessões de diálise por várias semanas, com a vantagem de não se manusear freqüentemente a cavidade abdominal. Há também menor incidência de infecções peritoneais por ser possível utilizar um sistema completamente fechado por meio de bolsas de diálise (sistema "aranha"), além de ser muito mais confortável para o paciente.

Pacientes com significativa destruição tecidual (rabdomiólise, traumatismo, queimadura, septicemia, pós-operatório de cirurgias extensas) têm elevada produção de uréia e usualmente necessitam de hemodiálise quando se apresentam com IRA. A hemodiálise também está indicada em quadros de IRA por intoxicação exógena por metanol e etilenoglicol, visto seu efeito em remover toxinas rapidamente. O acesso vascular pode ser um "shunt" periférico ou um cateter em veia central. A hemodiálise deve ser mantida por até 4 horas e diariamente se for necessário. O maior perigo é o sangramento e, portanto, em pacientes de alto risco, doses reduzidas de heparina ou heparinização regional devem ser utilizadas. As complicações hidroeletrolíticas são semelhantes à da diálise peritoneal, porém ocorrem mais agudamente e, assim, necessitam de pronto tratamento.

Nos últimos anos, procedimentos dialíticos ditos "especiais e contínuos" têm ganho grande espaço como instrumentos terapêuticos para reposição da função renal na IRA. O surgimento de membranas de alta permeabilidade (poliacrilonitrila, polissulfona etc.) permite que altas taxas de ultrafiltração sejam alcançadas e que a diálise por convecção seja realizada continuamente. Assim, a ultrafiltração isolada contínua lenta (SCUF) é capaz de retirar mais de 7 litros/dia de líquido, o que garante um "clearance" ao redor de 5ml/min. Desse modo, a reposição pode ser feita com eletrólitos, drogas vasoativas, colóide e, principalmente, nutrição parenteral prolongada, sem que haja sobrecarga de volume ou necessidade de freqüentes hemodiálises. Na situação de hipercatabolismo, na qual a ultrafiltração isolada (convecção) não é capaz de manter a uremia sob controle, associa-se a passagem de banho de diálise pelos filtros de alta permeabilidade (difusão). Realiza-se então a hemodiálise contínua lenta, a qual engloba convecção e difusão como métodos dialíticos com conseqüente maior capacidade de dialisância e melhor controle da uremia. Esses procedimentos contínuos necessitam de acesso vascular, mais freqüentemente uma artéria e uma veia, seja por punção e colocação de cateteres, seja pela instalação de um "shunt" arteriovenoso. Se o paciente apresentar pressão arterial média igual ou superior a 60mmHg, o procedimento é realizado com facilidade e promovido pela própria pressão arterial do doente, sem necessidade de bombas auxiliares (hemodiálise arteriovenosa contínua lenta – CAVHD). Pode-se também cateterizar duas veias (ou então utilizar um cateter de duplo-lúmen) e com o auxílio de uma máquina ou de bombas (roletes) realizar hemodiálise venovenosa contínua lenta – CVVHD. Em todas as situações há necessidade de heparinização sistêmica ou regional e de rigoroso controle hidroeletrolítico. A grande vantagem dos procedimentos "especiais e contínuos" é justamente a facilidade de realização associada à menor instabilidade hemodinâmica que geram pelo fato de serem lentos e contínuos, mimetizando assim a função renal normal. Além disso, parece que a possibilidade de administração de nutrição adequada em volumes necessários pode determinar melhor sobrevida aos pacientes.

BIBLIOGRAFIA RECOMENDADA

Black RM. Acute renal failure. In Rubenstein E. Federman DD. ed. Scientific American Medicine. New York, Scientific American, 1992, p 1-28.

Brady HR, Brenner BM, Lieberthal W. Acute renal failure. In Brenner BM, ed. The Kidney. 5th ed., WB Saunders, Philadelphia 1995; 1200-1252.

Brezis M, Rosen S, Epstein F. Acute renal failure. In Brenner BM, Rector FC ed. The Kidney. 4th ed. WB Saunders, Philadelphia 1991, p 993-1061.

Cameron JS. Overview. In Ranford 1, Sweny P. ed Acute Renal Failure. London, Farrandy Press, 1990, p 1-17.

Chugh KS, Jha V, Sakhuja V, Joshi K. Acute renal cortical necrosis – a study of 113 patients. Renal Failure 1994; 16:37-47.

Conger JD, Briner VA, Schrier RW. Acute renal failure: pathogenesis, diagnosis and management. In Schrier RW, ed. Renal and Electrolyte Disorders. 4th ed. Boston, Little Bronw, 1992, p 495-538.

Cooper K, Bennett WM. Nephrotoxicity of common drugs used in clinical practice. Arch Inter Med 1987; 147:1213-1218.

Feest TG, Round A, Hamad S. Incidence of severe acute renal failure in adults: results of a community based study. BMJ 1993; 306:481-483.

Franklin SS, Klein KL. Acute renal failure: fluid-electrolyte and acid-base complication. In Maxwell MH, Kleeman CK, Narins RG (ed.). Clinical Disorders of Fluid and Electrolyte Metabolism. 4th ed. New York, McGraw-Hill, 1987, p 967-984.

Harris KP, Hattersley JM, Feehally J, Walls J. Acute renal failure associated with haematological malignancies: a review of 10 years experience. Eur J Haematol 1991; 47:119-122.

Lazarus JM, Brenner BM (ed.). Acute Renal Failure. 3rd ed., New York, Churchill Livingstone, 1993.

Navarro J. The biochemical basis of the uremic syndrome. In Cohen RD, Lewis B, Albert KG, Denman AM. (ed.). The Metabolic and Molecular Basis of Acquired Disease. London, Bailhere Tindall, 1990, p 1280-1293.

Neumayer HH, Kunzendorf U. Renal protection with the calcium antagonists. J Cardiovasc Pharmacol 1991; 18 (suppl 1):S11-8.

Paller MS. The cell biology of reperfusion injury in the kidney. J Invest Med 1994; 426-432.

Rihari D, Neild G. Acute renal failure in intensive care unit. London, Springer-Verlag, 1990.

Sedor JR. Cytokines and growth factors in renal injury. Semin Nephrol 1992; 12:428-440.

Thadhani R, Pascual M, Bonventre JV. Acute renal failure. N Engl J Med 1996; 334:1448-1460.

Tonnesen AS. Acute renal failure. In Hoyt JW, Tonnesen AS, Allen SJ (ed.) Critical Care Practice. Philadelphia, WB Saunders, 1991.

Turney JH. Outcome in acute renal failure: 32 years experience. In Rainford D, Sweny P. ed. Acute Renal Failure. London, Farrandy Press, 1990, p 300-319.

5

Insuficiência Renal Crônica
etiologia, diagnóstico e tratamento

•

Miguel Cendoroglo
Camila Sardenberg
Paulo Suassuna

INTRODUÇÃO

Insuficiência renal crônica (IRC) é uma síndrome clínica causada pela perda progressiva e irreversível das funções renais. Ao quadro clínico que se desenvolve com o evoluir da insuficiência renal, denominamos **síndrome urêmico** ou simplesmente **uremia**.

De maneira didática, os rins desempenham funções fisiológicas que podem ser divididas em três grupos principais: 1. **função excretória** (responsável pela excreção de catabólitos do nosso metabolismo e de muitas substâncias ingeridas não-utilizadas por ele); 2. **função homeostática** (manutenção do equilíbrio hidroeletrolítico e ácido-básico); 3. **função endócrina** e **reguladora hormonal** (produção de vitamina D ativa, eritropoetina, renina, além de ser responsável pelo catabolismo e regulação de outros hormônios). Desse modo, o quadro clínico da IRC caracteriza-se pela deterioração das funções bioquímicas e fisiológicas de todos os sistemas do organismo, secundária ao acúmulo de catabólitos (toxinas urêmicas), alteração do equilíbrio hidroeletrolítico e ácido-básico (acidose metabólica, hipervolemia, hipercalcemia, hipocalcemia, hiperfosfatemia etc.) e distúrbio hormonal (anemia, hiperparatireoidismo, infertilidade, retardo no crescimento etc.).

A síndrome urêmica começa a se desenvolver apenas com perdas de mais de 75% da função renal, o que demonstra a **grande capacidade adaptativa** não somente deste órgão mas também do organismo como um todo. Além desta notável capacidade adaptativa, outra característica importante da doença renal crônica é sua **tendência à progressão** espontânea, ou seja, mesmo após controlada a causa do dano renal, este evolui de forma inexorável para estágios terminais. Isto demonstra que após uma lesão renal de monta, mesmo que seja única (o que é pouco freqüente quando se tem em mente as principais etiologias da IRC), cria-se um ciclo vicioso entre adaptação e dano que culmina em IRC terminal e necessidade de terapia substitutiva (diálise ou transplante). Infelizmente, hoje em dia, apesar dos grandes avanços no conhecimento destes mecanismos, não se consegue romper de forma completa este ciclo, mas já se obtém, em algumas condições, a diminuição da velocidade com que se dá a progressão.

INCIDÊNCIA E CAUSAS

No Brasil, quando se fala de incidência e prevalência de IRC terminal não se dispõe de dados fidedignos. Entretanto, em 1996 cerca de 25.000 pacientes estavam em tratamento dialítico no País, estimando-se então uma prevalência de 166 pacientes por milhão e uma incidência (número de pacientes que iniciam diálise) de 70 por milhão. Quando se compara com os dados americanos que mostram uma prevalência de 791 e uma incidência de 214 pacientes por milhão de habitantes, conclui-se que nossos dados são subestimados, refletindo a provável falta de diagnóstico e tratamento de muitos pacientes.

As causas ou etiologias da IRC podem ser divididas em três grupos: 1. doenças primárias dos rins; 2. doenças sistêmicas que também acometem os rins; e 3. doenças do trato urinário ou urológicas (Quadro A-5). A freqüência das etiologias varia de acordo com a faixa etária e com a população de renais crônicos estudada (em diálise ou não). No Registro Americano de todos os pacientes com IRC terminal, a principal causa apontada é o *Diabetes mellitus,* seguido pela hipertensão arterial sistêmica e glomerulonefrites (Tabela A-2). A maior incidência de glomerulonefrite como causa de IRC terminal é típica dos países subdesenvolvidos, afetando uma população mais jovem. Nos países desenvolvidos vemos que a média de idade dos diabéticos e hipertensos em diálise é maior.

Quadro A-5 – Causas de insuficiência renal crônica.

Nefropatias primárias	
Glomerulonefrites primárias	
Rins policísticos	
Síndrome de Alport	
Doenças sistêmicas	**Doenças urológicas**
Hipertensão arterial sistêmica	Nefrolitíase
Diabetes mellitus	Obstruções urinárias
Colagenoses	Refluxo vesicoureteral
Vasculites	Válvula de uretra posterior
Mieloma múltiplo	
Gota	
Oxalose	
Cistinose	
Doença de Fabry	

Tabela A-2 – Principais etiologias de IRC terminal.

Doença primária	Idade média	Percentual
Diabetes	61	36,2
Hipertensão	68	30,1
Glomerulonefrites	54	12,9
Indeterminada	66	7,2
Doença cística dos rins	54	3,1
Nefrite intersticial	63	3,1
Colagenoses	41	2,2
Nefropatia obstrutiva	68	2,1
Malignidade	68	1,3
Doenças congênitas/hereditárias	22	0,7
Doenças metabólicas	62	0,5
AIDS	36	0,4

DIAGNÓSTICO

Como já mencionado, o quadro clínico de uremia só se desenvolve em fases muito tardias da IRC e o diagnóstico de síndrome urêmica estabelecida é por si só uma indicação de iniciar terapia de reposição da função renal (Quadro A-6). Por este motivo, o diagnóstico de IRC deve ser o mais precoce possível, pois só assim pode-se mudar sua história natural lentificando sua progressão, sobretudo nos casos secundários a uma causa reversível (obstrução urinária, drogas, infecções).

Quando se trata de um paciente com diagnóstico prévio de doença sistêmica que acometa os rins ou de nefropatia que possa evoluir para IRC, mesmo que a lesão renal seja ainda clinicamente insignificante, este deve ser alertado para o risco de progressão e orientado para evitar agentes lesivos externos como contrastes e drogas nefrotóxicas, assim como ter sua pressão arterial controlada.

Quanto ao diagnóstico etiológico da IRC, deve-se levar em conta a história patológica pregressa do indivíduo (HAS, *Diabetes mellitus*, gota, ITU de repetição, litíase, surdez, colagenoses etc.), a história patológica familiar (rins policísticos, nefrite hereditária etc.), os sintomas e os sinais clínicos sugestivos de etiologia específica (Quadros A-7 e A-8).

Outro diagnóstico importante é a diferenciação entre insuficiência renal aguda e crônica, que nem sempre é fácil, sobretudo quando se trata de paciente sem história pregressa e em estágios iniciais da IRC. Esta diferenciação é fundamental, pois tem repercussões terapêuticas e prognósticas importantes. Com grande freqüência, isto não é possível apenas em base clínica, necessitando-se de exames auxiliares (hemograma, bioquímica sangüínea, exames de imagem) e até biópsia renal (Quadro A-9).

Quadro A-6 – Síndrome urêmica – manifestações clínicas.

Sistema nervoso		Sistema respiratório	
Alterações do nível de consciência até coma	Demência	Pleurite	Edema agudo de pulmão
Distúrbios do sono (sonolência/insônia)	Cefaléia	Pulmão da uremia	
Fadiga	Meningismo	**Sistema imunológico**	
Convulsões	Irritabilidade muscular	Imunodepressão	Remissão de doenças imunes
Alterações do comportamento		Maior incidência de neoplasias	
"Flapping"		**Pele**	
Polineurite		Prurido	Alterações de fâneros
Sistema gastrointestinal		Coloração amarelo-palha	Palidez
Soluços	Epigastralgia	**Sistema endócrino**	
Anorexia	Salivação	Intolerância à glicose	Retardo de crescimento
Náuseas e vômitos	Hálito urêmico	Hiperparatireoidismo	Hipogonadismo
Hemorragia digestiva	Diarréia	Hiperlipidemia	Amenorréia
		Infertilidade	
Sistema hematológico		**Sistema músculo-esquelético**	
Anemia		Doença óssea	
Sangramentos		Amiloidose	
Sistema cardiovascular		**Urológico**	
Pericardite	Hipertensão	Impotência	
ICC	Miocardite		
Ateromatose			
Edema			

Quadro A-7 – Dados da história clínica que sugerem a etiologia da IRC.

Dados de história	Etiologia
Glomerulonefrite aguda	Glomerulonefrite crônica
Cólica renal	Nefrolitíase (primária, gota, cistinúria, hiperparatireoidismo)
ITU de repetição	Pielonefrite crônica, refluxo, obstrução, litíase
Prostatismo	Obstrução prostática
Ingestão crônica de medicamentos	Nefrite intersticial
Comprometimento multissistêmico	Colagenoses
História familiar de nefropatia	Rins policísticos, Alport, oxalose, cistinose
Diabetes mellitus	Nefropatia diabética
Hipertensão arterial	Nefroesclerose hipertensiva, hipertensão maligna

Quadro A-9 – Características que quando presentes ajudam na diferenciação entre IRA e IRC.

Insuficiência renal crônica	Insuficiência renal aguda
História pregressa de nefropatia ou doença sistêmica	Sem história pregressa
Quadro clínico leve, exceto em estágio terminal	Quadro clínico mais importante
Presença de anemia	Ausência de anemia
Diurese normal	Oligúria
Retenção nitrogenada estável	Retenção progressiva
Rins retraídos e de ecogenicidade alterada	Rins normais
Biópsia com esclerose glomerular e fibrose intersticial	Alterações histológicas agudas

Quadro A-8 – Achados no exame físico sugestivos da etiologia da IRC.

Achado no exame físico	Etiologia
"Rash" malar	Lúpus eritematoso sistêmico
Retinopatia proliferativa	*Diabetes mellitus*
Retinopatia hipertensiva	Hipertensão arterial
Surdez	Alport
Tofos	Gota
Lesões purpúricas e necróticas	Vasculites
Rins palpáveis	Rins policísticos
Próstata aumentada	Hidronefrose
Macroglossia	Amiloidose

Quadro A-10 – Avaliação laboratorial.

Depuração de creatinina e uréia	Albumina e proteínas totais
Creatinina e uréia séricas	Colesterol total e frações, triglicerídeos
Sódio e potássio séricos	Ácido úrico
Cálcio e fósforo séricos	Fosfatase alcalina e PTH
Ferro, transferrina, ferritina	Transaminases
Sorologia para hepatites B e C e anti-HIV	Hemograma e reticulócitos

AVALIAÇÃO LABORATORIAL

Quando se está diante de um paciente com IRC, este deve ser avaliado quanto ao grau de disfunção renal e outras alterações metabólicas passíveis de correção. A função renal é mais bem avaliada na clínica por meio da medida da depuração de creatinina sérica, que é um metabólito produzido de forma constante pelos músculos e eliminado em sua maior parte por filtração glomerular e por secreção tubular em quantidade normalmente desprezível. Contudo, no paciente portador de IRC, a fração secretada pelo túbulo tende a aumentar à medida que a filtração glomerular decai, passando a ter importância em fases tardias da IRC, nas quais a função renal acaba sendo superestimada. Assim, para termos uma medida mais fidedigna, em faixas de depuração menores que 30ml/min/1,73m², podemos utilizar a média aritmética entre a depuração de creatinina e a de uréia [(depur. Cr + depur. Ur) ÷ 2]. De posse do valor da depuração, pode-se então indicar medidas terapêuticas como adequação dietética, indicação de preparar o paciente para entrar em programa crônico de diálise.

Outros exames necessários em uma avaliação inicial estão listados no quadro A-10. Por meio destes exames pode-se detectar a presença de anemia que indique terapia com eritropoetina; acidose metabólica que necessite de reposição de bicarbonato de sódio; hipercalemia para a qual seja necessária maior restrição da dieta e/ou introdução de diuréticos de alça; hipocalcemia ou hiperfosfatemia; hiperuricemia; deficiência de ferro; dislipidemia; hipoalbuminemia etc.

TRATAMENTO

Como já mencionado, a maioria dos pacientes com insuficiência renal crônica (IRC) progride inexoravelmente para insuficiência renal terminal. Por muito tempo se pensou que a doença de base, geralmente intratável, fosse a principal responsável por esse processo. Hoje parece claro que lesões glomerulares, tubulointersticiais e vasculares tipicamente associadas com a progressão da doença renal são, em parte, resultado de adaptações funcionais, metabólicas e estruturais causadas por fatores secundários, independentes da doença de base. Dentre os principais fatores secundários estão as hipertensões sistêmica e intraglomerular, a hipertrofia glomerular, a proteinúria, a lesão tubulointersticial, a acidose metabólica, a hiperlipidemia e o aumento da síntese de prostaglandinas. Portanto, o tratamento destes fatores secundários pode diminuir ou mesmo prevenir a progressão da doença renal.

A glomeruloesclerose segmentar e focal (GESF) é a manifestação histológica mais comum das lesões causadas por estes fatores secundários. Tomemos como exemplo a evolução da pielonefrite crônica secundária ao refluxo vesicoureteral na criança. Infecções recorrentes levam a lesões características da pielonefrite crônica, envolvendo primariamente túbulos e interstício renal. A perda de néfrons funcionantes leva à hipertrofia compensatória dos glomérulos situados em áreas preservadas com o intuito de manter a taxa de filtração glomerular (TFG). Com o tempo, ocorre colapso dos capilares glomerulares de maneira segmentar (algumas áreas do glomérulo) e focal (alguns glomérulos por inteiro). Essa lesão, a GESF, é semelhante, na microscopia óptica, à lesão glomerular observada na síndrome nefrótica secundária à glomeruloesclerose focal primária.

Uma agressão primariamente tubulointersticial pode levar a uma lesão glomerular secundária caracterizada clinicamente por: hipertensão, proteinúria e elevação progressiva da concentração de creatinina plasmática. Mais importante que isso, a taxa de progressão da lesão glomerular parece não diminuir com a correção cirúrgica do refluxo ou com a prevenção de infecções por meio do uso profilático de antibióticos.

TRATAMENTO DOS FATORES SECUNDÁRIOS DE PROGRESSÃO

Terapia anti-hipertensiva

A hipertensão é um fator de pior prognóstico em quase todas as doenças renais crônicas, o que não prova que acelera a progressão da doença, uma vez que a elevação da pressão arterial pode ser um marcador de gravidade da doença. É amplamente aceito o fato de que o controle da pressão arterial retarda a progressão da nefropatia diabética. Entretanto, até hoje não existem dados suficientes que correlacionem a eficácia da terapia anti-hipertensiva e a diminuição da taxa de progressão da IRC em pacientes não-diabéticos.

A diminuição da pressão arterial sistêmica tem-se mostrado benéfica em uma variedade de estudos experimentais, em parte devido à redução da *pressão intraglomerular*. **Os inibidores da enzima de conversão** da angiotensina I em angiotensina II **(IECA)** perecem ser particularmente efetivos neste processo prevenindo o aumento de resistência da arteríola pós-glomerular (ou eferente) induzida pela angiotensina II. A dilatação da arteríola eferente facilita a saída de sangue do glomérulo diminuindo a pressão intraglomerular, independente do seu efeito na pressão sistêmica.

Outras drogas anti-hipertensivas como a hidralazina (vasodilatador direto) e a nifedipina (bloqueador de canal de cálcio), por exemplo, produzem efeito dilatador principalmente na arteríola pré-glomerular (ou aferente). A dilatação aferente permite que a pressão sistêmica, embora reduzida, seja transmitida para o glomérulo. O resultado deste efeito é o desenvolvimento progressivo da glomeruloesclerose. Quando comparados à nifedipina, outros bloqueadores do canal de cálcio como o verapamil e o diltiazem são vasodilatadores menos potentes, porém diminuem primariamente a resistência de arteríola eferente, de maneira semelhante aos inibidores de enzima de conversão da angiotensina (IECA).

Além de reduzir a pressão intraglomerular, estudos experimentais sugerem que os efeitos benéficos causados pelos IECA podem estar relacionados a pelo menos dois outros fatores.

O primeiro deles é a hipertrofia glomerular. A angiotensina II é um fator de crescimento, desse modo a diminuição da sua produção diminui a hipertrofia glomerular. Este efeito protetor é também extra-renal, ou seja, o grau de hipertrofia vascular em animais hipertensos e com doença renal é menor quando são tratados com IECA do que quando tratados com diuréticos, hidralazina e reserpina (bloqueador simpático).

O segundo fator está relacionado às propriedades seletivas da membrana capilar glomerular. O capilar glomerular permite a passagem (filtração) relativamente livre de proteínas pequenas, de baixo peso molecular e restringe a filtração de moléculas maiores como a albumina. Quando esta estrutura é lesada, há aumento da permeabilidade glomerular a macromoléculas e conseqüente proteinúria. Há relação linear entre proteinúria e hipertensão glomerular. O efeito "antiproteinúrico" dos IECA deve-se, em grande parte, a uma maior redução na pressão intraglomerular, porém parece haver ação direta dos IECA sobre a permeabilidade seletiva do glomérulo, efeito esse independente de alterações hemodinâmicas. Existem dados que sugerem que a proteinúria não é apenas um marcador de lesão glomerular, mas também responsável direta pela progressão da doença. **A queda da excreção protéica está associada a um melhor prognóstico renal.**

Ainda não há na literatura uma opção clara sobre a terapia anti-hipertensiva nos pacientes com IRC. A grande exceção é a nefropatia diabética. Nestes pacientes os IECA mostraram-se mais efetivos do que qualquer outro anti-hipertensivo, reduzindo a excreção protéica, diminuindo a freqüência de progressão de microproteinúria (excreção de albumina entre 30 e 300mg/dia; normal < 20mg/dia) para proteinúria franca (> 300mg/dia), e reduzindo a taxa de declínio da filtração glomerular. Estes benefícios ocorreram mesmo nos pacientes normotensos. O uso dos IECA, vale enfatizar, objetiva a redução da pressão intraglomerular, que pode estar elevada independente da pressão sistêmica.

O tratamento da hipertensão está indicado em qualquer estágio da doença. Embora sem consenso na literatura, nos pacientes não-diabéticos é prudente iniciar o tratamento com um IECA ou possivelmente com verapamil ou diltiazem. Nos pacientes com proteinúria nefrótica (proteinúria > 3g/dia) esta parece ser a melhor escolha para diminuir a taxa de progressão da IRC. O nível de pressão arterial deve ser mantido em 130/80mmHg, no mínimo. Esta recomendação se baseia em estudos que mostram uma perda mais rápida de função renal nos pacientes com pressão diastólica maior que 80-85mmHg, na ausência de hipertensão sistólica. Nos pacientes com proteinúria maior do que 1g/dia, a pressão arterial deve ser reduzida ainda mais devendo ficar em 125/75mmHg.

Restrição protéica

Em estudos com modelos animais, a restrição protéica tem ação protetora contra o desenvolvimento da glomeruloesclerose. Esse efeito é mediado em parte por mudanças na resistência arteriolar glomerular, levando à redução da pressão intraglomerular e à diminuição da hipertrofia glomerular. Estudos em pacientes com IRC mostram que a ingestão protéica pode ser diminuída com segurança para até 0,6g/kg/dia. Para prevenir o balanço negativo de nitrogênio, deve-se garantir uma ingestão adequada de calorias e que pelo menos 60% da proteína ingerida seja de alto valor biológico.

Quase todos os estudos com humanos envolveram um número muito pequeno de pacientes e/ou um seguimento limitado. Além disso, a eficácia da restrição protéica parece variar com a doença de base. Portanto, a eficácia da restrição protéica ainda não é totalmente conhecida. Uma metanálise recente de 6 estudos randomizados com pacientes não-diabéticos com IRC (890 pacientes ao todo) mostrou que a probabilidade de progressão para insuficiência renal terminal (diálise ou transplante) em 2 a 4 anos foi reduzida em 46% com a restrição protéica. O resultado foi estatisticamente significante.

Na prática, o principal fator limitante da restrição protéica foi a aderência. Mesmo nos estudos nos quais a restrição protéica foi benéfica, a ingestão protéica ficou em torno de 0,7g/kg/dia, um pouco acima do desejado, mesmo com constante e insistente orientação nutricional. Para pacientes com perda moderada de função renal (TFG entre 25 e 55ml/min/1,73m^2) recomenda-se uma ingestão protéica de 0,8g/kg/dia. Nos pacientes com perda mais grave de função (TFG entre 13 e 25ml/min/1,73m^2), uma dieta com 0,6g de proteína/kg/dia, além de diminuir a taxa e o tempo de progressão da doença, retarda o aparecimento de sintomas urêmicos.

Especificamente em pacientes com diabetes, o controle rígido da glicemia leva a um retardo no aparecimento da nefropatia diabética e retardo de piora de perda de função naqueles que já apresentam nefropatia diabética. Recomenda-se, para isso, a monitorização mais freqüente da glicemia (Ames, Glucometer etc.) e a tentativa de manter a glicemia **sempre** abaixo de 250mg/dl e a glicemia de jejum **sempre** abaixo de 180mg/dl. Atualmente, a Associação Americana de Diabetes recomenda a todos os pacientes que só se alimentem quando a glicemia estiver abaixo de 140mg/dl.

Com relação aos outros fatores secundários de progressão, não existem ainda recomendações definitivas para o uso em humanos. Vários autores estão avaliando o uso de imunossupressores, antiinflamatórios não-hormonais de baixa toxicidade renal, hipolipemiantes e quelantes intestinais de toxinas urêmicas derivadas do metabolismo bacteriano (que levam a maior produção de matriz protéica no glomérulo e no interstício renal).

BIBLIOGRAFIA RECOMENDADA

May RC, Mitch WE. Pathophysiology of uremia. In Brenner R (5th ed.). The kidney. Philadelphia, WB Saunders, 1996, p 2148-2169.

Riella MC. Insuficiência renal crônica – fisiopatologia da uremia. In Riella MC. Princípios de nefrologia e distúrbios hidroeletrolíticos. (3ª ed.). Rio de Janeiro, Guanabara Koogan, 1996, p 456-476.

Rose BD. Clinical problems in nephrology, Robert M. Black, 1996.

Rose BD. Renal pathophysiology – the Essentials, 1994.

Striker GJ. Report on a Workshop to Develop management recommendations for prevention of progression in chronic renal disease. J Am Soc Nephrol 1995; 5:1537.

Vanholder R, Ringoir S. The uraemic syndrome. In Maher JF, Replacement of renal function by dialysis. Kluwer Academic Publishers, Dordrecht, Holland, 1996, p 1-33.

Vanholder R. Uremic toxins. In Advances in Nephrology. Mosby-Year Book, 1997, vol 26, p 143-163.

6

Insuficiência Renal Crônica
progressão da doença renal

•

Roberto Zatz
Clarice Kazue Fujihara

Desde sua descrição por Bright há 150 anos, sabe-se que a insuficiência renal crônica apresenta uma natureza extremamente insidiosa, podendo arrastar-se assintomaticamente durante anos. Essa característica clínica reflete o notável processo de adaptação funcional de que os rins são capazes, o qual lhes permite manter constante a composição do meio interno. Além de seguir eliminando os catabólitos indesejáveis, os rins conseguem ainda manter constantes o volume extracelular, a concentração de eletrólitos, a acidez e a pressão osmótica do meio interno, mesmo em fases avançadas da doença. Esse comportamento difere radicalmente daquele observado quando ocorre perda abrupta da função renal – em pacientes com insuficiência renal aguda ou em animais de laboratório submetidos a nefrectomia bilateral. Nesses casos, ocorre rápida retenção de excretas como a uréia, além de acúmulo de líquido, desenvolvimento de acidose metabólica grave e hiperpotassemia, que levam o indivíduo à morte se não tratado rapidamente.

Essa imensa capacidade dos rins dos mamíferos de se adaptar à perda progressiva de néfrons deve-se a uma propriedade básica do parênquima renal: embora os rins sejam indispensáveis à sobrevivência do organismo, sua capacidade funcional é imensamente superior ao mínimo necessário. Essa característica permite a manutenção da homeostase mesmo que a massa renal seja reduzida, por processos mórbidos ou ablação cirúrgica. É na unidade anatômica básica do parênquima renal que reside a explicação para essa imensa plasticidade funcional. Cada néfron remanescente é capaz de adaptar-se à condição biológica decorrente da perda de massa renal, multiplicando em várias vezes seu ritmo de trabalho. Isso se torna evidente quando se analisa o comportamento do ritmo de filtração glomerular (RFG) em face de reduções progressivas do parênquima renal em ratos. A taxa de filtração glomerular por néfron eleva-se em cerca de 50% em ratos submetidos a uninefrectomia, chegando ao triplo do normal após a retirada de 85% do parênquima renal. Essa hiperfiltração decorre de profunda alteração da dinâmica glomerular, que consiste em elevação considerável da pressão hidráulica glomerular (hipertensão glomerular) e do fluxo plasmático glomerular (hiperperfusão glomerular).

A hiperfiltração constitui-se na manifestação mais evidente da adaptação funcional dos néfrons remanescentes, sendo essencial para minimizar a limitação acarretada pela perda de parênquima renal. No entanto, a função de cada túbulo remanescente também sofre adaptação intensa em indivíduos com insuficiência renal crônica progressiva. Na verdade, essas profundas transformações por que passam os túbulos são essenciais para a manutenção do balanço hidroeletrolítico até etapas bastante avançadas de destruição renal.

A partir do final da década de 50 tornou-se evidente que, na insuficiência renal crônica, a função de cada túbulo remanescente pode aumentar em desproporção à elevação da função glomerular, sendo essa desproporção tanto mais acentuada quanto maior a redução da massa renal. A razão para esse comportamento é simples: o aumento da função glomerular (ou seja, do RFG) é fisicamente limitado pela própria natureza da dinâmica glomerular, já que nem o fluxo plasmático glomerular nem a pressão hidráulica glomerular podem elevar-se indefinidamente. Por essa razão, dificilmente a taxa de filtração por néfron chega a ultrapassar o dobro do normal (de acordo com resultados obtidos em ratos). Já a função tubular depende de um complexo arranjo de mecanismos ativos e passivos de transporte de água e eletrólitos, cuja intensidade pode ser multiplicada em várias vezes, na dependência da hipertrofia tubular e da disponibilidade de transportadores e de energia. A razão para isso é também simples: aos rins compete garantir, tanto no paciente sadio quanto no renal crônico (com exceção dos que chegam aos estágios terminais da doença), a manutenção de um balanço **preciso** de água, eletrólitos e metabólitos, em face de uma ingestão constante (caso contrário, o organismo estaria acumulando essas substâncias ou depletando-se delas). À medida que se reduz o número de néfrons, cabe aos restantes aumentar proporcionalmente a intensidade de seus processos de transporte. Se a massa renal cai a 20% da original, os túbulos remanescentes são obrigados a aumentar em 5 vezes sua taxa de excreção de sódio, por exemplo. É claro que aqui também existe um limite. Se a destruição de parênquima renal for muito grande, chegaremos a um ponto no qual não mais será possível aumentar indefinidamente, por exemplo, a excreção de sódio e de uréia. Haverá então um acúmulo progressivo de fluido e retenção de excretas, situação que exige submeter o paciente a alguma forma de diálise.

A formidável adaptação dos néfrons remanescentes à perda progressiva de massa renal tem sempre um **preço**. Para que o rim lesado possa aumentar de modo adequado a excreção de sódio, por exemplo, é sempre necessária uma certa expansão do volume extracelular, que pode resultar no desenvolvimento de edema e até mesmo de uma insuficiência cardíaca congestiva. Outro efeito negativo dessa adaptação é a dificuldade que apresentam esses pacientes em regular a excreção de água livre, em decorrência do elevado fluxo de fluido intratubular (por sua vez, uma conseqüência da alta taxa de filtração glomerular por néfron). As alterações ósseas associadas à insuficiência renal crônica constituem outro exemplo dessa verdadeira barganha que o organismo patrocina para manter-se em balanço. Aqui a excreção de fosfatos, limitada pela perda de néfrons, obriga a uma produção excessiva do hormônio paratireoidiano para manter constante a concentração de cálcio no meio interno. O preço dessa constância é a descalcificação óssea progressiva.

Os mecanismos de adaptação glomerular e tubular descritos acima permitem que o organismo sobreviva durante anos à redução progressiva do parênquima renal. Infelizmente, não há como sustentar indefinidamente essa situação. A partir de um certo nível de destruição renal, é inexorável a progressão à fase terminal da doença, na qual o paciente passa a requerer terapias de substituição. As razões para essa evolução assim adversa não estão ainda claras. Inúmeras evidências experimentais, no entanto, sugerem que a progressão da nefropatia constitui também parte do preço exigido ao organismo, diante de uma redução drástica do número de néfrons, para que se mantenha a constância do meio interno. Conforme discutido acima, a elevação da taxa de filtração glomerular por néfron exige profunda deformação da dinâmica glomerular, com hiperperfusão e hipertensão glomerulares acentuadas. Diversas evidências experimentais sugerem que essas alterações, em especial a elevação da pressão hidráulica intraglomerular, acabam por lesar os glomérulos remanescentes, contribuindo assim para o agravamento da nefropatia. Há vários mecanismos por meio dos quais a hiper-

tensão intracapilar poderia lesar a parede do glomérulo e iniciar uma nefropatia progressiva. Em primeiro lugar, uma elevação da pressão glomerular pode aumentar a tensão na parede capilar. De acordo com a versão mais simples da equação de Laplace, a tensão na parede equivale ao produto da diferença de pressão hidráulica transcapilar e do raio do capilar. Devido à elevada complacência do glomérulo, ocorre estiramento considerável da parede capilar, que por sua vez vai lesar as paredes glomerulares mediante três mecanismos diferentes: 1. lesão de células endoteliais, com exposição da lâmina basal e conseqüente ativação de plaquetas, microtrombose e oclusão de alças capilares; 2. estiramento e irritação de células mesangiais, que podem vir a proliferar em demasia e/ou produzir matriz extracelular em quantidades anômalas; 3. lesão de podócitos: essas células, altamente diferenciadas, não proliferam com facilidade e, portanto, não conseguem acomodar-se ao inchaço do tufo glomerular (resultante da alta complacência da parede glomerular e da elevada pressão hidráulica intracapilar), podendo sofrer ruptura ou até mesmo necrose localizada. Em conseqüência disso, pode ocorrer deposição de material protéico na região subendotelial e adesão do tufo ao folheto parietal da cápsula de Bowman. A hipertensão glomerular pode ainda promover o acúmulo de macromoléculas na área mesangial, aumentando em conseqüência a produção de matriz extracelular.

Os mecanismos de lesão glomerular possivelmente associados à hipertrofia glomerular são essencialmente os mesmos atribuídos à hipertensão glomerular, o que explica a dificuldade em discernir os respectivos papéis desses fatores na patogênese das nefropatias progressivas. Em primeiro lugar, e novamente em consonância com a lei de Laplace, o aumento do raio de um capilar deve elevar a tensão imposta à sua parede, exatamente como faria uma hipertensão intracapilar. Assim, mesmo na ausência desta última, pode ocorrer aumento da proliferação celular e da produção de matriz extracelular, conforme discutido antes (não há registro de lesão endotelial atribuída à hipertrofia glomerular). Também, em analogia com os mecanismos associados à hipertensão glomerular, o aumento exagerado do tufo pode não ser acompanhado pelos podócitos, levando à ruptura localizada do epitélio visceral e à formação de aderências ao folheto parietal da cápsula de Bowman e de depósitos hialinos subendoteliais. Uma vez que hipertrofia e hipertensão glomerulares parecem ter em comum tantos mecanismos patogênicos, não chega a surpreender que as glomerulopatias progressivas possam desenvolver-se na ausência de um ou de outro, nem tampouco o fato de que a associação entre ambas as anomalias possa acelerar o desenvolvimento do processo. Talvez seja mais adequado, portanto, reunir os efeitos da hipertensão e da hipertrofia glomerulares sob o conceito mais abrangente de *agressão mecânica ao glomérulo*.

Apesar da inegável importância da hipertrofia e da hipertensão glomerulares na patogênese das nefropatias progressivas, é mais do que provável a participação de outros mecanismos. A própria proteinúria que acompanha esses processos, decorrente do comprometimento da função de barreira glomerular, pode alterar o metabolismo das células tubulares de forma a promover uma inflamação intersticial. A ativação da proliferação celular e da produção de matriz extracelular por compostos vasoativos, tais como a angiotensina II e a endotelina, ou fatores de crescimento, tais como o TGF-β, e o PDGF, assim como sua modulação por radicais livres tais como o óxido nítrico, podem também exercer efeitos deletérios. Evidências recentes sugerem ainda que as nefropatias progressivas incorporam vários elementos que se supunham vinculados essencialmente aos processos inflamatórios crônicos, tais como a ativação de macrófagos, a proliferação de fibroblastos e a produção excessiva de matriz extracelular. Sejam quais forem os mecanismos que compõem essa intrincada cadeia patogênica, a perda inevitável de néfrons acaba promovendo uma sobrecarga mecânica adicional às unidades remanescentes, fechando um ciclo vicioso que contribui para perpetuar o processo e que culmina com a destruição completa do parênquima renal.

Em resumo, uma série de evidências indica que a agressão mecânica ao glomérulo, desencadeada pela hipertensão glomerular e, ao que tudo indica, também pela hipertrofia glomerular, desempenha um papel fundamental na patogênese das glomerulopatias progressivas. Esse efeito adverso da hipertensão e da hipertrofia glomerulares constitui, na verdade, parte do "preço" necessário para que o organismo se mantenha em homeostase mesmo diante de uma perda progressiva da massa renal. Outras evidências, no entanto, sugerem que as glomerulopatias progressivas constituem o resultado final de uma seqüência complexa de eventos inter-relacionados, a qual, embora iniciada por alterações anatômicas e funcionais do glomérulo, exige uma série de mecanismos celulares para que a lesão se propague. Já se pode, ao menos em certas circunstâncias, interromper ou retardar essa complexa cadeia de eventos intervindo em determinados pontos do processo, como na terapia com inibidores do sistema renina-angiotensina. Compreender mais profundamente a natureza desses eventos e a maneira como interagem é essencial para que vislumbremos mais pontos onde intervir e, num futuro ainda distante, sejamos capazes de prevenir com eficácia essa complexa e insidiosa enfermidade.

BIBLIOGRAFIA RECOMENDADA

Benigni A, Zoja C, Remuzzi G. The renal toxicity of sustained glomerular protein traffic. Lab Invest 1995; 73:461-468.

Brenner BM. Nephron adaptation to renal injury or ablation. Am J Physiol 1985; 249:F324-F337.

Bricker-NS. On the meaning of the intact nephron hypothesis. Am J Med 1969; 46:1-11.

Ichikawa I, Hoyer JR, Seiler MW, Brenner BM. Mechanism of glomerulotubular balance in the setting of heterogeneous glomerular injury. Preservation of a close functional linkage between individual nephrons and surrounding microvasculature. J Clin Invest 1982; 69:185-98.

Isaka Y, Fujiwara Y, Ueda N, Kaneda Y, Kamada T, Imai E. Glomerulosclerosis induced by in vivo transfection of transforming growth factor-beta or platelet-derived growth factor gene into the rat kidney. J Clin Invest 1993; 92:2597-2601.

Meyer T, Baboolal K, Brenner BM. Nephron adaptation to renal injury. In Brenner BM, Rector FC. The Kidney. 5th ed., 1995. Philadelphia, WB Saunders p 2011-2048.

Nagata M, Kriz W. Glomerular damage after uninephrectomy in young rats. II. Mechanical stress on podocytes as a pathway to sclerosis. Kidney Int 1992; 42:148-160.

Olson JL, De Urdaneta AG, Heptinstall RH. Glomerular hyalinosis and its relation to hyperfiltration. Lab Invest 1985; 52:387-398.

Yoshida Y, Fogo A, Ichikawa I.Glomerular hemodynamic changes vs. hypertrophy in experimental glomerular sclerosis. Kidney Int 1989; 35:654-660.

Zatz, R. Hemodynamically-mediated renal injury: the end of a 15-year-old controversy? Curr Opin Nephrol Hypertens 1996; 5:468-475.

7

HEMODIÁLISE

João Egidio Romão Junior
Maria Regina T. Araújo

INTRODUÇÃO

A hemodiálise é uma terapêutica utilizada para o tratamento, controle e manutenção vital de pacientes portadores de insuficiência renal aguda e crônica. A hemodiálise remove os solutos urêmicos anormalmente acumulados, o excesso de água e restabelece o equilíbrio eletrolítico e ácido-básico do organismo.

As primeiras sessões de hemodiálise foram realizadas no Brasil no início de 1949, somente em pacientes portadores de insuficiência renal aguda. Somente no início dos anos 60 é que portadores de insuficiência renal crônica puderam se beneficiar desta terapêutica, com o desenvolvimento de via de acesso segura, equipamentos eficientes e mudanças éticas que permitissem prolongar a vida de pacientes com uremia terminal.

Atualmente no Brasil mais de 33.000 pacientes portadores de insuficiência renal crônica são mantidos em programas de hemodiálise crônica (211 pacientes por milhão de habitantes), com baixa morbidade e mortalidade e altos índices de reabilitação. Nas melhores unidades de hemodiálise trabalha-se hoje com taxas de mortalidade inferiores a 10% ao ano.

PRINCÍPIOS

A hemodiálise baseia-se na transferência de solutos e líquidos por meio de uma membrana semipermeável que separa os compartimentos sangüíneos e do banho de diálise (dialisato) no dialisador (capilares). Esta membrana semipermeável permite a passagem de moléculas de pequeno peso molecular (eletrólitos, uréia, creatinina, potássio etc.), mas impede a transferência de moléculas maiores (como proteínas séricas, elementos figurados do sangue e bactérias e vírus). A transferência pode se dar no sentido do sangue para o "banho de diálise" (retirada de toxinas como a uréia, a creatinina, o ácido úrico etc.), ou no sentido do dialisato para o sangue (como, por exemplo, passagem de cálcio e bicarbonato para o sangue hipocalcêmico e acidótico, respectivamente).

Esta transferência de solutos pode ser feita de duas maneiras:

DIFUSÃO

Passagem de moléculas de soluto do compartimento mais concentrado para o outro menos concentrado por meio de uma membrana semipermeável. A difusão é a maior responsável pela remoção de solutos durante a *hemodiálise* clássica (cerca de 90 a 95% da uréia removida na sessão).

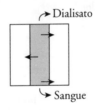

Gradiente de concentração = diferença de concentração entre as duas regiões, induzindo a passagem do soluto por meio da membrana semipermeável.

CONVECÇÃO

Gerada por um gradiente pressórico exercido por meio da membrana semipermeável do dialisador, resultando na ultrafiltração de água plasmática carreando consigo o soluto. Nas situações nas quais os solutos têm peso molecular abaixo do tamanho do poro da membrana este soluto arrastado pela água filtrada apresenta a mesma concentração do plasma. Na hemodiálise clássica tal processo contribui com menos de 10% da massa de solutos removidos em cada sessão, pois o volume de ultrafiltração é pequeno, o que não ocorre em técnicas de depuração utilizando a *hemofiltração*.

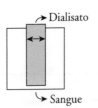

Gradiente pressórico = pressão exercida por meio da membrana semipermeável do dialisador, carreando água e solutos.

A remoção de líquidos é feita pelo processo de *ultrafiltração*, o qual é gerado pelo gradiente de pressão hidrostática transmembrana. Esta pressão pode ser exercida de duas maneiras:

Pressão positiva

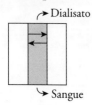

Aplicada ao continente sangüíneo do sistema extracorpóreo (empurra a água do plasma por meio da membrana dialisadora).

Pressão negativa

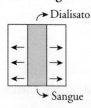

Aplicada na solução de diálise que banha a membrana dialisadora, gerando vácuo no lado do dialisato e puxando a água.

Podemos determinar a perda de líquidos durante a hemodiálise por meio do cálculo da *pressão transmembrana* (PTM – soma destas duas pressões), utilizando-se a seguinte fórmula:

$$\text{PTM (mmHg)} = \frac{\text{VTR (ml)}}{\text{KUF (ml/h/mmHg)} \times \text{TD (h)}}$$

onde:
VTR (ml) = volume total a ser removido
KUF (ml) = coeficiente de ultrafiltração do dialisador
TD (h) = tempo de diálise.

Para que o processo de hemodiálise ocorra de maneira satisfatória, uma conjunção de fatores deve estar presente (Fig. A-8).

RIM ARTIFICIAL

Os modelos foram formulados a partir do tipo de banho de diálise a ser utilizado:

Banho pré-preparado – consiste de um tanque no qual o banho é preparado antes do início da diálise, adicionando-se o concentrado à água pura. Um sistema de bombas impulsiona o banho aquecido por meio do dialisador. Este sistema está praticamente em desuso.

Banho proporcional de preparo do dialisato – consiste de um sistema mais complexo onde, em uma câmara pequena, adiciona-se continuamente à água tratada o concentrado de diálise, em proporção determinada. Esta solução é então aquecida, desaerada, testada sua condutividade e bombeada para o dialisador.

A existência de monitor de ultrafiltração programada torna o processo dialítico mais seguro e tranqüilo. Bastando informar ao sistema a quantidade de líquido a ser removido, a pressão transmembrana necessária se ajustará automaticamente. Os monitores e os alarmes demonstrados na figura A-8 são fundamentais para a eficiência e a segurança do tratamento.

DIALISATO

É a solução de diálise ou "banho" de diálise. No seu preparo, a primeira exigência é a de que a água seja isenta de contaminantes químicos e de partículas em suspensão, embora não precise ser estéril (bactérias e microrganismos não ultrapassam a membrana dialisadora). A concentração de sódio deve

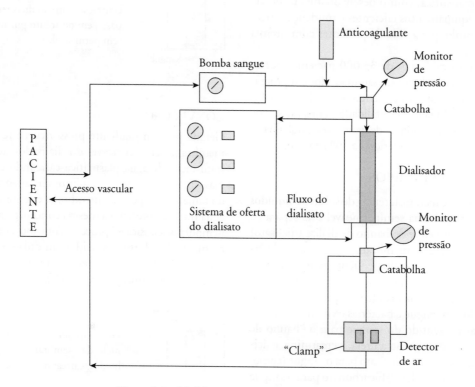

Figura A-8 – Modelo esquemático de hemodiálise.

estar acima de 138mEq/l para maior estabilidade hemodinâmica do paciente e a de potássio deve variar em função dos níveis séricos do paciente. Para maior estabilidade hemodinâmica e melhor correção de acidose metabólica, preconiza-se o uso de soluções com bicarbonato de sódio como tampão.

DIALISADORES

São os filtros responsáveis pelas trocas difusionais e a ultrafiltração do plasma. Existem dois modelos disponíveis: *placas-paralelas* ("plate") e *capilar* ("hollow-fiber"). Estas membranas são fabricadas com uma variedade de tipos de materiais, sendo estes fatores determinantes para o processo de biocompatibilidade.

Uma grande variedade de tipos de dialisadores existe à disposição, sendo que a escolha do dialisador mais apropriado para determinado paciente dependerá basicamente do material usado na fabricação das membranas, a superfície dialisadora, a eficiência dialítica e o coeficiente de ultrafiltração (Quadro A-11).

Quadro A-11 – Exemplos de materiais de membrana para hemodiálise.

Material	Fluxo
Celulose	
Cuprofane	Baixo
Celulose saponificada	Baixo
Cupramônio	Baixo
Celulose Modificada	
Acetato de celulose	Baixo
Hemofan	Baixo
Diacetato de celulose	Baixo
Triacetato de celulose	Baixo
Polímeros sintéticos	
Poliacrilonitrila (PAN)	Alto
NA-69 (PAN)	Alto
Polissulfona	Alto/baixo
Polimetilmetacrilato	Alto/baixo
Poliamida	Alto
Policarbonato	Baixo

É sabido que o uso de membranas de cuprofane promove efeito adverso na recuperação da função renal em animais com insuficiência renal aguda experimental, devido especialmente à ativação do sistema de complemento e infiltração neutrofílica do parênquima renal. Os produtos da ativação do complemento promovem vasoconstrição que intensifica a isquemia, particularmente na região medular renal. Recentemente, vários enfoques têm sido feitos entre as vantagens ou não de se utilizar membranas mais biocompatíveis em portadores de insuficiência renal aguda não-oligúrica.

Foi demonstrado que um grupo de portadores de IRA e hemodialisados com membrana de poliacrilonitrila (de alto fluxo) tiveram maior sobrevida e necessitaram menos sessões de hemodiálise quando comparados aos que utilizaram membrana de cuprofane. Hakim et al. mostraram o mesmo com a utilização de membranas de polimetil-meta-acrilato *versus* cuprofane, porém em outro estudo com membranas de poliamida e polissulfona de baixa e de alta permeabilidade não foram comprovados tais sucessos quando comparados com membranas celulósicas (cuprofane e diacetato de celulose). Em trabalho comparando recuperação da IRA em pacientes submetidos a transplante renal, não conseguimos encontrar benefícios com membranas mais biocompatíveis quando comparadas às clássicas membranas de cuprofane.

Baseado nestes dados, o uso de membranas mais biocompatíveis poderia ser justificado em portadores de IRA, especialmente nos não-oligúricos. Entretanto, novos trabalhos são necessários para confirmar ou não estes resultados iniciais promissores.

ACESSO VASCULAR

O sucesso da terapêutica depuradora extracorpórea depende intimamente da presença de um bom acesso vascular, para tanto tais características são fundamentais:

– Facilidade de alcançá-lo.
– Bom fluxo de sangue.
– Baixa resistência no retorno venoso.
– Durabilidade.
– Baixa probabilidade de acidentes hemorrágicos, coagulação e infecção.

Nos pacientes com necessidade de ser mantidos em programa de *hemodiálise crônica*, o acesso desenvolvido por Brescia e Cimino em 1964 (*fístula arteriovenosa*) é o de eleição.

Cateteres de duplo lúmen por canulação percutânea da veia jugular ou subclávia para a realização de hemodiálise clássica são largamente utilizados como *acessos temporários*. Em alguns casos especiais de diálise por curto tempo pode-se utilizar o "shunt" arteriovenoso.

Nos pacientes nos quais a necessidade de hemodiálise se faz por um período mais prolongado podemos lançar mão do *cateter atrial* colocado por via jugular (Permcath Quinton ou Hickman duplo lúmen 10 a 12Fr).

Cuidados especiais devem ser tomados no uso de cateteres evitando-se infecção e coagulação, para tal preconiza-se que sejam mantidos com solução salina heparinizada em concentrações de 100:1, no período interdialítico.

INDICAÇÃO

A indicação do tratamento hemodialítico se faz principalmente em portadores de uremia com as insuficiências renais crônica e aguda. Seu uso, como dito, remove toxinas e excesso de água acumulados e restabelece os equilíbrios acidobásico e eletrolítico. Nestas situações, a indicação de tratamento dialítico se faz em casos de insuficiência renal aguda com:

1. Uremia marcada: níveis crescentes e elevados de uréia sérica, em geral superiores a 200mg/dl.
2. Hipervolemia: não-controlável com métodos clínicos usuais, e suas conseqüências como hipertensão arterial, insuficiência cardíaca, edema agudo de pulmão e pulmão de choque.

3. Hiperpotassemia: não-controlável clinicamente e com valores superiores a 7mEq/l.
4. Acidose metabólica grave.

Em portadores de insuficiência renal crônica, as indicações podem ser as mesmas citadas para insuficiência renal aguda, porém com mais flexibilidade em seus valores:

1. Uremia marcada: níveis elevados e irreversíveis de uréia sérica, em geral superiores a 200mg/dl.
2. Creatinina sérica: valores superiores a 10mg/dl, o que corresponde a valores de depuração renal residual ("clearance") inferior a 10ml/min em um adulto.
3. Pericardite urêmica.
4. Hipervolemia: não-controlável com métodos clínicos usuais, e suas conseqüências como hipertensão arterial, insuficiência cardíaca, edema agudo de pulmão e pulmão de choque.
5. Hiperpotassemia: não-controlável clinicamente e com valores superiores a 7mEq/l.
6. Acidose metabólica grave.

Em outras situações clínicas podemos utilizar a hemodiálise com boa resposta clínica. Dentre estas situações clínicas muito comuns em unidades de terapia intensiva podemos citar:

Intoxicações exógenas – principalmente nas intoxicações barbitúricas.

Distúrbios eletrolíticos – hipernatremia (sódio acima de 160mEq/l), hipercalcemias e hiperpotassemias refratárias ao tratamento clínico.

Distúrbios hídricos – intoxicação hídrica com sódio extremamente baixo.

Alterações metabólicas – hiperuricemias graves (pós-tratamento antineoplásico).

ANTICOAGULAÇÃO

A heparinização sistêmica é a mais utilizada. A dose preconizada pode ser administrada de duas maneiras:

Intermitente – dose inicial de 100U/kg de peso, seguida de 20U/kg de peso a cada hora de diálise até 60 minutos antes de ser desligada.

Contínua – solução de 100U/kg de heparina diluída em 50ml de solução fisiológica infundida a uma velocidade de 0,25ml de solução por minuto.

Recomenda-se o controle do tempo de coagulação (Lee-White ou TTPA) para 3 a 4 vezes do basal, uma vez que a resposta anticoagulante do paciente é variável.

Quando do uso de fluxos sangüíneos muito baixos (inferior a 100ml/min) a anticoagulação deverá ser mais agressiva, pois a chance de coagulação do sistema extracorpóreo é maior.

FREQÜÊNCIA E DURAÇÃO

Em média, duas a três sessões semanais com duração de 3 a 4h são suficientes para se evitar complicações clínicas urêmicas. Nos portadores de IRA hipercatabólica (aumento da uréia sangüínea superior a 40-50mg% por dia) e em alguns casos de intoxicação exógena (barbitúricos, por exemplo) deve-se fazer sessões diárias de hemodiálise até a estabilização clínica do paciente. Pacientes nas quais a necessidade de infusão hídrica é maior (nutrição parenteral, drogas vasoativas) hemodiálise visando maior ultrafiltração deve ser freqüente, evitando-se assim sobrecarga pulmonar.

CUIDADOS ESPECIAIS DURANTE A HEMODIÁLISE

EFICÁCIA DIFUSIONAL

É alcançada mediante um dialisador com superfície adequada (de acordo com o tamanho do paciente), fluxo sangüíneo em torno de 350ml/min e fluxo da solução de diálise em torno de 500ml/min.

A dose de diálise a ser ofertada a um paciente com insuficiência renal aguda ou crônica pode ser predeterminada e conferida, desde que tenhamos conhecimento de variáveis como a depuração do dialisador (K), o tempo de tratamento (t), o volume de distribuição no organismo de determinado soluto-marcador a ser removido (V) e dos valores da uréia plasmática antes (Upré) e após (Upós) uma sessão de hemodiálise.

Um índice que vem sendo muito empregado em todo o mundo para definir a eficiência dialítica e a adequação da hemodiálise realizada é o chamado Kt/V. Para pacientes com insuficiência renal aguda não existe consenso quanto aos valores a serem alcançados, mas para aqueles com insuficiência renal crônica mantidos em programa crônico de hemodiálise é sabido que valores do Kt/V > 1,2 estão relacionados a uma morbidade e mortalidade reduzida.

Para se obter Kt/V a ser ofertado durante hemodiálise (Kt/V prescrito), deve-se multiplicar a depuração do dialisador ("clearance"; K, em ml/min) pelo tempo de diálise previsto (t em min), dividindo o resultado pelo volume de distribuição de soluto do paciente (V em ml; para a uréia este corresponde a 60% do peso do paciente).

Para se verificar a eficiência da hemodiálise realizada (Kt/V obtido) podemos utilizar fórmulas indiretas, sendo a mais aceita a proposta por Daugirdas:

$$Kt/V = \frac{Ln(R - 0,008 \times t) + (4 - 3,5 \times R) \times UF}{P}$$

onde:

R = uréia pós-dividida pela uréia pré-hemodiálise
t = tempo de diálise, em minutos
UF = volume ultrafiltrado durante a hemodiálise (em ml)
P = peso do paciente após a hemodiálise (em kg)

Em portadores de quadros neurológicos e de insuficiência hepática recomenda-se que as sessões de diálise não devam ser muito eficientes na sua fase inicial, evitando queda muito rápida da uréia (vide Complicações).

CONTROLES

Controle do peso pré e pós-diálise deve ser rotina na unidade de diálise e em todos os pacientes submetidos à hemodiálise. O controle do pulso e da pressão arterial durante o procedimento é vital para se detectar precocemente qualquer alteração hemodinâmica.

Atenção especial deve ser dada pelo corpo de enfermagem aos monitores e alarmes do rim artificial.

MEDICAÇÕES

Como a hemodiálise pode remover quantidades apreciáveis de medicações de importância vital, é indispensável atentarmos para a correção deste fato com a administração de doses suplementares destas drogas.

COMPLICAÇÕES

Entre as complicações mais freqüentes durante uma sessão de hemodiálise podemos encontrar:

HIPOTENSÃO ARTERIAL

Causada mais freqüentemente pela retirada excessiva de líquidos, podendo também decorrer da alteração da composição eletrolítica do dialisato (sódio e/ou osmolalidade baixos). É geralmente precedida por agitação, mal-estar, tontura, taquicardia, náuseas e vômitos. Tratamento é realizado pela infusão rápida de solução fisiológica (2-3ml/kg) ou manitol.

HIPERTENSÃO ARTERIAL

Relacionada ao estresse, excessiva infusão de volume de solução salina durante a hemodiálise e alterações eletrolíticas do banho (concentração de sódio elevada).

CONVULSÃO

Devido à hemodiálise muito eficiente ocorre uma variação excessiva e rápida da osmolalidade plasmática, resultando em edema cerebral, instabilidade hemodinâmica e convulsão. Denominada *síndrome do desequilíbrio*, pode ser prevenida com diálise menos eficaz e com o gotejamento contínuo de manitol (1g/kg gota a gota) durante a sessão de hemodiálise. O tratamento do quadro convulsivo é feito com benzodiazepínico endovenoso, redução do fluxo sangüíneo e uso de manitol, em casos excepcionais, drenagem de pequena quantidade de líquor.

FEBRE E CALAFRIOS

Podem ser causados por fatores químicos, físicos e/ou infecciosos. As principais causas são:

– reação ao material extracorpóreo ou ao seu esterilizante (formol ou óxido de etileno);
– pirogênio ou contaminação (banho, soro ou do sistema extracorpóreo infectado);
– reações transfusionais (sangue e derivados);
– via de acesso infectada (principalmente "shunt" e cânulas);
– banho de diálise excessivamente frio.

A causa deve ser investigada (local de infecção, bacteriológico e cultura de secreções e sangue) e imediatamente tratada. Usamos dipirona endovenosa e na suspeita de processo infeccioso utilizamos antibióticos com cobertura especial para estafilococos e bactérias Gram-negativas.

OUTRAS

Mais raras e de gravidade variável; entre elas podemos citar: embolias gasosas (geralmente fatais), hemólise, coagulação do sistema extracorpóreo e ruptura do dialisador.

DIÁLISE E DROGAS

Muitos pacientes com insuficiência renal crônica e a maioria dos portadores de insuficiência renal aguda estão em uso de drogas importantes quando se submetem à terapia hemodialítica, tais como antibióticos, drogas vasoativas, antiarrítmicos etc. A hemodiálise influi de maneira relevante nos níveis sangüíneos de muitos medicamentos, principalmente promovendo sua remoção, distribuição e ligação protéicas. Assim, recomendações especiais têm sido publicadas para ajustes adequados destes medicamentos em pacientes submetidos a hemodiálise. Muitos manuais apresentam sugestões para estes ajustes, embora se deva, sempre que possível, fazer tais mudanças baseando-se em níveis sangüíneos obtidos do fármaco em uso.

BIBLIOGRAFIA RECOMENDADA

Bennett WM, Aronoff GR, Morrison G, Golper TA, Pullian J, Wolfson N. Drug prescribing in renal failure: Dosing guidelines for adults. Am J Kidney Dis 1983; 3:155-175.

Castro MCM. Prescrição em hemodiálise. In Cruz J, Barros RT, Sesso RCC (eds). Atualidades em nefrologia. São Paulo, Sarvier, 1994; p 146-154.

Daugirdas JT, Ing TS. Manual de Diálise. Rio de Janeiro, Editora Médica e Científica, 1996.

Held PJ, Port FK, Wolfe RA. The dose of hemodialysis and patient mortality. Kidney Int 1996; 50:550-556.

Massola VC. Métodos Dialíticos. In Cruz J, Praxedes JN e Cruz HMM (eds). Nefrologia. São Paulo, Sarvier, 1995; p 201-226.

Noronha IL, Schor N, Coelho SN, Jorgetti V, Romão Jr JE, Zatz R, Burdmann EA. Nephrology, dialysis and transplantation in Brazil. Nephrol Dial Transpl 1997; 12:2234-2243.

Romão Jr JE, Fadil MA, Sabbaga E, Marcondes M. Haemodialysis without anticoagulant: haemostais parameters, fibrinogen kinetic, and dialysis efficiency. Nephrol Dial Transpl 1997; 12:106-110.

Vanholder RC, Ringoir SM. Adequacy of dialysis: A crititcal analysis. Kidney Int 1992; 42:540-558.

8

HEMODIAFILTRAÇÃO

Oscar Fernando Pavão dos Santos
Miguel Cendoroglo
Sérgio Antônio Draibe

INTRODUÇÃO

Os procedimentos de hemofiltração e hemodiafiltração são utilizados freqüentemente para a reposição de função renal e clareamento de substâncias tóxicas em pacientes criticamente enfermos. Diferentes opções técnicas de tratamento são utilizadas dependendo das condições dos pacientes, porém quase sempre as diferentes modalidades são utilizadas de maneira contínua. Assim, é bastante comum o uso do termo terapia contínua de reposição renal (CRRT). A hemodiafiltração intermitente é também utilizada para pacientes com insuficiência renal crônica em alguns centros especializados na Europa.

Para entendermos o funcionamento das diferentes modalidades, é necessário que conheçamos alguns princípios básicos.

BASES FÍSICO-QUÍMICAS

O transporte de água e solutos (como o sódio ou a uréia) através de uma membrana semipermeável é denominado diálise. O processo de remoção de solutos durante a diálise pode ocorrer por dois mecanismos diferentes: difusão passiva obedecendo um gradiente de concentração entre o plasma e o fluido de diálise; ultrafiltração (UF) da água do plasma através da membrana dialítica. Durante a UF, a água carrega solutos de baixo ou médio peso molecular (menor do que 5.000 dáltons), processo este denominado convecção ou "solvent drag". Esse tipo de transporte é fundamental nos processos de hemofiltração.

O transporte de solutos por difusão é o resultado do movimento randômico das moléculas que colidem aleatoriamente com a membrana dialítica (semipermeável). Quando uma molécula encontra um poro de tamanho suficiente, atravessa a membrana. Esse transporte, além de obedecer ao gradiente de concentração entre as soluções em ambos os lados da membrana dialítica, depende do peso molecular do soluto, da forma espacial da molécula e da resistência da membrana ao soluto. Este é o tipo de transporte mais importante na hemodiálise (HD) intermitente.

Na UF, que consiste no transporte de água, o gradiente de pressão entre os dois lados da membrana, ou gradiente de pressão transmembrana (PTM), determina a velocidade de passagem de água de um lado para o outro. No caso de pressão hidráulica, ocorre passagem de água do lado de maior para o de menor pressão.

O transporte por convecção só tem importância clínica quando grandes volumes de ultrafiltrado são obtidos em curto espaço de tempo. Este tipo de transporte é importante na hemofiltração, na qual se consegue transporte significativo de solutos acompanhando grandes volumes de UF.

CONDIÇÕES BÁSICAS PARA A CRRT

ACESSO VASCULAR

A necessidade de um acesso vascular para HD ou hemofiltração em pacientes com IRA é habitualmente temporária. Os métodos para estabelecer esse acesso envolvem a punção percutânea de um grande vaso sangüíneo (jugular interna, subclávia ou femoral). Atualmente, os cateteres venosos de duplo lúmen são os mais populares, porém são calibrosos e apresentam risco de trombose ou estenose tardia da veia subclávia.

Outra via de acesso que podemos utilizar é a introdução de cateteres mais calibrosos, por punção percutânea, na artéria e veia femorais. As vantagens desse método são o alto fluxo sangüíneo e a baixa incidência de coagulação e infecção local. Entretanto, este tipo de acesso exige o confinamento do paciente ao leito. Além disso, existe o risco de hematoma local ou retroperitoneal, além de isquemia distal se os vasos apresentarem estenose.

Os "shunts" arteriovenosos ("shunt" de Quinton-Scribner, "shunt" AV) representam outra alternativa. Nesta técnica, implanta-se cirurgicamente um par de cânulas conectando uma artéria a uma veia das extremidades (antebraço ou perna), formando uma fístula externa. Apesar do baixo risco de sangramento e maior liberdade no manuseio do paciente, existe a necessidade do implante cirúrgico e os riscos de coagulação e de infecção. Além disso, o fluxo sangüíneo é relativamente baixo, podendo resultar em isquemia da extremidade em questão.

Nos anos 80, alguns autores introduziram variantes dos cateteres de duplo lúmen. Os cateteres de duplo lúmen de longa permanência (Permcath™ e outros) são de silastic inseridos cirurgicamente, sendo que um túnel subcutâneo é construído para a sua via de saída. O cateter é firmemente fixado no túnel devido à presença de um "cuff". Tais cateteres são mais flexíveis e biocompatíveis, implicando menor risco de trombose venosa. Além disso, a presença do túnel subcutâneo na via de saída e de um "cuff" no cateter reduz a taxa de infecções no local e, conseqüentemente, de bacteriemia.

Outra variante introduzida mais recentemente é o cateter de Tesio. Na verdade, este cateter é constituído por dois cateteres separados, ou seja, com os lumens arterial e venoso do circuito separados, porém com a extremidade externa dos cateteres juntando-se em uma só peça. Durante a implantação cirúrgica, o cateter venoso é implantado alguns centímetros mais profundamente para evitar recirculação. Devido ao grande calibre (10Fr), estes cateteres permitem alto fluxo de sangue.

FORÇA MOTRIZ DO SANGUE

Ao optarmos por acessos vasculares arteriovenosos (punção percutânea de artéria e veia femoral ou "shunt" AV), o gradiente de pressão do lado arterial para o lado venoso do circuito pode funcionar como força motriz para o sangue passar por um sistema de baixa resistência (hemofiltração). Quando utilizamos somente cateteres venosos, não há gradiente de pressão e se faz necessária uma bomba para impulsionar o sangue. As máquinas de HD e de hemofiltração venovenosa são providas de bombas de rolete para tal propósito. Também podem-se utilizar bombas de rolete avulsas para realização de ultrafiltração lenta contínua (SCUF).

DIALISADOR

Os filtros de HD podem ter duas formas básicas de arquitetura: filtro capilar e filtro de placas paralelas. Os filtros capilares são mais utilizados do que os de placas paralelas. Os filtros de placas paralelas estão associados a uma maior taxa de coagulação do sistema e geralmente a caixa que os aloja é opaca, não permitindo a visualização dos coágulos.

As membranas que equipam os dialisadores podem ser classificadas em três tipos: celulose, celulose modificada e sintética. A celulose é obtida por meio do processamento do algodão e, até recentemente, o tipo de membrana mais comumente encontrado nos dialisadores era o cuprofane. Essa membrana tem alta permeabilidade para pequenas moléculas, PM < 200 dáltons, e baixa para moléculas maiores. As membranas sintéticas incluem a poliacrilonitrila (PAN), a polissulfona, a poliamida, o policarbonato e o polimetilmetacrilato. Essas membranas são mais permeáveis a moléculas médias e grandes do que o cuprofane. Esses filtros, por apresentarem alta capacidade de UF e serem altamente permeáveis aos solutos urêmicos, permitem a utilização do transporte por convecção, mimetizando a filtração glomerular.

ANTICOAGULAÇÃO

Decorrente da natureza artificial de um sistema de CRRT, existe ativação de complemento, cininas, cascata da coagulação e agregação plaquetária com formação de trombos em seu interior. A coagulação do sangue no filtro dialisador leva à diminuição progressiva da área de superfície de filtração. Assim, é necessário obter-se anticoagulação eficaz do sangue durante a passagem pelo filtro, porém, sem anticoagular excessivamente o paciente. A anticoagulação mais freqüentemente empregada é a heparinização. O sistema passa inicialmente por uma pré-lavagem com soro heparinizado (5.000UI de heparina para um litro de soro fisiológico) e a infusão de heparina em bolo ou por infusão contínua para manter o tempo de tromboplastina parcial ativado (TTPa) ou o tempo de coagulação ativado (TCa) uma e meia a duas vezes superior ao valor normal. Geralmente, isto requer uma dose em torno de 1.000UI/hora, devendo-se proceder à monitorização do TTPa durante o tratamento. Nos procedimentos dialíticos prolongados ou contínuos, recomenda-se a heparinização contínua. A anticoagulação com heparina pode ser feita regionalmente, infundindo-se sulfato de protamina no final do circuito venoso (1ml para cada 1.000UI de heparina). Tecnicamente, a heparinização regional é complicada e mais cara, por exigir a utilização de duas bombas de infusão e a monitorização freqüente (3 a 4 vezes por dia) do TTPa do sistema de CRRT e do paciente.

O citrato trissódico é uma das alternativas à heparinização. Seu princípio de ação é a quelação do cálcio iônico, que é co-fator importante para a ação de várias enzimas da cascata de coagulação. Nesse tipo de anticoagulação, infunde-se o citrato trissódico (2mol/1,5 litro de soro fisiológico para 4 horas de HD) na via arterial da CRRT, fazendo-se a reposição do cálcio na linha venosa, com cloreto de cálcio a 5% (120ml em 4 horas). É importante a monitorização freqüente dos níveis de cálcio iônico. Apesar de se mostrar um excelente anticoagulante, seu uso torna-se limitado pelos motivos justificados para a heparinização regional, adicionando-se a necessidade de monitorização do cálcio iônico, os riscos de hipo ou hipercalcemia e alcalose metabólica (pela conversão do citrato em bicarbonato no fígado). Devemos ressaltar, entretanto, que há pouca experiência acumulada na literatura com seu uso. Além da heparina e do citrato, outro anticoagulante promissor é a prostaciclina. Por enquanto, os inconvenientes para essa substância são o risco de hipotensão arterial e o alto custo do tratamento. Esta também é uma alternativa com pouquíssima experiência acumulada na literatura. Também é possível realizar procedimentos dialíticos com CRRT sem o uso de anticoagulantes. Neste caso, utilizam-se freqüentes lavagens do circuito da CRRT com solução salina a 0,9% (100ml a cada 30 minutos).

SOLUÇÃO DE DIÁLISE

Durante a HD, uma solução é infundida no compartimento externo do filtro dialisador, entrando em contato com a membrana dialítica. Com a finalidade de manter o equilíbrio eletrolítico e acidobásico no organismo, a solução de diálise deve conter quantidades adequadas de íons como sódio, potássio, cálcio etc. Assim, certos íons apresentam concentração baixa na solução dialisadora com a finalidade de promover sua remoção do plasma (potássio), enquanto outros apresentam concentração equilibrada (sódio). Devido à perda de grandes quantidades de bicarbonato e à acidose da insuficiência renal, é necessária a sua reposição. A reposição é feita mediante tampão usado no banho de diálise, que pode ser o acetato de sódio ou o próprio bicarbonato. O acetato tem como vantagem o poder de inibir o crescimento bacteriano na solução dialisadora, o que vem reduzir a quantidade de fragmentos bacterianos que podem ser absorvidos pelo sangue durante a HD (com conseqüente ativação de produção de citocinas). Entretanto, os eventos metabólicos ligados à conversão do acetato em bicarbonato no fígado produzem um efeito vasodilatador com risco de hipotensão arterial durante a HD. As soluções com bicarbonato de sódio estão relacionadas a uma menor ocorrência de episódios hipotensivos. Como inconveniente, favorecem a precipitação, formando sais de cálcio, promovendo uma reposição inadequada desse íon e também ocasionando problemas na manutenção do equipamento. Essas dificuldades são contornáveis com a utilização de máquinas de proporção.

SOLUÇÃO DE REPOSIÇÃO

As soluções de reposição são utilizadas somente nas modalidades onde o objetivo é o transporte de solutos por convecção, ou seja, hemofiltração arteriovenosa contínua (CAVH) e hemodiafiltração arteriovenosa contínua (CAVHD). Como os objetivos de controle eletrolítico são os mesmos que os da HD intermitente, a solução tem composição semelhante. Entretanto, ao contrário das soluções de reposição, a solução de diálise na HD intermitente não necessita ser estéril. Assim, faz-se necessária a aquisição de uma solução adequada, ou a composição de uma solução no hospital, a partir da solução de Ringer. Alternativamente, pode-se utilizar solução de diálise peritoneal, que apresenta composição adequada, com exceção da elevada quantidade de glicose. Na tabela A-3 pode-se observar a composição das diferentes soluções. A prescrição desta ou daquela solução dependerá da disponibilidade e da necessidade de cada paciente.

TERAPIAS CONTÍNUAS DE REPOSIÇÃO DA FUNÇÃO RENAL

Os métodos hemodialíticos podem ser divididos em HD intermitente, nos quais geralmente são utilizados filtros de menor permeabilidade e nas terapias contínuas de reposição renal ou CRRT, onde são utilizados filtros da altíssima permeabilidade (hemofiltros). A grande variedade de técnicas de CRRT desenvolvidas levou a uma confusão de nomenclatura.

Tabela A-3 – Composição das diferentes soluções de reposição utilizadas em CRRT (adaptado de Palevsky et al., 1996).

	Solução de Ringer-lactato	Fluido de diálise peritoneal	Fluido de hemodiafiltração
Glicose (mg/dl)	–	1.360	100
Sódio (mEq/l)	130	132	140
Potássio (mEq/l)	4,0	–	2,0
Cloreto (mEq/l)	109	96	117
Cálcio (mEq/l)	2,7	3,5	3,5
Magnésio (mEq/l)	–	0,5	1,5
Lactato (mEq/l)	28	40	30

ULTRAFILTRAÇÃO LENTA CONTÍNUA (SCUF)

Na SCUF, o gradiente de PTM determina o transporte de água. O propósito desta terapia é tão-somente o controle volêmico, assim, não há reposição do volume ultrafiltrado e o "clearance" de solutos é mínimo. O acesso vascular pode ser arteriovenoso ou venovenoso. Podem-se também usar filtros de diferentes permeabilidades. Apesar de não se utilizar solução dialisadora, pode ser mais seguro realizar-se o procedimento com uma máquina de HD com monitores acoplados (detector de bolhas, monitores de pressão do sistema etc.) do que com uma bomba de roletes isolada.

HEMOFILTRAÇÃO ARTERIOVENOSA CONTÍNUA

A CAVH sem bombas foi descrita em 1977 por Kramer et al., embora o conceito de diafiltração já houvesse sido introduzido 10 anos antes. Nesse procedimento, além do uso do filtro de alta permeabilidade (hemofiltro), utiliza-se o gradiente de pressão arteriovenoso do paciente para impulsionar o sangue na CRRT. Como a CAVH é um processo contínuo de remoção de líquido e substâncias urêmicas por convecção, há necessidade de retirada e de reposição de grandes volumes de líquido. Essa técnica é útil para manter o paciente "seco", preservando a estabilidade hemodinâmica. Por outro lado, o "clearance" médio de uréia na CAVH é em torno de 10ml/min, sendo freqüentemente insuficiente para o controle adequado do nível de uréia em pacientes graves hipercatabólicos.

Nesta modalidade, um hemofiltro de baixa resistência é interposto entre as vias arterial e venosa (volume total de sangue próximo a 75ml) sem necessidade de bomba de sangue. O acesso vascular pode ser um "shunt" arteriovenoso, ou cateteres implantados por punção percutânea da artéria e veia femoral. Como banho de diálise infundimos solução dialisadora por gravidade e em fluxo contrário ao do sangue. O líquido efluente é drenado para um coletor de fluidos (coletor de urina em sistema fechado, por exemplo), sendo a aferição horária. O volume infundido é subtraído do medido na unidade de tempo e anotado como UF. O coletor quando abaixo do nível do capilar gera uma pressão negativa no compartimento externo do hemofiltro, proporcional à altura da coluna de ultrafiltrado. A combinação dessa pressão negativa com a pressão positiva exercida pelo sangue determina a PTM e conseqüentemente a velocidade de UF. O fluxo sangüíneo, por sua vez, é determinado pela pressão arterial média, resistência imposta pelo conjunto de vias, capilar e viscosidade sangüínea.

A reposição de fluidos pode ser feita na linha arterial, antes do filtro (CAVH pré-dilucional) ou na linha venosa, após o filtro (CAVH pós-dilucional). A pré-dilucional pode reduzir o fluxo efetivo de sangue e conseqüentemente o "clearance". Por outro lado, a pré-dilucional está associada a taxas consideravelmente menores de coagulação do sistema.

HEMODIAFILTRAÇÃO ARTERIOVENOSA CONTÍNUA

Esta modalidade é muito semelhante à CAVH, porém uma solução de diálise é infundida de maneira contínua no compartimento externo do filtro. Isto adiciona o transporte convectivo ao transporte difusional. Assim, esta modalidade é habitualmente prescrita quando se necessita de "clearances" maiores para se atingir o controle metabólico do paciente.

HEMODIAFILTRAÇÃO VENOVENOSA CONTÍNUA

Existem situações em que a CAVHD é impraticável, quer pela ausência de pressão de perfusão arterial, quer pela dificuldade em se obter um acesso arteriovenoso adequado. Para esses casos, uma variante da CAVHD utilizando um cateter venoso de duplo lúmen posicionado na veia central e um aparelho equipado com bomba de sangue, monitor de pressão venosa e detector de bolhas de ar tem sido usada. Essa técnica é chamada de CVVHD. A introdução de uma máquina moderna operando de forma ininterrupta tem a vantagem de garantir fluxo constante usando um fácil acesso venoso. Por outro lado, a complexidade do funcionamento com os potenciais riscos de acidentes (embolia gasosa) pode causar uma certa apreensão na equipe de enfermagem.

ESCOLHA DO MÉTODO DIALÍTICO

Ao escolher o método dialítico devemos considerar os aspectos relativos à eficiência do método, capacidade de UF, vias de acesso para a diálise e necessidade de anticoagulação. Na tabela A-4, podemos observar a eficiência estimada pelo "clearance" da uréia (PM = 60) de diferentes tipos de diálise. Podemos notar que HD, CAVHD e CVVHD produzem maior depuração de uréia.

Assim, a HD e a CAVHD ou CVVHD são os métodos de escolha para pacientes hipercatabólicos, com elevados níveis de uréia. Por outro lado, quando se faz necessário retirar moléculas maiores, como mediadores imunológicos na SIRS, ou na intoxicação por drogas, a HF e provavelmente a CAVHD se aplicam melhor. É freqüente em alguns centros que não dispõem de CAVHD o uso concomitante de HF e HD. Neste caso, a HF garante a retirada do volume e a HD intermitente, o controle dos níveis de uréia.

Vários fatores relacionados ao acesso da diálise podem interferir com a escolha do método. Obviamente, pacientes com doenças abdominais não-esclarecidas, ou com "peritônio aberto", ou ainda com cirurgia abdominal recente, não devem ser submetidos à diálise peritoneal (DP). Por outro lado, em pacientes com diátese hemorrágica ou que apresentem contra-indicação para heparinização, a DP pode ser o método de escolha. Existem outras situações especiais, como nos pacientes com insuficiência hepática aguda ou crônica, nos quais, apesar de não se ter demonstrado maior sobrevida com a DP, é reconhecida a maior estabilidade do sódio plasmático (melhor controle da hiponatremia) e da glicemia (melhor controle da hipoglicemia) com esse tratamento. Além disso, situações clínicas que envolvem o risco de hipoglicemia (intoxicação por hipoglicemiantes orais), a DP também pode ser indicada. Outra possível indicação especial é no aquecimento interno lento do paciente com hipotermia grave.

Devemos ressaltar que os procedimentos contínuos de HD estão sendo usados com freqüência cada vez maior na UTI. Por outo lado, o maior "clearance" de drogas implica reajuste mais freqüente de dose, principalmente de antibióticos (notadamente a vancomicina e os aminoglicosídeos).

BIBLIOGRAFIA RECOMENDADA

Bell C, Smithies M. Selection of patients for continuous renal replacement therapy. Semin Dial 1996; 9:125-132.

Bellomo R. Choosing a therapeutic modality: hemofiltration vs hemodialysis vs hemodialfiltration. Semin Dial 1996; 9:88-92.

Canaud B, Mion C. Extracorporeal treatment of acute renal failure: Methods, indications, quantified and personalized therapeutic aproach. Adv Nephrol 1995; 24:271-313.

Clark WR, Alaka KJ, Mueller BA, Macias WL. A comparison of metabolic control by continuous and intermitent therapies in acute renal failure. J Am Soc Nephrol 1994; 4:1413-1420.

Clark WR, Mueller BA, Kraus MA, Macias WL. Solute removal in acute renal failure: Prescription and delivery of adequate extracorporeal therapy. Semin Dial 1996; 9:133-139.

Tabela A-4 – "Clearance" de uréia obtido com diferentes métodos dialíticos (modificado de Kaplan et al., 1996).

Prescrição	DP 2 litros/h	HD 3 x 4h/semana	HDI 7 x 4h/semana	CAVH 0,5 litro/h	CAVHD 1 litro/h	CVVHD 2 litros/h
ml/min	16,7	14,3	33,3	6,9	14,2	32
litros/dia	24	21	48	10	21	48
litros/semana	168	144	336	70	144	336

Dorner DB, Stubbs DH, Shadur CA, Flynn CT. Percutaneous subclavian vein catheter hemodialysis-impact on vascular access surgery Surgery 1982; 91:712-715.

Fan PY, Schwab SJ. Vascular access: Concepts for the 1990s. J Am Soc Nephrol 1992; 3.

Favre H, Martin PY, Stoermann C. Anticoagulation in continuous extracorporeal renal replacement therapy. Semin Dial 1996; 9:112-128.

Gillum DM, Dixon BS, Yanover MJ. The role of intensive dialysis in acute renal failure. Clin Nephrol 1986; 25:249-255.

Golper TA, Jacobs AA. Pumps utilized during continuous renal replacement therapy. Semin Dial 1996; 9:119-124.

Henderson L, Besarab A, Michaels A. Blood purification by ultrafiltration and fluid replacement (dialfiltration). Trans ASAIO 1967; 16:216-222.

Kramer P, Wieger W, Rieger J. Arteriovenous haemofiltration: a new and simple method for treatment of overhydrated patients resistant to diuretics. Klin Wochenschr 1977; 55:1121-1122.

Mehta RL, McDonald BR, Aguilar MM, Ward DM. Regional citrate for continuous arteriovenous hemodialysis in critically ill patients. Kidney Int 1990; 38:976-981.

Paganini EP. Slow continuous hemofiltration and slow continuous ultrafiltration. Trans Am Soc Artif Int Org 1988; 34:63-66.

Palevsky PM. Continuous renal replacement therapy component selection: replacement fluid and dialysis solutions. Semin Dial 1996; 9:107-111.

Sang YY, Uldall PR, Blake P, Francoeur R, Hall E, Besley M. Continuous venovenous hemodialysis (CVVHD) in the management of complicated renal failure. J Cannt Spring 1990; 18-19.

Schneider NS, Geronemus RP. Continuous arteriovenous hemodialysis. Kidney Int 1988; 33:159-162.

Sigler MH, Manns M. Membranes and devices used in continuous renal replacement therapy. Semin Dial 1996; 9:98-106.

Sigler MH, Teehan BP, van Valkenburgh D. Solute transport in continuous hemodialysis: a new treatment for acute renal failure. Kidney Int 1987; 32:561-571.

Tominaga GT, Ingegno M, Ceraldi C, Waxman K. Vascular complications of continuous arteriovenous hemofiltration in trauma patients. J Trauma 1993; 35:285-258.

Tominaga GT, Ingegno MD, Scannell G, Pahl MV, Waxman K. Continuous arteriovenous hemodiafiltration in postoperative and traumatic renal failure. Am J Surg 1993; 166:612-615.

Uldall R. Vascular access for continuous renal replacement therapy. Semin Dial 1996; 9:93-97.

Wendon J, Smithies M, Sheppard M, Bullen K, Tinker J, Bihari D. Continuous high volume veno-venous hemofiltration in acute renal failure. J Intensive Care Med 1989; 15:358-363.

9

DIÁLISE PERITONEAL AMBULATORIAL CONTÍNUA

ROBERTO F. S. PECOITS FILHO
MIGUEL CARLOS RIELLA

INTRODUÇÃO

A diálise peritoneal ambulatorial contínua (CAPD) é um método que usa o peritônio como membrana semipermeável. A diálise peritoneal (DP) adequada mantém o paciente portador de insuficiência renal crônica sem sintomas por meio da reposição parcial da função desempenhada pelos rins saudáveis. A diálise remove solutos acumulados no sangue, como uréia, creatinina, potássio, fosfato e água para o dialisado infundido na cavidade peritoneal. A membrana peritoneal, funcionando como um equivalente "natural" do capilar de hemodiálise, regula a troca de água e solutos entre os capilares do interstício e o líquido de diálise.

HISTÓRIA

A experiência inicial no tratamento da uremia pela diálise peritoneal ocorreu em 1923 com a instilação na cavidade peritoneal de uma solução salina para o manejo de um paciente com insuficiência renal aguda. Foi, no entanto, apenas em 1962 que Boen et al., em Seattle, relataram a tentativa de uso da diálise peritoneal no manejo da insuficiência renal crônica. Peritonites e aderências que bloqueavam a via de introdução do cateter foram responsáveis pelo insucesso do programa. Em 1976, Popovich et al. submeteram à *American Society for Artificial and Internal Organs* um resumo da "diálise peritoneal equilibrada", denominação modificada em 1978 para "diálise peritoneal ambulatorial contínua". Inicialmente, aplicou-se a técnica nos Estados Unidos utilizando frascos de vidro, mas foram Oreopoulos et al. em 1978 que, por meio da disponibilidade da solução de diálise em bolsas plásticas no Canadá, tornaram a técnica mais fácil e com menor incidência de peritonites.

ANATOMIA DO PERITÔNIO

O peritônio é uma membrana serosa que recobre as vísceras, forma o mesentério que fixa as alças intestinais e estende-se pela parede abdominal, cobrindo-a totalmente. Delimita um espaço fechado que normalmente contém 100ml de um líquido lubrificador. Uma camada única de células mesoteliais, tecido conjuntivo, vasos sangüíneos e linfáticos formam a estrutura da membrana, que possui uma área total equivalente à superfície cutânea.

FISIOLOGIA PERITONEAL

O processo de transporte de água e solutos ocorre de duas maneiras diferentes: difusão (transporte de soluto induzido por gradiente de concentração da substância) e convecção (indução de ultrafiltração mediante agente osmótico, geralmente glicose). O processo inicia-se com a infusão do líquido de diálise, sendo que íons e pequenas moléculas se difundem mais rapidamente que moléculas maiores, como as proteínas. Recentemente, foi demonstrada a presença de canais especiais para a passagem de água. Cada indivíduo apresenta membranas com características de permeabilidade diferentes, determinadas principalmente pelo número de vasos do interstício peritoneal. A determinação da permeabilidade é importante do ponto de vista clínico, pois define a modalidade de tratamento mais adequada a cada paciente. Um teste simples, barato e não-invasivo é o de equilíbrio peritoneal (PET), que nos fornece informações seguras e valiosas a partir da relação entre creatinina plasmática e dialisado no decorrer de 4 horas de tempo de permanência da solução na cavidade, bem como a concentração de glicose no dialisado com o passar do mesmo tempo.

INDICAÇÕES E CONTRA-INDICAÇÕES

Por ser tratamento que necessita de dedicação do paciente e familiares ao método, preferencialmente deve haver uma decisão conjunta entre a equipe médica, o paciente e os familiares. Condições de educação, higiene e moradia devem ser avaliadas por equipe multidisciplinar e serão determinantes no sucesso do tratamento. Respeito ao estilo de vida e condição de alcançar níveis de diálise adequados fazem parte da decisão de se tratar um paciente com DP. O quadro A-12 mostra as principais indicações e contra-indicações de DP.

Quadro A-12 – Indicações e contra-indicações de DP.

Indicações
Paciente que prefere DP à HD
Pacientes que não toleram HD (insuficiência cardíaca e coronariana, dificuldade de acesso vascular)
Contra-indicações absolutas
Perda documentada da função peritoneal
Aderências que limitem o implante ou fluxo do dialisado
Na ausência de assistente, incapacidade física ou mental de realizar trocas
Defeitos mecânicos não-passíveis de correção que aumentem risco de infecção ou impeçam DP efetiva (hérnia abdominal ou diafragmática irreparável, extrusão de bexiga)
Contra-indicações relativas
Corpo estranho intra-abdominal implantado recentemente (prótese vascular, "shunt" ventriculoperitoneal)
Vazamentos peritoneais
Intolerância a volumes necessários para alcançar adequação
Doença intestinal inflamatória ou isquêmica
Infecção de pele ou parede abdominal
Obesidade mórbida
Desnutrição grave
Diverticulite freqüente

Adaptado do Dialysis Outcomes Quality Initiative – DOQI, 1997.

ACESSO

Os cateteres para DP são compostos de um tubo de borracha siliconizada e anéis de dacron para a aderência no tecido subcutâneo. Após o implante, o cateter possui três segmentos funcionais diferentes: a) intraperitoneal, com vários furos para permitir a infusão e a drenagem de dialisado; b) intramural, consiste de anéis ao longo do túnel que impedirão vazamentos e propagação de infecção; c) externo, com fácil conexão ao sistema de infusão de solução. Vários modelos de cateter têm sido desenvolvidos, na tentativa de se alcançar a mais adequada cicatrização do orifício de saída, mínimos problemas de deslocamento, obstrução ou vazamento. Em nosso centro, temos utilizado com bons resultados o *Swan Neck Missouri* (Fig. A-9), com dois anéis de dacron (sendo o interno acompanhado de um disco e uma esfera plástica que propiciam menor índice de vazamentos). O segmento intramural é curvo, direcionando o segmento intraperitoneal caudalmente (evitando deslocamentos) e voltando o orifício de saída para baixo (facilitando a drenagem de secreções e depósitos).

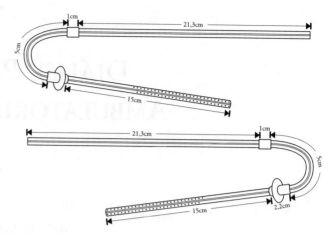

Figura A-9 – Cateter *Swan Neck Missouri*.

IMPLANTE DO CATETER

Para cateteres de longa permanência, temos preferido a colocação em ambiente cirúrgico. A técnica de inserção é variável, de acordo com o centro, e influenciada de maneira importante pela prática cirúrgica local. Um cirurgião experiente ou nefrologista com formação e especial interesse em implantação de cateter são grandes trunfos de um programa de DP.

PREPARO PRÉ-IMPLANTE

O local de inserção e a localização do túnel devem ser definidos antes da cirurgia, levando em conta tamanho e forma do abdome, cicatrizes, linha da cintura e preferência do paciente. Hérnias devem ser reparadas no mesmo momento cirúrgico. Antibioticoterapia profilática deve ser instituída. Usamos cefalosporina de segunda geração 1 hora antes do implante. Esvaziamento vesical e preparo intestinal são realizados antes da cirurgia. Anestesia local, com ou sem benzodiazepínicos, via oral, é recomendadas.

PERÍODO PÓS-IMPLANTE

Irrigação com líquido de diálise é feita ainda no centro cirúrgico, até o clareamento do drenado. Radiografia de rotina deve ser realizada para documentar o posicionamento. Obstipação pode provocar dificuldades de drenagem, devendo ser combatida com laxantes.

PERÍODO DE ADAPTAÇÃO

Durante este período ocorre cicatrização da ferida e selamento da cavidade peritoneal, sendo portanto um período crítico para o prognóstico do cateter. De preferência, evita-se diálise nos primeiros 10-15 dias, prevenindo mobilização precoce do cateter e vazamentos. O curativo cirúrgico, a não ser que molhado ou sanguinolento, deve ser mantido até o sétimo dia, quando é trocado pelo enfermeiro de CAPD. Até o início da diálise, procedem-se irrigações semanais.

MODALIDADES DE DP

As técnicas atuais de diálise peritoneal utilizam infusão e, após períodos variados, drenagem da solução pelo cateter intraperitoneal (Fig. A-10). A prescrição de diálise inclui método (manual ou automatizado), regime (intermitente ou contínuo), volume de dialisado e dose de diálise. A automatização da DP foi um avanço na área por proporcionar melhor qualidade de vida e conforto, bem como propiciar melhores "clearances", sem aumento do tempo dedicado às trocas. A cicladora (Fig. A-11) realiza trocas seguindo a programação baseada nas necessidades dos pacientes, tornando possível a diálise automatizada noturna. Outra opção recente é o mecanismo de troca noturna (Fig. A-12), pequena máquina que realiza uma troca no meio da noite, totalmente automática. O volume de solução usado está entre 2 e 3 litros por troca. A dose varia entre 48 e 105 litros por semana. A maior parte dos nossos pacientes parece alcançar diálise adequada com 4 trocas de 2,5 litros, totalizando 70 litros por semana. O quadro A-13 mostra as modalidades de DP mais usadas.

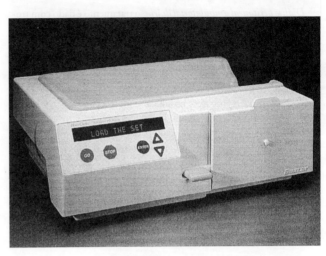

Figura A-11 – Máquina cicladora para diálise peritoneal automatizada.

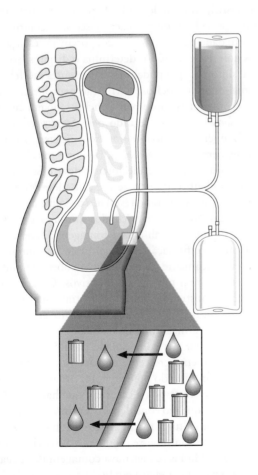

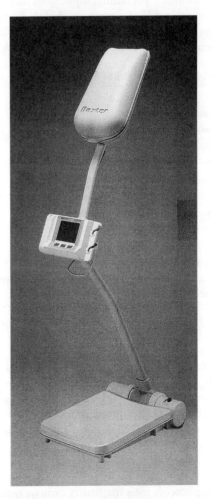

Figura A-10 – Corte transverso da cavidade peritoneal demonstrando a infusão de líquido de diálise e remoção de água e solutos.

Figura A-12 – Máquina usada para realização de troca noturna automatizada.

Quadro A-13 – Modalidades de DP.

Modalidades intermitentes	Modalidades contínuas
Diálise peritoneal ambulatorial diária: o tratamento é dado com trocas freqüentes durante o dia a cada 3 ou 4 horas. Antes de dormir, o dialisado é drenado para evitar o longo tempo de permanência da noite. É indicado para pacientes com dificuldade de ultrafiltração por alta permeabilidade determinada pelo PET	*Diálise peritoneal ambulatorial contínua*: três trocas durante o dia e uma antes de deitar, feitas manualmente. O volume e a concentração de glicose são definidos pelas necessidades específicas de cada paciente. Adequada para a maior parte dos pacientes em diálise
Diálise peritoneal intermitente: o tratamento é dado durante cerca de 24 horas, em ambiente hospitalar com trocas a cada 1-2 horas, duas vezes por semana (40 a 60 litros). No período entre as diálises, fica com o abdome seco. Indicado para paciente com alta permeabilidade de membrana e função renal residual significativa	*Diálise peritoneal automatizada contínua*: trocas feitas pela cicladora durante a noite se seguem de um longo ciclo durante o dia. Bom método para pacientes que necessitam estar em cicladora, mas não têm como realizar trocas durante o dia
Diálise peritoneal noturna: a diálise é realizada por meio de uma cicladora enquanto o paciente dorme, em um período entre 8 e 12 horas. Durante o dia o abdome fica vazio. Para pacientes com área de superfície corporal alta e sem função renal residual, pode ser necessária uma ou duas trocas durante o dia	*Outras modalidades*: recentemente foi desenvolvido um mecanismo automático para a realização de uma troca extra no meio da noite. Também iniciou o uso de trocas extras durante o dia com auxílio da mesma máquina que realiza trocas noturnas, sempre visando alcançar maior depuração e ultrafiltração

ADEQUACIDADE

O principal objetivo da diálise deve ser o de manter o paciente sem sintomas e prevenir complicações da uremia, provendo tanto mais diálise quanto possível de acordo com os parâmetros econômicos e de estilo de vida. Os indicadores de diálise adequada estão resumidos no quadro A-14.

Quadro A-14 – Índices clínicos e laboratoriais de diálise adequada.

Clínicos
Paciente se sente bem
Pressão arterial controlada
Bom balanço hídrico
Ausência de perda de peso, apetite, sono, disposição
Laboratoriais
Creatinina sérica entre 12 e 15mg/dl
Cálcio, fósforo e magnésio normais
Velocidade de condução nervosa normal
Albumina sérica normal
Índices de adequacidade
"Clearance" de creatinina peritoneal acima de 60 litros/semana
Kt/V acima de 2

COMPLICAÇÕES

O implante e a manutenção do cateter na cavidade peritoneal, a presença de uma solução bioincompatível (hiperosmolar e com pH ácido) e o uso do peritônio como membrana semipermeável podem propiciar o aparecimento de complicações infecciosas, mecânicas e metabólicas, que discutiremos a seguir.

COMPLICAÇÕES INFECCIOSAS

São as complicações mais freqüentes e causas comuns de retirada de cateter, transferência de pacientes para a hemodiálise, óbitos e uso de antibióticos.

Peritonite

É a mais comum das complicações infecciosas. O diagnóstico é feito a partir dos dados clínicos de dor abdominal, líquido turvo, contagem de células do dialisado acima do 100 leucócitos/μl, com predomínio de polimorfonucleares e demonstração de bactéria por bacterioscopia. A cultura positiva é outro dado para o diagnóstico, porém a presença de pelo menos dois desses critérios determina o diagnóstico. Outros sinais e sintomas que podem estar presentes são febre, calafrios, mal-estar, leucocitose e irritação peritoneal. Em nosso meio, o germe mais comumente encontrado em culturas foi o *Staphylococcus aureus*, seguido pelo *Staphylococcus epidermidis*. Também são encontrados *Enterobacter, Streptococcus, Klebsiella, Serratia, Pseudomonas,* fungos e micobactérias. O tratamento da peritonite idealmente deve basear-se nos resultados da identificação do germe causador. Porém, dificilmente poderemos esperar o resultado da cultura para iniciarmos o tratamento. Com o início dos sintomas, deve-se encaminhar o líquido de diálise para contagem diferencial de células. Com a confirmação do diagnóstico, iniciamos o tratamento empiricamente, tentando uma cobertura antibiótica para germes Gram-positivos e negativos. Os aminoglicosídeos têm-se mostrado eficazes como tratamento das infecções por Gram-negativos. Já a escolha de um antibiótico para Gram-positivo é mais difícil. A vancomicina foi usada por muito tempo por sua comodidade posológica e eficiência, mas o aparecimento crescente de bactérias resistentes a este antibiótico tem causado preocupação. Atualmente, a vancomicina deve ser reservada a casos em que haja resistência às cefalosporinas, que são consideradas a primeira escolha. Após o resultado da cultura, mantém-se o antibiótico eficaz por 7 a 10 dias e descontinua-se o outro. A ausência de resposta clínica após 72 horas requer nova contagem de células. Se o tratamento não surtir efeito em 96 horas, a retirada do cateter deve ser questionada. Pode ocorrer recorrência da peritonite pelo mesmo germe causador (retorno de sinais e sintomas em quatro semanas). Neste caso, é comum a formação de uma película de fibrina com bactérias (biofilme), que causa resistência ao tratamento.

Infecção de saída de cateter

As infecções do local de saída do cateter e túnel são também bastante freqüentes. Ao contrário das peritonites, os índices não mostram mudança importante com o desenvolvimento de novos cateteres e técnicas, mantendo-se em nossa experiência ao redor de 0,6 episódio/paciente/ano. Para a redução das infecções, três pontos são importantes:

1. o desenho do cateter deve oferecer boa adaptação intra e extra-abdominal;
2. cuidados na implantação, principalmente a hemostasia meticulosa, evitam a colonização bacteriana e garantem boa cicatrização;
3. cuidados no período de cicatrização.

Infecções entéricas por *Pseudomonas* não são incomuns e estão associadas com alta morbidade. Como primeira escolha, usamos cefalosporinas de primeira geração, empiricamente. Após o resultado da cultura, o antibiótico é ajustado, se necessário. Em caso de má resposta ao tratamento após duas semanas, a raspagem da banda externa ou a troca do cateter deve ser considerada.

COMPLICAÇÕES MECÂNICAS

Hérnias – causadas pelo aumento da pressão intra-abdominal. Era uma complicação infreqüente, mas sua incidência deve aumentar com o uso de volumes maiores para alcançar os novos índices de adequacidade. Hérnias diafragmáticas podem causar hidrotórax.

Dor abdominal – queixa freqüente de pacientes em CAPD durante o início do tratamento. Provavelmente relacionada a pH ácido da solução e hipertonicidade. Dor em ombro pode ser referida e reflexa da parede diafragmática. Dor lombar é geralmente relacionada às mudanças de postura relacionada à sobrecarga de peso no abdome.

Drenagem inadequada – representa o deslocamento do cateter para flancos ou hipocôndrios e obstrução da via de saída (por fibrina, omento e loculação da cavidade). O uso de laxativos pode recolocar o cateter em posição sem necessidade de procedimento cirúrgico. Estreptoquinase pode remover trombos de fribrina.

COMPLICAÇÕES METABÓLICAS

Hiperglicemia – complicação freqüente, causada pelo uso da glicose como agente osmótico. Há absorção de glicose para a circulação, em muito aumentada durante os episódios de peritonite. Em diabéticos, o controle merece especial atenção. Insulina intraperitoneal pode ser usada para o manejo de hiperglicemia.

Obesidade – comum entre os pacientes de CAPD, pela absorção de calorias (500 a 600kcal/dia) do banho de diálise. A dieta deve ser manejada para evitar o ganho excessivo de peso.

Hipertrigliceridemia – dislipidemia mais comum dos pacientes, também relacionada à absorção exagerada de glicídios. Orientação dietética e agentes hipolipidemiantes em doses ajustadas (gemfibrozil) podem ser usados. Se houver hipercolesterolemia coadjuvante, a melhor opção são as estatinas.

Osteodistrofia – suplementação de cálcio deve ser mantida para a prevenção de hiperparatireoidismo secundário. Banhos com baixa concentração de cálcio podem evitar a hipercalcemia, comum em CAPD. Outra alteração comum é a doença óssea adinâmica, com níveis baixos de PTH.

COMPARAÇÃO ENTRE DIÁLISE PERITONEAL E HEMODIÁLISE

A comparação entre DP e HD tem sido motivo de muitos estudos. Após a correção de discrepâncias entre as populações, principalmente em relação à idade e à presença de diabetes, a sobrevida dos pacientes tem sido comparável. Em diabéticos, consegue-se melhor controle glicêmico com DP e, em pacientes hemodinamicamente instáveis, remoção de líquido mais constante, podendo significar benefício do método em comparação à HD.

CONCLUSÃO

É inegável o papel da diálise peritoneal como alternativa de tratamento dialítico, principalmente no tratamento de pacientes que necessitam de maior liberdade compatível com seu estilo de vida, bem como nos pacientes incapacitados de realizar HD. Com a introdução de novos conceitos de adequação de diálise, novos sistemas de trocas e introdução de cicladoras como opção de modalidade, diminuindo as complicações relacionadas ao método, os resultados do tratamento devem continuar alcançando melhora e a popularidade do método pode-se expandir ainda mais.

BIBLIOGRAFIA RECOMENDADA

Advances in Peritoneal Dialysis. Yearly publication of selected papers from the Annual Conference on Peritoneal Dialysis, Toronto Publishers.

D'Avila DO, Figueiredo AE. Métodos de Depuração Extra-Renal: Hemodiálise, Diálise Peritoneal e Novas Técnicas. In Riella, MC (ed), Princípios de Nefrologia e Distúrbios Hidroeletrolíticos, 3ª ed., Rio de Janeiro, Guanabara Koogan, 1996; 48:607-645.

Fenton SSA et al. Hemodialysis Versus Peritoneal Dialysis: A Comparison of Adjusted Mortality Rates. Am Kidney Dis 1997; 30:334-342.

Khanna R, Nolph KD, Oreopoulos DG. The essentials of peritoneal dialysis. Netherlands, Kluwer Academic, 1st ed., 1993.

Nolph KD (ed). Peritoneal dialysis. Kluwer Academic, Netherlands, 3rd ed., 1989.

Peritoneal Catheter Exit-site Morphology and Pathology: Prevention, Diagnosis, and Treatment of Exit-site Infections, Peritoneal Dialysis International, Volume 16, Supplement 3, 1996.

Peritoneal Dialyisis, Related Peritonitis Treatment Recommendations: 1996 Update.

Peritoneal Dialysis International, Volume 16, Number 6, November-December, 1996.

Peritoneal Dialysis, Kidney International Supplement No. 56, November 1996.

Twardowski ZJ. Clinical value of standardized equilibrium tests in CAPD patients. Blood Purif 1989; 7:95-108.

10

SÍNDROME NEFRÓTICA

•

VIKTÓRIA WORONIK
RUI TOLEDO BARROS

CONCEITO

A síndrome nefrótica (SN) é um quadro clínico e laboratorial caracterizado pela proteinúria acima de 3,5g/24 horas/1,73m² de área corporal, hipoalbuminemia, edema e, freqüentemente, hiperlipidemia. As causas predominantes de síndrome nefrótica são as doenças glomerulares, ou glomerulopatias, responsáveis por aproximadamente metade dos pacientes que evoluem para insuficiência renal crônica terminal. Além da síndrome nefrótica, as glomerulopatias também podem-se manifestar mediante outras quatro grandes síndromes:

– Síndrome nefrítica: de início abrupto, caracterizada por edema, hipertensão, hematúria e disfunção renal leve ou moderada.
– Síndrome da glomerulonefrite rapidamente progressiva: de início mais insidioso, com perda rápida e progressiva da função renal.
– Síndrome da hematúria e/ou proteinúria assintomáticas.
– Síndrome da glomerulonefrite crônica: há perda progressiva da função renal, hipertensão, proteinúria e hematúria variáveis.

Quadro A-15 – Classificação das doenças que causam síndrome nefrótica em pacientes adultos.

Doenças glomerulares primárias
Glomerulopatia de lesões mínimas
Glomerulonefrites mesangiais (IgA, IgM, C1q)
Glomeruloesclerose focal e segmentar
Glomerulonefrite membranosa
Glomerulonefrite membranoproliferativa
Glomerulonefrite fibrilar ou imunotactóide
Doenças glomerulares secundárias
Doenças imunológicas: lúpus, vasculites sistêmicas
Doenças metabólicas: diabetes, amiloidose
Infecções: hepatites B e C, HIV, endocardite bacteriana, hanseníase, esquistossomose, malária
Neoplasias: adenocarcinomas, linfomas
Alérgenos e venenos: doença do soro, picada de abelha
Medicamentos: sais de ouro, penicilamina, lítio, captopril, antiinflamatórios não-hormonais

Estas síndromes clínicas, assim como a síndrome nefrótica, podem ocorrer tanto como manifestações de glomerulopatias primárias, quanto naquelas ditas secundárias, ou associadas a doenças multissistêmicas, infecções, drogas e doenças hereditárias. A divisão por síndromes clínicas não é rígida, podendo ocorrer diversas superposições. No quadro A-15 estão relacionadas as doenças que cursam com síndrome nefrótica.

No quadro clínico da síndrome nefrótica serão discutidos em maior detalhe os seus principais componentes: a proteinúria, o edema e a hiperlipidemia.

PROTEINÚRIA

A proteinúria da síndrome nefrótica é decorrente de uma alteração da permeabilidade glomerular às proteínas plasmáticas. É importante lembrar que a parede do capilar glomerular, com seu endotélio, membrana basal e epitélio, funciona como uma barreira à passagem de macromoléculas, selecionando-as pelo tamanho e carga. Assim, tomando-se como exemplo a albumina, com raio molecular de 36Å(Angstroms) e carregada negativamente, constatamos que é muito pouco filtrada em situação normal, porém mais filtrada do que a gamaglobulina, com tamanho muito maior e também carregada negativamente. Nas doenças renais em que há alteração da estrutura do capilar glomerular, aparecem "poros" maiores e perda das cargas estruturais da membrana, permitindo uma passagem maior de proteínas habitualmente presentes no sangue: albumina, globulinas, transferrina etc. A proteína mais perdida na urina é a albumina, por estar presente em maior quantidade no plasma, porém, as globulinas também são excretadas em algumas doenças. A relação de proteínas de baixo peso para alto peso molecular na urina depende da seletividade da membrana. Assim, uma proteinúria altamente seletiva consiste, predominantemente, na presença de proteínas de baixo peso molecular (albumina, transferrina) na urina, enquanto uma proteinúria de baixa seletividade consiste na presença urinária de proteínas de alto peso molecular, além da própria albumina. Desta forma, é comum a perda de proteínas transportadoras de hormônios, como o colecalciferol, levando à deficiência de vitamina D, de transferrina, levando à anemia hipocrômica, de inibidores da coagulação, levando às tromboses etc.

REPOSIÇÃO PROTÉICA

Dietas ricas em proteínas não são recomendadas, pois, além de não levarem ao aumento do nível de albumina plasmática, trazem como agravante um possível aumento da pressão hidrostática intraglomerular e, com isto, progressão da glomerulopatia. Recomenda-se o uso de dieta normoprotéica ou modestamente hipoprotéica (0,8g/kg/dia), particularmente em pacientes com perda de função renal. Suplementação vitamínica, por exemplo, de vitamina D poderá ser desejável, desde que diagnosticada sua deficiência, pelos sinais de raquitismo ou osteomalácia.

EDEMA

O edema está sempre presente na síndrome nefrótica, de intensidade variável. Admite-se que a hipoalbuminemia secundária à proteinúria confere ao plasma menor pressão coloidosmótica e, portanto, diminuição da volemia, que desencadeia hiperaldosteronismo secundário e, desta forma, maior reabsorção de sódio e água, que se acumulam como edemas. Este mecanismo clássico de formação de edemas na SN enfrenta algumas críticas: 1. a hipovolemia não é um achado constante em pacientes nefróticos; geralmente, é normal (50%) e baixa em apenas 30% dos pacientes; 2. a renina e a aldosterona não estão habitualmente aumentadas na SN; 3. não há correlação entre os níveis de hiponcoticidade plasmática e a intensidade dos edemas. Diante dessas críticas, surgiu uma outra teoria para explicar a gênese dos edemas na SN: haveria um estímulo primário renal e de natureza ainda desconhecida que promoveria a reabsorção tubular aumentada de sódio e água. Esta teoria tem sido comprovada em animais de experimentação com nefropatia proteinúrica unilateral, que apenas retém sódio no lado do rim lesado.

TRATAMENTO DO EDEMA

O tratamento do edema nefrótico deve ser feito com restrição do sal da dieta e, preferencialmente, com diuréticos de alça. Estas substâncias, na corrente sangüínea, são ligadas à albumina; no rim, são captadas pelas células do túbulo proximal e secretadas para a luz tubular, onde vão agir. Na SN, devido à hipoalbuminemia, parte do diurético que atinge a corrente sangüínea não se liga à albumina e se difunde para o interstício, diminuindo assim sua concentração plasmática. Atingindo a luz tubular, liga-se à albumina aí presente, inibindo sua ação. Tendo em vista estes motivos, estas substâncias, como a furosemida, tem menor ação no paciente nefrótico. Preferencialmente, devem ser utilizadas doses elevadas do diurético, uma ou duas vezes ao dia, evitando-se pequenas doses várias vezes ao dia. Outro meio para se tentar aumentar a ação do diurético de alça é a utilização de tiazídicos, que agem no túbulo distal. O uso de albumina humana raramente provoca aumento da natriurese; seu principal efeito no nefrótico é aumentar a proteinúria, sendo totalmente eliminada na urina em 48 horas. Em situações especiais, nos poucos pacientes que desenvolvem hipovolemia efetiva, os expansores de volume, tais como a albumina, o plasma e o dextran, podem estar indicados após avaliação cuidadosa.

HIPERLIPIDEMIA

Freqüentemente, os estados nefróticos são acompanhados de hiperlipidemia, que tem correlação linear negativa com os níveis de albumina plasmática: o colesterol plasmático, por exemplo, é tanto mais elevado quanto menor for o valor da albumina sérica. A hipoalbuminemia constitui-se em estímulo para o aumento da síntese protéica pelo fígado, o que leva à maior síntese de lipoproteínas de baixa densidade (LDL) e de muito baixa densidade (VLDL); como as primeiras são transportadoras de colesterol e as segundas de triglicerídeos, ocorre hipercolesterolemia e hipertrigliceridemia. Na SN persistente, é bastante possível que as alterações lipídicas sejam agravantes ou lesivas para o sistema cardiovascular, porém, a relação risco-benefício do uso de drogas antilipêmicas ainda não foi demonstrada. De qualquer forma, em situações especiais, de maior risco para a ateromatose, pode-se utilizar a lovastatina, inibidor da hidroximetilglutaril-redutase da coenzima-A, na dose de 20 a 40mg/dia, tomando-se o cuidado para a eventual ocorrência de lesão muscular e rabdomiólise.

GLOMERULOPATIAS PRIMÁRIAS COM SÍNDROME NEFRÓTICA

GLOMERULOPATIA DE LESÕES MÍNIMAS

É mais freqüente em crianças, ocorrendo em 5-20% dos adultos com SN. Quadro clínico com edemas, normotensão e proteinúria intensa, com sedimento urinário normal. O tratamento com corticóide é altamente eficaz, as recidivas são freqüentes, sem haver, entretanto, progressão para a insuficiência renal crônica. Nos casos corticodependentes, ou recidivantes freqüentes, recomenda-se o tratamento com imunossupressores (ciclofosfamida ou ciclosporina).

GLOMERULOESCLEROSE FOCAL E SEGMENTAR

É a mais prevalente das glomerulopatias causadoras de SN, especialmente em adultos jovens. Podem ocorrer hipertensão, hematúria e disfunção renal, de modo variável. A resposta a corticoterapia ocorre em apenas 30 a 40% dos pacientes, havendo forte tendência de evolução para a insuficiência renal crônica. Os agentes imunossupressores estão indicados em situações especiais, após cuidadosa avaliação do quadro clínico e histológico.

GLOMERULONEFRITE MEMBRANOSA

Ocorre em aproximadamente 20% dos pacientes com SN. Acomete todas as idades, com maior prevalência na faixa etária acima dos 50 anos de idade, em que é descrita associação com neoplasias sólidas. O quadro clínico costuma ser benigno, eventualmente com hipertensão discreta e pequenas alterações da função renal. Remissão espontânea pode chegar até a 50% dos pacientes, ao longo de 5-10 anos. O tratamento com corticóides costuma ser ineficiente; imunossupressores alquilantes e ciclosporina têm indicação discutível, possivelmente nos grupos de pacientes com alto risco para o desenvolvimento da falência renal.

GLOMERULONEFRITE MEMBRANOPROLIFERATIVA

Ocorre em 15% dos pacientes com SN, em todas as faixas etárias, com maior incidência em adultos jovens. O quadro clínico inicial pode-se traduzir por síndrome nefrítica, evoluindo a seguir com proteinúria nefrótica, hipertensão, hematúria, hipocomplementemia e perda progressiva da função renal. Em casuísticas recentes, tem sido freqüente a associação com vírus C e crioglobulinemia. Não há qualquer forma de tratamento eficaz, podendo ser indicado o uso de antiagregantes plaquetários e antiinflamatórios não-hormonais; o controle estrito da hipertensão é obrigatório.

Em resumo, a síndrome nefrótica constitui um importante grupo de doenças renais, que interessa a clínicos, pediatras e nefrologistas. Seu diagnóstico é relativamente simples, chamando a atenção a presença do edema generalizado, da proteinúria maciça, da hipoalbuminemia e da hiperlipidemia. Suas maiores complicações são a desnutrição por espoliação protéica, os fenômenos tromboembólicos e as infecções. A biópsia renal é uma etapa imprescindível, exceto em crianças, no planejamento terapêutico e na avaliação prognóstica de cada entidade clínico-patológica.

BIBLIOGRAFIA RECOMENDADA

Carvalho MFC, Franco MF, Soares VA. Glomerulonefrites primárias. In Riella MC (ed).Princípios de nefrologia e distúrbios hidroeletrolíticos. Rio de Janeiro, Guanabara Koogan, 1996, p 287-303.

Cruz HMM, Cruz J, Pena DO, Marcondes M. Prevalence of adult primary glomerular diseases: retrospective analysis of 206 kidney biopsies. Rev Hosp Clin Fac Med S Paulo 1996; 51:3-6.

Glassock RJ. Primary glomerular disease. In Brenner BM, Rector FC (ed). The kidney. Philadelphia, WB Saunders, 1996, p 1392-1497.

Humphreys MH. Mechanisms and management of nephrotic edema. Kidney Int 1994; 45:266-281.

Ordonez JD, Hiatt RA, Killebrew EJ, Fireman BH. The increased risk of coronary heart disease associated with nephrotic syndrome. Kidney Int 1994; 44:638-642.

Passerini P, Ponticelli C. Nephrotic syndrome. In Suki WN, Massry SG (ed). Therapy of renal diseases and related disorders. Kluwer Academic Publishers, Boston, 1997, p 413-428.

Woronik V. Fisiopatologia do edema nefrótico. In Cruz J, Barros RT, Suassuna JHR, Heilberg IP, Gouvea-Filho WL (eds). Atualidades em nefrologia-3. São Paulo, Editora Sarvier, 1994, p 22-27.

11

NEFROTOXICIDADE POR DROGAS
ANTIBIÓTICOS E ANTIVIRAIS

•

Maria de Fátima Vattimo
Oscar Fernando Pavão dos Santos
Nestor Schor
Mirian Aparecida Boim

ANTIBIÓTICOS

AMINOGLICOSÍDEOS

Os antibióticos aminoglicosídeos (neomicina, gentamicina, tobramicina, amicacina e netilmicina) são agentes bactericidas de extrema eficácia nas infecções por Gram-negativos que apresentam a nefrotoxicidade como seu mais importante efeito colateral. Uma vez que se ligam muito pouco a proteínas plasmáticas, os aminoglicosídeos são livremente depurados e excretados por filtração. O baixo peso molecular determina menor afinidade pelas proteínas plasmáticas, facilitando a excreção renal, por suas características policatiônicas, e tornando os amiglicosídeos drogas de baixa absorção oral e de fraca penetração no líquor, em situação de barreira hematoliquórica íntegra.

A insuficiência renal aguda (IRA) pelos aminoglicosídeos apresenta incidência elevada, atingindo aproximadamente 20% dos pacientes submetidos a essa terapêutica, podendo essa incidência chegar a níveis alarmantes de 50% quando instituídas terapias mais prolongadas com essas drogas (mais de duas semanas).

Classicamente, o espectro clínico da toxicidade renal pelos aminoglicosídeos apresenta pelo menos seis aspectos característicos:

1. IRA não-oligúrica.
2. Disfunção tubular proximal.
3. Hipomagnesemia.
4. Hipocalcemia.
5. Hipocalemia.
6. Recuperação lenta da função renal.

Mais freqüentemente, a elevação da creatinina ocorre nas fases finais da administração desses antibióticos, ou mesmo após a interrupção da droga. A suspensão da terapia habitualmente está associada a melhora progressiva da função renal. Entretanto, a presença de insuficiência renal crônica prévia pode determinar a necessidade de diálise após o tratamento com aminoglicosídeos. O espectro clínico da nefrotoxicidade pelos aminoglicosídeos foi revisado recentemente.

Além dos distúrbios metabólicos apresentados, deve-se avaliar a função tubular proximal. Essas alterações tubulares podem-se manifestar por enzimúria, aminoacidúria, glicosúria e proteinúria leve, enquanto o exame de urina tipo I pode revelar apenas cilindrúria e leucocitúria leves. IRA não-oligúrica é o habitual, devendo-se pensar em outros fatores complicadores (sepse, isquemia etc.) na situação de oligúria importante.

A nefrotoxicidade é, entretanto, o resultado da associação de vários fatores de degeneração da função renal. As injeções múltiplas de aminoglicosídeos são responsáveis por maior acúmulo tecidual da droga quando comparadas às terapias de infusão única. Além disso, a coexistência de fatores como lesão renal prévia, estados de depleção de água, depleção de sódio e potássio, endotoxemia ou choque, idade avançada, uso de diuréticos, obesidade e doença hepática podem elevar a toxicidade renal. A combinação de aminoglicosídeos com outros agentes nefrotóxicos como, por exemplo, contrastes radiológicos parece potencializar o efeito nefrotóxico desses fármacos.

A configuração da molécula da droga também determina diferenciação do ponto de vista de toxicidade, de tal maneira que um maior número de grupos amina na sua constituição confere ao fármaco maior toxicidade sobre o rim. Dessa forma, tanto clínica quanto experimentalmente, verifica-se maior toxicidade renal da gentamicina quando comparada com a tobramicina. Além disso, a dose utilizada, o intervalo de administração e a duração do tratamento são dados importantes que em associação com a rigorosa determinação do nível de pico da dose e do seu nadir sérico são úteis no momento de se definir uma estratégia de tratamento com menores riscos, embora outros estudos tenham demonstrado a ausência de correlação entre esses fatores e a toxicidade renal. Recentemente, a adoção de doses diárias únicas tem sido apresentada como alternativa terapêutica no sentido de reduzir o risco nefrotóxico. Porém, não há ainda consenso a respeito dessa manobra terapêutica e é necessário um melhor estudo das circunstâncias clínicas nas quais a dose única é apropriada.

O túbulo proximal tem a capacidade de concentrar os aminoglicosídeos diversas vezes, diferentemente do distal. Desse modo, o aminoglicosídeo que foi livremente filtrado atinge as células do túbulo proximal, tanto por pinocitose (pelo lado luminal) quanto por captação (pelo lado basolateral), com mecanismos de secreção transtubular de aminoglicosídeo quase desprezível do ponto de vista de nefrotoxicidade. A gentamicina (ou outros aminoglicosídeos), quando dentro da célula, liga-se aos lisossomos e aumenta a presença deles (formando corpos mielóides), induzindo fosfolipidose, com intensa redução na função das fosfolipases locais. Esse evento facilita a liberação de aminoglicosídeos para o citoplasma, onde ele vai interferir na cascata de fosfatidilinositol, bloqueando a hidrólise da fosfolipase C por se ligar ao fosfatidilinositol bifosfato e afetar assim toda a cascata de sinalização intracelular e sua regulação por estímulos/bloqueios exógenos e endógenos.

O acúmulo intracelular, por sua vez, faz com que a meia-vida local da droga seja prolongada, levando à excreção de gentamicina, por exemplo, por meses após a interrupção da terapia.

Entretanto, apesar da multiplicidade de estudos a respeito desse efeito colateral dos aminoglicosídeos, pouco ainda se conhece a respeito dos mecanismos pelos quais essas drogas determinam lesão subletal ou até morte celular. Provavelmente, não só as interações com lisossomos como também com outras estruturas-chave como as mitocôndrias, com possível papel do estresse oxidativo, devem estar envolvidas nesse evento. Os mecanismos hemodinâmicos que promovem a redução da filtração são conhecidos mais amplamente. Utilizando-se técnicas de micropunção, Schor et al. demonstraram que a gentamicina (de maior poder nefrotóxico do que a tobramicina) precipitou episódio de IRA do tipo não-oligúrica com o "traço hemodinâmico" da angiotensina II, ou seja, com achados como redução da filtração glomerular por néfron (SNGFR) por diminuição importante do fluxo plasmático glomerular (QA) e do coeficiente de ultrafiltração glomerular (K_f), apesar da elevação no gradiente hidráulico transglomerular (DP). A redução do QA ocorreu pela elevação preferencial da resistência da arteríola eferente, quando em comparação com a aferente. Além disso, observou-se que a administração de inibidores de cicloxigenase (indometacina) potencializou a nefrotoxicidade da gentamicina, sugerindo um papel protetor fundamental para as prostaglandinas vasodilatadoras. Por outro lado, a administração de captopril minimizou a IRA pela droga por meio da atenuação dos efeitos constritivos evidenciados pela avaliação dos padrões hemodinâmicos dessa IRA.

Posteriormente, Higa et al. demonstraram que a inibição parcial do sistema calicreína-cinina, com a aprotinina, não foi capaz de intensificar a toxicidade da gentamicina, contrariando achados anteriores a respeito da participação desse sistema na IRA pelos aminoglicosídeos. Mais recentemente, Santos et al. sugeriram papel importante do fator ativador de plaquetas (PAF) nesse modelo de nefrotoxicidade, uma vez que foi observada melhora da função renal superficial e global em animais que receberam um antagonista desse autacóide, BN-52021. Portanto, uma complexa cascata hormonal interfere na hemodinâmica glomerular nessa situação experimental de IRA.

Torna-se, portanto, claro que medidas preventivas na IRA por aminoglicosídeos devem considerar a dose adotada e o tempo de tratamento, de tal forma que doses menores e períodos mais curtos são desejáveis. Por outro lado, diversas medidas clínicas parecem reduzir o acúmulo tecidual da droga e, portanto, a toxicidade renal. Além disso, a alcalinização urinária, uma maior oferta de potássio, a administração de policátions orgânicos e mesmo de hormônio tireoideano parecem reduzir o risco de desenvolvimento de IRA não-oligúrica. Porém, a responsabilidade clínica a respeito da utilização criteriosa de aminoglicosídeos, com pleno conhecimento dos fatores de risco e agravantes da toxicidade são, seguramente, os principais elementos na tentativa de se reduzir a freqüência e a intensidade dessa condição mórbida.

VANCOMICINA E TEICOPLANINA

A vancomicina é um antibiótico de amplo emprego no tratamento de infecções por germes (Gram-positivos, especialmente as infecções estafilocócicas resistentes à metilcilina e infecções intestinais por *Clostridium difficile*. Uma vez que não pode ser eliminado por métodos dialíticos convencionais (excetuando-se os procedimentos contínuos com filtros de alta permeabilidade), é droga de grande aplicação e comodidade para pacientes em terapêutica substitutiva da função renal por diálise. A incidência de eventos nefrotóxicos pela vancomicina é de aproximadamente 5%, considerando elevações da creatinina a partir de 0,5mg/dl. Entretanto, essa toxicidade pode ser elevada em até 10 vezes em situações de associação da droga com outros agentes nefrotóxicos, como os aminoglicosídeos, o que seguramente representa uma combinação de potencial tóxico muito elevado. Além do efeito sinérgico com os aminoglicosídeos, estados de desidratação, idade avançada e níveis de creatinina previamente elevados, à semelhança do observado para a gentamicina, são fatores de risco para o desenvolvimento da nefrotoxicidade.

Recentemente introduziu-se no compêndio farmacêutico a teicoplanina, de espectro clínico semelhante ao da vancomicina, que apresenta, porém, toxicidade renal bem inferior, com incidência ao redor de 0,4%, relacionada a episódios de nefrite tubulointersticial aguda após seu uso prolongado. A associação dessa droga com outros agentes tóxicos, como os aminoglicosídeos, também deve ser evitada, porém representa uma situação de menor risco quando comparada às associações da vancomicina.

ANFOTERICINA B

A anfotericina B é considerada o agente fúngico mais eficaz na prática médica há mais de 40 anos. A anfotericina B possui cadeias hidrofílicas que se agregam às regiões lipofílicas da membrana celular causando a ruptura da membrana e favorecendo a penetração da droga no citoplasma. Com o crescente uso de terapia poliantibiótica em pacientes graves, com disfunção de múltiplos órgãos e sistemas ou portadores de imunodeficiência (HIV ou terapia imunossupressora pós-transplante), observou-se aumento significativo no emprego da anfotericina B e conseqüentemente maior incidência de efeitos colaterais determinados pela droga.

A nefrotoxicidade é dose-dependente e caracteriza-se por lesões glomerulares diretas ou tubulares. No glomérulo provoca redução da filtração glomerular por diminuição do fluxo plasmático renal. Clinicamente, há progressiva elevação da creatinina com manutenção do fluxo urinário (IRA não-oligúrica) na medida em que a dose cumulativa de anfotericina B aumenta. No túbulo, a lesão é predominantemente distal e ocorre perda tubular de K, Mg, acidose tubular renal e perda da capacidade de concentração urinária. Essa lesão parece ser dependente de endotelina, cálcio, adenosina e depleção de sal, com potencial prevenção com a utilização de teofilina, bloqueadores de canais de cálcio e, principalmente, com abundante oferta de solução salina antes e durante sua administração.

O surgimento de novas preparações de anfotericina B em lipossomos ou sua administração em soluções lipídicas teve inicialmente expectativa promissora em reduzir a nefrotoxicidade. Porém, estudos recentes têm mostrado que a farmacodinâmica da droga se modifica, necessitando-se de doses maiores de anfotericina B com custos mais elevados e incidência de nefrotoxicidade não tão baixa. Há progressiva tendência em se manter a utilização de anfotericina lipossomal para casos específicos, como pacientes que já apresentem redução da função renal quando da necessidade de utilização de anfotericina B. Nesse meio tempo, o clínico deve tentar minimizar os efeitos colaterais da anfotericina B ao avaliar corretamente: dose diária empregada; duração da terapia; preexistência de déficit de função renal; presença de depleção de sódio e administração concomitante de outros agentes nefrotóxicos e/ou diuréticos.

SULFONAMIDAS

A principal causa de toxicidade renal por sulfonamidas está relacionada com nefrite tubulointersticial aguda. Porém, com a utilização de doses progressivamente maiores de sulfametoxazol/trimetoprima nas infecções pulmonares por *Pneumocystis carinii* e de sulfonamida na toxoplasmose cerebral de pacientes aidéticos, voltou-se a se observar nefropatia por obstrução intratubular. Na presença de urina ácida (pH < 5,5) pode ocorrer a formação de pequenos cristais de sulfadiazina, os quais se precipitam no túbulo causando obstrução. A IRA nessa situação pode ser prevenida com a administração de volume e a alcalinização urinária, medidas que aumentam assim a solubilidade da droga na urina.

PENICILINAS, CEFALOSPORINAS E IMIPENEM

Classicamente, as penicilinas naturais e sintéticas podem induzir nefrite intersticial aguda, especialmente a oxacilina e a ampicilina. O dano renal ocorre de 7 a 14 dias após a administração da droga e a recuperação da função renal é o usual com a suspensão da medicação. Febre, "rash" cutâneo, eosinofilia, sedimento urinário com leucocitúria (eosinofilúria) e proteinúria discreta acabam por ser o quadro mais clássico, porém com esta apresentação completa em menos da metade dos pacientes.

A cefaloridina é o principal representante das cefalosporinas que causam disfunção renal. Provoca lesão tubular proximal com necrose tubular aguda, especialmente em pacientes desidratados. As cefalosporinas de geração mais recente têm menor potencial nefrotóxico e freqüentemente se associam a eventos de prejuízo da função renal quando da coexistência de outras entidades mórbidas de potencial lesivo ao rim (sepse, drogas, contraste etc.).

O mecanismo de lesão renal parece ser a indução de um maior estresse oxidativo. A cefalosporina pode-se acumular no interior do citoplasma e afetar tanto as funções mitocondriais quanto produzir peroxidação lipídica, facilitando a morte celular. Adequado ajuste da dose das cefalosporinas é requerido nas situações de redução da função renal.

Apesar do amplo espectro de utilização do imipenem, é rapidamente inativado no túbulo distal pela desidropeptidase. O metabólito gerado é extremamente nefrotóxico e pode causar necrose tubular aguda. Por isso, associa-se ao imipenem a cilastatina, um inibidor da desidropeptidase que, ao mesmo tempo, aumenta a meia vida da droga e reduz seu potencial nefrotóxico.

PENTAMIDINA

A pentamidina endovenosa é utilizada no tratamento de infecções por *Pneumocystis carinii* e possui alto potencial nefrotóxico. Ela se acumula no tecido renal após múltiplas doses (à semelhança da gentamicina) e parece provocar lesão tubular direta. Hipomagnesemia com hipermagnesiúria, hipocalcemia e hipercalemia são os achados mais observados. Há efeito sinérgico com a anfotericina B em termos de nefrotoxicidade. A nebulização com pentamidina é causa incomum de toxicidade renal. Uma vez que o "clearance" renal da droga é pequeno, a diálise é de pouca utilidade em sua remoção.

OUTROS ANTIBIÓTICOS

Os agentes provocadores de nefrite tubulointersticial são vários. Dentre os antibióticos, além dos referidos anteriormente, vale ressaltar o aztreonam, a rifampicina, as tetraciclinas e as quinolonas. Todos têm potencial indutor de nefrite intersticial aguda e habitualmente a suspensão da droga reverte o quadro clínico observado.

ANTIVIRAIS

ACICLOVIR E GANCICLOVIR

O aciclovir (ACV) é uma droga antiviral que tem exibido grande eficácia no tratamento de infecções por elementos do grupo herpes tipos I e II e herpes zóster na população geral. Contudo, considerando a característica oportunista dessas infecções, pode-se antever claramente o emprego mais freqüente do ACV em pacientes imunossuprimidos. Há relatos que sugerem que as infecções por herpes zóster em hospedeiros imunologicamente competentes apresentam riscos de recorrência que aumentam proporcionalmente com a idade, sendo que a maior freqüência ocorre nos pacientes com idades entre 50 e 80 anos. Entretanto, em indivíduos imunossuprimidos, como portadores sintomáticos do vírus HIV e receptores de órgãos submetidos a terapia imunossupressora, o herpes manifesta-se mais freqüentemente do que o esperado em populações mais jovens.

Estudos sobre a tolerância humana ao ACV revelaram que a nefrotoxicidade, caracterizada pela elevação dos níveis plasmáticos de creatinina, foi o efeito adverso mais freqüentemente observado, acometendo 10% dos pacientes acompanhados. Por outro lado, lesão renal prévia associada a estados de desidratação e utilização concomitante de outras drogas nefrotóxicas parecem contribuir para a potencialização desse efeito; entretanto, observa-se reversão da função renal para níveis basais apenas com redução e interrupção do ACV em alguns casos clínicos.

A eliminação desse antiviral ocorre pela filtração glomerular, mas também, e principalmente, pela secreção tubular. A secreção tubular do ACV eleva sua concentração na urina e em doses elevadas pode exceder sua solubilidade na urina favorecendo, dessa forma, a precipitação da droga e a formação de cristais, implicando muitas vezes obstrução tubular, mecanismo sugerido como um dos mais importantes fatores responsáveis pelos episódios de IRA pelo fármaco observados em humanos. De fato, a análise urinária de indivíduos acometidos por esse efeito colateral freqüentemente revela a presença de cristais da droga.

Por outro lado, a manifestação clínica da IRA por ACV também envolve freqüentemente elevação do fluxo urinário, o que parece questionar o mecanismo obstrutivo sugerido anteriormente como sendo talvez o principal agente desencadeador desse evento mórbido. Assim, tendo em vista esse aspecto contrastante, investigações experimentais tornaram-se fundamentais no sentido de elucidar as bases fisiopatológicas participantes dessa IRA e eliminar outros aspectos circunstanciais presentes na clínica que possam ter determinado ou acentuado o risco de instalação da lesão renal por essa droga, como por exemplo as associações medicamentosas.

Dessa forma, a avaliação da função renal global e hemodinâmica glomerular de ratos submetidos à administração sistêmica de ACV revelou redução na filtração glomerular por diminuição do fluxo plasmático renal pela vasoconstrição renal intensa com concomitante elevação do fluxo urinário. Achados semelhantes de perda de função foram caracterizados pelos parâmetros hemodinâmicos glomerulares obtidos com redução na taxa de filtração glomerular por néfron único por diminuição no fluxo plasmático glomerular devido à elevação intensa da resistência arteriolar.

A análise anátomo-patológica dos rins dos animais acometidos por essa IRA não revelou alteração morfológica nem acúmulo de cristais intratubulares.

Corroborando, estudos com túbulo isolado demonstraram que o segmento do néfron responsável pela elevação significativa de fluxo e excreção de sódio e potássio urinários na vigência da IRA pelo ACV observada *in vivo* é o túbulo proximal.

Por outro lado, tendo em vista que a secreção tubular é a principal via metabólica do ACV, altas concentrações intratubulares da droga podem contribuir para essa disfunção. Observou-se também que o ACV parece determinar uma inabilidade tubular para resposta à vasopressina, uma vez que a adição desse hormônio ao banho em estudos com microperfusão não ocasionou elevação da permeabilidade difusional de água nessa porção do néfron.

Essas observações permitem, portanto, concluir que o ACV deve constar do grupo de drogas consideradas potencialmente nefrotóxicas por ser determinante de lesão renal funcional, levando a episódios de IRA não-oligúrica.

Diferentemente do ACV, citamos o ganciclovir, antiviral utilizado para o tratamento de infecções virais, em especial aquelas cujo agente etiológico é o citomegalovírus, considerado o mais importante patógeno em pacientes submetidos a transplante de medula óssea ou transplantes sólidos, como de rim ou coração, sendo também o responsável por mais de 90% das recorrências de infecções virais em portadores da síndrome da imunodeficiência adquirida (AIDS), o que seguramente subsidia o amplo emprego desse fármaco nesses pacientes.

Não há relatos clínicos a respeito da toxicidade do ganciclovir sobre o rim. Estudo experimental demonstrou que a administração subcrônica de ganciclovir não determinou alterações nos parâmetros de função renal global e/ou hemodinâmica glomerular em ratos, com as técnicas de avaliação adotadas naquele estudo.

FOSCARNET

Foscarnet (ácido fosfonofórmico) é uma droga antiviral cujo emprego terapêutico se amplia à medida que os pacientes, em especial os imunossuprimidos, são acometidos de infecções por citomegalovírus refratárias a outros antivirais como o ACV e o ganciclovir. Entretanto, o foscarnet tem sido também associado em episódios de IRA. A nefrotoxicidade por este agente antiviral tem apresentado freqüência elevada, chegando a atingir $2/3$ dos pacientes submetidos a essa terapêutica, e caracteriza-se basicamente pela elevação sérica de creatinina, sendo que 10% dos pacientes acompanhados evoluem para diálise temporária.

A avaliação anátomo-patológica de rim humano com manifestações clínicas de IRA pelo foscarnet freqüentemente revela necrose tubular extensa. Contudo, os mecanismos celulares determinantes desse efeito nefrotóxico ainda não estão bem elucidados.

A análise urinária de indivíduos em curso de IRA por foscarnet não revela anormalidades, porém uma provável alteração tubular deve estar envolvida, uma vez que estiveram relatados episódios de poliúria e polidipsia. Entretanto, aos pacientes que cursaram com polidipsia e poliúria não foram atribuídas alterações nos níveis plasmáticos e de creatinina. Por outro lado, apesar da significante desidratação observada nesses pacientes evidenciada pela perda de peso corporal, a osmolalidade urinária manteve-se abaixo da osmolalidade sérica e apresentou apenas ligeira elevação quando foi administrada vasopressina. Essa observação sugere que, à semelhança dos achados para o ACV, o foscarnet também parece induzir um grau de hiporresponsividade do túbulo distal à vasopressina, reduzindo a permeabilidade da água nesse segmento do néfron.

Por outro lado, casos de hipo e hipercalcemia e hipo e hiperfosfatemia têm ido relatados como efeitos colaterais da terapia com foscarnet, tendo sido relacionada inclusive a ocorrência de hipocalcemia fatal. De fato, o foscarnet parece ter efeito inibitório na reabsorção tubular de fosfato nos rins em estudos experimentais com ratos.

Dessa forma, sendo o foscarnet primariamente excretado na urina, sua dose deve ser criteriosamente ajustada em pacientes com lesão renal prévia.

BIBLIOGRAFIA RECOMENDADA

Antoniskis D, Larsen RA. Acute, rapidly progressive renal failure with simultaneous use of amphotericin B and pentamidine. Antimicrob Agents Chemother 1990; 34:470-472.

Appel GB. A decade of penicillin related acute interstitial nephritis – more questions than answers. Clin Nephrol 1980; 13:151.

Bar RJ, Wilson HE, Mazaferri EL. Hypomagnesemic hypocalcemia secondary to renal magnesium wasting: a possible consequence of high dose gentamicin therapy. Ann Intern Med 1975; 82:646-649.

Bennett WM, Hartnett MN, Gilbert D. Effect of sodium intake on gentamicin nephrotoxicity in the rat. Proc Soc Exp Biol Med 1976; 151:736-738.

Bennett WM, Mela-Riker LM, Houghton DC. Microsomal protein synthesis inhibition: an early manifestation of gentamicin nephrotoxicity. Am J Physiol 1988; 255:F265-F269.

Berns J, Cohen RM, Stumacher RJ, Rudnik MR. Renal aspects of therapy for human immunodeficiency virus and associated opportunistic infections. J Am Soc Nephrol 1991; 1:1061.

Betts RF. Citomegalovirus infection epidemiology in biology in adults. Semin Perinatol 1983; 7:22-31.

Biancheetti MG, Roduit C, Oetliker OH. Acyclovir induced renal failure: course and risk factors. Pediatr Nephrol 1991; 5:238-239.

Brigden D, Whiteman P. The mechanism of action, pharmacokinetics and toxicity of acyclovir. A review. J Infect Dis 1983; 6:3-9.

Campos SB, Seguro AC, Cesar K, Rocha AS. Effect of acyclovir on renal function. Nephron 1992; 62:74-79.

Carbone LG, Bendixen B, Appel GB. Sulfadiazine associated obstructive nephropathy occuring in a patient with acquired immune deficiency syndrome. Am J Kidney Dis 1988; 12:72-75.

Carlier MD, Laurent G, Claes PJ. Inhibition of lysosomal phospholipases by aminoglycoside antibiotics: in vitro comparative studies. Antimicrob Agents Chemother 1983; 23:440-449.

Chiu PJS, Long JF. Urinary excretion and tissue accumulation of gentamicin and para-aminohippurate in post-ischemic kidneys. Kidney Int 1979; 15:618-623.

Churchill DN, Seely J. Nephrotoxicity associated with combined gentamicin-amphotericin B therapy. Nephron 1977; 19:176-181.

Cone LA, Chiffman MA. Herpes zoster and the acquired immunodeficiency syndrome. Ann Intern Med 1984; 100:462.

Cronin RE, Bulger RE, Southern P, Henrich WC. Natural history of aminoglycoside nephrotoxicity in dog. J Lab Clin Med 1980; 95:463-474.

Deray G, Martinez F, Katlama C. Foscarnet nephro-toxicity: mechanism, incidence and prevention. Am J Nephrol 1989; 9:316-320.

Dillon KR, Dougherty SH, Casner P. Individualized pharmacokinetic versus standard dosing of amikacin: comparison of therapeutic outcomes. J Antimicrob Chemother 1989; 24:581-589.

Dorsky DI, Crumpacker CS. Drugs five years later: acyclovir. Ann Intern Med 1987; 107:859-974.

Erlich KS, Jacobson MA, Koehler JE. Foscarnet therapy for severe acyclovir-resistent herpes simplex type-2 infections in immunodeficiency syndrome (AIDS). Ann Intern Med 1989; 110:710-713.

Erlich KS, Mills J. Herpes simplex viruses. In Cohen P, Sand MA, Volberdeng PA (eds): The aids knowledge base. San Francisco, University of California, 1990, p 1-6.

Farber BF, Moellering RC. Retrospective study of the toxicity of preparations of vancomycin from 1974 to 1981. Antimicrob Agents Chemother 1983; 23:138-141.

Feldman S, Wang M, Kaloyanides GJ. Aminoglycosides induce a phospholipidosis in the renal cortex of the rat: an early manifestation of nephrotoxicity. J Pharmacol Exp Ther 1982; 220:514-520.

Fisher MA, Talbot GH, Maislin G, McKeon BP, Tynan KP, Strom BL. Risk factors for amphotericin B-associated nephrotoxicity. Am J Med 1989; 87:547-552.

Gilbert DN. Once-daily aminoglycoside therapy. Antimicrob Agents Chemother 1991; 35:399-405.

Guharoy SR, Kar S, McGalliard J. Suspected nafcillin-induced interstitial nephritis. Ann Pharmacother 1993; 27:170.

Heyman SN, Clark BA, Kaiser N, Spokes K, Rosen S, Brezis M, Epstein FH. In-vivo and in-vitro studies on the effect of amphotericin B on endothelin release. J Antimicrob Chemother 1992; 29:69-77.

Heyman SN, Stillman IE, Brezis M, Epstein FH, Spokes K, Rosen S. Chronic amphotericin nephropathy: morphometric, electron microscopic, and functional studies. J Ann Soc Nephrol 1993; 4:69-80.

Higa EMS, Schor N, Boim MA, Ajzen H, Ramos OL. Role of the postagladin and kallikrein-kinin systems in aminoglycoside – induced acute renal failure. Br J Med Biol Res 1985; 18:355-365.

Hostetler KY, Hall LB. Inhibition of kidney lysosomal phospholipases A and C by aminoglycoside antibiotics: possible mechanism of aminoglycoside nephrotoxicity. Proc Natl Acad Sci LISA 1982; 79:1663-1667.

Jacobson MA, Gabertoglio JG, Aweeka FT, Causey D, Potale AA. Foscarnet-induced hypocalcemia and effects of Foscarnet on calcium metabolism. J Clin Endocrinol Metab 1991; 75:1130-1135.

Jacobson MA, O'Donnel JJ, Mills J. Foscarnet treatment of cytomegalovirus retinitis in patients with the acquired immunodeficiency syndrome. Antimicrob Agents Chemother 1989; 33:736-741.

Jorkasky DK, Singer I. Drug-induced tubule interstitial nephritis: special cases. Semin Nephrol 1988; 8:62.

Kaloyanides GJ. Aminoglycoside nephrotoxicity. In Schrier RW, Gottschalk CW (eds): Diseases of the kidney. 5th ed. Boston, Little, Brown, 1993, p 1131-1164.

Katz MD, Lor E. Acute interstitial nephritis associated with intermitent rifampicin use. Drug Intell Clin Pharm 1986; 20:789.

Keeney R, Lirk LER, Brigden D. Acyclovir tolerance in humans. Am J Med 1982; 73:358-366.

Kleimah TR, Roberts C, Ling BN. A mechanism for pentamidine-induced hyperkalemia: inhibition of distal sodium transport. Ann Intern Med 1995; 122:103-106.

Lachaal M, Venutto RC. Nephrotoxicity and hyperkalemia in patients with acquired immunodeficiency syndrome treated with pentamidine. Am J Med 1989; 87:360-363.

Laskin OL. Clinical pharmacokinetics of acyclovir. Clin Pharmacol 1983; 8:187-221.

Leehey DJ, Braun BI, Tholl DA, Chung LS, Gross CA, Roback JA, Lentino JR. Can pharmacokinet dosing decrease nephrotoxicity associated with aminoglycoside therapy? J Am Soc Nephrol 1993; 4:81-90.

Mellor JA, Kingdom J, Cafferkey M. Vancomycin toxicity: a prospective study. J Antimicrob Chemother 1985; 15:773-780.

Melnick JZ, Baum M, Thompson JR. Aminoglycoside-induced Fanconi's Syndrome. Am J Kidney Dis 1994; 23:118-122.

Meyers JD, Flournoy N, Thomas ED. Infection with herpes simplex virus and cell-mediated immunity after marrow transplant. J Infect Dis 1980; 142:338-346.

Molitoris BA, Meyer C, Dahl R, Geerdes A. Mechanism of ischemia-enhanced aminoglycoside binding and up-take by proximal tubule cells. Am J Physiol 1993; 264:F907-F916.

Moore RD, Smith CR, Lipsky JJ, Mellits ED, Lietman PS. Risk factors for nephrotoxicity in patients treated with aminoglycosides. Ann Intern Med 1984; 100:352-357.

Moreau P, Milpied N, Fayette N. Reduced renal toxicity and improved clinical tolerance of amphotericin B mixed with intralipid compared with conventional amphotericin B in neutropenic patients. J Antimicrob Chemother 1992; 30:535-541.

Murray KM, Keane WR. Review of drug-induced acute intersticial nephritis. Pharmacotherapy 1992; 12:462.

Paller MS. Drug-induced nephropathies. Med Clin North Am 1990; 74:909.

Potter JL, Kril CE. Acyclovir crystalluria. Pediatr Infect Dis 1986; 5:710-712.

Quin JD. The nephrotoxicity of cephalosporins. Adverse Drug React Acute Poisoning Rev 1989; 8:63.

Ramsammy L, Ling KY, Josepovitz C. Effect of gentamicin on lipid peroxidation in the rat renal cortex. Biochem Pharmacol 1985; 34:3895-3900.

Rybak MJ, Albrecht LM, Burke SC.et al. Nephrotoxicity of vancomycin, alone and with an aminoglycoside. J Antimicrob Chemother 1990; 25:679-687.

Santos MFF, Santos OFP, Boim MA, Razvickas CV, Moura LA, Ajzen H, Schor N. Nephrotoxicity of acyclovir and ganciclovir in rats: evaluation of glomerular hemodynamics. JASN, in press.

Santos OFP, Boim MA, Barros EJG, Schor N. Role of platelet activating factor in gentamicin and cisplatin nephrotoxicity. Kidney Int 1991; 40:742-747.

Sasson JP, Dratch PL, Shortsleeve MJ. Renal US findings in sulfadiazine-induced crystalluria. Radiology 1992; 185:739-740.

Sawaya BP, Weihprecht H, Campbell WR, Lorenz JN, Webb RC, Briggs JP, Schnermann J. Direct vasoconstriction as a possible cause of for amphotericin B-induced nephrotocity in rats. J Clin Invest 1991; 87:2097-2107.

Sawyer MH, Webb DE, Balow JE, Strauss SE. Acyclovir induced renal failure. Am J Med 1988; 84:1067-1071.

Schor N, Ichikawa I, Rennke HG, Troy IL, Brenner BM. Pathophysiology of altered glomerular function in aminoglycoside-treated rats. Kidney 1981; 19:288-296.

Silverblatt FJ, Kuehn C. Autoradiography of gentamicin uptake by the rat proximal tubule cell. Kidney Int 1979; 15:335-345.

Swan SK, Gilbert DN, Kohlhepp SJ. Pharmacological limits of the protective effects of polyaspartic acid on experimental gentamicin nephrotoxicity. Antimicrob Agents Chemother 1993; 37:347-348.

Szlczepanska-Konkel M, Yusifi ANK, VanSoy M, Webster SK, Dousa TP. Phosphonocarboxylic acid as specific inhibitors of Na' dependent transport of phosphate across renal brush border membrane. J Biol Chem 1986; 261:6375-6383.

Tardif D, Beauchamp D, Bergeron MG. Influence of endotoxin on the intracortical accumalation kinetics of gentamicin in rats. Antimicrob Agents Chemother 1990; 34:576-580.

Thompson JR, Simonsen R, Spindler MA. Protective effect of KC1 loading in gentamicin nephrotoxicity. Am J Kidney Dis 1990; 15:583-591.

Tucker WE. Preclinical toxicology profile of acyclovir: an overview. Am J Med 1982; 73:27-30.

Walker PD, Shah SV. Evidence suggesting a role for hydroxyl radical in gentamicin-induced acute renal failure in rats. J Clin Invest 1988; 81:334-341.

Walker PD, Shah SV. Gentamicin enhanced production of hydrogen peroxide by renal cortical mithocondria. Am J Physiol 1987; 253:C495-C499.

Yusifi, ANK, Szlczepanska-Konkel M, Kempson SA, MacAteer JA, Dousa TP. Inhibition of Na'/Pi co-transport by phosphonoformic acid. Biochem Biophys Res Commun 1986; 139:679-686.

Zaia JA. Epidemiology and pathogenesis of citomegalovirus disease. Semin Haemathol 1990; 27:5-10.

12

DOENÇAS TUBULOINTERSTICIAIS

•

JOSÉ MAURO VIEIRA JR
LUIS YU
EMMANUEL DE ALMEIDA BURDMANN

INTRODUÇÃO

O compartimento tubulointersticial renal compreende todas as estruturas renais, com exceção dos glomérulos. Possui elementos celulares, rica rede capilar e matriz extracelular composta por colágenos e glicosaminoglicanos. No final do século XIX, alguns autores chamaram a atenção para a ocorrência de infiltrado inflamatório intersticial sem infecção concomitante do tecido renal. Porém, foi apenas em 1914 que a nefrite intersticial foi incluída na classificação das doenças renais realizada por Vollhard et al. Desde então, os analgésicos e os antibióticos foram seguidamente relacionados com o desenvolvimento de lesões intersticiais, dando início a uma série de observações de nefropatias intersticiais associadas ao uso de medicamentos.

Nos últimos anos, diversos pesquisadores têm encontrado correlação pouco significativa entre a intensidade de lesões glomerulares no momento da biópsia e o potencial de progressão da doença renal. Por outro lado, a presença de alterações tubulointersticiais, tais como infiltrado inflamatório, atrofia tubular e fibrose intersticial, parece guardar melhor relação com a função renal no momento da biópsia e com a progressão para insuficiência renal terminal. Esta observação foi repetidamente demonstrada em diversas nefropatias primárias, como a nefropatia por IgA, a glomerulonefrite membranoproliferativa e a glomerulonefrite membranosa, dentre outras. A mesma correlação foi identificada em nefropatias decorrentes de doenças sistêmicas, como a nefrite lúpica e a nefropatia diabética. Assim, durante os muitos anos em que a atenção da comunidade nefrológica esteve voltada preferencialmente para os glomérulos, acumularam-se evidências a favor da importância do compartimento tubulointersticial na evolução das doenças renais.

Existem nefropatias com comprometimento predominante da região tubulointersticial, com agentes etiológicos bem definidos e aspectos clínicos característicos. O quadro

Quadro A-16 – Causas de doenças tubulointersticiais.

Categoria	Exemplos
Medicamentos	Analgésicos, antibióticos, antiinflamatórios não-hormonais (AINH), cisplatina, ciclosporina A, FK-506, 5-ASA, lítio
Agentes ambientais	Chumbo, cádmio
Obstrução do trato urinário	Fibrose retroperitoneal, hiperplasia prostática, neoplasias do assoalho da bexiga
Doenças auto-imunes	Lúpus eritematoso sistêmico, síndrome de Sjögren, uveíte, rejeição aguda do enxerto renal
Doenças/neoplasias hematopoiéticas	Anemia falciforme, mieloma múltiplo, linfomas, doença de cadeia leve
Doenças hereditárias	Doença cística medular, doença renal policística, nefrite hereditária
Doenças metabólicas	Hipercalcemia, nefropatia pelo oxalato, nefropatia pelo ácido úrico, cistinose
Infecções	Pielonefrite crônica, tuberculose
Miscelânea	Nefropatia dos Bálcãs, nefropatia das ervas chinesas, sarcoidose

A-16 mostra as causas mais comuns de doenças tubulointersticiais. Em linhas gerais, a uropatia obstrutiva e os agentes terapêuticos e ambientais e ocupacionais lideram esta relação. As lesões tubulointersticiais são responsáveis por cerca de 10 a 30% de todos os casos de insuficiência renal crônica terminal, com variações associadas a diferenças étnicas e geográficas.

PATOGÊNESE

Nas últimas décadas, reuniram-se evidências, principalmente experimentais, da importância da imunidade celular na produção de inflamação e lesão intersticial primária ou secundária a eventos glomerulares. As agressões tóxicas ou infecciosas ao interstício são associadas a processos imunológicos caracterizados pela presença de infiltrado linfomononuclear que produz citocinas e outros mediadores de amplificação da inflamação. Na quimiotaxia dos elementos celulares para o interstício, as moléculas de adesão e as quimiocinas desempenham papel de destaque. O linfócito T e o macrófago parecem ter importância primordial na gênese destas lesões, enquanto o papel da imunidade humoral não está bem caracterizado no que diz respeito às nefrites intersticiais agudas e crônicas. A partir da agressão inicial, podem ocorrer lesões crônicas e irreversíveis, caracterizadas por fibrose intersticial e atrofia tubular, levando à insuficiência renal crônica. Dentre os possíveis mediadores, a citocina "transforming growth factor β" (TGF-β) tem sido apontada como a grande promotora da fibrogênese renal por meio do aumento de depósito do colágeno e do bloqueio do processamento normal dos componentes da matriz extracelular.

Existem várias explicações para a queda da filtração glomerular decorrente das lesões tubulointersticiais:

1. obstrução tubular levando ao aumento da pressão intraluminal e interferência "mecânica" com a filtração glomerular;
2. aumento da resistência vascular dos capilares pós-glomerulares decorrente do edema e da fibrose intersticial, levando à diminuição do fluxo sangüíneo renal;
3. a lesão tubular proximal pode propiciar perda abundante de sódio e cloro acionando o "feedback" tubuloglomerular na mácula densa, provocando vasoconstrição da arteríola aferente.

MANIFESTAÇÕES CLÍNICAS E DIAGNÓSTICO

Os pacientes acometidos por nefrites intersticiais agudas (NIA) e crônicas (NIC) geralmente apresentam sinais e sintomas sistêmicos da doença primária ou sintomas inespecíficos de insuficiência renal, tais como astenia, náuseas e vômitos, nictúria e distúrbios do sono. As manifestações renais das nefrites tubulointersticiais dependem do grau da lesão, dos segmentos tubulares predominantemente envolvidos e da compensação pelos néfrons sadios remanescentes.

Quando predomina o acometimento dos túbulos proximais, substâncias como glicose, fosfato, sódio, ácido úrico, bicarbonato e proteínas de baixo peso molecular, normalmente reabsorvidas neste segmento, passam a ser excretadas na urina. Desta maneira, a perda do bicarbonato pode causar acidose tubular renal (ATR) proximal. As ATR caracterizam-se por "anion gap" [$Na^+ - (Cl^- + HCO_3^-)$] plasmático normal ($10 \times 2mEq/l$) e cloro sérico aumentado. A perda excessiva do sódio faz com que estas nefropatias não cursem, de maneira geral, com edema e hipertensão importantes. Quando os segmentos mais distais do néfron são acometidos, como a alça de Henle, túbulo contornado distal e ducto coletor, ocorre defeito da concentração urinária, provocando geralmente poliúria. Pode também ocorrer outro tipo de acidose tubular renal acompanhada por defeito na secreção de potássio e conseqüente hipercalemia.

O exame da urina pode apresentar leucócitos, principalmente nos quadros de nefrite intersticial aguda (NIA). Nesta síndrome, também pode haver presença de eosinófilos na urina e hematúria microscópica. As doenças tubulointersticiais geralmente cursam com proteinúria abaixo de 1g/dia e na maioria dos casos abaixo de 500mg/dia. A distinção entre proteinúria de origem glomerular e tubular é baseada não só na quantidade de proteína excretada na urina, mas também no tipo. A proteinúria de origem tubular é composta de proteínas de baixo peso molecular, refletindo substâncias filtradas livremente pelos glomérulos e reabsorvidas pelos túbulos proximais. As principais proteínas marcadoras de lesão tubular e que podem ser utilizadas clinicamente são: β_2-microglobulina e proteína ligadora do retinol. A proteína de Tamm-Horsfall, por sua vez, está normalmente presente na urina e é o principal constituinte dos cilindros urinários. É sintetizada pelas células da alça espessa ascendente de Henle e pode aparecer na urina em grande quantidade quando ocorrem lesões neste segmento. O achado de acidose metabólica desproporcional ao grau de disfunção glomerular sugere acidose tubular renal e nefrite intersticial crônica (NIC).

As doenças tubulointersticiais são divididas academicamente em NIA e NIC, porém muitas vezes a primeira evolui insidiosa e inexoravelmente para a cronificação, a despeito do tratamento. Além disso, na maior parte dos casos, o paciente procura o médico já com o quadro de NIC com todos os seus comemorativos (ATR, perda da função renal e fibrose intersticial na histologia).

O diagnóstico clínico da nefrite intersticial, seja aguda, seja crônica, é presuntivo, baseado na história de exposição a agente sabidamente relacionado com o desenvolvimento de doenças tubulointersticiais ou pela presença de doença sistêmica que curse com estas doenças. Para haver diagnóstico de certeza a história clínica e os dados laboratoriais sugestivos da doença tubulointersticial devem ser confirmados pela biópsia renal. A histologia da NIA caracteriza-se por infiltrado inflamatório linfomononuclear intersticial e alterações tubulares inespecíficas. Pode haver presença de eosinófilos infiltrando o tecido, especialmente se a NIA foi causada por medicamentos, e lesões granulomatosas em determinados casos, como tuberculose e sarcoidose ou uso de drogas, como alopurinol. O diagnóstico histológico da NIC muitas vezes é difícil de ser confirmado, pois em fases terminais pode haver lesão concomitante dos vasos e dos glomérulos, dentro do processo cicatricial. Em linhas gerais, a presença de fibrose intersticial marcante e a atrofia tubular, sem evidências de glomerulopatia, sugerem o diagnóstico.

NEFRITE INTERSTICIAL AGUDA

O diagnóstico da nefrite intersticial aguda (NIA) responde por cerca de 15% de todos os casos de insuficiência renal aguda (IRA), mas este número é variável, dependendo em grande parte da intensidade com que se persegue o diagnóstico histológico da lesão renal aguda. Sem dúvida, a causa mais importante de NIA são as drogas. Antibióticos beta-lactâmicos (penicilinas, cefalosporinas), rifampicina, sulfonamidas, fenitoína, alopurinol, furosemida, cimetidina, ranitidina e AINH têm figurado entre os medicamentos implicados. No entanto, este grupo continua a se expandir e recentemente surgiram relatos relacionando a ciprofloxacina e o omeprazol ao desenvolvimento de NIA. Na população pediátrica, determinados agentes infecciosos tais como o estreptococo, o vírus Epstein-Barr e o agente da difteria são descritos como causa de NIA. As doenças auto-imunes compõem outro grupo etiológico de NIA: lúpus eritematoso sistêmico, síndrome de Sjögren, sarcoidose e uveíte são os mais relacionados. O acometimento intersticial isolado devido ao lúpus é raro e geralmente acompanha a glomerulonefrite. A presença de lesão renal relacionada à sarcoidose também é bastante incomum. Vale lembrar que pode não se encontrar nenhuma causa definida para a NIA (então chamada idiopática).

QUADRO CLÍNICO

A apresentação clínica característica é de IRA, geralmente não-oligúrica, dependente ou não de diálise. É necessário um alto grau de suspeita clínica para a realização do diagnóstico. Muitas vezes, são casos de IRA em que a história, os dados laboratoriais e a evolução diferem das características clássicas da necrose tubular aguda. Nestes casos, o emprego da biópsia renal é fundamental para o diagnóstico e a programação terapêutica. Existem sintomas e sinais que sugerem NIA. No caso da NIA induzida por drogas, manifestações cutâneas ("rash" maculopapular) podem ocorrer em até 50% dos pacientes. Febre e eosinofilia podem estar presentes na NIA medicamentosa em cerca de 75% dos casos. Infelizmente, a presença completa desta tríade diagnóstica é rara, ocorrendo em menos de 30% dos pacientes. O exame da urina pode revelar hematúria microscópica, leucocitúria, acompanhada ou não de cilindros leucocitários. Proteinúria, quando presente, raramente ultrapassa 1g/24h. Eosinofilúria (coloração de Hansel) sugere muito o diagnóstico da NIA, porém não é patognomônica, podendo ocorrer na prostatite, no câncer da bexiga e nas glomerulonefrites rapidamente progressivas. Anormalidades tubulares graves são mais características da NIC. Os rins são normais ou aumentados de tamanho à ultra-sonografia e o achado de hiperecogenicidade do parênquima renal sugere NIA. Alguns autores advogam o uso de mapeamento com gálio no diagnóstico diferencial de pacientes nos quais há suspeita de NIA, a qual apresenta mapeamento fortemente positivo, devido ao seu caráter inflamatório, este é negativo na NTA. A NIA causada pelos AINH apresenta características especiais. Geralmente, a síndrome é acompanhada de proteinúria nefrótica e os sintomas sistêmicos de hipersensibilidade raramente estão presentes.

Uma vez suspeitado o diagnóstico da NIA, a primeira medida a ser tomada é a retirada das drogas possivelmente implicadas. Em alguns casos, apenas esta medida é suficiente para a melhora da função renal. O tratamento com corticosteróides ou drogas citotóxicas deve ser reservado para aqueles casos em que não há resposta à retirada da droga, para isso devendo-se contar com a confirmação histológica do diagnóstico. A despeito da ausência de trabalhos prospectivos e controlados avaliando o papel dos corticosteróides no tratamento da NIA, a maioria dos autores concorda que a terapêutica com prednisona, seguida por ciclofosfamida, quando não houver resposta, pode trazer benefícios quando usada precocemente. Muitos nefrologistas nem mesmo esperam a resposta à retirada do agente causal, pois a transformação para NIC pode ocorrer em alguns dias. A figura A-13 sugere a abordagem terapêutica para a NIA. Nossa conduta habitual é, após confirmação diagnóstica, a realização de pulso de metilprednisolona (30mg/kg/dia, na dose máxima de 1g, por 3 dias) seguido pelo uso de prednisona na dose de 1mg/kg/dia durante 2 a 4 semanas.

O prognóstico deste tipo de lesão depende basicamente do tempo de duração da doença antes do diagnóstico e do tratamento. Processo inflamatório tubulointersticial ativo e prolongado, quando não-diagnosticado e tratado rapidamente, aumenta o risco de evolução para fibrose intersticial e IRC terminal. Cerca de 50% dos pacientes acometidos por NIA podem não recuperar totalmente a função renal.

NEFRITES INTERSTICIAIS CRÔNICAS

DROGAS

Analgésicos

A nefropatia por analgésicos (NA) é reconhecida como entidade clínica há pelo menos 40 anos. Caracteriza-se por nefrotoxicidade insidiosa que progride para insuficiência renal crônica (IRC). Os achados patológicos são de NIC e necrose da papila renal. Sua incidência é variável e em alguns países, como Austrália e Bélgica, corresponde a cerca de 10% dos casos de IRC recebendo tratamento dialítico. Resulta do consumo excessivo de combinações de analgésicos, principalmente fenacetina, aspirina e acetaminofen (paracetamol), combinados ou não com cafeína e codeína. A retirada do mercado da fenacetina diminuiu a incidência desta doença em diversos países, porém não a eliminou totalmente, reforçando sua relação com o acetaminofen e a aspirina como possíveis agentes etiológicos. Existem várias evidências epidemiológicas e experimentais da relação entre o acetaminofen, um metabólito da fenacetina, e o desenvolvimento de IRC. Vale lembrar que para o desencadeamento da lesão é necessário consumo abusivo desta droga, chegando a doses cumulativas de 1 a 5kg. O potencial nefrotóxico destes agentes relaciona-se com seu acúmulo na medula renal e desenvolvimento de processos oxidativos, levando à lesão tecidual decorrente da peroxidação lipídica. Como conseqüência, desenvolve-se fibrose intersticial e muitas vezes necrose da papila renal. O quadro A-17 ilustra as principais manifestações clínicas da NA (podem ocorrer concomitantemente).

Apesar das evidências, a associação entre o uso isolado de acetaminofen e o desenvolvimento de IRC necessita de investigação mais conclusiva. Da mesma maneira, é controverso seu potencial em piorar a evolução de nefropatias ins-

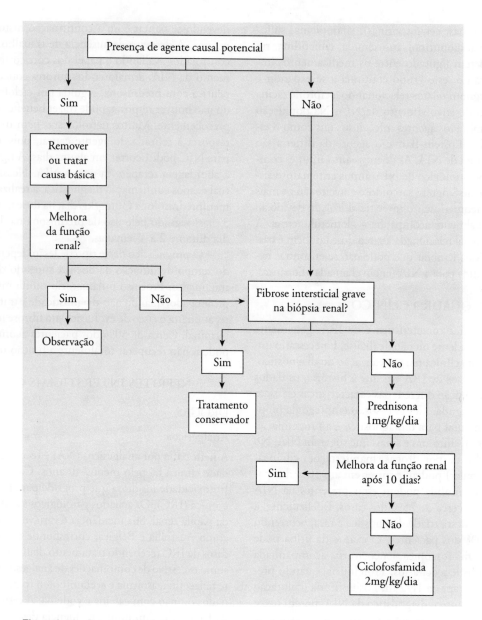

Figura A-13 – Proposta terapêutica em casos de suspeita de NIA por drogas ou por agentes químicos ou biológicos.

Quadro A-17 – Nefropatia por analgésicos – manifestações clínicas.

Manifestação	Comentário
IRC terminal	É o quadro clínico mais comum
IRC leve a moderada	Maioria das vezes é descoberta casual
Cólica renal	Originada por necrose da papila renal e calcificação
Insuficiência renal aguda	Secundária à obstrução ureteral bilateral
Infecção do trato urinário	Complicação freqüente
Hematúria	Macro ou microscópica, resultado da necrose de papila ou de tumores uroepiteliais, mais freqüentes nesta população
Hipertensão arterial	Incidência muito variável

taladas, como a nefropatia diabética. Dessa maneira, quando empregado racionalmente e em doses terapêuticas, este analgésico, ao lado da dipirona, ainda é a melhor escolha para o tratamento da dor nos pacientes nefropatas, dado o potencial nefrotóxico dos antiinflamatórios não-hormonais.

Com relação à aspirina, pode-se afirmar que, quando utilizada isoladamente e em doses terapêuticas, tem potencial nefrotóxico muito reduzido.

Antiinflamatórios não-hormonais (AINH)

Os AINH causam efeitos deletérios agudos na hemodinâmica renal, com queda do fluxo sangüíneo renal e da filtração glomerular, principalmente em situações especiais como na cirrose, insuficiência cardíaca congestiva, síndrome nefrótica e depleção do volume intravascular. Além disso, seu uso crônico está associado com o desenvolvimento de NIC, muitas vezes acompanhada de necrose da papila renal. A tabela A-5 enumera as condições clínicas mais freqüentemente associadas com necrose da papila renal.

Tabela A-5 – Causas de necrose da papila renal.

Condição	Freqüência (%) (como causa da necrose)
Diabetes mellitus	50-60
Obstrução do trato urinário	10-40
Abuso de analgésicos	15-20
Anemia falciforme	10-15
Rejeição do enxerto renal	< 5
Pielonefrite aguda	< 5

5-Aminossalicilato (5-ASA)

O 5-ASA é substância largamente empregada em gastroenterologia no tratamento das doenças inflamatórias intestinais. Nos últimos anos, observou-se uma série de casos de NIC relacionada com seu uso. A instalação da lesão renal é insidiosa e, muitas vezes, o diagnóstico só é realizado com a descoberta da elevação da creatinina sérica. O exame da urina é incaracterístico, não há proteinúria e o diagnóstico baseia-se na histologia renal. Quando a biópsia é realizada precocemente, encontra-se infiltrado inflamatório mononuclear, entretanto quando se estuda o tecido tardiamente verifica-se apenas fibrose intersticial grave. Esta evolução repete o comportamento da grande maioria das lesões tubulointersticiais crônicas. O mecanismo exato da toxicidade renal do 5-ASA não está claro e sua incidência aproximada é de 1 caso para 500 pacientes que utilizam o medicamento. Está indicada vigilância com determinação da depuração de creatinina, uma vez que a dosagem de creatinina sérica isolada é pouco sensível para as quedas iniciais da filtração glomerular.

Lítio

O lítio é livremente filtrado pelos glomérulos e reabsorvido como o sódio em vários segmentos renais, mas principalmente nos túbulos proximais. Além disso, é concentrado na medula renal, o que favorece sua ação como potencial droga nefrotóxica. Somado ao *Diabetes insipidus* nefrogênico, conhecido efeito colateral do lítio, acidose tubular renal e NIC têm sido atribuídas a esta substância, largamente utilizada no tratamento dos distúrbios afetivos bipolares.

O lítio pode provocar incapacidade parcial da acidificação renal, que geralmente não provoca acidose sistêmica, a menos que haja situação de estresse, como sepse ou outros estados hipercatabólicos.

Estudos retrospectivos e não-controlados mostraram prevalência aumentada de IRC em pacientes submetidos ao tratamento com lítio. Posteriormente, estudos prospectivos mostraram que pacientes psiquiátricos recebendo lítio têm diminuição da filtração glomerular quando comparados a outros que não receberam esta droga. A biópsia renal destes pacientes mostra fibrose intersticial e atrofia e um achado muito característico, a dilatação cística tubular. No entanto, o caráter evolutivo destas lesões para a IRC terminal é questionado.

Ciclosporina A (CSA)

A CSA é atualmente a base do tratamento imunossupressor nos transplantes de órgãos sólidos e medula óssea. Vem também sendo usada em diversas doenças auto-imunes. Infelizmente a CSA provoca vários efeitos colaterais renais e sistêmicos (Quadro A-18). Os desenvolvimentos de fibrose intersticial e de atrofia tubular são bem descritos com o uso desta droga, principalmente no contexto do transplante cardíaco, sendo responsável por cerca de 8-10% de IRC terminal nestes pacientes. Os mecanismos envolvidos aventados são isquemia renal e aumento do depósito do colágeno induzido por angiotensina II e TGF-β localmente. O tacrolimus (FK-506), droga imunossupressora diferente da CSA, mas com mecanismo de ação semelhante, também pode causar desenvolvimento de lesões renais tubulointersticiais.

Quadro A-18 – Lesões renais e sistêmicas provocadas pela CSA.

Lesão	Comentários
Queda aguda da filtração glomerular	Decorrente da vasoconstrição da arteríola aferente
Fibrose intersticial e atrofia tubular	Freqüentemente acompanhadas de hialinose arteriolar
Microangiopatia trombótica	Síndrome hemoliticourêmica-"like"
Hiperuricemia e hipercalemia	
Hipertensão arterial sistêmica	Aumento da resistência vascular renal e sistêmica

METAIS PESADOS

Chumbo

Os principais grupos de risco para o desenvolvimento da nefropatia por chumbo são os pintores, os picheleiros, os encanadores e outros trabalhadores expostos cronicamente ao chumbo. A patogênese da nefropatia não está totalmente esclarecida. Há depósito deste metal nos túbulos proximais, podendo desencadear defeitos tubulares isolados, porém a manifestação clínica mais comum nos adultos é de NIC, muitas vezes acompanhada de hiperuricemia e HAS. Curiosamente, o aparecimento de gota é mais comum na hiperuricemia que acompanha a nefropatia por chumbo do que em outras formas de IRC terminal. A incidência de adenocarcinoma renal parece estar aumentada, acompanhando a lesão renal tubulointersticial por chumbo. O diagnóstico é sugerido com base na história epidemiológica, nível elevado do chumbo sangüíneo e protoporfirina eritrocitária. O diagnóstico de certeza é feito por meio do achado de dosagem urinária aumentada do metal, após tomada do quelante tetracetato de etilenodiamina (EDTA). O tratamento requer afastamento da exposição ocupacional e terapia com EDTA baseada nos níveis sangüíneos. O tratamento efetivo da intoxicação pode ter pouco impacto na fibrose intersticial renal estabelecida.

Cádmio

Os trabalhadores de fundições e outros de indústrias são o grupo de risco mais evidente. O cádmio é depositado no fígado e nos rins. Este metal também leva à nefrotoxicidade crônica com a exposição prolongada. Clinicamente, a doença caracteriza-se por disfunção tubular proximal e nefrolitíase em 25% dos casos. A calculose renal é decorrente da doença óssea e hipercalciúria provocadas pelo metal. A evolução para IRC terminal é rara. Não há tratamento específico para a toxicidade crônica pelo cádmio.

UROPATIA OBSTRUTIVA

A obstrução do trato urinário é causa freqüente de disfunção renal aguda, na maioria das vezes reversível. Contudo, nos últimos anos a evolução para IRC tem sido identificada, mesmo em casos nos quais se obteve tratamento da doença de base e retorno do fluxo urinário. Esta má evolução dos quadros obstrutivos ocorre principalmente quando a obstrução é mantida por mais de 6 semanas. Raramente a obstrução é total durante todo o tempo, sendo usualmente incompleta e progressiva. Os rins submetidos à hidronefrose desenvolvem inflamação intersticial, atrofia tubular e fibrose intersticial difusa em graus variáveis, podendo evoluir para insuficiência renal crônica. Sabe-se por exemplo que cerca de 5% dos casos de IRC em tratamento dialítico são decorrentes da uropatia obstrutiva por hiperplasia prostática benigna (HPB) não tratada em tempo adequado.

Existe uma interminável lista de causas de obstrução urinária, algumas benignas, como a hidronefrose do terceiro trimestre da gestação. Podem ser intrínsecas ou extrínsecas ao trato urinário, adquiridas ou congênitas. O quadro A-19 relaciona as causas mais comuns na prática clínica que podem levar à disfunção renal progressiva no adulto. A freqüência e as causas da obstrução urinária variam com o sexo e a idade. Entre 20 e 60 anos de idade a obstrução urinária é mais freqüente em mulheres, principalmente devido à gestação e às neoplasias ginecológicas. Após os 60 anos de idade, a uropatia obstrutiva é mais prevalente em homens com HPB ou câncer da próstata, principalmente nesta faixa etária, na qual a função renal já está normalmente diminuída e quando possivelmente coexistem outras lesões, que aumentam as chances do aparecimento de lesões estruturais no parênquima renal, decorrentes da uropatia obstrutiva.

Quadro A-19 – Causas mais comuns de uropatia obstrutiva.

Causas	Comentários
Nefrolitíase	Pielonefrite crônica geralmente associada
Tumores do trato urinário	Principalmente bexiga ou próstata com obstrução ureteral bilateral
Hiperplasia prostática benigna	Sintomatologia rica (polaciúria, urgência miccional, disúria)
Tumores ginecológicos	Geralmente acompanha a infiltração pélvica total
Fibrose retroperitoneal	Idiopática ou induzida por drogas
Linfoma	Causa: adenomegalia retroperitoneal
Bexiga neurogênica	Traumas medulares, esclerose múltipla, acidente vascular cerebral

O prognóstico da nefropatia relacionada com a obstrução urinária depende do grau e da duração da lesão do trato urinário. Não existem dados clínicos ou laboratoriais que determinem a chance de reversibilidade da disfunção renal. A diminuição da espessura do córtex e dos tamanhos renais são os dados ultra-sonográficos que melhor predizem o prognóstico. A uropatia obstrutiva pode resultar em perda progressiva da função renal e IRC terminal, mas é uma das poucas formas de doença renal potencialmente curável, portanto, a obstrução do trato urinário deve sempre ser considerada no diagnóstico diferencial nos casos de insuficiência renal.

DOENÇAS METABÓLICAS

Nefropatia pelo ácido úrico

Pacientes mantidos com níveis elevados de ácido úrico cronicamente podem apresentar depósitos de cristais de urato no interstício renal, provocando reação inflamatória adjacente e por vezes fibrose intersticial. O caráter evolutivo destas lesões e a entidade clínica conhecida como nefropatia crônica pelo urato têm sido questionados nos últimos anos. Muitas vezes, os pacientes portadores de artrite gotosa recidivante podem evoluir com outras alterações sistêmicas que explicariam a evolução para insuficiência renal em alguns casos, tais como hipertensão arterial sistêmica, aterosclerose difusa, *Diabetes mellitus* e uso crônico de antiinflamatório não-hormonal. Estudos mostram que a taxa de declínio da função renal com o envelhecimento não se altera com a hiperuricemia crônica. A relação risco/benefício de tratar a hiperuricemia assintomática com alopurinol é discutível. Atualmente, esta terapêutica está reservada para situações com níveis séricos de ácido úrico maiores do que 10 e 13mg/dl para mulheres e homens, respectivamente. A elevação aguda do ácido úrico que acompanha a síndrome de lise tumoral decorrente do uso de quimioterápicos e das doenças linfoproliferativas deve sempre ser tratada, pois pode levar à IRA obstrutiva.

Hipercalcemia e nefrocalcinose

Hipercalcemia mantida, como a encontrada no hiperparatireoidismo e nas doenças granulomatosas, pode causar nefrolitíase e por vezes evolui com depósito de cristais de cálcio no parênquima renal e nefrocalcinose, levando a lesões tubulointersticiais que podem causar insuficiência renal progressiva. O quadro A-20 enumera as principais causas de hipercalcemia na prática clínica. O tratamento é direcionado para a doença de base e medidas para a normalização do cálcio sérico, baseadas na gravidade e na indicação de cada caso (Quadro A-21).

Quadro A-20 – Causas de hipercalcemia.

Hiperparatireoidismo (adenoma ou hiperplasia)
Associado a neoplasias (mieloma múltiplo, adenocarcinomas)
Imobilização prolongada (neuropatias degenerativas, acidente vascular cerebral)
Doenças granulomatosas (tuberculose, sarcoidose)
Drogas (lítio, tiazídicos)
Doença de Paget

Quadro A-21 – Opções terapêuticas da hipercalcemia.

Objetivo	Terapêutica
Aumentar a excreção renal de cálcio	Soro fisiológico, diurético de alça
Diminuir a absorção intestinal do cálcio	Fosfato oral*, corticóides*
Diminuir a reabsorção óssea	Fosfato oral*, calcitonina*, mitramicina*, difosfonato
Remoção do cálcio	Diálise, diálise + EDTA

* Empregados no tratamento da hipercalcemia crônica.

DOENÇAS HEMATOPOIÉTICAS

Anemia falciforme

A lesão renal mais encontrada nos portadores de anemia falciforme é a nefrite intersticial crônica. A hemoglobina S pode polimerizar-se em ambientes hipertônicos e com baixa saturação de oxigênio, características apresentadas pela medula renal. A polimerização da hemoglobina leva a fenômenos vasoclusivos na medula renal. Necrose da papila renal também pode ocorrer na anemia falciforme. Os episódios oclusivos podem levar à NIC por isquemia renal. A manifestação mais comum da doença renal é a poliúria decorrente da deficiência na concentração urinária. A evolução para IRC é rara e geralmente ocorre quando há lesão glomerular (glomeruloesclerose) acompanhando a lesão tubulointersticial.

Mieloma múltiplo

Acometimento renal pelo mieloma múltiplo ocorre em cerca de 50% dos pacientes e é multifatorial (Quadro A-22), podendo ocorrer antes mesmo das manifestações sistêmicas da doença. O chamado rim do mieloma é a lesão com envolvimento tubulointersticial característico. Caracteriza-se por formação intratubular de cilindros, com obstrução intratubular, reação inflamatória adjacente, atrofia tubular e fibrose intersticial. Os cilindros são formados por proteínas de Tamm-Horsfall e pelas cadeias leves envolvidas na doença. Além da obstrução tubular, há ainda efeito tóxico tubular das proteínas de Bence Jones. Embora possa ocorrer esporadicamente disfunção tubular isolada, sem dúvida a manifestação clínica mais comum é a insuficiência renal. O tratamento é o da doença de base e das suas alterações metabólicas, empregando atenção redobrada na manutenção da volemia do paciente. Ocasionalmente, a diálise pode reverter disfunção renal grave relacionada com o rim do mieloma.

Quadro A-22 – Causas de lesão renal associada com mieloma múltiplo (isoladamente ou associadas).

Desidratação	Amiloidose
Hipercalcemia	Rim do mieloma
Hiperuricemia	(cilindros e nefrite tubulointersticial)
Hiperviscosidade	Infecção
Nefrocalcinose	

MISCELÂNEA

Nefropatia isquêmica

Está bem demonstrado atualmente, inclusive por meio de trabalhos experimentais, que a isquemia renal pode levar à nefrite tubulointersticial crônica. A nefropatia isquêmica é entidade clínica que comumente causa IRC dependente de diálise, principalmente com o aumento da população idosa com doença vascular aterosclerótica generalizada. A estenose renal grave e a doença aterosclerótica da aorta e dos óstios das artérias renais, com posterior embolização de colesterol, são as principais causas envolvidas na gênese desta doença. O tratamento visa restabelecer o fluxo sangüíneo renal adequado por meio de angioplastia, autotransplantes, revascularização renal com enxerto da veia safena e, mais recentemente, com o uso dos "stents". Contudo, antes do emprego destas terapêuticas "agressivas" para pacientes que freqüentemente apresentam cardiopatias associadas, urge estabelecer se os rins são "apenas" isquêmicos ou se lesões renais irreversíveis (fibrose intersticial difusa) já estão instaladas. A avaliação da espessura do córtex e do tamanho renal, da presença ou não de circulação colateral e a identificação do grau de disfunção empregando técnicas radioisotópicas ajudam a definir condutas. Muitas vezes, apenas a realização de biópsia renal afirma com certeza o grau de reversibilidade da lesão. Em alguns casos, deve-se efetuar apenas a nefrectomia do rim isquêmico com o intuito de tratar a hipertensão arterial sistêmica (HAS). Os rins isquêmicos são grandes produtores de renina, o que pode levar à HAS grave, de difícil controle, e ao comprometimento do rim contralateral.

Ervas chinesas

Recentemente, descreveu-se em alguns países europeus uma lesão renal caracterizada por rápida evolução da fibrose intersticial e insuficiência renal progressiva em mulheres jovens. Esta lesão foi associada com a ingestão de extrato de ervas chinesas, utilizadas como adjuvante no emagrecimento. Os componentes potencialmente envolvidos na gênese da lesão são *Stephania tetrandra* e *Magnolia officinalis*. A doença é insidiosa, com exame de urina normal e ausência de proteinúria, mas 6 a 24 meses de tratamento com estas ervas podem ser suficientes para levar à IRC terminal.

TRATAMENTO DAS NEFRITES INTERSTICIAIS CRÔNICAS

O tratamento da NIC é basicamente de suporte, além do tratamento da doença subjacente, se existente. Devem-se afastar rapidamente possíveis drogas envolvidas e toxinas ambientais ou ocupacionais. De maneira geral, os pacientes com NIC devem ser mantidos com seu volume extracelular expandido, observando cuidados com a pressão arterial sistêmica e a função cardíaca, principalmente em pacientes muito idosos e com a função renal muito rebaixada. Episódios de depleção do volume intravascular devem ser evitados e tratados agressivamente. Atenção especial deve ser reservada ao tratamento da acidose com soluções alcalinizantes. O bicarbonato de sódio é utilizado por via endovenosa em situações de acidose grave, mas é pouco tolerado por via oral. Para o tratamento de manutenção do pH sangüíneo, são empregadas soluções à base de citrato de sódio e citrato de potássio, que exigem volume menor e são mais palatáveis. Com a evolução da IRC, medidas como a restrição de proteínas da dieta podem ser adotadas visando diminuir a progressão da doença renal, além das medidas habituais de suporte até a indicação do tratamento de substituição renal.

PERSPECTIVAS

O estudo e a compreensão da patogênese das nefrites tubulointersticiais evoluiu de maneira importante com a utilização de modelos experimentais. Os papéis dos infiltrados celulares (principalmente linfócitos e macrófagos) e das moléculas de adesão na gênese das NIA e das citocinas (TGF-β, por exemplo) e fibroblastos na gênese das NIC foram mais bem compreendidos nos últimos anos. O próximo passo será a intervenção nestes processos com medidas específicas para impedir a lesão tubulointersticial e sua progressão. O bloqueio dos receptores de citocinas ou de antagonistas já foram utilizados com sucesso em animais. Trabalhos experimentais com inibidores da prolil-hidroxilase, impedindo a secreção de colágenos, também são promissores. A possibilidade de aplicação destas medidas na prática clínica é aguardada ansiosamente.

BIBLIOGRAFIA RECOMENDADA

Barret BJ. Acetaminophen and adverse chronic renal outcomes: An appraisal of the epidemiologic evidence. Am J Kidney Dis 1996; 28 (suppl. 1):S14-S19.

Bennett WM, Henrich WL, Stoff JS. The renal effects of nonsteroidal anti-inflammatory drugs: summary and recommendations. Am J Kidney Dis 1996; 28(supp.1):S56-S62.

Coroneos E, Assouad M, Krishnan B, Truong LD. Urinary obstruction causes irreversible renal failure by inducing chronic tubulointerstitial nephritis. Clin Nephrol 1997; 48:125-128.

De Broe ME, Stolear JC, Nouwen EJ, Elseviers MM. 5-Aminosalicylic acid (5-ASA) and chronic tubulointerstitial nephritis in patients with chronic inflammatory bowel disease: is there a link? Nephrol Dial Transplant 1997; 12:1839-1841.

Dhillon S, Higgins RM. Interstitial nephritis. Postgrad Med J 1997; 73:151-155.

Fillastre JP, Legallicier B, Godin M, Le Roy F. Néphropathies interstitielles d'origine médicamenteuse ou toxique. Presse Med 1997; 26:477-484.

13

RIM NAS DOENÇAS INFECCIOSAS

Antonio Carlos Seguro

As doenças infecciosas são uma causa importante de nefropatias em nosso País. O acometimento renal pode se fazer por uma agressão direta do agente infeccioso ao rim como na leptospirose, na qual a invasão do interstício renal pela leptospira através dos capilares peritubulares produz nefrite intersticial aguda.

Os antígenos de um agente infeccioso ativam o sistema imune, com formação de imunocomplexos que podem se depositar no rim, dando origem às glomerulonefrites observadas em várias doenças, como a esquistossomose, a síndrome da imunodeficiência adquirida (AIDS), a leishmaniose, a hanseníase etc. A estimulação contínua deste sistema resulta na amiloidose secundária que pode ser vista na hanseníase, na esquistossomose, na leishmaniose.

As manifestações hemodinâmicas devidas à síndrome séptica acabam levando a um quadro de insuficiência renal aguda responsável pela morte de muitos pacientes. A alteração hemodinâmica mais freqüente é a hipovolemia conseqüente à perda excessiva de fluidos, por febre, diarréia, vômitos (cólera, malária *falciparum*, leptospirose, AIDS) ou ao aumento da permeabilidade vascular pela liberação de vários mediadores da sepse como na meningococcemia. A disfunção miocárdica observada na meningococcemia e na difteria, com diminuição do débito cardíaco e hipovolemia arterial efetiva, produz vasoconstrição renal e queda da filtração glomerular.

A icterícia grave é outro fator de risco importante para a IRA. Níveis de bilirrubina acima de 25mg/dl inibem a reabsorção de sódio levando à natriurese aumentada, hipovolemia, além do que na icterícia grave ocorre disfunção miocárdica. A hemoglobinúria e a mioglobinúria conseqüentes à hemólise intravascular e à rabdomiólise produzem vasoconstrição renal além de efeito tóxico tubular direto. A coagulação intravascular induzida pela sepse, como na meningococcemia, pode levar a quadros de necrose cortical renal bilateral e perda definitiva da função renal.

A insuficiência renal aguda pode também ser precipitada pelo uso de drogas antiinfecciosas sabidamente nefrotóxicas (aminoglicosídeos, anfotericina B etc.) e pelos analgésicos antiinflamatórios que acentuam a vasoconstrição renal devido à inibição da síntese de prostaglandinas vasodilatadoras.

Passaremos a analisar as principais doenças infecto-parasitárias existentes em nosso meio que acometem o rim.

LEPTOSPIROSE

A leptospirose é uma doença causada pela bactéria *Leptospira interrogans*, que compreende 23 serogrupos. Os mais importantes são *icterohaemorrhagiae* e *copenhagni*. O homem adquire a doença pelo contato das mucosas ou da pele lesada com água contaminada com a urina de ratos e outros animais. No nosso meio, a doença incide mais nos meses de enchentes (janeiro a março), atinge mais o homem do que a mulher (4 para 1), podendo também acometer a criança. Alguns profissionais, como lixeiros, trabalhadores em esgotos, em matadouros, têm mais chance de contaminação.

O paciente apresenta febre, sangramentos, mialgia intensa principalmente nas panturrilhas, icterícia rubínica, com aumento predominante da bilirrubina direta e discreto aumento das transaminases, sem ocorrência de insuficiência hepática. A plaquetopenia é uma característica da doença. O acometimento pulmonar, com quadros muito graves de hemorragia pulmonar que ocorre em 6% dos pacientes internados, é a principal causa de óbito.

A insuficiência renal aguda (IRA) ocorre em 75% dos pacientes internados com leptospirose. Caracteristicamente nesta doença, a IRA é predominantemente não-oligúrica (70%) e cursa com potássio sérico normal ou diminuído (40% dos casos). Estudos clínicos e com modelo experimental de leptospirose em cobaia sugerem que nas fases iniciais da IRA ocorrem lesões funcionais predominantes dos segmentos proximais do néfron com menor reabsorção de sódio e água, com maior aporte distal de sódio e conseqüente maior secreção de potássio pelos segmentos distais do néfron com maior caliurese, o que explica a hipopotassemia observada nos pacientes. A resistência à ação do hormônio antidiurético no ducto coletor medular interno do rim da cobaia com leptospirose explicaria a maior ocorrência de formas não-oligúricas.

Os pacientes com IRA não-oligúrica evoluem melhor, com menor necessidade de diálise, menor tempo para normalização da creatinina e mortalidade (8%), enquanto os pacientes que cursam oligúricos apresentam taxa de mortalidade de 50%, sendo a hemorragia pulmonar a principal causa de óbito.

Por ocasião da internação, os pacientes têm que ser avaliados principalmente quanto a seu estado de hidratação e oxigenação. Desde que não tenham acometimento pulmonar, deve ser instituída a hidratação com soro fisiológico. Persistindo a oligúria, apesar de corrigida a volemia, altas doses de furosemida (5 a 10 ampolas) devem ser administradas, uma vez que estas medidas são capazes de transformar uma forma oligúrica em não-oligúrica. Alguns pacientes que cursam com hipotensão devem ser tratados com infusão endovenosa de dopamina. A hipocalemia pode atingir níveis tão baixos quanto 2mEq/l e quando acompanhada de arritmia cardíaca dever ser tratada com infusão endovenosa de cloreto de potássio, com monitorização freqüente do potássio sérico pois estes pacientes têm insuficiência renal.

Todos os pacientes devem receber penicilina cristalina 1.500.000U, por via EV, de 6/6 horas ou 100.000U/kg por dia dividida em 4 doses se forem crianças.

Em nosso meio, os pacientes são submetidos à diálise peritoneal de acordo com seu quadro clínico e laboratorial, procurando-se manter a uréia plasmática em níveis menores que 200mg/dl e a creatinina, menor que 7mg/dl. A hemodiálise clássica pode levar ao edema cerebral, como já foi descrito em 2 casos e a agravamento dos fenômenos hemorrágicos pela anticoagulação, que quando utilizada deve ser com doses mínimas.

Estudo realizado na Unidade de Terapia Intensiva do Instituto de Infectologia Emílio Ribas mostrou que nos quadros com IRA oligúrica e hemorragia pulmonar grave pode ser feita a hemodiafiltração, nestes casos sem heparinização pelo menos nos primeiros dias. Como pode ser visto na tabela A-6, os pacientes submetidos à hemodiafiltração contínua apresentaram maior pO_2/FiO_2 (pO_2 arterial corrigida pela fração de oxigênio no ar inspirado), menores níveis de uréia e creatinina do que os submetidos à diálise peritoneal. Estes resultados sugerem que nestes casos muito graves a hemodiafiltração seja o método preferencial devido à rápida melhora nas trocas gasosas e a um melhor controle da uremia. Entretanto, mais estudos são necessários, considerando que a mortalidade, o tempo para recuperar a função renal e de necessidade de ventilação mecânica não foram diferentes entre os dois tipos de diálise.

CÓLERA

A cólera é uma doença intestinal aguda que se manifesta por diarréia profusa e distúrbios hidroeletrolíticos. A principal causa de óbito dos pacientes hospitalizados com cólera é a insuficiência renal aguda secundária à isquemia renal por depleção do volume extracelular.

A diarréia profusa na cólera produz caracteristicamente uma acidose metabólica com ânion *gap* aumentado e potássio normal. O aumento do ânion *gap* deve-se ao aumento da concentração das proteínas plasmáticas pela desidratação intensa, ao aumento da concentração sérica de ácido láctico pela hipotensão e hipoperfusão tecidual e finalmente à saída de fosfato da célula para o extracelular produzindo hiperfosfatemia.

A hidratação com soro fisiológico ou Ringer lactato normaliza o ânion *gap* e aumenta a concentração de cloretos, dando lugar à acidose hiperclorêmica comumente observada nas outras causas de diarréia. A expansão de volume corrige as 3 causas do ânion *gap* aumentado. Apesar da grande perda fecal de potássio, por ocasião da internação os níveis séricos de potássio são normais devido à translocação deste íon do intracelular para o extracelular.

O Ringer lactato e o soro fisiológico têm eficácia comparável no tratamento da desidratação, sendo o primeiro mais caro e de difícil conservação em altas temperaturas.

Mesmo com hidratação vigorosa de até 10 litros por dia, os pacientes podem desenvolver insuficiência renal.

Estudo realizado em Lima, no Peru, por ocasião de uma epidemia de cólera em 1991, mostrou que 73% dos pacientes adultos apresentaram azotemia, sendo 61,3% pré-renal, 5% com IRA de curta duração (3 a 6 dias) e 6,5% com IRA estabelecida. A IRA nestes casos é não-oligúrica em 50%, atingindo pacientes com idade média de 57 anos. Dos 100 pacientes com IRA estabelecida, 11 morreram, sendo que 10 estavam sendo mantidos em diálise. A furosemida em dose inicial de 40 a 200mg, endovenosa, foi capaz de transformar 82% dos casos de IRA oligúrica em não-oligúrica, com melhor evolução.

MENINGOCOCCEMIA

A *Neisseria meningitidis* é a maior causa de choque séptico e meningite em nosso meio. Apesar dos avanços no tratamento intensivo, o choque por meningococcemia está associado à alta mortalidade. A complicação renal do choque séptico é

Tabela A-6 – Comparação entre hemodiafiltração arteriovenosa contínua (CAVHDF) e diálise peritoneal intermitente (DPI) em pacientes com leptospirose (síndrome de Weill).

	CAVHDF	DPI	
pO_2/FiO_2	299 ± 55	159 ± 19	p < 0,02
Creatinina (mg/dl)	2,8 ± 0,4	6 ± 0,9	p < 0,01
Uréia (mg/dl)	87 ± 12	169 ± 21	p < 0,01
Sobreviventes	2	3	
Ventilação mecânica (dias)	24 ± 2	17 ± 5	
Início da diurese (dias)	8 ± 3	8 ± 5	
Recuperação da função renal (dias)	12 ± 5	13 ± 5	

a insuficiência renal aguda, a qual não é bem estudada pelo fato de a maioria dos pacientes morrer rapidamente devido ao choque incontrolável.

Um estudo recente de 28 casos de IRA por meningococcemia realizado no Instituto de Infectologia Emílio Ribas, mostrou que o choque ocorreu em 22 destes pacientes. A IRA foi oligúrica em 68% dos casos, com hiperpotassemia observada em 43%. A única alteração do sedimento urinário foi a hematúria. A mortalidade nesta casuística foi de 64% e a maioria dos pacientes morreu nas primeiras 48 horas. Dos 10 sobreviventes, 8 recuperaram a função renal ao fim de 3 semanas, provavelmente por serem casos de necrose tubular aguda, cuja patogênese é multifatorial na meningococcemia. A hipovolemia grave por extravasamento do fluido capilar e a depressão da função miocárdica levam à diminuição do fluxo sangüíneo renal e à queda da filtração glomerular e IRA.

A necrose cortical bilateral foi observada em uma das sobreviventes, podendo ser explicada pela coagulação intravascular produzida pela endotoxina do meningococo que leva à deposição de fibrina na microvasculatura renal e conseqüente necrose cortical. Este quadro pode atingir todos os glomérulos com perda definitiva da função renal.

O tratamento adequado da doença com penicilina endovenosa, corticosteróides e drogas vasoativas deve ser instituído rapidamente, seguido do uso de furosemida em altas doses se necessário. O tratamento dialítico deve ser iniciado precocemente, sendo que recentemente se tem dado ênfase ao emprego precoce da hemodiafiltração, com resultados promissores, que, embora iniciais, parecem reduzir em 50% a mortalidade desta entidade.

HANSENÍASE

A hanseníase é dividida em formas diferentes por critérios clínicos e laboratoriais. A forma virchowiana ocorre em pacientes com alterações da imunidade celular e se manifesta por um curso progressivo, com lesões de pele nodulares, ricas de bacilos ácido-resistentes, acometimento nervoso simétrico e teste da lepromina negativo. O eritema nodoso, típico desta forma, é uma conseqüência de depósitos de complexos antígeno-anticorpos na pele e tecidos, com febre e sinais de envolvimento sistêmico.

A forma tuberculóide tem evolução mais lenta e mais benigna, com lesões de pele maculares, com poucos bacilos e acometimento nervoso periférico assimétrico, com teste de lepromina positivo. Formas intermediárias são freqüentes.

O comprometimento renal na hanseníase é variável, desde formas assintomáticas, com alterações do sedimento urinário, até síndrome nefrótica. Os quadros histológicos predominantes são a amiloidose, as glomerulonefrites, a nefrite intersticial e a necrose tubular aguda.

A amiloidose ocorre em 10 a 30% dos pacientes, principalmente nas formas virchowiana da doença nos doentes que apresentam eritema nodoso e nos pacientes com forma tuberculóide da doença que têm úlceras tróficas crônicas e osteomielite. O principal componente dos depósitos amilóides é a proteína AA. Níveis elevados de um componente sérico (SAA) que sugere ser o precursor dos depósitos amilóides AA são encontrados nos surtos de eritema nodoso e nos pacientes que sofrem de úlceras tróficas.

As glomerulopatias associadas à hanseníase apresentam uma grande variedade de formas histológicas, sendo as mais importantes as proliferativas mesangiais, difusa aguda e membranosa. Depósitos granulares de IgG, IgM e C_3 são os mais encontrados à imunofluorescência. Como nas glomerulopatias são encontrados os depósitos de imunocomplexos associados à queda do complemento sérico, admite-se que estas lesões se devam à deposição de complexos imunes, entretanto, não se pode afirmar que o *Mycobacterium leprae* seja o agente causador.

Estes 2 tipos de lesão renal podem evoluir para a insuficiência renal terminal e morte dos pacientes.

As nefrites intersticiais podem ser devidas ao uso de drogas, à infecção bacteriana secundária e até à presença de complexos imunes. É importante ressaltar a rifampicina como causa de nefrite intersticial por mecanismo imunoalérgico nestes pacientes, principalmente devido ao seu uso descontínuo, podendo levar a quadros de insuficiência renal aguda, reversíveis com a suspensão.

ESQUISTOSSOMOSE

A nefropatia esquistossomótica foi inicialmente descrita no Brasil há cerca de 3 décadas em pacientes com a forma hepatoesplênica da doença. Os principais quadros histológicos são as glomerulonefrites proliferativas mesangiais, membranoproliferativas e a glomeruloesclerose focal.

As formas proliferativas mesangiais são as mais encontradas em pacientes com a forma hepatointestinal, assintomáticos, com proteinúria no exame de urina, ocasionalmente em níveis nefróticos. A função renal habitualmente está preservada e a hipertensão arterial raramente ocorre. Os depósitos mesangiais de IgM, C_3 e os antígenos do verme adulto são encontrados nesta forma de glomerulopatia.

A forma membranoproliferativa é mais encontrada principalmente nos pacientes com hepatomegalia, esplenomegalia e hipertensão portal. A síndrome nefrótica é a principal apresentação clínica desta glomerulopatia; a hipertensão ocorre em 40% dos casos. A imunofluorescência revela depósitos de IgG e C_3, IgM e antígenos esquistossomóticos são menos freqüentemente observados. Depósitos de IgA são observados nas formas tardias e graves. Esta glomerulopatia evolui para a esclerose glomerular global, sem resposta adequada ao tratamento, principalmente nos casos mais avançados.

A glomeruloesclerose focal é a segunda forma de glomerulopatia encontrada em esquistossomose hepatoesplênica. A síndrome nefrótica é a principal forma de manifestação, embora alguns pacientes apresentem apenas alterações do exame de urina. A hipertensão arterial é freqüente. A insuficiência renal inicial, a hipertensão arterial e a síndrome nefrótica persistente estão associadas à progressão para a insuficiência renal terminal.

Outras formas de glomerulopatias associadas à esquistossomose são a amiloidose renal, cujo prognóstico é ruim, e a glomerulopatia exsudativa, esta última associada à infecção concomitante com *Salmonella*, cujo prognóstico é bom, uma vez tratada a salmonelose com antibióticos e a esquistossomose com antiparasitários específicos.

De uma forma geral, a nefropatia da esquistossomose apresenta evolução progressiva para a insuficiência renal crônica. O tratamento da infecção pelo *Schistosoma mansoni* não altera a evolução do quadro, assim como o tratamento da síndrome nefrótica com corticóides e imunossupressores não apresenta boa resposta.

Na última década tem sido observada uma redução drástica no número de formas hepatoesplênicas da doença e conseqüentemente da glomerulopatia associada, devido ao tratamento antiparasitário maciço da população nas áreas endêmicas.

MALÁRIA *FALCIPARUM*

A insuficiência renal aguda é a principal complicação renal da malária *falciparum*. Ocorre em 60% dos casos graves de malária. Ao contrário da leptospirose, a IRA da malária é freqüentemente oligúrica, hipercatabólica, com hiperpotassemia. A oligúria pode durar de alguns dias até semanas.

A patogênese da IRA da malária *falciparum* é multifatorial. As hemácias parasitadas apresentam aumento da sua fragilidade mecânica que leva à hemólise, que quando maciça se acompanha de hemoglobinúria. Os restos celulares destas hemácias exercem efeitos de vasoconstrição renal, efeito tóxico tubular direto e ativação da coagulação intravascular. As hemácias parasitadas fixam-se umas às outras, aderem à célula endotelial e obstruem os capilares, levando à hipoperfusão tecidual com conseqüente acidose láctica. A ativação maciça de monócitos que ocorre na malária leva ao aumento da liberação de citocinas e de radicais livres que são fatores importantes na gênese da IRA.

O tratamento depende de instituição de terapêutica específica com quinino, clindamicina e mais recentemente com artesunato de sódio e de suporte dialítico eficaz. Como se trata de uma IRA hipercatabólica, a instituição da diálise deve ser precoce. Embora a diálise peritoneal, teoricamente, seja menos eficaz devido às alterações hemodinâmicas próprias da doença (obstrução da microcirculação), é freqüentemente o único meio dialítico disponível em muitos hospitais, devendo, portanto, ser utilizada nesta situação. Com a melhora da uremia e a resposta dos pacientes aos antimaláricos, as alterações da microcirculação peritoneal também vão melhorando, aumentando a eficácia deste método dialítico. A diálise é importante também no controle da hipoglicemia observada na malária grave, devido ao consumo exagerado de glicose pelos milhões de parasitas e pela hiperinsulinemia associada ao uso de quinino. Os casos que em geral evoluem para óbito são aqueles complicados por insuficiência respiratória grave, hipoglicemia e acidose láctica.

Outra forma de nefropatia associada à malária *falciparum* é a glomerulopatia que em geral ocorre nas crianças. Pode-se manifestar por alterações do sedimento urinário, como discreta proteinúria e hematúria microscópica, embora casos de síndrome nefrótica e nefrítica possam ser observados. Os níveis séricos de C_3 e C_4 podem estar diminuídos. Esta glomerulopatia evolui favoravelmente, resolvendo-se em 2 a 6 semanas com a erradicação da doença.

LEISHMANIOSE

No rim do portador de leishmaniose visceral podemos observar uma lesão intersticial crônica que raramente evolui para fibrose. Glomerulopatia mediada por imunocomplexo, tem sido descrita nesta doença, principalmente como uma glomerulonefrite proliferativa mesangial. IgM, C_3 e antígeno de membrana da leishmânia são detectados na parede dos capilares e mesângio. A amiloidose secundária também pode ser observada nas formas mais terminais da doença.

Na maioria dos casos de calazar, as manifestações clínicas são mínimas e raramente síndrome nefrótica é observada. A insuficiência renal aguda nefrotóxica pode ocorrer pelo uso da anfotericina B nesta doença e poliúria por alterações da concentração urinária pode ser observada com o uso dos antimoniais pentavalentes que têm efeito tubular direto, inibindo a ação do hormônio antidiurético.

SÍNDROME DA IMUNODEFICIÊNCIA ADQUIRIDA

A síndrome da imunodeficiência adquirida (AIDS) acomete vários órgãos e sistemas do organismo incluindo os rins. Alterações hidroeletrolíticas, e no metabolismo ácido-básico, são freqüentemente encontradas, além da insuficiência renal aguda, cuja causa é multifatorial, em geral ocorrendo em pacientes gravemente enfermos submetidos repetidas vezes a métodos de diagnóstico e medicações potencialmente nefrotóxicas. Entretanto, alterações glomerulares têm sido encontradas, sendo já descrita uma nova entidade estruturalmente diferente e caracterizada, reconhecida como nefropatia associada ao HIV (HIVAN).

Os diferentes tipos de acometimento renal na AIDS estão resumidos no quadro A-23.

A nefropatia associada ao HIV, já bem caracterizada, evolui com proteinúria maciça, usualmente nefrótica, sem hematúria, progredindo em 3 a 6 meses para a insuficiência renal terminal, necessitando de diálise. Freqüentemente os rins são de tamanho normal ou mesmo aumentados, apresentando também aumento da ecogenicidade. Apesar da proteinúria nefrótica, clinicamente o paciente não apresenta edema periférico. A hipertensão arterial sistêmica também é infreqüente, ocorrendo em menos de 15% dos casos. O diagnóstico é feito em pacientes com diagnóstico definido de AIDS, entretanto tem sido observado em HIV-positivos assintomáticos. Ocorre preferencialmente em homens, de raça negra e usuários de drogas injetáveis (heroína, principalmente), sendo muito menos comum em homossexuais brancos. Inicialmente se apresenta com esclerose focal evoluindo para esclerose colapsante do glomérulo; não há proliferação celu-

Quadro A-23 – Formas de acometimento renal na síndrome da imunodeficiência adquirida.

Doença renal especificamente associada ao HIV
Nefropatia pelo HIV (HIVAN)
Outras formas de glomerulonefrites
Síndrome hemolítico-urêmica/púrpura trombocitopênica trombótica

Doenças renais associadas, não diretamente atribuídas à infecção pelo HIV
Insuficiência renal aguda
Distúrbios hidroeletrolíticos e ácido-básicos
Infecções renais (fungos, micobactérias, vírus, bactérias)
Doenças infiltrativas renais (linfomas, sarcoma de Kaposi, amiloidose)

Doenças renais ocorrendo em pacientes HIV-positivos
Nefropatia associada ao uso de heroína
Nefropatia diabética, rins policísticos, uropatia obstrutiva etc.

---

lar, ocorrendo fibrose intersticial. Entretanto o mais característico, embora não-específico, são as inclusões tubulorreticulares vistas à microscopia eletrônica em retículo endoplasmático liso e rugoso do glomérulo e endotélio do capilar peritubular.

Não existe tratamento para a nefropatia por HIV; apesar de já descritas algumas tentativas com corticosteróides, estes podem aumentar o risco de infecções oportunistas. O tratamento é de manutenção com o uso de restrição de sal na dieta, sendo muitas vezes utilizados os diuréticos para melhora do edema. Quando há perda de função renal faz-se necessária a restrição protéica (0,5g/kg/dia de proteína); na presença de hipertensão, o controle desta é fundamental, pois sabe-se que a hipertensão acelera, em qualquer glomerulopatia, a progressão para a insuficiência renal terminal (esclerose glomerular). Estudos recentes com inibidores de enzima de conversão sugerem um efeito protetor quando instituídos precocemente em pacientes com creatinina menor do que 2mg/dl e proteinúria não-nefrótica.

Outras nefropatias também podem ser encontradas na AIDS, como as associadas à presença de imunocomplexos circulantes, as glomerulonefrites (glomerulonefrite pós-infecciosa, membranoproliferativa, membranosa, nefropatia IgA, glomerulonefrite proliferativa difusa lúpus-"like"), sendo mais freqüentes em brancos, evoluem com presença de hematúria, e proteinúria variável. Apresentam depósitos densos glomerulares (são depósitos de imunocomplexos); podendo também serem vistas as inclusões tubulorreticulares. Não é infreqüente a presença da nefropatia do HIV associada a estas glomerulopatias por imunocomplexos.

A síndrome hemolítico-urêmica e a púrpura trombocitopênica trombótica (que na verdade são espectros da mesma síndrome) podem estar associadas a AIDS, sendo descritas também nos portadores do vírus HIV. Em estudos realizados em vários centros dos EUA, 16% dos casos desta síndrome apresentavam infecção pelo HIV, e nestes pacientes a doença é mais agressiva. Ao contrário da nefropatia do HIV, a síndrome hemolítico-urêmica é mais freqüente em brancos do que em negros e tem prevalência maior em homens.

Está ocorrendo aumento considerável da incidência de pacientes com AIDS e infectados pelo vírus HIV nas unidades de diálise. Nos EUA, entre 1985 e 1991, houve aumento na prevalência de infecção pelo HIV de 0,3% a 1,2% na população em diálise. A sobrevida destes pacientes em diálise depende do estágio da sua infecção; os estudos iniciais, no passado, eram muito pessimistas e discutiam até mesmo a validade de se colocar estes pacientes em diálise. Contudo, atualmente, vários estudos já demonstraram que o maior fator determinante é o estágio da doença. Algumas casuísticas sugerem que a insuficiência renal crônica terminal não exerce influência na sobrevida dos pacientes com AIDS, quando comparados ao mesmo estágio da doença. Com relação à escolha do melhor método dialítico, não há diferença na sobrevida quando em hemodiálise ou em diálise peritoneal ambulatorial contínua (CAPD); a escolha do melhor método depende das características de cada paciente.

As causas de insuficiência renal aguda (IRA) na AIDS são semelhantes às encontradas em outras doenças que também acometem gravemente o paciente. A hipovolemia (vômitos, diarréia, febre), a hipotensão (hemorragias, sepse, choque) e a hipoalbuminemia (má nutrição, caquexia, síndrome nefrótica) contribuem para a depleção de volume e isquemia renal podendo levar à necrose tubular aguda (NTA); todos estes fatores podem ser potencializados pelo tratamento (drogas nefrotóxicas) e pelos métodos de diagnóstico como o uso de radiocontraste. A NTA pode também ser causada por rabdomiólise, já descrita na AIDS sem outras causas associadas.

A nefrite intersticial alérgica também é descrita pelo uso de drogas (foscarnet, interferon, sulfametoxazol-trimetoprima, sulfadiazina, rifampicina, ciprofloxacina). Esta entidade pode manifestar-se como um distúrbio tubular isolado, como poliúria, hiperpotassemia, perda urinária aumentada de sódio, acidose tubular renal ou um quadro de insuficiência renal aguda oligúrica ou não-oligúrica. Em 50% dos pacientes a nefrite intersticial alérgica está associada à febre de início abrupto, artralgia, "rash" cutâneo e eosinofilia. O diagnóstico é feito pela biópsia renal que mostra, em geral, glomérulos e túbulos normais, infiltrado intersticial mononuclear, ocasionalmente com a presença de eosinófilos, além de edema do interstício. O tratamento é feito com a suspensão da droga e diálise quando necessário. Em alguns casos de IRA oligúrica, a administração de corticosteróides por curto tempo diminui o tempo de oligúria e a necessidade de diálise. O prognóstico é habitualmente muito bom, com recuperação total da função renal.

A uropatia obstrutiva é outra causa de IRA, menos freqüente e pode ser acarretada por fibrose retroperitoneal, pelo uso de drogas que levam à obstrução tubular por depósito de cristais (sulfadiazina) e por compressão extrínseca e intrínseca do ureter (linfonodos, tumores).

A causa mais freqüente de IRA nos pacientes com AIDS é o uso de drogas nefrotóxicas. Independente da droga que se administra, o fator de maior impacto na profilaxia da IRA é o estado de hidratação do paciente; a depleção de volume é o principal fator potencializador.

Alguns antibióticos empregados no tratamento de infecções bacterianas inespecíficas destes pacientes são causa importante de insuficiência renal aguda.

Os aminoglicosídeos, como a gentamicina e a amicacina, são potencialmente nefrotóxicos podendo causar insuficiência renal aguda não-oligúrica. A toxicidade destas drogas é potencializada por distúrbios freqüentemente encontrados neste grupo de pacientes, como a desidratação, a hiponatremia, a hipocalemia, a acidose e a septicemia. A hidratação adequada dos pacientes e a correção dos distúrbios hidroeletrolíticos previnem em parte a nefrotoxicidade. O uso concomitante de aminoglicosídeos e cefalosporinas, principalmente a cefalotina, é sinérgico em relação à toxicidade renal. Estudos recentes têm demonstrado que a administração de aminoglicosídeos em dose única diária diminui a sua nefrotoxicidade.

A vancomicina é outro antibiótico potencialmente nefrotóxico, principalmente quando associada aos aminoglicosídeos. As quinolonas, como a ciprofloxacina, podem produzir insuficiência renal por quadro de nefrite intersticial aguda.

A anfotericina B é extremamente nefrotóxica e acarreta vasoconstrição renal com queda da filtração glomerular, sendo que 85% dos pacientes cursam com alterações renais pelo seu uso. Este antifúngico aumenta a permeabilidade iônica de hidrogênio, desencadeando acidose tubular renal, que em geral regride com a suspensão da droga. A anfotericina B aumenta a excreção urinária de potássio, induzindo hipocalemia que pode ser grave, principalmente, se atentarmos ao fato de que os pacientes com AIDS têm freqüentemente diarréia importante. A hipocalemia pode desencadear arritmias cardíacas nestes pacientes e quadros muito intensos podem levar à paralisia dos músculos respiratórios e apnéia. A anfotericina B também causa hipomagnesemia.

A nefrotoxicidade da anfotericina B pode ser prevenida em parte pela expansão do volume extracelular com soro fisiológico, 500ml a 1 litro por dia, entretanto nem todos os pacientes podem receber tal tratamento. A correção da hipopotassemia com aumento da reposição diária de potássio também diminui a toxicidade renal deste antifúngico.

Recentemente, tem se demonstrado que a forma lipossômica da anfotericina apresenta menor nefrotoxicidade. Também foi observado que a suspensão da droga em 250ml de emulsões lipídicas, habitualmente empregadas em alimentação parenteral, protege os pacientes da queda da filtração glomerular e diminui a perda urinária de potássio, sem perda do poder fungicida. Esta última alternativa de administração de anfotericina B tem a vantagem de ser menos dispendiosa economicamente do que a forma lipossômica.

A associação sulfametoxazol-trimetoprima pode levar à nefrite intersticial. A trimetoprima, isoladamente, quando em doses para tratamento da pneumocistose, pode causar hipercalemia, pelo seu efeito semelhante aos diuréticos bloqueadores do canal de sódio em túbulo distal, que levam conseqüentemente à retenção de potássio por diminuir a secreção distal deste cátion. A hiperpotassemia produzida pela trimetoprima pode ser prevenida pela expansão do paciente com soro fisiológico. A pentamidina endovenosa pode levar a IRA em 25% dos casos, além de causar distúrbios como hipercalemia, acidose metabólica hiperclorêmica, hipomagnesemia e hipocalcemia. A pentamidina inibe a reabsorção de sódio em túbulo distal por bloquear os canais de sódio, semelhante aos diuréticos poupadores de potássio e à trimetoprima.

A sulfadiazina, para tratamento de neurotoxoplasmose, pode desencadear formação de cristais intratubulares, sendo que 5% dos pacientes tratados desenvolvem cristalúria e obstrução tubular, podendo este quadro ser revertido com hidratação e alcalinização da urina com bicarbonato de sódio. Quadros de nefrite intersticial também têm sido observados com o uso de sulfadiazina.

A rifampicina, particularmente quando usada de maneira descontínua está associada à nefrite intersticial. Também são descritas, com o uso desta droga, glomerulonefrite crescêntica, glomerulonefrite proliferativa mesangial e púrpura trombocitopênica trombótica. A rifampicina pode aumentar a fração de excreção de potássio e também produzir acidose tubular renal e *Diabetes insipidus* nefrogênico. O etambutol pode causar nefrite intersticial, além de diminuir a excreção renal de ácido úrico. A pirazinamida também produz hiperuricemia por diminuir a secreção de ácido úrico pelo túbulo proximal. É interessante observar que a rifampicina aumenta a excreção renal de ácido úrico, de tal forma que quando as drogas são usadas em associação a hiperuricemia é menos comum.

Em relação aos agentes antivirais mais utilizados, observou-se que o aciclovir pode induzir insuficiência renal por alterações no túbulo proximal e alça de Henle, além de desencadear resistência ao hormônio antidiurético no ducto coletor, induzindo poliúria. O aciclovir pode produzir hipofosfatemia por aumento da perda urinária de fosfato, uma vez que bloqueia o co-transporte sódio-fósforo no túbulo proximal. O ganciclovir não é nefrotóxico nas doses habitualmente empregadas. O foscarnet compete com o co-transporte sódio-fósforo em túbulo proximal produzindo hipofosfatemia, podendo também induzir poliúria devido ao *Diabetes insipidus* nefrogênico. Dois terços dos pacientes evoluem com insuficiência renal, muitas vezes necessitando de tratamento dialítico.

Em relação aos anti-retrovirais, tem sido descrito hipocalemia em pacientes tratados com ddI (didanosina), além de hipocalcemia e *Diabetes insipidus* nefrogênico. O AZT (zidovudina) induz a acidose láctica com ânion *gap* aumentado, sendo a causa ainda desconhecida. Casos esporádicos de insuficiência renal aguda pelos inibidores da protease, como o ritonavir e o indinavir, têm sido descritos recentemente.

Como podemos observar, o comprometimento renal na AIDS é freqüente, principalmente no paciente hospitalizado e que apresenta muitas complicações associadas à doença. O tratamento medicamentoso tem fundamental papel no desencadeamento de alterações renais; portanto, a manutenção do estado de hidratação do paciente, as correções dos distúrbios hidroeletrolítico e ácido-básico tornam-se imperativas para que se possa prevenir maiores danos, além da monitorização freqüente dos níveis séricos da uréia e da creatinina destes pacientes.

As infecções do trato urinário são comuns nestes pacientes. Todas as infecções oportunistas podem manifestar-se no rim, principalmente tuberculose, citomegalovírus, *Candida albicans*. Os fungos eventualmente levam à formação de abscessos renais, que podem necessitar de drenagem percutânea.

BIBLIOGRAFIA RECOMENDADA

Barsoum RS, Sitprija V. Tropical Nephrology. In Schrier RW, Gottschalk CW (eds) Diseases of the kidney. Boston, Little, Brown and Company, 1997, p 2221-2268.

Barsoum RS. Schistosomal glomerulopathies. Kidney Int 1993; 44:1-12.

Hurtado A, Escudero E, Hernandez J, Velasquez, Hurtado ME, Solis G, Urcia J. Compromiso renal durante la epidemia del cólera en el Hospital Nacional "Arzobispo Loayza", Lima, Perú. J Bras Nefrol 1992; 14:107-112.

Magaldi AJ, Yasuda PN, Kudo LH, Seguro AC, Rocha AS. Renal involvement in leptospirosis: a pathophysiologic study. Nephron 1992; 62:332-339.

Marotto MS, Marotto PC, Sztajnbok J, Seguro AC. Outcome of acute renal failure in meningococcemia. Renal Failure 1997; 19:807-810.

Nakayama EI, Ura S, Negrão RF, Soares VA, Almeida DB, Franco M. Lesões renais em hanseníase. J Bras Nefrol 1995; 17:148-157.

Rao TK, Friedman EA. Outcome of severe Acute Renal Failure in Patients with Acquired Immunodeficiency Syndrome. Am J Kidney Dis, 1995; 25:390-398.

Rao TK. Renal complications in HIV disease. Med Clin North Am 1996; 80:1437-1451.

Seguro AC, Lomar AV, Rocha AS. Acute renal failure of leptospirosis: non-oliguric and hypokalemic forms. Nephron 1990; 55:146-151.

14

RIM NAS DOENÇAS SISTÊMICAS
(DIABETES, COLAGENOSES, GOTA)

•

RUI TOLEDO BARROS
EUTHYMIA BRANDÃO ALMEIDA PRADO

NEFRITE LÚPICA

DEFINIÇÃO

O lúpus eritematoso sistêmico (LES) é uma doença auto-imune caracterizada pela produção excessiva de anticorpos dirigidos contra auto-antígenos, destacando-se, principalmente, os antígenos relacionados a estruturas celulares, tais como o núcleo, os ribossomos, o citoplasma e a membrana celular. Os imunocomplexos resultantes da interação anticorpo-antígeno podem-se depositar nos tecidos ou se formar *in situ* nos vários órgãos, provocando reação inflamatória, ou alterando a função celular normal. Os rins são freqüentemente comprometidos no LES e de um modo bastante heterogêneo: a nefrite lúpica pode-se manifestar por alterações leves e assintomáticas, ou então por quadros graves de insuficiência renal rapidamente progressiva.

MANIFESTAÇÕES CLÍNICAS

O LES acomete principalmente mulheres jovens, na faixa etária de 20 a 30 anos, podendo ocorrer, no entanto, em qualquer idade. Nas crianças e nos adolescentes, a relação sexo feminino: sexo masculino situa-se ao redor de 4:1; no entanto, após a puberdade, esta relação é de 8:1 ou mesmo de 10:1, dependendo das casuísticas estudadas. Tem sido também descrita uma predisposição genética no LES e em várias outras doenças auto-imunes, tendo em vista a freqüente tendência à agregação familiar. As manifestações do envolvimento multissistêmico do LES incluem "rash" cutâneo nas áreas expostas à luz solar, artralgias, inflamação de serosas (pleurite e pericardite), miocardite, alterações hematológicas (anemia, trombocitopenia). O envolvimento do sistema nervoso central e a nefrite constituem os mais importantes fatores implicados em prognósticos desfavoráveis no LES. A prevalência de doença renal no LES situa-se ao redor de 50 a 70%; se formos considerar o envolvimento renal constatado por biópsia, estes valores se aproximam de 90 a 100%. A alteração renal mais freqüente é a proteinúria, que pode ser muito discreta e assintomática, ou maciça, levando ao quadro clínico da síndrome nefrótica. Em geral, a intensidade da proteinúria correlaciona-se com a gravidade da lesão histológica. Outra importante manifestação da nefrite lúpica é a hematúria microscópica, geralmente associada às fases de atividade inflamatória da lesão renal. Em alguns pacientes, a forma de instalação do quadro renal pode ser muito grave, com insuficiência renal aguda, hipertensão, edema generalizado e outras manifestações de doença ativa sistêmica.

ALTERAÇÕES SOROLÓGICAS

Na nefrite lúpica vários testes sorológicos da esfera imunológica podem estar alterados ou positivos, não havendo, entretanto, nenhum teste que se correlacione especificamente com algum tipo de lesão glomerular. O fator anti-núcleo (FAN) é um importante exame para o diagnótico do LES porque apresenta-se positivo em mais de 95% dos casos, sendo mais valorizados os títulos acima de 1:160; este teste é pouco específico e também não se correlaciona com a atividade da doença. O anticorpo anti-DNA, pesquisado e titulado por método de imunofluorescência da *Critidia luciliae*, é mais específico para o LES e tem melhor correlação com a atividade da nefrite, especialmente se os títulos forem elevados. O teste mais indicado para avaliação da atividade do LES é dosagem das frações C3 e C4 do complemento sérico, que estão diminuídas nas fases de atividade e se normalizam nas fases de remissão, tanto espontânea, como induzida pela imunossupressão.

BIÓPSIA RENAL

O diagnóstico da lesão glomerular constitui-se em importante etapa da avaliação do paciente portador de LES e com manifestações clínicas e/ou laboratoriais de doença renal. De modo geral, pode-se afirmar que a biópsia auxilia no prognóstico e no planejamento terapêutico e também colabora decisivamente para o diagnóstico de nefrite lúpica em raros pacientes com sorologia negativa. Habitualmente, não se indica biópsia renal quando ocorrem alterações urinárias mínimas, acompanhadas de função renal normal e estável. No quadro A-24 estão resumidos os principais pontos que levam ao diagnóstico do envolvimento renal no LES.

Quadro A-24 – Diagnóstico do envolvimento renal no lúpus eritematoso sistêmico.

Proteinúria assintomática ou proteinúria nefrótica
Hematúria e cilindrúria
Creatinina sérica normal ou elevada
Complemento sérico diminuído, FAN positivo
Biópsia renal com vários padrões histológicos
Imunofluorescência renal rica para imunoglobulinas e complemento

CLASSIFICAÇÃO DA NEFRITE LÚPICA

A separação das lesões renais do LES em categorias histopatológicas não é uma tarefa muito fácil, dado o caráter heterogêneo destas lesões. Freqüentemente ocorre transformação de uma classe para outra e, em uma mesma biópsia, podem coexistir diferentes combinações de várias lesões. O quadro A-25 mostra a classificação atual da nefrite lúpica, proposta pela Organização Mundial de Saúde. Em Serviços de Nefrologia, o tipo histológico mais encontrado é a classe IV, ou glomerulonefrite proliferativa difusa, freqüentemente associada ao quadro de síndrome nefrótica e a algum grau de disfunção renal. Pacientes com proteinúria variável e boa função renal costumam ser portadores da classe V, ou glomerulonefrite membranosa. Finalmente, pacientes com distúrbios urinários mínimos e assintomáticos, se biopsiados, devem mostrar classe II ou padrão de alterações mesangiais.

Quadro A-25 – Classificação da nefropatia lúpica de acordo com a OMS – Organização Mundial de Saúde (modificada em 1994).

Glomérulo normal (por MO, IF, ME)*
Alterações mesangiais puras – MO normal, depósitos mesangiais à IF ou ME – Hipercelularidade mesangial e depósitos à IF ou ME
Glomerulonefrite segmentar e focal
Glomerulonefrite difusa
Glomerulonefrite membranosa
Glomerulonefrite esclerosante avançada

* MO = microscopia óptica; IF = imunofluorescência; ME = microscopia eletrônica.

TRATAMENTO

O tratamento da nefrite lúpica deverá ser planejado de acordo com a gravidade do quadro clínico. Pacientes com alterações urinárias mínimas (proteinúria < 1g/dia e micro-hematúria) não necessitam de terapêutica específica para este perfil de envolvimento renal, devendo ser tratados se ocorrerem manifestações extra-renais de atividade do LES. Portadores de glomerulonefrite proliferativa difusa são habitualmente tratados com corticosteróides em doses elevadas por um período mínimo de 8 semanas, com redução lenta e progressiva. Ocorrendo perda da função renal ou presença de lesões inflamatórias graves na biópsia (crescentes, por exemplo), está também indicado o uso de drogas citostáticas, dando-se preferência ao esquema de doses mensais de ciclofosfamida sob forma de pulsos, administrados por via endovenosa; o período ideal deste tipo de tratamento ainda não está bem definido, situando-se ao redor de 12 a 18 meses. Os efeitos colaterais da ciclofosfamida devem ser rigorosamente controlados no seguimento a longo prazo.

LES E INSUFICIÊNCIA RENAL CRÔNICA

Apesar do grande avanço no tratamento imunossupressor da nefrite lúpica, ao redor de 25% dos pacientes não respondem bem aos esquemas propostos e evoluem para a insuficiência renal crônica terminal. Nesta fase, as manifestações de atividade do LES praticamente desaparecem e os pacientes evoluem bem durante o tratamento dialítico. Após um período mínimo de seis meses em diálise, sem atividade da doença, pode-se indicar o transplante renal. Várias casuísticas mundiais apontam o transplante como a melhor opção de substituição renal, tendo em vista os bons índices de sobrevida do paciente e do enxerto, quando comparados a outros pacientes sem LES. Recidiva da doença renal no rim transplantado ocorre raramente e sem caráter de nefropatia progressiva.

VASCULITES RENAIS

DEFINIÇÃO E ETIOPATOGÊNESE

As vasculites constituem um grupo heterogêneo de doenças caracterizadas pela inflamação da parede vascular, resultando em isquemia e/ou necrose tecidual, podendo eventualmente surgir aneurismas e rupturas dos vasos comprometidos. Os mecanismos envolvidos no processo inflamatório são pouco conhecidos; as causas imunológicas e infecciosas são as mais freqüentemente implicadas nas vasculites, ocorrendo, entretanto, uma série de outros fatores hormonais e hemodinâmicos que podem alterar o curso evolutivo destas doenças. Os mecanismos imunológicos mais estudados referem-se à deposição de imunocomplexos circulantes, ou formados *in situ* na parede vascular, a participação dos anticorpos anticitoplasma de neutrófilos (ANCA) e dos anticorpos antiendotélio. Imunocomplexos estão envolvidos nas vasculites da doença do soro, do lúpus eritematoso sistêmico, da púrpura de Henoch-Schönlein e, possivelmente, na poliarterite nodosa.

O anticorpo ANCA está relacionado com as vasculites dos pequenos vasos que, habitualmente, cursam com envolvimento renal. O anticorpo antiendotélio tem sido descrito em várias entidades clínicas, porém ainda não se sabe sobre o seu real papel patogênico.

CLASSIFICAÇÃO

Várias tentativas de classificação das vasculites sistêmicas foram realizadas nas últimas décadas, sem muito sucesso, dado o caráter muito heterogêneo deste grupo. A classificação mostrada no quadro A-26, aprovada recentemente em conferência de consenso internacional, adota como critério a divisão das vasculites pelo calibre dos vasos acometidos. Todas as vasculites de pequenos vasos, com exceção da angeíte leucocitoclástica cutânea, podem-se acompanhar de envolvimento renal, freqüentemente grave, e que definem o prognóstico destas lesões. As vasculites que afetam os vasos de médio calibre, representados pela poliarterite nodosa clássica e pela doença de Kawasaki, têm envolvimento renal limitado à ocorrência de hipertensão, infartos corticais ou rupturas dos microaneurismas que costumam acometer a circulação intrarenal. No grupo das vasculites dos grandes vasos, deve ser destacada a arterite de Takayasu, uma das causas de hipertensão renovascular em jovens.

Quadro A-26 – Classificação das vasculites.

> **Vasculites de grandes vasos**
> Arterite temporal (de células gigantes)
> Arterite de Takayasu
>
> **Vasculites de vasos de médio calibre**
> Poliarterite nodosa
> Doença de Kawasaki
>
> **Vasculites de pequenos vasos**
> Granulomatose de Wegener
> Síndrome de Churg-Strauss
> Poliangeíte microscópica
> Púrpura de Henoch-Schönlein
> Vasculite da crioglobulinemia
> Angeíte leucocitoclástica cutânea

MANIFESTAÇÕES CLÍNICAS

Múltiplos órgãos e sistemas podem estar envolvidos nas vasculites, dificultando bastante o diagnóstico diferencial. Dentre as vasculites de pequenos vasos, são muito comuns sintomas constitucionais inespecíficos de febre, mialgias, artralgias, astenia e perda de peso. Outras manifestações comuns neste grupo são: neuropatia periférica, púrpura palpável, dor abdominal, infiltrados pulmonares e nefrite. Esta pode-se traduzir por hematúria isolada ou associada a proteinúria leve, cilindros hemáticos e disfunção renal. Na granulomatose de Wegener, é bastante característico o acometimento das vias aéreas superiores. Na arterite de Churg-Strauss é também típico o quadro de asma de difícil controle pelos métodos convencionais e na poliangeíte microscópica destaca-se freqüente quadro de insuficiência respiratória aguda com hemoptise e de evolução quase sempre fatal.

DIAGNÓSTICO

As vasculites renais devem ser pensadas diante de um quadro clínico de síndrome nefrítica inserido em um contexto de doença multissistêmica, especialmente quando ocorrem púrpura palpável, manifestações pulmonares, neuropatia e sintomas constitucionais. A faixa etária mais comprometida está acima dos 50 anos, sem predileção para o sexo. O exame hematológico costuma ser inespecífico, podendo ocorrer leucocitose, trombocitose e aumento da velocidade de hemossedimentação. Complemento total e frações habitualmente estão normais, o fator antinúcleo (FAN) pode ser positivo em título baixos e o anticorpo ANCA é importante marcador diagnóstico das vasculites de pequenos vasos, se bem que não seja um exame específico. Aproximadamente 80% de pacientes com granulomatose de Wegener têm ANCA positivo com o chamado padrão citoplasmático observado à imunofluorescência (c-ANCA); as demais formas de vasculites de pequenos vasos, com exceção da púrpura de Henoch-Schönlein e da crioglobulinemia, podem ter c-ANCA ou p-ANCA, que é o padrão de imunofluorescência perinuclear. A confirmação da suspeita diagnóstica de vasculite renal deve ser feita por meio da biópsia; o encontro de arteriolite necrotizante, glomerulonefrite focal com crescentes, ou de granulomas perivasculares são achados bastante característicos. A imunofluorescência glomerular e vascular é geralmente negativa ou pauci-imune nas vasculites ANCA-positivas, o que as diferencia de outras entidades, como o lúpus e a púrpura de Henoch-Schönlein.

TRATAMENTO

As vasculites renais devem ser prontamente diagnosticadas e tratadas com corticosteróides e citostáticos, tendo em vista seu freqüente caráter agressivo e recidivante. Na granulomatose de Wegener e na poliangeíte microscópica pode ser utilizada a metil-prednisolona sob forma de pulsos (1g durante 3 dias), seguida de prednisona por via oral, concomitante com o agente alquilante ciclofosfamida por via oral, 100 a 150mg diariamente. Em casos graves de hemoptise, pode-se indicar plasmaférese. Ultrapassada a fase de indução, de alguns meses, as drogas são lentamente reduzidas e mantidas pelo menos por 12 meses. O tratamento da púrpura de Henoch-Schönlein é bastante discutível, uma vez que a resposta a corticóide e citostáticos costuma ser precária. Ocorrendo quadro de síndrome nefrótica, pode-se tentar o uso combinado de prednisona e ciclosporina.

NEFROPATIA DIABÉTICA

A nefropatia diabética é a doença renal de caráter sistêmico mais freqüente em nosso meio e causa de insuficiência renal crônica em 10 a 15% dos pacientes que iniciam o tratamento dialítico nas áreas metropolitanas brasileiras. Nos Estados Unidos e em alguns países europeus, a nefropatia diabética atualmente é a principal etiologia da fase terminal da uremia, atingindo percentual de até 30% dos pacientes. A nefropatia diabética cronificada ocorre com maior freqüência no diabetes tipo I, porém como forma mais prevalente de diabetes na população encontra-se o diabetes tipo II, a maioria dos diabéticos em diálise pertence a este grupo, que apresenta maior risco de doença cardiovascular e maior mortalidade, especialmente quando evolui com nefropatia.

PATOGÊNESE

Os mecanismos exatos de desenvolvimento da nefropatia diabética não estão inteiramente esclarecidos, sabendo-se que fatores metabólicos, hemodinâmicos e genéticos têm grande importância na instalação e na progressão da doença renal. Dentre os primeiros, a hiperglicemia persistente, ao longo de muitos anos, tem direta relação com o aparecimento das complicações crônicas do diabetes, tais como a vasculopatia, a neuropatia, a retinopatia e a doença renal, possivelmente como decorrência da formação dos chamados produtos de glicosilação final. Estes produtos têm a capacidade de modificar a estrutura das proteínas celulares e da matriz, alterando suas funções normais e permitindo que ocorra, por exemplo, aumento da permeabilidade glomerular à albumina, espessamento da parede capilar e esclerose da matriz mesangial. Nas fases iniciais da nefropatia diabética, especialmente em modelos experimentais, existem distúrbios hemodinâmicos intra-renais muito evidentes: o fluxo sangüíneo renal e a filtração glomerular estão aumentados e, caracteristicamente, tem sido descrito aumento na pressão hidrostática de ultrafiltração (Δp). Apesar da reconhecida participação destes fatores, não existe ainda uma explicação para o fato de a nefropatia não ocorrer, por exemplo, em 60% dos diabéticos tipo I. Desta forma, fatores de predisposição genética, ainda desconhecidos, devem atuar de modo decisivo.

MANIFESTAÇÕES CLÍNICAS E FASES DE EVOLUÇÃO

No quadro A-27 estão listadas as fases de evolução da nefropatia diabética e seus respectivos marcadores laboratoriais. As fases de hiperfiltração e de microalbuminúria (nefropatia incipiente) são clinicamente assintomáticas e potencialmente reversíveis, com o controle glicêmico adequado. A fase de nefropatia clínica pode levar de 10 a 20 anos para surgir, após o diagnóstico de diabetes ser feito, especialmente se for do tipo I. No diabetes tipo II, nem sempre se consegue saber quando foi seu início, uma vez que intolerância à glicose pode existir por muitos anos e ser oligossintomática. Em 70 a 80% dos diabéticos com nefropatia também ocorre retinopatia; no tipo II, a nefropatia freqüentemente se acompanha de hipertensão e de complicações cardiovasculares, como infarto do miocárdio, acidente vascular cerebral e isquemia arterial periférica. A fase de insuficiência renal crônica em geral surge de 5 a 8 anos após o aparecimento da proteinúria e caracteriza-se pelo agravamento das manifestações cardiovasculares anteriormente descritas.

Quadro A-27 – Fases de evolução da nefropatia diabética.

Fase inicial
– Predisposição familiar
– Alteração no transporte Na^+/Li^+
– Hiperfiltração glomerular

Fase de microalbuminúria ou de nefropatia incipiente
– Microalbuminúria de 30 a 300mg/24h
– Aumento discreto da pressão arterial
– Mau controle metabólico do diabetes

Fase de nefropatia clínica
– Evolução do diabetes acima de 15 anos
– Proteinúria maior que 500mg/24h
– Hipertensão arterial
– Filtração glomerular rebaixada
– Retinopatia e neuropatia freqüentes

Fase de insuficiência renal crônica
– Edemas, hipertensão, anemia
– Acidose metabólica, hipercalemia
– Manifestações da uremia

BIÓPSIA RENAL

Habitualmente, não se indica biópsia renal para diagnóstico de nefropatia diabética, a não ser que o quadro clínico subjacente leve à suspeita de outro tipo de nefropatia. Isto pode acontecer se, por exemplo, ocorrer hematúria com dismorfismo, perda rápida da função renal, ou mesmo envolvimento renal importante sem hipertensão e sem retinopatia. O achado característico da nefropatia diabética é o da glomeruloesclerose difusa ou nodular, também conhecida como lesão de Kimmelstiel-Wilson.

INTERVENÇÕES TERAPÊUTICAS

Algumas medidas terapêuticas têm sido utilizadas com o objetivo de interferir precocemente na história natural da nefropatia, para evitar ou retardar a instalação da nefropatia clínica (Quadro A-28). A medida mais importante é o controle rigoroso da hiperglicemia, que pode reduzir significativamente os níveis de microalbuminúria, que é um bom marcador da nefropatia incipiente. A utilização de agentes bloqueadores da enzima conversora de angiotensina que diminuem a pressão de ultrafiltração glomerular, também contribui efetivamente para a redução da microalbuminúria. A dieta hipoprotéica, desde que não provoque desnutrição, está indicada para reduzir a hiperfiltração glomerular e, possivelmente, controlar parte dos distúrbios funcionais que estão implicados no desenvolvimento da nefropatia. Pacientes portadores

Quadro A-28 – Medidas de prevenção da nefropatia diabética em pacientes com microalbuminúria.

Controle metabólico estrito da hiperglicemia
(injeções múltiplas de insulina, bombas de infusão)
Inibidores da enzima conversora de angiotensina
(ex. enalapril 10-20mg/dia)
Dieta hipoprotéica (0,8g/kg/dia)

de nefropatia clínica têm como principal medida terapêutica o controle da hipertensão arterial com inibidores da enzima conversora, ou outros anti-hipertensivos, tais como os beta-bloqueadores e alguns bloqueadores dos canais de cálcio (verapamil, diltiazem). Em pacientes com nefropatia diabética clínica, o controle glicêmico estrito tem papel secundário na progressão para a cronificação, quando comparado ao tratamento da hipertensão. O mesmo pode ser dito em relação à dieta hipoprotéica, havendo alguns estudos mostrando que este tipo de dieta faz reduzir tanto a albuminúria como a taxa de declínio da filtração glomerular.

DIABETES E INSUFICIÊNCIA RENAL CRÔNICA

Na fase de nefropatia clínica avançada, costumam também ocorrer complicações cardiovasculares e piora da retinopatia. A necessidade de insulina habitualmente está diminuída, por redução do seu catabolismo endógeno. No quadro A-29 estão relacionados os principais problemas que devem ser verificados e controlados, dentro de um contexto de cuidado global do paciente diabético nefropata.

Quadro A-29 – Nefropatia diabética na fase clínica: principais condutas.

Controle da hipertensão arterial
Pesquisa de causas reversíveis de disfunção renal
Avaliação de causas de infecção urinária (cistopatia?)
Avaliação da coronariopatia e miocardiopatia
Diagnóstico e terapêutica da retinopatia
Diagnóstico e terapêutica da isquemia periférica
Controle dos distúrbios lipídicos
Detecção precoce da hipercalemia (efeito dos IECA)
Acerto da dose de insulina (risco de hipoglicemia)

IECA = inibidores da enzima conversora da angiotensina.

DOENÇAS RENAIS ASSOCIADAS A PARAPROTEINEMIAS E NEOPLASIAS

As paraproteinemias constituem um grupo de doenças que se acompanham da produção de proteínas monoclonais ou de depósito de macromoléculas de composição complexa no glomérulo. Destacam-se, pela freqüência e gravidade, o mieloma múltiplo, a macroglobulinemia de Waldenström, a doença por depósito de cadeias leves e as discrasias plasmocitárias associadas à amiloidose AL. Ocasionalmente, indivíduos normais acima de 25 anos podem apresentar um componente protéico monoclonal (componente-M), sem que se detecte doença subjacente. Para estes casos, foi sugerido o nome "gamopatia monoclonal de significado indeterminado".

MIELOMA MÚLTIPLO

O envolvimento renal decorre principalmente da excreção urinária aumentada das proteínas de Bence-Jones (cadeias leves das imunoglobulinas), que são totalmente filtradas no glomérulo e que provocarão lesões graves nos túbulos distais. O conjunto destas lesões tem a denominação de "rim do mieloma", constituído por formação de cilindros na luz dos túbulos distais, atrofia do epitélio tubular, infiltrado intersticial com células mononucleares gigantes e fibrose. Os principais achados laboratoriais nos pacientes acometidos pelo rim do mieloma são: a proteinúria, em 90% dos casos, e a elevação da creatinina sérica, em 55% dos pacientes. Com menor freqüência, podem ocorrer hipercalcemia, hiperuricemia, infecção do trato urinário e defeitos na função tubular (tais como concentração urinária e acidificação).

DOENÇA DE DEPÓSITO DE CADEIAS LEVES

É uma forma de comprometimento glomerular decorrente dos depósitos de cadeias leves intactas, geralmente do tipo *kappa*, e que produzem uma lesão característica, rotulada como glomeruloesclerose nodular, muito semelhante à lesão observada na nefropatia diabética. Pacientes com doença de cadeias leves apresentam-se clinicamente com quadro de proteinúria glomerular assintomática ou síndrome nefrótica e, freqüentemente, associação com insuficiência renal e rins de dimensões aumentadas. A doença de cadeias leves tem sido relatada como entidade isolada, sem proliferação maligna plasmocitária e, em 10 a 15% dos pacientes, associada ao mieloma múltiplo.

MACROGLOBULINEMIA DE WALDENSTRÖM

A proteína monoclonal é a IgM, sendo o quadro clínico diferente do de mieloma múltiplo, e muito relacionado à hiperviscosidade sangüínea, com fadiga, perda de peso, sangramentos e distúrbios visuais, em indivíduos acima de 60 anos. Ocorrem também, com freqüência, anemia, hepatomegalia e linfoadenopatia. O envolvimento renal é raro, sendo o achado mais comum o depósito de material eosinofílico nas luzes capilares, que, à imunofluorescência, mostra ser a IgM. Há pacientes ocasionais com glomeruloesclerose nodular, nefropatia de lesões mínimas e glomerulonefrite fibrilar.

CRIOGLOBULINEMIA MISTA

O quadro clínico mais freqüente do envolvimento renal é o da síndrome nefrítica, com proteinúria moderada, hematúria, hipertensão e queda da filtração glomerular. O aspecto histológico da crioglobulinemia pode se manifestar por vários padrões de glomerulonefrites: aguda e exsudativa, membranoproliferativa, sendo freqüente o encontro de depósitos eosinofílicos sob forma de "trombos" na luz dos capilares e que correspondem a crioglobulinas precipitadas. O vírus da hepatite C tem sido considerado o principal agente etiológico da vasculite e das lesões glomerulares associadas a crioglobulinemia mista, antigamente rotulada de "essencial".

AMILOIDOSE

É uma doença caracterizada pelo depósito de substância amorfa, com aspecto fibrilar beta-preguedo à microscopia eletrônica, corando-se com o vermelho-Congo e resultando cor verde-maçã, sob luz polarizada. A amiloidose renal manifesta-se por proteinúria, síndrome nefrótica e rins de tamanho aumentado. Em sua forma primária, é o principal diagnóstico diferencial da síndrome nefrótica em pacientes idosos, especialmente quando também ocorrer neuropatia periférica, cardiomiopatia restritiva e hipotensão ortostática.

Dentre as proteínas envolvidas na gênese do depósito de amilóide, podemos incluir:

Cadeia leve de imunoglobulinas ou proteína amilóide AL – a proteína precursora é uma cadeia leve de imunoglobulina, geralmente do tipo *lambda*; este tipo de depósito está relacionado com a amiloidose sistêmica primária ou associada ao mieloma múltiplo.

Amilóide A ou proteína amilóide A (AA) – a proteína precursora é a SAA; acompanha as formas de amiloidose secundária descrita em doenças inflamatórias e infecciosas crônicas, neoplasias, febre do Mediterrâneo.

Outras proteínas – transtirretina, apolipoproteína, beta-2-microglobulina, calcitonina, cistatina, todas estas proteínas acompanhando doenças pouco freqüentes.

No rim, os depósitos de amilóides geralmente se iniciam no mesângio e na parede dos vasos; com a evolução do processo, ocorre obliteração dos capilares glomerulares, formação de nódulos e, finalmente, substituição total do tufo glomerular por substância amorfa.

ADENOCARCINOMAS E LINFOMAS

Podem-se manifestar por meio de glomerulopatias, que se traduzem clinicamente por proteinúria assintomática, ou por síndrome nefrótica. Nestes casos, o envolvimento renal não ocorre pela invasão tumoral, mas pelo depósito de imunocomplexos nos glomérulos, contendo antígenos derivados dos carcinomas sólidos, especialmente aqueles originários do trato gastrointestinal e dos pulmões. A histologia renal freqüentemente revela o padrão da glomerulonefrite membranosa, que pode remitir se o carcinoma for erradicado. No caso dos linfomas de Hodgkin, pode ocorrer proteinúria nefrótica tendo por substrato histológico a nefropatia de lesões mínimas. Admite-se que, nesta situação, a alteração da permeabilidade glomerular decorra da presença de um fator humoral, possivelmente relacionado à família das citocinas.

BIBLIOGRAFIA RECOMENDADA

Ader SG, Cohen AH, Glassock RJ. Secondary glomerular diseases. In Brenner BM, Rector FC (ed). The kidney. Philadelphia, WB Saunders, 1996, p 1498-1596.

Alpers CE, Cotran RS. Neoplasia and glomerular injury. Kidney Int 1986; 30:465-473.

Barros RT, Prado EBA, Pestalozzi MS, Woronik V. Glomerulopatias secundárias. In Riella MC (ed). Princípios de nefrologia e distúrbios hidroeletrolíticos. Rio de Janeiro, Guanabara Koogan, 1996, p 304-324.

Boumpas DT, Austin HÁ, Fessler BJ, Balow JE, Lockshin MD. Systemic lupus erithematosus: emerging concepts. Ann Int Med 1995; 122:440-452.

Cameron JS. Vasculitis. In Massry SG, Glassock RJ (ed). Textbook of nephrology. Baltimore, Williams and Wilkins, 1995, p 802-813.

Lewis EJ, Hunsicker LG, Bain RP, Rohde RD. For the collaborative study group: the effect of angiotensin-converting-enzyme inhibition on diabetic nephropathy. N Engl J Med 1993; 329:1456-1462.

Minetti L. Kidney involvement in plasma cell dyscrasias. In Cameron JS, Davison AM, Grunfeld JP, Kerr D, Ritz E (ed). Oxford textbook of nephrology. Oxford, Oxford University Press, 1992, p 562-576.

Mogensen CE. Prevention and early treatment of diabetic renal disease. In Suki WN, Massry SG (ed). Therapy of renal diseases and related disorders. Boston, Kluwer Academic Publishers, 1997, p 605-618.

Sanders PW, Herrera GA. Monoclonal immunoglobulin light-chain related disease. Semin Nephrol 1993; 13:324-341.

The Diabetes Control and Complication (DCCT) Research Group. Effect of intensive therapy on the development and progression of diabetic nephropathy in the diabetes control and complications trial. Kidney Int 1995; 47:1703-1720.

15

Síndrome Hepatorrenal

•

Júlio César Martins Monte
Marcelino de Souza Durão Jr.
Oscar Fernando Pavão dos Santos

INTRODUÇÃO

Cirrose hepática é uma doença crônica e progressiva, caracterizada por complicações secundárias à hipertensão portal e insuficiência hepática. As principais complicações são: ascite, encefalopatia, sangramento gastrointestinal e insuficiência renal. Ascite é a mais freqüente delas, sendo habitualmente o primeiro sinal de descompensação da doença. O desenvolvimento de ascite em pacientes cirróticos está associado a alterações hemodinâmicas sistêmicas e renais. Síndrome hepatorrenal (SHR) é uma complicação grave do paciente cirrótico com ascite. A prevalência de SHR em pacientes cirróticos hospitalizados é de aproximadamente 10%.

A SHR é definida como a ocorrência de insuficiência renal oligúrica, sem nenhuma causa aparente, em pacientes com doença hepática grave. É caracterizada por achados clínicos e laboratoriais de intensa hipoperfusão renal: oligúria, sódio urinário baixo, alta osmolaridade urinária e incremento de uréia e creatinina séricas.

O caráter funcional da SHR é sugerido por certas evidências:

– Ausência de anormalidades morfológicas no rim de pacientes com diagnóstico de SHR.
– Evidência de que rins de pacientes com SHR transplantados em pacientes com insuficiência renal crônica mostram pronta funcionabilidade, além da reversibilidade da função renal em pacientes com SHR que receberam transplante ortotópico de fígado.

ACHADOS CLÍNICOS

SHR pode desenvolver-se na ausência de qualquer fator precipitante ou seguir-se a eventos que reduzam o volume sangüíneo efetivo, como sangramento gastrointestinal, vômitos e diarréias.

O desenvolvimento da SHR é sugerido por progressivas elevações de uréia e creatinina séricas, oligúria, hiponatremia, todas sem uma causa aparente. A função tubular está intacta, com os mecanismos de concentração urinária e reabsorção de sódio preservados, visto que normalmente essa condição se acompanha de altas osmolaridades urinárias e baixíssimas concentrações de sódio na urina.

Recentemente, tem-se sugerido que a creatinina sérica seja um pobre índice a ser usado como marcador de função renal em cirróticos, uma vez que, pelo grau de desnutrição desses pacientes, para termos um pequeno aumento na creatinina sérica deve haver uma redução desproporcionalmente mais importante do ritmo de filtração glomerular.

A SHR tem um caráter quase irreversível e quase sempre desenvolve-se em pacientes hospitalizados, sugerindo que eventos iatrogênicos, como o uso indiscriminado de diuréticos, possam ter importância no seu desenvolvimento.

Embora os pacientes que desenvolvem síndrome hepatorrenal encontrem-se freqüentemente com altos níveis de bilirrubina sérica, hoje há várias evidências de que os produtos da bile não são nefrotóxicos, todavia podem diminuir a sensibilidade vascular à ação de vasoconstritores, além de possuírem um possível papel depressor do miocárdio.

É difícil atribuir a baixa sobrevida desses pacientes à insuficiência renal em si, visto o grau de deterioração clínica que apresentam na vigência de SHR.

Ao confrontarmos um paciente com suspeita de SHR, devemos considerar no diagnóstico diferencial: insuficiência renal aguda (IRA) pré-renal e necrose tubular aguda (NTA). IRA pré-renal pode seguir-se a perdas líquidas devido a sangramentos, diarréia, grave restrição de água, ou paracentese sem infusão concomitante de expansores plasmáticos. Todavia, na maioria dos casos, é decorrente do uso abusivo de diuréticos. Esses pacientes, no entanto, têm uma resposta favorável à infusão de volume. Se após restabelecida a volemia (pressão capilar pulmonar superior a 16mmHg) não houver nenhuma melhora da função renal, o diagnóstico de azotemia pré-renal torna-se improvável.

O diagnóstico diferencial entre SHR e NTA é mais fácil na maioria dos casos. NTA é caracterizada por concentração urinária de sódio elevada, perda da habilidade de concentração urinária, razão creatinina urinária/sérica menor do que 30 (Tabela A-7).

Tabela A-7 – Diagnóstico diferencial de insuficiência renal aguda em cirrose.

Achados laboratoriais	Pré-renal	SHR	NTA
Na urinário	< 10	< 10	> 30
Osm urinária	> Osm p	> Osm p	< Osm p
Razão creat U/P	> 30:1	> 30:1	< 20:1

PATOGÊNESE

ALTERAÇÕES FUNCIONAIS RENAIS

Retenção de sódio e água

Retenção tubular de sódio é a mais freqüente disfunção renal no paciente cirrótico com ascite. Essa alteração foi descrita há cerca de 50 anos. Desde então, tem sido bem estabelecida uma relação entre esse distúrbio e a fisiopatologia da ascite. Vários estudos experimentais têm mostrado que a retenção de sódio precede a formação de ascite, sendo causa e não consequência dela. Há um aumento da reabsorção tubular de sódio, principalmente em sítio proximal. Cronologicamente, a retenção de sal é a primeira alteração funcional renal observada em cirróticos, ocorrendo antes da retenção hídrica e da queda do ritmo de filtração glomerular.

Diminuição da capacidade renal de excretar água livre ocorre freqüentemente em cirrose e geralmente se segue à retenção de sódio na história natural da doença. A consequência clínica deste distúrbio é um aumento da água corporal total, podendo ocorrer hiponatremia dilucional. A patogênese da retenção hídrica na cirrose é complexa e envolve vários fatores, incluindo reduzido aporte de filtrado aos segmentos distais do néfron e secreção de hormônio antidiurético. Vários estudos clínicos e experimentais indicam que o último fator é o mais importante. A intensidade desse distúrbio não é uniforme entre os pacientes cirróticos. Em alguns portadores essa disfunção só é percebida pela determinação da depuração de água livre após sobrecarga hídrica. Esses pacientes não são capazes de eliminar água normalmente e de manter a concentração sérica de sódio nos limites da normalidade, desenvolvendo hiponatremia, mesmo em situações de ingestão hídrica normal.

Vasoconstrição renal

A vasoconstrição da circulação renal também é um achado comum em pacientes cirróticos. Essa vasoconstrição é mais intensa no córtex renal e pode levar à diminuição do ritmo de filtração glomerular. Uma vez que a vasoconstrição renal na cirrose ocorre sem alterações morfológicas no rim, acredita-se que mediadores vasoativos tenham um papel crucial na diminuição da função renal.

Vários sistemas neuro-humorais e substâncias vasoativas têm sido implicados na patogênese da vasoconstrição renal na SHR, incluindo o sistema renina-angiotensina-aldosterona (SRAA), sistema nervoso simpático, hormônio antidiurético (HAD), prostaglandinas (PG), cininas e endotoxinas.

ALTERAÇÕES HEMODINÂMICAS SISTÊMICAS

O acúmulo de tecido fibrótico e a formação de nódulos de regeneração no fígado cirrótico aumentam a resistência hepática ao fluxo portal. Há inúmeras evidências de que esse aumento da pressão portal leva a alterações na circulação arterial esplâncnica. Essas alterações se caracterizam por vasodilatação do leito arterial mesentérico. Como conseqüência se desenvolve uma circulação hiperdinâmica, caracterizada por aumento de débito cardíaco, associada à queda da resistência vascular periférica. Neste contexto há ativação de sistemas vasoconstritores e antinatriuréticos, no sentido de restabelecer a volemia efetiva. A relação fisiopatológica entre as alterações hemodinâmicas sistêmica e esplâncnica e os distúrbios funcionais renais e a formação de ascite não é completamente compreendida. Várias evidências reforçam a idéia de que o evento principal seja uma situação de diminuição ("underfilling") da volemia efetiva secundária a vasodilatação arterial periférica. De acordo com essa proposta (teoria da vasodilatação periférica), a retenção de sódio e água são consequências finais da ativação de sistemas neuro-humorais, secundários à vasodilatação sistêmica. A ascite seria um evento posterior à retenção de sódio. A SHR, provavelmente, representa a manifestação renal mais extrema desse "underfilling" circulatório.

SISTEMAS NEURO-HUMORAIS E ANTINATRIURÉTICOS ATIVADOS NA CIRROSE

Sistema nervoso simpático (SNS)

Uma atividade simpática aumentada pode contribuir não somente para retenção de sódio como também para falência renal em cirróticos. A concentração plasmática de noradrenalina (NE), um índice de atividade SNS, é alta em pacientes com cirrose e ascite e maior ainda em pacientes com SHR.

A imersão em água até o pescoço e o "shunt" peritoniovenoso acompanham-se por significativa redução dos níveis séricos de noradrenalina, sugerindo que um "underfilling" circulatório é o principal estímulo à ativação do SNS.

Bichet e cols. relataram uma relação inversa entre o nível de noradrenalina sérica e a excreção de sódio em pacientes com ascite. O fato de que o bloqueio simpático possa melhorar o fluxo sangüíneo renal e aumentar a excreção de sódio em pacientes cirróticos descompensados reforça a idéia da importância desse sistema na fisiopatologia da SHR.

Sistema renina-angiotensina-aldosterona

Vários estudos têm confirmado o importante papel do sistema renina-angiotensina no controle da circulação renal. Há um conjunto de evidências demonstrando aumento dos níveis plasmáticos de renina e aldosterona em pacientes com doença hepática grave, especialmente na vigência da SHR. Os elevados níveis circulantes de renina e aldosterona são mais conseqüência de um incremento na produção do que de uma diminuição do "clearance" hepático deles. O fator ou fatores que estimulam a produção de renina em cirróticos com ascite ainda é motivo de controvérsia.

Atualmente, tem-se sugerido que o aumento da pressão sinusoidal seja o "gatilho" para alterações hemodinâmicas em leito esplâncnico e sistêmico e que levaria a uma diminuição do volume efetivo e a ativação do eixo SRAA.

Tal efeito é também sugerido pelos estudos com imersão de pacientes em água até o pescoço, no qual o deslocamento do volume circulante com elevação da volemia central causa supressão do eixo com diminuição da atividade plasmática de renina em relação aos valores basais. É importante considerar que o SRAA, embora possa contribuir para a patogênese da SHR pelo aumento da vasoconstrição renal, também é fundamental na manutenção da pressão arterial sistêmica nessa situação, visto que o uso de inibidores do eixo (inibidores da enzima conversora) causa marcante redução na pressão arterial secundária à diminuição da resistência renal, com resistência sistêmica extra-renal inalterada, sugerindo que a resistência renal elevada é vital para manutenção da pressão arterial sistêmica.

Prostaglandinas

Em condições normais, a produção de prostaglandinas não é importante como moduladora da hemodinâmica renal. No entanto, em resposta à isquemia e sob a ação de substâncias vasoativas, como catecolaminas, angiotensina II e endotoxinas, uma produção compensatória de prostaglandinas passa a ocorrer.

Em cirróticos descompensados, mas com ritmo de filtração glomerular normal, têm-se demonstrado níveis séricos elevados de prostaglandinas.

A administração de antiinflamatórios não-hormonais a cirróticos induz uma redução importante tanto no fluxo sangüíneo renal como no ritmo de filtração glomerular, sugerindo um papel importante das prostaglandinas na manutenção da hemodinâmica renal da cirrose.

Quando o cirrótico desenvolve SHR, nota-se marcante redução na excreção urinária de PGE_2 e $PGF_{2\alpha}$. Usando técnicas de imunofluorescência, têm sido demonstrada redução da PGH_2 sintetase em pacientes que morreram de SHR, sugerindo que a diminuição da atividade dessa enzima leve à redução da produção de prostaglandinas, deixando de haver, portanto, mecanismos compensatórios aos sistemas vasoconstritores ativados (SNA, SRAA etc.), com conseqüente deterioração da função renal. Pacientes cirróticos possuem níveis séricos elevados de tromboxano $A_2(TxA_2)$, um potente vasoconstritor, como indicado pela alta excreção urinária de tromboxano B, um metabólito do TxA_2. A administração de dazoxiben, um inibidor da tromboxano sintetase, não melhorou a função renal em cirróticos com SHR. Outros estudos, no entanto, demonstraram que o uso de antagonistas de TxA_2 pode aumentar o "clearance" de água livre e a resposta natriurética desses pacientes à furosemida.

Fica claro, diante do exposto, que a participação desses prostanóides na patogênese da SHR ainda não está definida, e novas pesquisas com antagonistas mais específicos têm-se mostrado promissoras.

Fator natriurético atrial

No passado, acreditava-se que no "status" hemodinâmico do cirrótico, isto é, volume efetivo diminuído, não haveria estímulo para secreção de fator atrial natriurético (via distensão atrial). Hoje, contudo, sabe-se que nesses pacientes e sobretudo naqueles com SHR os níveis de FAN estão elevados. Talvez este fato seja conseqüente a um aumento das catecolaminas e a um influxo linfático elevado, levando assim a uma distensão atrial, a despeito da má distribuição da volemia.

Apesar de os níveis de fator atrial natriurético estarem aumentados não se observa natriurese nesses indivíduos, sugerindo algum grau de não-responsividade renal a esse fator. Talvez esta refratariedade possa ser secundária a outros fatores que atuariam em nível de receptor ("down regulation") ou por diminuição da oferta distal de sódio, sítio reconhecido de ação do FAN.

Cininas

Cininas são potentes peptídeos vasodilatadores que podem estar envolvidos na regulação hemodinâmica e excreção renal de sódio e água.

Em cirróticos descompensados, a excreção de calicreína urinária está aumentada, no entanto na SHR as cininas estão significantemente reduzidas, sugerindo que a falência do sistema calicreína-cininas possa contribuir para o desenvolvimento da insuficiência renal nesta situação.

Endotoxinas

Em pacientes com doença hepática grave, vários mecanismos favorecem o acesso de endotoxinas à circulação sistêmica, incluindo alterações no sistema reticuloendotelial hepático, presença de "shunts" portossistêmicos e passagem direta para a circulação através do sistema linfático. Endotoxinas podem induzir insuficiência renal por meio de importantes alterações hemodinâmicas sistêmicas e renais, via ativação de células endoteliais, macrófagos e células mesangiais, a produzirem peptídeos endógenos vasoativos (endotelinas) e substâncias pró-inflamatórias, como óxido nítrico. Hoje, são inúmeras as evidências que apontam para o óxido nítrico e a endotelina (principalmente ET-1) como importantes mediadores dos distúrbios hemodinâmicos sistêmicos e renais, respectivamente em pacientes com doença hepática grave.

TRATAMENTO

Na ausência de terapia definida para a SHR, o tratamento tem sido de suporte e a atenção deve ser dada às medidas preventivas. Qualquer fator reversível de piora da função hepática deve ser reconhecido e corrigido. Estados que levem à depleção volêmica, tais como diarréias, sangramentos devem ser prontamente revertidos e controlados. Drogas (Quadro A-30) com efeito adverso sobre a hemodinâmica sistêmica e função renal devem ser evitadas ou, se necessárias, usadas com critério.

Quadro A-30 – Drogas com potencial de deteriorar a função renal em cirróticos.

AINH
Diuréticos
Inibidores da enzima conversora de angiotensina
Somatostatina
Aminoglicosídeos

Várias modalidades terapêuticas têm sido propostas para reverter as alterações na hemodinâmica renal e sistêmica em pacientes com síndrome hepatorrenal.

DROGAS VASOATIVAS

O uso de drogas α-adrenérgicas com intuito de aumentar a resistência vascular sistêmica tem tido poucos resultados em pacientes cirróticos com insuficiência renal. Em contraste, os efeitos obtidos com ornipressina, um análogo da vasopressina, têm sido promissores. Uma vez que esta droga causa vasoconstrição esplâncnica sem elevar a resistência renal, revertendo o estado hiperdinâmico, reduz o grau de ativação do SRAA e SNS com melhora da função renal, sugerido pelo aumento do RFG e da excreção urinária de sódio.

Várias tentativas para corrigir a isquemia cortical renal com uso de vasodilatadores têm sido feitas sem sucesso, uma vez que a hipotensão induzida por essas drogas anula qualquer efeito positivo sobre a hemodinâmica renal. Mais recentemente Fevery et al. administraram misoprostol, um análogo da PGE_1, em pacientes com SHR e observaram aumento na diurese e redução na creatinina sérica.

DIÁLISE

O tratamento dialítico pode ser de grande valor em duas situações bem definidas. Primeiro, permitindo a melhora da função hepática em pacientes com doença hepática reversível. Segundo, em pacientes com SHR aguardando transplante ortotópico de fígado. Em virtude da instabilidade hemodinâmica que eles apresentam, a hemofiltração arteriovenosa contínua tornou-se o método dialítico de eleição, porque permite ajuste contínuo dos distúrbios metabólicos e controle da mobilização de fluidos sem comprometer a função circulatória.

"SHUNT" PORTOSSISTÊMICO

Os "shunts" portossistêmicos diminuem a hipertensão portal e, portanto, melhorariam suas complicações hemodinâmicas, incluindo a SHR. Contudo, o seu benefício em cirróticos com SHR não está definido. Apesar de a inserção do "shunt" resultar em elevação da volemia central e na estabilização da função renal em alguns pacientes, não alterou a sua sobrevida.

Em função de esses pacientes não tolerarem grandes cirurgias, recentemente tem sido proposto o uso de TIPSS ("transjugular intrahepatic portosystemic stent shunt.") para melhorar o "underfilling" circulatório.

TRANSPLANTE

Atualmente, o transplante ortotópico de fígado representa a única forma de tratamento efetivo da SHR. Entretanto, estes pacientes se encontram num grau de deterioração clínica que os predispõe a um elevado risco cirúrgico, de infecções e coagulopatias.

Em conclusão, há uma procura por possíveis marcadores clínicos e bioquímicos que possam identificar a população de cirróticos que irá desenvolver SHR, e desta forma submetê-los eletivamente ao transplante ortotópico de fígado.

BIBLIOGRAFIA RECOMENDADA

Alexandre EP, Batuille C, Bercoff E, Lebrec D. Acute effects of captopril on systemic and renal hemodynamics and renal function in cirrhotic patients with ascites. Gastroenterology 1985; 88:1255-1259.

Arroyo V, Bosch J, Mauri M. Renin, aldosterone and renal hemodynamics in cirrhosis with ascites. Eur J Clin Invest 1979; 9:69-73.

Arroyo V, Planas R, Gaya J. Sympathetic nervous activity, renin-angiotensin system and renal excretion of prostaglandins E in cirrhosis related to functional renal failure and sodium and water excretion. Eur J Clin Invest 1983; 13:271-278.

Ballerman BJ, Zeidel ML, Gunning ME, Brenner BM. Atrial natriuretic peptide. In: Brenner, Rector (eds). The kidney. 4h ed, Phyladelphia, WB Saunders Co 1991; 1:537-558.

Benoit JN, Barruwman JA, Harper SL, Granger DN. Role of humoral factors in the intestinal hyperemia associated with chronic portal hypertension. Am J Physiol 1984; 247:486-493.

Benoit JN, Granger N. Splanchnic hemodynamics in chronic portal hypertension. Semin Liver Dis 1986; 6:299-308.

Better OS, Schrier RW. Disturbed volume homeostasis in patients with cirrhosis of the liver. Kidney Int 1983; 23:303-311.

Bichet DB, Schrier RW. Potential role of increased sympathetic activity in impaired sodium and water excretion in cirrhosis. N Engl J Med 1982; 307:1152-1157.

Bichet DG, Grow BM, Schrier RW. Mechanisms of improvement of water and sodium excretion by immersion in descompensated cirrhotic patients. Kidney Int 1983; 24:788-794.

Bomgoignie JJ, Valle GA. Endotoxins and renal dysfunction in liver disease. In Epstein M (ed).The kidney in liver disease. Williams e Wilkins 1988; p 486-507.

Bosch J, Arroyo V. Hepatic hemodynamics and the renin-angiotensin-aldosterone system in cirrhosis. Gastroenterology 1980; 78:92-99.

Brenner ER. Control of extracellular fluid volume and pathophysiology of edema formation. In The kidney. vol 1, 1991; p 623-676.

Broyer, TD, Reynolds TB. The effect of indometachin and prostaglandin A on renal function and plasma renin activity in alcoholic liver disease. Gastroenterology 1979; 77:215-222.

Caramelo C, Fernandez GS, Saltos JC. Increased levels of PAF in blood from patients with cirrhosis of the liver. Eur J Clin Invest 1987; 17:7-11.

Claria J, Jimenez W, Josefa R, Arroyo V. Pathogenesis of arterial hypotension in cirrhotic rats with ascites: role of endogenous nitric oxide. Hepatology 1992; 15:343-349.

Cohn, JN. Renal hemodynamic alterations in liver disease. In The kidney in Systemic Disease. 2nd (ed). New York, 1981; p 509-519.

Conn HO. A rationale approach to the hepatorrenal syndrome. Gastroenterology 1973; 65:321-340.

Di Bona GF. Renal neural activity in hepatorrenal syndrome. Kidney Int. 1984; 25:841-853.

Epstein M, Berk DP, Hollenberg NK, Adams TC, Abrams HL, Merril JP. Renal failure in patients with cirrhosis: the role of active vasoconstrictors. Am J Med 1970; 49:175-185.

Epstein M, Norsk P. Renin-angiotensin system in liver disease. In: Epstein M (ed). The kidney in liver disease. Baltimore, Williams and Wilkins 1988; p 331-355.

Epstein M, Pins, DS, Schneider N, Levinson R. Determinants of deranged sodium and water homeostasis in descompensated cirrhosis. J Lab Clin Med 1976; 87:822-839.

Epstein M, Preston S, Weitzman RE. Isoosmotic central blood volume expansion suppresses plasma arginine vasopressin in normal man. J Clin Endocrinol Metab 1981; 52:256-262.

Epstein M. Determinants of abnormal renal sodium handling in cirrhosis: a reappraisal. Scand J Clin Lab Invest 1989; 40:689-694.

Epstein M. Hepatorrenal syndrome. In Epstein M, (ed), The kidney in liver disease. 3rd ed, Baltimore, Williams and Wilkins 1988; p 98-118.

Epstein M. The hepatorrenal syndrome: newer perspectives. N Engl J Med 327:1810-1811.

Epstein M. The hepatorrenal syndrome. Hospital Practice 1989; 15.

Ferral H, Bjarnonson H, Wegryn SA, Castanega-Zunida WR. Refractory ascites early experience in treatment with transjugular intrahepatic portosystemic shunt. Radiology 1993; 189:795-801.

Fevery J, Van Cutsen E, Nevens F, Van Steenbergen W, De Groote J. Reversal of hepatorenal syndrome in four patients by peroral misoprostol (prostaglandin E1-analogue) and albumin administration. J Hepatol 1990; 11:153-158.

Flint A. Clinical report on hydro-peritoneum, based on a analysis of forty-six cases Am J Med Sci 1963; 45:306-339.

Flora JS, Morali GA, Hara K, Blendis LM. Increased sympathetic outflow in cirrhosis and ascites: direct evidence from intraneural recording. Ann Intern Med 1991; 114:373-380.

Govindarajan S, Nast CC, Smith WL. Immunohistochemical distribuition of renal endoperoxide synthase and prostacyclin synthase: diminished endoperoxide synthase in the hepatorrenal syndrome. Hepatology 1987; 7:654-659.

Guarner C, Colina I. Renal prostaglandins in cirrhosis of the liver. Clin Sci 1986; 70:477-484.

Guarner F, Prieto J. Increased synthesis of systemic prostacyclin in cirrhotic patients. Gastroenterology 1986; 90:687-694.

Gupta S, Morgan T, Gordan GS. Calcitonin gene-related peptide in hepatorrenal syndrome. J Clin Gastroenterology 1992; 14:122-126.

Henriksen JH, Christensen NJ. Sympathetic nervous activity in cirrhosis: a survey of plasma catecholamine studies. J Hepatol 1984; 1:55-65.

Henriksen JH, Christensen, NJ. Increased sympathetic activity in cirrhosis. N Engl J Med 1983; 308:1029-1030.

Henriksen JH, Larsen H, Kanstrup IL. Splanchnic and renal elimination and relase of catecholamines in cirrhosis: evidence of enhanced sympathetic nervous activity in patients with cirrhosis. Gut 1984; 25:1034-1043.

Ideura T, Yoshimura A, Shirai M, Koshikawa S. Endotoxin-induced acute tubular necrosis in cirrhotic rats. Scand J Urol Nephrol 1993; 27:433-439.

Iwatsuki S, Popovtzer MM, Corman JL, Starzl TE. Recovery from hepatorrenal syndrome after orthotopic liver transplantation. N Engl J Med 1973; 289:1155-1159.

Johson RJ, Grotch DR, Yamabe H. Membranoproliferative glomerulonephritis associated with hepatitis C virus infection. N Engl J Med 1993; 328:465-470.

Koppel MH, Coburn JW, Mims MM, Goldstein H, Boyle JD, Rubine ME. Transplantation of cadaveric kidneys from patients with hepatorrenal syndrome: evidence for renal failure and advanced liver disease. N Engl J Med 1969; 280:1367-1371.

Kravetz D, Arderin MT, Bosch J. Hyperkinetic circulation and hyperglucagonism in rats with portocaval shunt. Am J Physiol 1987; 15:257-261.

Laine GA, Hall JT, Lame SH, Granger HJ. Transinusoidal fluid dynamics in canine liver during venous hypertention. Circ Res 1979; 45:317-323.

Lenz K, Hortnagl H, Druml W, Grimm G, Kleinberger G. Beneficial effect of 8-ornithin vasopressin on renal dysfunction in decompensated cirrhosis. Gut. 1989; 30:90-96.

Lieberman FL, Denison EK, Reynolds TB. The relationship of plasma volume, portal hypertension, ascites and renal sodium retention in cirrhosis: the overflow theory of ascites formation. Ann NY Acad Sci 1970; 170:202-212.

Lieberman FL, Ito S, Reynolds TB. Effective plasma volume in cirrhosis with ascites. J Clin Invest 1969; 48:975-981.

Lopez C, Jimenez W, Arroyo V. Temporal relationship between the decrease in arterial pressure and sodium retention in conscious spontaneously hypertensive rats with carbon-tetrachloride induced cirrhosis. Hepatology 1991; 13:585-589.

Misiani R, Bellavita P, Fenili D. Hepatitis C virus infection in patients with essential mixed cryoglobulinemia. Ann Intern Med 1992; 117:573-577.

Mitch WE, Whelton PK, Cooke CR, Walker WG, Maddrey WC – Plasma levels and hepatic extraction of renin and aldosterone in alcoholic liver disease. Am J Med 1979; 66:804-810.

Monte JCM, Casarini D, Parise E, Santos OFP. Neurohumoral systems in patients with cirrhosis. Renal Failure 1997; 19:335.

Moore K, Wendon J, Badr K. Plasma endothelin immunoreativity in liver disease and the hepatorrenal syndrome. N Engl J Med 1992; 327:1774-1778.

Nicholls K, Shapiro M, Schrier RW. Factors determing the renal response to water immersion of non-excretor cirrhotic patients (abstract). Am Soc Nephrol 1984; p 50a.

Papadakis MA, Arieff AJ. Unrealiability of clinical evaluation of renal function in cirrhosis: a prospective study. Am J Med 1987; 82:945-952.

Pizcueta MP, Pique JM, Bosch J, Moncada S. Effect of inhibiting nitric oxide biosynthesis on the systemic and splanchnic circulation of rats with portal hypertension. Br J Pharmacol 1992; 105:184-190.

Rabelink TJ, Kaasjeger KA, Boer P, Stroes EG, Braam B, Koomans HA. Effects of endothelin-1 on renal function in humans: implications for physiology and pathophysiology. Kidney Int 1994; 46:376-381.

Rimola A, Gines P, Arroyo V. Urinary excretion of 6-keto-Prostaglandin F1[ ], thromboxane B2 and prostaglandin E2 in cirrhotics with ascites: relationship to functional renal failure. J Hepatol 1986; 3:111-117.

Ros J, Clara J, Jimenez W. Role of nitric oxide and prostaglandins in the regulation of renal perfusion in conscious rats with cirrhosis and ascites. J Hepatol 1992; 16(Suppl 1):55.

Schrier RW, Arroyo V, Bernardi M, Epstein M, Henriksen JH, Rodes J. Peripheral arterial vasodilatation hypothesis: a proposal for the initiation of renal sodium and water retention in cirrrhosis. Hepatology 1988; 8:1151-1157.

Sellers L, Shore C, Wilkinson R, Robson V. Sodium status and the renin-angiotensin system in compensated liver disease. Eur J Clin Invest 1981; 11:299-304.

Shapiro MD, Nicholls KN, Bichet DG, Schrier RW. Interrelationship between cardiac output and vascular resistance as determinants of effective arterial blood volume in cirrhotic patients. Kidney Int 1985; 28:206-211.

Shear L, Kleinerman J, Gabuzda GJ. Renal failure in patients with cirrhosis of the liver: Clinical and pathological characteristics. Am J Med 1965; 39:184-198.

Tomas A, Soriano G, Guarner C. Increased serum nitrite and nitrate in cirrhosis: relationship to endotoxemia. J Hepatol 1992; 16(Suppl 1):S4.

Vallance P, Moncada S. Hyperdynamic circulation in cirrhosis: a role for nitric oxide. Lancet 1991; 337:776-778.

Warner L, Skorecki K, Epstein M. Atrial natriuretic factor and liver disease. Hepatology 1993; 17:500-513.

Wernze H, Spech HI, Muller G. Studies on the activity of the renin-angiotensin-aldosterone system in patients with cirrhosis of the liver. Klin Wochenschr 1978; 56:389-387.

Witte MH, Dumont AC. Progress in liver disease: physiological factors involved in the causation of cirrhotics ascites. Gastroenterology 1971; 61:742-750.

Wong F, Massie D, Dudley F. Dose-dependent effects of oral misoprostol on renal function in alcoholic cirrhosis. Gastroenterology 1994; l06:658-663.

Wong PY, Talamo RC, Williams GH. Kallikrein-kinin and renin-angiotensin systems in functional renal failure of cirrhosis of the liver. Gastroenterology 1977; 43:1114-1118.

Zipser RD, Hoefs JC, Horton R. Prostaglandins modulators of renal function and pressure resistence in chronic liver disease. J Clin Endocrinol Metab 1979; 48:895-900.

16

Doenças Císticas Renais

•

Luiz Fernando Onuchic

Cistos renais são comumente encontrados na prática clínica, sendo freqüentemente diagnosticados por métodos de imagem no curso da investigação de problemas clínicos não-relacionados. Podem ser únicos ou múltiplos, envolver os rins uni ou bilateralmente e ocorrer tanto no córtex como na medula renal. Os cistos renais podem ser adquiridos ou associados a entidades clínicas hereditárias e congênitas.

A forma autossômica dominante da doença de rim policístico (ADPKD, "autosomal dominant polycystic kidney disease") é a mais comum das doenças policísticas renais. Ela constitui a doença humana mendeliana potencialmente fatal mais comum e é responsável por cerca de 5% dos pacientes com doença renal em fase final. Sua penetrância é de praticamente 100%, o que equivale dizer que até os 80 anos virtualmente todo portador do gene mutado desenvolverá cistos renais. Cinqüenta porcento dos pacientes com ADPKD desenvolvem insuficiência renal em estágio final até o final da sexta década de vida. Embora diálise e transplante renal constituam alternativas terapêuticas atualmente disponíveis para este grupo de pacientes, ainda não se dispõe de nenhuma terapia capaz de prevenir, inibir ou controlar a formação e a expansão dos cistos renais. O limitado conhecimento das bases da cistogênese constitui a grande barreira atual ao desenvolvimento de tais alternativas.

A cistogênese renal apresenta características comuns nos vários modelos patológicos, envolvendo hiperplasia celular, secreção fluida intratubular e anormalidades da membrana basal. A grande diversidade de doenças que cursam com cistos renais, associada aos vários modelos animais de rins policísticos, sugere que a formação e a expansão císticas observadas em diferentes doenças sejam decorrentes de anormalidades em múltiplas vias de sinalização, possivelmente interligadas. Descobertas genéticas moleculares recentes nesta área, obtidas nos últimos anos, começaram a responder às primeiras questões acerca das bases moleculares da cistogênese renal.

MANIFESTAÇÕES CLÍNICAS E PATOLOGIA ANATÔMICA

O número e o tamanho dos cistos variam amplamente de acordo com as entidades clínicas a que se associam e tendem a aumentar com a idade na maior parte destas desordens. Nas diversas doenças císticas renais, a substituição de parênquima renal normal por cistos freqüentemente leva ao comprometimento renal de várias naturezas. As características clínicas e patológicas das principais doenças renais císticas encontram-se no quadro A-31.

As doenças renais policísticas genéticas constituem um subgrupo de particular interesse médico-científico devido à morbimortalidade associada. As doenças autossômicas dominantes incluem a ADPKD, a esclerose tuberosa (RS, "tuberous sclerosis"), a doença de von Hippel-Lindau (VHL) e uma forma de doença cística medular, enquanto as principais doenças autossômicas recessivas incluem a forma autossômica recessiva da doença de rim policístico (ARPKD), "autosomal recessive polycystic kidney disease" e as formas recessivas de doença cística medular/nefronoftise (MCDNP, "medullary cystic disease/nephronophthisis"). As doenças autossômicas dominantes ADPKD, TS e VHL usualmente apresentam cistos maiores, ao passo que a ARPKD e o grupo de doenças MCDNP geralmente se associam a cistos menores. Os segmentos do néfron onde se originam os cistos renais variam segundo as diferentes doenças císticas. Na ADPKD, os cistos formam-se a partir de todos os segmentos tubulares renais. O processo de cistogênese inicia-se ainda intra-uterinamente e se desenvolve lentamente durante a vida do paciente. Na ARPKD, a cistogênese estabelece-se difusamente nos ductos coletores, enquanto na MCDNP os túbulos convolutos distais são os envolvidos.

A prevalência populacional da ADPKD é de aproximadamente 1/1.000. Embora as primeiras manifestações clínicas apareçam tipicamente na fase adulta, a doença pode ocasionalmente se manifestar na infância. Vários estudos sugerem que os cistos são revestidos por células epiteliais não completamente diferenciadas. Estas células continuam proliferando-se inapropriadamente, levando à inadequada expansão da superfície do túbulo. A estas anormalidades se associam um acúmulo progressivo de fluido intratubular advindo de secreção intraluminal e/ou filtração glomerular, além de síntese e metabolismo anormais da matriz extracelular que forma a parede do cisto. Os órgãos podem conter centenas de cistos e chegar a um tamanho que exceda 6 quilogramas. Hipertensão arterial é uma complicação freqüente da ADPKD e se associa a uma maior chance de evolução para doença renal em fase final. Embora os cistos renais sejam a característica básica da doença, a ADPKD é uma moléstia sistêmica, podendo cursar com cistos hepáticos, aneurismas cerebrais, valvulopatias cardíacas e várias outras manifestações extra-renais mencionadas no quadro A-31. A ADPKD apresenta grande variabilidade clínica, tanto inter como intrafamiliar. Além disso, a variabilidade cística é marcante mesmo dentro do próprio rim.

A ARPKD é uma das doenças renais císticas mais comuns da infância, envolvendo rins e trato biliar. Suas alterações anátomo-patológicas básicas incluem dilatação difusa e radial dos ductos coletores, disgenesia biliar e fibrose portal. Anormalidades na diferenciação tubuloepitelial renal e biliar têm sido propostas para explicar-se a patogênese desta doença, porém seu defeito bioquímico primário permanece desconhecido. A ARPKD pode apresentar-se em quatro formas clinicamente distintas. Na forma perinatal, os rins são classicamente bastante aumentados bilateralmente, enquanto a fibrose periportal é muito discreta. Os indivíduos portadores desta forma geralmente apresentam um curso clínico muito grave, falecendo logo após o nascimento. Na forma neonatal, cerca de 90% dos ductos coletores encontram-se dilatados, mas os cistos freqüentemente não são detectados usando-se técnicas radiológicas de imagem. O prognóstico nesta forma é também bastante reservado, e os pacientes tendem a morrer no primeiro ano de vida. As formas infantil e juvenil, mais tardias, tendem a ser menos graves. Os rins tendem a ser menos aumentados, um percentual significativamente menor dos ductos coletores é envolvido e cistos macroscópicos podem desenvolver-se. Nestas formas, hipertensão, insuficiência renal progressiva e doença hepática constituem-se nas manifestações primárias. As características fundamentais da moléstia encontram-se mencionadas no quadro A-31.

Na MCDNP, os cistos são pequenos, heterogêneos e podem apresentar dificuldade à identificação por ultra-sonografia. Os cistos envolvem a medula e a junção corticomedular, e os rins são classicamente pequenos e hiperecogênicos à observação ultra-sonográfica. Inflamação e fibrose tubulointersticial, via de regra, acompanham o acometimento renal. Os pacientes comumente apresentam poliúria, polidipsia e progressiva deterioração da função renal. As formas autossômicas recessivas deste grupo de doenças constituem importante causa de doença renal em fase final na infância.

A esclerose tuberosa é uma doença sistêmica caracterizada pelo surgimento de hamartomas em pele, sistema nervoso central (SNC), rins, retina, ossos, fígado e coração, detectáveis em idades variáveis. As apresentações clínicas mais comuns incluem manifestações neurológicas, como convulsões e retardo mental, e uma variedade de lesões cutâneas, incluindo angiofibromas faciais, máculas hipomelanóticas, fibromas ungueais, manchas e placas na fronte. Manifestações renais ocorrem em mais da metade dos pacientes, incluindo angiomiolipomas renais, as lesões mais freqüentes, cistos e carcinoma de células renais. Os cistos variam de um a múltiplos e, macroscopicamente, podem ser indistinguíveis da ADPKD na ausência de angiomiolipomas. Outras lesões incluem rabdomiomas cardíacos e linfangioleiomiomatose pulmonar. As manifestações da doença de von Hippel-Lindau incluem hemangioblastomas de retina e sistema nervoso central, cistos renais isolados ou rins policísticos, cistos pancreáticos, hepáticos ou de epidídimo, carcinoma de células renais, feocromocitoma e câncer pancreático. Seu quadro inicial inclui usualmente sintomas visuais ou neurológicos e sua idade de apresentação é variável.

A doença renal cística adquirida (ACKD, "acquired cystic kidney disease") caracteriza-se pelo surgimento difuso de cistos em rins em fase final de pacientes sem história pregressa de rins policísticos. Cerca de 8% dos pacientes em estágio final de doença renal apresentam esta desordem quando iniciados em diálise crônica. Esta prevalência pode superar 40% após três anos de diálise. Os rins são geralmente contraídos, embora ocasionalmente possam apresentar-se aumentados, assemelhando-se à ADPKD. A grande maioria dos casos cursa sem sintomas relacionados aos cistos propriamente ditos. Quando presente, a complicação mais freqüente é a hemorragia cística, que pode restringir-se ao cisto ou evoluir para hematúria macroscópica ou sangramento retroperitoneal. Ao contrário do observado para a ADPKD, a ACKD associa-se a um risco muito maior de câncer renal que o verificado para a população geral.

Os cistos simples constituem a entidade cística renal humana mais freqüente. São tipicamente únicos, embora ocasionalmente possam ser vários e bilaterais. Sua freqüência aumenta com a idade e estima-se que atinja 11,5% da população entre 50 e 70 anos. Os cistos simples não são hereditários e geralmente são assintomáticos e benignos. Usualmente são diagnosticados incidentalmente por métodos de imagem e em geral medem de 0,5-1,0cm de diâmetro, embora cistos maiores não sejam incomuns. As principais características do rim esponjoso medular e da displasia cística encontram-se no quadro A-31.

DIAGNÓSTICO

A doença renal cística é geralmente diagnosticada através de técnicas de imagem, como ultra-sonografia, tomografia computadorizada ou ressonância magnética. As características radiológicas das lesões, incluindo tamanho renal, padrão de envolvimento do órgão, número e tamanho dos cistos e, oca-

Quadro A-31 – Doenças císticas renais – características clínicas e genéticas.

Doença	Herança	Localização cromossômica	Prevalência	Doença renal	Início clínico	Manifestações renais	Manifestações extra-renais	Curso clínico
ADPKD	AD*	PKD1:16p13.3 (gene identificado)	1/1.000 85-95%	Todos os segmentos do néfron; cistos de tamanho variável freqüentemente > 1 cm	3ª e 4ª décadas; ocasionalmente antes, incluindo a infância	Insuficiência renal, hematúria, infecções, nefrolitíase, dor	Cistos hepáticos (40% dos casos), ocasionalmente cistos pancreáticos ou esplênicos, hipertensão arterial, aneurismas intracranianos, anormalidades valvulares cardíacas (prolapso de valva mitral), divertículo de cólon	50% evoluem para doença renal em fase final até o final da 6ª década
		PKD2:4q21-q23 (gene identificado)	5-15%					
		PKD3; *locus* ainda não-mapeado	Rara					
ARPKD	AR**	6p21-p12	1/20.000	Envolvimento difuso dos ductos coletores; os cistos são classicamente pequenos (< 0,5cm)	Crianças, desde o nascimento; ocasionalmente adultos jovens	Massa abdominal, insuficiência renal, hematúria, déficit de concentração	Fibrose hepática, hipertensão portal, hipertensão arterial, hipoplasia pulmonar	20% morrem de insuficiência respiratória no 1º mês; insuficiência renal final, hipertensão portal
Esclerose tuberosa	AD	TSC1:9q34 (gene identificado)	1/10.000 ~50%	Todos os segmentos do néfron, cistos macro e microscópicos, angiomiolipomas freqüentes, carcinoma de células renais	Crianças e adultos	Tumores renais, doença cística, insuficiência renal, sangramento renal	Hamartomas em pele, SNC, retina, coração; convulsões, retardo mental, arritmias cardíacas	Quadro neurológico predomina; complicações renais comuns
		TSC2:16p13.3 (gene identificado)	~50%					
Síndrome de von Hippel-Lindau	AD	3p25-p26 (gene identificado)	1/40.000	Cistos macroscópicos de predominância cortical	Variável	Carcinomas renais, ocasionalmente insuficiência renal	Hemangioblastomas de SNC e retina, cistos viscerais, feocromocitoma	Morte freqüentemente secundária a causas neurológicas ou malignidade, insuficiência renal incomum
MCDNP	AR	NPH1:2q13	Rara 85%	Cistos pequenos corticomedulares (geralmente < 0,5cm), derivados de túbulos contornados distais; nefrite tubulointersticial	1ª e 2ª décadas de vida	Insuficiência renal, poliúria, isostenúria	Déficit de crescimento, polidipsia, hipogonadismo	Insuficiência renal comum na infância
		NPH2: *locus* ainda não mapeado	15%					
		Senior-Loken: *locus* ainda não mapeado	Rara			Retinopatia pigmentar		
	AD	Senior-Loken: *locus* ainda não mapeado	Rara		Adultos		Normal	Insuficiência renal final na 4ª década

Quadro A-31 – (continuação)

Doença	Herança	Localização cromossômica	Prevalência	Doença renal	Início clínico	Manifestações renais	Manifestações extra-renais	Curso clínico
Síndrome de Bardet-Biedl	AR	BB1:11q13 BB2:16q21 BB3:3q13 BB4:15q22.3	Rara	Cistos calicinais pequenos (< 0,5cm), nefrite tubulointersticial	Infância	Insuficiência renal, poliúria, isostenúria	Retardo mental, retinopatia pigmentar, obesidade, polidactilia/sindactilia	Falência renal na infância
Rim esponjoso medular	Maioria dos casos esporádicos; tendência familiar também descrita		1/5.000	Aumento oval, esférico ou irregular das porções medular e papilar interna dos ductos coletores	Anomalia congênita presente ao nascimento; diagnóstico usualmente feito da infância na 4ª ou 5ª década	Hematúria macro ou microscópica, infecções do trato urinário, nefrolitíase, acidose tubular renal	Hemi-hipertrofia (25% dos casos)	Raramente evolui para insuficiência renal
Doença cística renal adquirida	Não-hereditária		Acima de 40% dos pacientes em diálise crônica	Geralmente rins pequenos, ocasionalmente aumentados	Crianças e adultos	Hematúria, dor, malignidade	Não	Tumores renais comuns
Cistos simples	Não-hereditários		11,5% dos indivíduos > 50 anos	Usualmente cistos únicos, ocasionalmente vários	Adultos	Normalmente assintomáticos, esporadicamente infecção ou sangramento cístico	Não	Normalmente benigno
Displasia cística	Maioria esporádica; tendência familiar também descrita; algumas famílias com padrão AR		1/1.000	Perda usual da forma e da arquitetura renais; cistos de tamanho variável; presença de ductos primitivos e cartilagem metaplástica	Variável	Hidronefrose, litíase, infecção	Hipertensão, obstrução ureteral frequente, malformações adicionais do trato urinário, disfunção vesical, malformações sistêmicas	Gravidade e prognóstico variáveis

* Autossômica dominante
** Autossômica recessiva

sionalmente, a presença de neoplasias, auxiliam no diagnóstico específico da doença cística. Enquanto a ADPKD apresenta mais comumente múltiplos cistos renais macroscópicos, rins aumentados sem cistos visíveis são mais típicos de ARPKD e estágios iniciais da ADPKD. Entretanto, o diagnóstico preciso da doença renal cística requer, com freqüência, a associação dos dados radiológicos a características clínicas complementares. A existência de história familiar, o padrão de herança da moléstia e as manifestações clínicas extra-renais associadas são fundamentais. Rins significativamente aumentados nos primeiros anos de vida associados a pais sem doença cística renal ao exame ultra-sonográfico sugerem fortemente o diagnóstico de ARPKD, enquanto rins císticos aumentados em uma criança cujos pais também apresentem cistos renais indicam quase conclusivamente o diagnóstico de ADPKD. O achado de um cisto único sem septações, massa ou calcificações, em rim de tamanho normal, em um paciente acima dos 30 anos e sem história familiar de PKD, sugere o diagnóstico de cisto simples. Cistos hepáticos acompanham ADPKD, enquanto fibrose hepática, sugerida por ultra-sonografia ou diagnosticada por biópsia, sugere o diagnóstico de ARPKD. A presença de angiomiolipomas e hemangioblastomas de SNC, por sua vez, sugere os diagnósticos respectivos de TS e VHL. O quadro clínico-radiológico, no entanto, não é sempre capaz de elucidar o diagnóstico neste conjunto de doenças. Nestas situações, testes genéticos podem ser necessários para o diagnóstico de certeza da moléstia.

GENÉTICA DAS DOENÇAS RENAIS POLICÍSTICAS

Análises de "linkage" foram conduzidas para várias das doenças císticas renais hereditárias nos últimos 12 anos, promovendo grande avanço na compreensão das bases genéticas destas entidades clínicas. Tais estudos estabeleceram que a ADPKD constitui uma doença geneticamente heterogênea, associada a pelo menos três *loci* diferentes. O *locus* envolvido na forma mais comum, PKD1, é responsável pela maior parte dos casos de ADPKD (85-95%) e localiza-se no braço curto do cromossomo 16. Quase todos os demais casos (5-15%) se associam ao *locus* PKD2, mapeado no braço longo do cromossomo 4. Num pequeno número de famílias, contudo, a doença não se segrega com marcadores genéticos dos cromossomos 16 ou 4. Estes casos, denominados atualmente PKD3, podem ainda representar um subgrupo de pacientes geneticamente heterogêneo. Embora as três formas de ADPKD sejam fenotipicamente indistinguíveis, os pacientes com PKD2 tendem a ser diagnosticados mais tardiamente, apresentam uma sobrevida maior, um risco menor de progressão para insuficiência renal, são menos propensos à hipertensão arterial e apresentam um número menor de cistos quando diagnosticados que os pacientes portadores da forma PKD1. Embora o número de famílias analisadas ainda seja restrito, PKD3 aparentemente apresenta gravidade clínica equivalente à de PKD1.

A identificação do gene PKD1 pelo Consórcio Europeu da Doença de Rim Policístico encerrou um processo de clonagem posicional de 10 anos de duração. Esta descoberta se baseou no mapeamento de um dos genes responsáveis pela esclerose tuberosa (TSC2) no intervalo PKD1 e no reconhecimento de uma família contendo um filho com TS e ADPKD, mãe e filha com ADPKD e pai normal. A análise citogenética demonstrou que mãe e filha apresentavam uma translocação balanceada entre os cromossomos 16 e 22, enquanto o filho a apresentava não-balanceada (Fig. A-14). Postulou-se, portanto, que a translocação, comum aos 3 indivíduos, seccionasse o gene PKD1 na extremidade do cromossomo 16, causando ADPKD. O gene TSC2, por sua vez, se localizaria distalmente ao gene PKD1, visto que o paciente com a translocação não-balanceada, com perda da ponta de um dos cromossomos 16, também havia desenvolvido o fenótipo de esclerose tuberosa. Esta hipótese foi, finalmente, confirmada por várias evidências. Vários indivíduos portadores de TSC2 apresentaram deleções envolvendo um gene imediatamente distal ao ponto de ruptura da translocação observada, identificado como o gene TSC2. Mutações no gene seccionado, por fim, foram identificadas em pacientes de várias outras famílias, provando ser este o gene PKD1. O gene PKD2 também foi recentemente isolado por clonagem posicional por Mochizuki e cols., apresentando um mRNA de 5,4kb e se estendendo por um segmento genômico de 68kb. A esclerose tuberosa também apresenta heterogeneidade genética. Um outro gene (TSC1) acaba de ser identificado no cromossomo 9q34. O gene associado à síndrome de von Hippel-Lindau também foi isolado e se localiza no cromossomo 3p25-p26.

Ao contrário do que se esperava anteriormente, os recentes estudos de "linkage" sugerem fortemente que a ARPKD constitui uma entidade clínica geneticamente homogênea, isto é, é decorrente de mutações num único gene. Estudos envolvendo famílias tanto com a forma de início tardio como com a forma grave perinatal revelaram "linkage" com o mesmo *locus*, localizado no cromossomo 6p21-p12. Embora o gene da ARPKD ainda não tenha sido identificado, a região do gene, medindo menos de 3,1Mb, encontra-se contida num "contig" de cromossomos artificiais de levedura (YACs) recentemente publicado pelo Consórcio ARPKD, coordenado por nosso grupo.

A MCDNP recessiva não-associada a manifestações extra-renais é geneticamente heterogênea, envolvendo pelo menos dois *loci* gênicos diferentes. O *locus* NPH1, que é responsável por cerca de 85% dos casos da doença, localiza-se no cromossomo 2q13. Estudos genéticos sugerem que grandes rearranjos de um gene localizado nesta região sejam um mecanismo comum de doença nesta entidade. Estas observações fazem desta a moléstia autossômica recessiva atualmente conhecida associada à maior freqüência de grandes rearranjos gênicos. O *locus* NPH2, por sua vez, ainda não foi mapeado. A forma recessiva de MCDNP associada a manifestações extra-renais é também geneticamente heterogênea.

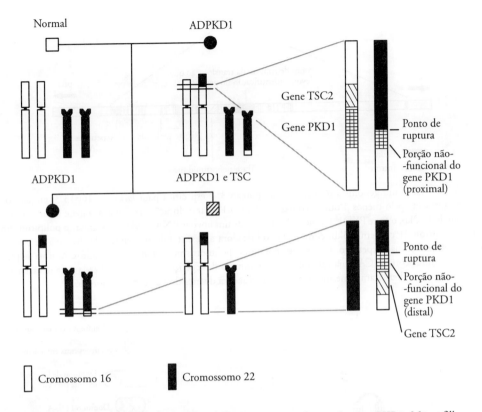

Figura A-14 – Análise genética da família que levou à identificação do gene PKD1. Mãe e filha apresentavam ADPKD1, enquanto o filho apresentava fenótipo combinado ADPKD1/TSC. A análise cromossômica estabeleceu a existência de uma translocação entre a ponta do braço curto do cromossomo 16 com parte do braço longo do cromossomo 22. Enquanto em mãe e filha a translocação era balanceada [46XX t(16; 22)(p13.3;q11.21)], no filho era não-balanceada [45XY/-16-22+der(16)(16qter-16p13.3::22q11.21-22qter)], apresentando a perda de parte do DNA translocado. A hipótese, depois confirmada, era de que o gene PKD1 havia sido clivado no ponto de ruptura, o que teria causado o fenótipo ADPKD em mãe, filha e filho, ao passo que o gene TSC2, localizado distalmente a PKD1, teria perdido uma de suas cópias no filho, levando à associação do fenótipo TSC.

A síndrome de Senior-Loken, clinicamente MCDNP com retinite pigmentosa, provavelmente representa uma outra entidade genética. A síndrome de Bardet-Biedl também apresenta heterogeneidade genética, associando-se a pelo menos 4 *loci* distintos. Seu quadro clínico (Quadro A-31) inclui nefropatia semelhante à encontrada na MCDNP.

BASES MOLECULARES DA DOENÇA

O GENE PKD1 E SEU PRODUTO, POLICISTINA

O gene PKD1 apresenta 46 éxons distribuídos por um segmento genômico de 53kb e uma mensagem de 14,2kb (Fig. A-15). Seu produto gênico, policistina, consiste numa enorme proteína de 4.302 aminoácidos com 7-11 segmentos transmembrana. Cerca de 70% de sua estrutura, localizada na porção 5', é replicada em pelo menos três outras cópias agrupadas no cromossomo 16p13.1. Estes homólogos são também transcritos e diferem de PKD1 por menos de 5% nas regiões duplicadas. O significado biológico das mensagens codificadas por estes homólogos permanece desconhecido; ainda não sabemos se seus mRNAs são traduzidos em proteínas ou derivam de pseudogenes. A porção extracelular da policistina, com cerca de 3.000 aminoácidos, contém porções homólogas a várias proteínas conhecidas (Fig. A-16). Estes motivos sugerem que o produto gênico de PKD1 seja uma glicoproteína de membrana envolvida em interações célula-célula e/ou célula-matriz extracelular. Estas características estruturais, por sua vez, sugerem um papel desta proteína na coordenação de crescimento celular e morfogênese, processos envolvidos na patogênese desta doença.

A análise mutacional do gene PKD1 foi grandemente dificultada pela grande similaridade de PKD1 a seus homólogos. Assim, embora estudos recentes estejam sendo capazes de encontrar mutações em sua porção duplicada, a maior parte dos estudos disponíveis descreve mutações presentes na porção não-duplicada do gene. A análise destas mutações sugere que elas possam afetar a localização da proteína na membrana, resultar numa forma secretada da molécula ou perturbar as vias de sinalização intracelular.

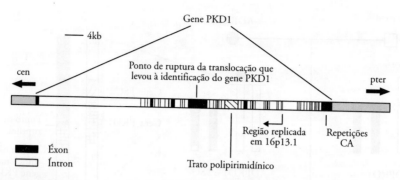

Figura A-15 – Estrutura genômica de PKD1. Sua porção 3' é específica para *locus* em 16p13.3, enquanto sua porção 5' apresenta pelo menos 3 outras cópias em 16p13.1. A translocação seccionava o gene associado a uma mensagem de 14,2kb, o gene PKD1, levando à formação de um novo mRNA de 9kb. O segmento polipirimidínico contido no íntron 21 contém 2,5kb, com a fita codificadora apresentando um conteúdo de 95% de citosina e timina, num padrão não-repetitivo. O éxon 46 contém o polimorfismo microssatélite KG8-CA, uma seqüência repetitiva do dinucleotídeo CA, cuja variabilidade no número de repetições pode ser utilizada para se esclarecer se parentes de interesse herdaram o mesmo haplótipo associado à doença do paciente relacionado.

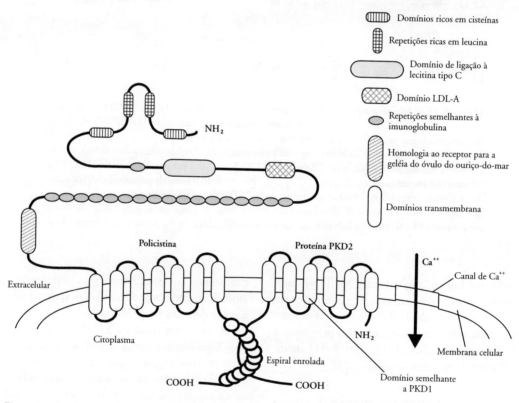

Figura A-16 – Esquema da estrutura e domínios reconhecidos nos produtos dos genes PKD1 e PKD2. Policistina consiste numa glicoproteína de membrana com uma imensa porção extracelular, a qual inclui vários domínios homólogos aos de outras proteínas conhecidas. Duas porções ricas em leucina flanqueadas por domínios ricos em cisteína formam um motivo encontrado em proteínas envolvidas em embriogênese em *Drosophila* e em receptores que se ligam a fatores de crescimento de nervos. Repetições semelhantes a domínios presentes na imunoglobulina são também encontradas na porção extracelular de receptores e em moléculas de adesão celular. Sua estrutura sugere ser uma proteína transmembrana transdutora de sinal. Embora ainda não se tenha identificado moléculas que se liguem a sua porção extracelular, a cauda intracelular da policistina forma uma estrutura espiral enrolada ("coiled coil") que interage com a cauda carboxílica da proteína PKD2, aparentemente um canal de Ca^{++} presente na membrana celular. Um estudo recente de Moy e cols. mostrou que uma parte da imensa porção extracelular da policistina apresenta uma grande similaridade ao receptor para a geléia do óvulo (REJ, "receptor for egg jelly"), presente na membrana que forma a cabeça do espermatozóide do ouriço-do-mar. Durante a fertilização, as glicoproteínas da gelatina do óvulo se ligam ao REJ induzindo a reação acrossômica. Esta reação, por sua vez, envolve a ativação de canais iônicos na membrana do espermatozóide.

A expressão do gene PKD1, tanto em nível renal como hepático, é mais pronunciada no período fetal e nos órgãos císticos. A maior parte dos estudos sugere que a expressão da proteína se restringe ao broto ureteral no rim fetal e ao ducto coletor medular no rim adulto. Além disso, sua expressão é significativamente aumentada no epitélio dos cistos renais. Em conjunto, a proteína policistina parece ser um receptor e transdutor de sinal que pode medir o processo de desenvolvimento renal. Sua ação sobre vias intracelulares poderia controlar o crescimento celular, parando o processo na medida em que o néfron se aproximasse de seu ponto de maturação adequado. Sua elevada expressão no epitélio cístico poderia decorrer, conforme veremos adiante, da perda de seu "feedback" regulatório causado pela inativação de ambas as cópias do gene.

PKD1 E PKD2, MEMBROS DE UMA VIA COMUM

A proteína PKD2 contém 968 aminoácidos, incluindo 6 domínios transmembrana, e apresenta homologias significativas a um canal de cálcio ativado por voltagem localizado na membrana celular e a uma porção de PKD1 (Fig. A-16). A análise de sua homologia sugere que se auto-associe, possivelmente se agrupando numa estrutura multimérica, formando um poro através do qual cálcio iônico possa entrar na célula.

Recentemente, Qian e cols. demonstraram que as proteínas PKD1 e PKD2 interagem fisicamente através de suas caudas intracitoplasmáticas curtas (Fig. A-16). Análises dos produtos de seqüências com mutações sugerem que esta interação dependa de uma estrutura espiral enrolada ("coiled coil") presente na cauda da policistina. Estes resultados são compatíveis com a hipótese de que o canal de cálcio formado por unidades de PKD2 seja regulado pela policistina. A observação de que PKD1 e PKD2 codificam proteínas que pertencem à mesma via biomolecular confirma a observação clínica de que PKD1 e PKD2 apresentam o mesmo fenótipo. Uma grande similaridade entre uma porção da policistina e o receptor para a geléia do óvulo do ouriço-do-mar, recentemente descrita, corrobora a funcionalidade desta interação (Fig. A-16).

O MECANISMO MOLECULAR
DA CISTOGÊNESE FOCAL NA ADPKD1

Duas observações chamam a atenção na ADPKD: a natureza focal da cistogênese e a variabilidade intrafamiliar da doença. Se todas as células herdam a mesma mutação da linha germinativa, por que apenas células isoladas de menos que 1% dos néfrons evoluem para formação e expansão císticas? Se os indivíduos de uma mesma família apresentam a mesma mutação herdada no mesmo gene, por que podem apresentar tamanha variabilidade clínica? Afinal, qual o mecanismo molecular da cistogênese na ADPKD? Num estudo recente, nosso grupo analisou o padrão de inativação do cromossomo X em cistos de rins de pacientes do sexo feminino e estabeleceu que, na ADPKD, os cistos são monoclonais. Em seguida, demonstramos que um percentual significativo dos cistos estudados apresentava perda de heterozigocidade (LOH, "loss of heterozygity") para dois marcadores genéticos polimórficos intragênicos, sugerindo uma extensa deleção num dos alelos. A análise genética de cada um dos casos mostrou que o haplótipo perdido era o normal. Estes resultados sugerem, portanto, que o evento determinante da formação e expansão clonal cística é uma mutação somática na cópia normal. A necessária inativação de ambas as cópias para a formação do cisto, associada à aleatoriedade do segundo golpe somático, explicam a natureza focal da cistogênese e a variabilidade clínica da doença e sustentam o conceito de que em nível molecular o mecanismo da ADPKD1 é recessivo.

A observação de que o número de cistos renais presentes na ADPKD supera amplamente o número de lesões renais associadas à perda de heterozigocidade em outras doenças autossômicas dominantes infere que o gene PKD1 seja mais suscetível à mutação somática que os outros que obedecem o padrão knudsoniano. O íntron 21 do gene PKD1 contém a mais longa seqüência polipirimidínica identificada até hoje no genoma humano (Fig. A-15). Esta impressionante assimetria apresenta potencial à formação de hélices-triplas, que podem induzir erros de reparo de DNA acoplados à transcrição. Assim, o risco de mutação somática em PKD1 não requereria que a célula estivesse duplicando seu DNA, um evento raro numa célula renal madura. Nossa hipótese, portanto, é que a existência deste trato polipirimidínico levaria a uma freqüência bastante aumentada de mutações somáticas, determinando a formação de grande número de cistos.

Uma vez que a cistogênese também é focal em PKD2, presume-se que também nesta forma de ADPKD a doença apresente um mecanismo em duas etapas. Neste caso, a mutação da linha germinativa envolveria PKD2, mas a natureza da mutação somática seria incerta. Embora a seqüência genômica completa de PKD2 ainda não seja conhecida, este gene aparentemente não apresenta regiões de estrutura instável, e a prevalência populacional da ADPKD2 é consideravelmente menor que a de ADPKD1. Juntas, estas observações sugerem que o gene PKD2 seja muito menos mutável que PKD1. A mutação somática na ADPKD2, portanto, poderia ser em PKD1. A regulação apropriada do crescimento e da diferenciação do epitélio renal poderia depender de quantidades mínimas das proteínas PKD1 e PKD2, insuficientes na vigência da inativação de uma cópia de cada gene. Assim, é possível que a mutação somática em PKD1 seja o passo limitante em ambas as formas da ADPKD.

COMPLICAÇÕES E TRATAMENTO

Atualmente não se dispõe de nenhuma medida terapêutica capaz de curar as diferentes formas de doença renal policística, salvo a alternativa de transplante renal. A terapêutica disponível é incapaz de controlar a formação e a expansão císticas, limitando-se ao controle de complicações. O controle adequado da pressão arterial consiste numa das medidas clínicas mais importantes no seguimento do paciente com ADPKD. O tratamento da hipertensão previne complicações cardiovasculares, causas comuns de óbito na ADKPD, porém permanece indeterminado se seu controle precoce no curso da doença lentifica a progressão da deterioração funcional dos rins. Recentemente, Maschio e cols. mostraram que o uso de inibidores da enzima de conversão da angiotensina não foi efetivo em proteger pacientes com ADPKD em insuficiência renal relativamente avançada contra a progressiva piora da função renal.

Infecção de trato urinário consiste numa complicação freqüente da ADPKD, incluindo infecções por *Escherichia coli, Proteus vulgaris, Klebsiella, Pseudomonas, Streptococcus faecalis, Staphylococcus aureus* e anaeróbios. Cistite se acompanha do quadro usual de disúria, piúria, urgência miccional e dor suprapúbica. Em pacientes com ADPKD, dor em flanco e febre devem ser seguidas de exame de urina, urocultura e hemoculturas. Na pielonefrite, o sedimento urinário freqüentemente revela cilindros leucocitários e a urocultura é positiva. Por outro lado, cilindros leucocitários e urocultura podem ser negativos em infecções de cistos isolados. A suspeita clínica de pielonefrite deve seguir-se de terapia antibiótica bactericida. O diagnóstico de infecção cística em geral é feito quando a infecção responde inadequadamente a um curso antibiótico apropriado. Como a maior parte dos cistos não se conecta ao túbulo de origem, os antibióticos com freqüência não penetram neles por filtração glomerular, dependendo de seu trânsito através da parede cística. Assim, deve-se analisar com critério os antibióticos capazes de atingir níveis adequados no fluido intracístico. Ao passo que aminoglicosídeos e ampicilina penetram mal nos cistos, antibióticos lipossolúveis tendem a atingir concentrações adequadas. Destes, vários (ciprofloxacina, norfloxacina, trimetoprima e cloranfenicol) são capazes de tratar apropriadamente infecções por Gram-negativos. A punção cística percutânea e a drenagem podem ser indicadas em certos casos de cistos purulentos e abordagem segura. Nefrectomia deve ser reservada apenas para os casos onde a infecção não tenha respondido à antibioticoterapia e se acompanha de risco de vida.

Pacientes com ADPKD apresentam aneurismas intracranianos (AIC) numa freqüência 2-5 vezes maior que a população normal. Esta prevalência aumenta em pacientes com história familiar de AIC. Aneurismas maiores que 1cm de diâmetro apresentam maior risco de ruptura e merecem intervenção se cirurgicamente abordáveis. O papel da hipertensão na ruptura destes aneurismas, contudo, não foi estabelecido. Pacientes com ADPKD com suspeita clínica de hemorragia subaracnóidea devem ser submetidos a tomografia computadorizada (TC). Se confirmado o diagnóstico, devem ser submetidos à arteriografia sob acompanhamento de um neurocirurgião, que definirá a conduta final. Se a TC for negativa ou duvidosa, realiza-se punção lombar. Uma punção lombar positiva também deve seguir-se de arteriografia. Pacientes assintomáticos com história familiar de AIC, história prévia de ruptura, atividades de alto risco ou a serem submetidos a cirurgias com risco de instabilidade hemodinâmica, por sua vez, devem ser investigados com angiografia de ressonância magnética (ARM). Recomenda-se que AIC pequenos e assintomáticos sejam acompanhados com ARM inicialmente a intervalos de um ano, enquanto pacientes com história prévia de ruptura de AIC sejam seguidos por ARM a cada três anos. Na presença de aneurismas maiores que 5mm, recomenda-se a realização de arteriografia e que a conduta final seja estabelecida pelo neurocirurgião.

Outra complicação da ADPKD é o surgimento de dor em flanco, abdominal ou lombar. O controle inicial da dor deve ser conservador, incluindo progressivamente analgésicos não-opióides, antidepressivos tricíclicos e narcóticos. Cuidado especial deve ser tomado com o uso de drogas potencialmente nefrotóxicas, especialmente antiinflamatórios não-esteroídicos. Quando medidas conservadoras se tornam incapazes de controlar a dor crônica decorrente do aumento cístico, três tipos de intervenção podem ser tentados: 1. aspiração por agulha com ou sem injeção de agentes esclerosantes; 2. descompressão cirúrgica aberta; e 3. fenestração laparoscópica dos cistos. Os pacientes que evoluem com insuficiência renal requerem o controle clínico de um paciente em insuficiência renal crônica. A redução do conteúdo de proteína da dieta não modificou a progressão da doença renal quando instituída em pacientes com filtração glomerular entre 25-55ml/min por 1,73m^2. Quando atingem a insuficiência renal final, passam a depender de suporte hemodialítico ou diálise peritoneal crônica, ou, alternativamente, podem ser submetidos a transplante renal.

Alguns estudos apresentam o carcinoma de células renais como a causa principal de morte na doença de von Hippel-Lindau. Recomenda-se que se poupe tecido renal e se realize nefrectomia parcial quando possível, especialmente em pacientes com grau e estágio tumoral baixos. Pacientes com grau e estágio avançados, contudo, podem justificar nefrectomia total. O principal aspecto do tratamento da doença cística renal associada à TS consiste no controle rigoroso da hipertensão arterial. Os angiomiolipomas renais geralmente não requerem tratamento. Indicações para intervenção incluem dor, hemorragia, crescimento com comprometimento da função renal ou incapacidade de exclusão da associação com carcinoma de células renais. Devido aos riscos potenciais de hemorragia e degeneração maligna, recomenda-se que pacientes com TSC e insuficiência renal em estágio final sejam submetidos a nefrectomia bilateral antes de iniciar diálise crônica ou realizar transplante renal. Uma avaliação ultra-sonográfica renal é aconselhável em pacientes em diálise por mais de três anos para se diagnosticar ou descartar ACKD. Portadores de rins císticos anormalmente aumentados ou massas sólidas merecem uma avaliação complementar por tomografia computadorizada com contraste. Em pacientes selecionados para transplante renal ou em bom estado geral recomenda-se retirada cirúrgica de lesões suspeitas antes do surgimento de sintomas.

O seguimento clínico de pacientes com ARPKD inclui o tratamento de complicações da doença, tais como hipertensão arterial, edema e infecções do trato urinário. O controle da insuficiência renal crônica secundária à ARPKD apóia-se nos conceitos gerais aplicados a esta condição. As indicações de diálise e transplante renal acompanham as indicações utilizadas para as outras etiologias de doença renal em fase final na infância. As alternativas cirúrgicas utilizadas para descompressão portal secundária à doença incluem anastomoses portocava ou esplenorrenal.

TESTES GENÉTICOS E PERSPECTIVAS FUTURAS

O aconselhamento genético consiste num aspecto importante do cuidado de pacientes com doenças renais císticas genéticas. Em famílias informativas a herança do gene relacionado à doença pode ser estabelecida bem antes do surgimento do quadro clínico em PKD1 e PKD2. O exame de DNA baseia-se em marcadores genéticos co-herdados com a doença. Estes testes podem ser usados em parentes de pacientes com PKD1 e PKD2, na avaliação de doadores para transplante renal. Marcadores genéticos flanqueadores podem também ser utilizados para o diagnóstico genético pré-sintomático de VHL. Os recentes estudos de "linkage" em ARPKD permitiram que teste diagnóstico pré-natal baseado em DNA possa, atualmente, ser realizado para casais com uma criança previamente acometida pela doença se o DNA do indivíduo afetado for disponível para análise. Os achados genéticos em NPH1 permitem o diagnóstico da doença na maior parte dos casos esporádicos sem a necessidade de biópsia renal.

A identificação dos genes das várias formas de PKD aumentará significativamente as possibilidades diagnósticas. Maher e cols. recentemente mostraram que a identificação de mutação no gene VHL não apenas pode fazer o diagnóstico pré-sintomático da doença, como também pode sugerir o fenótipo mais provável (maior ou menor risco de desenvolver feocromocitoma). No caso específico de PKD1, contudo, a análise do gene propriamente dito ainda é dificultada pelo tamanho da mensagem, pela presença dos homólogos e por sua predisposição à variabilidade. Num futuro próximo, testes genéticos poderão ser utilizados para se estabelecer o diagnóstico em indivíduos com quadros clínicos atípicos ou compostos. Correlações entre genótipo e fenótipo provavelmente identificarão os indivíduos sujeitos a maior gravidade clínica e que mereçam intervenções específicas.

As características clínicas da ADPKD delimitam oportunidades e restrições ao desenvolvimento de terapias. Sua clássica apresentação na idade adulta e complicações mais graves em fases tardias da vida abrem uma janela de oportunidade terapêutica ampla. Ao mesmo tempo, tais características, associadas ao fato de que apenas parte dos pacientes desenvolverá insuficiência renal, limita tais tentativas a medidas que não apresentem efeitos colaterais precoces e graves. O surgimento destas propostas, contudo, requer a elucidação do mecanismo da doença. Nosso modelo de dois golpes sugere que as mutações em PKD1 levam à perda de função. Em tese, portanto, a terapia gênica pode vir a ser uma alternativa terapêutica para a ADPKD. O tamanho de sua região de código, contudo, torna difícil a utilização integral do gene neste tipo de abordagem. Estratégias alternativas poderão incluir terapêutica gênica com porções específicas de sua seqüência codificadora ou substâncias que mimetizem a ação de PKD1, modificando vias de transdução de sinais. Com a identificação dos genes PKD1 e PKD2, vários grupos estão atualmente trabalhando na tentativa de criar camundongos que desenvolvam as formas humanas de PKD, sistemas potencialmente excelentes para a análise de tais substâncias. Além disso, a elucidação dos mecanismos pelos quais as mutações em PKD1 e PKD2 induzem cistogênese poderão permitir o desenvolvimento de estratégias que as tornem medicamente inconseqüentes. Espero que estas abordagens permitam que as alternativas terapêuticas às doenças renais císticas apresentem, num futuro não muito distante, possibilidades equiparáveis ao grande salto observado em suas bases genéticas moleculares nos últimos doze anos.

AGRADECIMENTOS

Agradeço aos membros do laboratório do Dr. Gregory Germino que participaram da realização de vários estudos apresentados neste capítulo. Agradeço, especialmente, à Dra. Terry Watnick por sugestões dadas a este texto. O autor é docente do Departamento de Clínica Médica da Faculdade de Medicina da Universidade de São Paulo, atualmente em afastamento junto à Divisão de Nefrologia da Johns Hopkins University School of Medicine. Este trabalho recebeu auxílio do "Grant NIH DK51259".

BIBLIOGRAFIA RECOMENDADA

European Polycystic Kidney Disease Consortium. The polycystic kidney disease 1 gene encodes a 14kb transcript and lies within a duplicated region on chromosome 16. Cell 1994; 77:881-894.

Germino GG. Autosomal dominant polycystic kidney disease: a two-hit model. Hosp Pract 1997; 32:81-102.

Huston III J, Torres VE, Wiebers DO, Schievink WI. Follow-up of intracranial aneurysms in autosomal dominant polycystic kidney disease by magnetic resonance angiography. J Am Soc Nephrol 1996; 7:2135-2141.

Neumann HP, Zbar B. Renal cysts, renal cancer and von Hippel-Lindau disease. Kidney Int 1997; 51:16-26.

Qian F, Germino FJ, Cai Y, Zhang X, Somlo S, Germino GG. PKD1 interacts with PKD2 through a probable coiled-coil domain. Nature Genet 1997; 16:179-183.

Qian F, Watnick TJ, Onuchic LF, Germino GG. The molecular basis of focal cyst formation in human autosomal dominant polycystic kidney disease type I. Cell 1996; 87:979-987.

Sampson JR. The kidney in tuberous sclerosis: manifestations and molecular genetic mechanisms. Nephrol Dial Transplant 1996; 11 (Suppl 6):34-37.

Watson ML. Complications of polycystic kidney disease. Kidney Int 1997; 51:353-365.

Watson ML, Torres VE (ed). Polycystic kidney disease. Oxford University Press, New York, 1996.

Zerres K, Rudnick-Schöneborn S, Mücher G. Autosomal recessive polycystic kidney disease: clinical features and genetics. Adv Nephrol Necker Hosp 1996; 25:147-157.

17

HIPERTENSÃO ARTERIAL
DIAGNÓSTICO DIFERENCIAL

SARA KRASILCIC
DÉCIO MION JR.

INTRODUÇÃO

A hipertensão arterial, um dos principais fatores de risco cardiovascular, é doença cronicodegenerativa que acomete cerca de 20% da população geral em países industrializados. Em aproximadamente 90% dos casos, é de etiologia desconhecida, resultante da interação fisiopatológica complexa entre mecanismos neurais e hormonais, sendo denominada de hipertensão arterial primária ou essencial.

A hereditariedade e os fatores ambientais, tais como obesidade, consumo excessivo de sal e de álcool, são os principais fatores predisponentes para um indivíduo desenvolver hipertensão arterial primária. A prevalência é maior na raça negra.

Do ponto de vista hemodinâmico, as alterações nos diversos sistemas causam aumento de resistência periférica total ou do débito cardíaco ocasionando elevação crônica da pressão arterial. Alterações nos sistemas renina-angiotensina-aldosterona, simpático periférico, variação de sensibilidade ao sal, reatividade vascular, fatores endoteliais e transporte celular anormal de sódio e cálcio são fatores encontrados em estudos experimentais e clínicos, constituindo linhas de pesquisa para melhor compreensão da fisiopatologia e da terapêutica da hipertensão arterial.

Na maioria dos casos, a hipertensão arterial é assintomática, dificultando que os pacientes busquem atenção médica. Sintomas não-patognomônicos como cefaléia, tontura, vertigem, rubor facial, fadiga e nervosismo podem ser relatados antes do desenvolvimento de complicações. No entanto, até a cefaléia, sintoma mais associado à hipertensão pelos leigos, é mais freqüente depois que os pacientes tomam conhecimento do diagnóstico de hipertensão. Evidências de comprometimento dos chamados órgãos-alvo – coração, cérebro e rins – podem ser observadas por exames clínicos e subsidiários, compreendendo hipertrofia e falência de ventrículo esquerdo, doença vascular aterosclerótica coronariana e periférica, doença cerebrovascular com lesões isquêmicas ou hemorrágicas e, do ponto de vista renal, desde alterações na microscopia do exame de urina até insuficiência renal crônica.

Após a confirmação do diagnóstico de hipertensão arterial, impõe-se sua classificação e verificação de outros fatores de risco cardiovascular tais como: hipercolesterolemia, tabagismo, *diabetes mellitus*, obesidade e sedentarismo. A avaliação conjunta desses fatores indicará as condutas a serem tomadas que deverão incluir mudanças nos hábitos de vida e/ou prescrição de anti-hipertensivos.

Em cerca de 5 a 10% dos pacientes ocorre hipertensão secundária que pode ser devida a: a) doença parenquimatosa renal, causa mais freqüente de hipertensão secundária, responsável por 2 a 5% dos casos de hipertensão; b) doença renovascular, segunda causa mais freqüente, acometendo 1 a 5% dos casos, conforme a especialização do Serviço; c) por uso de drogas, principalmente anticoncepcionais orais, terapia de reposição hormonal e uso crônico de ciclosporina; d) hiperaldosteronismo primário em 0,5% dos casos; e) feocromocitoma em menos de 0,1% dos casos. A investigação e o diagnóstico desses casos impõem-se, principalmente, para indivíduos com início de quadro clínico antes dos 35 ou após os 50 anos, com dificuldade de controle dos níveis de pressão arterial e na progressão rápida de insuficiência renal. Os aspectos clínicos sugestivos de necessidade de maior investigação serão citados ao longo do capítulo. O achado de hipertensão arterial secundária amplia as possibilidades de terapêutica específica e de cura em alguns casos.

Este capítulo abordará aspectos relacionados ao diagnóstico de hipertensão arterial, incluindo detalhes sobre medida da pressão arterial, condutas de investigação básica para hipertensos essenciais e orientação para diagnóstico de formas secundárias.

DIAGNÓSTICO E CLASSIFICAÇÃO

Exceto em situações de emergência hipertensiva, o diagnóstico de hipertensão arterial não deve ser realizado por medida isolada. Recomenda-se que o diagnóstico seja estabelecido quando a média de 2 ou 3 medidas de pressão, repetidas em 2 ou mais ocasiões, apresente valores acima de 140/90mmHg. Embora esses valores sejam arbitrários porque, na realidade, não existe um valor limítrofe acima do qual existe risco e abaixo do qual não existe risco, pois em hipertensão, quanto maior a pressão, maior o risco, mesmo dentro da faixa de valores de pressão considerados normais, são uma necessidade operacional para se determinar quem necessita de atenção médica.

A classificação diagnóstica recomendada pelo II Consenso Brasileiro de Hipertensão Arterial está na tabela A-8.

MEDIDA CASUAL DA PRESSÃO ARTERIAL – MAPA E AUTOMEDIDA DE PRESSÃO

A medida indireta da pressão arterial deve fazer parte de todas as consultas médicas. Quando se verifica diferença maior que 5mmHg entre as medidas deve ser realizada nova medida. A medida da pressão arterial (Fig. A-17) deve ser realizada de acordo com a seguinte padronização:

Tabela A-8 – Classificação diagnóstica da hipertensão arterial em adultos, segundo o II Consenso Brasileiro de Hipertensão Arterial.

Pressão arterial (mmHg)	Classificação
Diastólica	
< 90	Normal
entre 90 e 110	Cifras baixas não-complicadas
entre 90 e 110*	Cifras baixas complicadas
> 110	Cifras altas não-complicadas
> 110*	Cifras altas complicadas
Sistólica**	
> 160	Hipertensão sistólica isolada

* Com lesões em órgãos-alvo.
** Pressão arterial diastólica < 90mmHg.

1. Explicar o procedimento ao paciente.
2. Certificar-se de que o paciente: a) não está com a bexiga cheia; b) não praticou exercícios físicos; c) não ingeriu bebidas alcoólicas, café, alimentos ou fumou até 30 minutos antes da medida.
3. Deixar o paciente descansar por 5 a 10 minutos em ambiente calmo com temperatura agradável.
4. Localizar a artéria braquial por palpação.

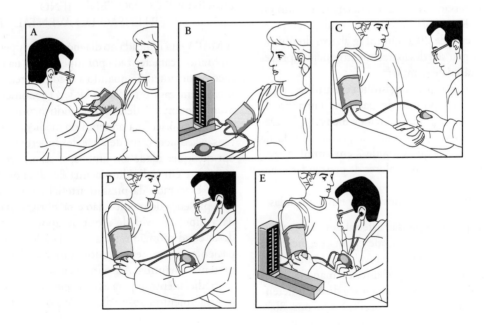

Figura A-17 – Procedimento de medida da pressão arterial.
A) Colocar a parte central da bolsa de borracha do manguito sobre a artéria braquial.
B) O paciente deve estar sentado, com o tronco recostado e relaxado no encosto da cadeira, as pernas relaxadas e não-cruzadas, com o braço ao nível do coração.
C) Palpar o pulso radial, inflar o manguito até o desaparecimento do pulso para a estimação do nível da pressão sistólica, desinflar rapidamente e aguardar de 15 a 30 segundos antes de inflar novamente.
D) Observador em posição inadequada para a identificação da leitura da pressão.
E) Observador com os olhos no mesmo nível da coluna de mercúrio em boa posição para a identificação da leitura da pressão.

5. Colocar o manguito adequado firmemente, cerca de 2 a 3cm acima da fossa antecubital, centralizando a bolsa de borracha sobre a artéria braquial.
6. Manter o braço do paciente na altura do coração.
7. Posicionar os olhos no mesmo nível da coluna de mercúrio ou do mostrador do manômetro aneróide.
8. Palpar o pulso radial, inflar o manguito até desaparecimento do pulso para a estimação do nível da pressão sistólica, desinflar rapidamente e aguardar 15 a 30 segundos antes de inflar novamente.
9. Colocar o estetoscópio nos ouvidos com a curvatura voltada para a frente.
10. Posicionar a campânula do estetoscópio suavemente sobre a artéria braquial, na fossa antecubital, evitando compressão excessiva.
11. Solicitar ao paciente que não fale durante o procedimento de medida.
12. Inflar rapidamente, de 10 em 10mmHg, até ultrapassar 20 a 30mmHg o nível estimado da pressão sistólica.
13. Proceder à deflação a velocidade constante inicial de 2 a 4mmHg por segundo. Após a determinação da sistólica, aumentar para 5 a 6mmHg por segundo, evitando congestão venosa e desconforto para o paciente.
14. Determinar a pressão sistólica no momento do aparecimento do primeiro som (fase I de Korotkoff) que se intensifica com o aumento da velocidade de deflação.
15. Determinar a pressão diastólica no desaparecimento do som (fase V de Korotkoff), exceto em condições especiais. Auscultar cerca de 20 a 30mmHg abaixo do último som para confirmar seu desaparecimento e depois proceder a deflação rápida e completa.
16. Registrar os valores da pressão sistólica e diastólica, complementando com a posição do paciente, tamanho de manguito, e o braço em que foi feita a mensuração. Deverá ser registrado sempre o valor da pressão obtido na escala do manômetro, que varia de 2 em 2mmHg, evitando-se arredondamentos e valores de pressão terminados em 5.
17. Esperar 1 a 2 minutos antes de realizar novas medidas.

A medida adequada da pressão arterial deve ser realizada preferencialmente com aparelho de coluna de mercúrio calibrado, ou seja, com o menisco no nível zero. O manguito deve ser adequado ao braço do paciente, de maneira que a largura da bolsa inflável corresponda a 40% da circunferência do braço e seu comprimento envolva, pelo menos, 80% do braço do indivíduo. O manguito-padrão disponível no comércio possui 12cm de largura por 23cm de comprimento, estando adequado para a circunferência de braço de 30cm. Na ausência de manguitos específicos para as diferentes circunferências de braço, deve-se corrigir a leitura obtida por meio de tabelas ou da fita de correção da pressão de acordo com a circunferência do braço.

A medida casual da pressão arterial realizada com esfigmomanômetro de coluna de mercúrio e técnica auscultatória é o método recomendado para a medida da pressão arterial, tanto na investigação clínica e epidemiológica, quanto na prática clínica para o diagnóstico de hipertensão. Esta medida foi empregada em estudos muito importantes que demonstraram o efeito da hipertensão arterial no aumento da morbimortalidade cardiovascular e a eficácia do tratamento anti-hipertensivo na redução do risco cardiovascular. No entanto, apesar destas contribuições fundamentais, a medida casual pode não refletir a pressão arterial fora do consultório médico ou o comportamento nas 24 horas, além de não permitir a avaliação da pressão durante as atividades diurnas nem durante o sono. A MAPA (monitorização ambulatorial da pressão arterial) é um método de medida indireta e intermitente da pressão arterial que consiste em um monitor leve e pequeno, colocado na cintura, que insufla um manguito colocado no braço e registra a pressão arterial por meio do método auscultatório ou oscilométrico. A medida da pressão é realizada no período de 24 horas a intervalos de tempos programados de acordo com o objetivo do exame. Habitualmente, o monitor é programado para medir a pressão a cada 15 minutos durante o dia e a cada 20 minutos durante a noite, em um dia representativo das atividades do paciente. O paciente deve anotar as principais atividades no diário para que possa ser feita correlação com as medidas de pressão. As situações clínicas nas quais a MAPA tem-se mostrado útil são apresentadas a seguir.

DIAGNÓSTICO DO FENÔMENO OU DA HIPERTENSÃO DO AVENTAL BRANCO

A MAPA está indicada no diagnóstico da hipertensão do avental branco, caracterizada por hipertensão na presença do médico e normotensão quando a medida é realizada pela enfermeira, em casa ou pela MAPA. O fenômeno ou efeito do avental branco é definido quando ocorre exacerbação dos níveis pressóricos na presença do médico. Esse tipo de hipertensão acomete cerca de 20% dos hipertensos e pode ocorrer em qualquer idade em ambos os sexos, sendo porém mais freqüente em indivíduos acima de 60 anos de idade. A resposta exagerada da pressão arterial ao alerta desencadeado pela presença do médico não está, obrigatoriamente, associada à hiper-reatividade a outros tipos de estímulos. Apesar desta condição não estar associada à lesão miocárdica, estes pacientes devem ser seguidos porque podem desenvolver hipertensão mantida. Até o momento, não se indica tratamento medicamentoso para esses pacientes, podendo ser instituído tratamento não-medicamentoso.

AVALIAÇÃO DA EFICÁCIA DA TERAPÊUTICA

A MAPA permite avaliar se a pressão arterial está controlada durante as 24 horas, possibilitando ajuste de dose e de horário da medicação, assim como identificação de hipotensões iatrogênicas, principalmente noturnas em pacientes idosos. Na hipertensão resistente a duas ou mais drogas, a MAPA pode esclarecer se há resistência à terapêutica ou se está ocorrendo o fenômeno do avental branco, estando a pressão arterial controlada na ausência do médico.

CORRELAÇÃO DE SINTOMAS POSSIVELMENTE RELACIONADOS COM NÍVEIS PRESSÓRICOS

Pacientes com história de tontura, síncope, hipotensão, crise hipertensiva, hipertensão episódica, hipotensão ortostática, angina noturna ou síndrome do pânico podem ter a pressão avaliada durante estes episódios, auxiliando na sua elucidação.

As principais limitações ao método incluem: distúrbios no trabalho e no sono, arritmias freqüentes, grandes obesos, síndromes hipercinéticas, presença do hiato auscultatório, parkinsonismo e custo.

Atualmente, conta-se também com a popularização de aparelhos digitais que permitem medidas automáticas isoladas. A automedida de pressão tem como principais vantagens eliminar o efeito do avental branco e permitir várias medidas ao longo do tempo. Apesar de não ser recomendado exagero nas medidas domiciliares, o método pode fornecer informações para ajuste medicamentoso e auxiliar no diagnóstico de novos pacientes, embora deva ser evitada a automedicação.

AVALIAÇÃO DO PACIENTE HIPERTENSO: EXAMES DE ROTINA PARA AVALIAÇÃO DA ETIOLOGIA, GRAU DE COMPROMETIMENTO DE ÓRGÃOS-ALVO E FATORES DE RISCO CARDIOVASCULAR

A avaliação do paciente hipertenso não deve ser exaustiva ou dispendiosa. A história deve conter dados sobre quadro clínico e queixas associadas a lesões dos órgãos-alvo. A idade do paciente (entre 35 e 50 anos) no início do quadro e a presença de antecedentes familiares sugerem hipertensão arterial essencial. Sintomas associados e antecedentes de acidente vascular cerebral ou infarto agudo do miocárdio devem ser detalhados. História prévia de doença renal, inclusive nictúria, litíase e infecções de repetição, devem ser indagadas. Antecedentes de etilismo e tabagismo devem ser quantificados. A investigação do uso de anticoncepcionais orais e reposição hormonal fazem parte do questionário básico para a mulher hipertensa, assim como o uso de outras drogas que causam hipertensão arterial como antiinflamatórios, antidepressivos tricíclicos e eritropoetina devem fazer parte da anamnese de todos os hipertensos.

O exame físico, além de aferição adequada da pressão, pulso e peso corporal, deve pesquisar presença de edemas e pulsos periféricos. Ausculta cardíaca, pulmonar e pesquisa de sopros carotídeos e abdominais auxiliam no encontro de lesões de órgãos e sugerem hipertensão arterial secundária.

Os exames laboratoriais recomendados a todos os pacientes hipertensos são: creatinina, urina tipo 1, glicemia de jejum, perfil lipídico (colesterol total e frações), potássio sérico, ácido úrico e eletrocardiograma. Esses exames permitem o diagnóstico de outros fatores de risco cardiovascular, sugerem hipertensão secundária a glomerulopatias por meio de alterações no sedimento urinário ou hiperaldosteronismo, caracterizado por potássio sérico abaixo do normal na ausência de diuréticos, além de poderem demonstrar lesões de comprometimento em órgãos-alvo, tais como hipertrofia de ventrículo esquerdo, arritmias, distúrbios de condução elétrica, isquemia, coronariopatia por meio do eletrocardiograma e perda de função renal identificada pela creatinina.

EXAMES ADICIONAIS

ECOCARDIOGRAMA

Apesar de o ecocardiograma detectar mais precocemente a hipertrofia de ventrículo esquerdo do que o eletrocardiograma, o custo adicional não justifica a realização porque pacientes com hipertensão arterial elevada, mesmo na ausência de hipertrofia do ventrículo esquerdo, devem ser tratados.

TESTE DE ESFORÇO

É recomendado a todos os pacientes hipertensos assintomáticos com fatores de risco para doenças cardíacas que irão iniciar plano de exercícios físicos, exceto para pacientes com cifras tensionais muito altas.

DIAGNÓSTICO DIFERENCIAL

ASPECTOS CLÍNICOS E EXAMES DE TRIAGEM

O diagnóstico diferencial de hipertensão arterial deve ser realizado sob o aspecto etiológico, caracterizando hipertensão primária ou essencial e secundária. O diagnóstico de hipertensão secundária direciona o tratamento para sua causa, podendo levar à cura. No quadro A-32 estão as principais causas de hipertensão secundária. Atenção especial deve ser dada à história clínica e aos dados de exame físico que sugerem outras doenças.

A seguir, apresentaremos os procedimentos necessários para o diagnóstico diferencial entre as principais causas de hipertensão secundária.

Doença parenquimatosa renal

Os dados sugestivos de doença renal na anamnese dos pacientes são: presença de edemas, alterações no aspecto e quantidade de urina, inversão do ritmo urinário. Devem também ser investigados os antecedentes familiares de litíase ou doença renal hereditária, assim como o uso de drogas nefrotóxicas. Do ponto de vista laboratorial, são sugestivos para o diagnóstico a presença de bioquímica ou sedimento urinário alterados. A dosagem plasmática da creatinina fornece orientação para avaliação da função renal. A ultra-sonografia renal está indicada nos pacientes com hipertensão de início antes dos 35 ou após 50 anos de idade nos indivíduos com perda de função renal ou com alterações do sedimento urinário. O exame de ultra-sonografia com diminuição do tamanho dos rins no eixo longitudinal e na espessura de parênquima sugere cronicidade de processo. Assimetria renal maior que 1,5cm sugere rim com seqüela de pielonefrite, lesão renovascular ou hipoplasia renal. Rins com contornos irregulares ou bocelados, principalmente se associados a litíase renal, sugerem processo infeccioso prévio que evoluiu para a cicatrização com

Quadro A-32 – Causas de hipertensão secundária (adaptado de Kaplan).

Hipertensão sistólica e diastólica
Renais
Doença parenquimatosa renal
glomerulonefrite aguda
nefrite crônica
doença policística
nefropatia diabética
hidronefrose
Doença renovascular
estenose de artéria renal
vasculite intra-renal
Tumores secretores de renina
Renopriva
Retenção primária de sódio
Endócrinas
Acromegalia
Hipotireoidismo
Hipertireoidismo
Hipercalcemia
Doenças adrenais corticais
síndrome de Cushing
hiperaldosteronismo primário
hiperplasia adrenal congênita
Doença adrenal medular
feocromocitoma
Tumores cromafins extra-adrenais
Carcinóides
Tumores exógenos
estrógenos
glicocorticóides
mineralocorticóides
simpatomiméticos
alimentos com tiramina e IMAO
Coartação da aorta
Gestação
Distúrbios neurológicos
Pressão intracraniana aumentada
tumores cerebrais
encefalite
acidose respiratória
Apnéia do sono
Quadriplegia
Porfiria aguda
Disautonomia
Envenenamento por chumbo
Síndrome de Guillain-Barré
Estresse agudo
Hiperventilação psicogênica
Hipoglicemia
Queimaduras
Pancreatite
Retirada de álcool
Crise falciforme
Após ressuscitação
Após cirurgia
Aumento do volume intravascular
Uso de drogas e álcool

Hipertensão sistólica
Aumento de débito cardíaco
Insuficiência aórtica
Fístula arteriovenosa e ducto patente
Tireotoxicose
Doença de Paget
Beribéri
Circulação hipercinética
Rigidez da aorta

fibrose. A ultra-sonografia pode também auxiliar na identificação etiológica de hipertensão arterial secundária a outras doenças renais, tais como rins policísticos, litíase renal e tumores secretores de renina.

Hipertensão renovascular

A estenose de uma ou mais artérias renais estimula maior produção e secreção de renina para o sangue periférico devido ao hipofluxo. A lesão da artéria renal pode não ser a causa da hipertensão arterial, podendo estar associada a hipertensão primária. A etiologia engloba doença ateromatosa das artérias renais, displasia fibromuscular ou vasculite sistêmica com comprometimento de grandes ou pequenas artérias renais. O diagnóstico pode ser sugerido por associação de fatores de risco para doença ateromatosa sistêmica como tabagismo, longo tempo de hipertensão arterial e distúrbios lipídicos e achado de lesões vasculares periféricas ou assimetria de pulsos em membros inferiores. Eventualmente, em pacientes não-obesos, podem ser auscultados sopros em abdome. A confirmação da lesão da artéria renal é feita por arteriografia de aorta e artérias renais. O diagnóstico diferencial entre hipertensão renovascular e outras causas de assimetria renal deverá ser realizado por teste de captopril, Doppler de aorta e artérias renais e renograma com avaliação de fluxo plasmático renal.

Hiperaldosteronismo primário

Geralmente cursa com níveis séricos de potássio diminuídos na ausência de diurético e excreção urinária de potássio elevada, acima de 30mEq/24 horas. A relação aldosterona/renina em sangue periférico maior que 20 é sugestiva de hiperaldosteronismo. Exames complementares como tomografia de abdome completam a identificação de massas ou aumento de supra-renais. O diagnóstico é seguido de diferenciação entre as formas de hiperaldosteronismo primário, a saber: adenoma, hiperplasia ou neoplasia.

Quadro A-33 – Síndromes hiperadrenérgicas acompanhadas de picos hipertensivos freqüentes em situações de emergência.

Patogenia	Mecanismo	Comentários
Dose excessiva de anfetaminas	Efeito direto da liberação de catecolaminas	Usada como moderador de apetite ou ilícito
Pílulas de emagrecimento	Reação adrenérgica	Podem causar hipertensão
Inibidor de monoaminoxidase/ síndrome da tiramina	Liberação maciça de catecolaminas endógenas	Ocorre freqüentemente em pacientes psiquiátricos
Síndrome da retirada de α_2-agonista (clonidina)	Ativação simpática central	Freqüente em pacientes não-aderentes
Exposição a cocaína	Inibe recaptação de catecolaminas	Diagnóstico diferencial por dosagem sangüínea
Síndrome do pânico	Ativação central do sistema nervoso simpático	História de crises de pânico
Síndromes hipertensivas da gestação	Hiper-reatividade simpática, grande variabilidade de pressão	Geralmente antecedente familiar de hipertensão
Crise hipertensiva em indução anestésica	Associada a uso de metoclopramida	Investigar feocromocitoma
Síndrome de abstinência ao álcool	Estado hiperadrenérgico com taquicardia, tremores e alucinações	Tratar com β-bloqueador ou clonidina, tiamina e benzodiazepínicos

Feocromocitoma

Caracteriza-se por hipertensão arterial, associada ou não a crises de paroxismo com taquicardia, cefaléia, sudorese, palidez cutânea e vômitos. Pode-se observar também emagrecimento, *Diabetes mellitus*, hipotensão e quadro ansioso. O quadro clínico é determinado por tumor de células cromafins geralmente localizado em glândulas supra-renais, nódulo secretor de catecolaminas. A triagem diagnóstica deve ser realizada por dosagem de catecolaminas ou de seus metabólitos, ácido vanilmandélico (VMA), ou metanefrinas urinárias. A complementação é feita por exames de imagem, como tomografia ou ressonância nuclear magnética. O exame mais específico para se localizar massa de células cromafins é a cintilografia com análogo de guanetidina marcado com iodo-131 (MIBG).

SITUAÇÕES DE EMERGÊNCIA

Pacientes sem história prévia de hipertensão arterial

Pacientes sem antecedentes pessoais ou familiares de hipertensão arterial podem apresentar-se subitamente com níveis elevados de hipertensão arterial. Deve-se orientar a anamnese para uso de medicações, doenças coadjuvantes em tratamento médico e uso de drogas ilícitas. Distúrbios agudos de volemia devem ser adequadamente identificados, assim como quadros reacionais a dor como cólica nefrética e estados ansiosos, evitando-se condutas intempestivas e potencialmente iatrogênicas. Da mesma maneira, a conduta de rápido controle de pressão arterial deve ser evitada, sabendo-se que o controle imediato de pressão está particularmente indicado nos casos de emergências hipertensivas, como infartos e hemorragias cerebrais, edema agudo pulmonar, encefalopatia hipertensiva, insuficiência cardíaca aguda congestiva, angina instável ou infarto agudo do miocárdio, eclâmpsia e dissecção de aorta. O diagnóstico de síndromes hiperadrenérgicas acompanhadas de hipertensão arterial deve ser conduzido conforme sua etiologia (Quadro A-33).

BIBLIOGRAFIA RECOMENDADA

Alfieri RG, Duarte GM. Exercício e coração. 2ª ed., Rio de Janeiro, Editora Cultura Médica, 1993, pp. 225-235.

II Congresso Brasileiro de Hipertensão Arterial. J Bras Nefrol 1994; 16 (2-Supl. 2):S257-S278.

II Consenso Brasileiro para o Uso da Monitorização Ambulatorial da Pressão Arterial. J Bras Nefrol 1997; 19 (1-Supl. 1):S1-S14.

Kaplan NM. Clinical hypertension Maryland, Williams & Wilkins, 1994; p. 16.

Mion Jr D, Nobre F. Medida de pressão arterial: da teoria à prática. Lemos Editorial, São Paulo, 1997.

Mion Jr D, Nobre F, Oigman W. MAPA – Monitorização ambulatorial de pressão arterial. São Paulo, Editora Atheneu, 1995.

Pickering TG. Blood pressure measurement and detection of hypertension. Lancet 1994; 344:31-35.

The Fifth Report of the Joint National Committee on Detection, Evaluation and Treatment of High Blood Pressure (JNC-V). Arch Intern Med 1993; 153:154-183.

18

Tratamento da Hipertensão Arterial

Osvaldo Kohlmann Jr.
Artur Beltrame Ribeiro

Neste capítulo vamos nos referir ao tratamento da hipertensão essencial que corresponde a 95% dos casos. Os casos de hipertensão arterial secundária devem ser tratados de acordo com a etiologia e são abordados em outros capítulos.

Inicialmente, é importante salientarmos que, visto ser o tratamento da hipertensão arterial de longo prazo, na maioria das vezes para a vida toda, é necessário que o médico e o paciente tenham uma boa comunicação sem a qual o tratamento não será eficiente.

Assim, uma explicação detalhada das características da doença e do tratamento, uma boa avaliação psicoemocional do paciente e um "acordo" entre médico e paciente que leve em conta as preferências de estilo de vida do paciente são necessários ao sucesso terapêutico.

O objetivo primordial do tratamento da hipertensão arterial é a redução da morbidade e da mortalidade cardiovasculares do paciente hipertenso, aumentadas em decorrência dos altos níveis tensionais, sendo utilizadas tanto medidas não-medicamentosas isoladas como associadas a medicamentos anti-hipertensivos. Assim, as medidas não-medicamentosas e os agentes anti-hipertensivos a serem utilizados no tratamento do paciente hipertenso devem permitir não somente a redução dos níveis tensionais, mas também a diminuição da taxa de eventos mórbidos cardiovasculares fatais e não-fatais.

Em relação aos níveis tensionais, atualmente se preconiza conseguir a máxima redução da pressão arterial que o paciente pode tolerar. Este ponto de vista tem apoio em estudos epidemiológicos que demonstram que mesmo no intervalo de "pressão normal" quanto menor o nível pressórico menor o risco cardiovascular. Mais ainda, estudos recentes têm demonstrado que a redução das cifras tensionais para valores inferiores ao limite superior da normalidade (140/90mmHg) são úteis na prevenção das lesões de órgãos-alvo pela hipertensão. Assim, tem sido demonstrado que a obtenção de cifras tensionais inferiores a 130/80mmHg são úteis na redução da velocidade de progressão da doença renal, na prevenção de acidentes vasculares cerebrais e na prevenção/redução da progressão da insuficiência cardíaca congestiva. Em função destas observações, recentemente a VI reunião do Joint National Committee (VI JNC) dos Institutos Nacionais da Saúde Americana e o III Consenso Brasileiro de Hipertensão Arterial apontaram uma nova classificação para a hipertensão arterial na qual são considerados não só os diferentes estágios da doença hipertensão, mas também uma estratificação dos níveis considerados normais na pressão arterial (Tabela A-9).

Tabela A-9 – Classificação diagnóstica da hipertensão arterial (adultos com mais de 18 anos de idade).

PAD (mmHg)	PAS (mmHg)	Classificação
< 85	< 130	Normal
85-89	130-139	Normal limítrofe
90-99	140-159	Hipertensão leve (estágio 1)
100-109	160-179	Hipertensão moderada (estágio 2)
≥ 110	≥ 180	Hipertensão grave (estágio 3)
< 90	≥ 140	Hipertensão sistólica isolada

Para efeitos práticos, é desejável reduzir a pressão arterial para 120-130/80mmHg em pacientes jovens, para níveis menores que 140/90mmHg em idosos e nos casos de hipertensão sistólica isolada atingir pelo menos o nível de sistólica de 140mmHg, desde que o paciente tolere este patamar.

Para o alcance desta meta, o médico dispõe na atualidade de uma terapêutica anti-hipertensiva altamente eficaz em controlar os níveis tensionais elevados e que proporciona importante redução nos índices de morbimortalidade cardiovascular induzidos pela hipertensão arterial.

Esta terapêutica pode ser dividida em duas etapas:
1. Tratamento não-medicamentoso – constituído das medidas higienicodietéticas: estas medidas devem ser prescritas e incentivadas para todos os pacientes hipertensos e em todas as fases do tratamento.
2. Tratamento medicamentoso – representado pelos agentes hipotensores dos seis grupos farmacológicos.

TRATAMENTO NÃO-MEDICAMENTOSO

O tratamento não-medicamentoso tem como principal objetivo diminuir a morbidade e a mortalidade cardiovasculares por meio de modificações do estilo de vida que favoreçam a redução da pressão arterial.

Está indicado para todos os hipertensos e indivíduos mesmo que normotensos, mas de alto risco cardiovascular. Dentre essas modificações, as que comprovadamente reduzem a pressão arterial são: redução do peso corporal, da ingestão do sal e do consumo de bebidas alcoólicas, prática de exercícios físicos com regularidade e a não-utilização de drogas que elevam a pressão arterial.

REDUÇÃO DO PESO CORPORAL

O excesso de peso corporal tem forte correlação com o aumento da pressão arterial. O aumento do peso é um fator predisponente para a hipertensão. Todos os hipertensos com excesso de peso devem ser incluídos em programas de redução de peso de modo a alcançar índice de massa corpórea (IMC) inferior a 25kg/m^2 e relação cintura-quadril (RCQ) inferior a 0,8 para as mulheres e a 0,9 para os homens, em razão de sua associação com risco cardiovascular aumentado. As recomendações genéricas para a redução do peso corporal compreendem: princípios dietéticos e programas de atividade física.

Os princípios da terapia dietética estão apresentados no quadro A-34.

Quadro A-34 – Princípios gerais da terapia dietética.

Respeitar dieta hipocalórica balanceada, evitando o jejum ou as dietas "milagrosas"
Manter o consumo diário de colesterol inferior a 300mg (o consumo de gorduras saturadas não deve ultrapassar 10% do total de gorduras ingeridas)
Substituir gorduras animais por óleos vegetais (mono e poliinsaturados)
Reduzir o consumo de sal a menos de 6g/dia (1 colher de chá)
Evitar açúcar e doces
Preferir ervas, especiarias e limão para temperar os alimentos
Ingerir alimentos cozidos, assados, grelhados, ou refogados
Utilizar alimentos fontes de fibras (grãos, frutas, cereais integrais, hortaliças e legumes, preferencialmente crus)

Para a manutenção do peso desejável a longo prazo, é necessária a adequação dietética individualizada, com particular atenção aos aspectos sócio-econômicos e culturais e à motivação dos pacientes.

REDUÇÃO NA INGESTÃO DE SAL/SÓDIO

O sal de cozinha (NaCl) há muito tempo tem sido considerado importante fator no desenvolvimento e na gravidade da hipertensão arterial. No âmbito populacional, a ingestão de sal parece ser um dos fatores envolvidos no aumento progressivo da pressão arterial que acontece com o envelhecimento. A hipertensão arterial é observada primariamente em comunidades com ingestão de sal superior a 100mEq/dia. Por outro lado, a hipertensão arterial é rara em populações cuja ingestão de sal é inferior a 50mEq/dia.

Alguns estudos demonstraram que, além da redução da pressão arterial, a restrição salina também traz benefícios quanto à redução da mortalidade por acidente vascular encefálico e à regressão da hipertrofia ventricular esquerda. A restrição salina pode ainda reduzir a excreção urinária de cálcio, contribuindo para a prevenção da osteoporose em idosos.

Dessa forma, a restrição de sal na dieta é uma medida recomendada não apenas para hipertensos, mas para a população de modo geral. Tal orientação deve objetivar ingestão em torno de 100mEq/dia (6g de sal = 1 colher de chá). Do ponto de vista prático, deve-se evitar a ingestão de alimentos processados industrialmente, tais como enlatados, conservas, embutidos e defumados. Deve-se ainda orientar os pacientes a utilizar o mínimo de sal no preparo dos alimentos, além de evitar o uso de saleiro à mesa, durante as refeições. O quadro A-35 apresenta os alimentos com grande teor de sódio.

Quadro A-35 – Fontes de maior teor de sódio.

Sal de cozinha (NaCl) e temperos industrializados
Alimentos industrializados ("ketchup", mostarda, "shoyu", caldos concentrados)
Embutidos (salsicha, mortadela, lingüiça, presunto, salame, paio)
Conservas (picles, azeitona, aspargo, palmito)
Enlatados (extrato de tomate, milho, ervilha)
Bacalhau, charque, carne seca, defumados
Aditivos (glutamato monossódico) utilizados em alguns condimentos e sopas de pacote
Queijos em geral

Para que o efeito hipotensor máximo da restrição salina se manifeste, é necessário intervalo de pelo menos 8 semanas. É importante salientar que os pacientes deverão ser orientados para a leitura dos rótulos dos alimentos industrializados, a fim de observar a presença e a quantidade de sódio contidas neles.

AUMENTO DA INGESTÃO DE POTÁSSIO

A ingestão do potássio pode ser aumentada pela escolha de alimentos pobres em sódio e ricos em potássio (feijões, ervilha, vegetais de cor verde-escura, banana, melão, cenoura, beterraba, frutas secas, tomate, batata-inglesa e laranja).

Essa indicação se justifica pela possibilidade de o potássio exercer efeito anti-hipertensivo, ter ação protetora contra lesões cardiovasculares e servir como medida auxiliar em pacientes submetidos a terapia com diuréticos, desde que não existam contra-indicações.

Deve-se ter cautela no uso de suplemento medicamentoso à base de potássio em pacientes suscetíveis à hiperpotassemia, incluindo aqueles com insuficiência renal ou em uso de inibidores da enzima conversora da angiotensina (ECA), ou bloqueadores de receptores da angiotensina II.

O uso de substitutos do sal contendo cloreto de potássio em substituição ao NaCl pode ser recomendado aos pacientes como forma de suplementação de potássio, embora alguns deles tenham o sabor como fator limitante. O emprego desses substitutos de sal em pacientes hipertensos com diminuição da função renal, especialmente se diabéticos e em uso de inibidores da ECA, deve ser cauteloso devido ao risco de hiperpotassemia.

REDUÇÃO DO CONSUMO DE BEBIDAS ALCOÓLICAS

O consumo excessivo de álcool eleva a pressão arterial e a variabilidade pressórica, aumenta a prevalência de hipertensão, é fator de risco para acidente vascular encefálico, além de ser uma das causas de resistência à terapêutica anti-hipertensiva.

Para os hipertensos do sexo masculino que fazem uso de bebida alcoólica, é aconselhável que o consumo não ultrapasse 30ml/dia de etanol, contidos em 60ml de bebidas destiladas (uísque, vodca, aguardente etc.), 240ml de vinho ou 720ml de cerveja. Em relação às mulheres e aos indivíduos de baixo peso, a ingestão alcoólica não deve ultrapassar 15 ml/dia de etanol. Aos pacientes que não conseguem se enquadrar nesses limites de consumo, sugere-se o abandono do consumo de bebidas alcoólicas.

EXERCÍCIO FÍSICO REGULAR

O exercício físico regular reduz a pressão arterial, além de produzir benefícios adicionais, tais como diminuição do peso corporal e ação coadjuvante no tratamento das dislipidemias, da resistência à insulina, do abandono do tabagismo e do controle do estresse. Contribui, ainda, para a redução do risco de indivíduos normotensos desenvolverem hipertensão.

Exercícios físicos, tais como caminhada, ciclismo, natação e corrida, realizados em intensidade entre 50% e 70% da freqüência cardíaca de reserva (ver Fórmula a seguir), ou entre 50% e 70% do consumo máximo de oxigênio, com duração de 30 a 45 minutos, três a cinco vezes por semana, reduzem a pressão arterial de indivíduos hipertensos. Em contrapartida, exercícios físicos muito intensos, realizados acima de 80% da freqüência cardíaca de reserva, ou 80% acima do consumo máximo de oxigênio, têm pouco efeito sobre a pressão arterial de hipertensos.

CÁLCULO DA FREQÜÊNCIA CARDÍACA DE EXERCÍCIO

Freqüência cardíaca de exercício =
(FC máxima – FC basal) (% intensidade) + FC basal
onde: FC máxima = 220 – idade em anos

Adicionalmente, baixo nível de capacitação física está associado a maior risco de óbito por doenças coronariana e cardiovascular em homens sadios, independentemente dos fatores de risco convencionais.

Exercícios isométricos, como levantamento de peso, não são recomendáveis para indivíduos hipertensos. Pacientes em uso de medicamentos anti-hipertensivos que interferem na freqüência cardíaca (como, por exemplo, beta-bloqueadores) devem ser previamente submetidos a avaliação médica.

ABANDONO DO TABAGISMO

O tabagismo é a mais importante causa modificável de morte, sendo responsável por 1 em cada 6 óbitos. Ainda que a pressão arterial e a freqüência cardíaca se elevem durante o ato de fumar, o uso prolongado de nicotina não se associa à maior prevalência de hipertensão. Além do risco aumentado para a doença coronariana associada ao tabagismo, indivíduos que fumam mais de uma carteira de cigarros ao dia têm risco 5 vezes maior de morte súbita do que indivíduos não-fumantes. Adicionalmente, o tabagismo colabora para o efeito adverso da terapêutica de redução dos lípides séricos e induz resistência ao efeito de drogas anti-hipertensivas.

Dentre outras medidas, o tabagismo deve ser combatido por colaborar com o risco de câncer e de doenças pulmonares e por constituir risco para doença coronariana, acidente vascular encefálico e morte súbita. Para tanto, é essencial o aconselhamento médico precoce, repetido e consistente até o abandono definitivo.

CONTROLE DAS DISLIPIDEMIAS E DO *DIABETES MELLITUS*

A associação de dislipidemia e *Diabetes mellitus* com hipertensão é sabidamente deletéria, mesmo que essa associação não afete, necessariamente, os níveis da pressão arterial. A restrição de alimentos ricos em colesterol e gorduras, além dos açúcares simples, atua sobre os fatores de risco convencionais e auxilia no controle do peso corporal. No quadro A-36 estão apresentadas algumas das medidas utilizadas para o combate da dislipidemia.

Quadro A-36 – Medidas para o combate da dislipidemia.

Aumentar o conteúdo de fibras da dieta
Substituir os carboidratos simples (açúcar, mel e doces) pelos complexos (massas, cereais, frutas, grãos, raízes e legumes)
Restringir bebidas alcoólicas
Aumentar a atividade física
Abandonar o tabagismo
Reduzir a ingestão de gorduras saturadas, utilizando preferencialmente gorduras mono e poliinsaturadas na dieta

MEDIDAS ANTIESTRESSE

Há evidências de possíveis efeitos do estresse psicossocial na pressão arterial relacionadas a "condições estressantes", tais como pobreza, insatisfação social, baixo nível educacional, desemprego, inatividade física e, em especial, aquelas atividades profissionais caracterizadas por altas demandas psicológicas e baixo controle dessas situações.

Mesmo assim, o papel do tratamento antiestresse e o uso de técnicas que visam a modificações de respostas comportamentais no tratamento de pacientes hipertensos ainda não estão definidos.

Técnicas de relaxamento, tais como ioga, "biofeedback", meditação transcendental, "tai chi chuan" e psicoterapia, não são superiores a técnicas fictícias ("sham") ou a automonitorização.

EVITAR DROGAS QUE PODEM ELEVAR A PRESSÃO ARTERIAL

As drogas listadas no quadro A-37 devem ser evitadas ou descontinuadas, pois podem ter efeitos de induzir ou agravar a hipertensão arterial ou ainda diminuir a eficácia do agente anti-hipertensivo.

Quadro A-37 – Drogas que podem elevar a pressão arterial.

Anticoncepcionais orais
Antiinflamatórios não-esteróides
Anti-histamínicos descongestionantes
Antidepressivos tricíclicos
Corticosteróides, esteróides anabolizantes
Vasoconstritores nasais
Carbenoxolona
Ciclosporina
Inibidores da monoaminoxidase (IMAO)
Chumbo, cádmio, tálio
Alcalóides derivados do "ergot"
Moderadores do apetite
Hormônios tireoideanos (altas doses)
Antiácidos ricos em sódio
Eritropoetina
Cocaína
Cafeína (?)

TRATAMENTO MEDICAMENTOSO

O tratamento medicamentoso visa reduzir os níveis de pressão para valores inferiores a 140mmHg de pressão sistólica e a 90mmHg de pressão diastólica, respeitando-se as características individuais, a co-morbidade e a qualidade de vida dos pacientes. Reduções da pressão para níveis inferiores a 130/85mmHg podem ser úteis em situações específicas, como em pacientes com nefropatia proteinúrica e na prevenção de acidente vascular cerebral.

PRINCÍPIOS GERAIS DO TRATAMENTO MEDICAMENTOSO

Depois de decidido o tratamento medicamentoso, devem-se observar os seguintes critérios:

1. o medicamento deve ser eficaz por via oral;
2. deve ser bem tolerado;
3. deve permitir a administração do menor número possível de tomadas diárias, com preferência para aqueles com posologia de dose única diária;
4. o tratamento deve ser iniciado com as menores doses efetivas preconizadas para cada situação clínica, podendo ser aumentadas gradativamente e/ou associar-se a outro hipotensor de classe farmacológica diferente (deve-se levar em conta que quanto maior a dose maiores são as probabilidades de surgirem efeitos indesejáveis);
5. respeitar um período mínimo de 4 semanas para se proceder o aumento da dose ou a associação de drogas, salvo em situações especiais;
6. instruir o paciente sobre a doença, sobre os efeitos colaterais dos medicamentos utilizados e sobre a planificação e os objetivos terapêuticos;
7. considerar as condições sócio-econômicas.

ESCOLHA DO MEDICAMENTO ANTI-HIPERTENSIVO

Os medicamentos anti-hipertensivos de uso corrente em nosso meio podem ser divididos em 6 grupos (Fig. A-18):

1. diuréticos;
2. inibidores adrenérgicos;
3. vasodilatadores diretos;
4. inibidores da enzima conversora da angiotensina;
5. antagonistas dos canais de cálcio;
6. antagonistas do receptor da angiotensina II.

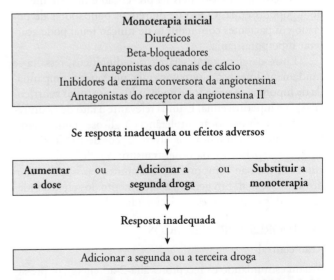

Figura A-18 – Fluxograma para o tratamento medicamentoso da hipertensão arterial.

Qualquer grupo de medicamentos, com exceção dos vasodilatadores de ação direta, pode ser apropriado para o controle da pressão arterial em monoterapia inicial, especialmente para pacientes portadores de hipertensão arterial leve a moderada, que não responderam às medidas não-medicamentosas. Sua escolha deverá ser pautada nos princípios gerais descritos anteriormente.

Além do controle da pressão arterial, já mencionado, os anti-hipertensivos também devem ser capazes de reduzir a morbidade e a mortalidade cardiovasculares dos hipertensos. Essa capacidade, já demonstrada para diuréticos e beta-bloqueadores, também foi observada, recentemente, em um estudo (Syst-Eur) com pacientes idosos com hipertensão arterial sistólica isolada tratados com nitrendipina, um antagonista dos canais de cálcio diidropiridínico, isoladamente ou em associação com o inibidor da ECA enalapril.

Estão sendo realizados vários estudos com inibidores da ECA e antagonistas do receptor da angiotensina II e com outros antagonistas dos canais de cálcio, para avaliar o impacto dessas drogas sobre a morbidade e a mortalidade cardiovasculares dos hipertensos. Entretanto, até o momento não existem dados que permitam avaliar a capacidade dessas classes terapêuticas influenciar esses parâmetros.

DIURÉTICOS

O mecanismo anti-hipertensivo dos diuréticos está relacionado, numa primeira fase, à depleção de volume e, a seguir, à redução da resistência vascular periférica decorrente de mecanismos diversos.

São eficazes como monoterapia no tratamento da hipertensão arterial, tendo sido comprovada sua eficácia na redução da morbidade e da mortalidade cardiovasculares. Como anti-hipertensivos, dá-se preferência aos diuréticos tiazídicos e similares. Diuréticos de alça são reservados para situações de hipertensão associada a insuficiências renal e cardíaca.

Os diuréticos poupadores de potássio apresentam pequena potência diurética, mas quando associados a tiazídicos e diuréticos de alça são úteis na prevenção e no tratamento de hipopotassemia. O uso de diuréticos poupadores de potássio em pacientes com redução de função renal pode acarretar hiperpotassemia.

Entre os efeitos indesejáveis dos diuréticos, ressalta-se fundamentalmente a hipopotassemia, por vezes acompanhada de hipomagnesemia (que pode induzir arritmias ventriculares), e a hiperuricemia. É ainda relevante o fato de os diuréticos poderem provocar intolerância à glicose. Podem também promover aumento dos níveis séricos de triglicerídeos, em geral dependente da dose, transitório e de importância clínica ainda não comprovada. Em muitos casos, provocam disfunção sexual. Em geral, o aparecimento dos efeitos indesejáveis dos diuréticos está relacionado à dosagem utilizada.

INIBIDORES ADRENÉRGICOS

Ação central

Atuam estimulando os receptores alfa-2-adrenérgicos pré-sinápticos (alfametildopa, clonidina e guanabenzo) e/ou os receptores imidazolidínicos (moxonidina) no sistema nervoso central, reduzindo a descarga simpática. A eficácia anti-hipertensiva desse grupo de medicamentos como monoterapia é, em geral, discreta. Até o momento, não existe experiência clínica suficiente em nosso meio com o inibidor dos receptores imidazolidínicos. Essas drogas podem ser úteis em associação com medicamentos de outras classes terapêuticas, particularmente quando existem evidências de hiperatividade simpática.

Entre os efeitos indesejáveis, destacam-se aqueles decorrentes da ação central, como sonolência, sedação, boca seca, fadiga, hipotensão postural e impotência. Especificamente com a alfametildopa, pode ocorrer ainda, com pequena freqüência, galactorréia, anemia hemolítica e lesão hepática. O emprego da alfametildopa é contra-indicado na presença de disfunção hepática. No caso da clonidina, destaca-se a hipertensão rebote, quando da suspensão brusca da medicação.

Alfa-1-bloqueadores

Apresentam baixa eficácia como monoterapia, devendo ser utilizados em associação com outros anti-hipertensivos. Podem induzir o aparecimento de tolerância farmacológica, que obriga o uso de doses crescentes. Têm a vantagem de propiciar melhora do metabolismo lipídico (discreta) e da urodinâmica (sintomas) de pacientes com hipertrofia prostática. Os efeitos indesejáveis mais comuns são: hipotensão postural (mais evidente com a primeira dose), palpitação e, eventualmente, astenia.

Beta-bloqueadores

O mecanismo anti-hipertensivo, complexo, envolve diminuição do débito cardíaco (ação inicial), redução da secreção de renina, readaptação dos barorreceptores e diminuição das catecolaminas nas sinapses nervosas. Esses medicamentos são eficazes como monoterapia, tendo sido comprovada sua eficácia na redução da morbidade e da mortalidade cardiovasculares. Aqueles com atividade simpatomimética intrínseca são úteis em gestantes hipertensas e em pacientes com feocromocitoma. Constituem a primeira opção na hipertensão arterial associada a doença coronariana ou arritmias cardíacas. São úteis em pacientes com síndrome de cefaléia de origem vascular (enxaqueca). Entre as reações indesejáveis dos beta-bloqueadores destacam-se: broncoespasmo, bradicardia excessiva (inferior a 50bat/min), distúrbios da condução atrioventricular, depressão miocárdica, vasoconstrição periférica, insônia, pesadelos, depressão psíquica, astenia e disfunção sexual. Do ponto de vista metabólico, podem acarretar intolerância à glicose, hipertrigliceridemia e redução do HDL-colesterol. A importância clínica das alterações lipídicas induzidas pelos beta-bloqueadores ainda não está comprovada. A suspensão brusca desses bloqueadores pode provocar hiperatividade simpática, com hipertensão rebote e/ou manifestações de isquemia miocárdica. Os beta-bloqueadores são formalmente contra-indicados em pacientes com asma, doença pulmonar obstrutiva crônica e bloqueio atrioventricular de 2º e 3º graus. Devem ser utilizados com cautela em pacientes com doença arterial obstrutiva periférica.

VASODILATADORES DIRETOS

Os medicamentos desse grupo, como a hidralazina e o minoxidil, atuam diretamente sobre a musculatura da parede vascular, promovendo relaxamento muscular com conseqüente vasodilatação e redução da resistência vascular periférica. Em conseqüência da vasodilatação arterial direta, promovem retenção hídrica e taquicardia reflexa, o que contra-indica seu uso como monoterapia, devendo ser utilizados associados a diuréticos e/ou beta-bloqueadores.

INIBIDORES DA ENZIMA CONVERSORA DA ANGIOTENSINA

O mecanismo de ação dessas substâncias é fundamentalmente dependente da inibição da enzima conversora, bloqueando, assim, a transformação da angiotensina I em II no sangue e nos tecidos. São eficazes como monoterapia no tratamento da hipertensão arterial.

Também reduzem a morbidade e a mortalidade de pacientes hipertensos com insuficiência cardíaca e de pacientes com infarto agudo do miocárdio, especialmente daqueles com baixa fração de ejeção. Quando administrados a longo prazo, os inibidores da ECA retardam o declínio da função renal em pacientes com nefropatia diabética e de outras etiologias.

Entre os efeitos indesejáveis, destacam-se tosse seca, alteração do paladar e reações de hipersensibilidade (erupção cutânea, edema angioneurótico). Em indivíduos com insuficiência renal crônica, podem induzir hiperpotassemia. Em pacientes com hipertensão renovascular bilateral ou com rim único, podem promover redução da filtração glomerular com aumento dos níveis séricos de uréia e creatinina.

Seu uso em pacientes com função renal reduzida pode se acompanhar de aumento dos níveis séricos de creatinina. Entretanto, a longo prazo, prepondera o efeito nefroprotetor dessas drogas.

Em associação com diurético, a ação anti-hipertensiva dos inibidores da ECA é magnificada, podendo ocorrer hipotensão postural.

Seu uso é contra-indicado na gravidez. Em adolescentes e mulheres jovens em idade fértil e que não façam uso de método anticoncepcional medicamente aceitável, o emprego dos inibidores da ECA deve ser cauteloso devido ao risco de malformações fetais.

ANTAGONISTAS DOS CANAIS DE CÁLCIO

A ação anti-hipertensiva dos antagonistas dos canais de cálcio decorre da redução da resistência vascular periférica por diminuição da concentração de cálcio nas células musculares lisas vasculares. Não obstante o mecanismo final comum, esse grupo de anti-hipertensivos é dividido em 4 subgrupos, com características químicas e farmacológicas diferentes: fenilalquilaminas (verapamil), benzotiazepinas (diltiazem), diidropiridinas (nifedipina, isradipina, nitrendipina, felodipina, amlodipina, nisoldipina, lacidipina) e antagonistas do canal T (mibefradil).

São medicamentos eficazes como monoterapia, e a nitrendipina mostrou-se também eficiente na redução da morbidade e da mortalidade cardiovasculares em idosos com hipertensão sistólica isolada.

No tratamento da hipertensão arterial, deve-se dar preferência ao uso dos antagonistas dos canais de cálcio de longa duração de ação (intrínseca ou por formulação galênica), não sendo recomendada a utilização de antagonistas dos canais de cálcio de curta duração de ação.

Os efeitos adversos desse grupo incluem: cefaléia, tontura, rubor facial (mais freqüentes com diidropiridínicos de curta duração de ação) e edema periférico. Mais raramente, podem induzir hipertrofia gengival. Os diidropiridínicos de curta duração de ação acarretam importante estimulação simpática reflexa, deletéria ao sistema cardiovascular. Verapamil e diltiazem podem provocar depressão miocárdica e bloqueio atrioventricular. Bradicardia excessiva também tem sido relatada com essas duas drogas e com o mibefradil especialmente quando utilizados em associação com beta-bloqueadores. Obstipação intestinal é um efeito indesejável observado principalmente com o verapamil.

ANTAGONISTAS DO RECEPTOR DA ANGIOTENSINA II

Essas drogas antagonizam a ação da angiotensina II por meio do bloqueio específico de seus receptores AT-1. São eficazes como monoterapia no tratamento do paciente hipertenso. Em um estudo (ELITE), mostraram-se eficazes na redução da morbidade e da mortalidade de pacientes idosos com insuficiência cardíaca.

Apresentam bom perfil de tolerabilidade e os efeitos colaterais relatados são tontura e, raramente, reação de hipersensibilidade cutânea ("rash").

As precauções para seu uso são semelhantes às descritas para os inibidores da ECA.

A tabela A-10 apresenta os agentes anti-hipertensivos disponíveis no Brasil com as dosagens mínimas eficazes e máximas e o número de tomadas preconizadas.

ESQUEMAS TERAPÊUTICOS

O fluxograma para o tratamento da hipertensão arterial apresenta de forma esquemática a proposta de seqüência lógica para o tratamento medicamentoso do hipertenso de acordo com o III Consenso Brasileiro de Hipertensão Arterial.

Os medicamentos preferenciais para o controle da pressão arterial em monoterapia inicial são diuréticos, beta-bloqueadores, antagonistas dos canais de cálcio, inibidores da enzima conversora da angiotensina e antagonistas do receptor da angiotensina II.

O tratamento deve ser individualizado e a escolha inicial do medicamento como monoterapia deve basear-se no mecanismo fisiopatogênico predominante, nas características individuais, nas doenças associadas, nas condições sócio-econômicas e na capacidade de o medicamento influir sobre a morbidade e a mortalidade cardiovasculares.

Tabela A-10 – Agentes anti-hipertensivos disponíveis no Brasil.

Medicamentos	Posologia (mg) Mínima	Posologia (mg) Máxima	Número de tomadas/dia	Medicamentos	Posologia (mg) Mínima	Posologia (mg) Máxima	Número de tomadas/dia
Diuréticos				**Antagonistas dos canais de cálcio**			
Tiazídicos				*Antagonistas do canal L*			
– Clortalidona	12,5	25	1	Fenilalquilaminas			
– Hidroclorotiazida	12,5	50	10	– Verapamil Coer*	120	360	1
– Indapamida	2,5	5	1	– Verapamil Retard*	120	480	1-2
De alça				Benzodiazepina			
– Bumetamida	0,5	**	1-20	– Diltiazem SR* ou CD*	120	360	1-2
– Furosemida	20	**	1-2	Diidropiridinas			
– Piretanida	6	12	1	– Amlodipina	2,5	10	1
Poupadores de potássio				– Felodipina	5	20	1
– Amilorida (em associação)	2,5	5	1	– Isradipina	2,5	10	2
– Espironolactona	50	100	1-3	– Lacidipina	4	8	1-2
– Trianpereno (em associação)	50	150	1	– Nifedipina Oros*	30	60	1
				– Nifedipina Retard*	20	40	1-2
Inibidores adrenérgicos				– Nisoldipina	10	30	1
Ação central				– Nitrendipina	20	40	2-3
– Alfametildopa	250	1.500	2-3	*Antagonistas do canal T*			
– Clonidina	0,1	0,6	2-3	Derivado do tetralol			
– Guanabenzo	4	12	2-3	– Mibefradil	50	100	1
– Moxonidina	0,2	0,4	1	**Inibidores da enzima conversora da angiotensina**			
Alfa-1-bloqueadores				Benazepril	5	20	1-2
– Doxazosina (urodinâmica)	2	4	2-3	Captopril	25	150	2-3
– Prazosina	1	10	2-3	Cilazapril	2,5	5	1-2
Beta-bloqueadores				Enalapril	5	40	1-2
– Atenolol	25	100	1-2	Fosinopril	10	20	1-2
– Bisoprolol (em associação)	2,5	10	1-2	Lisinopril	5	20	1-2
– Metoprolol	50	200	1-2	Perindopril	2,5	5	1-2
– Nadolol	20	80	1-2	Ramipril	2,5	10	1-2
– Propranolol	40	240	2-3	Trandolapril	2	4	1
– Pindolol (com ASI)	5	20	1-3	**Antagonistas do receptor de angiotensina II**			
				Candesartan	4	16	1
Vasodilatadores diretos				Eprosartan	400	800	1
Hidralazina	50	200	2-3	Irbesartan	75	300	1
Minoxidil	2,5	40	2-3	Losartan	50	100	1
				Valsartan	80	160	1

* Retard, SR, CD, Coer, Oros – referem-se a preparações farmacêuticas de liberação lenta – ação prolongada.
** Variável – de acordo com a indicação clínica.
ASI – atividade simpatomimética intrínseca.

A dose do medicamento como monoterapia deve ser ajustada até que se consiga redução da pressão arterial a um nível considerado satisfatório para cada paciente (em geral, inferior a 140/90mmHg). O ajuste deve ser feito buscando-se a menor dose eficaz, ou até que surjam efeitos indesejáveis. Se o objetivo terapêutico não for conseguido com a monoterapia inicial, são possíveis três condutas:

a) se o efeito for parcial ou nulo e sem reação adversa, recomenda-se o aumento da dose do medicamento escolhido para monoterapia inicial ou a associação com medicamento de outra classe terapêutica;

b) quando não ocorrer efeito na dose máxima preconizada, ou se surgirem efeitos indesejáveis, recomenda-se a substituição da droga em monoterapia;

c) se, ainda assim, a resposta for inadequada, devem-se associar duas ou mais drogas.

Finalmente, como mencionado, os esquemas terapêuticos instituídos devem procurar conservar a qualidade de vida do paciente, resultando em melhor adesão às recomendações médicas. As medidas não-medicamentosas devem ser sempre preconizadas e sua indicação detalhada foi descrita em capítulo específico. Após longo período de controle da pressão, pode ser tentada, criteriosamente, a redução progressiva das doses dos medicamentos em uso.

ASSOCIAÇÃO DE AGENTES ANTI-HIPERTENSIVOS

As associações de drogas devem seguir um racional, obedecendo-se a premissa de não associar drogas com mecanismos de ação similares, à exceção da associação de diuréticos tiazídicos e de alça com poupadores de potássio.

Como norma, não é recomendado iniciar o tratamento com associações fixas de drogas. Todas as associações entre as diferentes classes de anti-hipertensivos são eficazes. Entretanto, os diuréticos em doses baixas como segunda droga têm sido universalmente utilizados com bons resultados clínicos. Algumas associações fixas de drogas estão disponíveis no mercado. Seu emprego após o insucesso da monoterapia, desde que criterioso, pode ser útil por simplificar o esquema posológico, reduzindo o número de comprimidos administrados.

Para os casos de hipertensão resistente à dupla terapia, pode-se prescrever terapia com três ou mais drogas. Nessa situação, o uso de diuréticos é fundamental. Em casos mais resistentes, a associação de minoxidil ao esquema terapêutico tem-se mostrado útil.

TRATAMENTO DA HIPERTENSÃO ARTERIAL EM SITUAÇÕES ESPECIAIS

Tendo como base as regras gerais da terapia anti-hipertensiva acima especificadas, é possível identificarmos indicações específicas para os diferentes grupos de medicamentos hipotensores em algumas situações especiais tais como:

Grupos demográficos

Negros e miscigenados

Dá-se preferência a diuréticos, antagonistas dos canais de cálcio e alfa-bloqueadores.

Beta-bloqueadores e inibidores da ECA parecem ter menor eficácia neste grupo de pacientes.

Idosos

Preferência para: diuréticos, beta-bloqueadores, antagonistas dos canais de cálcio e inibidores da ECA. Nestes pacientes deve-se iniciar com metade da dose recomendada e aumentar lentamente até a dose terapêutica.

Evitar: inibidores adrenérgicos centrais, alfa-bloqueadores e diuréticos em altas doses.

Crianças e adolescentes

Dar atenção a fatores de riscos: obesidade, álcool, cocaína, anticoncepcionais, anabolizantes.

O tratamento não-medicamentoso é obrigatório a partir do percentil 90. Reserva-se o tratamento medicamentoso para a hipertensão moderada e grave quando estão presentes lesão em órgãos-alvo ou quando não ocorre o controle da pressão arterial com medidas não-medicamentosas. A escolha de drogas é semelhante à de adultos.

Mulheres

Não diferem dos homens quanto à resposta aos hipotensores e ao prognóstico da hipertensão arterial. A reposição hormonal pós-menopausa, é recomendada mesmo para hipertensas.

Evitar inibidores da ECA e antagonistas do receptor da AII em mulheres em idade fértil que não empregam métodos anticoncepcionais seguros.

Patologia ou condições associadas

Gravidez

Hipertensão crônica – dá-se preferência à alfametildopa ou como segunda escolha beta-bloqueadores com atividade simpatomimética intrínseca (ASI), antagonistas dos canais de cálcio ou diuréticos em baixas doses.

Inibidores da ECA e antagonistas do receptor da AII estão formalmente contra-indicados.

Hipertensão arterial induzida pela gravidez (pré-eclâmpsia/eclâmpsia) – se houver diagnóstico presuntivo de pré-eclâmpsia está indicada a internação hospitalar. Nesta internação, se o feto apresentar maturidade pulmonar fetal, indica-se a interrupção da gestação. Se não houver maturidade pulmonar fetal, pode-se tentar prolongar a gestação indicando sua interrupção se surgir sofrimento fetal ou houver risco materno.

Quando do parto iminente: está indicado o uso de hidralazina endovenosa (preferencial) iniciando com 5mg. Recomenda-se cautela com o uso de nifedipina de ação rápida sublingual. O nitroprussiato de sódio está contra-indicado. Sulfato de magnésio é útil para a prevenção e o tratamento de convulsões.

Nefropatias

Recomenda-se manter a pressão arterial mais baixa (entre 130/85 e 125/75mmHg) em pacientes com proteinúria >1g /24 horas.

Todas as classes de hipotensores podem ser utilizadas, sendo os inibidores da ECA preferenciais para pacientes com proteinúria e creatinina < 3mg/dl.

Diabetes mellitus

Tipo I (dependente de insulina) – todos os hipotensores podem ser utilizados. Inibidores da ECA são preferenciais na vigência de proteinúria.

Beta-bloqueadores podem mascarar a hipoglicemia.

Tipo II (não-dependente de insulina) – o tratamento não-medicamentoso é obrigatório. Todos os hipotensores podem ser empregados, sendo os inibidores da ECA particularmente úteis.

Diuréticos e beta-bloqueadores podem piorar a glicemia e os inibidores adrenérgicos e vasodilatadores arteriais podem exacerbar disfunção sexual e hipotensão postural.

Obesidade

Nestes pacientes a redução do excesso de peso, a restrição de sódio e os exercícios regulares são fundamentais. Não utilizar anoréticos com anfetaminas e hormônios tireoideanos, pois podem elevar a pressão arterial e dificultar a resposta ao anti-hipertensivo.

Os inibidores da ECA e os antagonistas dos canais de cálcio são as drogas preferenciais para o tratamento destes pacientes. Diuréticos e beta-bloqueadores podem induzir intolerância à glicose.

Dislipidemia

A abordagem não-medicamentosa é fundamental: dieta e atividade física regular.

Inibidores da ECA, antagonistas dos canais de cálcio, alfa-2-agonistas e diuréticos em doses baixas e alfa-bloqueadores são os hipotensores preferenciais para hipertensos dislipidêmicos.

Beta-bloqueadores podem aumentar os triglicerídeos e reduzir o HDL-colesterol.

Doença vascular arterial periférica

Agentes preferenciais: antagonistas dos canais de cálcio, vasodilatadores. Inibidores da ECA podem ser usados, mas com certa cautela, devido à possibilidade de estenose bilateral da artéria renal associada. Os beta-bloqueadores são contra-indicados.

Doença vascular encefálica

A redução da pressão arterial nestes pacientes deve ser lenta e gradual, principalmente nos idosos. Drogas preferenciais: inibidores da ECA, antagonistas dos canais de cálcio e diuréticos. Evitar clonidina, alfametildopa, guanabenzo e moxonidina.

Cardiopatia isquêmica

Beta-bloqueadores (preferenciais) e antagonistas dos canais de cálcio exceto de ação rápida estão indicados. Evitar hipotensores que aumentam a freqüência cardíaca.

Hipertrofia do ventrículo esquerdo

Nesta situação, o tratamento medicamentoso é imperativo. Todos os anti-hipertensivos são úteis, à exceção de vasodilatadores diretos.

Doença pulmonar

Beta-bloqueadores estão contra-indicados. Todos os demais hipotensores podem ser utilizados. Teofilina, efedrina e corticosteróides podem dificultar o controle pressórico.

Depressão

A presença de depressão em geral interfere na adesão do paciente ao tratamento anti-hipertensivo. Além disso, alguns hipotensores como alfametildopa, clonidina e beta-bloqueadores de ação central podem causar depressão. Os diuréticos tiazídicos podem aumentar os níveis de lítio.

INTERAÇÃO MEDICAMENTOSA

A possibilidade de interação medicamentosa merece especial atenção nos casos de doença crônica, como a hipertensão arterial, para a qual está indicado o tratamento com medicamentos de uso contínuo e, muitas vezes, associações de anti-hipertensivos. Além disso, com freqüência, o paciente hipertenso necessita também de outros medicamentos de uso contínuo para tratamento de doenças associadas e/ou complicações do próprio quadro hipertensivo. Dessa maneira, é importante que o médico conheça as principais interações entre anti-hipertensivos e medicamentos de uso contínuo que poderão vir a ser prescritos para o paciente hipertenso. É importante salientar que a preocupação da classe médica e dos órgãos governamentais que gerenciam a saúde pública com o conhecimento da interação entre medicamentos é relativamente recente. Assim, para os anti-hipertensivos lançados mais recentemente, essa possibilidade tem sido avaliada de forma sistemática, o que nem sempre ocorre com os medicamentos mais antigos. O quadro A-38 apresenta, de forma sintética, as principais interações medicamentosas dos anti-hipertensivos disponíveis no mercado brasileiro.

CRISE HIPERTENSIVA

Para finalizar este capítulo, vamos abordar o tratamento da crise hipertensiva. É importante salientarmos que, com relativa freqüência, esta entidade não é adequadamente diagnosticada, gerando assim condutas inadequadas e desnecessárias. Assim, é importante revermos o conceito de crise hipertensiva.

A crise hipertensiva constitui situação clínica na qual ocorre brusca elevação dos níveis da pressão, acompanhada de sinais e sintomas, tais como cefaléia, alterações visuais recentes e vasoespasmo ao exame de fundo de olho. O encontro de níveis tensionais elevados acompanhados de sintomas requer adequada avaliação clínica, que inclui exame físico detalhado e fundoscopia.

É importante ressaltar que é comum a existência de situações de estresse psicológico agudo associadas à presença de níveis de pressão elevados, mas que não caracterizam crise hipertensiva. Nessa situação, recomenda-se o tratamento agudo do estresse psicológico. A hipertensão arterial deverá ser tratada em ambulatório.

A crise hipertensiva é dividida em urgência e emergência hipertensivas.

Nas urgências hipertensivas, os aumentos da pressão arterial, por mais elevados que sejam, não estão associados a quadros clínicos agudos, como obnubilação, vômitos, dispnéia etc., e, portanto, não apresentam risco imediato de vida ou de dano agudo a órgãos-alvo (como, por exemplo, hipertensão acelerada e hipertensão perioperatória). Nessa situação, o controle da pressão arterial deve ser feito em até 24 horas. Inicialmente, a pressão arterial deve ser monitorizada por 30 minutos. Caso permaneça nos mesmos níveis, preconiza-se a administração, por via oral, de um dos seguintes medicamentos: diurético de alça, beta-bloqueador, inibidor da ECA, ou antagonista dos canais de cálcio. Embora a administração sublingual de nifedipina de ação rápida tenha sido amplamente utilizada para esse fim, foram descritos efeitos colaterais graves com esse uso. A dificuldade de controlar o ritmo ou o grau de redução da pressão arterial e a existência de alternativas eficazes e mais bem toleradas torna o uso desse agente (nifedipina de curta duração de ação) não recomendável nessa situação.

Quadro A-38 – Anti-hipertensivos: interações medicamentosas.

Anti-hipertensivo	Fármacos	Efeitos
Diuréticos		
Tiazídicos e de alça	Digitálicos	Predispõem à intoxicação digitálica por hipopotassemia
	Antiinflamatórios esteróides e não-esteróides	Antagonizam o efeito diurético
	Hipoglicemiantes orais	Efeito diminuído pelos tiazídicos
	Lítio	Aumentam os níveis séricos do lítio
Poupadores de potássio	Suplementos de potássio e inibidores da ECA	Hiperpotassemia
Inibidores adrenérgicos		
Ação central	Antidepressivos tricíclicos	Reduzem o efeito anti-hipertensivo
Beta-bloqueadores	Insulina e hipoglicemiantes orais	Mascaram sinais de hipoglicemia e bloqueiam a mobilização de glicose
	Amiodarona, quinidina	Bradicardia
	Cimetidina	Reduz a depuração hepática de propranolol e metoprolol
	Cocaína	Potencializam os efeitos da cocaína
	Vasoconstritores nasais	Facilitam o aumento da pressão pelos vasoconstritores nasais
	Diltiazem, verapamil e mibefradil	Bradicardia, depressão sinusal e atrioventricular. Aumento dos níveis de metoprolol pelo mibefradil
	Dipiridamol	Bradicardia
Alfa-bloqueadores	Antiinflamatórios esteróides e não-esteróides	Antagonizam o efeito hipotensor
	Diltiazem, verapamil, beta-bloqueadores e inibidores adrenérgicos centrais	Hipotensão
Inibidores da ECA	Suplementos e diuréticos, poupadores de potássio	Hiperpotassemia
	Ciclosporina	Aumentam os níveis de ciclosporina
	Antiinflamatórios esteróides e não-esteróides	Antagonizam o efeito hipotensor
	Lítio	Diminuem a depuração do lítio
	Antiácidos	Reduzem a biodisponibilidade do captopril
Antagonistas dos canais de cálcio	Digoxina	Verapamil e diltiazem aumentam os níveis de digoxina
	Terfenadina, astemizol e cizaprida	Aumento de toxicidade das três drogas com mibefradil
	Bloqueadores de H_2	Aumentam os níveis dos antagonistas dos canais de cálcio, à exceção de mibefradil
	Sinvastatina e lovastatina	Toxicidade das duas estatinas aumentadas pelo mibefradil
	Ciclosporina	Aumentam o nível de ciclosporina à exceção de amlodipina e felodipina
	Teofilina, prazosina	Níveis aumentados com verapamil
	Moxonidina	Hipotensão
Antagonistas do receptor da angiotensina II*	Moxonidina	Hipotensão com losartan

* Há poucos estudos disponíveis para a avaliação de interações medicamentosas.

Nas emergências hipertensivas, a crise é acompanhada de sinais que indicam lesões em órgãos-alvo em progressão, tais como encefalopatia hipertensiva, acidente vascular encefálico, edema agudo de pulmão, infarto do miocárdio e evidências de hipertensão maligna ou de dissecção aguda da aorta. Nesses casos, há risco iminente de morte ou de lesão orgânica irreversível, e os pacientes devem ser hospitalizados e submetidos a tratamento com vasodilatadores de uso endovenoso, tais como nitroprussiato de sódio ou hidralazina. Depois de obtida a redução imediata dos níveis de pressão, deve-se iniciar a terapia anti-hipertensiva de manutenção e interromper a medicação parenteral.

A hidralazina é contra-indicada nos casos de cardiopatia isquêmica ou infarto do miocárdio e de dissecção aguda de aorta, por induzir ativação simpática (com taquicardia e aumento da pressão de pulso). Na fase aguda do acidente vascular encefálico, a redução dos níveis tensionais deve ser gradativa e cuidadosa, evitando-se reduções bruscas e excessivas. Preconiza-se que, nas primeiras 24 a 48 horas, os níveis tensionais diastólicos sejam mantidos ao redor de 100mmHg. Após esse período, de forma cuidadosa e progressiva, pode-se reduzir os níveis tensionais para valores dentro da faixa de normalidade.

Para as demais situações, nas quais os níveis tensionais, embora bastante elevados, não se acompanham de sintomas ou piora de órgãos-alvo, não caracterizando, portanto, situações de urgência ou emergência hipertensivas, está indicado o tratamento ambulatorial.

BIBLIOGRAFIA RECOMENDADA

Bakris GL, Weir MR, Sowers JR. Therapeutic challenges in the obese diabetic patient with hypertension. Am J Med 1996; 101(suppl 3 A):S33-S46.

Blair SN, Goodyear NN, Gibbons LW, Cooper KH. Physical fitness and incidence of hypertension in healthy normotensive men and women. JAMA 1984; 252:487-490.

Chalmers J. The treatment of hypertension. Br J Clin Pharmacol 1996; 42:29-35.

Cutler JA, Follmann D, Elliott P, Suh I. An overview of randomized trials of sodium reduction and blood pressure. Hypertension 1991; 17(Suppl I):I27-I33.

Du X, Cruickshank K, McNamee R, Saraee M, Sourbutts J, Summers A, Roberts N, Walton E, Holmes S. Case-control study of stroke and quality of hypertension control in northwest England. Br Med J 1997; 314:272-276.

Frezza M, di Padova C, Pozzato G, Terpin M, Braona E, Lieber CS. High blood alcohol levels in women: the role of decreased gastric alcohol dehydrogenase activity and first-pass metabolism. N Engl J Med 1990; 322:95-99.

Grossman E, Messerli FH, Grodzicki T, Kowey P. Should a moratorium be placed on sublingual nifedipine capsules given for hypertensive emergencies and pseudoemergencies? JAMA 1996; 276:1328-1331.

Guidelines-1993 for the management of mild hypertension: memorandum from a World Health Organization/International Society of Hypertension Meeting – Guideline Sub-committee. J Hypertens 1993; 11:905-918.

III Consenso Brasileiro de Hipertensão Arterial – Sociedade Brasileira de Hipertensão, Sociedade Brasileira de Cardiologia, Sociedade Brasileira de Nefrologia – Monografia – BG Cultural, São Paulo, SP, 1998.

Jamerson K, De Quattro V. The impact of ethinicity on response to antihypertensive therapy. Am J Med 1996; 101(Suppl 3 A):S22-S32.

Lazarus JM, Bourgoignie JJ, Buckalew VM et al. For the Modification of Diet in Renal Disease Study Group. Achievement and safety of low blood pressure goal in chronic renal disease: the modification of diet in renal disease study group. Hypertension 1997; 29:641-650.

National High Blood Pressure Education Program Working Group in Hypertension Control in Children and Adolescents. Update on the 1987 task force report on high blood pressure in children and adolescents: a working group report from the national high blood pressure education program. Pediatrics 1996; 98:649-658.

Odi HHL, Coleman PL, Duggan J, O'Meara YM. Treatment of the hypertension in the elderly. Curr Opin Nephrol Hypertens 1997; 7:504-509.

Peterson JC, Adler S, Bukart JM, et al. Blood pressure control, proteinuria and the progression of renal disease. The modification of diet in renal disease study. Ann Intern Med 1995; 123:754-762.

Ribeiro AB, Zanella MT, Kohlmann Jr O. Tratamento da hipertensão arterial. In: Ribeiro AB. Atualização em Hipertensão Arterial – Clínica, Diagnóstico e Terapêutica. São Paulo: Atheneu, 1996; pp193-223.

Sasaki S, Zhang XH, Kestelot H. Dietary sodium, potassium, satured fat, alcohol and stroke mortality. Stroke 1995; 26:783.

Sibai BM. Treatment of hypertension in pregnant women. N Engl J Med 1996; 335:257-265.

Staessen JA, Fagard R, Lutgarde T, et al. Randomised double blind comparison of placebo and active treatment for older patients with isolated systolic hypertension. Lancet 1997; 350:757-764.

The Sixth Report of the Joint National Committee on Prevention, Detection, Evaluation and Treatment of High Blood Pressure. Arch Intern Med 1997; 157:2413-2445.

The Trials of Hypertension Prevention Collaborative Research Group. Effects of weight loss and sodium reduction intervention on blood pressure and hypertension incidence in overweight people with high-normal blood pressure. The trials of hypertension prevention phase II. Arch Intern Med 1997; 157:657-667.

19

Tratamento Cirúrgico da Hipertensão Arterial

Antonio Marmo Lucon

Os doentes com hipertensão arterial são classificados em dois grupos diferentes: 95% tem hipertensão essencial ou primária e 5%, hipertensão secundária. A forma primária tem etiologia desconhecida, é incurável, necessitando de controle com medicamentos e dieta pela vida toda. A forma secundária tem substrato anátomo-patológico conhecido que, se tratado, pode levar à cura ou à melhora. Coartação da aorta, hipertireoidismo, hiperparatireoidismo, síndrome de Cushing, tumor produtor de aldosterona, doenças da artéria renal, nefropatias unilaterais e uso de anticoncepcionais, com freqüência variável, acompanham-se de hipertensão secundária. Destas, as mencionadas no quadro A-39, que são passíveis de tratamento cirúrgico, serão estudadas neste capítulo.

Quadro A-39 – Causas de hipertensão secundária que podem ser tratadas com cirurgia.

Coartação da aorta	Nefropatias unilaterais
Hipertireoidismo primário	Tumor produtor de renina
Hiperparatireoidismo	Tumor de Wilms
Tumor produtor de aldosterona	Carcinoma de células renais
Síndrome de Cushing	Hidronefrose
Tumor de córtex da supra-renal	Cistos renais
Feocromocitoma	Tuberculose
Doenças das artérias renais	Nefropatia do refluxo

COARTAÇÃO DA AORTA

Anomalia congênita da camada média da aorta na região do arco é vista em um a cada 2.000 nascimentos, em menos de 1% dos adultos, sendo a causa mais comum de hipertensão arterial congênita. Quando encontrada nas aortas torácica distal e abdominal, é seqüela de arterite primária ou trauma. Aceita-se o envolvimento de três mecanismos na gênese de hipertensão arterial: o mecânico, em que grande volume de sangue é injetado em leito arterial de capacidade reduzida, o ativador do sistema renina-angiotensina-aldosterona pelo rim, que recebe menos fluxo sangüíneo e o dos barorreceptores, em que há maior estímulo destes elementos no arco aórtico para aumentar a pressão proximal a fim de permitir a perfusão de órgãos distais. O diagnóstico clínico é feito a partir da percepção de diferenças na intensidade de pulsos e de pressões arteriais entre os membros superiores e/ou superiores e inferiores. Estas diferenças são mais evidentes nas pressões sistólicas. Há alterações da ausculta cardíaca e do eletrocardiograma, especialmente hipertrofia do ventrículo esquerdo. A radiografia do tórax mostra aumento da área cardíaca e impressões ósseas da circulação colateral aumentada nas bordas das costelas. A ecocardiografia é útil e localiza a obstrução. A tomografia, a ressonância magnética e a angiografia mostram, com precisão, as alterações anatômicas. É doença grave, que leva à morte por insuficiência cardíaca, ruptura aórtica, endocardite e acidente vascular cerebral. Feito o diagnóstico, deve-se instituir o tratamento clínico com beta-bloqueadores, inibidores de enzima de conversão e diuréticos, enquanto se aguarda o tratamento cirúrgico, que é obrigatório. As técnicas são adequadas a cada paciente. Após a correção cirúrgica, 60 a 70% ficam curados da hipertensão. Os que não ficam curados têm controle clínico mais fácil e menor probabilidade de complicações cardiovasculares.

HIPERTIREOIDISMO PRIMÁRIO

O excesso de hormônio tireóideo, a tireotoxicose, ocasiona irritabilidade, palpitações, taquicardia, fraqueza muscular, perda de peso, aumento do apetite, diarréia, intolerância ao calor, irregularidades menstruais e hipertensão arterial. Acomete 2% das mulheres e 0,2% dos homens. Estima-se que 25% dos pacientes com hipertireoidismo tenham hipertensão arterial sistólica. Hipertensão diastólica é incomum.

Os hormônios tireóideos atuam no sistema cardiovascular, diminuindo a resistência periférica e aumentando o débito cardíaco. Há aumento da pressão sistólica e queda da diastólica com maior diferencial.

Foram mostrados aumentos do fator natriurético atrial, de peptídeos vasoativos e da síntese do angiotensinogênio hepático, que ativa o sistema renina-angiotensina-aldosterona. O diagnóstico laboratorial é feito com dosagens séricas de triiodotironina (T_3), tiroxina (T_4) e T_4 livre, que estão aumentadas. A tireotrofina (TSH) está bloqueada, e portanto, diminuída. O tratamento da hipertensão é feito com beta-bloqueadores. O tratamento do hipertireoidismo é feito com drogas que interferem na síntese dos hormônios tireoideanos como o propiltiouracil e o metimazol. O tratamento cirúrgico é reservado a casos de crianças e adultos jovens, e casos que não respondem bem à terapêutica com medicamentos, falta de aderência do paciente ao tratamento médico ou tireóide suficientemente grande para causar transtornos cosméticos ou compressão da traquéia.

HIPERPARATIREOIDISMO

Hiperparatireoidismo é causado por adenoma solitário em 80%, adenomas múltiplos em 5% e hiperplasia da paratireóide em 15% dos casos. A incidência aumenta com a idade, sendo de 1:10.000 antes dos 40 anos e 28:10.000 acima dos 60 anos. Hipertensão arterial acompanha 10 a 70% dos casos de hiperparatireoidismo. Os fatores sugeridos mas não totalmente aceitos para explicar a hipertensão são a ação da hipercalcemia na musculatura lisa vascular, ação direta do hormônio da paratireóide (PTH) no sistema vascular, dano renal do hiperparatireoidismo e ativação do sistema renina-angiotensina-aldosterona. Os sintomas e os sinais do hiperparatireoidismo são fraqueza, falta de concentração, anorexia, perda de peso, dores corpóreas, dores ósseas, fraturas, náuseas, vômitos, constipação intestinal, letargia, sonolência, confusão, psicose, bradicardia, arritmias, úlcera péptica, pancreatite, cólica renal, uremia, atrofia muscular, osteoporose e cistos ósseos. O diagnóstico é feito com a comprovação de hipercalcemia associada aos sintomas acima descritos. O PTH usualmente está aumentado. Os doentes idosos com hiperparatireoidismo discreto podem ser acompanhados. A maioria dos casos merece tratamento cirúrgico, que consiste na remoção dos adenomas ou de 4/5 do tecido hiperplasiado. A resposta da hipertensão arterial é descrita como cura em 100% dos casos por alguns e cura ou melhora em 20 a 50% dos casos por outros. Raros casos pioram. Diante destes resultados, a paratireoidectomia com propósito único de tratamento da hipertensão não deve ser aceita.

TUMOR PRODUTOR DA ALDOSTERONA

Hiperaldosteronismo pode ser primário ou secundário. É primário quando a alteração é da glândula supra-renal: tumor produtor de aldosterona ou idiopático. Hiperaldosteronismo secundário é conseqüente a uso de diuréticos, insuficiência cardíaca congestiva, cirrose, ascite ou síndrome nefrótica em que há aumento de renina e aldosterona. No hiperaldosteronismo primário, há retenção de sódio e água com conseqüente hipervolemia ou hipertensão, excreção de potássio e supressão de produção de renina por um sistema renina-angiotensina normal diante de hipervolemia. Hiperaldosteronismo primário é responsável por 0,05 a 2% das causas de hipertensão arterial. O diagnóstico é feito com a comprovação, em doentes hipertensos, da hiperaldosteronemia, hipopotassemia e hiporreninemia. Tumor da zona glomerular do córtex da supra-renal, produtor de aldosterona, é responsável por 70% dos hiperaldosteronismos primários. A grande maioria é constituída por adenomas e os carcinomas são muito raros. As outras formas de hiperaldosteronismo primário são: hiperplasia adrenal bilateral, adenoma produtor de aldosterona responsivo à renina, aldosteronismo supressível com dexametasona e tumor ectópico produtor de aldosterona. São formas raras e por isso de pouca importância na clínica diária. A localização do tumor é feita com tomografia computadorizada ou ressonância magnética. Embora o controle clínico dos sintomas possa ser obtido com espironolactona, a extirpação cirúrgica dos tumores constitui o tratamento mais adequado. Mais de 70% dos pacientes ficam curados e os restantes têm controle clínico muito mais fácil. O potássio sérico normaliza-se em todos os pacientes operados.

SÍNDROME DE CUSHING

Síndrome de Cushing é o resultado dos quadros clínico e laboratorial que acompanham o excesso de cortisol no organismo. Há 4 tipos principais de síndrome de Cushing: tumor hipofisário produtor de ACTH (doença de Cushing) que por sua vez estimula o córtex da supra-renal a produzir cortisol, tumor não-hipofisário (ectópico) produtor de ACTH, tumor do córtex da supra-renal produtor de cortisol e administração exógena de corticosteróides. Hipertensão arterial é encontrada em 70 a 80% dos pacientes com síndrome de Cushing. Os mecanismos imputados à gênese da hipertensão pelo cortisol são: ligação com receptores de mineralocorticóides e conseqüente aumento do sódio, água e volume extracelular e a maioria da conversão de norepinefrina em epinefrina por facilitação da ação da feniletanolamina-N-metiltransferase. O sistema renina-angiotensina-aldosterona é ativado pelo excesso de cortisol. Há também evidências de que substâncias como a Na^+, K^+-ATPase e macrocortina inibam a síntese de prostaglandinas e, portanto, seu efeito vasodilatador. Os sintomas e os sinais mais encontradiços na síndrome de Cushing são: obesidade centrípeta, hipertensão arterial, cefaléia, pletora facial, hirsutismo, estrias, alterações menstruais, impotência, queda da libido, osteopenia, fraqueza muscular e intolerância à glicose. O diagnóstico diferencial entre tumor hipofisário, tumor ectópico produtor de ACTH e tumor do córtex da supra-renal é feito com testes de laboratório e exames de imagem. Os testes usados são: o da supressão de secreção de cortisol com 2 e 8mg de dexametasona, a dosagem sérica de ACTH basal, o teste da metirapona e a estimulação com hormônio liberador de corticotrofina (DDAVP). Teste da supressão de secreção de cortisol positivo, isto é, queda do cortisol após administração de dexametasona sugere tumor hipofisário (doença de Cushing). ACTH basal normal ou aumentado sugere tumor hipofisário (doença de Cushing), muito aumentado sugere tumor ectópico produtor de ACTH e diminuído, tumor do córtex da supra-renal. A metirapona inibe a enzima 11-beta-hidroxilase, responsável pela transformação do 11-desoxicortisol (composto S) em cortisol. Aumento de ACTH após administração de metirapona sugere tumor hipofisário. A não-supressão de ACTH sugere tumor ectópico produtor de ACTH ou tumor do córtex da supra-renal. A administração de hormônio liberador de corticotrofina aumenta a produção de ACTH e cortisol nos pacientes com tumor hipofisário e não aumenta nos portadores de tumor ectópico ou tumor de córtex da supra-renal. Os testes isolados apenas sugerem, mas não fazem diagnóstico seguro da etiologia da síndrome de Cushing e por isso habitualmente são usados em conjunto. Tomografia computadorizada e ressonância magnética são os melhores exames para localizar tumores hipofisários, ectópicos produtores de ACTH ou das supra-renais. O tratamento dos tumores hipofisários é feito com hipofisectomia transesfenoidal ou radioterapia. Os tumores ectópicos produtores de ACTH e os das supra-renais são tratados com remoção cirúrgica.

TUMORES DO CÓRTEX DA SUPRA-RENAL

Os tumores do córtex da supra-renal que se manifestam por meio da síndrome de Cushing foram estudados no parágrafo anterior. Os tumores virilizantes clinicamente podem ser mistos laboratorialmente e produzir cortisol e/ou aldosterona que causam hipertensão arterial por mecanismos já descritos. A localização e o tratamento destes tumores são os mesmos descritos para os outros tumores corticais.

FEOCROMOCITOMA

Feocromocitoma é tumor originado de células cromafins e aparece em qualquer sítio onde haja este tecido. Noventa por cento são encontrados na medula das supra-renais e os outros locais mais freqüentes são as cadeias ganglionares paraaórticas abdominal e torácica, no lado dos grandes vasos do pescoço e na bexiga. O tecido cromafim produz catecolaminas de maneira fisiológica. O feocromocitoma produz em excesso e sem controle norepinefrina, epinefrina e dopamina, com conseqüente vasoconstrição e aumento das pressões arteriais. Acomete adultos e crianças. Hipertensão é encontrada em 98% dos pacientes. A incidência de feocromocitoma em pacientes hipertensos é de 0,1 a 1%. Este tipo de hipertensão é diferente da hipertensão essencial. Surge em crises, sustentada ou, mais comumente, além de sustentada com picos de exacerbação acompanhados de outras manifestações adrenérgicas: cefaléia, sudorese, palpitações, palidez. A resposta clínica a tratamentos anti-hipertensivos convencionais é má. O diagnóstico de laboratório é feito com a comprovação do aumento de catecolaminas e/ou seus metabólitos no sangue ou urina. A dosagem de metanefrinas em urina de 24 horas é o exame com maior sensibilidade, em torno de 98%. Ácido vanilmandélico (VMA) em urina de 24 horas e catecolaminas séricas são exames com alta sensibilidade e devem ser usados quando houver suspeita clínica e as metanefrinas urinárias forem normais. Feitos os diagnósticos clínico e laboratorial do feocromocitoma, deve-se procurar sua localização. A ultra-sonografia é exame disponível, fácil e barato, útil na maioria dos casos mas pode não detectar pequenos tumores extra-adrenais, que são mais bem vistos na tomografia computadorizada e na ressonância magnética. A tomografia convencional pode falhar na localização de tumores intravasculares. A ressonância magnética é melhor porque localiza 100% dos feocromocitomas. A tomografia computadorizada helicoidal promete resultados semelhantes aos da ressonância magnética. O tratamento do feocromocitoma é a sua remoção cirúrgica. Não tratado, leva à morte por acidente vascular cerebral ou parada cardíaca por infarto do miocárdio, arritmia ou choque, após crises espontâneas ou desencadeadas por traumas, anestesias, cirurgias, partos, ansiedade ou dor. Antes da operação na qual haverá anestesia e traumatismo direto na manipulação do tumor, o doente tem que ser preparado para que as crises sejam de menor magnitude e mais fácil controle. O preparo consiste no emprego por 15 dias de alfa-bloqueadores, dos quais a prazosina é mais usada e de beta-bloqueadores se houver arritmias. Fenoxibenzanina é empregada se os efeitos adrenérgicos não forem bloqueados com prazosina. O anestesista deve estar familiarizado com uso transoperatório de fentolamina e nitroprussiato de sódio para o controle das crises hipertensivas, de beta-bloqueadores e xilocaína para controle de arritmias e noradrenalina para controle de hipotensão que pode seguir-se à retirada do tumor. Noventa porcento dos feocromocitomas são benignos e os pacientes corretamente operados são curados. Dez porcento são malignos e podem recidivar mediante metástases que devem ser extirpadas se possível. Não há quimioterapia ou radioterapia de efeitos comprovados. Oitenta porcento dos pacientes permanecem normotensos após a cirurgia e acredita-se que os 20% hipertensos sem os sintomas adrenérgicos tenham hipertensão essencial coexistente.

DOENÇAS DAS ARTÉRIAS RENAIS

As doenças das artérias renais que causam diminuição do fluxo sangüíneo aos rins ativam o sistema renina-angiotensina-aldosterona originando a hipertensão renovascular. Aterosclerose, doenças fibromusculares e arterites são as maiores responsáveis por estas alterações em nosso meio. Muito menos comuns são as outras causas: trombose arterial, aneurisma, infartos renais, compressão extrínseca da artéria renal, neurofibromatose e esclerodermia. Todas as lesões podem existir, pelo menos temporariamente, sem que haja isquemia suficiente para desencadear hipertensão. Dados mostram que 1 a 2% dos pacientes adultos hipertensos têm hipertensão renovascular. Em crianças, estas cifras são de 10 a 15%. Não há sinais clínicos patognomônicos que possam diferenciar as hipertensões essencial e renovascular. O que há são características mais freqüentes que devem aumentar o índice de suspeita de hipertensão renovascular: hipertensão acelerada, grave em paciente jovem, refratária a medicamentos, boa resposta a inibidores da enzima de conversão, piora da função renal e presença de arteriopatias em outros órgãos ou aparelhos.

Diante das suspeitas, o melhor exame para o diagnóstico das lesões arteriais é a arteriografia. Por tratar-se de exame caro e invasivo, a maioria dos autores prefere, antes da arteriografia, avaliar outros exames, que se forem positivos, aumentam e, se forem negativos, diminuem as chances de haver lesões arteriais e, desta forma, selecionam com mais acurácia os pacientes que devem fazer arteriografia. O teste do captopril associado ou não à colheita de renina, a urografia excretora, o estudo radioisotópico associado ou não à administração de captopril são os mais vantajosos. O teste do captopril pode ser feito em consultório e consiste na administração de 25mg ao paciente hipertenso que teve sua medicação suspensa por uma semana. Queda significativa dos níveis pressóricos 30 a 60 minutos depois indica a participação do sistema renina-angiotensina-aldosterona na gênese da hipertensão. A sensibilidade deste teste é bastante maior se, antes da administração do captopril e 1 hora após, forem colhidas amostras de sangue para a dosagem de renina periférica.

O captopril bloqueia a transformação de angiotensina I em angiotensina II fazendo com que haja diminuição do consumo de renina e, portanto, aumento na segunda amostra nos casos de hipertensão renovascular. A urografia excretora deve ser feita com radiografias 1, 2, 3, 5, 10 e 20 minutos após injeção do contraste.

Um rim diminuído de tamanho, com contraste e/ou clareamento retardados indica que há menos fluxo arterial para este lado e provável lesão renovascular. O estudo radioisotópico fornece os mesmos dados que a urografia sem uso de contraste iodado e com número muito maior de imagens feitas a intervalos menores com conseqüente aumento da sensibilidade. Se o exame for repetido após uso de captopril, o bloqueio da transformação de angiotensina I em angiotensina II faz com que haja diminuição de angiotensina II, cesse seu efeito vasoconstritor na artéria eferente do glomérulo, queda na pressão de perfusão renal e queda na função do rim isquêmico. Isto acentua a diferença de função entre os rins, que pode chegar à exclusão funcional do rim doente.

Ecodoppler e angiorressonância podem sugerir com boa precisão a presença de obstrução das artérias renais. Entretanto, a arteriografia é o exame que mostra com exatidão a anatomia de toda a vasculatura renal e é peça indispensável para o planejamento do tratamento. A revascularização renal é a melhor forma de tratamento. O tratamento farmacológico é difícil, não corrige a isquemia porque não atua nas lesões e a longo prazo acompanha-se de maior incidência de insuficiência renal, acidentes vasculares cerebral ou miocárdico e de mortalidade. A forma mais simples de revascularização é a angioplastia transluminal. Pode ser feita por ocasião da angiografia, aproveitando o mesmo local de punção. Os resultados iniciais são bons para lesões fibromusculares e aceitáveis para lesões ateroscleróticas.

Após a angioplastia é freqüente a presença de pequena lesão residual sem repercussão hemodinâmica significativa. O maior problema são as recidivas que ocorrem porque não há remoção das lesões, cuja incidência aumenta ao longo do tempo. Para minimizar este inconveniente, "stents" têm sido usados, mas ainda não conhecemos seus resultados a longo prazo. A correção cirúrgica é método muito mais agressivo, mas acompanha-se de resultados mais consistentes. As lesões são removidas e com isso as possibilidades de recidivas são menores. As melhores técnicas são aquelas em que a reconstrução é feita somente com uso de artérias. Anastomoses arteriais término-terminais, reimplante na aorta, anastomose esplenorrenal e autotransplante renal enquadram-se nesta categoria.

Enxertos vasculares com veia safena interna dão excelentes resultados a curto prazo mas a médio prazo há formação de aneurismas e dilatações aneurismáticas do segmento venoso submetido a pressões arteriais. É também maior a incidência de estenoses das anastomoses. A anastomose término-terminal e o reimplante na aorta raramente podem ser feitos porque após a remoção das lesões não há comprimento arterial suficiente.

A anastomose esplenorrenal só pode ser feita à esquerda e implica artéria esplênica de boa qualidade, o que nem sempre acontece. A melhor técnica é a do autotransplante, em que o rim é retirado de seu sítio original, as estenoses removidas, os demais defeitos corrigidos em cirurgia de banco se necessário com posterior reimplante na fossa ilíaca usando artérias ilíacas interna ou externa para revascularização. Se houver comprometimento importante das artérias ilíacas e por isso o autotransplante não for recomendado, as pontes da veia safena interna entre a aorta e as artérias renais constituem opção válida. As complicações potenciais destes enxertos a longo prazo têm menor importância porque a evolução do paciente é determinada pela gravidade da arteriopatia.

Nos casos de obstrução total da aorta abaixo do tronco celíaco, a anastomose esplenorrenal à esquerda e as pontes de safena entre as artérias hepática e renal têm sido empregadas com sucesso. Os resultados de todas estas técnicas são muito bons, com cura ou melhora da pressão arterial e preservação ou recuperação da função renal. Os fatores que mais influenciam estes resultados são o tempo de hipertensão, o grau de lesão já instalado nos rins e a gravidade das lesões renovasculares.

Nefrectomia é o melhor tratamento de rins pequenos, sem função e sem circulação colateral. Nestes casos, ainda que a revascularização seja feita com sucesso, não há recuperação de função. A nefrectomia elimina grande fonte de produção de renina, tornando mais fácil o tratamento da hipertensão.

NEFROPATIAS UNILATERAIS

As funções renais afetam de maneira significativa o controle da pressão arterial e é provável que as doenças parenquimatosas sejam a maior causa de hipertensão secundária. O rim é responsável pelo metabolismo de substâncias que atuam no débito cardíaco (sódio, aldosterona, angiotensina II, fator natriurético atrial), no aumento da resistência vascular periférica (angiotensina II, norepinefrina, vasopressina, lípides vasoativos, cálcio) e na diminuição da resistência vascular periférica (prostaglandinas GE_2, GI_2, cininas). O parênquima renal alterado por doenças vasculares, doenças do tecido conectivo, infecções, tumores ou processos inflamatórios não-específicos atua de maneira fisiopatológica e a hipertensão se instala. A microisquemia, agindo na liberação de renina e ativando o sistema renina-angiotensina-aldosterona, tem sido o fator mais valorizado na gênese destes processos. As nefropatias bilaterais são numericamente mais importantes. Estudaremos apenas as bilaterais, passíveis de cirurgias conservadoras, e as unilaterais, que podem ser tratadas com cirurgia conservadora ou nefrectomia.

TUMORES

Os tumor produtor de renina é raro e origina-se de células justaglomerulares (produtoras de renina). Há hipertensão arterial, hiper-reninemia, hiperaldosteronemia e hipopotassemia. Há lateralização da produção de renina pelo lado afetado. A localização do tumor é feita com tomografia ou ressonância magnética. Nefrectomia parcial se possível ou total se necessária leva à cura. O tumor de Wilms, mais encontrado em crianças, acompanha-se de hipertensão arterial em 30 a 100% dos casos. A participação do sistema renina-angiotensina-aldosterona é tida como certa. Nefrectomia leva à cura da hipertensão. Carcinoma de células renais associa-se a hipertensão arterial em 6 a 8% dos pacientes que possuem esta moléstia. As causas sugeridas são o aumento de produção de renina decorrente de compressão vascular ou atrofia de parênquima adjacente ao tumor. É possível que o próprio tumor produza substâncias vasoativas. A nefrectomia cura a hipertensão.

HIDRONEFROSE E CISTOS RENAIS

Hidronefrose e cistos renais raramente são responsáveis por hipertensão arterial, embora haja casos isolados e bem documentados que comprovam esta relação causa-efeito. A explicação proposta é a ativação do sistema renina-angiotensina-aldosterona por compressão do parênquima e há estudos que assim sugerem. Não fica claro, por que na maioria dos portadores de cistos e hidronefroses este mecanismo não se instala. A cura da hipertensão após desobstrução renal é referida em 3%. A melhora ou cura de hipertensão após tratamento dos cistos renais é de 20%.

TUBERCULOSE

A incidência de hipertensão arterial em pacientes com tuberculose do trato urinário em que há destruição expressiva de tecido renal é de 65%. Quando apenas um rim está comprometido, a nefrectomia é seguida de cura ou melhora da hipertensão na maioria dos pacientes.

NEFROPATIA DO REFLUXO

A associação de nefropatia do refluxo e hipertensão arterial é bem conhecida. Estudos mostram que 12 a 23% dos pacientes com refluxo vesicoureteral corrigido desenvolvem hipertensão arterial quando acompanhados por período longo (10 a 27 anos). A hipertensão ocorre em pacientes com cicatrizes renais segmentares, focais ou extensas, unilaterais ou bilaterais, independentemente do grau de contração do parênquima. Remoção cirúrgica da parte cicatrizada do parênquima por nefrectomia parcial ou completa pode curar alguns destes pacientes.

CONCLUSÃO

Pelo exposto, podemos concluir que existem doenças cuja manifestação clínica principal é a hipertensão arterial secundária e que sua a correção cirúrgica repercute de maneira favorável na hipertensão arterial na maioria dos casos. São eles: a coartação da aorta, o tumor produtor de aldosterona, a hipertensão renovascular, o feocromocitoma e o tumor produtor de renina. O segundo grupo é o das doenças com quadro clínico exuberante e diverso, em que a hipertensão arterial é um dos muitos comemorativos encontrados. São: hipertireoidismo, hiperparatireoidismo, síndrome de Cushing, tumor do córtex de supra-renal e tuberculose do trato urinário e tumor de Wilms. Neste grupo, o tratamento cirúrgico acompanha-se de cura ou melhora de hipertensos em um número apreciável de casos. O terceiro grupo é o de doenças que raramente são causas de hipertensão arterial. São elas: tumor de células renais, hidronefrose, cistos renais e nefropatia de refluxo. Nestes casos, a cirurgia pode curar pacientes da hipertensão e só ser indicada com esta finalidade se houver consentimento do paciente.

BIBLIOGRAFIA RECOMENDADA

Bravo EL. Primary aldosteronism: issues in diagnosis and management. Endocrinol Metabol Clin North Am 1994; 23:271-283.

Broulik PD, Horsky K, Pacoovsky V. Blood pressure in patients with primary hyperparathyroidism before curd after parathyroidectomy. Exp Clin Endocrinol 1985; 86:346-352.

Danese RD, Aron DC. Cushing's syndrome and hypertension. Endocrinol Metab Clin North Am 1994; 23:299-324.

Klein I, Levey GS. New perspectives on thyroid hormone, catecholamines aid the heart. Am J Med 1984; 76:167-172.

Lucon AM, Arap S. Hipertensão renovascular. J Bras Urol, 1989; 15:222-226.

Lucon AM, Pereira MAA, Mendonça B, Halpern A, Wajchenberg BL, Arap S. Pheochromocytoma: study of 50 cases. J Urol 1997; 157:1208-1212.

Mion Jr D, Bortolotto LA, Praxedes JN, Lucon AM. Hipertensão renovascular. In Riella MC (ed). Princípios de nefrologia e distúrbios hidroeletrolíticos. Rio de Janeiro, Guanabara Koogan, 1996; pp 523-528.

Perloff JK. Coartation of the aorta. In The clinical recognition of congenital heart disease. 3rd ed. Philadelphia, WB Saunders, 1987; pp 125-160.

Smith MC, Dunn MJ. Hypertension in renal parenchymal disease. In Laragh JH, Brennner BM (eds). Hypertension pathophysiology diagnosis and management. Raven, New York, 1990; 1585.

20

CÓLICA URETERAL

Marcio D'Imperio

INTRODUÇÃO

A cólica ureteral é um sintoma urológico bastante freqüente e expressa uma obstrução ureteral aguda de etiologia diversa. Este tipo de dor é bastante típico, de modo que raramente é confundido com sintomatologia de outros órgãos (Fig. A-19).

O paciente apresenta-se bastante agitado, com dor lombar intensa, às vezes irradiada para a região inguinal e órgãos genitais externos e comumente associada a fenômenos vagais como hipotensão postural, náuseas e vômitos (Fig. A-20). Quando a obstrução se faz na junção ureterovesical, podem-se associar disúria e polaciúria.

FISIOPATOLOGIA

Embora a fisiopatologia da cólica ureteral e a inervação do ureter não estejam completamente esclarecidas, parece certo que a dor não decorre de espasmo ureteral. Risholm, em 1954, sugeria que o aumento da tensão, especialmente na parede piélica, decorrente da obstrução ureteral aguda, seria a causa da dor intensa vivenciada pelos pacientes. A variação súbita da tensão da parede piélica causa estímulo nervoso que, através dos nervos esplâncnicos e do plexo celíaco, atinge o SNC, resultando na sensação dolorosa. Na presença de obstrução ureteral aguda, a pressão dentro da via excretora eleva-se rapidamente. Se considerarmos que o segmento pieloureteral dilatado se comporta como um cilindro, a tensão mural (T) é dependente da pressão (P) e também do raio (R) da luz deste cilindro. Torna-se aplicável, portanto, a lei de Laplace para se estudar o comportamento da tensão nas paredes de um cilindro (T = k × PR). Como a pelve renal é consideravelmente mais larga que o ureter, a tensão neste local será maior e, portanto, independente do local de obstrução ureteral a dor será mais acentuada no ângulo costovertebral. Com a passagem de um pequeno volume de urina através da obstrução, o raio e a pressão diminuem e a tensão cai, aliviando a dor até que nova distensão ocorra, caracterizando, assim, a intermitência do quadro.

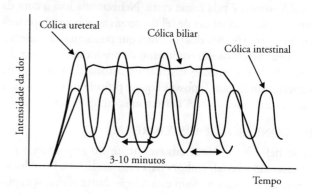

Figura A-19 – Padrão da sintomatologia dolorosa no diagnóstico diferencial das cólicas renal, biliar e intestinal.

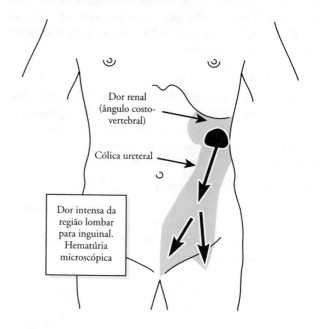

Figura A-20 – Cólica ureteral: irradiação típica da dor na cólica ureteral à esquerda.

Moody et al. demonstraram a seqüência de fenômenos que se seguem após a obstrução ureteral aguda unilateral (OUAU) em cães. Nos primeiros 30 minutos, o fluxo sangüíneo renal e a pressão ureteral continuam a se elevar. Após 5 horas ocorre queda do fluxo renal e da pressão ureteral. Nas fases iniciais da OUAU, a síntese de prostaglandinas E_2 está aumentada na medula renal. Ela eleva o fluxo renal por meio de vasodilatação da arteríola aferente, com conseqüente efeito diurético, mantendo elevada a pressão intrapiélica e perpetuando o quadro doloroso. As prostaglandinas aumentam a atividade contrátil da musculatura lisa ureteral e inibem o hormônio antidiurético (Fig. A-21). Possuem também a capacidade de sensibilizar os receptores de estímulos dolorosos a susbtâncias como a bradicinina e a histamina.

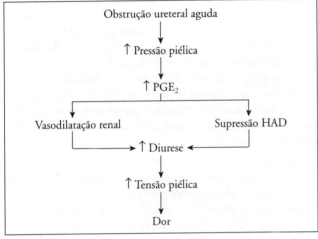

HAD = hormônio antidiurético
PG = prostaglandina

Figura A-21 – Fisiopatologia da cólica ureteral.

Apesar do que foi dito, os mecanismos relacionados com a cólica ureteral não são totalmente compreendidos. Grossi & Monza demonstraram que cerca de 45% dos pacientes que receberam placebo na vigência de cólica ureteral evidenciaram alívio acentuado ou completo da dor, principalmente quando o quadro era mais intenso. Esta observação explica por que medidas terapêuticas baseadas nos mecanismos fisiopatológicos descritos são ineficazes em alguns pacientes com cólica ureteral.

DIAGNÓSTICO

Como já mencionamos anteriormente, o diagnóstico pode ser estabelecido baseado apenas na avaliação dos sintomas. Mutgi et al., em estudo retrospectivo e randomizado, avaliaram 85 pacientes com diagnóstico de cólica ureteral estabelecido somente por meio da interpretação dos sintomas ou com a associação de radiografia simples do abdome. Os autores concluíram existir pouca vantagem na realização de radiografia simples.

Em situações duvidosas quanto à exata causa do quadro doloroso, a realização de urografia excretora é o estudo radiológico mais sensível e específico.

Gostaríamos de salientar a pouca importância da urografia excretora na vigência do quadro agudo. A presença de contraste iodado acarreta diurese osmótica, com aumento exagerado da pressão dentro da via excretora, o que pode piorar a dor. Como o rim pode se apresentar excluso nesta fase, a avaliação radiológica fica, por vezes, prejudicada.

Em pacientes renais crônicos ou em insuficiência renal aguda, uma alternativa à realização de pielografia retrógrada é a utilização de tomografia computadorizada helicoidal. Esta técnica permite o diagnóstico da obstrução ureteral sem a utilização de meio de contraste e sem a necessidade de expor o paciente à manipulação endoscópica.

Contudo, como o objetivo principal do médico que se defronta com um paciente com cólica é estabelecer um diagnóstico diferencial com outras doenças, a realização de ultra-sonografia e radiografia simples do abdome parece ser mais apropriada. Em casos de dúvida, a presença de hematúria no exame do sedimento urinário poderá auxiliar no diagnóstico.

TRATAMENTO

Baseado no que foi exposto, pode-se tentar o alívio da dor em cólica ureteral por meio de:

1. redução da pressão de filtração glomerular e da secreção tubular e/ou aumento da reabsorção tubular, o que significa diminuição da diurese;
2. redução do tônus mural do ureter superior e pelve renal, ou seja, desobstrução do fluxo urinário;
3. atuação de sensibilidade dolorosa, quer por meio de bloqueio nervoso do gânglio celíaco ou com drogas de atuação no sistema nervoso central (SNC).

Diversas medicações podem ser utilizadas para o controle da cólica ureteral.

INIBIDORES DE PROSTAGLANDINAS

A indometacina, o diclofenaco e o indoprofam são potentes inibidores de prostaglandinas. Estas drogas diminuem a pressão de filtração glomerular por levarem a uma vasoconstrição da arteríola aferente. Como possuem efeito antiinflamatório, provavelmente reduzem o edema existente na obstrução, facilitando a passagem de urina e diminuindo a pressão dentro da via excretora e a tensão na parede piélica. A administração de indometacina na dose de 50mg a cada 6 horas reduz a eliminação de prostaglandinas pela urina em 77% a 98% dos casos. Ademais, reduz a atividade da musculatura lisa da pelve renal, contribuindo para a queda da tensão mural, e diminui a concentração sérica de norepinefrina, que é o neurotransmissor dos nervos aferentes da cápsula renal, rim e ureter. Apesar de se observar, experimentalmente, que a indometacina não tem efeito em animais hipervolêmicos, tal fato não parece ser importante no homem. Por isso, a recomendação de não se hiper-hidratar o paciente, quando se utilizam inibidores de prostaglandinas, não deve ser valorizada clinicamente.

ANTIESPASMÓDICOS

Os alcalóides derivados da beladona, que exercem sua ação principalmente como antagonistas competitivos da acetilcolina, atuam na via urinária dilatando os cálices, a pelve renal, os ureteres e a bexiga. Estes agentes diminuem o tônus e a amplitude das contrações normais do ureter e da bexiga e, desse modo, parecem agir no alívio da dor não por meio de uma ação espasmolítica, mas diminuindo a tensão mural piélica e relaxando a musculatura ureteral, o que permite a passagem de urina ao redor do ponto de obstrução.

DIPIRONA

A dipirona diminui a sensibilidade dolorosa durante o episódio doloroso agudo. Também possui um efeito antiespasmódico em ureteres obstruídos, que pode auxiliar no combate à dor. Estes efeitos são dose-dependentes, e em ratos uma dose de 25mg/kg provoca redução de 25% na pressão intra-ureteral após 10 minutos. Contudo, não atua sobre a motilidade pieloureteral, mesmo em doses superiores a 50mg/kg.

METOCLOPRAMIDA

Esta droga, de ação antiemética e procinética no trato digestivo, atua no ureter aumentando, de imediato, seu peristaltismo. O mecanismo desta ação é desconhecido e manifesta-se tanto em ureteres normais como em ectasiados. A metoclopramida exerce, também, um antagonismo central e periférico à dopamina, o que a faz atuar na sensibilidade dolorosa, tanto no local como no SNC.

OPIÁCEOS E DERIVADOS

Drogas como a meperidina, petidina, morfina e outras atuam diretamente no SNC. São analgésicos potentes, acompanhando-se, contudo, de efeitos colaterais indesejáveis, como sonolência e eventual dependência psíquica.

DESMOPRESSINA

A desmopressina é um análogo sintético da vasopressina. Possui acentuada ação antidiurética, agindo por tempo prolongado e com pequena atividade vasopressora. Esta droga atua no mecanismo doloroso da cólica ureteral por meio de sua ação antidiurética e, possivelmente, suprimindo contrações espontâneas da musculatura lisa piélica. Possivelmente, a desmopressina também possua um efeito analgésico relacionado ao SNC. Foram descritas complexas interações funcionais entre as vasopressinas e a secreção de beta-endorfinas pelo hipotálamo. A utilização de 40 microgramas de desmopressina por via intranasal seguida da administração de 50mg de diclofenaco sódico elimina a dor aguda em aproximadamente 95% dos pacientes.

HIDRATAÇÃO E DIURÉTICOS

A hiper-hidratação e o emprego de diuréticos não encontram base fisiopatológica para sua utilização clínica. Teoricamente, o aumento da pressão dentro da via excretora, induzida por estes agentes, poderia aumentar o quadro doloroso e, mesmo, promover sua ruptura. Ademais, a hiper-hidratação e o conseqüente aumento da pressão acima do cálculo não aumentam a incidência de eliminação de cálculos ureterais, notando-se que estes podem ser expulsos mesmo em pacientes com nefrostomia e pressão na via excretora próximo a zero. Apesar dessas observações, alguns pacientes submetidos a hiper-hidratação endovenosa rápida evidenciam pronta atenuação da dor, indicando que os inconvenientes apontados são mais teóricos e não se confirmam na prática.

CONCLUSÃO

Os estudos comparativos sobre as drogas utilizadas no tratamento da cólica ureteral são inconclusivos, ou não são muito convincentes, no que diz respeito ao melhor medicamento a ser empregado clinicamente.

Em uma metanálise de 19 estudos, na sua maioria comparando o uso de diclofenaco ou indometacina com placebo ou analgésicos opiáceos no tratamento da cólica ureteral, Labrecque et al. demonstraram que qualquer uma destas drogas é igualmente eficaz no tratamento da dor aguda.

Por não possuírem efeito sedativo, os inibidores de prostaglandinas, os antiespasmódicos (hioscina e dipirona) e a metoclopramida representam os agentes de primeira escolha na cólica ureteral. Deste modo, nossa conduta diante de tais quadros é a seguinte:

1. hioscina ou dipirona associada a metoclopramida e dipirona, via endovenosa em bolo, diluídas em 20ml de água destilada ou glicose hipertônica a 25%;
2. diclofenaco, 75mg intramuscular ou indometacina, 50mg endovenoso ou 100mg, via retal (não devendo ser ultrapassada a dose de 150mg/dia), tomando-se o cuidado de não hiper-hidratar o paciente;
3. meperidina, petidina ou morfina intramuscular em casos de dor refratária;
4. hidratação endovenosa rápida nos pacientes desidratados por vômitos persistentes ou quando não existe resposta às medidas anteriores.

Temos utilizado após a fase aguda indometacina ou preferencialmente, diclofenaco sódico (por observarmos uma alta incidência de cefaléia com a utilização de indometacina), na dose de 50mg a cada 8 horas, por sete dias. Este esquema, proposto por Grenabo et al., é bastante eficaz no sentido de reduzir a intensidade, a duração e as possibilidades de recorrência do quadro doloroso.

BIBLIOGRAFIA RECOMENDADA

Begun FP, Foley WD, Peterson A, White B. Patient evaluation. Laboratory and imaging studies. Urol Clin North Am 1997; 24:97-116.

Grenabo L, Holmlund D. The significance of fluid restriction in indomethacin treatment of pain from ureteral stone. Scand J Urol Nephrol 1983; 75(suppl):39-40.

Holmlund D. The pathophysiology or ureteral colic. Scand J Urol Nephrol 1983; 75(suppl):25-27.

Labrecque M, Dostaler LP, Rousselle R, Nguyen T, Poirier S. Efficacy of nonsteroidal anti-inflammatory drugs in the treatment of acute renal colic. A meta-analysis. Arch Intern Med 1994; 54:1381-1387.

21

Etiopatogenia e Tratamento Clínico da Litíase Renal

•

Ita Pfeferman Heilberg
Nestor Schor

A incidência de litíase urinária é elevada, podendo acometer de 5 a 10% da população. No Brasil, estima-se que existam 7 milhões de litiásicos. Considerando-se que a doença incide em adultos jovens, na 3ª e 4ª décadas de vida, e que existe elevada recorrência de até 70% dos pacientes, transcorridos 20 anos do primeiro episódio de cólica nefrética, torna-se importante a compreensão dos mecanismos fisiopatogênicos para que medidas profiláticas possam ser recomendadas no sentido de modificar a história natural desta doença.

FISIOPATOGENIA

A formação de cálculos urinários resulta da cristalização de sais urinários, decorrente da supersaturação destes sais. Vários fatores contribuem para a condição de supersaturação urinária:

Fatores epidemiológicos – sexo, idade, raça, clima, ocupação, herança familiar e principalmente a dieta. A maior prevalência de nefrolitíase observada em países desenvolvidos, nos quais o gasto *per capita* em alimentação é maior, reforça a idéia de que há forte ligação entre a dieta e a nefrolitíase. A ingestão excessiva dos principais nutrientes envolvidos na litogênese como proteínas, sódio, oxalato, cálcio e carboidratos pode provocar ou interagir com algum distúrbio metabólico preexistente, modificando o ambiente urinário no sentido de romper o equilíbrio cristalização-solubilização e levando, portanto, à formação de cálculos urinários. Destes nutrientes, acredita-se hoje que os que mais contribuem para a formação de cálculos, quando consumidos em excesso, são a proteína e o sal.

Estados de hiperexcreção – hipercalciúria, hiperexcreção de ácido úrico, hiperoxalúria e cistinúria.

Anormalidades do pH urinário – acidose tubular renal, infecção urinária e diátese gotosa.

Redução do volume urinário – causada basicamente pela ingestão inadequada de líquidos.

Redução de substâncias inibidoras da cristalização – redução de citrato, magnésio, pirofosfato, magnésio, glicoproteínas ácidas (nefrocalcina) e glicosaminoglicanos.

HIPERCALCIÚRIA IDIOPÁTICA

A hipercalciúria idiopática é um distúrbio metabólico encontrado em até 50% dos pacientes, caracterizando-se por elevada excreção urinária de cálcio na vigência de normocalcemia. A hipercalciúria é definida quando a excreção urinária de cálcio é > 4mg/kg/24h, podendo ser atribuída a pelo menos um dos seguintes mecanismos:

Aumento primário na absorção intestinal de cálcio – o aumento intrínseco da absorção intestinal de cálcio é a anormalidade primária que leva à hiperabsorção intestinal de cálcio (HAInt). Devido à absorção aumentada, ocorre elevação na concentração do cálcio circulante, com conseqüente supressão do PTH. A supressão do PTH, que reduz a reabsorção tubular de cálcio, associada ao aumento da carga filtrada deste íon, leva à hipercalciúria. Em conseqüência destes mecanismos, a concentração sérica de cálcio mantém-se dentro da normalidade, pois o aumento da absorção intestinal é compensado pela maior excreção de cálcio. Quando esta elevada absorção não depende da ingestão de cálcio, denomina-se HAInt tipo 1 e quando ela só ocorre em vigência de ingestão excessiva de cálcio, é denominada HAInt tipo 2. A causa exata deste aumento de absorção ainda é desconhecida, podendo ser atribuída a uma desregulação da vitamina D.

Redução na reabsorção tubular renal de cálcio – Existe um defeito intrínseco na reabsorção tubular renal de cálcio, que leva à perda crônica de cálcio, denominada hipercalciúria renal (HCaR). Na HCaR, ocorre diminuição transitória do nível de cálcio circulante, que estimula a secreção de PTH e conseqüentemente a hidroxilação renal da vitamina D. A $1,25(OH)_2D_3$, por sua vez, determina aumento secundário na absorção intestinal de cálcio. Paralelamente, também por ação do PTH, verifica-se mobilização do cálcio ósseo. Ambas as ações contribuem para a normalização da calcemia e explicam o achado de hipercalciúria de jejum. A origem exata desta reduzida reabsorção tubular permanece desconhecida até o presente momento.

Perda renal primária de fosfato – a redução primária da reabsorção tubular de fosfato leva à perda de fosfato urinário, com conseqüente hipofosfatemia. A hipofosfatemia, por sua vez, estimula a síntese renal de $1,25(OH)_2D_3$ com conseqüente aumento da absorção intestinal de cálcio, levando à hipercalciúria.

Aumento primário na síntese de vitamina D – a elevação primária na síntese renal de vitamina D leva ao aumento na absorção intestinal de cálcio e também à mobilização de cálcio do esqueleto, resultando em hipercalciúria. O excesso de $1,25(OH)_2D_3$ pode causar hipercalciúria de jejum.

Distúrbios tubulares renais associados – a ocorrência de perdas tubulares renais combinadas de cálcio e de fósforo ou o aumento da síntese de $1,25(OH)_2D_3$ podem levar à hipercalciúria de jejum.

Aumento primário na reabsorção óssea – o aumento primário da reabsorção óssea também pode levar à hipercalciúria, que é denominada hipercalciúria reabsortiva. Classicamente, este tipo de hipercalciúria foi considerado quase que sinônimo de hiperparatireoidismo primário (HPT). O evento inicial seria, portanto, a hipersecreção de paratormônio por adenoma ou hiperplasia de paratireóides. O paratormônio, por sua vez, age diretamente no osso, favorecendo a reabsorção de cálcio, e indiretamente no intestino, via estímulo da $1,25(OH)_2D_3$, aumentando a absorção intestinal de cálcio. Ambas as ações resultam em hipercalcemia e hipercalciúria. Este tipo de hipercalciúria difere dos demais no que concerne à presença de hipercalcemia. O HPT associa-se à presença de cálculos renais em 10 a 30% dos pacientes. Por outro lado, o HPT, como distúrbio metabólico, é evidenciado em apenas 1 a 5% dos pacientes litiásicos. Mais recentemente, tem sido proposto que a hipercalciúria idiopática decorre do aumento primário da reabsorção óssea, mesmo na ausência de HPT ou hipercalcemia. Esta hipótese se baseia no achado de elevada produção de interleucina-1, potente estimulante da reabsorção óssea, em cultura de monócitos de sangue periférico de pacientes com hipercalciúria idiopática. Estes achados são apoiados também pelas observações de que pacientes com hipercalciúria idiopática apresentam osteopenia com freqüência. Outro fator importante que contribuiria elevando a reabsorção óssea nestes pacientes hipercalciúricos seria a elevada ingestão de proteína animal que, por propiciar uma condição de acidose metabólica leve, faria com que aumentasse a mobilização de cálcio ósseo.

HIPERCALCIÚRIAS SECUNDÁRIAS

A hipercalciúria também pode ocorrer secundária a doenças sistêmicas, situação na qual se associa à hipercalcemia. As hipercalciúrias secundárias que mais se associam à nefrolitíase são as causadas por hiperparatireoidismo primário, doenças granulomatosas (sarcoidose, tuberculose), acromegalia, intoxicação pela vitamina D ou pela imobilização prolongada.

HIPEREXCREÇÃO DE ÁCIDO ÚRICO

A hiperexcreção de ácido úrico (HEAcUr) é decorrente de sua elevada produção endógena e/ou excessiva ingestão de alimentos ricos em purinas. É definida quando a excreção de ácido úrico é > 800mg/24h nos homens e > 750mg/24h nas mulheres. A constituição dos cálculos formados nos pacientes com HEAcUr é de ácido úrico puro, quando o pH urinário for ácido (desidratação, diátese gotosa) ou associada a oxalato de cálcio.

HIPEROXALÚRIA

A hiperoxalúria contribui para a formação de cálculos, devido ao aumento da saturação de oxalato de cálcio. A hiperoxalúria primária, causada pela superprodução endógena de oxalato, é rara e se associa mais comumente à insuficiência renal crônica do que à litíase. A hiperoxalúria secundária ocorre como conseqüência de doença inflamatória intestinal (retocolite ulcerativa ou doença de Crohn), após "bypass" intestinal, em intoxicações por metoxifluorano, etilenoglicol e muito raramente pelo excesso de ingestão de alimentos ricos em oxalato.

Mais recentemente, tem-se dado maior importância a uma condição denominada de hiperoxalúria "leve", que corresponde à elevação de oxalato, em 2 desvios-padrão acima da média. Tem sido detectado um defeito no transporte celular de oxalato, caracterizado por maior troca de oxalato na membrana da hemácia em 68% dos pacientes litiásicos.

CISTINÚRIA

É uma doença hereditária rara, autossômica recessiva ou dominante, que ocorre em 1% dos pacientes litiásicos e que, pela penetrância tardia, pode ter início no adulto jovem. Caracteriza-se pela elevada excreção dos aminoácidos dibásicos (cistina, ornitina, lisina e arginina). Como a cistina é pouco solúvel, leva à formação de cálculos, quando em níveis superiores a 200mg em urina de 24h.

ACIDOSE TUBULAR RENAL

A acidose tubular renal (ATR) caracteriza-se por urina inadequadamente alcalina diante de um quadro de acidose metabólica. O diagnóstico é feito quando na vigência de acidose metabólica espontânea ou induzida por cloreto de amônia

(NH$_4$Cl) o pH urinário em jejum é > 5,5. Esta urina alcalina favorece a precipitação de sais de fosfato de cálcio. A litíase renal ou a nefrocalcinose estão mais associadas à ATR distal ou tipo 1, devido à acidose metabólica mais importante com conseqüente hipocitratúria, além de hipercalciúria de maior magnitude. Diferentemente, a ATR proximal cursa com citrato urinário normal ou elevado, apesar da acidose sistêmica, devido ao defeito na reabsorção tubular do citrato. Ambos os tipos de ATR se apresentam com hipocalemia. Portanto, o paciente com litíase renal e ATR tipo 1 costuma apresentar hipocitratúria e hipercalciúria.

INFECÇÃO URINÁRIA

A presença de infecção urinária pode levar à formação de cálculos e vice-versa. No primeiro caso, isto só ocorre no caso de germes produtores de urease que hidrolisam a uréia, originando amônio e elevando assim o pH urinário. Em conseqüência da elevação do pH, ocorre aumento da concentração de fosfato, e os cálculos formados são constituídos de fosfato-amônio-magnesiano, ou cálculo de estruvita. Estes tipos de cálculos têm crescimento rápido, são geralmente assintomáticos e podem-se tornar coraliformes.

REDUÇÃO DE INIBIDORES DA CRISTALIZAÇÃO

HIPOCITRATÚRIA

A hipocitratúria é uma anormalidade comum em pacientes litiásicos, sendo importante determinante da formação de cálculos de cálcio pela perda de atividade inibitória do citrato. Ocorre de forma isolada em aproximadamente 10% dos pacientes e pode acometer até 60% dos pacientes quando associada a outros distúrbios. O citrato reduz a saturação dos sais de cálcio ao se complexar com o cálcio, formando um composto mais solúvel. Além disso, reduz a capacidade de agregação dos sais de OxCa ou mesmo a sua nucleação espontânea. Reduz o crescimento não só de cristais de OxCa mas também de outras matrizes. É eficiente ao impedir a epitaxia heterogênea dos cristais de ácido úrico, ou seja, os cálculos de OxCa que tiveram como início, no seu núcleo, cristais de ácido úrico. A hipocitratúria é definida quando os níveis de citrato urinário são inferiores a 320mg/24h. A principal causa de hipocitratúria em nefrolitíase é a acidose, que induz a um aumento na reabsorção tubular de citrato. Este mecanismo pode ocorrer na ATR, estados de diarréia crônica, hipocalemia induzida por diuréticos (acidose intracelular) e exercícios físicos extenuantes (acidose láctica). A infecção urinária também reduz o citrato urinário devido ao consumo de citrato pelas bactérias. Entretanto, a grande maioria dos pacientes apresenta a hipocitratúria idiopática.

HIPOMAGNESÚRIA

O Mg é um inibidor fraco, e a hipomagnesúria, uma alteração pouco freqüente que pode ocorrer em síndrome diarréica crônica ou por má-absorção de Mg.

Outros inibidores da cristalização como pirofosfato, nefrocalcina e glicosaminoglicanos (GAG) têm sido muito estudados com respeito ao seu valor fisiopatogênico importante. Os GAG são polissacárides carregados negativamente, que se ligam ao cálcio. Sabe-se que os GAG estão reduzidos de maneira importante em litiásicos, mantidas as proporções das frações condroitim e heparam sulfato. Evidências indicam que os GAG, quando dissolvidos na urina, exercem efeito inibitório sobre a agregação de cristais, mas em casos de núcleos de cristais já formados, pode ocorrer adsorção de GAG, que então promoveriam o crescimento do cálculo. Portanto, estes poliânions podem agir inibindo ou promovendo a cristalização.

TRATAMENTO

MEDIDAS GERAIS

Algumas medidas gerais devem ser tomadas em todos os pacientes litiásicos, independente do distúrbio metabólico identificado.

Ingestão de líquidos

O aumento da ingestão hídrica reduz a concentração de substâncias promotoras da cristalização. Entretanto, esta recomendação não deve exceder 3 litros por dia para também não acarretar diluição das substâncias inibidoras.

Atividade física

É nítida a relação entre o sedentarismo e a incidência da formação de cálculos. Sugere-se uma atividade física regular e de intensidade moderada sempre tendo-se em mente a necessidade de reposição de líquidos após atividade física.

Medidas dietéticas

É fundamental que o paciente litiásico se submeta a uma avaliação criteriosa de seus hábitos alimentares, por nutricionista habilitado, para uma orientação mais adequada e personalizada. Entretanto, além de orientações dietéticas voltadas a cada distúrbio metabólico identificado e cujos detalhes fogem do escopo deste capítulo, medidas dietéticas gerais, independentes dos distúrbios, devem ser consideradas. Em geral, a dieta do litiásico deve ser normoprotéica e com pouco sal. Restrições intensas de cálcio devem ser evitadas para não induzir desmineralização óssea.

TRATAMENTO ESPECÍFICO DOS DISTÚRBIOS

Hipercalciúria idiopática

Na hipercalciúria por *HAInt tipo 1*, deve-se ter em mente que o paciente pode apresentar hipercalciúria independente da ingestão de cálcio. Nestas condições, deve-se garantir que o paciente não está com ingestão menor do que 400 a 500mg de cálcio por dia, pelo risco de descalcificação óssea. Deve-se evitar consumo excessivo de proteína animal e sódio que elevam a calciúria. As drogas de escolha são os tiazídicos, apesar de alguns autores acreditarem que sua eficácia na HAInt é menor devido ao escape da redução da calciúria a longo prazo.

Para o tratamento da *HAInt tipo 2,* sugere-se restrição moderada de cálcio por dia, desde que esteja comprovado que o paciente apresenta ingestão habitual de cálcio superior a 1.000mg/dia. Quando a ingestão de cálcio é reduzida, como ocorre na maioria da nossa população, não se deve restringi-la ainda mais. Sugere-se avaliar a calciúria de 24h do paciente em condições de dieta pobre e rica em cálcio, para testar a real sensibilidade individual ao cálcio dietético. Considerando-se que a excreção de cálcio não é apenas influenciada pela ingestão de cálcio, mas também pelo maior consumo de proteína animal e de sódio, a restrição destes nutrientes também deve ser instituída. Para o tratamento da *HCaR,* deve ser considerado que a perda tubular crônica de cálcio resulta em balanço negativo, a não ser que a ingestão de cálcio seja adequada. Para tanto, sugere-se que haja uma avaliação nutricional para adequar, individualmente, a ingestão de cálcio, baseada na perda renal. Os tiazídicos constituem as drogas de escolha para reduzir a calciúria, em doses que variam de 25 a 50mg/dia (hidroclorotiazida ou clortalidona). Associações de amilorida com tiazídico também podem ser utilizadas, com a vantagem de não induzirem hipocalemia que contribuiria para a redução do citrato urinário. Os diuréticos de alça (furosemida, ácido etacrínico, bumetamida) são contra-indicados, pois são hipercalciúricos. Em casos de fosfatúria renal, sugere-se a reposição de fósforo. Esta reposição pode ser realizada preferencialmente utilizando-se fosfato neutro, comprimidos de 350mg de fosfato neutro de sódio e 150mg de fosfato alcalino de potássio, em cápsulas de 500mg, em 3 tomadas ao dia. Desconhece-se o tratamento específico no caso do excesso primário da vitamina D. Em função do balanço negativo de cálcio que ocorre de maneira geral na hipercalciúria e da elevada incidência de osteopenia entre estes pacientes, a medida da densidade óssea por meio de densitometria deve ser realizada com freqüência.

Hiperexcreção de ácido úrico

Deve-se orientar o paciente com este distúrbio a restringir alimentos com maior conteúdo de purinas (vísceras, frutos do mar, leguminosas, peixes pequenos). A solubilização do ácido úrico é dependente do pH urinário, sendo tanto mais solúvel quanto maior for o pH. Portanto, agentes alcalinizantes, como o bicarbonato de sódio ou o citrato de potássio, devem ser empregados em doses e intervalos necessários para alcançar um pH urinário entre 6,5 e 7,0. Dentre estes dois agentes, dá-se preferência à administração de citrato de potássio porque o sal formado, urato de potássio, é mais solúvel que o urato de sódio. Adicionalmente, o sódio pode elevar a calciúria e levar à formação de cálculos mistos. A dose preconizada do citrato de potássio é de 2 a 6 gramas por dia (20 a 60mEq/dia), em 3 a 4 tomadas ao longo do dia. O uso de inibidores da xantinoxidase, como o alopurinol, tem indicação por diminuir os níveis plasmáticos de ácido úrico e, portanto, a uricosúria. Deve-se prescrevê-lo quando houver níveis muito elevados da uricosúria, acima de 1.000mg/24h, ou em casos de intolerância gástrica ao citrato de potássio ou bicarbonato de sódio.

Hiperoxalúria primária

Ingestão elevada de líquidos e administração de piridoxina (200mg/dia) ou ortofosfato (1,5 a 2,5g/dia de fósforo).

Hiperoxalúria secundária

O tratamento é a correção da doença de base. Além da ingestão elevada de líquido, sugere-se manter dieta rica em cálcio, além de suplementação de cálcio, em doses de até 4g/dia, visando impedir elevações de oxalato livre na luz intestinal. A colestiramina também pode ser usada para reduzir a reabsorção de OxCa. Hiperoxalúria entérica devido ao consumo elevado de oxalato dietético, é uma condição rara, pois os alimentos muito ricos em oxalato, como espinafre, beterraba e escarola, com mais de 300mg de oxalato por porção, não são consumidos com freqüência pela população. Chocolate e chá têm 90 e 70mg, respectivamente, por porção e o tomate, diferentemente do que se pensava antigamente, tem apenas 2mg de oxalato por unidade, não necessitando ser eliminado da dieta.

Cistinúria

O tratamento baseia-se na alcalinização da urina, por meio de citrato de potássio, devendo-se manter o pH urinário entre 6,5 e 7,0, para que se facilite a solubilização da cistina. Vários esquemas terapêuticos foram utilizados como a N-acetilcisteína, vitamina C em doses elevadas de 5g/dia, glutamina associada à dieta hipersódica, captopril etc. Entretanto, sugere-se o uso de tióis como a α-mercaptopropionilglicina (Thiola®), que rompe a ponte de dissulfeto da cistina, tornando-a mais solúvel. Deve-se utilizá-la em doses variáveis de 0,5 até 2g/dia. Esta droga não é produzida no País, sendo necessário importá-la. Outro tiol utilizado é a D-penicilamina (Cuprimine®), porém com mais efeitos colaterais nos rins (proteinúria), hepatotoxicidade e alterações hematológicas.

Hipocitratúria

O tratamento pode ser realizado com citrato de potássio nas doses de 2 a 6g/dia (20 a 60mEq/dia), ingerido de preferência após as refeições. Pode-se também utilizar a solução de Sholl, constituída de ácido cítrico (140g) e de citrato de sódio (98g), porém existe o inconveniente da maior oferta de sódio. O citrato de potássio pode ser aviado sob a forma de xarope, pó ou cápsulas. Já existem formulações comerciais de citrato de potássio em nosso meio, de comprimidos contendo 5 e 10mEq do sal. Devem-se observar os efeitos colaterais, principalmente gastrointestinais. Seu potencial efeito hipercalêmico deve ser avaliado quando usado em pacientes com hipercalemia. Também devem-se levar em conta situações nas quais ocorre infecção urinária associada, pois a alcalinização induzida pelo citrato pode propiciar a formação de cálculos coraliformes de estruvita e ainda potencializar a infecção urinária. Em nosso País, os sucos não são enriquecidos suficientemente com citrato (utilizado também como conservante, principalmente nos EUA), e o aumento no consumo de frutas cítricas isoladamente não é suficiente para se obter o efeito terapêutico desejado.

Acidose tubular renal

O citrato de potássio também é utilizado, em doses que devem ser adequadas para se corrigir a acidose sistêmica.

Infecção urinária

O tratamento é a antibioticoterapia específica. A presença de cálculos mantém a infecção de forma que a retirada do cálculo é necessária. Deve-se, entretanto, ter cuidado em indicar procedimentos como a litotripsia extracorpórea (LECO) em vigência de infecção, com o risco de induzir sepse. Portanto, a indicação deve ser eletiva, para que possa ser instituída quimioterapia antimicrobiana concomitante. Nas infecções por germes produtores de urease, além da antibioticoterapia, pode-se indicar o ácido aceto-hidroxâmico (Lithostat®), que bloqueia esta enzima. Entretanto, esta medicação apresenta várias contra-indicações, bem como baixa tolerabilidade, especialmente gastrointestinal. Mais ainda, seu custo é elevado e não é disponível em nosso meio.

Hipomagnesúria

O tratamento consiste de administração de hidróxido de magnésio, 100mg, 2 vezes ao dia.

BIBLIOGRAFIA RECOMENDADA

Coe FL, Parks JH, Asplin JR. The pathogenesis and treatment of kidney stones. *N Engl J Med* 1992; 327:1141-1151.

Coe FL, Parks JH. New insights into the pathophysiology and treatment of nephrolithiasis: new research venues. *J Bone Miner Res* 1997; 12:522-533.

Heilberg IP, Martini LA, Draibe SA, Ajzen H, Ramos OL, Schor N. Sensitivity to calcium intake in calcium stone forming patients. Nephron 1996; 73:145-153.

Martini LA, Heilberg IP, Cuppari L, Medeiros FAM, Draibe SA, Ajzen H, Schor N. Dietary habits of calcium stone formers. *Brazilian J Med Biol Res* 1993; 26:805-812.

Pak CYC. Etiology and treatment of urolithiasis. *Am J Kidney Dis* 1991; 18:624-637.

22

Tratamento Intervencionista da Litíase Renal

•

Valdemar Ortiz
Roberto Kiehl

INTRODUÇÃO

A urolitíase é uma afecção freqüente há muitos anos. A evolução dos métodos diagnósticos tem permitido a identificação de pequenos cálculos urinários, menores de meio centímetro, que possivelmente não seriam notados num passado recente. A busca pela melhor conduta para estes pacientes demonstrou que qualquer tratamento intervencionista deve ser reservado para os casos com alguma complicação associada. Os cálculos pequenos, assintomáticos, diagnosticados acidentalmente em exames de rotina, geralmente podem ser seguidos com exames periódicos até que sejam eliminados espontaneamente ou surjam indicações de tratamento.

Os pacientes com cálculos maiores, ou acompanhados de dor, infecção, hematúria ou obstrução, e refratários ao tratamento clínico devem ser tratados por técnicas progressivamente mais agressivas até que fiquem livres dos cálculos.

A intervenção cirúrgica "a céu aberto" foi, durante muito tempo, a única maneira para extração de cálculos das vias urinárias. Os primórdios da endoscopia logo permitiram a litotripsia transuretral de cálculos vesicais e uretrais com subseqüente evacuação dos fragmentos por via uretral. Recentemente, os cálculos urinários localizados no trato superior também se tornaram acessíveis endoscopicamente, seja por ureteroscopia, seja por nefroscopia percutânea. Apesar de progressos tão evidentes, estes métodos têm sido indicados apenas à minoria dos cálculos que são inadequados ou refratários ao tratamento por litotripsia extracorpórea por ondas de choque (LECO).

De maneira geral, as técnicas disponíveis devem ser adotadas na medida em que possibilitem melhor relação custo/benefício: menor trauma e risco, com o máximo de eficácia. A difusão destes métodos tem permitido a determinação de critérios que norteiem a escolha de cada uma das opções terapêuticas.

LITOTRIPSIA EXTRACORPÓREA POR ONDAS DE CHOQUE

A possibilidade da fragmentação de cálculos por técnica não-invasiva, independentemente de sua localização na via excretora, representa hoje o tratamento de escolha para a maioria dos cálculos urinários.

As melhores indicações para LECO são os cálculos calicinais de oxalato de cálcio menores que 2cm, sem fatores complicadores associados, permitindo que mais de 85% dos pacientes fiquem livres de cálculos. Quando os cálculos estão localizados em divertículos calicinais ou são compostos por substâncias mais consistentes, como os de cistina, os índices de sucesso diminuem sensivelmente. Pacientes com cálculos renais ou piélicos maiores que 2cm também podem ser submetidos à LECO com bons resultados, principalmente se tiverem a drenagem ureteral garantida pela colocação de cateter de "duplo J".

O tratamento de cálculos ureterais por litotripsia extracorpórea é eficaz e adequado para a maioria dos casos. Os índices de sucesso diminuem nas porções mais distais do trato urinário superior. Os cálculos ureterais proximais apresentam índices de fragmentação semelhantes aos dos cálculos renais.

Os pacientes que serão submetidos ao "bombardeamento" de seus cálculos, renais ou ureterais, por ondas de choque, devem ser prevenidos quanto à possibilidade de apresentarem hematúria macroscópica por até dois dias depois do procedimento e cólicas nefréticas igualmente ou mais intensas que as anteriores ao tratamento.

Existem outras complicações do procedimento, como obstrução ureteral completa e pielonefrite aguda, que são mais freqüentes nos casos com maior massa calcária. Pacientes com cálculos coraliformes têm maior risco de pielonefrite aguda pós-operatória em conseqüência à dispersão de bactérias da matriz do cálculo. Também estão mais sujeitos à obstrução ureteral por "ruas de cálculos", que migram em grande quantidade seguindo o fluxo de urina. A necessidade de múltiplas intervenções, até a fragmentação completa do cálculo, aumenta a possibilidade de lesão do parênquima renal e prejuízo da função do rim acometido. Os pacientes sem condições clínicas para serem submetidos a procedimentos mais invasivos devem ser tratados sob antibioticoterapia e com cateter ureteral de drenagem, tipo "duplo J". A função renal deve ser monitorizada depois de cada sessão por dosagem sérica de uréia e creatinina. Caso ocorra infecção ascendente, deve ser instituída antibioticoterapia endovenosa baseada no antibiograma da urocultura. Para o tratamento das "ruas de cálculos", pode ser realizada LECO dos fragmentos obstrutivos antes de prosseguir a fragmentação do cálculo renal.

Gestantes não podem ser submetidas à LECO. As ondas de choque podem causar malformações fetais, descolamento prematuro de placenta e abortamento. Nos litotridores com radioscopia há também os riscos da radiação. As pacientes grávidas devem receber terapêutica sintomática deixando a extração dos cálculos para depois do parto. A colocação de cateter de "duplo J" associada à antibioticoterapia (adequada para o período gestacional) geralmente é suficiente para o alívio dos sintomas. Caso isso não seja possível, a nefrostomia percutânea pode garantir a eliminação da urina sem a necessidade de intervenção "a céu aberto".

LITOTRIPSIA TRANSURETRAL

CISTOLITOTRIPSIA TRANSURETRAL

Os pacientes com cálculos vesicais não são um grupo favorável para litotripsia extracorpórea. A bexiga permite grande mobilidade aos cálculos, principalmente enquanto armazena volumes crescentes de urina, diminuindo o impacto e perdendo a localização do foco das ondas de choque. Assim, a cistolitotripsia endoscópica transuretral tem sido o tratamento de escolha para estes pacientes. A fragmentação mecânica sob visão direta dos cálculos, seguida de evacuação vesical, permite alto índice de sucesso associado à baixa morbidade.

Hematúria por lesões da mucosa e perfurações vesicais são complicações freqüentes que podem ser evitadas afastando os cálculos da parede da bexiga antes da litotripsia propriamente dita. Para o tratamento das lesões de mucosa, pode-se realizar eletrocauterização dos pontos hemorrágicos e instalação de irrigação vesical contínua com solução fisiológica. As perfurações vesicais podem ser tratadas por sondagem vesical prolongada, de cinco a sete dias, ou por cistorrafia "a céu aberto", dependendo da gravidade da lesão.

Existem equipamentos potentes que podem auxiliar a obtenção de adequada fragmentação dos cálculos, principalmente quando a litotripsia mecânica for insuficiente. A cistolitotripsia com brocas ultra-sônicas, pneumáticas ou a laser maximiza os resultados desta técnica e, por isso, deve constar do arsenal terapêutico do urologista.

URETEROLITOTRIPSIA TRANSURETRAL

Os cálculos ureterais distais refratários à litotripsia extracorpórea ou que necessitam de retirada imediata (obstrução ureteral em paciente com rim único, por exemplo) podem ser removidos por via transuretral.

A utilização de fio-guia é sempre recomendável para qualquer instrumentação ureteral. A cirurgia deve ser realizada sob radioscopia intra-operatória que pode acompanhar a progressão do guia e de outros cateteres ureterais, além de permitir a realização de pielografia ascendente.

Depois da localização do cálculo, um cateter tipo "basket" pode ser utilizado, por cistoscopia ou por ureteroscopia, para sua preensão e tração ureter abaixo. Também existem pinças que podem capturar estes cálculos sob visão direta. Cálculos muito grandes podem causar lesões ureterais caso sejam tracionados ainda íntegros. Uma das formas de litotripsia transureteroscópica deve ser empregada para fragmentação destes cálculos (Fig. A-22). A ureterolitotripsia ultra-sônica é eficaz, porém gera calor local intenso, propiciando o aparecimento de estenose ureteral. Recentemente, tem sido empregada a ureterolitotripsia pneumática que não produz

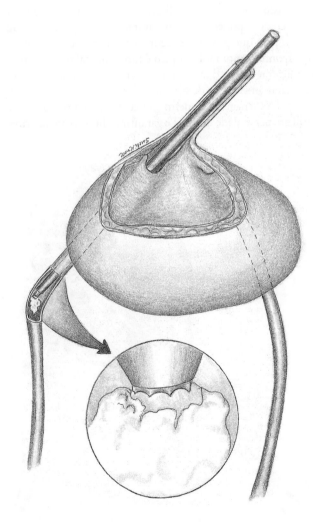

Figura A-22 – Ureterolitotripsia ultra-sônica transuretral.

tanto calor e pode ser utilizada em ureteroscópios menos calibrosos. A ureterolitotripsia laser é boa opção principalmente para o uso em ureteroscópios flexíveis.

Na suspeita de traumatismo ureteral, a pielografia ascendente confirmará o diagnóstico desta complicação. Deve ser instalada drenagem ureteral por cateter de "duplo J" que garantirá livre passagem de urina, diminuindo o extravasamento retroperitoneal e orientando a cicatrização da lesão. Caso a lesão seja tão extensa que não permita o cateterismo retrógrado, estará indicada a reconstrução do ureter "a céu aberto".

LITOTRIPSIA PERCUTÂNEA

NEFROLITOTRIPSIA PERCUTÂNEA

É técnica minimamente invasiva pela qual é possível atingir cálculos renais e piélicos por meio de um túnel que comunica a via excretora à pele (Fig. A-23). Suas melhores indicações são no tratamento dos cálculos renais refratários à litotripsia extracorpórea, localizados em divertículos calicinais, ou que apresentem fatores de risco para pielonefrite ou obstrução urinária, como os coraliformes (completos ou incompletos).

Assim como na ureterolitotripsia, os cálculos podem ser fragmentados por equipamento ultra-sônico, pneumático ou a laser, para que possam ser retirados pelo trajeto lombar. O acompanhamento radioscópico é fundamental para orientar a punção renal e a dilatação do trajeto para formação do túnel percutâneo, além de orientar a busca por fragmentos calicinais. A drenagem por nefrostomia deve ser empregada para avaliar a perviedade ureteral e garantir a eliminação de urina.

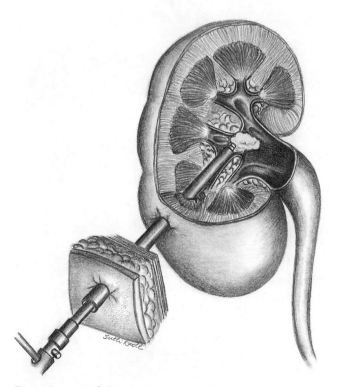

Figura A-23 – Nefrolitotripsia percutânea ultra-sônica.

Também pode ser deixado cateter de "duplo J" caso haja lesão da via excretora ou se note grande migração de fragmentos para o ureter. O sangramento do parênquima renal causado pela dilatação do túnel geralmente não é significativo e pode ser coibido por manobras mecânicas de compressão e tração da nefrostomia.

A LECO pode ser indicada para o tratamento de eventuais cálculos residuais que não tenham sido retirados durante a cirurgia ou que desçam pelo ureter.

URETEROLITOTRIPSIA PERCUTÂNEA

Segundo a mesma técnica da nefrolitotripsia percutânea, esta opção deve ser indicada para o tratamento de grandes cálculos ureterais proximais com dilatação do trato urinário a montante. A punção renal deve ser realizada no grupo calicinal médio ou superior para permitir a progressão do nefroscópio (rígido) até o ureter. Geralmente se procede à tração do cálculo para a porção acima da junção ureteropiélica, transformando-o num cálculo renal, para então fragmentá-lo. Assim, os cuidados e as complicações inerentes ao método sobrepõem-se aos da nefrolitotripsia percutânea.

LITOTOMIA CIRÚRGICA

As explorações abertas da via urinária têm se tornado raras com a evolução das formas menos invasivas de litotripsia. No entanto, ainda são insubstituíveis em alguns pacientes com malformações urinárias (como estenose de junção ureteropiélica, rim ectópico pélvico etc.), com doenças associadas (rins policísticos, insuficiência renal, rim transplantado), com contra-indicações, complicações ou insucesso de outros métodos (ruptura de via excretora, gestantes, hematomas perirrenais).

URETEROLITOTOMIA

Os cálculos ureterais que não foram fragmentados por litotripsia extracorpórea e não puderam ser removidos por ureteroscopia, percutânea ou transuretral, devem ser retirados por ureterolitotomia.

Os cálculos localizados nos terços médio e superior podem ser abordados por lombotomia clássica ou por via lombar posterior. Para atingir cálculos no terço inferior, realiza-se incisão abdominal de Gibson. Independentemente da via de acesso, deve-se isolar o ureter para que seja aberto longitudinalmente sobre o cálculo (Fig. A-24). Depois da ureterolitotomia é deixado cateter de "duplo J" e realiza-se ureterorrafia com pontos separados de fio absorvível. A deiscência da sutura e formação de fístula urinária é complicação rara e de tratamento cirúrgico.

PIELOLITOTOMIA

A pielolitotomia é a maneira mais simples para retirada de cálculos renais e piélicos "a céu aberto". A incisão longitudinal da pelve renal, que permite o acesso amplo a toda via excretora acima da junção ureteropiélica, geralmente é suficiente para retirada de cálculos não-ramificados íntegros (Fig. A-25A).

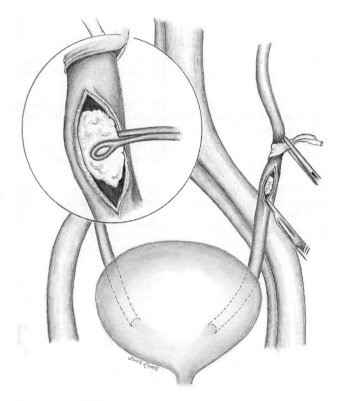

Figura A-24 – Ureterolitotomia.

Caso não seja possível a retirada do cálculo pela pielolitotomia clássica, pode-se realizar a pielolitotomia ampliada, ou cirurgia de Gil Vernet. Nesta técnica a abertura da via excretora avança transversalmente até a emergência dos cálices maiores para atingir cálculos coraliformes incompletos ou permitir a saída de grandes cálculos piélicos (Fig. A-25B). A sutura da pelve renal deve ser realizada com pontos separados de fio absorvível, deixando-se nefrostomia ou cateter ureteral, quando indicado.

NEFROLITOTOMIA

Na nefrolitotomia a retirada de cálculos urinários é feita por incisão que atravessa o parênquima renal até atingir a via excretora. Esta técnica deve ser empregada quando não é possível a abordagem por pielolitotomia porque causa maior lesão tecidual e é acompanhada de maiores riscos de sangramento.

Uma opção terapêutica para pacientes com grandes cálculos coraliformes ramificados, que não podem ser retirados completamente por nefrolitotripsia percutânea ou por pielolitotomia ampliada, é a nefrolitotomia anatrófica. A nefrotomia deve ser longitudinal, sobre a linha de menor vascularização renal (linha avascular de Brodel), estendendo-se desde o pólo superior até o pólo inferior do rim, aproximadamente 1,0cm posterior à borda mais lateral (Fig. A-26). O pedículo renal deve ser controlado e a artéria renal deve ser clampeada por até 40 minutos para diminuir a hemorragia. O resfriamento do parênquima renal com gelo causa vasoconstrição, diminuindo o sangramento e protegendo o órgão contra a isquemia.

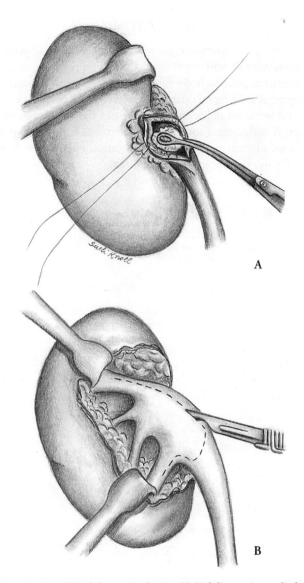

Figura A-25 – **A)** Pielolitotomia clássica. **B)** Pielolitotomia ampliada (cirurgia de Gil Vernet).

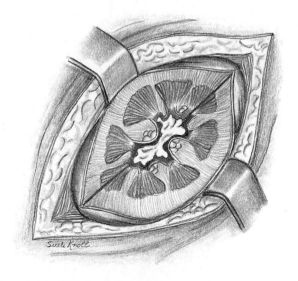

Figura A-26 – Nefrolitotomia anatrófica.

NEFRECTOMIA

Pacientes com cálculos calicinais antigos ou recidivados múltiplas vezes podem apresentar lesão parenquimatosa local irreversível, com exclusão funcional do segmento correspondente. A nefrectomia parcial para exérese da porção afetada geralmente é a única opção terapêutica viável nestes pacientes. A nefrectomia total deve ser reservada como último recurso, adotada quando a calculose causou a perda completa e definitiva da função daquele rim.

BIBLIOGRAFIA RECOMENDADA

Hinman Jr F. Atlas of urologic surgery. Philadelphia, WB Saunders, 1989.

Huffman JL. Ureteroscopy. In Walsh P, Retik AB, Stamey TA, Vaughan Jr ED. Campbell's urology. Philadelphia, WB Saunders, 1992, p 2195-230.

McCullough DL. Extracorporeal shock wave lithotripsy. In Walsh P, Retik AB, Stamey TA, Vaughan Jr ED, Campbell's urology. Philadelphia, WB Saunders, 1992, p 2157-2182.

Ortiz V, Gattás N. Tratamento cirúrgico de cálculo renal e ureteral. In Schor N, Heilberg IP. Calculose Renal – Fisiopatologia, Diagnóstico e Tratamento. São Paulo, Sarvier, 1995, p 233-240.

Segura JW. Percutaneous management. In Walsh P, Retik AB, Stamey TA, Vaughan Jr ED. Campbell's urology. Philadelphia, WB Saunders, 1992, p 2183-2194.

23

HEMATÚRIA
ASPECTOS CLÍNICOS

•

GIANNA MASTROIANNI KIRSZTAJN

INTRODUÇÃO

A hematúria é um problema diagnóstico freqüente no dia-a-dia não só de nefrologistas e urologistas, como também dos médicos generalistas. Hematúria microscópica assintomática, em particular, tem sido encontrada em 4 a 13% da população geral adulta. É preciso ter em mente que, sendo a hematúria manifestação de doenças muito variadas, o estabelecimento do diagnóstico etiológico não é uma tarefa simples. De fato, uma das maiores dificuldades no manuseio dos casos de hematúria isolada é determinar a extensão da investigação diagnóstica, que, mesmo sendo ampla, muitas vezes falha na tentativa de desvendar a causa da hematúria. O valor atribuído a cada procedimento diagnóstico varia muito nos diferentes estudos, dificultando o estabelecimento de uma seqüência ideal de investigação.

Vale salientar, desde já, que na investigação de hematúria os objetivos são tanto excluir doenças graves e potencialmente curáveis mediante intervenção precoce quanto estabelecer o diagnóstico.

DEFINIÇÃO

Hematúria é o aumento do número de eritrócitos na urina. Há, entretanto, controvérsias quanto ao limite de normalidade; neste capítulo, consideramos como hematúria a presença de 10 ou mais eritrócitos por campo de grande aumento (400x).

Fala-se em hematúria isolada quando a excreção anormal de eritrócitos não se faz acompanhar de proteinúria anormal.

CLASSIFICAÇÃO

A hematúria poderia ser classificada com finalidades didáticas segundo critérios diversos, como se vê no quadro A-40.

Quadro A-40 – Classificação das hematúrias.

Tipo
  Microscópica ou macroscópica
  Contínua ou intermitente

Sintomatologia
  Assintomática
  Acompanhada de sinais e/ou sintomas

Origem
  Glomerular
  Extraglomerular (ou não-glomerular)

Ocorrência ou não de dismorfismo eritrocitário
  Dismórfica
  Eumórfica ou isomórfica

ETIOLOGIA

Quanto à etiologia as hematúrias poderiam ser divididas de uma forma simplificada (Quadro A-41).

A hematúria que se deve a uma doença glomerular abrange não só um grupo heterogêneo de doenças renais primárias, como também várias doenças heredofamiliares (síndrome de Alport, doença de membrana fina), sistêmicas, como, por exemplo, lúpus eritematoso sistêmico (LES), púrpura de Henoch-Schönlein, *Diabetes mellitus*, poliarterite nodosa, granulomatose de Wegener, ou infecciosas, que podem apresentar-se como hematúria.

Muitas dessas entidades poderão ficar evidentes a partir dos dados clínicos se uma avaliação cuidadosa for realizada.

Quadro A-41 – Causas de hematúria.

Causas glomerulares
Nefropatia por IgA
Síndrome de Alport
Doença de membrana fina
Doenças sistêmicas e/ou infecciosas
Outras glomerulopatias
Causas extraglomerulares
Distúrbios metabólicos: hipercalciúria, hiperuricosúria
Nefropatia tubulointersticial: por analgésico, de refluxo, infecção do trato urinário, por outras causas
Cistos renais (inclusive rins policísticos) – é diagnóstico de exclusão
Litíase (de diferentes sítios do trato urinário)
Tumores do trato geniturinário
neoplasias próprias do trato geniturinário: próstata, bexiga, ureter, pelve, rins
neoplasias que invadem o trato geniturinário
Divertículos e pólipos de bexiga
Hipertrofia prostática benigna
Anemia falciforme
Anormalidades vasculares
Traumatismos: renal, abdominal

INVESTIGAÇÃO

ABORDAGEM INICIAL

Diante de um paciente com hematúria isolada, o plano básico de investigação envolve as etapas esquematizadas no quadro A-42.

Quadro A-42 – Seqüência de investigação.

História da doença
Antecedentes pessoais e familiares
Exame físico
Hematúria ≥ 10 eritrócitos/campo (400x)
Avaliação laboratorial complementar

O item hematúria corresponderia à confirmação da ocorrência de hematúria significativa.

Diante de um paciente com hematúria isolada, quando da obtenção da história clínica, alguns aspectos devem ser particularmente enfatizados (Quadro A-43).

Tais informações clínicas contribuem para que se chegue mais fácil e rapidamente à causa da hematúria em determinadas situações ou, pelo menos, constituem um recurso simples capaz de reduzir o espectro de possibilidades diagnósticas nos casos de hematúria, ajudando a escolher as medidas diagnósticas a serem tomadas inicialmente. A concomitância de amigdalites com episódios de hematúria macroscópica faz pensar em doença de Berger como etiologia mais provável para a hematúria, direcionando a investigação para doenças glomerulares, por exemplo. Por outro lado, sintomas de prostatismo sugerirão que se enfatize a investigação predominantemente urológica.

Quadro A-43 – Aspectos a serem ressaltados no primeiro contato com o paciente com hematúria.

Características da hematúria em si (quando macroscópica)
Se inicial, terminal ou total
Se indolor ou faz-se acompanhar de quadro de dor
Se há formação de coágulo ou não
Intervalo de aparecimento de hematúria macroscópica em relação a quadros infecciosos ou simplesmente quadros febris
Antecedentes pessoais ou familiares de hematúria
Antecedentes familiares de doença renal progressiva/insuficiência renal crônica
Paciente e/ou familiares com evidências de deficiência auditiva
Antecedentes pessoais ou familiares de calculose, neoplasia, tuberculose, diabetes, anemia falciforme
Evidências de doença auto-imune
Ocorrência de hipertensão arterial sistêmica
Quadro clínico de prostatismo

Ao longo do texto, a relevância dessas informações vai ficando evidente. Informações adicionais úteis podem ser fornecidas pelo mesmo exame de urina em que se constatou a hematúria e podem dar uma primeira orientação quanto ao rumo das investigações. Presença de dismorfismo eritrocitário, cilindrúria hemática e/ou proteinúria sugeririam tratar-se de doença glomerular, diante de uma glicosúria, seria interessante afastar *Diabetes mellitus*, por exemplo. Detectando-se leucocitúria, a possibilidade de infecção do trato urinário deveria ser inicialmente considerada e, se não fosse confirmada, outras possíveis causas poderiam ser avaliadas.

A avaliação laboratorial complementar (Quadro A-42) variaria de um caso para outro, mas uma exposição ampla dos recursos disponíveis para esse fim encontra-se no quadro A-44.

Não existe, de modo geral, uma seqüência ideal para a realização da investigação, mas, aliado às informações clínicas, um dos recursos que poderia torná-la um pouco mais simples seria, desde o início, estabelecer a provável origem do sangramento, ou seja, se é glomerular ou não-glomerular. Neste ponto, seria fundamental evitar que o paciente com doença glomerular venha a ser submetido inutilmente a uma investigação urológica.

CONSIDERAÇÕES SOBRE DISMORFISMO ERITROCITÁRIO

Como já comentamos, subsídios laboratoriais que permitem pensar em hematúria de origem glomerular são a detecção de cilindrúria hemática e/ou proteinúria. Mas, mesmo quando a causa da hematúria é glomerular, essas alterações podem não vir a ser observadas. Nesse caso, torna-se extremamente útil a pesquisa de dismorfismo eritrocitário. Tal pesquisa vem a ser um exame da morfologia dos eritrócitos por microscopia de contraste de fase e revelou sensibilidade e especificidade elevadas no diagnóstico diferencial entre sangramento glomerular e não-glomerular (Quadro A-45), tanto nos estudos iniciais, como nos mais recentes, sendo o seu papel reconhecido atualmente em todo o mundo.

Quadro A-44 – Arsenal de exames costumeiramente utilizados para a investigação de hematúria isolada.

Exame de urina: análise bioquímica + sedimentoscopia; pesquisa de dismorfismo eritrocitário (preferencialmente 2-3 amostras)
Citologia urinária
Avaliação de função renal: creatinina, depuração de creatinina
Investigação de doença glomerular
    Dirigida pelos dados de história
    Ampla (às cegas)
    Com ou sem biópsia renal
Urocultura
Ultra-sonografia renal
Exame radiológico sem e com contraste, com destaque para urografia excretora
Cistoscopia e cistoscopia com cateterização ureteral e coleta de urina, bilateralmente, em separado
Avaliação dirigida à exclusão de doenças sistêmicas e infecciosas com destaque para:
    Dosagem de complemento
    LES: anticorpos antinucleares
    Crioglobulinemia: pesquisa de crioglobulinas
	Hepatites (em especial B e C): sorologias
	Sífilis: sorologia
	Tuberculose: pesquisa e cultura para bacilo de Koch na urina
	Anemia falciforme: prova de falcização
	    (eletroforese de hemoglobinas, se necessário)
	Infecção estreptocócica: estudos sorológicos
	    (ASLO e similares), culturas
	Infecções diversas: culturas dos materiais suspeitos
	Estudos de coagulação
	Avaliação de distúrbios metabólicos
	Calciúria de 24 horas
	Uricosúria de 24 horas
	Arteriografia renal
	Venocavografia
	Ressonância magnética e tomografia renal, se necessário
	Outros "exames de imagem" de trato urinário ou outras regiões, de acordo com a necessidade
	Outros exames endoscópicos do trato urinário, além da cistoscopia, se necessário

Quadro A-45 – Dismorfismo eritrocitário.

Pesquisa de dismorfismo eritrocitário	Origem provável da hematúria
Positiva (presente)	Glomerular
Negativa (ausente)	Não-glomerular

A hematúria é dita "glomerular" se os eritrócitos na urina apresentarem ampla faixa de variação morfológica. Vale salientar que, em indivíduos normais, os eritrócitos na urina são sempre dismórficos (a diferença é que estão em número normal).

Além desta análise microscópica, que tem a peculiaridade de ser subjetiva, alguns Serviços vêm utilizando técnica automatizada para a avaliação de tamanho e características outras dos eritrócitos, também com sucesso.

Os que acompanham os critérios inicialmente descritos por Birch e Fairley para a definição de dismorfismo eritrocitário utilizam-se de uma avaliação qualitativa sem preocupação com a quantificação do seu número. Diz-se que o dismorfismo está ausente ou é discreto, moderado ou evidente.

Diversos autores consideram que o estudo da morfologia dos eritrócitos na urina é um recurso importante no sentido de tornar a investigação da hematúria menos dispendiosa e menos invasiva, pois a partir deste exame decide-se por iniciar uma investigação predominantemente urológica ou nefrológica.

HEMATÚRIA GLOMERULAR

Hematúria pode ser o modo de apresentação de várias doenças glomerulares. Em geral, é descoberta graças a episódios de hematúria macroscópica ou quando se faz exame de urina de rotina.

Muitos concordam que não é necessário proceder a uma investigação exaustiva quando se trata de hematúria glomerular, mas, usando-se o bom senso, lançando mão das informações obtidas a partir da história do paciente, antecedentes (pessoais e familiares), exame físico e alguns dos exames apresentados no quadro A-46, são criadas condições para que se alcance o esclarecimento diagnóstico.

Quadro A-46 – Recursos disponíveis para a investigação de hematúria glomerular.

Glicemia: para afastar ou confirmar *Diabetes mellitus*
Dosagens de complemento (total ou frações): útil na detecção de glomerulonefrites hipocomplementêmicas
Pesquisa de anticorpos antinucleares: para triagem de doenças auto-imunes que se manifestam como nefropatia
Pesquisa de crioglobulinas
Marcadores de doenças infecciosas
    Hepatite B: HBsAg e anti-HBc
    Hepatite C: anti-HCV
    Síndrome de imunodeficiência adquirida: anti-HIV
    Sífilis: sorologia para sífilis
    Estreptococcias: sorologia e cultura
Exame parasitológico: visando detectar *S. mansoni*
Outros
Com ou sem biópsia renal: sempre com MO, IF e ME

Determinar-se o diagnóstico etiológico em hematúrias glomerulares não é tão crucial quanto nas não-glomerulares, porque há poucos recursos terapêuticos disponíveis em glomerulopatias que se manifestam como hematúria isolada.

Ao contrário do que muitos imaginam, a biópsia renal não deve ser indicada indiscriminadamente em pacientes com hematúria isolada de origem glomerular de etiologia a esclarecer; mas, quando indicada, deve sempre incluir análises por microscopia óptica (MO), imunofluorescência (IF) e microscopia eletrônica (ME).

Estudos envolvendo sobretudo crianças têm demonstrado que a realização de biópsia renal (ainda que com MO, IF e ME) em casos de hematúria microscópica isolada com freqüência não se mostra útil, já que quase sempre revela morfologia normal ou alterações inespecíficas de relevância clínica desconhecida, não compensando o risco para estabelecer-se precocemente o diagnóstico histológico.

Por outro lado, avaliando-se biópsias renais realizadas apenas em casos de hematúria que se mantinha por mais de 6 meses, com história familiar de hematúria em parente de primeiro grau e/ou pelo menos um episódio de hematúria macroscópica, foram encontradas aproximadamente 75% de biópsias renais anormais e diagnósticos clínicos importantes na maioria (60% deles tinham doença de Alport ou nefropatia por IgA).

Pode-se dizer que a concomitância de achados clínico-laboratoriais sugestivos de determinadas doenças de base (as heredofamiliares, por exemplo) aumenta as chances de a biópsia renal mostrar-se conclusiva.

Alguns autores preconizam que os pacientes sejam mantidos em seguimento e se proteinúria, hipertensão arterial ou redução da função renal forem observadas, só então a possibilidade de biópsia renal deve ser considerada.

Seguem-se comentários breves sobre três das doenças glomerulares particularmente relevantes no diagnóstico diferencial das hematúrias isoladas.

Nefropatia por IgA

A nefropatia por IgA (Quadro A-47) é uma entidade cuja biópsia renal apresenta um padrão de imunofluorescência típico (predominância de IgA ou co-dominância de IgA e C3, granular, em mesângio), associado a um amplo espectro de alterações glomerulares à microscopia óptica.

Quadro A-47 – Nefropatia por IgA.

Achados freqüentes
Apresentação: hematúria microscópica persistente ou macroscópica
Relação temporal com quadros infecciosos
Diagnóstico histológico: IF é fundamental

O quadro de abertura mais comum são episódios de hematúria macroscópica recorrente, que com freqüência se seguem a quadros infecciosos. Geralmente, hematúria microscópica persiste entre os episódios de hematúria macroscópica. Proteinúria e mesmo síndrome nefrótica podem ser observadas.

Um padrão misto de hematúria glomerular e não-glomerular já foi relatado em associação com nefropatia por IgA, tanto por microscopia de contraste de fase como com a utilização de técnica automatizada. Os motivos para tal achado ainda não estão bem estabelecidos.

Vários estudos vêm confirmando que a evolução da nefropatia por IgA que se manifesta como hematúria isolada, sem proteinúria e sem sinais histológicos de gravidade, é geralmente favorável; de modo que o tratamento agressivo não é recomendado neste grupo.

Síndrome de Alport

O achado cardinal na síndrome de Alport é a hematúria. A maioria dos indivíduos afetados apresenta hematúria microscópica persistente. Na evolução, podem apresentar proteinúria, às vezes de nível nefrótico. Insuficiência renal (IR) terminal desenvolve-se na maioria dos indivíduos do sexo masculino afetados, enquanto os do sexo feminino geralmente têm uma doença renal de curso benigno. Chama a atenção a história familiar de IR crônica. Integram a síndrome, embora nem sempre estejam presentes, anormalidades auditivas, oculares e plaquetárias, encontradas no próprio paciente ou em seus familiares.

A nefropatia é causada por um defeito bioquímico primário da membrana basal glomerular (MBG), no colágeno tipo IV. O diagnóstico depende dos achados de microscopia eletrônica (Quadro A-48).

Quadro A-48 – Síndrome de Alport.

Achados freqüentes
Apresentação: hematúria
IR lentamente progressiva (sobretudo no sexo masculino)
Surdez (30-50%)
Anormalidades oculares
Tipo de herança
Autossômica dominante (penetrância variável)
Ligada ao X (mais associada à progressão para IR)
Histopatologia
MO: variada e inespecífica
IF: em geral negativa
ME: MBG espessada, irregular, delaminada

Doença de membrana fina

Costuma ter um padrão de herança autossômico dominante. Caracteriza-se por MBG mais delgada que o normal e essa alteração é uniforme ao longo da membrana. A MO quase sempre é normal e o encontro de depósitos de imunoglobulinas e complemento, na IF, é incomum. ME é essencial para o diagnóstico (Quadro A-49).

Quadro A-49 – Doença de membrana fina.

Achados freqüentes – Apresentação: hematúria
Usualmente não é progressiva
Diagnóstico histológico (feito por ME): adelgaçamento uniforme da MBG

A maioria dos autores considera que a doença de membrana fina tem um bom prognóstico e que o déficit de função renal, nesses casos, é muito raro; mas há relatos de progressão para IR terminal.

HEMATÚRIA NÃO-GLOMERULAR

Esse grupo merece um cuidado especial por envolver doenças em geral mais graves, algumas delas curáveis, sobretudo se diagnosticadas precocemente. Seguem-se comentários sobre algumas delas.

Neoplasias

É interessante lembrar que a hematúria é uma das principais manifestações dos adenocarcinomas renais, de tumores de pelve e de ureter, em todos eles, muito freqüentemente é a manifestação inicial. Hematúria pode ser a primeira manifestação de câncer de bexiga ou, de certa forma, preceder seu aparecimento, já que lesões pré-malignas da mucosa da bexiga tendem a sangrar. Tratando-se de tumores de próstata, é em geral observada bem mais tardiamente.

Deve-se ter em mente, entretanto, que o diagnóstico de neoplasia do trato urinário por vezes não se faz na primeira avaliação, ainda que ampla e invasiva, chegando-se ao diagnóstico anos após.

Cálculos e outros

Hematúria macroscópica pode estar associada a obstrução do trato urinário. Isso pode ocorrer agudamente em associação com a passagem de cálculos renais. Pode ser intermitente, como quando a lesão que causa obstrução é um tumor necrótico ou uma papila necrótica.

Obstrução por coágulo deve ser considerada quando a hematúria está presente e a função renal diminui agudamente.

Distúrbios metabólicos

Em 1981, foi descrita a associação de hematúria micro e macroscópica com excreção urinária aumentada de cálcio em crianças. Desde então, vários autores têm confirmado tal achado. Constatou-se que a hipercalciúria está comumente associada a hematúria isolada e representa um fator de risco para a litíase urinária em crianças com hematúria. Atualmente, hipercalciúria e hiperuricosúria estão bem definidas como causa de hematúria isolada em adultos.

Anemia falciforme

Macro-hematúria indolor, por vezes prolongada, é uma complicação bem conhecida de anemia falciforme; ocorre tanto na doença, como no traço falciforme. Resulta de infartos papilares (devidos à falcização na medula renal).

Anormalidades vasculares

Dentre estas, encontram-se os aneurismas, os hemangiomas e as fístulas arteriovenosas renais.

Encarceramento da veia renal esquerda entre a aorta e a artéria mesentérica superior, conhecida como síndrome de encarceramento de veia renal esquerda (ou de "nutcracker"), pode também causar hematúria macroscópica com dor abdominal. Os eritrócitos são eumórficos.

CONDUTA

Não há um consenso em relação à conduta a tomar diante de hematúria isolada e, em muitos estudos, as medidas são adequadas para grupos específicos de pacientes, de determinada faixa etária ou sexo, ou ainda que apresentem antecedentes familiares peculiares. De qualquer forma, a adoção de algumas diretrizes possivelmente levará o médico com mais facilidade ao diagnóstico.

Resultados obtidos por meio de acompanhamento prolongado de pacientes com hematúria microscópica permitiram concluir que a análise microscópica da morfologia dos eritrócitos na urina é segura e eficiente como método para abordagem inicial de pacientes com hematúria microscópica e também durante o seguimento. Hematúria microscópica com dismorfismo eritrocitário "positivo" requer pouca avaliação diagnóstica, exames de seguimento uma vez ao ano e, na maioria dos casos, nenhum tratamento. Pacientes que apresentam uma população mista de eritrócitos (parte dismórfica e parte eumórfica) ou só eritrócitos eumórficos devem ser investigados mais amplamente, pois as condições subjacentes podem ser graves e também potencialmente tratáveis.

É importante lembrar que a investigação não deve seguir propostas estanques, mas adaptar-se ao caso.

No que se refere à biópsia renal, ela pode vir a ser indicada quando se suspeita de doença glomerular, como comentado anteriormente, em especial doença de Berger, síndrome de Alport ou doença de membrana fina, nas quais a hematúria mais comumente é vista como manifestação isolada. Mas não se deve esquecer que para essas doenças não se dispõe de tratamento específico, de modo que as principais indicações de conhecer-se o diagnóstico histológico vêm a ser o aconselhamento genético e o planejamento de um possível transplante renal, em casos de doença de Alport, por exemplo.

Vários autores concordam que, enquanto um tratamento específico para as glomerulopatias que se manifestam como hematúria isolada não for definido, o diagnóstico histológico definitivo não alterará a conduta, por isso deve-se pesar o risco-benefício caso a caso.

Estudos recentes têm sugerido algumas medidas dirigidas a reduzir a velocidade de progressão para IR em nefropatia por IgA, o que certamente torna relevante um diagnóstico preciso, porém o valor dessas medidas foi estabelecido apenas em casos outros que não os de hematúria isolada.

Um outro aspecto fundamental em casos de hematúria isolada é que a biópsia não deve ser realizada quando se dispõe apenas da microscopia óptica, pois, sem imunofluorescência e microscopia eletrônica, os diagnósticos das doenças glomerulares anteriormente citadas não podem ser feitos com segurança.

CONCLUSÃO

Na investigação de hematúria, é preciso pesar os riscos de empregar técnicas invasivas *versus* a probabilidade de não se fazer o diagnóstico de uma doença grave caso não se proceda a uma investigação completa.

É conveniente manter o paciente com hematúria isolada em acompanhamento quando, em uma primeira investigação, a causa não vem a ser estabelecida.

Apesar dos recursos diagnósticos atualmente disponíveis, o número de casos de hematúria isolada cuja investigação mostra-se inconclusiva ainda é grande, segundo diferentes estudos.

No que se refere à função renal, o prognóstico é em geral bom. Estudo prospectivo de triagem de 56.269 adultos assintomáticos por meio de exame de urina, realizado entre 1983 e 1992, publicado em 1996, mostrou que pacientes com hematúria isolada (N = 478) não evoluíram com IR, em um seguimento médio de 5,8 ± 4,4 anos, mas 10,6% vieram a desenvolver proteinúria. Essa constatação reforça a necessidade de seguimento de tais pacientes, já que o grupo com proteinúria associada a hematúria tem um pior prognóstico.

BIBLIOGRAFIA RECOMENDADA

Andres A, Praga M, Bello I, Diaz-Rolón JA, Gutierrez-Millet V, Morales JM, Rodicio JL. Hematuria due to hypercalciuria and hyperuricosuria in adults patients. Kidney Int 1989; 36:96-99.

Fairley KF, Birch DF. Hematuria: a simple method for identifying glomerular bleeding. Kidney Int 1982; 21:105-108.

Köhler H, Wandel E, Brunck B. Acanthocyturia – a characteristic marker of glomerular bleeding. Kidney Int 1991; 40:115-120.

Schramek P, Georgopoulos M, Schuster FX, Porpaczy P. Value of urinary erythrocyte morphology in assessment of symptomless microhaematuria. Lancet 1989; 2:1316-1319.

Yamagata K, Yamagata Y, Kobayashi M, Koyama A. A long-term follow-up study of asymptomatic hematuria and/or proteinuria in adults. Clin Nephrol 1996; 45:281-288.

24

HEMATÚRIA UNILATERAL IDIOPÁTICA

•

ADRIANO NESRALLAH
MIGUEL SROUGI
JOSÉ ROBERTO KAUFFMANN

INTRODUÇÃO

A presença de quantidade anormal de hemácias na urina exige, de início, que se defina sua origem, ou seja, doença glomerular ou do sistema excretor. Por meio da análise do sedimento urinário, identifica-se a presença de dismorfismo eritrocitário moderado ou intenso e proteinúria quando a hematúria é de causa glomerular ou hemácias normais e ausência de proteinúria quando o processo se origina no sistema excretor.

Se um paciente se apresenta com hematúria microscópica assintomática, é importante que seja alertado que a chance de se detectar alguma doença urinária significativa é de apenas 22% (neoplasias 10%, outras causas, como litíase, hidronefrose etc., 12%) e que, portanto, os exames não identificam a causa do problema em quase 80% dos pacientes. Outra situação bastante freqüente é a do paciente que está usando anticoagulante ou AAS e tem hematúria macroscópica. Nestes casos, ao contrário dos indivíduos com microhematúria, em 60% das vezes existe doença de base e estes pacientes devem ser explorados cuidadosamente.

Um quadro clínico que freqüentemente gera dificuldade para seu diagnóstico etiológico e tratamento é o da hematúria unilateral idiopática, que será o tema abordado neste capítulo. Até há pouco, muitos destes pacientes eram submetidos à nefrectomia, já que o tratamento clínico em geral era ineficaz. Nos últimos anos, com o advento da endourologia e com o desenvolvimento de nefroscópios e ureteroscópios de alta resolução, tem-se conseguido, quase sempre, identificar o local do sangramento e, com isto, realizar tratamento cirúrgico conservador.

AVALIAÇÃO CLÍNICA

Hematúria unilateral idiopática constitui diagnóstico de exclusão, que deve ser cogitado quando um paciente se apresenta com hematúria macroscópica, sem alterações significativas nos exames complementares e com várias cistoscopias demonstrando hematúria sempre pelo mesmo orifício ureteral. Em geral, o paciente queixa-se de hematúria com meses ou anos de duração, evidencia graus variados de anemia, às vezes muito grave e realizou vários exames, como ultra-sonografia, urografia excretora, pielografia ascendente, tomografia computadorizada (TC) e arteriografia renal, todos normais, sem doenças significativas (Quadro A-50), entretanto, está ansioso e preocupado com o problema.

Quadro A-50 – Diagnóstico diferencial das hematúrias unilaterais recorrentes.

Patologia	Exame
Tuberculose	PPD, pesquisa de BK na urina, urografia
Coagulopatias ou hemoglobinopatias	Coagulograma, teste de falcização, eletroforese de hemoglobina
Tumores do urotélio	Urografia, pielografia, cistoscopia, citologia urinária
Anomalias vasculares (fístulas A-V, aneurismas, varizes venosas)	Arteriografia seletiva

O esforço médico inicial deve ser feito com o objetivo de se excluir a presença de tumor renal ou de via excretora, litíase urinária, lesão renal inflamatória, como papilite necrotizante ou tuberculose, anomalias vasculares ou glomerulopatias com hematúria, como a doença de Berger. Para isto, por meio da anamnese, deve-se explorar antecedentes de hemoglobinopatias (história familiar ou pacientes negros), diabetes ou abuso de ingestão de analgésicos que podem levar a quadros de papilite necrotizante. Por meio de exames de urina, como cultura inespecífica, cultura para BK e citologia oncótica, procura-se demonstrar a ausência de quadros infecciosos ou de tumores da via excretora. Em uma segunda fase, recorre-se a exames de imagem (Fig. A-27) iniciando-se pela ultra-sonografia ou pela TC, que são bastante sensíveis em demonstrar lesões sólidas do parênquima renal e presença de cálculos renal ou vesical. O sistema excretor não é bem visualizado pela ultra-sonografia e, por isto, quando é normal, deve-se solicitar urografia excretora e/ou pielografia retrógrada, que mostram com precisão alterações do ureter, pelve e cálices renais, na pesquisa de cálculos radiotransparentes ou de tumores do urotélio. É claro que, precedendo a pielografia, realiza-se cistoscopia cuidadosa para afastar doenças vesicais.

As causas mais freqüentes de hematúria são, quase sempre, detectadas por estes exames. Lesões vasculares, menos freqüentes (ao redor de 1-2%), podem ser identificadas por meio de arteriografia seletiva, que evidencia a presença de fístulas arteriovenosas, aneurismas com trombose e infarto renal segmentar ou, ainda, na fase venosa, hipertensão da veia renal, com varizes locais.

Alguns autores não recomendam a arteriografia rotineira precoce, já que anomalias renovasculares são infreqüentes, mas postulam a realização de ureterorrenoscopia após estudos de imagem negativos. Finalmente, quando toda a exploração não define a causa da hematúria e o quadro é grave, com anemia ou crises de hipotensão, pode-se recorrer à cirurgia, por meio de lombotomia e pieloscopia intra-operatória, evitando-se a nefroscopia percutânea, que pode dificultar o diagnóstico por gerar lesões próprias do procedimento.

A tendência atual de se iniciar a abordagem dos pacientes com hematúria unilateral recorrente pela ureterorrenoscopia flexível deve-se ao fato de que este procedimento tem baixa taxa de morbidade, permite a identificação dos locais de sangramento na maioria das vezes e torna possível o tratamento endoscópico conservador, por meio de fulguração das lesões.

ABORDAGEM TERAPÊUTICA

Os pacientes com hematúria unilateral idiopática, depois de exploração exaustiva, podem ser tratados de forma conservadora, desde que o quadro não seja intenso e espoliativo. Neste sentido, o emprego de ácido épsilon-aminocapróico por via oral (3-4g/dia) acompanha-se de melhora da hematúria em cerca da metade dos casos. Quando o tratamento clínico é ineficiente e o sangramento urinário passa a causar anemia ou grande desconforto psicológico para o paciente, justifica-se a exploração cirúrgica, que pode ser feita por via endoscópica transureteral ou por via aberta, por meio de lombotomia (Fig. A-27).

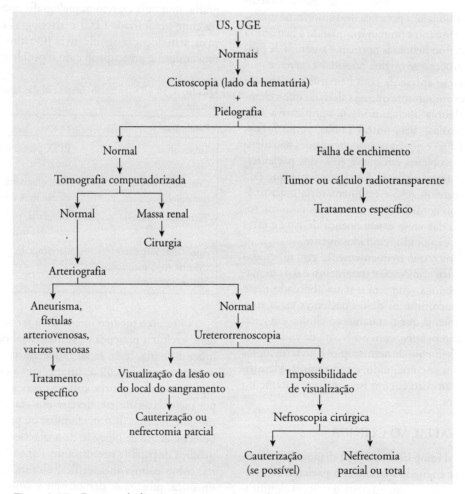

Figura A-27 – Esquema de diagnóstico e terapêutica nas hematúrias unilaterais idiopáticas.

A intervenção, qualquer que seja a via escolhida, só deve ser realizada na vigência da hematúria, de modo que o local do sangramento possa ser identificado. Ademais, é fundamental que o paciente tenha sido submetido previamente a pelo menos três cistoscopias, todas confirmando o mesmo lado do sangramento. Quando se opta por cirurgia aberta, é importante que se realize uma pielotomia, seguida de nefroscopia cuidadosa e identificação do grupo calicinal de onde provém o sangramento. Na maioria das vezes, o achado cirúrgico é de pequeno hemangioma cavernoso (2mm a 8mm de diâmetro), que se apresenta como lesão brilhante nodular, de cor azul-violeta, em papila calicinal (Tabela A-11). Nos pacientes com rim único ou com rim contralateral deficiente, realiza-se a cauterização extensa da papila, mas o procedimento de eleição para todos os pacientes é a nefrectomia segmentar, que elimina definitivamente a lesão e preserva o rim envolvido. Em alguns casos, o local preciso de sangramento não é definido e, se o paciente se apresenta com anemia grave e persistente, justifica-se a realização de nefrectomia total. De forma curiosa, cerca de 70% dos hemangiomas cavernosos localizam-se no pólo superior do rim, de modo que, quando se deseja preservar a unidade renal em um paciente com sangramento de origem indefinida e existe necessidade de se remover o segmento doente, justifica-se a realização empírica de nefrectomia polar superior.

Tabela A-11 – Achados histopatológicos em pacientes com hematúria unilateral idiopática tratados cirurgicamente.

Referências	Nº de pacientes	Hemangioma	Normal	Outras lesões
Gittes e Varady, 1981	12	5	7	0
Nesrallah et al., 1993	17	10	5	2
Bagley e Allen, 1990	32	11	5	16
Kumon et al., 1990	12	4	2	6

OBSERVAÇÕES DA LITERATURA

Patterson et al. descreveram o uso da nefroscopia e da ureteroscopia no tratamento de quatro pacientes com hematúria unilateral idiopática e obtiveram 100% de sucesso na visualização do local de sangramento. Em todos, o quadro resultou de pequenos hemangiomas, e após a fulguração das lesões, observou-se a cura de todos os casos, em um seguimento médio de 8 meses. Assim como Patterson et al., outros trabalhos confirmaram a possibilidade de se tratar com sucesso os casos de hematúria unilateral pela ureterorrenoscopia (Tabela A-12). Estes estudos foram publicados após

Tabela A-12 – Resultados com o tratamento endourológico de pacientes com hematúria unilateral idiopática.

Referências	Nº de pacientes	Cura da hematúria
Nakada et al., 1997	17	9 (60%)
Kavoussi et al., 1989	8	5 (61%)
Kumon et al., 1990	12	9 (75%)
Bagley e Allen, 1990	12	11 (91%)

períodos de seguimento que variaram, em média, de 5 a 58 meses, e demonstraram que quando a lesão é pequena e bem visualizada, sua cauterização se acompanha de resultados clínicos bastante satisfatórios, com cura da hematúria em 60 a 90% dos casos.

Nakada et al., em uma série de 17 pacientes tratados, observaram 82% de controle da hematúria (9 de 11 pacientes) quando as lesões eram discretas, mas demonstraram que a recorrência do sangramento é muito freqüente quando não se identifica o sítio da lesão.

Kavoussi et al. utilizaram a ureterorrenoscopia em 68 pacientes e demonstraram que o procedimento foi exeqüível em 93% deles. Dos 68 pacientes, 8 tinham hematúria unilateral, 6 tiveram o local do sangramento identificado e foram tratados com cauterização, 5 dos quais ficaram livres da hematúria.

Bagley & Allen, por sua vez, submeteram 32 pacientes com hematúria unilateral idiopática à endoscopia, conseguindo visualizar todo o sistema excretor em 28 deles, encontrando discretas lesões em 16 casos. Neste último grupo, 12 foram tratados com fulguração, obtendo-se a cura em 11 pacientes.

Gittes e Varady realizaram nefroscopia em 13 pacientes por meio de lombotomia e pequena pielotomia. Conseguiram identificar em todos os pacientes o local do sangramento e obtiveram a cura da hematúria em 100% dos casos, por meio de nefrectomia parcial (12 pacientes) ou total (1 paciente). Além disso, todas as unidades renais submetidas à nefrectomia parcial evoluíram com função normal (Tabela A-13).

Nesrallah et al. observaram resultados parecidos em 17 pacientes com hematúria unilateral. O local do sangramento foi identificado em 88% dos casos por meio de nefroscopia, nefrectomia parcial foi realizada em 15 deles, nefrectomia total executada nos outros dois e cura da hematúria obtida em todos os pacientes.

A causa do sangramento por meio de estudos anátomo-patológicos nem sempre foi definida nos trabalhos revistos, já que pela ureteroscopia em geral era realizada cauterização direta da lesão, sem biópsia local. Nas séries em que se obteve

Tabela A-13 – Resultados com o tratamento cirúrgico aberto de pacientes com hematúria unilateral idiopática.

Referências	Nº de pacientes	Nefrectomia parcial	Nefrectomia total	Cura da hematúria	Identificação do sangramento
Gittes e Varady, 1981	13	12	1	100%	100%
Nesrallah et al., 1993	17	15	2	100%	88%

material para análise, hemangioma cavernoso de papila renal estava presente em 33 a 59% dos pacientes (ver Tabela A-11).

Vale ressaltar que a localização renal das lesões é bastante variável; Nesrallah et al. encontraram 64% das lesões em cálices do pólo superior do rim, mas tanto Nakada et al. como Bagley et al. observaram distribuição equilibrada dos pontos de sangramento entre os pólos superior, médio e inferior.

Muitos autores acreditam que os hemangiomas do trato urinário constituem lesões mais freqüentes do que o encontrado em clínica. O reconhecimento desta situação tem grande importância prática, pois, além dos hemangiomas representarem causa comum de hematúria recorrente, sua identificação nem sempre é fácil, o que dificulta a instituição de tratamento específico. Algumas vezes, os hemangiomas renais podem regredir espontaneamente devido à fibroesclerose, o que justifica a adoção de conduta conservadora nos pacientes com hematúria unilateral idiopática quando isto for possível.

BIBLIOGRAFIA RECOMENDADA

Bagley DH, Allen J. Flexible ureteropyeloscopy in the diagnosis of benign essential hematuria. J Urol 1990; 143:549-553.

Gittes RF, Varady S. Nephroscopy in chronic unilateral hematuria. J Urol 1981; 126:297-300.

Kavoussi L, Clayman RV, Basler J. Flexible actively delectable fiberoptic uretero-nephroscopy. J Urol 1989; 142:949-954.

Kumon H, Tsugawa M, Matsumara Y, Ohmori H. Endoscopic diagnosis and treatment of chronic unilateral hematuria of uncertain etiology. J Urol 1990; 143:554-558.

Nakada SY, Elassary OM, Picus D, Clayman RV. Long-term outcome of flexible ureterorenoscopy in the diagnosis and treatment of lateralizing essential hematuria. J Urol 1997; 157:776-779.

Nesrallah L, Henrique A, Srougi M. Hematúria unilateral crônica. J Br Urol 1993; 19:13-16.

Patterson DE, Seguro JW, Benson RC, Benson RC, Leroy AJ, Wagoner R. Endoscopic evaluation and treatment of patients with idiopathic gross hematuria. J Urol 1984; 132:1199-1200.

25

INFECÇÃO URINÁRIA NÃO-COMPLICADA

•

NESTOR SCHOR
ITA PFEFERMAN HEILBERG

CONCEITO

Conceitua-se infecção do trato urinário (ITU) quando ocorre colonização por agentes infecciosos, com invasão tecidual, em qualquer parte do trato urinário. A ITU não-complicada caracteriza-se por não se detectarem alterações anatômicas ou doenças associadas, sistêmicas ou não, que favorecem ou potencializam a colonização ou invasão infecciosa tecidual. Mais ainda, a ITU não-complicada é uma doença autolimitante, não ocorrendo implicações clínicas de maior gravidade, como a formação de abscessos ou mesmo invasão do parênquima renal (pielonefrite aguda).

EPIDEMIOLOGIA

A ITU não-complicada está entre os processos infecciosos mais freqüentemente encontrados na clínica médica, sendo que acomete pelo menos 20 a 30% das mulheres durante a vida. A grande maioria apresenta episódios de cistite não-complicada, caracterizando-se por ser autolimitada e bastante benigna. Deve-se ressaltar que cerca de 3% destas mulheres apresentam um ou mais episódios de cistite e, destas, a maioria, síndrome uretral, variante da cistite. Kraft e Stamey acompanharam um grupo específico de mulheres com infecção recorrente, caracterizada por positividade das culturas em 95% e que apresentaram evolução não-complicada. Em cerca de 80% das culturas foi isolada a *Escherichia coli*, agente etiológico que continua predominando nas últimas décadas. É de impacto a observação de que 40% das infecções hospitalares nos EUA são de origem urinária. Apesar de pouco freqüente, a cistite pode vir acompanhada de pielonefrite subclínica, sendo importante diagnosticar esta situação, pois as implicações fisiopatológicas, clínicas e terapêuticas são bastante diferentes, com conseqüências potencialmente sérias.

As situações de risco que podem estar associadas à cistite com pielonefrite subclínica são observadas nos pacientes que apresentam alteração funcional ou anatômica do trato urinário, história de ITU na infância, pacientes idosos, pielonefrite aguda há menos de 1 ano ou então pacientes que apresentam outras doenças associadas como diabetes, situações ou doenças acompanhadas com imunodepressão ou caquetizantes, dentre outras. Entretanto, estas condições caracterizam uma infecção urinária complicada.

Não se pode também deixar de avaliar, diante de um paciente com ITU não-complicada, cuja principal manifestação é a cistite, aspectos epidemiológicos que estariam implicados não só no entendimento fisiopatológico desta doença, mas também na conduta, no tratamento e especialmente em eventuais medidas profiláticas. Estudos epidemiológicos sugerem como um dos principais (se não o principal) fator relacionado à ITU não-complicada a relação sexual, por efeito mecânico ao introduzir os elementos patogênicos na bexiga. Mulheres com atividade sexual ativa têm 40 vezes mais chances de apresentar ITU, sendo que 80% delas apresentam cistite nas 12h seguintes à relação sexual. O uso de diafragma está associado com o aumento deste risco. Das mulheres que utilizam este método e apresentam ITU, 66% estariam relacionadas com o procedimento, sendo que o espermicida seria a principal causa e não a posição anatômica relacionada com o diafragma (pressão no colo da bexiga impedindo seu esvaziamento completo ou então a fatores alérgicos/irritativos do material do diafragma), por aumentar o pH vaginal e, assim, propiciando colonização bacteriana nesta região. Recentemente, tem sido observado que o uso de condom com espermicida poderia estar relacionado com ITU. Por outro lado, a relação sexual utilizando condom sem lubrificantes tem maior chance de induzir ITU/cistite do que com os lubrificados. Aliás, interessante e recente observação sugere não existir correlação entre a presença de resíduo vesical e a infecção urinária em pacientes não-submetidos à instrumentação urológica.

O único fator comportamental que relaciona ITU com atividade sexual é o fato de a micção pós-coito exercer papel protetor contra a infecção. Outros fatores que aparentemente estariam relacionados como masturbação, sexo oral, tipo de roupa, ingestão hídrica ou medidas de higiene, apesar de sugestivos, não estão realmente estabelecidos. A observação clínica de que "friagem" nas extremidades ou mesmo no períneo (sentar em banco frio ou úmido) estaria relacionada com a ITU foi finalmente comprovada mediante observação científica. O mecanismo fisiopatológico relacionado seria o refluxo uretrovesical decorrente da contração seguida de relaxamento involuntário da bexiga, estimulada pela mudança de temperatura.

A prática de sexo anal aumenta a incidência de ITU em homens pelo aumento da exposição de enterobactérias, e para as mulheres, ocorreria aumento da incidência de ITU em caso de penetração vaginal após intercurso anal, sem a devida higiene prévia.

ETIOLOGIA

É bastante oportuno observar que nem todas as ITU não-complicadas são decorrentes de processos infecciosos do tipo bacteriano. Apesar de, em termos práticos e em termos de maior freqüência, os agentes bacterianos predominarem, deve-se lembrar as outras possibilidades etiológicas, como vírus (adenovírus, herpes simples e zóster, varicela etc.), fungos (*Candida*), dentre outros. Conforme referimos, desde que o principal agente etiológico da ITU seja bacteriano, deve-se caracterizar o número de bactérias por ml de urina para que o diagnóstico seja mais preciso. Sabe-se que a urina é estéril e que, em tese, não se devem encontrar bactérias em coleta de urina. Entretanto, a chance de contaminação no procedimento da coleta é significante e, assim, para se diferenciar uma infecção verdadeira de uma contaminação utiliza-se como bacteriúria significante quando houver 100.000 bactérias ou mais por ml de urina coletada em condições de assepsia. Este conceito de bacteriúria é ainda universalmente aceito, porém tem sido objeto de reavaliação. Assim, apesar deste número de bactérias por ml ser altamente específico, é pouco sensível, sendo que só se diagnostica 50% das mulheres com ITU. Estudos recentes têm sugerido, especificamente para infecções urinárias relacionadas a *Escherichia coli* e *Staphylococcus saprophyticus*, que 100 colônias por ml já seria indicativo de processo infeccioso em mulheres sintomáticas. Para homens com processo sintomático, este número deveria ser de pelo menos 1.000 colônias por ml, enquanto para pacientes com cateter urinário, dever-se-ia já aceitar 100 colônias por ml como indicador de infecção. Estes conceitos ainda não são totalmente aceitos e, para as mulheres, só nos casos das bactérias acima relacionadas é que se pode aceitar um número de 100 colônias por ml, sendo que, na vigência de infecções por outros germes, sugere-se manter o critério de 100.000 colônias por ml ou mais. Por outro lado, estes novos limites da contagem bacteriana são práticos e positivos em termos de diagnósticos com maior sensibilidade, especialmente diante de um quadro clínico sugestivo.

De maneira geral, a freqüência dos germes observados na ITU é universal, sendo a *Escherichia coli* a predominante, variando de 85 a 90% das infecções não-complicadas. Bem menos comuns são os relacionados com outros agentes, variando na dependência do Serviço. Dentre estes estão o *Proteus*, a *Klebsiella* e, especialmente em mulheres com atividade sexual, o *Staphylococcus saprophyticus*, conforme veremos na síndrome uretral. Esta freqüência relativa refere-se a pacientes hígidos, não-hospitalizados, pois observa-se que em ambiente hospitalar ocorre mudança na freqüência desta flora, sendo que a *Escherichia coli* é observada em torno de 50% dos casos e as outras bactérias apresentam freqüência relativa maior.

FISIOPATOLOGIA

Didaticamente, as vias de infecção urinária são: linfática, hematogênica e ascendente.

A hematogênica ocorre especialmente em situações específicas nas quais existem alterações da resistência do paciente (AIDS, por exemplo), doenças sistêmicas infecciosas (septicemia, cateterização infectada etc.) ou então em situações em que ocorrem alterações anatômicas ou funcionais nos rins, favorecendo a permanência da bactéria. Estas alterações são de caráter obstrutivo, intra e extra-renal, de tal maneira que o "clearance" bacteriano seria prejudicado. A via linfática permanece especulativa, não sendo possível até o momento caracterizá-la definitivamente. Entretanto, existem sugestões de que poderia ocorrer, participando, na via ascendente, da bexiga para o rim, por meio dos capilares linfáticos periureterais.

A via ascendente seria a mais freqüente e importante via de infecção. Entretanto, vários co-fatores são fundamentais para que ocorra a infecção vesical. Primeiramente, deve ocorrer colonização periuretral de organismos patogênicos. Estas bactérias são provenientes da flora intestinal dentre as quais prevaleceria a flora intestinal habitual. Portanto, devem ocorrer condições de proliferação destes patógenos urinários no intestino, bem como migração bacteriana para a região periuretral, mediante fatores mecânicos, defecação, sudorese, higiene pessoal etc., conforme apresentado no quadro A-51.

A colonização do vestíbulo vaginal e da uretra distal também dependerá da competição com a flora residente local e do pH vaginal, fatores bastante influenciados pelo nível de estrogênios principalmente na ITU/cistite recorrente em mulheres menopausadas. O nível de IgA local bem como a existência de receptores e de fatores de aderência bacteriana, como as fímbrias, adesinas e hemolisinas, também são responsáveis pela colonização do vestíbulo vaginal e da uretra distal, participando dos mecanismos iniciais deste processo infeccioso (Quadro A-51).

Após esta etapa, devem ocorrer condições que permitam a migração destas bactérias para a bexiga. O principal mecanismo seria o fluxo retrógrado de urina ou gotículas de urina que, alcançando a uretra anterior, refluiriam por pressão negativa vesical, pelo seu relaxamento abrupto. A uretra curta feminina, é sem dúvida, um dos fatores permissivos deste mecanismo. No homem, a uretra, relativamente maior, traria maior dificuldade a um refluxo uretrovesical mais completo e intenso e, assim, contribuiria com uma barreira geográfica para a infecção vesical. Fatores mecânicos, especialmente o coito mais intenso ou inadequado por lubrificação vaginal insuficiente, como exemplo, também contribuem para esta etapa fundamental no mecanismo fisiopatológico da ITU/cistite não-complicada (Quadro A-51).

Quadro A-51 – Fisiopatologia da ITU.

Colonização bacteriana do intestino
  Competição ecológica da flora fecal
    ou
  Colonização da pele pelo estafilococo
Migração bacteriana para a região periuretral
  Fatores mecânicos
  Defecação
  Higiene
  Sudorese etc.
Colonização do vestíbulo e uretra distal
  Competição com a flora residencial local
  Receptores
  Fatores de aderência
Migração para a bexiga
  Fluxo retrógrado
  Uretra curta
  Fatores mecânicos
Proliferação bacteriana na bexiga/urina
  Tonicidade
  pH
  Ácidos orgânicos na urina
  Fatores hidráulicos e hemodinâmicos
Fatores vesicais protetores
  Muco
  IgA
  Fatores de aderência

Finalmente, para o estabelecimento da ITU/cistite não-complicada, deve ocorrer nesta etapa a proliferação bacteriana vesical. Este processo é evitado espontaneamente por vários mecanismos como, o fato de a urina ser um inibidor natural pela sua elevada hipertonicidade, pelo seu pH baixo e pela presença de ácidos orgânicos.

Além das características intrínsecas da urina, o fator hidráulico e/ou hidrodinâmico da bexiga induz a lavagem vesical, com importante turbulência, o que exige a presença de bactérias com capacidade de aderência ao urotélio. Estes fatores, de certa maneira, geram condutas aparentemente contraditórias, pois de um lado seria indicado para que os pacientes forçassem a diurese e, por outro, esta diurese provocaria redução da tonicidade, elevação do pH e diluição dos ácidos orgânicos urinários. Sugere-se desta maneira, como veremos adiante, hidratação adequada, sem que seja exagerada, indicando-se ingestão de 1,5 a 2 litros/dia. Nesta etapa dos eventos fisiopatológicos da ITU, também faz-se necessário que os fatores vesicais estejam alterados. A presença de proteína de Tamm-Horsfall, o muco vesical, constituído por mucopolissarídeos e glicosaminoglicanos, bem como a secreção local de IgA e IgG são protetores naturais e para que ocorra proliferação bacteriana, com fixação e invasão dos microorganismos, é necessário que a mucosa vesical seja permissiva, possuindo fatores de aderência compatíveis com aqueles das bactérias presentes (Quadro A-51).

Além destes aspectos, são necessários fatores bacterianos para que este processo patológico se complete. Sorotipos específicos O:K:H da *E. coli*, polissacárides K na cápsula, fatores de aderência das bactérias ao urotélio (adesinas, píli, flagelos etc.) que se ligam a glicoproteínas do tipo manose-sensível, presentes no epitélio vaginal e no urotélio, bem como características da resistência bacteriana aos mecanismos de defesa do hospedeiro, produção de hemolisinas, aerobactinas, colicina e capacidade de proliferação e geração de fatores ureteroplégicos estão entre as variáveis mais estudadas na fisiopatogenia desta doença.

Recentemente, tem sido possível, utilizando técnicas de biologia molecular, modificar características das fímbrias, visando avaliar as formas que mais estariam associadas à virulência. Também, em nível bacteriano, observou-se que as toxinas são capazes de interferir com fatores da matriz do urotélio, especialmente nas integrinas, responsáveis pela aderência e inter-relação celular. A modificação do comportamento celular diante das toxinas, especialmente o LPS da *Escherichia coli*, que por sua vez induz modificações do pH, sódio e cálcio intracelulares, bem como altera a produção local de glicoconjugados que passam a ser produzidos com menor sulfatação e, portanto, com menor capacidade bactericida.

Interessante é a relação entre ITU e o grupo sangüíneo P, especialmente P1, que está associado com a presença de receptores em células do urotélio e que pode ser identificado em 97% das mulheres jovens com pielonefrite recorrente. É claro que estes fatores, especificamente bacterianos, devem não apenas estar associados aos mecanismos fisiopatológicos referidos mas também dependem de fatores específicos do hospedeiro como aqueles associados à presença de receptores específicos no urotélio, à produção local de imunoglobulinas, de interleucinas 6 e 8, de proteína de Tamm-Horsfall etc. Especificamente a respeito das interleucinas (IL), a IL-8 teria sua produção e liberação estimuladas pelas fímbrias da *E. coli*, sendo secretada pelas células epiteliais, e tem importante capacidade quimoatrativa para os neutrófilos e assim atua como uma substância pró-inflamatória local. A IL-6 seria responsável pela reação toxêmica que os pacientes apresentam na ITU acompanhada de pielonefrite aguda: febre, mal-estar e elevação da proteína C reativa, dentre outros sintomas. A estes conhecidos fatores pró-inflamatórios, também associa-se o fator ativador das plaquetas (PAF), que se apresenta aumentado na ITU e correlacionado à leucocitúria. Já, quanto ao papel das proteínas de Tamm-Horsfall, existe a possibilidade de que elas competiriam com os polimorfonucleares na ligação aos receptores manose-sensíveis da *E. coli* e assim reduziriam o papel destes macrófagos nos mecanismos de defesa à ITU.

QUADRO CLÍNICO

O quadro clínico da ITU não-complicada é bastante característico na maioria das vezes, pois a manifestação principal, conforme referido, é o da cistite. Os pacientes apresentam desconforto urinário como disúria, polaciúria ou urgência, associadas à sensação de odor forte não-usual da urina. Observa-se piúria e hematúria pela análise do sedimento urinário. Pode ocorrer apresentação de sintomas inespecíficos, que, de uma maneira geral, são discretos mas que em uma anamnese cuidadosa são válidos. Assim, sintomas como mal-estar inespecífico, cansaço desproporcional à atividade física e arrepios de frio são comemorativos bastante sugestivos de ITU quando presentes. Na grande maioria dos casos, a sintomatologia é autolimitada, durando poucos dias. Entretanto, alguns fatores são indicativos de potencial risco de complicações, como apresentado no quadro A-52.

Quadro A-52 – Fatores indicativos de complicações na ITU.

Sexo masculino	Alteração anatômica ou funcional
Atendimento de emergência	ITU na infância
Infecção adquirida em hospital	Uso recente de antibióticos
Gravidez	Sintomas há mais de 7 dias
Cateter	Diabetes
Instrumentação urinária recente	Imunossupressão

A ocorrência de ITU em pacientes do sexo masculino, por sua reduzida freqüência, é por si um alerta indicativo de ITU com algum fator adicional de base, responsável por esta infecção, como o adenoma de próstata, distúrbios miccionais, cateterização ou então, quando na infância, pela presença de válvula da uretra posterior. Tanto o atendimento de emergência como a ITU adquirida em ambiente hospitalar também são sugestivos de fatores adicionais de risco que devem ser avaliados. A gravidez, a ITU na infância, o diabetes e a imunossupressão são situações associadas complicadoras e de risco. A cateterização atual ou recente (pós-cirúrgica), a instrumentação urológica e a presença de alteração anatômica são elementos fundamentais na anamnese clínica. Entretanto, como a disúria é o sintoma de maior importância, deve-se proceder ao diagnóstico diferencial (Quadro A-53).

Quadro A-53 – Diagnóstico diferencial das disúrias.

ITU: disúria interna, polaciúria, urgência, início abrupto, dor suprapúbica, piúria, hematúria, associada com diafragma
Doenças sexualmente transmissíveis: disúria interna, história ocasional de polaciúria ou urgência, início gradual, secreção vaginal, novos ou múltiplos parceiros
Vaginites: disúria externa, início gradual, secreção e odor vaginal, prurido

Conforme referido, na ITU/cistite, a disúria é interna, acompanhada de polaciúria, urgência, com início abrupto e dor suprapúbica. Pode estar acompanhada de piúria ou hematúria e é associada ao uso de diafragma. Quando ocorre desconforto urinário associado a doenças sexualmente transmissíveis, observa-se também disúria interna, porém só ocasionalmente será acompanhada de polaciúria ou urgência. Chama a atenção que, nesta situação, o início dos sintomas é gradual, observando-se, com freqüência, secreção vaginal e, pela anamnese, são referidos novos ou múltiplos parceiros.

Já na presença de vaginite, chama a atenção que a disúria é externa, com a sensação de ardor quando a urina entra em contato com a mucosa inflamada. Nas vaginites, o início também é gradual e acompanha-se na maioria das vezes por odor vaginal e prurido variável (Quadro A-53).

É bastante importante diferenciar se a infecção urinária de origem baixa está comprometendo o trato urinário superior. Conforme o quadro A-54, vários parâmetros são úteis para esta diferenciação.

Quadro A-54 – Principais achados na ITU alta *versus* baixa.

Clínica: dor lombar e sintomas sistêmicos de maior intensidade
Sedimento urinário: cilindros hialinos ou hialinogranulosos
Enzimas urinárias: DHL
Proteínas tubulares: Tamm-Horsfall, microglobulinas e "retinol binding protein"
Alteração funcional: concentração urinária
Cultura diferenciada de urina: técnica de "wash-out"
Bactéria recoberta por anticorpo
Sorologia: Específica – anticorpo anti-O da *E. coli*
Inespecífica – hemossedimentação, proteína C reativa e anticorpo antiproteína de Tamm-Horsfall

Conforme o quadro A-54, a apresentação clínica diferencia-se principalmente pela riqueza dos sintomas inespecíficos, porém sistêmicos presentes na ITU alta. Os pacientes apresentam-se com mal-estar, febre e dor lombar na maioria das vezes em que ocorre pielonefrite aguda. Alguns pacientes podem apresentar septicemia. Na ITU que compromete o rim, ocorre eliminação de cilindros hialinos ou hialinos-granulosos, enzimúria (DHL), bem como proteinúria tubular variável (proteína de Tamm-Horsfall, microglobulinas e "retinol binding protein"). Ocorre alteração da capacidade de concentração urinária, especialmente observada nas pacientes grávidas. Pode-se proceder coleta de urina via cateterização, com lavagens múltiplas da bexiga ("wash-out") e coleta de urina dos ureteres, possibilitando diferenciar cistite de infecção alta e mesmo localizar em qual dos rins estaria a ITU, pela coleta seletiva da urina de cada ureter separadamente. É claro que este método deve ser utilizado em situações especiais pela sua característica de ser um método diagnóstico agressivo, com potencial risco de contaminação secundária. A pesquisa de bactérias recobertas por anticorpos pode ser útil, baseando-se no fato de que em infecções parenquimatosas ocorreria estímulo antigênico com sua ligação à bactéria por anticorpos. Estes anticorpos seriam pesquisados via imunofluorescência do sedimento urinário. Entretanto, este método tem limitações, pois nas cistites podem ocorrer resultados falso-positivos quando na vigência de prostatites ou de ITU em crianças, sendo este exame positivo sem que ocorra comprometimento renal. No sangue, pode-se pesquisar a presença de anticorpos anti-O da *Escherichia coli* ou então utilizar testes inespecíficos, como a velocidade de hemossedimentação e a proteína C reativa que estariam elevados, bem como a possível presença de anticorpos antiproteína de Tamm-Horsfall (ainda não disponível em nosso meio). De uma maneira geral, estes procedimentos e métodos são bastante relativos, prevalecendo o quadro clínico na diferenciação da ITU do trato inferior *versus* a do trato superior.

Um dos aspectos que exige maior atenção do médico assistente é uma condição na qual a cultura de urina se apresenta persistentemente negativa na presença de suspeita importante de cistite, inclusive com piúria. No quadro A-55 apresentamos algumas possibilidades que devem ser investigadas diante de piúria estéril.

Quadro A-55 – Condições associadas à piúria estéril.

Doenças não-infecciosas: nefropatia tubulointersticial, litíase e corpos estranhos, glomerulonefrites, rejeição de transplante, ciclofosfamida, câncer, traumatismo e contaminação vaginal
Doenças infecciosas específicas: tuberculose, micobactéria atípica, fungos, infecção por clamídia ou gonococos, viral, anaeróbios, leptospirose e hemófilos influenza
Doenças infecciosas: durante ou após tratamento quimioterápico

Duas situações específicas relacionadas com a ITU não-complicada são de particular interesse: a síndrome uretral e a cistite da "lua-de-mel".

Pacientes com sintomas de disúria, porém sem apresentarem bacteriúria significante (< 100.000 colônias/ml de urina), têm sido consideradas como tendo esta síndrome uretral. Aceita-se, nesta situação, o número de bactérias > 100 por ml de urina para culturas com *Escherichia coli* ou *Staphylococcus saprophyticus*.

Este conceito de síndrome uretral tem sofrido evolução e muitos autores consideram esta situação muito mais freqüente do que a própria cistite clássica, apesar de estar em discussão se ainda deve ser utilizado. De qualquer maneira, em termos práticos, o diagnóstico de síndrome uretral é útil, desde o trabalho pioneiro de Stamm et al., que avaliaram 59 mulheres que não apresentavam bacteriúria significante, mas com clínica muito sugestiva de ITU do trato inferior. Ao realizarem punção suprapúbica, 44% destas mulheres apresentavam culturas positivas, mas em número inferior a 10.000 colônias/ml. Além disso, 20% apresentaram cultura positiva para *Chlamydia trachomatis*, sendo que haviam primeiramente apresentado cultura negativa nas técnicas habituais. Sabe-se que agentes como o *Ureaplasma urealyticum* e mesmo fatores não-infecciosos podem participar desta síndrome. Ainda não está totalmente definida as condições do porquê estas mulheres apresentam esta síndrome sem que ocorra o processo infeccioso clássico. Características individuais? Cepas específicas de bactérias? Observa-se que estas mulheres freqüentemente apresentam sintomatologia de repetição, na maioria das vezes relacionada com relação sexual recente (12-48h), de intensidade ou qualidade inadequada (lubrificação insuficiente), troca de parceiros, bem como, ocasionalmente, alteração do estado emocional, passando por problemas pessoais. Apesar da observação clínica da associação de alteração emocional em algumas pacientes, não existe associação com doença psiquiátrica. Entretanto, apesar de esta doença também ser uma infecção benigna e autolimitada, estas pacientes são bastante beneficiadas quando tratadas com quimioterápicos e, especialmente, submetidas a tratamento profilático, com medicação pós-coito.

A cistite da lua-de-mel ocorre em situações nas quais existe atividade sexual intensa, classicamente descrita em recém-casados. Esta infecção era observada com maior freqüência especialmente pela característica de que as mulheres casavam sem experiência sexual prévia. As primeiras relações ao serem realizadas mais agressivamente, com situação dolorosa para a mulher, provocam uma sintomatologia intensa de hematúria macroscópica, disúria importante com polaciúria. Freqüentemente, o jovem casal, em viagem de lua-de-mel, via-se na contingência de interromper sua programação comemorativa devido a esta situação desagradável, porém que responde, na grande maioria das vezes, a doses modestas de quimioterápicos. Ambas as situações, síndrome uretral e cistite de lua-de-mel, por suas características predominantes de disúria e polaciúria como sintomas predominantes, obrigam o médico a avaliar os diagnósticos diferenciais da disúria e o aumento da freqüência urinária (Quadro A-56).

Quadro A-56 – Principais causas de disúria e de polaciúria.

Cistite aguda
Síndrome uretral
Cistite da lua-de-mel
Pielonefrite aguda com cistite
Irritantes uretrais
Vulvovaginites com ou sem uretrites
Trichomonas
Candida
Herpes simplex
Chlamydia trachomatis
Neisseria gonorrhoeae

Deve-se lembrar que têm sido bastante freqüentes os processos irritativos e os não-infecciosos ureterais e vulvares, pelo uso de substâncias químicas das mais diversas.

TRATAMENTO

Nestes últimos cinco anos, mudanças de impacto ocorreram na terapêutica da ITU não-complicada. Primeiramente, sugere-se que em infecções urinárias baixas, não-complicadas, com sintomatologia bem característica e sem fatores de risco associados e, quando possível, com sedimento urinário demonstrando leucocitúria, hematúria e bacteriúria, pode-se dispensar a cultura de urina pré-tratamento. Esta conduta baseia-se no aumento em aproximadamente 40% do custo do tratamento, com redução de apenas 10% na sintomatologia. Entretanto, deve-se recomendar, especialmente na vigência de pielonefrite aguda, a cultura pré-tratamento, pois existe potencial risco de seqüelas se o tratamento antimicrobiano for inadequado. Desta maneira, os determinantes que norteiam o tratamento da ITU baixa baseiam-se na escolha do quimioterápico/antibiótico, sua duração e avaliação final do resultado, bem como medidas profiláticas.

Ao lado do tratamento antimicrobiano, devem-se sugerir medidas gerais, como hidratação adequada de 1,5 a 2 litros/dia (urinas muito diluídas perdem os fatores de defesa local, como tonicidade urinária, e provocam diluição de fatores inibidores bacterianos), calor local, analgésicos e antiinflamatórios quando necessários. A administração de alcalinizantes urinários pode reduzir o processo irritativo da urina ácida sobre um urotélio inflamado, porém com cautela, pois o pH urinário baixo é um dos fatores inibidores do crescimento/proliferação bacteriana.

Considerando-se que a vasta maioria das cistites são processos não-complicados e que as bactérias mais freqüentemente associadas são sensíveis à maioria dos quimioterápicos/antibióticos, procuram-se utilizar medicamentos com elevada excreção urinária, com menor freqüência de efeitos colaterais e eventualmente com menor chance de apresentarem resistência aos germes habituais destas infecções (*Escherichia coli* e *Staphylococcus saprophyticus*). Não é raro observar que ainda ocorrem prescrições de antibióticos do tipo de aminoglicosídeos nestas infecções não-complicadas. Apesar de estes antibióticos serem efetivos, sua potência, espectro de ação, efeitos colaterais e custo são desproporcionais à gravidade da infecção.

As penicilinas sintéticas, as sulfas, os quimioterápicos do tipo das quinolonas, as nitrofurantoínas, as cefalosporinas e as novas quinolonas estão dentre os antimicrobianos com indicação adequada. A observação de elevada resistência da *E. coli*, pela produção de beta-lactamase, à amoxacilina tem reduzido seu emprego. Especificamente em nosso meio, em trabalho realizado recentemente neste Serviço, observou-se que a ciprofloxacina apresenta 100% de sensibilidade aos germes isolados de 44 pacientes com ITU do trato urinário inferior não-complicada. Mais ainda, não observamos efeito colateral e ocorreu 100% de aderência dos pacientes quando tratados com esta droga. Observação semelhante foi realizada por Grubbs et al., sendo que o grupo de pacientes tratados com ciprofloxacina apresentou número significantemente menor de efeitos colaterais (< 50%), quando comparado com o tratamento utilizando trimetoprima-sulfametoxazol.

Aspecto importante e ao qual se dá pouco destaque, porém de bastante relevância, é quanto à eficácia destes medicamentos em interagir com a flora aeróbia Gram-negativa intestinal e vaginal sem interferir na anaeróbia. É claro que deve existir um balanço adequado deste mecanismo, pois os efeitos colaterais podem surgir, como corrimento vaginal e/ou alteração do hábito intestinal. De uma maneira geral, antimicrobianos que satisfazem estas condições são trimetoprima-sulfametoxazol e quinolonas, que além de elevada sensibilidade aos agentes habituais, são capazes de reduzir substancialmente (quando não erradicam) a flora de germes Gram-negativos entéricos patogênicos que haviam colonizado a flora vaginal e regiões anal e periuretral.

A duração do tratamento da ITU/cistite é, tradicionalmente, de 7 a 14 dias. Entretanto, como esta é uma infecção superficial do urotélio, o tratamento com duração menor seria adequado. Assim, vários estudos têm sido realizados recentemente, avaliando o custo-benefício entre as diferentes durações dos tratamentos: dose única, 1, 3, 7 ou 14 dias.

Observações iniciais sugeriram a utilização de tratamento em dose única como sendo muito promissores, porém, estudos utilizando número substancial de pacientes têm mostrado que este esquema terapêutico é menos efetivo do que os com duração mais prolongada, especialmente os de 3 ou 5 dias de terapia.

Na avaliação de tratamento em dose única deve-se considerar a idade da paciente, a ITU prévia nos 6 meses anteriores, o uso de diafragma, a presença de sintomas há mais de 3 dias e o tipo de germe, outro que não a *Escherichia coli* ou o *Staphylococcus saprophyticus*. Mulheres jovens (< 40 anos), com poucos parceiros e sem os comemorativos referidos acima, apresentam 90% de cura neste esquema de dose única, diferenciando-se das mulheres com mais de 40 anos, urbanas, que apresentam apenas 46% de cura. Entretanto, pelas características do nosso País, não podemos descartar seu emprego em situações específicas como em locais onde a população tem menor acesso ao tratamento mais controlado ou mesmo menor poder aquisitivo e, assim, o local do atendimento poderia administrar o tratamento neste tipo de regime. Por outro lado, deve-se observar que, mesmo com antimicrobianos adequados, nesta duração, não se consegue interferir na flora vaginal ou entérica, o que proporciona maior índice de recorrência, sendo assim uma opção secundária de esquema de tratamento.

O tratamento da ITU não-complicada, utilizando 3 dias de duração, tem sido considerado mais eficiente do que em dose única ou mesmo do que em esquemas terapêuticos mais prolongados nos pacientes que não apresentam fatores potenciais de agravo. Em nosso Serviço, avaliamos tanto a trimetoprima-sulfametoxazol como a ciprofloxacina e observamos resultados com eficiência similar dos esquemas de 3 e 7 dias de tratamento, sugerindo que o esquema de 3 dias para cistites não-complicadas pode e deve ser indicado, evitando-se por um lado recorrências (dose única) e, por outro, efeitos colaterais indesejáveis, menor aderência ao tratamento e custo mais elevado com esquemas mais prolongados. Assim, à semelhança do que se observa na literatura internacional, os pacientes deste Serviço também se beneficiaram de esquemas terapêuticos com menor tempo de duração.

Nas infecções urinárias de repetição ou na síndrome uretral, é sugerido tratamento de manutenção com sulfas ou quimioterápicos (furadantina ou quinolonas, por exemplo) em dose única diária, no período noturno (maior permanência do antimicrobiano na urina vesical) ou então dose única, pequena (um comprimido), após a relação sexual. Este tratamento deve-se prolongar por meses (3 a 6 meses), na dependência da recidiva. O uso de norfloxacina, durante períodos prolongados, é capaz de reduzir significativamente o componente da flora coraliforme sem contudo induzir resistência.

Deve-se orientar mudança de método contraceptivo se a paciente utilizar diafragma, pois este método está relacionado com o aumento de recorrência de ITU, como referido. Outra medida no tratamento da cistite recorrente e não-complicada é na mulher menopausada. O uso de creme vaginal com estrogênios, 1 a 2 vezes por semana, tem sido sugerido. Esta conduta tem sido assumida por vários especialistas e é baseada no trabalho de Raz e Stamm, mostrando redução de 5,9 para 0,5 ITU paciente/ano nas pacientes menopausadas que fizeram uso de estrogênio vaginal. Ocorreu recolonização em 61% (*versus* zero) e houve redução do pH vaginal de 5,5 para 3,8, sem sofrer modificações no grupo placebo. Chama também a atenção que estes pesquisadores observaram redução da colonização de enterobactérias na vagina de 67 para 31% no grupo estrogênio *versus* 67 para 63% no grupo placebo, indicando efeito positivo em reduzir a colonização vaginal com bactérias patogênicas, possivelmente em decorrência da redução do pH vaginal, associado à modificação da flora local, enriquecida com lactobacilos. Entretanto, estudo empregando metanálise, em um número substancial de pacientes (n = 3.616) provenientes de vários centros (*versus* n = 19.161 para as mulheres do grupo controle), mostrou que o uso de estrogênio aumentava para 1,9 vez a chance de ITU em mulheres menopausadas com útero, e não modificava a incidência em mulheres histerectomizadas, sugerindo que estrogênio no local não teria efeitos benéficos em mulheres menopausadas com ITU de repetição do trato urinário inferior. Desta maneira, esta indicação de tratamento com estrogênios associados a antimicrobiano em baixas doses neste subgrupo de mulheres ainda é um tema que necessita de futuras investigações.

A necessidade em realizarmos cultura de urina pós-tratamento da ITU não-complicada, quando após 3 dias de tratamento a paciente está assintomática, é discutível, devendo entretanto ser sempre solicitada na pielonefrite aguda ou quando os sintomas ainda persistirem. A posterior avaliação utilizando métodos de imagem ou investigação urológica do trato urinário nas situações não-complicadas também não é sugerida e, mesmo em mulheres com ITU recorrente, apenas 5% apresentam alguma alteração. É claro que a indicação de investigação deverá ser individualizada para cada paciente na dependência da sua história clínica, seu exame, doenças associadas e especialmente da sua evolução.

Uma situação também específica diz respeito à conduta a ser tomada diante de bacteriúria assintomática. Sugeria-se inicialmente que o tratamento deveria ser obrigatório, pois a bacteriúria poderia provocar hipertensão arterial, fato posteriormente não-comprovado. Também poderia evoluir para dano funcional renal e/ou evoluir para insuficiência renal crônica, estando assim associada não só à elevada morbidade, mas também à mortalidade. Entretanto, estas observações anedóticas não foram confirmadas, e são poucos os estudos a longo prazo avaliando o custo-benefício do tratamento da bacteriúria assintomática. Desta maneira, o bom senso sugere que, em face desta situação, a conduta deverá estar na dependência dos fatores associados aos potenciais riscos ou, então, à presença de doenças relacionadas. Mais ainda, mesmo em mulheres sem fatores complicadores, hígidas, deve-se ponderar o tratamento não só por causa da chance de 30% apresentarem ITU sintomática, mas também levando-se em consideração a opção de esquemas com tratamento de curta duração, utilizando antimicrobianos com uma freqüência reduzida de efeitos colaterais.

Diferentemente da ITU não-complicada na mulher, a ITU no homem, pela sua freqüência reduzida, deve sempre ser considerada como potencialmente associada a outros fatores permissivos. Entretanto, uma pequena percentagem de homens, na faixa dos 20 aos 50 anos, pode apresentar infecção urinária não-complicada. Não estão estabelecidos, neste subgrupo de pacientes, as causas ou mesmo os mecanismos que propiciaram esta infecção. Entretanto, dois fatores de risco estão relacionados: homossexualidade ou, então, relação heterossexual com a companheira infectada. Apesar de o tipo de bactérias encontradas nestes processos ser semelhante ao das encontradas nas mulheres, sua freqüência relativa é diferente, sendo que a *Escherichia coli* aparece em torno de 50% e o *Staphylococcus saprophyticus* com freqüência relativamente reduzida. As outras enterobactérias são mais comumente encontradas nas ITU nos homens. Por outro lado, deve-se ressaltar que, nestes pacientes, estas bactérias são, de uma maneira geral, de alta infectabilidade ao urotélio e, assim, as implicações terapêuticas são óbvias, sugerindo-se esquemas terapêuticos mais prolongados, do tipo 7 a 14 dias, sempre com coletas de cultura de urina (e antibiograma) pré e pós-tratamento. Entretanto, estas condutas práticas e bastante utilizadas pelos especialistas da área não estão totalmente estabelecidas, pois existem apenas escassos estudos sistematizados nesta situação. Mais ainda, devem-se evitar medicamentos que alcançam concentrações reduzidas na próstata (por exemplo, as furadantinas, ácido nalidíxico ou ácido pipemídico), pois as prostatites não-diagnosticadas são fatores etiopatogênicos destas ITU. A necessidade de avaliação por imagem ou urológica nestes pacientes também não está estabelecida mas, de uma maneira geral, para aqueles que respondem rapidamente ao tratamento e não apresentam recorrência pode ser postergada, diferentemente dos pacientes que apresentam infecção acompanhada de fatores de risco (ver Quadro A-52), pielonefrite aguda ou ITU recorrente.

EVOLUÇÃO E PROGNÓSTICO

Conforme já referido, na ITU não-complicada, não existem trabalhos efetivos, com número adequado de pacientes ou mesmo a longo prazo que apontam este evento como responsável por doenças renais ou extra-renais. É claro que fatores associados de risco como gravidez, alterações anátomo-funcionais, doenças associadas (diabetes, imunodeficiência etc.) podem modificar esta evolução e o prognóstico benigno.

PERSPECTIVAS

Estudos prospectivos, utilizando técnicas epidemiológicas tradicionais bem como metodologia de metanálise para avaliação multicêntrica, em milhares de pacientes, sem dúvida forneceriam instrumental para se desenvolver métodos e sistemas educacionais visando à prevenção da ITU. O estudo das características da infectabilidade e a virulência bacteriana é fundamental não só para o melhor entendimento dos mecanismos fisiopatológicos, mas também para desenvolver novas táticas terapêuticas. O entendimento dos fatores de resistência à infecção urinária pelo hospedeiro permitiria desenvolver mecanismos de estímulo ou reposição destes elementos. Dentro desta área, é de muito interesse o desenvolvimento de vacinas. Recentemente, tem-se tido sucesso no desenvolvimento de vacinas contra múltiplos germes, comuns na ITU, que se mostraram eficientes em macacos e em homens, quando administradas pela via intramuscular. O desenvolvimento de novos antimicrobianos com maior sensibilidade e que alcancem elevados níveis urinários com reduzidos efeitos colaterais são perspectivas realísticas a, relativamente, curto prazo, conforme tem ocorrido ao longo desta última década. Desta maneira, o melhor entendimento da doença associado ao desenvolvimento de novos medicamentos e de vacinas eficientes contra os principais germes seria o coroamento de vitória diante de uma doença que aflige há tão longo tempo e tão freqüentemente o ser humano.

BIBLIOGRAFIA RECOMENDADA

Arav-Bover R, Leibovici L, Danon YL. Urinary tract infections with low and high colony counts in young women. Spontaneous remission and single-dose vs. multiple-day treatment. Arch Intern Med 1994; 154:300-304.

Baerheim A, Laerum E, Sulheim O. Factors provoking lower urinary tract infection in women. Scand J Prim Health Care 1992; 10:71-75.

Goldstein EJC. Prevention of bacterial resistance in urinary tract infections. Eur Urol 1991; 19 (Suppl 1):28-32.

Hampson SJ, Noble JG, Rickards, Milroy EJG. Does residual urine predispose to urinary tract infection? Br J Urol 1992; 70:506-508.

Hooton TM, Stamm WE. Management of acute uncomplicated urinary tract infection in adults. Med Clin North Am 1991; 75:339-358.

Kraft JK, Stamey. The natural history of symptomatic recurrent bacteriuria in women. Medicine 1997; 56:50-55.

Neu HC. Urinary tract infections. Am J Med 1992; 58(Suppl 4A):63S-70S.

Orlander JD, Jick SJ, Dean AD, Jick H. Urinary tract infections and estrogen use in older women. J Am Geriatr Soc 1992; 40:817-820.

Raz R, Stamm WE. A controled trial of intravaginal estriol in postmenopausal women with recurrent urinary tract infection. N Engl J Med 1993; 329:753-756.

Stamm WE, Wagner KF, Amsel R et al. Causes of the acute urethral syndrome in women. N Engl J Med 1980; 303:409-415.

Uehling DT, Hopkins WJ, James LJ, Balish E. Vaginal immunization of monkeys against urinary tract infection with a multi-strain vaccine. J Urol 1994; 151:214-216.

26

INFECÇÕES URINÁRIAS COMPLICADAS

•

Maria Ermecília Almeida Melo

Heonir Rocha

Quando a infecção urinária ocorre em trato urinário anormal, diz-se que estamos diante de uma infecção urinária complicada. A anormalidade neste caso pode ser anatômica, funcional ou metabólica, não apenas predispondo esta área a infecções, mas alterando seu curso ou tornando-a bem mais difícil de cura. Como fator adicional, a flora infectante geralmente é representada por bactérias mais resistentes do que nos casos de infecção do trato urinário (ITU) não-complicada. Nestas condições, sobretudo na vigência de processos obstrutivos, a infecção pode contribuir para a lesão renal progressiva, em alguns casos resultando em estágio final de doença renal. Além disso, a infecção freqüentemente se torna recorrente, trazendo o perigo adicional de sepse, com morbidade e mortalidade, sobretudo maior em doentes idosos ou hospitalizados. Isto destaca esta condição como especial, exigindo diagnóstico correto que inclua não apenas o diagnóstico bacteriológico mas, e sobretudo, a natureza da alteração do trato urinário existente, para seu devido tratamento, e para a prevenção da agressão resultante.

PRINCIPAIS ALTERAÇÕES QUE PROPICIAM INFECÇÃO COMPLICADA OU RECORRENTE DO TRATO URINÁRIO

São múltiplos os fatores que aumentam a suscetibilidade do trato urinário à infecção. Obstrução, em qualquer nível do trato urinário, favorece o estabelecimento de infecção. Na prática, a urolitíase é um dos fatores, sendo a litíase vesical mais acompanhada de infecção do que a pelvicalicinal. Nestes casos, um fator agravante e que tende a perpetuar a infecção é o fato de as bactérias sobreviverem no interior de cálculos urinários, podendo-se exteriorizar após dias e manter ou renovar a infecção. Por outro lado, é bom que se recorde que, ao destruirmos um cálculo, sobretudo na vigência de infecção urinária, pode ocorrer, pela liberação da elevada carga bacteriana, grave sepse, piorando a infecção.

No homem, após os 60 anos de idade, o aumento da próstata passa a ser a causa mais comum de obstrução urinária, e a prevalência de infecção aumenta a partir desta data, atingindo 10% ou mais. Múltiplas anomalias de ITU, tais como duplicidade pieloureteral, estenose de junção pielocalicinal, válvulas e estenoses de uretra, refluxo vesicouretral, ureterocele, cistocele, divertículos também podem favorecer a ocorrência de ITU complicada ou recorrente.

Obstrução extrínseca, por compressão, também se acompanha de ITU complicada. De outra parte, qualquer fator intra-renal que obstrua o fluxo de urina, provocando hidronefrose intra-renal, como depósito de ácido úrico (gota), de sais de cálcio (nefrocalcinose), ou obstrução de túbulos coletores por material protéico (mieloma múltiplo), ou pressão por cistos intra-renais (rim policístico), acompanha-se de predisposição à ITU que pode se tornar recorrente. Na mulher, a gravidez, pela obstrução ureteral e compressão vesical resultantes e pelas alterações fisiológicas do ureter e da bexiga conseqüente ao padrão hormonal desta fase, acompanha-se de aumento na freqüência de ITU.

Alterações fisiológicas podem dificultar o esvaziamento vesical, com conseqüente ITU complicada; também a existência de importante cistocele, de ureterocele e de divertículos de bexiga funciona como processo anatômico e funcional que pode resultar em deficiente esvaziamento da bexiga.

Mesmo sem alteração anatômica, a mudança da flora periuretral observada na menopausa resulta em diminuição das defesas locais, permitindo, na mulher, a recorrência de ITU. É o caso, por exemplo, de redução de *Lactobacillus* que, diminuindo a acidez local, permite a colonização de *E. coli* e subseqüente infecção. Além disso, documenta-se número cada vez maior de casos em mulheres com surtos de ITU induzidos pelo coito e pela conseqüente entrada de bactérias até a bexiga durante ao ato sexual.

O conhecimento da existência destes fatores é essencial na escolha dos métodos diagnósticos a serem utilizados, na busca do esclarecimento da causa destas infecções complicadas ou recorrentes e, também, da terapêutica mais racional quando se deseja maior eficiência terapêutica.

INFECÇÃO RECORRENTE DO TRATO URINÁRIO

Quando um doente apresenta três ou mais surtos de infecção do trato urinário por ano, categorizamos esta situação como infecção crônica recorrente do trato urinário. Trata-se de condição que se observa muito mais freqüentemente na mulher, que pode manifestar esta modalidade de infecção sem haver qualquer alteração anatômica ou funcional detectável no trato urinário (cerca de 50%). Quando esta modalidade de infecção urinária é encontrada no homem, existe indicação de fator predisponente que deve ser descoberto, para a tomada de medidas apropriadas ao seu combate definitivo. Com ou sem alteração do trato urinário detectável, esta modalidade de infecção merece maior atuação por, pelo menos, três motivos: 1. o mal-estar trazido ao doente a cada surto (e pode haver infecções repetidas quase a cada mês); 2. maior perigo de desenvolvimento de bacteriemia, e suas conseqüências; 3. maior possibilidade de agressão repetida a um trato urinário já alterado (obstruído, por exemplo), podendo resultar em destruição parenquimatosa de rins, e suas conseqüências futuras.

As infecções recorrentes são na maioria das vezes (70%) reinfecções (infecções produzidas por bactérias diferentes); nos casos de recaídas (infecções causadas pela mesma bactéria) os agentes infectantes ficam sediados no trato urinário ou, em alguns casos, nas fezes ou região periuretral do doente, podendo provocar os novos surtos da infecção.

MANIFESTAÇÕES CLÍNICAS E DIAGNÓSTICO DAS INFECÇÕES URINÁRIAS RECORRENTES

As apresentações clínicas de uma infecção urinária dependem da idade do doente e do fator predisponente do processo infeccioso. Vale ressaltar que muitos destes casos são assintomáticos. Nos adultos, disúria, polaciúria, febre, dor lombar podem ocorrer. Não esqueçamos que disúria e polaciúria *per si* não diagnosticam uma infecção urinária, porque em mulheres, por exemplo, 40 a 50% destas manifestações não se acompanham de urocultura positiva, pois resultam de infecção uretral, quer por vírus, quer por protozoários ou fungos, trauma ou vaginites inespecíficas. Também, em ambos os sexos, a uretrite causada por *Chlamydia* ou *Ureaplasma* pode simular a disúria de uma infecção urinária. O diagnóstico de uma infecção urinária confirma-se pela demonstração de bacteriúria significante, após realização de urocultura quantitativa (> 10^5 unidades formadoras de colônias por ml de urina). Nas infecções assintomáticas é bom relembrar que duas uroculturas positivas são necessárias para confirmar este diagnóstico, pela possibilidade de haver contaminação da urina na colheita, o que ocorre mais freqüentemente no sexo feminino e em pacientes idosos. O diagnóstico bacteriológico, indispensável nestes casos de infecção recorrente, garantirá o conhecimento da sensibilidade do agente causal e a melhor escolha do agente terapêutico.

ASPECTOS TERAPÊUTICOS

O tratamento está indicado nos casos sintomáticos, porque inexistem evidências de que devem ser tratados os casos assintomáticos desta condição. Também, as manifestações do doente são importantes para se definir a duração do processo terapêutico. Quando os sintomas recorrentes são apenas disúria, urgência miccional e polaciúria, com ou sem dor suprapúbica, sem febre, o tratamento pode ser de apenas três dias, escolhendo-se um quimioterápico ou um antibiótico. Tratamentos mais prolongados são oferecidos a doentes em que o diagnóstico, mesmo preventivo, é de infecção urinária alta. Nestes casos, o antimicrobiano é usado por 10 a 14 dias.

Nos casos em que o diagnóstico é de infecção urinária baixa, pode-se usar sulfametoxazol-trimetoprima, nitrofurantoína ou cefalosporina da 1ª ou 2ª geração, com bons resultados. O uso de quinolonas fluoradas tem, também, evidenciado excelentes índices de cura imediata (85-95%). São preferidas nos casos que evidenciam complicação do trato urinário. Nos casos de infecção sintomática com febre e/ou dor lombar, presume-se a existência de infecção alta, e a escolha do antimicrobiano recai sobre penicilinas de amplo espectro (com ou sem inibidores de beta-lactamases), cefalosporinas de 2ª ou 3ª geração ou, sobretudo, quinolonas fluoradas. Os aminoglicosídeos, por terem que ser usados por via parenteral, e pelas reações adversas, ficam reservados para a associação com os agentes anteriores nos casos em que se presume bacteriemia ou infecções mais graves em casos de infecção urinária complicada. Quando os surtos de infecção são mais freqüentes, aconselha-se o emprego de quimioprofilaxia após a terapia inicial. Nestes casos, um quimioterápico (nitrofurantoína ou sulfametoxazol + trimetoprima) ou, em casos mais graves, quinolona fluorada, na dose noturna, que representa a metade da dose terapêutica pode ser mantido por período de vários meses (6 a 12 meses).

Não esqueçamos que a existência de fator predominante detectado exige que procuremos corrigi-lo na medida do possível.

Existem situações que exigem terapias especiais: a infecção urinária recorrente que ocorre pós-coito e a que se observa em mulheres pós-menopausa, ambas sem outro fator predisponente. No primeiro caso (pós-relação sexual), o simples uso de uma dose do quimioterápico ou antibiótico pós-asseio vaginal (nitrofurantoína, quinolona fluorada ou cefalosporina de 1ª ou 2ª geração) pode impedir o surgimento do surto. Na mulher menopausada, a redução de lactobacilos da flora vaginal pode ser um importante fator predisponente. O uso tópico de creme de estrogênios pode propiciar a recolonização do lactobacilo que, por meio da diminuição do pH local, interfere na colonização e na multiplicação da *E. coli*, que pode resultar em infecção. Deste modo, os repetidos surtos de infecção urinária podem ser interrompidos. Nossa experiência com o uso deste método por 6 a 12 meses tem sido muito eficiente. Um problema neste particular é a aderência ao tratamento.

INFECÇÃO URINÁRIA HOSPITALAR

As infecções urinárias surgidas no ambiente hospitalar são das mais freqüentes. Elas são responsáveis por 30 a 40% de todas as infecções hospitalares. Em um dos mais importantes estudos sobre infecções hospitalares, o NNIS ("National Nosocomial Infection Study"), as infecções urinárias se responsabilizaram, num período consecutivo de observação de 14 anos, por cerca de 40% das infecções nosocomiais. Estas infecções podem se acompanhar de ou resultar em significante mortalidade (13%).

ETIOLOGIA

Praticamente todas as infecções nosocomiais do trato urinário se relacionam a cateterismo permanente da uretra (80%) ou de alguma modalidade de instrumentação uretral. A flora infectante nestes casos varia de um hospital para outro e de uma época para outra, apresentando aumento proporcional no isolamento da *Klebsiella* sp., *Serratia* sp., *E. coli*, *Proteus* sp. e *Pseudomonas aeruginosa*. A infecção, nestes casos, decorre da introdução na bexiga de bactérias ureterais por ocasião de instrumentação urinária, particularmente nas situações de cateterismo de permanência. Nestes casos, a via de infecção também pode ser o lúmen dos cateteres ou a região periuretral. Cateterismo em mulheres, sobretudo naquelas com a região do intróito vaginal colonizada por Gram-negativos da flora fecal, resulta em maior índice de infecções urinárias. É raro haver infecção urinária nosocomial resultante de bacteriemia, ou da contaminação proveniente de tecidos adjacentes.

FATORES QUE FAVORECEM ITU NOSOCOMIAL

Mulheres infectam-se mais que homens (2 vezes mais) após cateterismo vesical; a incidência de infecção aumenta com a idade, com a duração do cateter e com a existência de doença grave associada. Os fatores mais decisivos, em particular, são a duração da instrumentação uretral e o tipo da drenagem aplicada.

Nos casos de drenagem aberta de urina (não mais usada hoje em dia), a ITU advinha em aproximadamente 80-100% dos casos após a primeira semana do procedimento. Com o uso continuado de drenagem fechada, utilizando todos os cuidados de assepsia no manuseio do cateter, as infecções urinárias começam a surgir após o 5º ao 7º dias, e daí para diante aumentam 10% a cada dia. Já foram testadas inúmeras maneiras de evitar este tipo de infecção com resultados que não justificaram, até o momento, sua adoção rotineira. O que melhor se pode fazer é reforçar os cuidados de assepsia na inserção do cateter e no curativo que o fixa e protege a exposição da uretra, nos cuidados com a manipulação do saco coletor da urina e na retirada do cateter o mais cedo possível. O uso profilático de antimicrobianos não tem se mostrado eficaz nos cateterismos de permanência.

MANIFESTAÇÕES CLÍNICAS

A maioria das infecções urinárias hospitalares cursa assintomaticamente. A manifestação clínica mais comum nestes casos é a ocorrência de febre, com ou sem calafrios, em situações e sinais que denotem a possibilidade de bacteriemia (inquietação, polipnéia, confusão mental em idosos, calafrios, hipotensão e anorexia em alguns casos, distensão abdominal). A existência de disúria, polaciúria e, às vezes, hematúria depende da natureza do caso e da manipulação do doente. No doente cateterizado, as manifestações são mais de invasão circulatória; nos doentes que foram manipulados transitoriamente, as manifestações de irritação do trato urinário baixo são mais freqüentes. É nesta condição do doente com cateterismo de longa duração que podem ocorrer complicações de uma infecção urinária tais como orquite, epididimite e, dependendo do grau da uropatia obstrutiva, pielonefrite com abscessos renais.

PECULIARIDADES TERAPÊUTICAS

Os pilares fundamentais do tratamento nestes casos são os seguintes: 1. procurar retirar o corpo estranho, quando possível, que está relacionado à indução e à manutenção da infecção urinária; 2. tratar vigorosamente e de modo positivo a infecção urinária sintomática, lembrando-se que a flora infectante é geralmente multirresistente; 3. não tratar a infecção assintomática caso não se consiga modificar a situação do agente predisponente.

INFECÇÃO URINÁRIA EM SITUAÇÕES DE AUMENTO OU DE INFECÇÃO DA PRÓSTATA

Na história natural da infecção urinária no sexo masculino percebe-se que, após os 60 anos de idade, aumenta substancialmente a prevalência da bacteriemia. Dentre os fatores a explicar este achado, destaca-se o crescimento da próstata, levando a uma uropatia obstrutiva baixa que aumenta a suscetibilidade do trato urinário à infecção. A prevalência da bacteriúria que vinha em torno de 0,5 a 1% no homem jovem ascende a 10% ou mais na década de 60, mesmo sem instrumentação urinária.

A dificuldade de esvaziamento vesical parece ser o fator patogenético mais importante. A bexiga, nestes casos, evidencia hipertrofia muscular, depois se dilata e não se esvazia a contento, evidenciando, em alguns casos, múltiplos pseudodivertículos. Outros mecanismos que podem colaborar para a explicação desta maior ocorrência de bacteriúria no idoso são:

1. diminuição do poder antimicrobiano do líquido prostático;
2. redução do efeito antimicrobiano do epitélio vesical;
3. redução da camada de mucopolissacárides (glicosaminoglicanos) que protege o epitélio vesical.

Vale destacar que no idoso, sobretudo quando existem outras doenças associadas que afetam a inervação da bexiga, ela não se esvazia plenamente. Vê-se este fato em diabéticos idosos e em doentes com processos neuropáticos que podem envolver a inervação da bexiga (esclerose múltipla, *Diabetes mellitus*, *tabes dorsalis*), operações que afetam a inervação vesical (ressecção abdominoperineal do reto), certas doenças da medula espinhal (esclerose em placas), hérnia de disco, cordotomias para alívio da dor, entre outras.

Existe outra condição importante que pode ocasionar infecção urinária recorrente no homem: a próstata infecciosa. Geralmente secundária a uretrites causadas por doenças sexualmente transmissíveis, a próstata pode-se infectar por *Chlamydia*, *Mycoplasma* ou por *Neisseria gonorrhoeae*; e também por Gram-negativos da flora entérica. É importante assinalar que uma próstata com estrutura alterada por processo infeccioso prévio é mais suscetível a infecção por bactérias que infectam o trato urinário; de outra parte, a próstata infectada por *E. coli* pode dar origem a uma infecção do trato urinário.

Alguns homens com infecção recorrente do trato urinário podem ter como causa deste processo uma prostatite crônica, processo infeccioso de difícil erradicação. Às vezes, a prostatite complica-se com epididimites, dificultando ainda mais o tratamento e exigindo uso de antimicrobianos que se difundam para a próstata e com poder bactericida, para a erradicação do agente infeccioso. Dos agentes antimicrobianos que penetram bem na próstata (trimetoprima, macrolídeos e quinolonas), as fluoroquinolonas são as mais usadas, pela tolerância, maior efeito antimicrobiano e melhores resultados. Nestes casos de prostatite crônica, o tratamento deve ser prolongado, sendo feito por período de 6 a 8 semanas (às vezes 12 semanas).

INFECÇÃO URINÁRIA EM SITUAÇÕES ESPECIAIS

INFECÇÃO URINÁRIA NA GRAVIDEZ

Infecção urinária é comum durante a gestação. Bacteriúria assintomática ocorre em cerca de 2 a 6% no início da gestação e aumenta em 1% durante o curso do processo. A prevalência aumenta com a paridade, a idade, além de ser maior em diabéticas e mulheres com história anterior de infecção urinária ou condição econômica baixa. O risco de pielonefrite aguda nessas pacientes com bacteriúria no último trimestre de gestação é em torno de 20 a 30%. O diagnóstico de bacteriúria assintomática (realização freqüente de culturas de urina) e o tratamento previnem o risco de pielonefrites e o nascimento de crianças com baixo peso. As pacientes com pielonefrite clinicamente apresentam febre, calafrios, leucocitúria e dor no ângulo costovertebral; comumente o lado direito é o mais acometido, e algumas pacientes podem ter complicações como septicemia, síndrome da angústia respiratória aguda e abortamento espontâneo. Entretanto, quando devidamente tratadas, a taxa de mortalidade e as complicações são baixas nessas pacientes.

Os fatores predisponentes para o desenvolvimento de infecções urinárias em mulheres grávidas são relacionados às alterações anatômicas e fisiológicas no rim e no trato urinário que ocorrem principalmente no final da gestação. Nesta fase, acentua-se a dilatação do ureter e a bexiga é deslocada anterior e superiormente pelo útero. O fluxo sangüíneo renal e a filtração glomerular aumentam em torno de 30 a 40% durante a gravidez, mas o fluxo da urina é lento e a bexiga não se esvazia completamente.

Outro fator está relacionado à resposta imune dessas pacientes. A gravidez é acompanhada pela diminuição da resposta imune do hospedeiro, tal como redução da atividade citotóxica e aumento da atividade de células T supressoras, tornando as pacientes suscetíveis à bacteriúria e subseqüente pielonefrite, aumentando, portanto, o risco de partos prematuros (idade gestacional menor que 37 semanas) e o conseqüente nascimento de crianças com baixo peso (menor ou igual 2.500g) e mortalidade neonatal. Nos casos suspeitos de pielonefrite nessas pacientes, devemos fazer ultra-sonografia, pois os exames radiológicos e os estudos urológicos não devem ser realizados. O tratamento para bacteriúria assintomática pode ser iniciado com ampicilina ou nitrofurantoína ou cefalosporinas e devemos estar atentos para evitar o uso de antimicrobianos que possam ter efeito colateral para o feto. A maioria dessas pacientes tem culturas com resultado da suscetibilidade e poderemos escolher a terapia mais efetiva *in vitro*. Nos casos de pielonefrite aguda, poderemos utilizar os beta-lactâmicos (cefalosporinas ou penicilinas de amplo espectro) e com a melhora dos sintomas passar para terapia oral com amoxicilina ou cefalosporinas de segunda geração. Uma opção nos casos de pielonefrite grave em pacientes alérgicas aos beta-lactâmicos é o emprego de aminoglicosídeos usados isoladamente ou associados a outros antibióticos, porém existe a possibilidade de ototoxicidade fetal se o tratamento for prolongado. As quinolonas não são recomendadas na gestação porque têm sido associadas a anomalias osteoarticulares em estudos experimentais. O uso de agentes antifolatos, como por exemplo trimetoprima, associados a sulfametoxazol não é aprovado para uso na gestação. Devemos também evitar o tratamento da infecção urinária na grávida por período curto (1 a 3 dias), porque a falência comum do tratamento nessas pacientes leva a conseqüências sérias (surto de pielonefrite aguda antes do parto ou no pósparto imediato).

INFECÇÃO URINÁRIA E CÁLCULOS URINÁRIOS

Os cálculos urinários de estruvita são os chamados cálculos de infecção, cuja freqüência em relação a todos os tipos de cálculos é em torno de 10 a 30%, a depender da série estudada. Esses cálculos geralmente são encontrados nos rins, mas também podem-se formar na bexiga. São cálculos grandes, de crescimento rápido e associados a infecção bacteriana, podendo levar à pielonefrite grave ou à urossepse, sendo mais prevalentes em mulheres do que em homens. Esses cálculos podem ser formados primariamente ou em decorrência de associação de infecção a outros tipos de cálculos que secundariamente se infectam. Cerca de 50% dos cálculos de estruvita são de composição mista.

Fatores que predispõem à infecção urinária e aumentam a formação de cálculos de estruvita são as anormalidades anatômicas congênitas ou adquiridas, doenças neurológicas, que alteram o esvaziamento da bexiga, e uso de cateteres urinários. Esses pacientes apresentam uma variedade de sintomas e sinais, sendo mais comuns: febre, hematúria, desconforto em flanco e infecção urinária recorrente. Nas situações graves poderão evoluir para septicemia, pio-hidronefrose, pielonefrite xantogranulomatosa ou resultar na formação de abscessos renais secundariamente.

Na avaliação radiológica observamos que são cálculos radiopacos, grandes e na análise da sua composição cerca de 75% são de estruvita, havendo outros tipos como: oxalato de cálcio, ácido úrico e cistina.

A formação dos cálculos ocorre em grande parte como resultado da infecção causada por bactérias produtoras da enzima urease. Existe um grande número de bactérias produtoras de urease (Gram-positivas e Gram-negativas) mas a espécie *Proteus mirabilis* é a mais relacionada aos cálculos de estruvita, também chamados de cálculos coraliformes. Outras bactérias produtoras de urease são *Haemophilus influenzae, Staphylococcus aureus, Klebsiella pneumoniae, Serratia* sp., *Pseudomonas aeruginosa, Staphylococcus epidermidis*. Nos casos em que os cálculos sejam de estruvita e as culturas de urina forem negativas, devemos considerar a possibilidade de uma infecção por *Ureaplasma urealyticum* que não cresce nos meios de cultura realizados de rotina.

A bactéria usa a enzima para liberar o nitrogênio da uréia, que é usado no processo metabólico, incluindo a síntese protéica e do ácido nucléico. Esta reação produz amônia e, em razão da hidrólise da uréia para a formação de amônia, o pH torna-se elevado. A alcalinização tem como consequência o aumento da concentração de fosfato e leva à formação de cálculos compostos de fosfato amoníaco-magnesiano e carbonato de cálcio.

O tratamento baseia-se na retirada do cálculo, liberando imediatamente a obstrução, associada ao uso dos antimicrobianos, porque nesta condição o uso isolado do antimicrobiano não é eficaz para curar a infecção. Devemos lembrar que não apenas bactérias sobrevivem dentro dos cálculos mas que são a causa mais favorável das recaídas ou até de reinfecções vistas nestes casos desde que mais de um tipo de bactéria possa sobreviver no interior destes cálculos. O tratamento por um período de 14 dias após a liberação da obstrução geralmente é suficiente, a menos que ocorra formação de abscessos. Para cálculos menores, passíveis de tentativas de litotripsia, lembre-se que o uso de antimicrobianos deve-se iniciar um ou dois dias antes do procedimento e continuar durante todo o processo, para evitar o perigo de liberação de bactérias em trato urinário obstruído, trazendo consequências muito danosas e até perigo de letalidade. Esses pacientes poderão ser tratados da mesma forma que os pacientes com pielonefrite aguda e septicemia. O uso de antibióticos parenterais, por exemplo cefalosporinas de terceira geração ou aminoglicosídeos que são efetivos, geralmente prolonga a internação se usados durante todo o processo terapêutico. Poderemos optar pelo uso da ciprofloxacina por via oral, por ser efetiva e diminuir o custo hospitalar (pela redução do tempo de internação).

BIBLIOGRAFIA RECOMENDADA

Bergeron MG. Tratamento da pielonefrite dos adultos. Clínicas da América do Norte, 1995; 613-642.

Cohen TD, Preminger GM. Struvite calculi. Semin Nephrol 1996; 16:425-434.

Kunin CM. Urinary tract infections. Baltimore, Williams & Wilkins, 1997.

Nicole LE, Ronald AR. Current urinary tract infection in adult women: Diagnosis and treatment. Infect Dis Clin North Am 1987; 1:793-806.

Rocha H. Pathogenesis and clinical manifestations of urinary tract infections. In Kaye D (Ed.). Urinary tract infections. St. Louis, Mosby Co, 1972; pp 06-27.

Ronald AR, Nicolle LE, Haarding GKM. Standards of therapy for urinary tract infections in adults. Infection 1992; 20:164-170.

Stamm WE, Hooton TM. Management of urinary tract infections in adults. N Engl J Med 1993; 329:1328-1334.

Vosti KL. Recurrent urinary tract infections: Prevention by prophylatic antibiotics after sexual intercourse. JAMA 1975; 231:934-940.

Wong HY, Reidl CR, Griffith DP. Medical management and prevention of struvite stones. In Coe FL, Favus MJ, Pak CYC, Parks JH, Preminger GM (Ed). Kidney stones. New York and Philadelphia, Lippincott-Raven Publishers, 1996; pp 941-950.

27

URETRITES E ORQUIEPIDIDIMITES

AGNALDO PEREIRA CEDENHO
MARCOS MITSUYOSHI MORI

URETRITES

A uretrite é um processo inflamatório e infeccioso na mucosa uretral determinado por microorganismos predominantemente de transmissão sexual. A incidência elevada de pacientes oligossintomáticos ou assintomáticos e a importância das possíveis complicações tornam fundamental o diagnóstico e o tratamento precoce de todos os casos de uretrite.

A classificação das uretrites é realizada de acordo com a ausência ou presença da *Neisseria gonorrhoeae*. Desta forma, as uretrites são classificadas em uretrites gonocócicas ou não-gonocócicas.

URETRITE GONOCÓCICA

Doença sexualmente transmissível, cujo agente etiológico é a *Neisseria gonorrhoeae*, conhecida também como blenorragia ou gonorréia. O quadro clínico típico surge em 80% dos casos: corrimento uretral abundante, amarelo-esverdeado, purulento associado ao ardor uretral e disúria intensos que surgem abruptamente 2 a 5 dias após o contato sexual suspeito. A infecção pode ser oligossintomática ou assintomática em alguns casos ou ainda mimetizar a uretrite não-gonocócica. A infecção na parceira, comumente a endocervicite, geralmente é assintomática.

Tratamento específico

Infecção gonocócica não-complicada

a) Penicilina G procaína 4,8 milhões unidades, IM, e probenecida 1g, VO, em dose única.
b) Ampicilina 3,5g, VO, e probenecida 1g, VO, em dose única.
c) Amoxicilina 3g, VO, e probenecida 1g, VO, em dose única.

Infecção gonocócica resistente à penicilina

a) Espectinomicina 2mg, IM, em dose única.
b) Rosoxacina 300mg, VO, em dose única.
c) Ceftriaxona 125mg, IM, em dose única.
d) Ciprofloxacina 500mg, VO, em dose única.
e) Norfloxacina 800mg, VO, em dose única.
f) Ofloxacina 400mg, VO, em dose única.

URETRITE NÃO-GONOCÓCICA

Doença sexualmente transmissível na qual existe o processo inflamatório uretral e a *Neisseria gonorrhoeae* não é detectada laboratorialmente. O aprimoramento das técnicas laboratoriais vêm permitindo uma identificação cada vez maior de microorganismos responsáveis pela uretrite não-gonocócica (Tabela A-14).

Tabela A-14 – Agentes etiológicos da uretrite não-gonocócica.

Agente etiológico	Freqüência (%)
Chlamydia trachomatis	30-50
Ureaplasma urealyticum	20-30
Trichomonas vaginalis	< 3
Herpesvirus hominis	< 3
Candida albicans	< 3
Gardnerella vaginalis	< 3
Papilomavírus humano	< 3
Desconhecido	20

As manifestações clínicas iniciam-se 14 a 21 dias após o contato sexual, de maneira insidiosa e discreta: pequena quantidade de fluido uretral de aspecto mucóide ou esbranquiçado se acumula após o intervalo de micção de 6 a 8 horas. Prurido uretral, ardor uretral ou disúria podem estar presentes. A infecção freqüentemente é oligossintomática ou assintomática.

A parceira apresenta comumente endocervicite, geralmente assintomática. A *Chlamydia trachomatis* pode ser isolada no trato endocervical em 30 a 40% das parceiras sexuais de pacientes portadores de uretrite clamídica. Em 25% dos homens parceiros de mulheres com endocervicite mucopurulenta ou doença inflamatória pélvica clamídica demonstra-se a presença da *Chlamydia trachomatis* na uretra.

Os pacientes com uretrite não-gonocócica têm manifestação clínica mais branda quando comparados àqueles com uretrite gonocócica.

TRATAMENTO ESPECÍFICO

Normalmente, para o tratamento das uretrites não-gonocócicas, o diagnóstico etiológico não é necessário, considera-se que 80 a 85% são causadas pela *Chlamydia trachomatis* e *Ureaplasma urealyticum*.

1. Doxiciclina 100mg, VO, de 12/12 horas, durante 7 dias.
2. Cloridrato de tetraciclina 500mg, VO, de 6/6 horas, 1 hora antes ou 2 horas após as refeições, durante 7 dias.
3. Estearato de eritromicina 500mg, VO, de 6/6 horas, durante 7 dias.
4. Ofloxacina 300mg, VO, de 12/12 horas, durante 7 dias.
5. Azitromicina 1g, VO, dose única.

DIAGNÓSTICO LABORATORIAL

O diagnóstico baseia-se no quadro clínico e sempre que possível na demonstração laboratorial do processo inflamatório na uretra e na exclusão da presença da *Neisseria gonorrhoeae*, por meio do exame bacterioscópico com a coloração de Gram ou a cultura em meio de Thayer-Martin modificado.

A avaliação laboratorial pode se nortear pela presença ou não do fluido uretral (Fig. A-28):

1. Fluido uretral em laboratório de pronto-atendimento
   a) Exame bacterioscópico do fluido uretral ou do raspado da mucosa uretral pela técnica de coloração de Gram:
      – contagem de leucócitos polimorfonucleares (PMN) ≥ 4, em aumento de 1.000×, confirma o diagnóstico de uretrite;
      – presença de diplococos Gram-negativos intracelulares no interior dos leucócitos PMN confirma o diagnóstico de uretrite gonocócica (sensibilidade, 95%; especificidade, 98%);
      – ausência de diplococos Gram-negativos intracelulares no interior de leucócitos PMN confirma o diagnóstico de uretrite não-gonocócica.
2. Ausência de fluido uretral: o paciente é encaminhado para marcar a avaliação laboratorial de uretrite e com a orientação de manter um intervalo de micção superior a 6 horas, e os seguintes exames são realizados:
   a) Exame bacterioscópico do raspado da mucosa uretral pela técnica de coloração de Gram, descrita anteriormente.

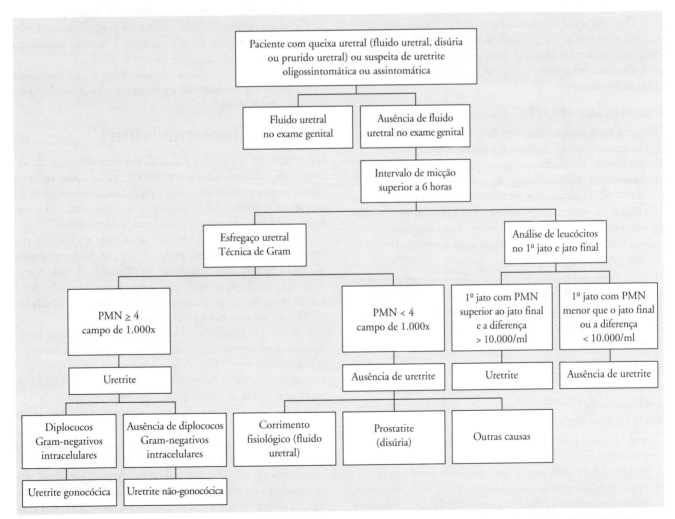

Figura A-28 – Fluxograma para o diagnóstico laboratorial de uretrite.

b) A identificação do agente etiológico obtido do raspado da mucosa nem sempre é necessária. Os seguintes agentes podem ser identificados:
– *Neisseria gonorrhoeae*: meio de Thayer-Martin modificado.
– *Chlamydia trachomatis*: teste imunoenzimático, teste de imunofluorescência, PCR e cultura de célula.
– *Ureaplasma urealyticum*: cultura.
c) Análise quantitativa do número de leucócitos nas amostras de urina do 1º jato e jato final: a maior concentração de leucócitos no jato inicial e a diferença em favor do 1º jato sendo superior ou igual a 10.000/ml, confirmará o diagnóstico de uretrite. Não é possível classificar o tipo de uretrite, gonocócica ou não-gonocócica.

O exame laboratorial permite nos casos suspeitos de uretrite:
1. A confirmação diagnóstica de uretrite.
2. A classificação do tipo de uretrite: uretrite gonocócica ou não-gonocócica.
3. A identificação de pacientes oligossintomáticos e assintomáticos.
4. A verificação de resistência à antibioticoterapia.
5. O diagnóstico de uretrite causado por outros agentes menos freqüentes.

O diagnóstico diferencial inclui causas fisiológicas como estimulação sexual ou prostatoestase ou patológicas como prostatite ou outras afecções urológicas; neste caso, necessita-se do encaminhamento ao especialista para o esclarecimento do quadro clínico.

ORIENTAÇÃO TERAPÊUTICA

Além do tratamento específico das uretrites, recomenda-se:
1. abstinência sexual durante o tratamento;
2. uso correto da medicação prescrita;
3. tratamento epidemiológico de todas parceiras, sintomáticas ou não, nos últimos 30 dias antes do início do quadro clínico no paciente sintomático ou nos últimos 60 dias antes do diagnóstico nos pacientes assintomáticos; e
4. orientação a respeito de doenças sexualmente transmissíveis e suas complicações.

As falhas no tratamento geralmente ocorrem com antibioticoterapia inadequada ou por reinfecção por contato sexual com parceiras não-tratadas. Estas situações indicam a necessidade de busca das parceiras sexuais e reforço na orientação do paciente.

SEGUIMENTO

Os pacientes deverão retornar para avaliação clínica após o tratamento. Se houver persistência da queixa uretral, as seguintes hipóteses devem ser investigadas:
1. a medicação prescrita não foi utilizada adequadamente: posologia incorreta ou troca por medicação inadequada;
2. reinfecção: contato sexual com parceiras não-tratadas;
3. resistência aos antimicrobianos prescritos: *Neisseria gonorrhoeae* resistente à penicilina ou *Ureaplasma urealyticum* resistente à tetraciclina e derivados;

4. uretrites provocadas por outros agentes etiológicos: *Trichomonas vaginalis*, *Herpesvirus hominis*, *Candida albicans* e papilomavírus humano; e
5. prostatite ou outras afecções urológicas.

COMPLICAÇÕES

O diagnóstico e o tratamento adequados e precoces dos pacientes sintomáticos, a detecção dos pacientes oligossintomáticos ou assintomáticos, o tratamento das parceiras e a prevenção pela orientação dos profissionais de saúde e da população de risco para doenças sexualmente transmissíveis são medidas para diminuir a incidência das complicações das infecções gonocócicas e não-gonocócicas como:

1. Complicações locais (*Neisseria gonorrhoeae* e *Chlamydia trachomatis*)
   a) Sexo masculino: prostatite, epididimite, infertilidade por obstrução da via excretora seminífera e estenose de uretra.
   b) Sexo feminino: endocervicite, bartholinite, skeenite, doença inflamatória pélvica, infertilidade de causa tubária, gravidez ectópica e algia pélvica.
2. Complicações sistêmicas
   a) *Neisseria gonorrhoeae:* endocardite, pericardite, meningite e artrite piogênica.
   b) *Chlamydia trachomatis*: síndrome de Reiter.
3. Ciclo gravidicopuerperal (*Neisseria gonorrhoeae* e *Chlamydia trachomatis*): parto prematuro e ruptura prematura das membranas.
4. Recém-nascido: oftalmia neonatal (*Neisseria gonorrhoeae* e *Chlamydia trachomatis*) e pneumonia intersticial (*Chlamydia trachomatis*).

ORQUIEPIDIDIMITES

Inflamação do epidídimo é uma das principais causas de aumento do volume escrotal e as outras causas como traumatismo, tumor e torção de cordão espermático fazem parte do diagnóstico diferencial. A etiologia, o tratamento e o prognóstico diferem de acordo com a idade do paciente.

A inflamação do epidídimo se instala, na maioria das vezes, de maneira gradual, podendo ser precedido ou acompanhado de sintomas de uretrite ou infecção urinária. A epididimite manifesta-se unilateralmente com hidrocele, dor e edema progressivo de intensidade decrescente da cauda do epidídimo até o testículo (orquiepididimite).

A dor e o aumento do volume inguinal indicam linfadenopatia no cordão espermático. As complicações mais graves são inicialmente o abscesso escrotal e o infarto testicular e, posteriormente, a infertilidade pela obstrução epididimária e/ou deferencial.

A avaliação laboratorial deve incluir o exame bacterioscópico do fluido uretral ou do raspado da mucosa uretral corado pela técnica de Gram, especialmente em pacientes com idade inferior a 35 anos, e a pesquisa de leucocitúria e urocultura em crianças pré-púberes e em pacientes com idade superior a 35 anos. Destarte, objetivando facilitar a investigação diagnóstica e o tratamento específico, podemos classificar a epididimite com bacteriúria ou com uretrite.

EPIDIDIMITE COM BACTERIÚRIA

Uma infecção geniturinária com coliformes fecais ou *Pseudomonas aeruginosa* pode levar à epididimite.

1. As crianças pré-púberes com epididimite associada à infecção urinária apresentam freqüentemente malformações congênitas do trato geniturinário ou anormalidades neurológicas. O principal diagnóstico diferencial é a torção de cordão espermático, muito mais freqüente que a epididimite nesta faixa etária. A instalação abrupta e a rápida progressão para um aumento unilateral podem ser indicativas de torção de cordão espermático. Quando houver dúvida, mesmo após a avaliação clínica e laboratorial deve-se proceder à inguinotomia exploradora. Os adolescentes com epididimites devem ser inquiridos quanto ao início da vida sexual; quando confirmado deve-se considerar a infecção pelos microorganismos de transmissão sexual.

2. As epididimites com bacteriúria em pacientes adultos jovens, com idade inferior a 35 anos, ocorrem mais raramente, devido à baixa prevalência de anormalidades geniturinárias. Deve-se investigar a possibilidade de sodomia e, nestes casos, pode haver concomitância de uretrite por enterobactérias. Nesta faixa etária, o diagnóstico diferencial principal é o câncer de testículo. Quando houver dúvida, após extensa avaliação clínica e com exames complementares, também se indica a inguinotomia exploradora.

3. Os homens com mais de 35 anos de idade também apresentam epididimites com infecção urinária pelos agentes supracitados. Isto ocorre devido à baixa incidência de doenças sexualmente transmissíveis e uma incidência maior de anormalidades geniturinárias adquiridas como: cálculos prostáticos, instrumentação urinária recente, bexiga neurogênica, hiperplasia benigna prostática ou prostatite crônica bacteriana.

O tratamento sintomático é recomendado até o alívio dos sintomas de febre e dor e consiste de:

a) elevação escrotal pelo suspensório para facilitar a drenagem linfática e venosa;
b) repouso no leito;
c) antiinflamatórios não-hormonais;
d) o tratamento específico com antibioticoterapia para a epididimite afebril com quadro clínico discreto a moderado pode ser feito ambulatorialmente com sulfametoxazol, 800mg e trimetoprima, 160mg, por via oral pelo prazo mínimo de 3 semanas. Se o processo inflamatório for intenso (febre e comprometimento do estado geral) e houver necessidade de hospitalização, indica-se a antibioticoterapia parenteral de largo espectro com tobramicina ou gentamicina 1,5mg/kg, por via endovenosa a cada 8 horas, no mínimo por 3 semanas;
e) reavaliar o tratamento após a urocultura e o antibiograma; e
f) a doença geniturinária primária deve ser procurada e, se possível, corrigida.

EPIDIDIMITE COM URETRITE

A epididimite mais encontrada, de 68 a 80% dos casos de epididimite, pode ocorrer como uma complicação de uretrite por *Neisseria gonorrhoeae* ou *Chlamydia trachomatis*, especialmente em pacientes heterossexuais com idade inferior a 35 anos. Os sintomas de uretrite podem estar presentes em 50% dos casos.

O tratamento sintomático é o mesmo citado anteriormente.
O tratamento específico recomendado:

a) o mesmo tratamento da uretrite gonocócica não-complicada, em dose única;
b) cloridrato de tetraciclina, 500mg, via oral, 6/6 horas, ou doxiciclina, 100mg, via oral, 12/12 horas, ou estearato de eritromicina, 500mg, via oral, 6/6 horas por 10 dias; e
c) as parceiras devem ser avaliadas quanto à presença de doenças sexualmente transmissíveis e tratadas com um dos esquemas de tratamento acima descritos, independente da presença clínica ou laboratorial de endocervicite.

A melhora do quadro clínico é notada após 3 dias de tratamento, porém, caso não ocorra, deve-se reavaliar o diagnóstico e/ou o tratamento e considerar a possibilidade de hospitalização. A drenagem de abscessos escrotais ou orquiectomias e epididimectomias raramente são necessárias se o tratamento adequado for implementado desde o início. O diagnóstico deve ser reconsiderado se o aumento do volume escrotal persistir por um período superior a 1 mês, porquanto pode ser em razão de neoplasia testicular ou tuberculose genital.

BIBLIOGRAFIA RECOMENDADA

Barata HS. Orquiepididimites. Rev Ass Med Brasil 1990; 36:38-40.

Berger RE. Acute epididymitis. In Holmes KK, Mårdh PA, Sparling PF, Wiesner PJ, Cates Jr. W, Lemon SM, Stamm WE (eds). Sexually transmitted diseases. USA, McGraw-Hill Inc, 1990; p 641-651.

Bowie WR. Approach to men with urethritis and urologic complications of sexually transmitted diseases. Med Clin North Am 1990; 74:1543-1557.

Bowie WR. Urethritis in males. In Holmes KK, Mårdh PA, Sparling PF, Wiesner PJ, Cates Jr. W, Lemon SM, Stamm WE (eds). Sexually transmitted diseases. USA, McGraw-Hill Inc, 1990; p 627-639.

CDC Centers for Disease Control and Prevention. 1993 Sexually Transmitted Diseases Treatment Guidelines. MMWR 1993; 42(RR-14):1-102.

Chia SJ, Ganesan N, Foo KT. An overview of acute scrotal pain. Ann Acad Med Singapore 1995; 24:720-723.

Vordermark JS, Deshon GE, Jones TA. Role of surgery in management of acute bacterial epididymites. Urology 1990; 35:283-287.

Mabey D. The diagnosis and treatment of urethritis in developing countries. Genitourin Med 1994; 70:1-2.

Ministério da Saúde. Secretaria de Assistência à Saúde. Programa Nacional de Controle de Doenças Sexualmente Transmissíveis e Aids. Manual para Controle das Doenças Sexualmente Transmissíveis, Brasília, Brasil; 1993.

Mori MM, Hachul M. Infecções genitais. In Ramos OL e Rothschild HA (eds) Atualização terapêutica: manual prático de diagnóstico e tratamento. F. Cintra do Prado, Jairo Ramos e J. Ribeiro do Valle. Livraria Editora Artes Médicas Ltda. Brasil. 1997; p 1089-1092.

28

Tuberculose Urogenital
aspectos clínicos

•

Lilian Gandolpho

Nestor Schor

A tuberculose renal é uma doença importante em nosso País devido às condições sócio-econômicas da população, ocupando o terceiro lugar entre as formas extrapulmonares. É necessário o diagnóstico preciso, pois pacientes com hematúria macroscópica e urocultura estéril são estereotipados como tuberculose renal e iniciam o tratamento medicamentoso com drogas que apresentam um importante potencial nefrotóxico e hepatotóxico, além dos aspectos de desconforto e custo destes medicamentos.

TUBERCULOSE (Tbc)

Apesar de todo avanço tecnológico, no campo dos recursos diagnósticos, controle e tratamento disponíveis, a tuberculose ainda é um sério problema de saúde pública no mundo, onde ocorrem cerca de 8 milhões de casos novos e 3 milhões de óbitos anuais. A Organização Mundial de Saúde (OMS) estima que para o ano 2005 ocorrerá uma incidência de 12 milhões de casos novos. Atualmente, a síndrome da imunodeficiência adquirida (AIDS) contribui para agravar ainda mais o problema da tuberculose, uma vez que promove complicações do quadro clínico, introduz novos agentes etiológicos microbacterianos, aumenta o tempo de administração de medicamentos e algumas vezes promove a alteração do esquema terapêutico administrado. Dessa maneira, favorece a incidência de bacilos resistentes à terapia habitual. Entre as tuberculoses extrapulmonares, a forma renal ocupa o terceiro lugar, com incidência entre 18 e 25%, sendo mais freqüente no adulto e rara na infância.

PATOGÊNESE DA TUBERCULOSE

A tuberculose é causada pelo bacilo *Mycobacterium tuberculosis* (*M. tuberculosis*), que pelo seu elevado conteúdo lipídico apresenta a característica de ser álcool-ácido resistente. A transmissão é de homem para homem, a partir de indivíduos portadores que eliminam gotículas por meio da fala, tosse e espirro. As gotículas menores de 5μ permanecem em suspensão no ar, podendo chegar aos bronquíolos e aos alvéolos, iniciando multiplicação a partir deste ponto. Fatores ambientais como a luz ultravioleta e a corrente de ar reduzem a probabilidade de infecção. No alvéolo, o macrófago fagocita o bacilo, secretando interleucina-1 que ativa linfócitos T (auxiliar) e expõe este material antigênico aos linfócitos. Portanto, existe grande mobilização das células de defesa, embora o bacilo consiga permanecer na forma latente em macrófagos não-lesados. Este fator tem grande importância na fisiopatologia da Tbc renal. Bacilos pulmonares induzem foco inflamatório, que produz linfangite e adenite satélite. Todo este processo provoca resposta tecidual específica com formação de granuloma que limita o processo. Desta lesão pulmonar partem bacilos por via linfo-hematogênica, podendo acometer outros órgãos, entre eles, os rins.

TUBERCULOSE RENAL (Tbc renal)

O *Mycobacterium tuberculosis* é o principal agente etiológico da tuberculose renal. O bacilo alcança os rins pela via hematogênica, por meio de disseminação silenciosa, podendo ocorrer em uma fase precoce da infecção pulmonar, por causa da proximidade de granulomas da circulação linfática ou sangüínea. Existem dois fatores específicos renais que também propiciam o comprometimento renal: o tecido renal ser ricamente irrigado, facilitando o contato com bacilos presentes na circulação e a elevada pressão parcial de O_2 no córtex, sítio inicial da lesão. Recorda-se que este bacilo é aeróbio estrito. Múltiplos granulomas podem ocorrer em região cortical bilateralmente nesta fase clinicamente silenciosa. Este diagnóstico nesta fase precoce só é realizado no exame macroscópico do órgão. O *M. tuberculosis* atinge a medula via *vasa recta*, onde, devido a fatores locais como lentificação do fluxo e hiperosmolaridade, ocorrem alterações dos mecanismos de defesa, como redução da atividade do sistema do complemento e dos macrófagos, principalmente.

Assim, o ambiente torna-se propício ao desenvolvimento de novos focos no interstício. A nefrite intersticial leva a um processo inflamatório com alteração da permeabilidade celular, estando prejudicados os transportes tubulares, principalmente na alça de Henle, justificando as alterações de concentração urinária. Já em fase mais tardia, estes granulomas podem coalescer, levando à perda do parênquima, podendo formar dois tipos de lesão: a) "em massa" – não ocorre comunicação com o sistema coletor, sendo menos freqüente; e b) "comunicante" – lesões que coalescem, sofrendo necrose e cavitação. Graças ao contato com o sistema coletor, servem como via de disseminação para ureter, bexiga e órgãos genitais. No sistema coletor, a bacilúria persistente favorece o processo inflamatório provocando ulcerações em mucosa e submucosa do urotélio. As lesões mais freqüentes ocorrem nos pontos de estreitamento: junção ureteropélvica e ureterovesical. A causa desta evolução com comprometimento unilateral, visto ser bilateral em fase precoce, permanece desconhecida. Na fase de cura, as lesões são acompanhadas por substituição de tecido fibroso nos sítios acometidos, levando a deformidades anatômicas, propiciando a ocorrência de complicações tais como infecção do trato urinário (ITU) e litíase (LIT).

O comprometimento do rim contralateral ocorre secundariamente ao comprometimento vesical. A tríade pH ácido, hematúria, leucocitúria e urocultura estéril é altamente sugestiva da Tbc renal.

COMPLICAÇÕES

Hipertensão arterial – ocorre com incidência inferior a 5%, estando relacionada diretamente à perda de função renal.

Infecção urinária (ITU) – ocorre com incidência de 12 a 50% e a presença do *M. tuberculosis* não afasta a possibilidade de ITU concomitante. Esta ocorrência pode ser mais elevada em pacientes portadores de litíase renal simultaneamente, 45 a 79%. Entre os agentes mais freqüentemente isolados observa-se: *E. coli*, *Proteus* sp. e *Pseudomonas* sp.

Litíase renal (LIT) – a ocorrência de litíase é ao redor de 6%. Devido a anormalidades anatômicas e estase, o ambiente urinário torna-se propício para a formação de cálculos, que são mais freqüentemente compostos por oxalato de cálcio, fosfato de cálcio ou fosfatoamônio-magnesiano (estruvita). A localização preferencial é em topografia renal. Alguns autores observam a ocorrência de cristais de oxalato de cálcio em outras lesões granulomatosas não-específicas, sugerindo que poderiam resultar do processo inflamatório crônico por si. A ocorrência de litíase associada à Tbc renal aumenta a morbidade e reduz a incidência de reabilitação total mesmo após o tratamento específico, estando relacionado à maior indicação de nefrectomia.

Perda da capacidade de concentração urinária – a alteração na capacidade de concentração urinária é decorrente do principal sítio da lesão nesta doença ocorrer na medula renal.

Neoplasia – existem relatos da associação de Tbc renal e carcinoma. Pode ocorrer tanto neoplasia desenvolvendo-se no rim acometido como também a Tbc desenvolver-se em rim com neoplasia.

Insuficiência renal – embora seja uma complicação rara, pode ocorrer secundariamente à ITU de repetição, processo cicatricial e fibrose acometendo ureter e bexiga.

ACHADOS CLÍNICOS

Acomete principalmente adultos jovens com pico de incidência entre 20 e 45 anos, embora estudos de Bass et al. citem um aumento da média de idade de acometimento nas últimas décadas devido à maior expectativa de vida da população e principalmente ao acesso mais fácil à medicação, o que favorece o desenvolvimento de focos latentes. Na maior parte dos estudos, não foram observadas diferenças entre sexos, embora alguns autores citem incidência maior no sexo masculino na proporção de 1,5:1. Os principais sinais e sintomas são: polaciúria, disúria, dor em flancos (devido à passagem de coágulos, necrose de papila ou "debris"), hematúria de intensidade variada, freqüência e incontinência urinária. Quando a bexiga está envolvida, observam-se três alterações funcionais que justificam o quadro clínico. A diminuição da capacidade vesical, levando à polaciúria; o esvaziamento vesical incompleto, favorecendo a ocorrência de ITU; e o refluxo vesicoureteral, propiciando a pielonefrite crônica e perda da função renal. A sintomatologia sistêmica como febre, perda de peso, anorexia e sudorese noturna, embora possa ocorrer, não acompanha o quadro rotineiramente, devido ao longo período de incubação de 15 a 30 anos. Em relação ao comprometimento genital, a via de disseminação mais freqüente também é a hematogênica. Em homens observa-se o envolvimento da próstata, da vesícula seminal e do epidídimo manifestado como abscesso, nódulos ou enduração, podendo seguir-se de obstrução, calcificação, orquiepididimite crônica e esterilidade. Nas mulheres, a salpingite com obstrução da trompa de Falópio ocorre em 5% dos estudos de infertilidade; sendo a manifestação mais freqüente, seguida do comprometimento de útero e dos ovários e conseqüente esterilidade. Podemos observar quadro de peritonite decorrente da extensão do processo; intestino, nódulos linfáticos mesentéricos e trompa de Falópio são as formas mais freqüentes de disseminação. As manifestações clínicas como massa abdominal, febre baixa, anorexia, perda de peso e ascite indolor devem sugerir este diagnóstico diferencial.

Assim, às vezes, o diagnóstico de Tbc renal é postergado devido a sintomas não-específicos, devendo esta hipótese ser aventada em algumas situações tais como: cistite crônica (que não responde a terapia adequada), hematúria (microscópica ou macroscópica), encontro de pus na urina (sem isolar-se o agente responsável), nodulação ou enduração da próstata, alargamento de epidídimo espessamento de uma ou ambas as vesículas seminais.

MÉTODOS DIAGNÓSTICOS

O diagnóstico precoce é fundamental para a rápida instituição da terapêutica, com o objetivo de minimizar as complicações próprias da doença. Portanto, na investigação adequada deve-se realizar:

LABORATÓRIO

Urina I – piúria estéril, hematúria com ou sem dismorfismo eritrocitário, proteinúria variável e discreta, redução do pH urinário.

Diagnóstico bacteriólogico – alguns aspectos devem ser levados em conta na realização do diagnóstico bacteriológico da tuberculose renal: a) a urina do ponto de vista bacteriológico é classificada como material contaminado, necessitando de descontaminação antes da realização da cultura; b) na maioria das amostras, o número de germes é pequeno, ou seja, a urina é paucibacilar; c) tanto na coleta das amostras como na realização dos procedimentos laboratoriais, o contato com a água de torneira pode falsear os resultados, pela introdução de micobactérias ambientais; d) a urina é tóxica para o bacilo da tuberculose e as amostras devem ser enviadas prontamente ao laboratório após a coleta.

Coleta das amostras

Recipiente de coleta – Deve ser utilizado para coleta de material feminino e masculino frasco de vidro estéril de boca larga. Não utilizar recipientes contendo substâncias químicas utilizadas como preservativos, pois estas podem matar as micobactérias. O emprego de frascos estéreis é primordial e imperativo, já que existe a possibilidade de contaminação por micobactérias ambientais tais como: *M. xenopi, M. smegmatis*.

Cuidados iniciais antes da coleta – é bastante recomendável antes da coleta da amostra lavar a genitália externa com água e sabão, para minimizar contaminações.

Número de amostras – sugere-se o recolhimento de 3 amostras de jato médio da primeira urina da manhã, em 3 dias consecutivos. Caso seja necessário e operacionalmente viável, colher 6 amostras em 6 dias consecutivos. O total de várias amostras matinais é valioso para se estabelecer o diagnóstico. Muitas amostras devem ser processadas com o intuito de demonstrar BAAR. Isto é preferível à realização de procedimentos extremamente trabalhosos, quando se manipulam grandes volumes de amostras acumuladas por períodos de 12 a 24 horas. Amostras acumuladas de 24 horas apresentam grande taxa de contaminação, rendem um pequeno número de culturas positivas devido à diluição e à contaminação e são de manipulação incômoda no laboratório.

Exame microscópico – o exame microscópico direto (baciloscopia) não deve ser aceito como método diagnóstico definitivo, já que as MOTT (micobactérias que não as da tuberculose) podem simular o *M. tuberculosis*. Rotineiramente, tem sido um erro denominar estes casos como tuberculose renal. É freqüente encontrar-se micobactérias saprófitas provenientes de secreções genitais ou da água com as mesmas características morfotintoriais do *M. tuberculosis*, por exemplo: *M. smegmatis, M. xenopi, M. flavescens* e outras micobactérias ambientais. É fundamental que se realize a identificação das cepas, pelo fato de certos processos renais serem causados por micobactérias como *M. avium, M. kansasii* ou *M. gordonae*. O exame microscópico pode ser realizado por dois métodos de coloração: o tradicional de Ziehl-Neelsen (ZN) e a coloração fluorescente (CF), empregando-se auramina ou auramina-rodamina, como corantes e permanganato de potássio contracorante. A vantagem da CF reside na possibilidade de visualização de um maior número de campos microscópicos (na CF cada campo microscópico corresponde a 4 ou 16 campos da ZN) e a não-observação cansativa de muco e outras estruturas celulares e bacterianas coradas em azul da contracoloração. A única micobactéria que não se cora pelo método fluorescente é o *M. chelonae*, que geralmente não é encontrado em urina.

Cultura – é um procedimento que deve ser considerado fundamental para o diagnóstico da tuberculose renal, pelas razões expostas anteriormente. O número de casos paucibacilares torna imperativo este método, por ser muito mais sensível que a microscopia direta. Semeadura em meios de cultura específicos e seletivos: as amostras descontaminadas deverão ser preferencialmente semeadas em meios específicos, sólido e/ou líquido, como Löwenstein-Jensen (L-J) e Middlebrook. O meio de L-J tem maior capacidade de neutralização de agentes descontaminantes.

Identificação – após a realização da cultura, é necessária a identificação da espécie, bem como a realização do antibiograma para orientação quanto ao antibiótico a ser ministrado. Para este procedimento de identificação contamos com as seguintes técnicas: 1. série bioquímica; 2. utilização de sonda, específica para as seguintes espécies: complexo *M. tuberculosis* (*M. tuberculosis, microti, bovis* e *africanum*), *M. avium-intracellulare, M. kansasii* e *M. gordonae*; 3. técnica de biologia molecular – a PCR ("polymerase chain reaction") foi testada em urina por alguns pesquisadores e mostrou-se promissora em relação aos métodos tradicionais, porém ainda não é utilizada rotineiramente nos Serviços públicos. Identifica o "core" do DNA, sendo específico, até o momento, para o complexo *M. tuberculosis*.

Antibiograma – após a cultura no meio de L-J, partimos deste material obtido para a realização do antibiograma. Deverá ser realizado no meio sólido, 7H10 e no meio líquido 7H12. O resultado do primeiro identifica a porcentagem de resistência às drogas testadas, devendo o clínico optar por utilizar as drogas às quais houver menor resistência. Já no outro meio, são testadas as 5 drogas clássicas (rifampicina, pirazinamida, isoniazida, estreptomicina e etambutol), obtendo o resultado de sensibilidade ou resistência para orientação da terapia a ser instituída. Assim, a solicitação do antibiograma é necessária para a complementação do estudo do material enviado e a diminuição do aparecimento de cepas multirresistentes.

Líquido peritoneal – na peritonite observamos maior concentração de proteína (exsudato) e leucócitos, com predomínio de linfócitos.

Laparoscopia – útil no diagnóstico de peritonite, visualiza-se tubérculo disseminado no peritônio, facilmente diferenciado histologicamente de carcinomatose. Importante na observação direta de lesões que acometem o trato genital feminino, sendo parte da propedêutica de investigação na esterilidade.

Biópsia endometrial – resultados positivos em 50% dos casos confirmados para Tbc genital (5% de mulheres estudadas para infertilidade).

Histerossalpingografia – múltiplas constrições na trompa de Falópio, deformidade da cavidade endometrial e obstrução da região do istmo.

IMAGEM

Radiografia de tórax

Em 25% dos pacientes com Tbc renal observa-se fibrose ou calcificação apical, confirmando a presença do foco primário pulmonar.

Radiografia de abdome

As calcificações no parênquima renal são observadas em até 50% dos indivíduos acometidos, embora seja necessário diferenciar calcificação de cálculo. A calcificação é definida por densidade heterogênea à radiografia, formato mais irregular, situada preferencialmente fora dos cálices renais. Já os cálculos apresentam densidade homogênea, são mais arredondados e geralmente situados em cálices e/ou pelve renal. Observar calcificações em pequena pelve, correspondentes ao comprometimento de epidídimo, deferente e vesícula seminal.

Urografia excretora (UGE)

Embora já existam recursos inovadores para o diagnóstico por imagem, a UGE na Tbc renal ainda ocupa papel relevante. A UGE normal não é freqüente na Tbc renal, embora alguns autores citem uma porcentagem de 10 a 30% de urografias normais, podendo corresponder à fase inicial de granulomas corticais bilaterais. As alterações mais precoces da Tbc renal ocorrem na papila e são indistinguíveis de outras causas de lesão papilar. Na progressão da doença, são observadas cavidades irregulares que podem ou não comunicar-se com o sistema coletor. Já o primeiro sinal de comprometimento em ureter é a lesão do urotélio, sendo constatada pela UGE. A anormalidade radiológica mais comum é a dilatação de parte ou de todo o sistema pielocalicinal. Podem ocorrer calcificações parenquimatosas irregulares, cicatriz em região cortical, cavitações únicas ou múltiplas, hidronefrose e, por fim, exclusão renal. O ureter apresenta estreitamento na evolução que, dependendo da gravidade do acometimento, mostra diferentes padrões à UGE, "beaded" (conta de rosário) e "corkscrew" (saca-rolha), dilatações ou retrações, diminuindo sua capacidade contrátil. A UGE evidencia o refluxo vesicoureteral que acompanha invariavelmente o comprometimento ureteral. A bexiga geralmente é de capacidade reduzida, paredes irregulares e trabeculadas com espessamento. Deve-se salientar que as seguintes condições podem mimetizar a Tbc como a pielonefrite crônica, necrose papilar, rim em esponja medular, carcinoma renal e divertículo calicinal, devendo, portanto, ser feito o diagnóstico diferencial. A UGE não consegue definir alterações para o comprometimento em epidídimo, deferente e vesícula seminal.

Ultra-sonografia (US)

A US apresenta discreta inferioridade diagnóstica em relação à tomografia computadorizada (TC) na detecção de alterações morfológicas. É útil para diagnosticar e diferenciar as cavitações que ocorrem na evolução desta doença. Não se consegue total visualização do ureter e as alterações precoces não são detectadas nesta avaliação. Por outro lado, a realização da citologia aspirativa por agulha fina pode auxiliar no diagnóstico de Tbc renal, que se confirma com os seguintes achados: células epitelióides e/ou células gigantes e/ou necrose ou encontro de material purulento evidenciando-se a presença de bacilos álcool-ácido resistentes. A US também auxilia no diagnóstico diferencial de tumores benignos ou não, como a nefrite xantogranulomatosa. Quando utilizada via transretal, avalia o comprometimento de próstata e epidídimo, que pode ser a primeira manifestação da Tbc. Neste método, a próstata exibe múltiplas lesões hipoecóicas e alargamento de vesículas seminais.

Tomografia computadorizada (TC)

Este exame permite melhores detalhes que os métodos citados anteriormente, tais como presença de cicatriz, graus variados de dilatação pielocalicinal, extensão e localização das calcificações. Em virtude da riqueza de detalhes, a TC poderia ser utilizada no acompanhamento periódico, no seguimento e na progressão desta doença.

Cistoscopia

Os bacilos da Tbc renal causam primeiramente inflamação difusa com edema e hiperemia. Estas alterações ocorrem principalmente na região de inserção do ureter, propiciando a infecção renal. Observa-se a bexiga difusamente avermelhada e extremamente sensível. A capacidade vesical apresenta-se reduzida. Podem ocorrer úlceras, que se apresentam de forma irregular, superficiais e de bordas maldefinidas. A neoplasia de bexiga só pode ser diferenciada destas lesões mediante biópsia. Concomitante à cistoscopia, pode ser realizada a biópsia, com positividade que atinge 80%, segundo algumas séries.

Radioisótopos

O renograma e o mapeamento renal com radioisótopos marcados podem ser utilizados para avaliar e acompanhar a função renal percentual do lado afetado.

TRATAMENTO

Na terapia para Tbc renal, já foi proposto esquema tríplice, variando-se as drogas, por um período não inferior a 2 anos, pois, mesmo após 1 ano, ainda era possível encontrar-se cultura de urina positiva para *M. tuberculosis*, ou mesmo, bacilos atenuados viáveis em lesões fechadas, "tuberculoma", que poderiam, diante de uma queda da imunidade, tornar-se ativos. Reforça-se, portanto, a indicação de tratamento a longo prazo, embora com desvantagens tais como: alto custo, toxicidade elevada e menor aderência. A partir de 1966, com a introdução da rifampicina (RMP), estudos demonstraram que a associação desta com a isoniazida (INH), apresentava grande poder bactericida e ativa esterilização, podendo-se indicar esquemas terapêuticos mais curtos. Em relação às drogas, temos a RMP com grande atividade esterilizante, que é eficiente em eliminar bacilos persistentes, além de ser bactericida, atuando intra e extracelularmente em bacilos de multiplicação lenta nos focos caseosos. Esta medicação é bem tolerada e a absorção oral é quase completa quando em jejum. A dose é de 10mg/kg, não se ultrapassando 600mg/dia. O medicamento é metabolizado durante a circulação intra-hepática. Apenas 30% de uma dose é excretada na urina, o que não justifica ajustes na insuficiência renal. Destacam-se como efeitos colaterais a urticária, síndrome dispéptica, hepatite medicamentosa, anemia hemolítica e púrpura.

A pirazinamida (PZA) apresenta grande capacidade esterilizante, sendo bactericida e atuando em bacilos fagocitados por macrofágos em meio ácido (intracelularmente), portanto de multiplicação intermediária. Antigamente não era tão amplamente utilizada devido à sua hepatotoxicidade. Hoje já se sabe que este efeito colateral é dose-dependente, sendo bem tolerada nos esquemas mais breves. A dose é de 15 a 30mg/kg. Inibe a secreção tubular renal de ácido úrico e um de seus metabólitos compete com a xantinoxidase, elevando os níveis de ácido úrico, apesar de raramente provocar gota aguda. Os demais efeitos colaterais são "rash" cutâneo, prurido, artralgia e síndrome dispéptica.

A isoniazida (INH) é bactericida, atuando intra e extracelularmente em bacilos de multiplicação rápida. A dose é de 5mg/kg. Deve-se sempre suplementar com piridoxina (60mg/d), pois a INH inibe competitivamente seus sítios de ligação. Os principais efeitos colaterais são polineuropatia periférica (sendo as extremidades inferiores mais gravemente afetadas), síndrome dispéptica e hepatite medicamentosa, dentre outras.

A estreptomicina (SM) é bactericida com menor capacidade de esterilização, atuando no meio alcalino extracelular. Ao contrário dos medicamentos discutidos anteriormente, a SM só está disponível em apresentação intramuscular. A dose é de 15mg/kg, não devendo ultrapassar 1g. Efeitos colaterais: nefrotoxicidade que limita a utilização e a toxicidade ao VIII par craniano.

O etambutol (EMB) é bacteriostático, atuando intra e extracelularmente. A dose é de 15 a 25mg/kg. Apresenta como efeito colateral a neurite retrobulbar, com diminuição da acuidade visual, e a inabilidade em distinguir as cores verde e vermelha.

A partir de 1979, iniciou-se esquema por 9 meses tanto para a doença pulmonar como para as demais formas extrapulmonares. Após 1982, comprovou-se a eficácia desta terapia mais curta na Tbc renal, pois constatou-se que, graças à adequada perfusão, a urina apresentava elevadas concentrações das drogas bactericidas, com adequada penetração nas cavidades, embora haja grupos que prolonguem o tratamento para um ano ou mais na dependência da evolução.

A tabela A-15 ilustra as doses diárias utilizadas, corrigidas por quilograma de peso e a tabela A-16, as características gerais das drogas para sua adequação diante de alterações da função renal. Assim, para o tratamento de 9 meses é proposto esquema tríplice com INH/RMP/PZA por 3 meses, seguidos de 6 meses de esquema duplo com INH/RMP. Para o esquema de 1 ano, utiliza-se INH/RMP/PZA por 2 meses, INH/RMP por mais 4 meses, completando os 6 meses restantes com INH. É necessária a avaliação prévia de função hepática e renal. Sintomas e sinais como náuseas, vômitos, icterícia e astenia podem indicar toxicidade das drogas utilizadas. As drogas devem ser ministradas pela manhã.

Tabela A-15 – Dose e posologia dos tuberculostáticos (dose/kg de peso).

Droga	até 20kg	35kg	45kg	> 45kg
	Dose diária (mg/dia)			
RMP	200	350	450	600
INH	100	175	225	400
PZA	300-600	525-1.050	675-1.350	2.000

RMP = rifampicina; INH = isoniazida; PZA = pirazinamida.

Tabela A-16 – Características gerais das drogas tuberculostáticas.

	Excreção	Diálise	Posologia	> 50	10-50	< 10
				"Clearance" de creatinina		
RMP	Hepática	?	24 horas	–	–	–
INH	Hepática/renal	H, P	24 horas	–	–	–
PZA	Hepática/renal	?	24 horas	–	–	–
EMB	Renal	H, P	24 horas	24h	24-36h	48h

H = hepática; P = peritoneal; RMP = rifampicina; INH = isoniazida; PZA = pirazinamida.

Finalmente, deve-se enfatizar a necessidade de acompanhamento periódico visando detectar precocemente as várias complicações potenciais, tais como a obstrução ureteral e a redução da capacidade vesical, que ocorrem em fase tardia do acometimento renal ou mesmo na fase de cicatrização. Quando prontamente detectadas, estas alterações são passíveis de correção cirúrgica, minimizando a ocorrência de infecção urinária de repetição, litíase renal e mesmo perda da função renal ao longo do tempo.

AGRADECIMENTO

A Sonia Marques Teixeira e a Silvia Kimee Osugui, Laboratório Fleury, que muito auxiliaram neste trabalho.

BIBLIOGRAFIA RECOMENDADA

Ambatis N. Overview of renal tuberculosis. Urology 1982; 19:231-237.

Apperson JW, Wechsler H, Lattimer JK. The frequent occurrence of both renal calculi and renal calcification in tiberculosis kidneys. J Urol 1962; 87:643-646.

Bass A, Nussinowitz N, Dolev E. Changing pattern of renal tuberculosis in Israel over 30 years. Isr J Med Sci 1991; 27:100-102.

Brausch LM, Bass JB. O tratamento da tuberculose. In Bass JB. (ed). Clínicas Médicas da América do Norte, Rio de Janeiro, Interlivros, 1993; p 1359-1371.

Cohen MC. Granulomatous nephritis. Urol Clin North Amer 1986; 1:647-655.

Das KM, Rajwanshi A, Indudhara R. Renal tuberculosis: diagnosis with sonographically giuded aspiration cytology. AJT 1992; 158:571-573.

Del-Portillo P, Murillo LA, Patarroyo ME. Amplification of a species-specific DNA fragment of *Mycobacterium tuberculosis* and its possible use in diagnosis. J Clin Microbiol 1991; 29:2163-2168.

Dolen E, Bass A, Nussinowttz N. Frequent occurrence of renal calculi in tuberculous kidneys in Israel. Urology 1988; 26:544-545.

Dworkin G, Reisman L, Ben-zvi Z, Lieberman KV. Association of haematuria and mycobacterial infection. Child Nephrol Urol 1991; 11:44-46.

Dwyer DE, Macleod C, Collignon PJ, Sorrell TC. Extrapulmonary tuberculosis – a continuing problem in Australia. Aust NZ J Med 1987; 17:507-511.

Ellner JJ. Tuberculosis in the time of AIDS: the facts and the message (Editorial). Chest 1989; 98:1051-1052.

Gokalp A, Gultekin EY, Ozdamar S. Genito-urinary tuberculosis: a review of 83 cases. Br J Clin Pract 1990; 44:599-600.

Gow JG, Barbosa S. Genitourinary tuberculosis. A study of 1117 cases over a period of 34 years. Br J Urol 1984; 56:449-455.

Grosset J. Bases bacteriologicas de la quimioterapia de la tuberculosis, III Seminário Regional sobre Tuberculose, publicação científica nº 418 1981, OPS/OMS, p 11-16.

Grosset J. Eficacia de la quimioterapia de corta duracion, III Seminário Regional sobre Tuberculose, publicação científica nº 418, OPS/OMS 1981; p 17-27.

Grupo mixto de estudio uict/oms, Genebra, 1988. Tuberculosis y SIDA: declaración sobre el SIDA y la tuberculosis. Bol Union Int Tuberc Enferm Respir 1989; 64:7-11.

Hoorens A, Van Der Niepen P, Keuppens F, Vanden houte K. Pseudotuberculous pyelonephritis associated with nephrolithiasis. Am J Surg Pathol 1992; 16:522-525.

Jarikre LN. Case report: disseminated Mycobacterium gordonae infection in a nonimmunocompromised host. Am J Med Sci 1991; 302:383-384.

Jarikre LN. *Mycobacterium gordonae* genitourinary disease. Genitourin Med 1992; 68:45-46.

Kenney M, Loechel AB, Lovelock FJ. Urine cultures in tuberculosis. Am Rev Resp Dis 1960; 82:564-567.

Lenk S, Schubert G, Brien G. Urolithiasis associated with urogenital tuberculosis. Urol Res 1988; 16:157-159.

Long R. The impact of HIV on the usufulness of sputum smears for the diagnosis of tuberculosis. Am J Public Health 1991; 81:1326-1328.

Millller WT. Tuberculosis in the 1990s. Radiol Clin North Am 1994; 32.

Ministério da Saúde. Fundação Nacional de Saúde. Centro Nacional de Epidemiologia. Coordenação Nacional de Pneumologia Sanitária. Manual de Normas para Controle da Tuberculose. 4ª edição, Brasília, 1994.

Moulding T. Pathogenesis, pathophysiology and immunology. In David Schlossberg (ed). Clinical topics in infections disease, tuberculosis. New York, Springer-Verlag, 1988; p 13-22.

Nieiro R, Belo MJA. Crescimento bacteriano de micobactérias inoculadas em meio de Lowenstein Jensen e Ogawa. Quantificação do peso seco. In Simpósio Brasileiro em Micobactérias, 2º, 1989. Anais. São Paulo, Instituto Biológico, p 23.

Nieiro R, Allen BW. Comparação dos meios de Ogawa e Lowenstein Jensen no cultivo de bacilos da tuberculose em secreções pulmonares. In Simpósio Brasileiro em Micobactérias. Rio de Janeiro 1988, resumos p 44.

Nieiro R, Belo MJA, Possas JSB. Estudo comparativo entre os métodos de coloração fluorescente e Ziehl-Neelsen em secreções pulmonares. Rev Saúde Publ, São Paulo 1978; 12:250-257.

Nieiro R, Belo MJA. Comparação dos métodos de Kudoh & Kudoh e Darzins no cultivo de bacilos da tuberculose em secreções pulmonares. Estudo preliminar. In Simpósio Brasileiro em Micobactérias, David Schlossberg, 1989. Anais. São Paulo, Instituto Biológico, p 3.

Nieiro R, Belo MJA. Comparação dos métodos de Kudoh & Kudoh e Darzins no cultivo de bacilos da tuberculose em secreções pulmonares. Estudo preliminar. Boletim Informativo da Colabat 1990; 6:2.

Nieiro R, Belo MJA. Comparação entre a baciloscopia e a cultura no diagnóstico da tuberculose pulmonar. In Simpósio Brasileiro em Micobactérias, 3º, Manaus, 1990; p 23.

Nieiro R, Belo MJA. Crescimento bacteriano de micobactérias inoculadas em meio de Lowenstein Jensen e Ogawa. Quantificação do peso seco. In: Simpósio Brasileiro em Micobactérias, 3º, Manaus, 1990; p 16.

Nieiro R, Belo MJA. Crescimento bacteriano de micobactérias inoculadas em meio de Lowenstein Jensen e Ogawa. Quantificação do peso seco. Boletim Informativo da Colabat 1990; 6:2.

Nieiro R, Belo MJA. Exequibilidade da técnica de Kudoh & Kudoh no cultivo de bacilos da tuberculose em secreções pulmonares. In Simpósio Brasileiro em Micobactérias. Rio de Janeiro 1988, resumos p 43.

Nieiro R, Belo MJA. Resultados obtenidos en la comparación entre baciloscopia y cultivo. Boletim Informativo da Colabat 1991; 6:2.

Nieiro R. Identificação do *M. avium, M. intracellulare* e *M. scrofulaceum* por eletroforese em gel poliacrilamida-dodecil-sulfato de sódio de extratos de células integras. In: Simpósio Brasileiro, IV. Bauru, 1991; p 15.

Nieiro R. Taxonomia de micobactérias utilizando, eletroforese em gel de poliacrilamida. In: Simpósio Brasileiro em Micobactérias, Rio de Janeiro 1989, p 28.

Nieiro R. Utilização da eletroforese em gel de poliacrilamida-dodecil-sulfato de sódio na identificação de bactérias do gênero Mycobacterium. Tese de Livre-Docência, Faculdade de Saúde Pública da USP, 1991.

Nieiro R, Figueiredo RCPS, Abrahão RMCM, Moraes SA. Quantificação do bacilo da tuberculose pelo método da coloração fluorescente em secreções pulmonares. In Congresso Paulista de Saúde Pública, IV, 1993; São Paulo.

Pellman CM, Runion EH. The significance of mycobacteria other than tubercle bacilli in the urine: a report of forty two cases. Am Rev Resp Dis 1964; 90:243-247.

Pergament M, Gonzales R, Fraley EE. Atypical mycobacteriosis of the urinary tract: A case report of extensive disease caused by the battey bacillus. JAMA 1974; 229:816-817.

Petkovic S, Sumarac Z, Petronic V, Markovic V. The changing pattern of renal tuberculosis. Int Urol Nephrol 1986; 18:119-124.

Premkumar A, Lattimer J, Newhouse JH. CT and sonography of advanced urinary tract tuberculosis. AJR 1987; 148:65-69.

Ribeiro SA, Afonso JA. Tuberculose pulmonar. Ars Cvrandi 1989; julho, 52-63.

Savic B, Sjobring U, Alugupalli S, Larsson L, Miorner H. Evaluation of polymerase chain reaction, tuberculostearic acid analysis and direct microscopy for the detection of mycobacterium tuberculosis in sputun. J Infect Dis 1992; 166:1177-1180.

Shammaa MZ, Hadidy S, Al-Asfari R, Siragel-Din M. Urinary tuberculosis: Experience of a teaching hospital in Syria. Int Urol Nephrol 1992; 24:471-480.

Sniadack DH, Ostroff SM, Karlix MA, Smithwick RW, Schwartz B, Sprauer MA, Silcoz VA, Good RC. An nosocomial pseudo-outbreak of *Mycobacterium xenopi* due to a contaminated potable water supply: lessons in prevention. Infect Control Hosp Epidemiol 1993; 14:636-641.

Snider DE, Raviglione M, Kochi A. Global burden of tuberculosis. In Bloom, BR. Tuberculosis: pathogenesis, protection and control. Washington, ASM Press, 1994; p 3-11.

Snider DE, Raviglone M, Kochi A. Global burden of tuberculosis. In Bloom BR. Tuberculosis, pathogenesis, protection and control. (ed). Washington, ASM Press; 1994; p 3-11.

Sommers HM, Russel JP. In Clinically signicant mycobacteria: their recognition and identification (eds). Sommers, H.M. & Russell, J.P., Chicago, 2ª ed, 1967; p 50-51.

Tonkin AK, Witten DM. Genitourinary tuberculosis. Semin. Roentgenol 1979; 14:305-318.

Turner JH. Tuberculosis of the lower genitourinary tract: findings on sonography and MR. AJR 1992; 158:919-920.

Weinberg AC, Boyd SD. Short-course chemotherapy and role of surgery in adult and pediatric genitourinary tuberculosis. Urology 1988; 31:95-102.

Weinstein AJ. Genitourinary tuberculosis. In Schlossberg, D. Clinical topics in infections diseases, tuberculosis. 2ª edição, New York, Springer-Verlag, 1988; p 109-117.

Weir MR, Thornton GF. Extrapulmonary tuberculosis – experience of a Community Hospital and Review of the Literature. Am J Med 1985; 79:467-476.

Wood LE, Buhler VB, Pollak A. Human infection with the yellow "acid-fast bacillus: a report of fifteen additional cases. Am Rev Tuberc 1956; 73:917-929.

29

TUBERCULOSE UROGENITAL
ASPECTOS UROLÓGICOS

•

LUCIANO JOÃO NESRALLAH

A tuberculose urogenital ocorre como resultado da disseminação hematogênica da tuberculose pulmonar e permanece como um problema ainda freqüente nas regiões nas quais as condições sócio-econômicas são desfavoráveis. Nos últimos anos temos observado aumento na prevalência da tuberculose, principalmente devido à "epidemia" das infecções pelo HIV que está associada a imunossupressão. A Organização Mundial de Saúde estima que ocorram aproximadamente 10 milhões de casos novos de tuberculose por ano, sendo que a grande maioria apresenta-se nos países do Terceiro Mundo.

INCIDÊNCIA

A tuberculose urogenital é a forma mais freqüente de tuberculose extrapulmonar, compreendendo cerca de 40% desses casos. Aproximadamente 5% dos pacientes com tuberculose pulmonar desenvolvem manifestações clínicas de lesão urogenital com a evolução da doença. A tuberculose urogenital é uma doença tipicamente de adultos, ocorrendo principalmente entre os 20 e os 40 anos de idade. Existe predominância da doença em pacientes do sexo masculino (2:1).

ETIOPATOGENIA E PATOLOGIA

O agente etiológico mais freqüente da tuberculose urogenital é o *Mycobacterium tuberculosis*. *Mycobacterium bovis, M. kansasii* e *M. avium-intracellulare* raramente causam lesão urogenital. A micobactéria usualmente infecta o organismo humano por inalação e ocasionalmente por ingestão de leite não-pasteurizado. A tuberculose urogenital constitui uma forma secundária da doença que se instala a partir de focos primários no pulmão e no intestino. A micobactéria atinge os rins por via hematogênica e, a partir daí, a infecção se dissemina por todo o trato urinário. As lesões renais iniciais são sempre múltiplas e bilaterais, apesar de as manifestações clínicas e radiológicas sugerirem acometimento unilateral. O envolvimento do trato urinário médio e inferior faz-se por via canalicular descendente. O período de latência médio entre o desenvolvimento da infecção primária e o aparecimento de manifestações no trato urinário é de aproximadamente 20 anos. Este fenômeno é importante e explica a baixa incidência de tuberculose urinária na infância.

A lesão renal que ocorre nos casos de tuberculose urinária resulta dos episódios sucessivos de necrose de caseificação e de atrofia do parênquima. Fibrose progressiva que se instala nos rins produz evidente distorção pielocalicinal. Além da necrose caseosa, encontramos nefrite intersticial crônica com necrose papilar e cavitação do parênquima. A necrose papilar promove disseminação da infecção para a pelve renal, ureter e bexiga. A inflamação e o edema produzem obstrução dos infundíbulos e do ureter, levando à caliectasia e às estenoses do ureter. Na tuberculose renal extensa, a calcificação do parênquima pode ser encontrada com freqüência e a total destruição renal também pode ocorrer, levando à autonefrectomia. O acometimento do ureter pela infecção tuberculosa faz-se pela formação de granulomas específicos em todo o trajeto do órgão. Na fase aguda, surge edema da mucosa levando à obstrução ureteral reversível. Nas fases mais tardias, os granulomas cicatrizam-se, levando a estenoses que ocorrem principalmente no terço distal dos ureteres ou raramente em todo o trajeto ureteral (ureter em rosário). A tuberculose vesical inicia-se com lesões próximas aos meatos ureterais sob forma de edema, hiperemia e pequenas úlceras. Com o progredir da doença, toda a bexiga é envolvida pelo processo o que conduz a redução progressiva da capacidade vesical (Fig. A-29). Nos casos extremos, a bexiga tem capacidade inferior a 50ml. A tuberculose genital masculina compromete principalmente a próstata e os epidídimos. Nódulos prostáticos endurecidos e disseminados por toda a glândula são as lesões características do processo específico.

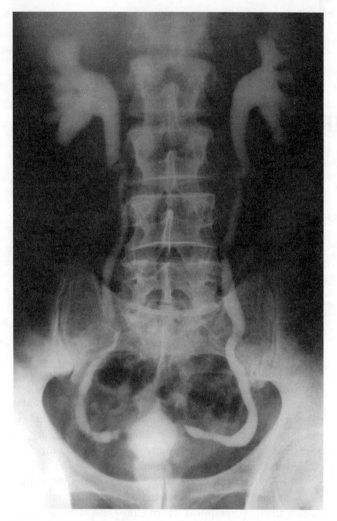

Figura A-29 – Tuberculose urinária – bexiga de pequena capacidade e estenose ureteral distal bilateral.

ACHADOS CLÍNICOS

A tuberculose urogenital é uma doença predominantemente dos adultos jovens e de meia-idade. Aproximadamente 50% dos pacientes encontram-se na faixa etária dos 20 aos 40 anos, e aproximadamente 75% têm menos de 50 anos.

Devido à progressão lenta e ao curso variável da doença, não há apresentação clássica da tuberculose urogenital. Aproximadamente 20% dos pacientes com diagnóstico de tuberculose são assintomáticos e a doença só é identificada pela presença de piúria estéril em exames de urina de rotina. Epididimite e quadros de cistite constituem as queixas mais freqüentes nos pacientes do sexo masculino, enquanto nas mulheres a doença se manifesta em geral por quadros de cistites rebeldes ao tratamento. Outras manifestações da tuberculose são representadas por hematúria macroscópica, nódulos no epidídimo, dor lombar, febre, perda de peso e litíase urinária.

Hipertensão arterial está presente em 5 a 10% dos pacientes com tuberculose renal, enquanto a incidência de pacientes com diminuição unilateral da função renal é de 25%. Embora alguns destes indivíduos tenham evidências de isquemia renal determinada pela dosagem da renina na veia renal e normalização dos níveis pressóricos após nefrectomia, a maioria dos pacientes são portadores de hipertensão não-mediada pelo sistema renina-angiotensina e não são curados pela nefrectomia.

Epididimite crônica e nódulos indolores no epidídimo constituem as manifestações mais freqüentes da tuberculose genital masculina. Os testículos raramente são envolvidos pelo processo específico. O envolvimento prostático, em geral, faz-se de forma assintomática. Ocasionalmente, alguns destes pacientes apresentam hemospermia ou sintomas de obstrução infravesical, e o toque retal nesses casos revela a próstata irregular com nódulos pequenos, endurecidos e indolores.

Infertilidade conjugal pode ser uma manifestação da tuberculose genital masculina. A presença de lesões específicas em diversos níveis do trato genital pode diminuir o número e a motilidade dos espermatozóides, assim como obstruir as vias seminais levando à azoospermia.

ACHADOS LABORATORIAIS

A análise da urina está alterada em 90% dos pacientes. O achado mais freqüente é a leucocitúria estéril, podendo ser acompanhada por hematúria e proteinúria. O exame microscópico pelo sedimento corado pelo método de Ziehl-Neelsen permite a observação das micobactérias álcool-ácido resistentes, mas acompanha-se de resultados falso-negativos em 40% dos casos. O exame mais importante é a urocultura para *M. tuberculosis*, que faz o diagnóstico da tuberculose em 95% dos casos. A utilização da primeira urina da manhã é melhor do que a de 24 horas, pois é mais fácil de ser colhida e tem menor chance de contaminação por outras bactérias. A pesquisa deve ser feita em três amostras diferentes de urina, já que o aparecimento da *M. tuberculosis* na urina se faz de maneira intermitente. Infecção urinária por bacilos Gram-negativos associa-se freqüentemente à tuberculose urogenital, principalmente nos casos com lesões obstrutivas e envolvimento extenso do trato urinário.

A reação intradérmica com tuberculina purificada (PPD) é positiva em aproximadamente 95% dos pacientes com tuberculose urogenital.

ACHADOS RADIOLÓGICOS

A radiografia de tórax deve ser realizada com o objetivo de se identificar alguma evidência de tuberculose antiga ou mesmo ativa. A radiografia simples de abdome é importante, pois pode identificar áreas de calcificação nas lojas renais.

O achado radiológico na urografia excretora mais sugestivo de tuberculose renal é a presença de cavidades que se comunicam com o sistema coletor e dilatação com deformidade calicinal. Inicialmente, as cavidades são pequenas, assim como as deformidades calicinais. Fibrose nos infundíbulos calicinais pode causar amputação de um ou mais cálices. O rim pode estar aumentado de volume pela presença de nódulos caseosos ou se apresentar atrófico quando o processo específico tem longa duração. Autonefrectomia pode resultar da destruição completa do parênquima causada por estenose piélica ou ureteral. A ureterite tuberculosa é comum e leva à fibrose, principalmente do segmento inferior. Quando o comprometimento ureteral é extenso, este fica com aspecto de um rosário. A pielografia ascendente pode ser empregada nos casos nos quais o ureter não pode ser bem visualizado e a uretrocistografia miccional fornece informações sobre as condições da bexiga, que pode estar assimétrica, com falhas de enchimento e até com contração grave e refluxo vesicoureteral.

A ultra-sonografia e a tomografia computadorizada têm valor diagnóstico limitado. Contudo, podem auxiliar na monitorização dos pacientes com obstrução ou com suspeita de abscesso perirrenal.

CISTOSCOPIA

Nos casos iniciais, a bexiga pode apresentar edema e lesões eritematosas espalhadas por toda a parede, algumas vezes com formação de úlceras rasas. Como o envolvimento vesical surge a partir da propagação ureteral descendente das micobactérias, as lesões iniciais instalam-se junto aos meatos ureterais.

TRATAMENTO

O tratamento apropriado deve basear-se no diagnóstico bacteriológico, na extensão da doença, na função renal e na gravidade da obstrução ureteral. O tratamento sempre inclui a quimioterapia antituberculosa, que é feita com a combinação de três drogas, uma vez que a incidência de recidivas da infecção situa-se em torno de 80% quando se utiliza uma droga, 25% quando são empregadas duas drogas e menos de 5% quando se associam três drogas (Tabela A-17). As principais drogas utilizadas atualmente são a isoniazida, a rifampicina, a pirazinamida, a estreptomicina e o etambutol. A isoniazida (10 a 30mg/kg/dia) é a droga antituberculosa mais importante e efetiva. Seu uso requer suplementação com piridoxina, que evita a polineuropatia periférica provocada pela utilização da isoniazida. A introdução da rifampicina (10 a 20mg/kg/dia) eliminou a necessidade de utilizar drogas parenterais e diminuiu significativamente o tempo de tratamento, que antes era de 2 anos e que atualmente é de 4 a 9 meses. O tratamento a curto prazo previne o aparecimento de micobactérias resistentes devido à rápida ação bactericida e às propriedades esterilizantes das drogas utilizadas. A estreptomicina pode ser associada ao esquema tríplice se a infecção for grave. Todas as drogas utilizadas atingem altas concentrações no parênquima renal, na urina e na próstata. Os esteróides podem ser utilizados ocasionalmente nos pacientes com cistite tuberculosa grave ou com estreitamento ureteral distal. As principais reações adversas com a utilização das drogas são a hipersensibilidade (rifampicina e estreptomicina) e a hepatotoxicidade (isoniazida e rifampicina) com elevação sérica das transaminases e dos níveis da fosfatase alcalina, assim como a presença de icterícia.

TRATAMENTO CIRÚRGICO

Como a tuberculose urogenital tende a acometer todos os segmentos do trato urinário e genital, o tratamento cirúrgico com o objetivo de erradicar a doença tornou-se inconsistente. Com o advento da quimioterapia eficiente para a tuberculose, a doença pode ser controlada de forma mais eficiente, e os procedimentos cirúrgicos extirpativos cederam lugar às cirurgias reconstrutivas, representadas por métodos cuja finalidade é restaurar a integridade anatômica dos diversos setores do trato urinário agredidos pela tuberculose. Se a cirurgia é necessária, é prudente instituir quimioterapia tríplice por pelo menos três semanas e, se possível, três meses antes da intervenção sobre o trato urinário, para prevenir a disseminação hematogênica das micobactérias.

Tabela A-17 – Drogas utilizadas no tratamento da tuberculose.

Droga	Dose	Via	Freqüência	Efeitos adversos
Isoniazida	300mg/dia	VO	1 vez/dia	Hepatotoxicidade Neurite periférica
Rifampicina	600mg/dia	VO	1 vez/dia	Hepatotoxicidade Trombocitopenia
Pirazinamida	1.000mg/dia	VO	1 vez/dia	Hepatotoxicidade
Etambutol	25mg/kg/dia	VO	1 vez/dia/60 dias	Neurite retrobulbar
Etionamida	1.000mg/dia	VO	250mg 4 vezes/dia	Náuseas, vômitos, anorexia
Ciclosserina	1.000mg/dia	VO	250mg 4 vezes/dia	Neurotoxicidade
Ácido paraminossalicílico	10-12g/dia	VO	Dividida em 3 vezes	Distúrbio gastrointestinal Febre Hemólise
Estreptomicina	750-1.000mg/dia	IM	1 vez/dia/30 dias	Ototoxicidade Febre
Capreomicina	750-1.000mg/dia	IM	1 vez/dia/90 dias	Nefrotoxicidade Ototoxicidade

CIRURGIAS EXTIRPATIVAS

Nefrectomia

A remoção do rim excluso é indicada quando existe doença avançada unilateral complicada por sepse, hemorragia, dor de difícil controle medicamentoso, hipertensão grave adquirida após a infecção tuberculosa, suspeita de neoplasia associada e formação de abscesso. Alguns autores recomendam a nefrectomia profilática dos rins exclusos para prevenir complicações. Outros autores, que estudaram séries grandes de pacientes tratados apenas com quimioterapia tríplice, concluíram que, devido à baixa freqüência de complicações tardias (6%), a nefrectomia de rotina nos rins exclusos não estaria indicada.

Epididimectomia

A incidência de epididimite tuberculosa está em declínio, mas a epididimectomia ainda é indicada. O abscesso caseoso que não responde à quimioterapia e o espessamento firme do epidídimo que se mantém inalterado ou que aumenta de tamanho apesar do tratamento são as principais indicações da epididimectomia.

CIRURGIAS RECONSTRUTIVAS

Estenose ureteral

A incidência de estenose ureteral nos centros que tratam um número grande de pacientes com tuberculose urinária está em torno de 10%. A estenose pode estar presente no momento do diagnóstico da tuberculose renal, mas é mais freqüente aparecer durante o tratamento quimioterápico.

Transureteroureterostomia, interposição de segmentos intestinais ou reimplante ureterovesical nas lesões do terço distal constituem os métodos empregados para restaurar a drenagem urinária nos pacientes com estenose ureteral. Dilatação ureteral por via endoscópica mediante cateter duplo J tem sido empregada em pacientes com lesões ureterais, mas os resultados são temporários e tendem a recidivar após a retirada do cateter.

Ampliação vesical

Nos pacientes com lesão vesical extensa e bexiga de pequena capacidade, a ampliação vesical pode ser feita pela aplicação de segmentos intestinais isolados e destubulizados sobre a bexiga. Nos pacientes que apresentam refluxo vesicoureteral associado a bexiga contraída, deve-se reimplantar o ureter na alça intestinal com técnica de anti-refluxo.

BIBLIOGRAFIA RECOMENDADA

Carl P, Stark L. Indications for surgical management of genitourinary tuberculosis. World J Surg 1997; 21:505.

Cinman AC. Genitourinary tuberculosis. Urology 1982; 20:353.

Gow JG. Genitourinary tuberculosis: a 7 year review. Br J Urol 1979; 51:239.

Narayana AS. Overview of renal tuberculosis. Urology 1982; 19:231.

Nesrallah L, Nesrallah A. Urogenital tuberculosis. In Cohen VC, Aun F (ed). On call in ...Tropical Surgical Diseases. Georgetown, RG Landes Company, 1996, p 95-98.

Standard anti-tuberculosis treatment regimens for fully susceptible TB: TB class III and TB class V policies and protocols.
http://www.cpmc.columbia.edu/tbcpp/vi-tx.html

30

Candidíase do Trato Geniturinário

•

Helio Begliomini

ASPECTOS GERAIS

De aproximadamente 100.000 espécies de fungos, cerca de 175 causam doenças em humanos. Pouco menos do que 10% causam infecção no trato urinário, sendo a *Candida albicans* a mais comum delas.

NOMENCLATURA

Os micologistas preferem o termo "candidose", a fim de ser mais de acordo com as outras infecções micóticas, como por exemplo histoplasmose, paracoccidioidomicose, aspergilose, esporotricose etc. Entretanto, o termo "candidíase" é consagrado na literatura clínica, quer ginecológica, quer urológica, quer diagnóstica.

HISTÓRICO

O aspecto de descamação esbranquiçada causado por espécies de *Candida,* particularmente *Candida albicans,* é conhecido desde os tempos de Hipócrates. O envolvimento renal em paciente com candidíase disseminada foi relatado em 1890 por Schmorl e a cistite por *Candida* em 1927 por Rafin.

INCIDÊNCIA

Dados do Sistema de Vigilância Nacional de Infecções Nosocomiais dos Estados Unidos da América (EUA) mostraram que, entre os anos de 1986 e 1989, a *Candida albicans* estava entre os 10 patógenos hospitalares mais encontrados em diferentes sítios orgânicos. Durante a década de 80, a incidência de *Candida albicans* aumentou de 2% para 5% de todas as infecções hospitalares, sendo 7% daquelas que acometiam o trato urinário. Em hospitais terciários americanos, a *Candida* foi o segundo patógeno mais comum do trato urinário, representando 12,9% e 17,3% das infecções entre 1980-1984 e 1985-1989, respectivamente.

ASPECTOS MICROBIOLÓGICOS

A *Candida* é um fungo dimórfico, sendo encontrado na temperatura corporal em duas fases: 1. unicelular com formato de "Y"; e 2. com filamentos multicelulares em micélio ou massas de pseudo-hifas em forma de "M". Microscopicamente, ambas as formas poderão ser vistas na mesma amostra analisada (Fig. A-30).

A coloração pelo método de Gram fará o diagnóstico e meios especiais são necessários para subclassificar as várias espécies.

AMBIENTE NATURAL

A *Candida* sp. é um fungo oportunista. Muitas espécies de *Candida* existem como saprófitas, sendo encontradas normalmente na cavidade oral, tratos respiratório, gastrointestinal, geniturinário inferior e pele. A *Candida albicans* tem sido encontrada na faringe, cólon ou vagina em cerca de 50% dos indivíduos normais. Em situações clínicas nas quais haja diminuição da resistência orgânica do hospedeiro, a *Candida* pode tornar-se patogênica. O acometimento poderá ser exclusivo da pele e mucosas ou até a forma sistêmica. Há duas portas de entrada da *Candida* no trato urinário: *hematogênica* e *ascendente*, sendo que esta última tem sofrido um grande incremento na freqüência tanto absoluta quanto relativa.

ESPÉCIES QUE AFETAM O TRATO URINÁRIO

De 1 a 5% das culturas de urina de hospitais permitem crescimento de fungos. A candidíase urinária pode ser causada por diferentes espécies, tais como *C. albicans, C. tropicalis, C. fefyr, C. lusitaniae, C. guillermondi* e *C. parapsilosis, C. krusei* e *C. parakrusei*. Estas também podem ser encontradas na urina como organismos comensais. A *Candida albicans* é a principal das espécies.

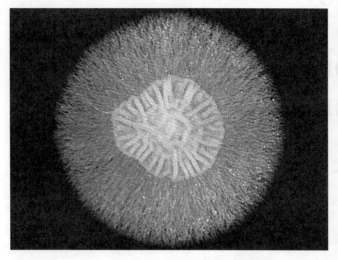 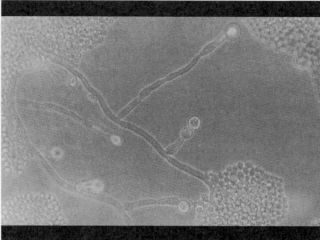

Figura A-30 – Aspectos micromorfológicos da cultura de *Candida albicans*.

CANDIDÚRIA

A presença de *Candida* na urina poderá ser encontrada em indivíduos normais. Entende-se por colonização o encontro de um número inferior a 15.000 colônias/ml de urina colhida por cateter. Acima deste valor, considera-se infecção. Deve-se ter em mente que a contaminação vaginal, fecal e cutânea poderá gerar resultados errôneos, assim como a presença de sondas vesicais.

CANDIDÍASE NÃO-SISTÊMICA

No trato geniturinário, a *Candida* poderá afetar os seguintes locais: rins, ureteres, bexiga, uretra, vulva e vagina; epidídimos, glande e prepúcio.

A vulvovaginite por *Candida* é muito comum na prática ginecológica, sendo seus fatores predisponentes a antibioticoterapia, *Diabetes mellitus*, anticoncepcionais orais e gravidez. A *Candida albicans* é a espécie mais freqüente; entretanto, também poderão ser agentes infectantes as seguintes espécies: *C. tropicalis*, *C. stellatoides* e *C. parapsilosis*. Manifesta-se pela presença de um corrimento vaginal branco-amarelado e um exsudato branco-acinzentado pseudomembranoso na vulva e vagina acompanhados de prurido.

A balanopostite por *Candida* é igualmente comum na prática urológica. A presença de prepúcio exuberante proporciona calor retido e umidade, condições favoráveis ao crescimento fúngico proveniente do trato gastrointestinal do paciente, ou adquirido pela relação sexual. A característica da balanite por *Candida* é a presença de inflamação vermelho-brilhante acompanhada de minúsculas pústulas e/ou erosões rasas (Fig. A-31). A infecção poderá se estender para o meato uretral, escroto e região inguinal.

A infecção na pele poderá acometer a região perincisional ou ao redor de ileostomias ou pielostomias cutâneas. A uretrite, a epididimite e a prostatite por *Candida* são raras.

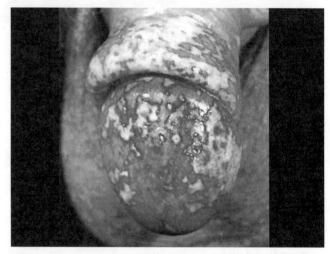

Figura A-31 – Balanopostite por *Candida*.

FATORES PREDISPONENTES DA INFECÇÃO SISTÊMICA

As predisposições para o desenvolvimento da infecção fúngica sistêmica encontram-se na quadro A-57, sendo a *Candida albicans* a mais freqüentemente encontrada em pacientes com candidemia (Tabela A-18).

Quadro A-57 – Predisposições para a infecção fúngica sistêmica.

Doenças debilitantes	Condutos ileais
Imunossupressão	Cirurgias
(AIDS, transplante renal)	Distúrbios do fluxo urinário
Neoplasias	Cateteres intravenosos
Antibioticoterapia	Sonda vesical
Diabetes mellitus	Uropatia obstrutiva
Corticosteroidoterapia	Parto prematuro
Anomalias congênitas	Distúrbios hematopoiéticos
Bexiga neurogênica	

Tabela A-18 – Freqüência de espécies de fungos encontradas em pacientes com candidemia.

Candida albicans	51%
Candida tropicalis	25%
Candida parapsilosis	12%
Torulopsis glabrata	9%
Outras	3%

O trato urinário é a porta de entrada da infecção fúngica sistêmica em 58% dos casos. Por sua vez, 80% dos pacientes com candidemia apresentarão subseqüentemente candidúria.

ASPECTOS PATOLÓGICOS

Se ocorrer um episódio fungêmico pouco intenso e fugaz, poderá não causar seqüelas no parênquima renal. A *Candida* após ser filtrada pelos glomérulos poderá ser confinada nos túbulos renais. Em indivíduos menos resistentes e que tenham maior número de microorganismos, poderão se desenvolver numerosos abscessos no córtex, medula, áreas subcapsulares e periféricas à semelhança de infecções bacterianas. Em caso de cura, tais lesões poderão se calcificar.

A infecção ureteropielocalicinal, bem como vesical, por *Candida albicans* poderá produzir "debris" necróticos, mucóides e bolas de fungos (micetomas ou urobezoares) que se amoldarão aos contornos anatômicos.

Os tofos fúngicos piélicos poderão ocasionar hidronefrose, uropatia obstrutiva e eventualmente anúria.

CANDIDA DO TRATO URINÁRIO SUPERIOR

A candidíase renal pode advir da presença hematogênica do fungo, assim como por via ascendente na vigência de cistite por *Candida*. São fatores predisponentes: nefrostomia prolongada, presença de conduto ileal e litíase piélica.

O rim, é depois do pulmão, o órgão mais acometido em pacientes com candidemia. Ele poderá apresentar pielonefrite, abscesso, necrose papilar e uropatia obstrutiva, inicialmente intra-renal, pela proliferação de pseudo-hifas intratubulares e, posteriormente, no sistema coletor, devido ao crescimento de tofos fúngicos (Fig. A-32). Apesar da contaminação hematogênica, a manifestação poderá ser unilateral.

A candidemia poderá ocorrer simultaneamente ou seguir infecções hematologicamente disseminadas de *Staphylococcus, Klebsiella, Serratia, Bacterioides, Enterobacter, Proteus* e *Escherichia coli*, respectivamente, em 20% e 17%.

CANDIDÍASE RENAL EM CRIANÇAS

Além dos fatores gerais predisponentes, a prematuridade e o baixo peso estão associados ao desenvolvimento da infecção renal por *Candida* em crianças. Freqüentemente, ocorre hidronefrose por anúria obstrutiva conseqüente ao crescimento de tofos fúngicos. O quadro é mais grave, com índice de mortalidade de 50%.

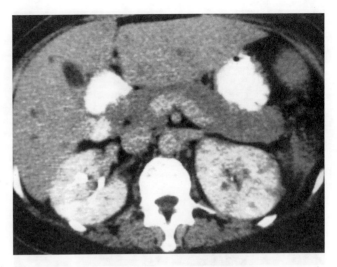

Figura A-32 – Tomografia computadorizada do abdome mostrando abscessos renais bilaterais em paciente com infecção disseminada por *Candida*.

PIELONEFRITE POR *CANDIDA*

Provavelmente, é de incidência mais freqüente. Não há diferenciação na apresentação clínica, contribuindo para o diagnóstico o sedimento e a cultura de urina. Deve-se pensar em pielonefrite por *Candida* na presença de piúria estéril.

NECROSE PAPILAR

Poderá ocorrer em decorrência de infecções que invadem a medula renal. Foi encontrada em 21% dos pacientes que morreram em decorrência de candidíase sistêmica (a maioria, crianças prematuras) e em 12% de diabéticos infectados pela *Candida*. A estenose infundibular e o piocálice, mais característico de pielonefrite tuberculose, poderão advir de infecções indolentes causadas pela *Candida*.

CISTITE

A cistite por *Candida* poderá ocorrer em pacientes com ou sem cateter de drenagem. À cistoscopia, observa-se descamação branco-acinzentada da parede vesical misturada com áreas de edema e eritema da mucosa. Descreve-se um "efeito de névoa" que poderá obscurecer a visão. A infecção poderá ocasionar o crescimento de tofos fúngicos (micetonas ou urobezoares) que se apresentam radiologicamente como formação pseudotumoral laminada, produzindo o sinal de dupla parede na urografia excretora, passível de remoção cirúrgica (Fig. A-33). A *Candida albicans* poderá também induzir a formação de gás, resultando em cistite enfisematosa (Fig. A-34). A ruptura vesical é uma complicação rara.

A ultra-sonografia poderá evidenciar áreas ecogênicas sem sombras acústicas, irregularidades e espessamentos da parede, mimetizando, por vezes, neoplasia quando há bezoar.

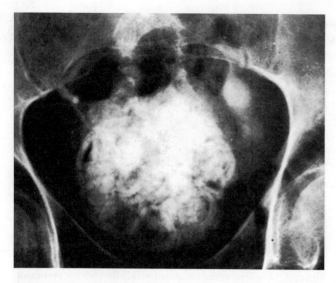

Figura A-33 – Urografia excretora exibindo dilatação do ureter terminal esquerdo e tofos fúngicos na luz vesical, configurando aspecto pseudotumoral.

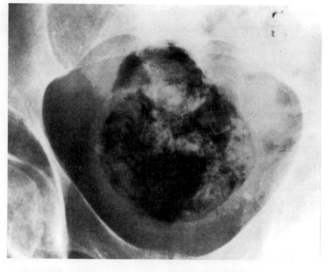

Figura A-34 – Radiografia simples de abdome mostra gás na bexiga de um paciente diabético que apresentou cistite enfisematosa por *Candida albicans*.

SINTOMATOLOGIA

A infecção por *Candida* no trato urinário poderá apresentar ampla variabilidade de sintomas e sinais. O paciente poderá estar assintomático ou referir irritabilidade vesical traduzida por polaciúria, disúria e estrangúria pela passagem de material fúngico. Também poderão ocorrer piúria, hematúria ou pneumatúria. A cólica renal poderá ser conseqüente à passagem dos tofos fúngicos pelo ureter. Por sua vez, o crescimento da *Candida* no sistema coletor poderá ser assintomático ou proporcionar quadro clínico de pielonefrite com dor no flanco, rigidez lombar e febre.

DIAGNÓSTICO

A bacterioscopia de urina poderá identificar a *Candida* com seu aspecto de pseudo-hifa. A coloração de Papanicolaou favorecerá a observação de cilindros fúngicos, o que fala a favor de infecção renal.

A urocultura e a hemocultura em meios como o ágar-sangue e o ágar-Sabouraud com dextrose são úteis na identificação do agente. Recentemente, tem sido possível fazer o diagnóstico etiológico precoce pela reação de cadeia da polimerase (PCR) específica para fragmento de ácido desoxirribonucléico (DNA) da *Candida albicans*. A PCR antecipa em 24 a 48 horas o diagnóstico obtido pela cultura, o que é de grande valor em pacientes gravemente acometidos.

TRATAMENTO

Deverá ser iniciado quando a urocultura apresentar mais de 10.000 a 15.000 colônias/ml em amostras colhidas ou não por cateter.

MEDIDAS GERAIS

A remoção de sondas e cateteres, a melhora do estado nutricional, a descontinuação de antibióticos de largo espectro e a alcalinização urinária poderão ser eficazes na redução da colonização localizada da candidíase do trato urinário.

MEDIDAS LOCAIS/UROLÓGICAS

Irrigações do trato urinário com soluções fungicidas através de sonda vesical, cistostomia, cateter ureteral ou nefrostomia têm sido úteis na candidíase urinária. Assim, a anfotericina B (50 a 200/mg/litro/dia, por no mínimo 5 dias) e o miconazol (50mg/dia) têm proporcionado resultados positivos de 90 e 80%, respectivamente.

Por vezes, é necessária a realização de cirurgia aberta, quer para a evacuação manual de grandes micetomas intravesicais, quer para realizar nefrectomia de rim danificado pela infecção.

MEDIDAS SISTÊMICAS

Há três grupos de drogas disponíveis no tratamento da infecção fúngica sistêmica: anfotericina B, fluconazol e flucitosina.

A anfotericina B é a droga de eleição no paciente gravemente acometido pela candidíase sistêmica. Nestas condições, preconiza-se uma dose total de 6mg/kg de peso.

O fluconazol possui farmacocinética favorável aos pacientes com infecção fúngica do trato urinário. É disponível nas apresentações oral e parenteral (endovenosa). A biodisponibilidade oral é de 90% e a meia-vida de aproximadamente 30 horas, permitindo uma ministração diária. Muito importante é saber que cerca de 80% da dose é excretada na urina. As doses variam de 50 a 600mg/dia. As respostas clínicas são de 71 a 100% e o índice de erradicação de 64 a 86%.

Devido às respostas globalmente favoráveis, o fluconazol tem sido indicado em infecções fúngicas urinárias simples e complicadas.

Em estudos comparativos com a anfotericina B ministrada, quer por via endovenosa, quer por irrigação vesical, o fluconazol foi tão efetivo quanto aquela droga. Os efeitos colaterais da anfotericina B endovenosa chegam a 83% e incluem febre, mal-estar, hipotensão, anemia, calafrios, hipocalemia, vômitos, aumento das uréia e creatinina séricas. Por sua vez, as reações colaterais com o fluconazol chegam a 7%.

A flucitosina tem sido recomendada para casos não-graves, na dose de 150mg/kg. Poderá ocorrer rápida resistência à droga e, entre os efeitos colaterais, tem-se a depressão da medula óssea. Tem ação sinérgica em terapia combinada com a anfotericina B.

O cetoconazol e o itraconazol têm pouco valor no tratamento de pacientes com candidúria devido à pequena excreção urinária.

MORTALIDADE

A septicemia causada pela *Candida* chega até 10% em algumas estatísticas. Hemoculturas positivas ocorrem em somente 30 a 50% dos pacientes com candidíase disseminada. O encontro de candidúria em pacientes com sepse e falência orgânica poderá ser um indicador de infecção sistêmica.

Na análise de várias séries, a mortalidade em pacientes com candidemia varia de 13 a 90%, com média de 55%. Cerca de 46% delas ocorreram dentro da primeira semana do isolamento do fungo. Por sua vez, em pacientes com doença urológica que requerem cirurgia, a mortalidade é cerca de 20%.

BIBLIOGRAFIA RECOMENDADA

Comiter CV, McDonald M, Minton J, Yalla SV. Fungal bezoar and bladder rupture secondary to *Candida tropicalis*. Urology 1996; 47:439-41.

Hitchcock RJI, Pallett A, Hall MA, Malone PSJ. Urinary tract candidiasis in neonates and infants. Br J Urol 1995; 76:252-256.

Koch VHK, Moreira AF, Pahl MMC, Baldacci ER, Okay Y. Candidíase do aparelho urinário. Pediatria (São Paulo) 1991; 13:99-100.

Muncan P, Wise GJ. Early identification of candiduria by polymerase. Chain reaction in high risk patients. J Urol 1996; 156:154-156.

Nassoura Z, Ivatury RR, Simon RJ, Jabbour N, Stahl, WM. Condiduria as an early marker of disseminated infection in critically ill surgical patients: The role of fluconozale therapy. J Trauma 1993; 35:290-294.

Sanchez Sanchis M, Pastor Lence J, San Juan de Laorden C, Llopis Guixot B, Tarin Planes M, Carrascosa Lloret V. Candidiasis del tracto urinario superior. A proposito de um caso. Arch Esp Urol 1996; 49:66-68.

Spring DB. Fungal diseases of the urinary tract. In Pollack HM (Ed). Clinical Urography. vol. I, Philadelphia, WB Saunders Company, 1990; p 987-992.

Thompson Moya L, Pino Correa M, Castrillón Gonzáles MA, Schenone Cabrera D, Del Canto Harboe E. Fluconazol en el tratamiento de la candidiasis urinaria. Experiencia em 24 pacientes. Rev Méd Chile 1995; 123:1505-1509.

Voss A, Meis JFGM, Hoogkamp-Korstanje, JAA. Fluconazole in the management of fungal urinary tract infection. Infection 1994; 22:247-251.

Wise GJ. Fungal infection of the urinary tract. In Walsh PC, Retik AB, Stamey TA, Vaughan Jr ED (Ed). Campbell's urology. 6th ed, vol 1, Philadelphia, WB Saunders Company, 1992; p 937-943.

31

CISTITE INTERSTICIAL

ROGERIO SIMONETTI
HOMERO BRUSCHINI

INTRODUÇÃO

A cistite intersticial (CI) é uma síndrome de etiologia desconhecida caracterizada por intensa polaciúria e urgência miccional, associadas a dor no hipogástrio ou no períneo, sem causa aparente que justifique o quadro. Disúria, nictúria, dor na uretra e dispareunia são outras queixas freqüentemente observadas. Em geral, é confundida com sintomas de infecção urinária. Os sintomas iniciam-se de forma leve, podendo aumentar progressivamente. Cerca de 90% dos indivíduos afetados são mulheres. A doença inicialmente é confundida na mulher com infecção urinária crônica, e no homem com prostatites ou obstruções urinárias. Em geral, todos apresentam antecedentes de múltiplos tratamentos aleatórios frustrantes, que levam os pacientes a adquirirem um comportamento arredio em relação a novas terapias.

DEFINIÇÃO

A definição da cistite intersticial alterou-se significativamente nos últimos anos. Existe a tendência atual de estender-se o diagnóstico da CI a pacientes com sintomas moderados de polaciúria, urgência urinária, dor no hipogástrio ou no períneo, nos quais a investigação não mostre nenhuma doença definida como infecção, litíase, carcinoma, radioterapia prévia, neuropatia ou obstrução urinária. Em especial, o paciente necessita apresentar-se sem antecedentes de infecção urinária no mínimo nos últimos três meses. Essa definição mais ampla procura evitar que pacientes com formas mais brandas da síndrome percam a oportunidade de terapia.

ETIOPATOGENIA

Várias etiologias foram sugeridas, corroborando a impressão de que há múltiplas causas. Sugere-se origem linfática, neurológica, auto-imune, infecção crônica, vasculites, ou perda da barreira mucosa a substâncias existentes na urina. Contra a etiologia inflamatória existe a pouca inflamação demonstrada em biópsias. Além disso, a urina de 90% destes pacientes não apresenta leucócitos, citocinas ou outros mediadores de inflamação. A presença de mastócitos em um terço dos pacientes é um fato, porém não se sabe se é causa dos sintomas ou conseqüência da resposta de defesa do organismo. Mesmo considerando-se sua presença como simples resposta imunológica, sua degradação parece estar ligada à piora dos sintomas. A teoria auto-imune carece de comprovação, apesar de descrições da presença de anticorpos antinúcleo em alguns portadores deste sintomas. A observação de edema e vasodilatação na submucosa gerou a hipótese etiológica de obstrução linfática ou vascular, secundárias a cirurgias, radioterapia ou doença inflamatória pélvica. Essa teoria não encontrou sustentação em trabalhos experimentais e a imensa maioria dos pacientes não desenvolve CI após intervenções que comprometam a drenagem linfática ou o fluxo sangüíneo para a bexiga. A hipótese mais difundida atualmente é a da existência de um defeito da proteção da mucosa vesical, provocando perda de barreira "urina-sangue" e permitindo a passagem de substâncias para a parede vesical. Essas moléculas induziriam a despolarização dos nervos sensitivos, desencadeando os sintomas de dor e desconforto. O epitélio vesical é revestido por uma camada mucopolissacarídea, glicosaminoglicâmica (camada GAG) que forma uma barreira protetora contra microorganismos, agentes carcinogênicos e substâncias tóxicas. As moléculas de água são atraídas e ligam-se fortemente à camada GAG, formando uma barreira física adicional à aderência e penetração de solutos urinários, como cálcio e uréia, e de íons como o potássio (Fig. A-35). A concentração urinária habitual de potássio é mais do que suficiente para despolarizar diretamente as fibras nervosas sensitivas e as fibras musculares lisas. O resultado seria dor e hiperatividade do detrusor. Com a perda desta proteção, a difusão anormal do potássio pelo interstício poderia induzir outros agentes "irritantes" e progressivamente prejudicar a oferta sangüínea, gerando hipotrofia do músculo liso.

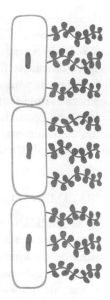

Figura A-35 – Camada protetora da superfície da bexiga. Os círculos escuros representam a água aderida e as linhas tortuosas, a estrutura protéica.

A teoria da deficiência na camada glicosaminoglicâmica (GAG), embora atraente, não explica todas as formas de cistite intersticial, sugerindo mais de uma causa para esta síndrome.

Freqüentemente, o urotélio de indivíduos acima de 65 anos mostra alterações ultra-estruturais semelhantes às observadas na CI, fato que sugeriria maior incidência de CI em idosos, o que não ocorre na prática.

Outra teoria difundida é que a CI pode ter origem em uma infecção não-detectável pelas técnicas rotineiras de cultura. Pacientes com CI com freqüência trazem antecedentes de infecção urinária comprovada. Sabe-se que certos componentes bacterianos como as fímbrias-p da *E. coli*, podem causar inflamação quando instiladas na bexiga, mesmo na ausência do microorganismo completo. A importância clínica dessa evidência não está esclarecida.

Alterações psicossomáticas não devem ser vistas como causa da CI. A maioria dos pacientes, principalmente os que sofrem de dor crônica, desenvolverão sinais de ansiedade ou de depressão, como conseqüência da doença e não como seu fator desencadeante. Recentemente, foi referido que a distrofia simpática reflexa (DSR) pode estar envolvida na patogênese da CI. Sugerem que a CI seja uma forma da DSR que afetaria a bexiga, podendo ser desencadeada por infecção, traumatismo ou cirurgias. Existiria atividade simpática anormal provocando alterações vasculares, infiltrado inflamatório e modificações estruturais e funcionais do urotélio. Até o momento, não há estudos que comprovem essa teoria.

Estudos com microscopia eletrônica fizeram surgir a hipótese de inflamação neurogênica como causa da CI, pela presença de mastócitos muito próximos a terminações nervosas intrínsecas. Sabe-se que a estimulação de nervos sensitivos desencadeia um processo inflamatório mediado por neuropeptídeos. A estimulação neural pode ser provocada por um antígeno local (bactéria), um metabólito urinário e talvez toxinas presentes em medicações ou alimentos. Os neuropeptídeos, além de ação vasoativa direta, ativam os mastócitos liberando mediadores da inflamação que desencadeiam congestão vascular, edema e até lesão do urotélio. Não se sabe qual ou quais mediadores são mais importantes na CI e qual o mecanismo responsável pela intensidade da resposta inflamatória e conseqüente agressão tecidual.

Pacientes com CI parecem ter nível reduzido da enzima óxido nitroso sintetase (ONS) na urina. O óxido nitroso estimula a formação de guanosina-monofosfato cíclica que parece ter ação relaxante muscular na bexiga. A importância da ONS na patogênese da CI não está estabelecida. O tratamento com L-arginina, substrato da ONS, se basearia nesta hipótese, porém carece de estudos clínicos controlados.

INCIDÊNCIA

Estima-se que quase 500.000 pessoas nos EUA tenham sintomas de CI. A doença atinge muito mais as mulheres, em uma proporção de 9 para 1, possivelmente por falta de diagnóstico no sexo masculino. Praticamente não existem relatos de CI antes dos 18 anos de idade. A idade média dos pacientes quando é feito o diagnóstico, está entre 40 e 46 anos.

DIAGNÓSTICO

Em 1987 e 1988, o Instituto Nacional de Diabetes, Doenças Digestivas e Renais (NIDDKD) dos EUA promoveu vários seminários com o objetivo de estabelecer critérios de consenso para o diagnóstico da CI. Esses critérios foram desenvolvidos para tentar uniformizar as pesquisas e permitir a comparação dos resultados (Quadro A-58).

Quadro A-58 – Critérios de inclusão e exclusão no diagnóstico de CI.

Exclusões
- Idade menor que 18 anos
- Tumor vesical
- Cistite pós-radioterapia
- Tuberculose
- Cistite bacteriana
- Vulvovaginite
- Divertículo uretral
- Herpes genital ativo
- Cálculo de bexiga ou ureter pélvico
- Polaciúria < 8 micções ao dia
- Ausência de nictúria
- Duração dos sintomas < 9 meses
- Contrações não-inibidas (urodinâmica)
- Ausência de forte desejo de micção com 150ml (urodinâmica)
- Capacidade vesical > 350ml (urodinâmica)
- Câncer do útero, colo uterino, vagina ou uretra

Inclusões
- Úlcera de Hunner
- Dor durante o enchimento vesical aliviada com o esvaziamento
- Dor suprapúbica, perineal, uretral, vaginal ou pélvica
- Glomerulações na cistoscopia após distensão vesical

É provável que os pacientes que se enquadram nesses critérios já tenham doença avançada. Muitos, talvez a maioria, não preenchem os requisitos estabelecidos por apresentarem formas mais brandas de CI e podendo porém ser beneficiados com o tratamento.

A realização de um diário miccional por 3 dias é importante. O paciente deve anotar o número e o volume de cada micção, servindo para reforçar o diagnóstico e evidenciar os resultados dos tratamentos.

O exame físico pouco ajuda no diagnóstico. A dor na palpação do hipogástrio e no toque vaginal, em geral detectada, não adiciona subsídios à suspeita de CI.

O exame urodinâmico é importante para o diagnóstico de CI, já que um resultado normal praticamente exclui o diagnóstico. Na cistometria surge sensação de dor e desconforto hipogástrico ou vaginal, com enchimentos ao redor de 100ml ou antes, progressivos com a distensão vesical, sem presença de instabilidade detrusora e de déficit de complacência. A capacidade cistométrica máxima encontra-se abaixo de 350ml em 90% dos indivíduos. Um pequeno grupo de pacientes (5%) poderá desenvolver miopatia do detrusor, com bexigas grandes e atônicas. Nestes casos, a urgência sensitiva persiste apesar de a capacidade vesical atingir cerca de 1.000ml e a micção ocorrer basicamente com a manobra de Valsalva, promovendo resíduo pós-miccional elevado.

A cistoscopia, além de importante método diagnóstico, pode ter valor como instrumento terapêutico. Não deve nunca ser realizada com anestesia local, pois trará grande desconforto ao paciente. Inicia-se pela observação do aspecto da mucosa. A presença da clássica úlcera de Hunner é um achado raro, ocorrendo em somente 6-8% dos casos. Se o paciente submeteu-se à cistoscopia com biópsias anteriores, podem-se observar áreas de cicatrizes com pequenos vasos tortuosos se irradiando da área central inelástica, às vezes confundida com úlcera. Após a inspeção inicial, pode-se realizar a hidrodistensão, aproveitando-se as condições da cistoscopia. A bexiga é distendida lentamente com soro fisiológico, colocado a uma altura de 100cm em relação ao púbis. A uretra deve ser comprimida digitalmente sobre o aparelho de endoscopia intra-uretral para evitar vazamento do soro infundido. Após 3-5 minutos, a bexiga é esvaziada sob visão endoscópica direta, procurando-se glomerulações na mucosa. As glomerulações são áreas de hiperemia, com pequenos vasos congestos, e às vezes, com sangramento. Pode-se realizar a biópsia da bexiga após a hidrodistensão, mas as alterações anátomo-patológicas não são específicas, e a biópsia normal não exclui a CI. A maioria dos urologistas realiza a biópsia e com ela afasta outras doenças vesicais, como carcinoma *in situ*. Não deve ser realizada antes da hidrodistensão, em função de possível sangramento e perfuração vesical. No final da cistoscopia, é recomendável a injeção de 10ml de lidocaína geléia a 2% no interior da bexiga, para aliviar a dor ao término da anestesia. Aproximadamente 1/3 dos pacientes experimentam melhora dos sintomas após a hidrodistensão, que perdura por cerca de 6 meses.

O teste de potássio foi desenvolvido por Parsons e se apóia na teoria de alteração da permeabilidade epitelial. Duas soluções são injetadas no interior da bexiga do indivíduo com suspeita de CI. A primeira é de solução fisiológica. A segunda contém 400mEq/l de cloreto de potássio. Caso a primeira solução não provoque sintomas importantes e a segunda desencadeie dor e urgência, o teste é considerado positivo. Cerca de 70% dos pacientes com sintomas de CI apresentam teste positivo, reforçando a teoria de alteração da permeabilidade da barreira GAG.

TRATAMENTO

Como a causa da CI é desconhecida, os tratamentos podem ser considerados empíricos. A terapia é prolongada e pode incluir várias modalidades de tratamento. É raro que um paciente seja refratário a todas as terapias conservadoras. Caso os sintomas existam há mais de um ano, é provável que o tratamento traga melhora, porém com períodos de recidiva. O paciente e o médico devem estar preparados para possíveis falhas do tratamento inicial, bem como para eventuais recidivas dos sintomas. Ainda, os pacientes devem estar cientes dos efeitos colaterais, duração do tratamento e possibilidade de falha de cada método.

DROGAS ORAIS

Antidepressivos

Os antidepressivos são drogas importantes no tratamento destes pacientes. A dor crônica e o sono interrompido levam os pacientes à depressão. Os antidepressivos tricíclicos parecem bloquear os receptores H1 e diminuir a degradação dos mastócitos, associando um provável efeito local adicional ao tratamento. Os efeitos observados são: melhora do humor, do sono e da capacidade de conviver com os sintomas. Deve-se iniciar com dose baixa de imipramina ou amitriptilina (25mg), aumentando-se se necessário 25mg semanalmente, até atingir 75mg, ingeridas 1 hora antes de se deitar. Também, pode-se utilizar a fluoxetina, 20 a 40mg ao dia. Cerca de 25% dos pacientes apresentam boa resposta aos antidepressivos, devendo ser usados também em associação com os outros métodos terapêuticos.

Anti-histamínicos

Os anti-histamínicos parecem bloquear a ativação neuronal dos mastócitos, porém a maioria dos pacientes não melhora com o tratamento. Pode ser útil em combinação com outras terapias para pacientes atópicos. A hidroxizina é usada na dose de 25 a 50mg ao dia por pelo menos 3 meses.

Bloqueadores do canal de cálcio

A nifedipina causa vasodilatação, podendo inibir as contrações do detrusor e a reação imunológica celular. Os estudos não são controlados e o número de pacientes tratados é pequeno. A hipotensão arterial é o efeito colateral freqüente, e seu uso nestes pacientes é de efeito limitado e não-habitual.

Corticóides

A possível etiologia inflamatória pode sugerir o uso de corticóides. Os estudos com a prednisona não são controlados, mas parece não haver resposta satisfatória.

Polissulfato de pentosano sódico (Elmiron)

É um polissacáride sulfatado que em 1996 recebeu aprovação para o tratamento da CI nos EUA. É um droga similar aos componentes da camada GAG da mucosa da bexiga, sendo eliminada pela urina após a ingestão. Parece agir como uma camada protetora à superfície vesical, evitando assim a penetração de substâncias presentes na urina, com possível efeito irritativo. A dose recomendada é de 100mg, tomada 3 vezes ao dia, por tempo indeterminado. Em um estudo controlado, 42% dos pacientes apresentaram melhora, contra 20% de melhora com placebo. Os efeitos benéficos surgem após 6-10 semanas do início do tratamento, e não parece ocorrer resistência com o uso prolongado.

TERAPIA INTRAVESICAL

A instilação direta de substâncias intravesicais constitui outra forma de administração de drogas, podendo ser utilizada ou não em associação com terapia oral.

Nitrato de prata

É utilizado desde 1926 com resultados duvidosos. Nunca deve ser instilado logo após a biópsia da bexiga, pois pode causar lesão tecidual. A concentração da solução é de 1 a 2%, permanecendo na bexiga por cerca de 3 minutos, em instilações diárias. É pouco utilizado ultimamente.

Dimetilsulfóxido (DMSO)

É um solvente industrial com propriedades antiinflamatórias usado desde a década de 60. Seu uso para tratamento da CI foi aprovado nos EUA em 1977. Suas atividades farmacológicas incluem ação analgésica, relaxante muscular, inibição de mastócitos e dissolução de colágeno. Ainda, parece simular a camada GAG na mucosa vesical. A medicação é administrada semanalmente por meio de um cateter uretral, na quantidade de 25 a 50ml a 50%, permanecendo na bexiga por 10 minutos. Alguns pacientes podem sentir dor durante a instilação. A injeção de lidocaína geléia pelo cateter 15 minutos antes costuma aliviar o desconforto. O tratamento é realizado por 4 a 6 semanas, sendo freqüente a necessidade de novas instilações em quadros de recidiva. A terapia não oferece riscos evidentes e pode ser aplicada indefinidamente. Em animais, observou-se desenvolvimento de catarata, sendo aconselhável o exame oftalmológico periódico nos pacientes tratados por um longo período.

Oxicloroseno sódico (Clorpactin)

Substância derivada do ácido hipocloroso, tendo propriedades oxidante e detergente. Inicialmente foi utilizado na tuberculose vesical devido a sua ação antibacteriana e depois de forma empírica no tratamento da CI. Sua instilação é dolorosa e exige uma série de cuidados. O paciente deve receber anestesia geral ou bloqueio. Foram descritos casos de fibrose do ureter após o uso de Clorpactin, devendo-se afastar a existência de refluxo vesicoureteral. A droga deve ser instilada por meio da sonda de Foley com o balão tracionado, tamponando o colo da bexiga para impedir o escoamento do líquido pela uretra, com proteção do períneo. Injeta-se 200ml de uma solução a 0,4%, permanecendo na bexiga por 15 a 25 minutos. Ao final da aplicação, a bexiga é irrigada com soro fisiológico por algumas horas. O paciente recebe alta com a sonda, que é retirada em 1 ou 2 dias. Os sintomas costumam piorar nos primeiros 10 a 15 dias, mas aproximadamente 50% dos pacientes referem melhora após 4 a 6 semanas. Alguns autores preconizam uma única aplicação, enquanto outros recomendam instilações a cada 2 semanas, no total de 10 aplicações.

Os inconvenientes são a necessidade de internação, os riscos anestésicos e cirúrgicos, o custo elevado, além de resultado incerto.

Heparina

A heparina tem conformação molecular semelhante aos componentes da camada GAG. Sua aplicação intravesical pode aliviar os sintomas em metade dos pacientes, praticamente sem riscos, pois a droga não é absorvida pela mucosa. A instilação não causa dor e é feita diariamente por 3 meses, sendo depois reduzida para 3 a 4 vezes por semana. O tratamento pode ser utilizado indefinidamente, sendo os melhores resultados observados após 12 meses. Utilizam-se 10.000UI de heparina em 10ml de solução fisiológica. Caso não haja resposta em 3 meses, deve-se aumentar a dose para 20.000UI. Pacientes podem ser treinados para autocateterismo e aplicação domiciliar.

BCG

Recentemente foi preconizada a instilação intravesical de BCG para o tratamento da CI. Os resultados são preliminares e o mecanismo de ação não está esclarecido. Estudos iniciais com seguimento de 12 meses mostraram 78% de melhora em comparação com 27% dos submetidos a placebo.

HIDRODISTENSÃO

A hidrodistensão tem aplicação diagnóstica e terapêutica. Um pequeno número de pacientes apresenta piora dos sintomas após o procedimento. A duração da remissão raramente ultrapassa 6 meses, quando nova hidrodistensão pode ser realizada. Os resultados são satisfatórios e, uma vez que a cistocopia é realizada com liberalidade, deve ser sempre tentada inicialmente nestes pacientes. O mecanismo de ação parece estar relacionado à destruição do urotélio com a hiperdistensão e sua reconstituição natural, promovendo temporariamente condições vesicais favoráveis.

TRATAMENTO CIRÚRGICO

Todas as medidas conservadoras devem ser esgotadas antes de se indicar o tratamento cirúrgico, uma vez que seus resultados são precários e contraditórios, principalmente sabendo-se que 20% dos pacientes com CI evoluem para melhora mesmo sem nenhuma terapia. Assim, a cirurgia fica reservada a uma pequena parcela de pacientes com sintomas graves e evolutivos e que não responde a nenhum tratamento conservador.

Ampliação vesical

O aumento da capacidade vesical com o uso de segmentos intestinais não traz resultados satisfatórios. Os pacientes terão maior dificuldade no esvaziamento, muitos necessitando de cateterismo intermitente, mas ainda mantendo o quadro de urgência sensitiva e dor.

Cistectomia e derivação

Pacientes com dor pélvica intensa e insuportável que piora com o enchimento da bexiga são os possíveis candidatos, sendo preferível a construção de reservatórios continentes. Pacientes com quadros menos graves provavelmente não serão beneficiados com a cirurgia. Existe descrição de paciente submetido à cistectomia e à confecção de reservatório continente que persistiu com dor e desconforto pélvico, sugerindo que dor pélvica e neuropatia podem advir de quadros mais intensos e prolongados, independentemente da causa vesical inicial.

TREINAMENTO VESICAL

Após o controle da dor com drogas orais ou da terapia intravesical, muitos pacientes persistem com polaciúria. O treinamento vesical consiste em incentivar o paciente a progressivamente aumentar o intervalo entre as micções. Deve ser feito um diário miccional, anotando-se o número de micções e o volume urinado. Após 3 a 4 meses, já é possível obter-se resultados. O tratamento depende da motivação do paciente e do seu nível intelectual para compreender o sentido da terapia.

CONCLUSÃO

É uma síndrome basicamente diagnosticada por exclusão de outras doenças. Consiste fundamentalmente na existência de dor e desconforto ao enchimento vesical, levando o paciente a micções freqüentes, excluída qualquer outra causa de sintomas urinários. A etiologia e a patogênese não são conhecidas. Os tratamentos oferecem resultados parciais, sendo freqüente sua reutilização e alternância com outras modalidades. O tratamento conservador leva à melhora da maioria dos pacientes. O tratamento cirúrgico é exceção, somente sendo utilizado em recurso extremo.

BIBLIOGRAFIA RECOMENDADA

Elbadawi A. Intersticial cystitis: a critique of current concepts with a new proposal for pathologic diagnosis and pathogenesis. Urology 1997; 49(Suppl 5A):14-34.

Erickson DR, Ordille S, Martin A, Bhavanandan VP. Urinary chondroitin sulfates, heparin sulfate and total sulfated glycosaminoglycans in interstitial cystitis. J Urol 1997; 157:61-64.

Parsons CL. Epithelial coating techniques in the treatment of insterstitial cystitis. Urology 1997; 49(Suppl 5A):100-103.

Pontari MA, Hanno PM, Wein AJ. Logical and systematic approach to the evaluation and management of patients suspected of having interstitial cystitis. Urology 1997; 49(Suppl 5A):114-120.

Smith SD, Wheller MA, Foster Jr HE, Weiss RM. Improvement in interstitial cystitis symptom scores during treatment with oral L-arginine. J Urol 1997; 158:703-708.

Thompson AC, Christmas TJ. Interstitial cystitis – an update. Br J Urol 1996; 78:813-820.

32

TRATO URINÁRIO NA GRAVIDEZ
ASPECTOS FUNCIONAIS

•

MIRIAN APARECIDA BOIM
NESTOR SCHOR

FISIOLOGIA

A gravidez normal está associada a modificações no organismo materno como um todo e, particularmente, com substanciais alterações fisiológicas da função renal, constituindo aspectos importantes do mecanismo adaptativo da gravidez. A gravidez na mulher normal e normotensa resulta em significativo aumento do ritmo de filtração glomerular (RFG), o qual ocorre nas primeiras semanas de gestação, atingindo níveis máximos ao redor da 15ª semana, persistindo até a 36ª semana quando progressivamente retorna a níveis pré-gestação no final da gravidez. O fluxo plasmático renal (FPR) também se eleva paralelamente ao RFG e diminui próximo ao parto.

Embora estas alterações da hemodinâmica renal sejam bem estabelecidas, é importante considerar a variabilidade individual, bem como o método utilizado para estimar os parâmetros da função renal, uma vez que durante a gravidez ocorrem modificações no manuseio renal e no metabolismo de substâncias normalmente utilizadas para se inferir o RFG e o FPR. Adicionalmente, a correção desses parâmetros pela superfície corporal é também fator importante na avaliação da função renal durante a gravidez. Apesar dessas considerações, é geralmente observado que a filtração glomerular aumenta cerca de 50% ao longo da gravidez e que o FPR se eleva marcadamente, atingindo valores de 60 a 80% acima do nível pré-gravidez, seguido por significante redução no 3º trimestre (Fig. A-36).

O melhor entendimento dos mecanismos intrínsecos que levam a estas alterações fisiológicas induzidas pela gravidez sobre a função renal ocorreu pelo desenvolvimento de modelos experimentais. Assim, inúmeros trabalhos utilizando animais de experimentação, mais especificamente ratos, mostraram que, à semelhança do que ocorre em seres humanos, a filtração glomerular de ratas normotensas no 12º dia de gestação encontra-se aproximadamente 30% acima dos valores observados em ratas virgens (lembrando que o período de gestação da rata é de 22 dias). Por meio de técnicas de micropunção, os determinantes da filtração glomerular foram analisados, chegando-se a conclusão de que o aumento da filtração glomerular dos néfrons corticais era resultado da redução da resistência de ambas as arteríolas pré e pós-glomerulares, com conseqüente aumento do fluxo plasmático glomerular. Como a vasodilatação é proporcional entre ambas as arteríolas, a pressão intraglomerular não se modifica, não sendo, portanto, fator determinante do aumento da filtração glomerular. O coeficiente de ultrafiltração glomerular também não se altera durante a gravidez. Assim, o principal mecanismo determinante do aumento da filtração glomerular é a elevação do fluxo plasmático glomerular conseqüente da vasodilatação intra-renal.

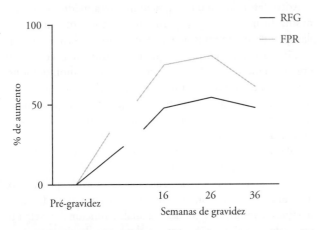

Figura A-36 – Alterações relativas do ritmo de filtração glomerular (RFG) e fluxo plasmático renal (FPR) durante a gravidez em mulheres normais.

A manutenção da pressão intraglomerular durante a gravidez normal é de particular interesse, principalmente pelo fato de que a vasodilatação intra-renal crônica pode comprometer a estrutura glomerular, em especial quando acompanhada de hipertensão glomerular, provocada por vasodilatação preponderante da arteríola pré-glomerular, como observado em doenças como a nefropatia diabética ou a redução do número de néfrons funcionantes, nas quais a vasodilatação intra-renal é acompanhada por hipertensão glomerular e conseqüente desenvolvimento de esclerose glomerular.

Sabidamente, a gravidez é acompanhada por drásticas alterações no sistema endócrino materno. Assim, vários hormônios têm sido indicados como possíveis mediadores das alterações hemodinâmicas renais induzidas pela gravidez. Uns dos primeiros hormônios a serem responsabilizados pela vasodilatação intra-renal durante a gravidez foram as prostaglandinas, particularmente as vasodilatadoras. A excreção urinária de várias prostaglandinas ou seus metabólitos encontra-se elevada durante a gestação em humanos e animais de experimentação. Entretanto, vários estudos empregando animais em diferentes condições experimentais mostraram que a administração de inibidores das prostaglandinas não foi capaz de reverter o aumento gestacional do "clearance" de creatinina. Adicionalmente, a biossíntese de prostaglandinas pelos glomérulos não é diferente entre ratas virgens e grávidas. Estes experimentos indicam, portanto, que as prostaglandinas não devem ter participação importante no mecanismo de vasodilatação intra-renal induzido pela gestação, pelo menos quando analisadas isoladamente.

Prolactina e progesterona são hormônios abundantemente produzidos durante a gravidez. Entretanto, a administração crônica de progesterona em ratas virgens não induz qualquer modificação da função renal. Já os resultados obtidos com a infusão crônica de prolactina são controversos. Conrad et al. mostraram que a hiperprolactinemia crônica pode induzir aumentos significantes da hemodinâmica renal, enquanto outros autores não conseguiram os mesmos resultados.

Mais recentemente, o fator relaxante derivado do endotélio ou o óxido nítrico (NO) passou a ser substância de grande interesse com potencial envolvimento na vasodilatação e conseqüente hiperfiltração da gravidez, principalmente pelo fato de que a excreção urinária do NO e seus metabólitos encontram-se substancialmente elevados durante a gravidez tanto em seres humanos como em animais de experimentação. Adicionalmente, tanto a inibição aguda como crônica do NO é capaz de reverter a vasodilatação e a hiperfiltração glomerular em ratas. Particularmente, a inibição crônica resultou em hipertensão, redução da função renal e dano do endotélio, como observado na pré-eclâmpsia.

A manutenção da vasodilatação intra-renal parece ser uma condição fundamental para a evolução normal da gravidez, havendo, portanto necessidade de mecanismos compensatórios que possam ser recrutados na vigência de falha de um sistema primário. Recentemente foi demonstrado que a inibição crônica do NO em ratas não foi capaz de abolir totalmente a vasodilatação sistêmica e renal da gravidez, porém, quando a inibição do NO foi feita conjuntamente com o bloqueio das prostaglandinas, tanto a vasodilatação como a hiperfiltração glomerular foram revertidas. Estes experimentos confirmam que o NO tem papel fundamental na vasodilatação induzida pela gravidez e sugerem que as prostaglandinas, embora não tenham efeito quando analisadas isoladamente, podem ter um papel compensatório durante a inibição crônica do NO.

O aumento da reabsorção tubular de fluido ocorre durante a gravidez como resultado do aumento da filtração glomerular, evitando assim uma depleção materna de volume extracelular. A gravidez é, portanto, acompanhada por aumento na reabsorção de sal e água, praticamente durante todo o período de gestação. Porém, ainda não se sabe exatamente quais os mecanismos envolvidos e nem os locais ao longo do néfron que seriam responsáveis por tal reabsorção. O túbulo proximal, a alça ascendente espessa de Henle e o ducto coletor parecem estar envolvidos principalmente na reabsorção de sódio, cloro e água. A excreção renal de outros solutos, incluindo ácido úrico, cálcio e magnésio, aumenta durante a gravidez normal. Ao contrário, a excreção de potássio, glicose e uréia diminui, porém por mecanismos ainda não-esclarecidos.

IMPACTO DA GRAVIDEZ SOBRE A FUNÇÃO RENAL A LONGO PRAZO

Conforme discutido anteriormente, a gravidez constitui um estado de vasodilatação intra-renal semicrônico ou transitório. O impacto dessa vasodilatação a longo prazo e após múltiplas gravidezes sobre a função renal não tem sido consistentemente avaliado em mulheres normais. Entretanto, em um estudo realizado em mulheres caucasianas normais, foi observado que a gravidez pode induzir, além das alterações hemodinâmicas, também modificações estruturais no rim, incluindo a membrana do capilar glomerular, com conseqüente albuminúria, principalmente no final da gravidez. Essas modificações foram, porém, totalmente reversíveis um ano após o parto, sugerindo que, embora a gravidez normal possa induzir alterações estruturais além das hemodinâmicas, não constitui fator de dano renal, pelo menos a médio prazo. Da mesma forma, estudos experimentais mostram que múltiplas gravidezes em ratas normotensas não implicam piora da função renal a longo prazo, quando comparadas com ratas virgens da mesma idade. Por outro lado, Reckelhoff demonstrou em um estudo recente que ratas velhas submetidas a várias gravidezes apresentavam redução da filtração glomerular e do fluxo plasmático renal quando comparadas a ratas virgens da mesma idade, devido a uma elevação da resistência vascular renal, como resultado de um possível decréscimo na síntese de NO. Esse conjunto de dados experimentais sugere que a função renal normal não é afetada pela gravidez pelo menos quando analisada de forma pontual, entretanto, quando há associação de múltiplas gravidezes a análise funcional, revela um estado de vasoconstrição intra-renal no envelhecimento, provavelmente decorrente de um déficit na síntese de NO, sugerindo possível lesão do endotélio vascular.

FISIOPATOLOGIA

GRAVIDEZ NA INSUFICIÊNCIA RENAL CRÔNICA

O conceito atual e geralmente aceito é de que a gravidez não constitui fator de piora da função renal em mulheres normais, ou mesmo naquelas que tenham doença renal mas com a função preservada (creatinina sérica < 1,4mg/dl). Porém, a gravidez pode promover alterações adicionais da função renal (estrutural e/ou hemodinâmica), principalmente quando ocorre superimposição da gravidez em mulheres com moderada a grave insuficiência renal, constituindo uma situação que deve ser acompanhada com cautela. A figura A-37 apresenta resultados obtidos em estudo que analisou 70 gravidezes em 57 mulheres com insuficiência renal de moderada a grave, incluindo glomerulonefrite crônica e doença tubulointersticial crônica. Como pode ser observado, um total de 43% das mulheres apresentaram redução adicional da função renal relacionada à gravidez, sendo que 20% apresentaram declínio durante o período de gestação e em 23% que estavam com a função estável durante a gestação o RFG diminuiu imediatamente após o parto. O seguimento desse estudo resultou em dados sumarizados na figura A-38, mostrando que houve perda da função renal relacionada à gravidez em 31% das mulheres.

Em resumo, a gravidez em mulheres normais ou com doença renal, mas com a função normal ou próxima da normalidade, não resulta em piora da função renal materna, pelo menos a curto prazo. Entretanto, a gravidez torna-se uma condição mais delicada na mulher com doença renal primária e que tenha redução significante da função renal já no momento da concepção.

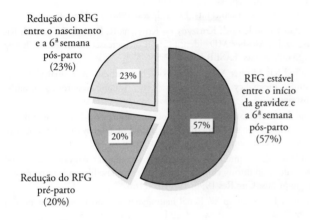

Figura A-37 – Alterações do ritmo de filtração glomerular durante a gravidez de mulheres com insuficiência renal moderada a grave.

INSUFICIÊNCIA RENAL AGUDA NA GRAVIDEZ

"A insuficiência renal aguda de origem obstétrica tem-se tornado uma complicação rara devido à substancial redução do aborto séptico e a um melhor controle pré-natal". Essa afirmativa é parcialmente correta, ou melhor, é adequada nos países desenvolvidos, porém a insuficiência renal aguda (IRA) de origem obstétrica continua ser causa comum nos países em desenvolvimento. Um estudo publicado recentemente, mostrou que, no ano de 1994, 18% das IRA tratadas em um centro médico do Paquistão eram de origem obstétrica, sendo que as principais causas foram hemorragia pré-parto, hemorragia pós-parto, morte fetal intra-uterina, pré-eclâmpsia e aborto séptico. A recuperação total da função renal ocorreu em 51% das mulheres, 26% evoluíram para insuficiência renal crônica e 23% foram a óbito. Com relação ao aborto séptico, vale salientar que é causa importante de mortalidade materna, principalmente nos países subdesenvolvidos ou naqueles onde o aborto legal não é permitido, incluindo o Brasil. Dados recentes da Organização Mundial de Saúde mostram que, mundialmente, a principal causa de morte relacionada à gravidez é conseqüência do aborto induzido de maneira não-segura. Há estimativas de que uma em cada oito mortes é por abortamento ilegal, ou seja, 13%. Mais ainda, em alguns países da América Latina metade de todas as mortes maternas está relacionada ao aborto. Em um grande número de casos, o aborto seguido de infecção progride para bacteriemia, abscesso pélvico, tromboflebite pélvica, coagulopatia intravascular disseminada, choque séptico, insuficiência renal e morte. Apesar da importância deste tipo de insuficiência renal, a fisiopatologia da IRA por aborto séptico é pouco explorada e, portanto, menos entendida. Em trabalho experimental, Boim et al. mostraram que ratas grávidas e principalmente aquelas submetidas ao aborto apresentavam maior sensibilidade aos efeitos da endotoxina de *E. coli*, com alterações mais importantes sobre os parâmetros da função renal e hemodinâmica glomerular e, portanto, desenvolveram IRA por sepse, mais grave do que as ratas virgens, porém os mecanismos envolvidos nesta maior suscetibilidade ainda não estão esclarecidos.

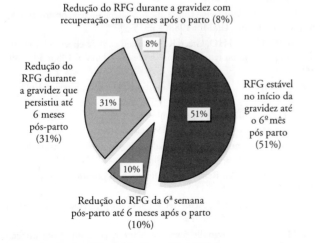

Figura A-38 – Evolução da função renal em mulheres com insuficiência renal moderada a grave em 1 ano após o parto.

Por outro lado, o diagnóstico precoce de hemorragia uterina, com prevenção da contração do volume extracelular, bem como a possibilidade de tratamento de outras complicações clássicas da gravidez como pré-eclâmpsia, pielonefrite aguda e necrose cortical têm reduzido substancialmente a morbidade e a mortalidade materna.

De qualquer forma, a insuficiência renal aguda associada à gravidez é mais freqüente no primeiro e terceiro trimestres, geralmente associada a sangramento, sendo no primeiro trimestre decorrente de abortamento espontâneo ou séptico e no terceiro associada a complicações como no descolamento prematuro da placenta, conseqüência de pré-eclâmpsia e eclâmpsia. A pielonefrite aguda é uma das complicações mais comuns da gravidez, devido à facilitação gestacional da infecção urinária, a qual pode evoluir para pielonefrite aguda em 2% dos casos.

NEFROPATIA OBSTRUTIVA

Insuficiência renal aguda em conseqüência da obstrução ureteral bilateral pelo útero grávido é rara. Porém, uma porcentagem substancial (até 90%) de mulheres grávidas apresentam algum grau de dilatação assintomática da pelve renal e ureteres, que pode ser causada por fatores hormonais que induzem relaxamento da musculatura lisa do trato urinário superior ou por obstrução mecânica pelo útero. De qualquer forma, o desenvolvimento da hidronefrose durante a gravidez secundária à obstrução ureteral pelo útero grávido é considerado fisiológico e não resulta em maiores conseqüências para a função renal. Entretanto, é uma situação que pode contribuir ou facilitar a infecção do trato urinário. Com relação à infecção urinária durante a gravidez, Whalley et al. estudaram 220 mulheres grávidas com pielonefrite aguda, sendo que 27% delas desenvolveram algum tipo de insuficiência renal, porém todas foram reversíveis após 3 a 8 semanas de tratamento. Embora a IRA secundária à obstrução ureteral pelo útero durante a gravidez seja rara, deve ser considerada como mais um mecanismo fisiopatológico envolvido nas complicações da gravidez.

Em resumo, este capítulo aponta para a natureza versátil da gravidez, na qual a vasodilatação sistêmica e renal são condições importantes para a manutenção homeostática, necessária para o desenvolvimento de uma gravidez normal. Entretanto, os mecanismos adaptativos fisiológicos da gravidez podem-se tornar fisiopatológicos e funcionar como possíveis fatores de risco para a piora da função renal, principalmente quando associada à doença renal preexistente. Finalmente, apesar da substancial diminuição da incidência de insuficiência renal aguda de causa obstétrica, este ainda continua sendo um problema clínico bastante crítico, particularmente em países subdesenvolvidos.

BIBLIOGRAFIA RECOMENDADA

Atallah NA, Abdala S. IRA na gestação. In Schor N, Boim MA, Pavão dos Santos OF (eds). Insuficiência Renal Aguda: Fisiopatologia, Clínica e Tratamento. São Paulo, Sarvier 1997; pg 223-226.

Atherton JC, Green R. Renal tubular function in the gravid rat. Bailliere's Clin Obstet Gynaecol 1994; 8:265-285.

Baylis C, Badr K, Collins R. Effects of chronic prolactin administration on renal hemodynamics in the rat. Endocrinology 1985; 117:722-729.

Baylis C, Mitruka B, Deng A. Chronic blockade of nitric oxide synthesis in the rat produces systemic hypertension and glomerular damage. J Clin Invest 1992; 90:278-281.

Baylis C. Renal effects of cyclooxygenase inhibition in the pregnant rat. Am J Physiol 1987; 253(1 Pt 2):F158-F163.

Baylis C, Rennke HG. Renal hemodynamics and glomerular morphology in repetitively pregnant aging rats. Kidney Int 1985; 28:140-145.

Baylis C Glomerular filtration and volume regulation in gravid animal models. In Lindheimer MD, Davison JM (eds). Balliere's clinical obstetrics and gynecology. London: Grune & Stratton, 1987; p 789-813.

Baylis C. Renal effects and volume control during pregnancy in rats. Semin Nephrol 1984; 4:208-220.

Boim MA, Draibe AS, Ramos OL, Ajzen H, Ulman A, Schor N. Glomerular hemodynamics during abortion induced by RU 486 and sepsis in rats. Braz J Med Biol Res 1994; 27:1431-1444.

Conrad KP, Brinck-Johnsen T, Adler RA. Evidence that chronic hyperprolactinemia increases renal hemodynamics. Clin Res 1986; 34:695 (abstract).

Conrad KP, Colpoys MC. Evidence against the hypothesis that prostaglandins are the vasodepressor agents of pregnancy. Serial studies in chronically instrumented, conscious rats. J Clin Invest 1986; 77:236-245.

Conrad KP, Joffe GM, Kruszyna H, Kruszyna R, Rochele LG, Smith RP, Chavez JE, Mosher MD. Identification of increased nitric oxide during pregnancy in rats. FASEB J 1993; 7:566-571.

Conrad KP, Mosher MD. Nitric oxide biosynthesis in normal and preeclamptic pregnancy: a preliminary report. J Am Soc Nephrol 1995; 6:657 (abstract).

Danielson LA, Conrad KP. Acute blockade of nitric oxide synthase inhibits renal vasodilation and hyperfiltration during pregnancy in chronically instrumented conscious rats. J Clin Invest 1995; 96:482-490.

Danielson LA, Conrad KP. Prostaglandins maintain renal vasodilation and hyperfiltration during chronic nitric oxide synthase blockade in conscious pregnant rats. Circ Res 1996; 79:1161-1166.

Davison JM, Dunlop W. Renal hemodynamics and tubular function in normal human pregnancy. Kidney Int 1980; 18:152-160.

Davison JM, Hytten FE. Glomerular filtration during and after pregnancy. J Obstet Gynaecol Br Commonw 1974; 81:588-595.

Davison JM, Nable MCB. Serial changes in the 24 hr creatinine clearance during normal menstrual cycles and during the first trimester of pregnancy. Br J Obstet Gynaecol 1981; 88:10-17.

Davison JM. Overview: kidney function in pregnant women. Am J Kidney Dis 1987; 14:248-252.

Eika B, Skajaa K. Acute renal failure due to bilateral ureteral obstruction by the pregnant uterus. Urol Int 1988; 43:315-317.

Elkarib AO, Garland HO, Green R. Acute and chronic effects of progesterone and prolactin on renal function in the rat. J Physiol 1983; 337:389-400.

Faro S, Pearlman M. Infections and abortion. New York, Elsevier, 1992; pg 41-50.

Firmat J, Zucchini A, Martin R, Aguirre C. A study of 500 cases of acute renal failure (1978-1991). Ren Fail 1994; 16:91-99.

Gilstrap, LC, Cunningham FG, Whalley PJ. Acute pyelonephritis during pregnancy: an anterospective study. Obstet Gynecol 1981; 57:409-413.

Green R, Hatton TM. Renal tubular function in gestation. Am J Kidney Dis 1987; 19:265-269.

Grünfeld JP, Pertuiset N. Acute renal failure in pregnancy: 1987. Am J Kidney Dis 1987; 9:359-362.

Jena M, Mitch WE. Rapidly reversible acute renal failure from ureteral obstruction in pregnancy. Am J Kidney Dis 1996; 28:457-460.

Jones DC, Hayslett JP. Outcome of pregnancy in women with moderate or severe renal insufficiency. N Engl J Med 1996; 335:226-232.

Jungers P, Chauveau D, Choukroun G, Moynot A, Skhiri H, Houillier P, Forget D, Grünfeld JP. Pregnancy in women with impaired renal function. Clin Nephrol 1997; 47:281-288.

Katz AI, Davison JM, Hayslett JP, Singson E, Lindheimer MD. Pregnancy in women with kidney disease. Kidney Int 1980; 18:192-206.

Molnar M, Hertelendy F. N-omega-nitro-L-arginine, an inhibitor of nitric oxide synthesis, increases blood pressure in rats and reverses the pregnancy-induced refractoriness to vasopressor agents. Am J Obstet Gynecol 1992; 166:1560-1567.

Mundigo A, Abou-Zahr C. WHO discuss research results on adverse consequences of unsafe abortion in Latin America and the Caribbean. Http://www.who.org/press/1994/pr98-88.html

Naqvi R, Akhtar F, Ahmed E, Shaikh R, Ahmed Z, Naqvi A, Rizvi A. Acute renal failure of obstetrical origin during 1994 at one center. Ren Fail 1996; 18:681-683.

Pertuiset N, Grünfeld JP. Acute renal failure in pregnancy. Bailliere Clin Obstet Gynaecol 1994; 8:333-351.

Prakash J, Tripathi K, Malhotra V, Kumar O, Srivastava PK. Acute renal failure in eastern India. Nephrol Dial Transplant 1995; 10:2009-2012.

Randeree IG, Czarnocki A, Moodley J, Seedat YK, Naiker IP. Acute renal failure in pregnancy in South Africa. Ren Fail 1995;17:147-153.

Rasmussen PE, Neilson FR. Hydronephrosis during pregnancy: A literature survey. Eur J Obstet Gynaecol Reprod Biol 1988; 27:245-259.

Reckelhoff JF. Age-related changes in renal hemodynamics in female rats: role of multiple pregnancy and NO. Am J Physiol 1997; 272:R1985-R1989.

Roberts M, Lindheimer MD, Davison JM. Altered glomerular permselectivity to neutral dextrans and heteroporous membrane modeling in human pregnancy. Am J Physiol 1996; 270:F338-F343.

Rubi RA, Sala NL. Ureteral function in pregnant women. Effect of different positions and of fetal delivery upon ureteral tones. Am J Obstet Gynecol 1968; 101:230-237.

Sladek SM, Magness RR, Conrad KP. Nitric oxide and pregnancy. Am J Physiol 1997; 272:R441-R463.

Van Wagenen G, Newton WH. Pregnancy in the monkey after removal of the fetus. Surg Gynecol Obstet 1943; 77:539-543.

Venuto RC, Donker AJM. Prostaglandin E_2, plasma renin activity, and renal function throughout rabbit pregnancy. J Lab Clin Med 1982; 99:239-246, 1982.

Walker J, Garland HO. Single nephron function during prolactin-induced pseudopregnancy in the rat. J Endocrinol 1985; 107:127-131.

Whalley PJ, Cunningham FFG, Martin FG. Transient renal dysfunction associated with acute pyelonephritis of pregnancy. Obstet Gynecol 1975; 46:174-177.

33

NEFROPATIAS NA GRAVIDEZ

•

ÁLVARO NAGIB ATALLAH

FUNÇÃO RENAL NA GESTAÇÃO

Entendemos ser importante ressaltar que durante a gestação normal ocorrem várias modificações hemodinâmicas, hormonais e da função renal que merecem ser relembradas. Verifica-se que o ritmo de filtração glomerular aumenta cerca de 50% e o fluxo plasmático renal se eleva de 30 a 50%, ao mesmo tempo que o débito cardíaco cresce progressivamente até o final da gestação.

Do ponto de vista anatômico, os rins aumentam discretamente de tamanho e ocorre evidente dilatação pieloureteral, que persiste até cerca de dois meses após o parto.

Quanto à avaliação da função renal, deve-se ressaltar que o ritmo de filtração glomerular no terceiro trimestre da gravidez depende da posição adotada pela gestante. Verifica-se que o ritmo de filtração glomerular e o fluxo plasmático renal são cerca de 100% maiores no decúbito lateral esquerdo, quando comparado com o dorsal. Esse fato deve decorrer da compressão da veia cava inferior, pela massa uterina, na vigência do decúbito dorsal. Há então diminuição do débito cardíaco e do fluxo plasmático renal. Verifica-se ainda que, tanto em gestantes normais como naquelas com pré-eclâmpsia, o decúbito lateral esquerdo aumenta o ritmo de filtração glomerular, a excreção urinária de sódio e, nas hipertensas, diminui a resistência vascular periférica (Atallah, Ramos e Delascio, 1984). Esses conhecimentos têm importância propedêutica. Como resultado do aumento da filtração glomerular na gestação, os níveis séricos da creatinina e do ácido úrico caem em relação à mulher não-grávida. Em gestantes normais, verificam-se médias de creatinina sérica em torno de 0,6%. Dessa forma, um resultado de creatinina sérica em torno de 1,2mg% já significa perda da função renal em gestante de cerca de 50%; níveis de 1,8mg% representam perda em torno de 70% do RFG.

A gestação pode facilitar o surgimento de complicações que acometem a função renal, como, por exemplo, a pré-eclâmpsia, a insuficiência renal aguda isquêmica e a necrose cortical, assim como facilitar a ocorrência de infecções e pielonefrites agudas. Por outro lado, nefropatias preexistentes ou intercorrentes podem afetar a evolução da gravidez, como no caso das glomerulonefrites crônicas, nefropatias crônicas, rins policísticos etc.

Em estudos retrospectivos, foi verificado que a gestação dificilmente evolui com sucesso em gestantes com níveis de uréia plasmática acima de 60mg%, inferindo-se que o ambiente urêmico seja incompatível com o desenvolvimento fetal.

Atualmente, entende-se que quando há nefropatia de base e os níveis séricos da creatinina são inferiores a 1,5mg e a pressão arterial é bem controlada, o prognóstico da gestação é favorável. Quando os níveis séricos da creatinina são maiores que 1,5mg, o prognóstico não é tão bom, sendo ainda pior se houver hipertensão grave ou pré-eclâmpsia associada. Quando a creatinina sérica está acima de 3mg%, em geral, a paciente não engravida e, quando a gestação ocorre, há necessidade de controle rigoroso da pressão arterial e tratamento dialítico.

Em certas circunstâncias, há perda abrupta da função renal durante a gestação, como, por exemplo, na calculose com infecção, elevando-se a creatinina acima de 3mg%. Nesses casos, além do tratamento da causa básica, há necessidade de tratamento dialítico, até que a função renal melhore e a creatinina caia.

Katz e Lindheimer (1980) relataram a evolução de 121 gestações em 89 pacientes com nefropatias, porém com creatinina inferior a 1,4mg%. Encontraram 11 perdas de conceptos, sendo cinco intra-uterinas e seis no período neonatal. Dos conceptos, 91% sobreviveram. Embora a função renal nesse tipo de pacientes possa piorar em algumas, tal fato não altera a história natural da doença. Os referidos autores sugerem que a gravidez não deva ser totalmente desaconselhada em nefropatas quando a creatinina é inferior a 1,5mg%.

Existem controvérsias quanto à evolução da gravidez nos casos em que a nefropatia de base é a glomerulonefrite membranoproliferativa, a glomerulopatia por IgA ou a nefropatia do refluxo. Kincaid Smith e Farley (1987) relataram piora da nefropatia por IgA durante a gestação, enquanto Surian (1984), Abe (1985) e Jungers (1987) consideraram a evolução satisfatória.

Nos casos de lúpus eritematoso sistêmico, discute-se se a gestação exacerba ou não a doença. As evidências mais convincentes sugerem que aquelas pacientes que engravidam após período de remissão de pelo menos seis meses da última atividade lúpica têm melhor prognóstico, ou seja, menor probabilidade de exacerbação de doença. A maioria dos autores aumenta a dose dos corticosteróides no pós-parto imediato. É importante, nesses casos, pesquisar a presença de anticoagulante lúpico, que é anticorpo antifosfolípide. Este, por estar presente na parede plaquetária, sofre lesão pelo anticorpo, ocorrendo agregação plaquetária e infarto placentário, com conseqüente perda fetal. O anticorpo pode ser detectado também por pesquisa de anticorpo pelo teste anticardiolipina. Quando o teste é positivo, o uso de anticoagulantes orais pode aumentar as possibilidades de gestação bem sucedida. Este assunto requer que sejam realizados ensaios clínicos com desenho e tamanho amostral adequados.

GLOMERULONEFRITE AGUDA

Como a maioria das glomerulopatias, a glomerulonefrite aguda pode resultar de uma ou várias causas, incluindo-se entre elas as infecciosas, doenças sistêmicas e alteração primária do glomérulo. São caracterizadas por aumento abrupto da proteinúria e hematúria, acompanhadas por variados graus de insuficiência renal, levando à retenção de sal e água, causando edema, hipertensão e congestão circulatória. A glomerulonefrite pós-estreptocócica é o protótipo dessa síndrome.

A glomerulonefrite pós-estreptocócica raramente se desenvolve durante a gestação. O diagnóstico no decurso da gravidez é feito pela história da infecção estreptocócica da faringe ou cutânea, antecedendo o quadro renal, a presença de hematúria e o aumento dos títulos de antiestreptolisina.

Ocorrendo na segunda metade da gestação, pode ser confundida com pré-eclâmpsia. A biópsia renal, embora raramente indicada, pode ser útil em tal circunstância, uma vez que pode excluir ou confirmar pré-eclâmpsia e identificar o tipo de doença glomerular, o que não mudará significativamente o prognóstico do caso.

De acordo com a literatura, o futuro obstétrico assim como o materno certamente ficam comprometidos nos casos de glomerulonefrite rapidamente progressiva. De forma geral, a glomerulonefrite difusa aguda não compromete a evolução da gravidez, desde que haja controle hidrossalino e pressórico. No entanto, pode ocorrer abortamento, parto prematuro e óbito fetal.

Segundo Lindheimer e Katz (1977), o curso natural da doença glomerular não se altera nas pacientes com GNDA curada.

O tratamento, em geral, não difere daquele em mulher não-grávida. Deve-se restringir o sal e os líquidos. Para a infecção estreptocócica, administra-se penicilina G benzatina, na dose de 1.200.000UI, por via IM, por dois dias consecutivos.

Diuréticos terão indicação na dependência do grau de edema, dos níveis pressóricos e de insuficiência cardíaca.

Como a hipertensão é volume-dependente, o uso de diuréticos tem precedência sobre vasodilatadores, embora estes últimos não sejam contra-indicados. É importante ressaltar que os bloqueadores da enzima de conversão da angiotensina e os bloqueadores de AII estão formalmente contra-indicados na gestação.

O tratamento obstétrico fica na dependência das eventuais complicações próprias da gravidez.

GLOMERULONEFRITE CRÔNICA

Esta entidade clínica se caracteriza por progressiva destruição dos rins, em um período de tempo de anos ou décadas, produzindo diminuição da função renal. Em muitos casos, a causa é desconhecida, mas a doença pode advir após alguns anos de glomerulonefrite aguda ou de síndrome nefrótica. Microscopicamente, a lesão renal pode ser proliferativa, esclerótica, membranosa ou membranoproliferativa.

A glomerulonefrite crônica pode ser detectada de várias formas. Algumas pacientes podem permanecer assintomáticas por muitos anos e a presença de proteinúria ou sedimento urinário anormal, ou de ambos, pode ser indicativa da doença. Pode ser descoberta durante a investigação de uma hipertensão crônica ou ser a primeira manifestação de síndrome nefrótica. Por vezes, exacerba-se e manifesta-se como glomerulonefrite aguda. A falência renal pode ser sua primeira manifestação, assim como pode ser diagnosticada durante a investigação de síndrome hipertensiva na gestação.

SÍNDROME NEFRÓTICA

A síndrome nefrótica tem etiologia variada. Caracteriza-se por proteinúria excessiva (3 e 4g por dia), hipoalbuminemia, hiperlipidemia e edema generalizado. A maioria das pacientes apresenta lesão renal à microscopia óptica e, em muitas, tem-se acompanhado algumas evidências de disfunção renal. Os efeitos na barreira da parede capilar glomerular, com excessiva perda das proteínas plasmáticas, podem advir de causa imunológica, injúria tóxica, doença metabólica, doença vascular e, comumente, de lesão glomerular primária. Formas não-proliferativas, como a lesão membranosa, a glomeruloesclerose segmentar e focal e as lesões mínimas, são causas freqüentes da síndrome nefrótica.

A forma rara de nefrose é a síndrome nefrótica transitória da gravidez, em que a proteinúria se desenvolve durante a gestação. Desaparece após o parto e recidiva em gestações subseqüentes (Haslam e Wallace, 1975).

O tratamento e o prognóstico materno-fetal dependem da causa da doença e do grau de insuficiência renal. Em revisão da literatura, Weisman et al. (1973) observaram que as pacientes que não se tornaram hipertensas e não apresentavam insuficiência renal grave geralmente tiveram sucesso na gravidez, o mesmo não acontecendo com os casos que apresentaram hipertensão ou perda da função renal.

INDICAÇÕES PARA BIÓPSIA RENAL

Em virtude de os riscos serem, em geral, maiores que os benefícios, são cada vez mais raras as realizações de biópsia renal durante a gestação. Em nosso entendimento, apenas quando há perda progressiva da função renal, acompanhada de sinais que sugerem glomerulonefrite crescêntica (rapidamente progressiva), a biópsia estaria indicada.

Nos demais casos, devem-se controlar os níveis pressóricos, manter dieta hipossódica e com proteínas de alto valor biológico (leite, carne, ovo), protelando-se a biópsia para período após o parto.

GESTAÇÃO EM PACIENTE COM TRATAMENTO DIALÍTICO CRÔNICO

Embora as pacientes com insuficiência renal terminal raramente ovulem, não é infreqüente a ocorrência de gestação em mulheres em tratamento dialítico, na medida em que esse tipo de tratamento vem-se expandindo e sua qualidade melhora. Para tais pacientes recomendamos as seguintes condutas:

1. Hemodiálise com banho de bicarbonato de sódio (para a prevenção de hipotensão arterial) quatro a cinco vezes por semana. Todo esforço deve ser feito para prevenir hipotensão durante a hemodiálise. Nos casos específicos, a diálise peritoneal ambulatorial contínua (CAPD) pode ser mantida até a 20ª semana da gestação.
2. Controle rigoroso dos níveis de pressão arterial, com adequação do peso. Nos casos refratários, tentar manter pressão normal com alfa-metildopa, em doses que variam de 500 a 2.000mg/dia.
3. Usar eritropoetina, com o objetivo de manter a hemoglobina materna entre 10 e 11g%.
4. Uso de aspirina em baixas doses. Embora inexistam até o momento evidências dos efeitos da aspirina em pacientes renais crônicas para a prevenção de toxemia gravídica, os estudos do uso da droga em diferentes graus de risco, que já somam mais de 20.000 casos estudados, não permitem recomendar o uso da aspirina em gestantes renais crônicas.

A suplementação de cálcio cerca de 2g/dia por via oral demonstrou benefício na prevenção, quer da pré-eclâmpsia, quer de outros efeitos adversos da hipertensão em gestantes de alto risco, em recente revisão sistemática seguida de realização de metanálise. Entretanto, o uso de carbonato de cálcio já está indicado devido à insuficiência renal.

PERFIL DA NEFROPATIA DE MENOR RISCO GESTACIONAL

A paciente nefropata, cuja gestação tem as melhores probabilidades prognósticas, é aquela com nefropatia intersticial (melhor que a glomerular), pressão arterial normal ou de fácil controle, nível sérico de creatinina inferior a 1,5mg% e exame de fundo de olho sem evidências de espasmos arteriolares ou cruzamentos patológicos. A abordagem desses casos é sempre multidisciplinar, incluindo obstetra, nefrologista e neonatologista experientes. O acompanhamento pré-natal, o parto e o atendimento neonatal devem ser realizados em centro de assistência terciária.

GRAVIDEZ APÓS TRANSPLANTE RENAL

As mulheres em tratamento dialítico por falência renal crônica, em geral, são inférteis. Sua função endócrina, contudo, volta rapidamente ao normal após transplante renal e, com isso, também a sua fertilidade.

Caso haja já no primeiro trimestre da gestação da transplantada hipertensão acentuada e/ou piora da função renal, o abortamento terapêutico deve ser discutido.

Nessa fase, ocorrem aproximadamente 16% de abortamentos espontâneos e menos de 0,5% de gestações ectópicas (Davison, 1987). Também se tem descrito casos de mola hidatiforme com maior probabilidade de transformação maligna, talvez devido ao uso de drogas imunossupressoras.

Aproximadamente 40% das gestações, entretanto, ultrapassam o primeiro trimestre e cerca de 90% destas evoluem com sucesso relativo. A incidência de prematuridade é elevada (45 a 60%), devendo-se à ruptura prematura das membranas ou ao parto prematuro idiopático.

Deve-se manter a taxa de creatinina plasmática abaixo de 2mg/dl (se possível menos de 1,5mg/dl) e a de uréia abaixo de 100mg. A proteinúria ocorre em cerca de 40% das pacientes durante o terceiro trimestre de gestação e desaparece nos pós-partos; só é significativamente grave se for acompanhada de hipertensão.

Episódios de rejeição podem ocorrer em cerca de 9% das pacientes e são mais freqüentes no primeiro trimestre da gravidez.

O estado imunológico próprio da gestação beneficia a não-rejeição, que só será problema grave quando adquirir forma subclínica, porém progressiva, atingindo o período puerperal. A rejeição deve ser suspeitada quando surgir piora da função renal ou oligúria. Difícil é distingui-la da glomerulopatia recorrente e da pré-eclâmpsia.

A ultra-sonografia pode mostrar alguma alteração na ecogenicidade do parênquima renal. Pode-se realizar biópsia, encontrando-se alterações sugestivas de rejeição.

A incidência de pré-eclâmpsia em pacientes transplantadas é de aproximadamente 30% e pode rapidamente evoluir para eclâmpsia.

Durante o pré-natal, o obstetra deve estar atento para intercorrências como anemia e suscetibilidade a infecções. A incidência de infecção do trato urinário pode chegar a 40% e a evolução com pielonefrite pode levar à insuficiência renal. Também se nota maior incidência de infecção por citomegalovírus e herpes simples.

Distúrbios gastrointestinais, como esofagite e discrasias, são sintomas comuns. A corticoterapia imunossupressora pode levar a dispepsias e malformações fetais.

A nosso ver, as consultas pré-natais devem ser realizadas a cada duas semanas, antes da 32ª semana da gestação, e posteriormente semanalmente, com controle laboratorial (hemograma completo com contagem das plaquetas, creatinina, Na, K, provas de função hepática, proteinúria de 24 horas, urocultura). A sorologia para citomegalovírus deve ser realizada a cada seis semanas.

A terapia imunossupressora, em geral, é mantida ajustada de acordo com a contagem de leucócitos e plaquetas.

A azatioprina induz à toxicidade hepática, em geral, o órgão responde bem à redução da dose. Para o lado fetal, pode ocorrer prematuridade e a incidência de crescimento intra-uterino retardado é de aproximadamente 20% (variando na literatura entre 8 e 45%). Tais complicações não estão necessariamente relacionadas com doenças vasculares ou hipertensão maternas (Pirsone et al., 1985). A teratogenicidade associa-se a doses maiores que 6mg/kg/dia, sendo que a usada é menor que 2mg/kg/dia.

A ciclosporina é embriotóxica e fetotóxica em animais, quando administrada em doses duas e cinco vezes maiores que a humana. Alguns fetos podem apresentar atrofia do timo, hipoplasia, aberrações cromossômicas, redução de linfócitos, hipoglicemia e insuficiência adrenocortical.

INSUFICIÊNCIA RENAL AGUDA NA GESTANTE

A insuficiência renal aguda (IRA) é definida como uma queda abrupta do ritmo da filtração glomerular. As grávidas têm aumento de ritmo de filtração glomerular (RFG) em cerca de 50%, que já se inicia em torno do segundo mês de gestação, e a creatinina na gestação normal está entre 0,6 e 0,7mg%, de forma que elevações aparentemente pequenas na creatinina em gestantes correspondem a quedas substanciais na função renal. Por exemplo, uma grávida com 1,2mg% de creatinina tem redução de aproximadamente 50% do ritmo de filtração glomerular. A insuficiência renal aguda associada à gravidez é mais freqüente no primeiro trimestre, geralmente associada a sangramento por aborto espontâneo ou abortamento séptico e, no final da gravidez, decorre principalmente de complicações como perda sangüínea por placenta prévia, descolamento prematuro de placenta. Há também possibilidade de diminuição da superfície de filtração glomerular, como nos casos da pré-eclâmpsia e da eclâmpsia, com conseqüente queda do RFG. Nos países desenvolvidos, a incidência de insuficiência renal aguda é estimada em cerca de um caso para cada 10.000 ou 20.000 gestações (Lindheimer et al., 1983, Donohoe, 1983). A taxa de mortalidade materna associada à insuficiência renal aguda gira em torno dos 15 a 20% e convém lembrar que, com exceção da necrose cortical renal bilateral, em geral essas lesões renais são francamente reversíveis e de bom prognóstico.

O prognóstico da necrose cortical renal bilateral dependerá do percentual de glomérulos lesados, mas, normalmente, há proteção dos néfrons mais profundos, os justaglomerulares, que podem se hipertrofiar, substituindo parcialmente a função dos néfrons corticais perdidos, de forma que o rim tem um prognóstico reservado, mas a paciente pode ter vida praticamente normal sem diálise por longo período. Na prática médica, o problema da insuficiência renal aguda surge em mente sempre que o médico se depara com uma paciente em oligúria. Cabe, então, fazer-se o diagnóstico diferencial se essa redução do volume urinário, com conseqüente queda do ritmo de filtração glomerular e aumento da creatinina plasmática, corresponde à insuficiência renal do tipo pré-renal, renal ou pós-renal. Tanto durante a gestação como na mulher não-grávida, o diagnóstico diferencial da insuficiência renal aguda deve ser amplo. As causas pré-renais têm como denominador comum a redução do fluxo plasmático renal após a redução volêmica por perda sangüínea, hiperemese gravídica, diarréias, hemorragias e em particular a insuficiência cardíaca e o choque (Quadro A-59). Das causas de insuficiência renal aguda tipo renal deve entrar no diagnóstico diferencial particularmente a pré-eclâmpsia, a eclâmpsia e a síndrome HELLP, que são apresentações da mesma doença no que concerne à hemodinâmica da paciente, ao fluxo plasmático renal, e a anátomo-patologia renal, na qual o processo de endoteliose diminui a superfície de filtração glomerular resultando em aumento da creatinina, sobrecarga ventricular esquerda, proteinúria e edema, mas que, raramente, requer tratamento dialítico.

Quadro A-59 – IRA na gestação (Atallah, 1997).

Tipos	Causas
Pré-renais	Perdas sangüíneas (DPP, placenta prévia, atonia uterina) Hiperemese gravídica Insuficiência cardíaca Choque
Renais	Hipofluxo renal prolongado Pré-eclâmpsia/eclâmpsia DPP Síndrome HELLP Esteatose hepática aguda da gestação Abortamento séptico Síndrome hemolítico-urêmica Colagenoses GNDA Drogas: aminoglicosídeos, antiinflamatórios
Pós-renais	Ligadura ureteral Cálculo ureteral de rim único

DPP = descolamento prematuro de placenta.
GNDA = glomerulonefrite difusa aguda.

A glomerulonefrite difusa aguda na gestação é de ocorrência rara cuja freqüência é de menos de 1 em cada 20 mil gestações. Há de se lembrar, também, as colagenoses que podem-se agravar no final da gestação ou após um abortamento com agudização do comprometimento renal.

Como causa pós-renal, em obstetrícia, há de se excluir a ligadura do ureter durante a cesárea, uma possibilidade real a ser investigada, mas nestes casos geralmente há anúria total.

Quando a ligadura do ureter é unilateral, o volume urinário mantém-se e o quadro clínico manifesta-se por pequeno aumento da creatinina (4 a 5mg%) e complicações da hidronefrose, a exemplo da pionefrose. Uma simples ultra-sonografia de rins e vias urinárias pode auxiliar neste diagnóstico.

Há, entretanto, que se ter em mente que na gestação normal há extrema dilatação pelo ureteral que se inicia em torno do segundo mês de gestação e que só desaparece dois a três meses após o parto, podendo confundir o médico menos experiente. Gostaríamos de ressaltar a importância do abortamento séptico como causa de insuficiência renal aguda, pois, embora essa entidade esteja em processo de franco desaparecimento nos países desenvolvidos, após a liberação legal do aborto, nos países subdesenvolvidos o aborto séptico é ainda uma causa freqüente de quadros dramáticos que acabam se complicando com insuficiência renal aguda. Em alguns países como a Índia, 60% dos casos de insuficiência renal aguda são associados ao abortamento séptico (Chugh et al., 1976). O quadro clínico inclui febre, vômitos, diarréias e dores musculares generalizadas que geralmente aparecem em dois dias após a tentativa de aborto e acabam evoluindo para um quadro de choque séptico complicado, coagulação intravascular disseminada e insuficiência renal aguda. Em nosso meio, há de se ressaltar a importância da infecção por *Clostridium welshii* anaeróbio que provoca necrose uterina com grande liberação de citocinas e com instalação rápida do quadro séptico, icterícia, coagulação intravascular disseminada, síndrome do desconforto respiratório do adulto, insuficiência renal aguda e morte. O aborto séptico também pode ser causado pela *E. coli* e outros Gram-negativos.

A pielonefrite aguda é uma das complicações mais comuns da gravidez e pode agravar lesões renais preexistentes. A gestação facilita a instalação da infecção urinária, que pode evoluir para pielonefrite aguda em 2% das grávidas (Gilstrap et al., 1981). As repercussões funcionais da infecção são grandes, pois na gestação a vasculatura renal tem maior sensibilidade à ação das endotoxinas. Assim, a infecção urinária pode levar a significativas reduções no ritmo de filtração glomerular. As pacientes com pielonefrite aguda devem ser hospitalizadas e acompanhadas de perto para a profilaxia do choque e demais conseqüências da liberação da endotoxina. Após a infecção estar debelada, as pacientes devem ser acompanhadas com cuidado porque há tendência da infecção da pielonefrite recidivar, aumentando o risco de abortamento.

A pré-eclâmpsia acomete cerca de 5 a 10% das gestantes e tem como substrato anátomo-patológico renal a presença de endoteliose, com deposição de fatores de coagulação, fibrina na membrana basal, com aumento de volume celular glomerular com diminuição da luz e da superfície de filtração glomerular. Conseqüentemente, há queda do ritmo de filtração glomerular e insuficiência renal aguda de grau variável.

A pré-eclâmpsia grave costuma se acompanhar de intensa hipovolemia, podendo haver também insuficiência cardíaca. Essas pacientes têm extrema sensibilidade postural. Assim, quando se coloca a paciente com pré-eclâmpsia grave em decúbito dorsal, há queda do retorno venoso, do débito cardíaco e do fluxo plasmático renal com conseqüente redução do ritmo de filtração glomerular. Como na pré-eclâmpsia há intensa sensibilidade vascular, ao se diminuir o débito cardíaco cai ainda mais o ritmo de filtração glomerular e a paciente pode entrar em anúria. O tipo de decúbito na gestação é muito importante, tanto na propedêutica quanto na terapêutica renal. O ritmo de filtração glomerular aumenta nessas pacientes em torno de 100%, quando elas passam do decúbito dorsal para o lateral esquerdo (Atallah et al., 1984). Em alguns casos mais graves, a lesão renal glomerular pode evoluir para necrose tubular aguda típica ou ainda haver processo de CIVD intenso com necrose, não só tubular aguda como também necrose cortical bilateral. A necrose cortical bilateral está associada aos processos mais intensos de CIVD geralmente relacionada à existência de feto morto retido, descolamento prematuro da placenta e abortamento séptico. Em resumo, na pré-eclâmpsia, a insuficiência renal tem causas múltiplas, há lesão típica da pré-eclâmpsia com a endoteliose, com diminuição da superfície de filtração, há maior reatividade vascular com vasoconstrição, diminuição do fluxo plasmático renal, redução de produção de progesterona e prostaciclinas e deficiência de outras substâncias envolvidas na manutenção do relaxamento vascular adequado. Há ainda hipovolemia, diminuição do débito cardíaco e maior probabilidade de sangramento ou seqüestro hídricos, de forma que este conjunto de fatores acaba levando à insuficiência renal aguda.

Um diagnóstico que não pode deixar de entrar no diagnóstico diferencial da insuficiência renal aguda na gestação é o da síndrome HELLP. Esta síndrome é um acrônimo para hemólise, enzimas hepáticas elevadas e baixa contagem de plaquetas; é uma variante da forma grave da pré-eclâmpsia que aumenta muito o risco e piora o prognóstico da pré-eclâmpsia. Nestes casos, a insuficiência renal raramente requer diálise. Essas pacientes, em geral, são primigestas que vêm evoluindo bem e subitamente começam a desenvolver edema, com aumento ou não da pressão, além de dor epigástrica. A dor epigástrica, convém ressaltar, em geral, é a dor de expansão da cápsula hepática, com tendência a sangramento, que pode terminar em ruptura hepática. Temos observado que os clínicos e os obstetras acabam demorando muito para pensar no diagnóstico, e as pacientes evoluem para óbito com insuficiência renal aguda, ruptura hepática, com hematoma subcapsular e morte. Obviamente, na pré-eclâmpsia e na síndrome HELLP, o tratamento mais importante é a realização do parto sem perda de tempo. O diagnóstico precoce é fundamental para os prognósticos, tanto materno quanto fetal. A dor epigástrica na gestante tem um valor clínico muito importante e requer que sempre seja feito o diagnóstico diferencial de síndrome HELLP, esteatose hepática aguda da gestação e eclâmpsia eminente. O tratamento da insuficiência renal aguda na síndrome HELLP obedece aos critérios da insuficiência renal aguda, em geral com reposição da volemia quando necessária, fornecimento de fatores de coagulação, concentrados de plaquetas, fator VIII, plasma fresco congelado para melhorar a coagulação e cerceamento de hemorragias. Plasmaférese e prostaciclinas também podem ser úteis nos casos mais graves. A indicação da diálise dependerá do grau de disfunção renal, das condições hemodinâmicas e do balanço hidroeletrolítico que obedecem aos mesmos critérios utilizados fora da gestação.

A esteatose hepática aguda na gestação foi descrita até a década de 80 como uma doença rara freqüentemente fatal, porém, atualmente, admite-se que ocorra aproximadamente 1 em cada 13.000 partos (Pockros et al., 1984). O índice de mortalidade materna está em torno de 10 a 20%. A incidência aumentada provavelmente se deve à melhora do diagnóstico e também da sobrevivência dessas pacientes com sua detecção precoce. É uma doença que, às vezes, se confunde com pré-eclâmpsia. A paciente apresenta edema, há aumento discreto da pressão arterial seguido de manifestações hemorrágicas, icterícia, hipoglicemia e insuficiência renal. A esteatose hepática aguda da gestação é mais freqüente na paciente com gestação gemelar. A doença começa com náuseas, vômitos, fadiga e dor abdominal, seguidos de febre e icterícia, podendo ocorrer encefalopatia hepática. Uma complicação freqüente da esteatose hepática aguda na gravidez é a hipoglicemia e há que se monitorizar a glicemia das pacientes, mantendo-as com soro glicosado para prevenir-se hipoglicemia prolongada. Algumas pacientes apresentam convulsão quando então se faz o diagnóstico duvidoso de eclâmpsia (pode ser hemorragia, hipoglicemia ou hiponatremia). As pacientes, em alguns casos, desenvolvem sangramento decorrente da CIVD e podem evoluir com pancreatite aguda. Recentemente, observamos uma paciente que evoluiu com insuficiência hepática, pancreatite e insuficiências renal e respiratória. Convém ressaltar que foi tratada de epigastralgia pelo telefone por seu obstetra durante uma semana. Em seguida, apresentou também icterícia, aumento discreto das transaminases e amilase aumentada. Na realização do parto observaram evidências no pâncreas e no epíploon compatíveis com pancreatite aguda. A paciente apresentou sinais de coagulopatia de consumo durante três semanas, porém evoluiu bem e teve alta na quarta semana da internação. Geralmente, as pacientes com esteatose apresentam trombocitopenia e anemia hemolítica microangiopática. A hiperuricemia é freqüentemente observada e, como nas pacientes com pré-eclâmpsia, entendemos que a queda da depuração do ácido úrico decorre, pelo menos em parte, da diminuição da progesterona conseqüente à insuficiência placentária (Atallah, 1988). A insuficiência renal aguda acomete 50% dos casos, o volume urinário tende a se manter, respondendo à infusão de volumes e aos diuréticos. Quando a insuficiência renal é mais grave, a diálise pode ser indicada.

A esteatose hepática aguda deve ser considerada uma emergência médica assim como a síndrome HELLP, e ser lembrada em todas as pacientes com dor abdominal, epigástrica, vômito, com algum grau de disfunção renal (Quadro A-60). A biópsia de fígado, quando possível, fecha o diagnóstico, que pode também ser analisado com auxílio da ultra-sonografia pós-parto. Deve-se também, nestas pacientes, fazer-se o diagnóstico diferencial com hepatites virais pelos vírus A, B, C, D e E, além de coledocolitíase. A ultra-sonografia é extremamente importante. Nestes diagnósticos diferenciais, o principal diagnóstico diferencial da esteatose aguda da gestação deve ser feito com a hepatite fulminante.

O exame anátomo-patológico hepático mostra infiltração gordurosa, no qual normalmente não há grandes graus de necrose ou processos inflamatórios. No rim, não há grandes alterações características, podendo haver infiltrações gordurosas nas células tubulares. Verificam-se sinais compatíveis com necrose tubular aguda quando esse processo é mais intenso. A patogênese da esteatose hepática aguda não está bem definida, fatores virais e nutricionais podem ter algum papel na doença.

Quadro A-60 – Diagnóstico diferencial entre pré-eclâmpsia grave, síndrome HELLP, esteatose hepática aguda da gestação e hepatite fulminante. Note que a dor epigástrica ou no hipocôndrio direito está presente em todas as situações (Atallah, 1998).

	Dor epigástrica	Proteinúria	Plaquetopenia	Leucocitose	Transaminases elevadas	Bilirrubinas elevadas	Anemia microangiopática	Hiperanemia, hipoglicemia e amilase altas	Encefalopatia hepática	Bilirrubinas + fosfatase alcalina elevada	Biópsia hepática
Pré-eclâmpsia/ Eclâmpsia	+ −	+	+ −	−	−	rara	−	−	−	Depósito de fibrina periportal
Síndrome HELLP	+ +	+	+	+	−	+	−	−	−	
Esteatose hepática aguda da gestação	+ +	+ −	+	+	+	+	+	+	+	+	Depósito gorduroso no hepatócito
Hepatite fulminante	+ −	−	−	−	+ +	+ +	−	−	+	+	

O tratamento não é específico e resume-se na realização do parto, em controlar a hemodinâmica, tratar as complicações sépticas que freqüentemente se associam ao quadro, tratar a encefalopatia hepática, prevenir e tratar a hipoglicemia e corrigir a coagulação. A transfusão de plasma fresco pode ser útil na correção do processo hemorrágico. Considera-se a realização imediata do parto fundamental no prognóstico da doença.

Insuficiência renal aguda pode também se manifestar após o parto na forma de insuficiência renal idiopática pós-parto, uma forma rapidamente progressiva. Foi referida no pós-parto como nefroesclerose maligna e também como coagulação intravascular, insuficiência renal com anemia hemolítica ou síndrome hemolítica. Ocorre logo após a gestação ou algumas semanas após em gestantes aparentemente normais.

O quadro clínico inicia-se com processo que lembra um processo viral, oligúria progressiva, insuficiência renal e anúria, e a pressão arterial sobe lentamente, evoluindo para formas graves de hipertensão. Estas pacientes desenvolvem insuficiência cardíaca, anemia hemolítica e insuficiência renal. Raramente há sinais de CIVD.

O prognóstico de insuficiência renal aguda idiopática pós-parto é considerado ruim. Em estudo de 49 pacientes com a doença, Segondds et al. (1979) relataram morte em 61% dos casos nas pacientes, sendo que 12% tiveram insuficiência renal terminal que requereu tratamento com hemodiálise. A biópsia renal deve ser pesada quanto à sua utilidade ou não. Algumas evidências sugerem que a insuficiência renal aguda idiopática pós-parto possa estar associada à presença do anticoagulante lúpico circulante, mesmo em pacientes que não tenham lúpus, de forma que vale a pena sempre se pesquisar a presença do anticoagulante lúpico e anticorpos anticardiolipina. Quando estes fatores estão presentes, a anticoagulação é ainda mais justificada.

INDICAÇÃO DE DIÁLISE NA INSUFICIÊNCIA RENAL AGUDA NA GESTAÇÃO

A indicação de tratamento dialítico deve ser particularmente mais precoce durante a gestação. É sabido que o feto está sob alto risco de morte sempre que os níveis de uréia estão acima de 60mg%. Portanto, nos casos em que o feto é ainda inviável (gestação com menos de 32 semanas) o tratamento dialítico visa proteger o feto e deve ser programado antes do parto, como nos casos de insuficiência renal aguda por pielonefrite, causas pré-renais e por drogas.

Quando a insuficiência renal tem causa associada à gestação, como na pré-eclâmpsia, na síndrome HELLP e na esteatose hepática aguda, a realização do parto é o melhor tratamento e a indicação da diálise deverá ser avaliada, como na mulher não-grávida.

Costumamos indicar diálise quando a creatinina está acima de 3mg%, não havendo indícios de melhora a curto prazo. O tipo de diálise pode ser peritoneal intermitente ou diálise peritoneal do tipo ambulatorial contínuo, com colocação cirúrgica do cateter, sob visão direta. A hemodiálise também pode ser realizada, de preferência sem uso de heparina, com uso de banhos de bicarbonato de sódio, para a prevenção de fenômenos hipotensivos, com cuidados na prevenção de distúrbios eletrolíticos.

O tratamento dialítico será suspenso quando a creatinina plasmática baixar e se estabilizar abaixo de 3mg%.

BIBLIOGRAFIA RECOMENDADA

Abe G et al. Influence of antecedent renal disease in pregnancy. Am J Obstet Gynecol 1985; 153:101.

Alexandre EA et al. Renal hemodynamics and volume homeostasis during pregnancy rat. Kidney Int 1980; 18:173.

Atallah AN, Ramos OL, Deslacio D, Pestana JOA, Guimarães JA. Estudo de parâmetros hemodinâmicos e hormonais de função renal e de excreção da calicreína urinária em gestantes normais e toxêmicas nos decúbitos dorsal e lateral esquerdo. In Delascio D, Guariento A, editores. Temas de Obstetrícia. São Paulo, Sarvier; 1984.

Atallah AN. ECPPA: randomised trial of low dose aspirin for the prevention of maternal and fetal complications in high risk pregnant women. Brist J Obstetr Gyneacol 1996; 103:39-47.

Atallah AN. Insuficiência renal e gestação. In Prado: Atualização terapêutica. São Paulo Artes Médicas, 1983.

Atallah, AN et al. Progesterone increases glomelular filtration rate, urinary Kallicrein excretion and uric acid clearence in normal women. Braz J Med Biol Res 1988; 21:71.

Cararach U et al. Pregnancy after renal transplantation: 25 years experience in Spain. Brit J Obstet Gynecol 1993; 100:112.

Chugh KS, Singhal PC, Sharma BK. Acute renal failure of obstetric origin. Obstet Gynecol 1976; 48:642-646.

Cox MS, Cunningham FG. Ureidopenicilin therapy for acute antepartum pyelonephritis. Cur Therap Res 1988; 44:1029.

Cox SM et al. Acute focal pyelonephritis complicating pregnany. Obstet Gynecol 1988; 71:510.

Cox SM, Cunningham FG. Blood volume change during pregnancy. Society of Perinatal Obstetricians. Louisiana, 1989.

Cunningham FG et al. Acute pyelonephritis of pregnancy: a clinical review. Obstet Gynecol 1973; 42:117.

Davison JM, Dunlop W. Renal hemodynamics and tubular function in normal human pregnancy. Kidney Int 1980; 18:152.

Davison JM. Renal transplantation and pregnancy. Am J Kidney Dis 1987; 19:374.

Donohoe JF. Acute bilateral cortical necrosis. In Brenner BM, Lazarus JM. Acute renal failure. Philadephia, WB Saunders; 1983; 252-268.

Giltrap LC et al. Acute pyelonephritis in pregnanacy: a anterospective study. Obstet Gynecol 1981; 57:409.

Grunfeld PJ et al. Acute renal failure in pregnanacy. Kidney Int 1980; 18:192.

Hadi HA. Pregnancy in renal transplant recipients: a review. Obstet Gynecol Surg 1986; 41:264.

Haslan AJ, Wallace MR. The transient nephorotie syndrome of pregnancy. N Zeal Med J 1975; 81:470.

Hayslett JP et al. Effect of pregnancy in patients with lupus nephropaty. Kidney Int 1980; 18:207.

Jungers P. Pregnancy in nephropaty and focal glomelular sclerósis. Am J Kidney 1987; 9:334.

Katz AJ et al. Pregnancy in women with Kidney disease. Kidney Int 1980; 18:192.

Kincayd-Smith P, Farley N. Renal disease in pregnancy. Am J Kidney Dis 1987; 9:328.

Kincayd-Smith P. Kidney disease in pregnancy. Am J Austral 1967; 2:1115.

Kincayd-Smith P. The kidney: a clinical pathological study. London: Blakwell; 1975.

Lindeheimer MD, Katz AL. Kidney functions and disease in pregnancy. Philadelphia, Lea and Febiger, 1977.

Lindheimer MD, Katz AI, Ganeval D, Grunfeld JP. Acute renal failure in pregnancy. In: Brenner BM, Lazarus JM. Acute renal failure. Philadelphia, WB Saunders, 1987.

Lindheimer MD, Katz Al. The patient with Kidney disease and hypertension in pregnancy. In Manual of nephrology. London, Little Brown, 1980.

Lindheimer MD, Spargo BH, Katz AJ. Renal biopsy in pregnancy induced hypertension. J Reprod Med 1975; 15:189.

Marshall D, Davison JM. Renal disease in pregnancy. Gust Edit., 1987.

Noten W, Ehrlich EN. Sodium and mineralocorticoids in normal pregnancy. Kidney Int 1980; 18:162.

Penn I et al. Parenthood following renal transplantation. Kidney Int 1980; 18:221.

Pertuiset N, Grunfeld JP. Acute renal failure in pregnancy. Balliere's Clin Obstet Gynecol 1994; 333-351.

Pirson Y, Van Lierde M, Ghysen J et al. Retardation of fetal growth in patients receiving immunosupressive therapy. N Engl J Med 1985; 313:328.

Pockros A, Peters RL, Reynolds TB. Idiopathis fatty liver of pregnancy: findings in tem cases. Medicine (Baltimore) 1984; 63:1-11.

Segonds A, Louradour N, Suc JM, Orfilia C. Postpartum hemolytic uremic syndrome: a study of 3 cases with a review of the literature. Clin Nephrol 1979; 12:229-242.

Surian M. Glomerular disease in pregnancy. Nephron 1984; 36:101.

34

DOENÇAS UROLÓGICAS NO CICLO GRAVIDICOPUERPERAL

•

MARCOS MITSUYOSHI MORI
AGNALDO PEREIRA CEDENHO

A gravidez promove alterações marcantes na fisiologia renal e na anatomia do trato urinário. Estas podem ser erroneamente consideradas anormais, levando à investigação e aos procedimentos terapêuticos inúteis, expondo tanto a mãe quanto o feto aos riscos desnecessários.

As doenças urológicas são infreqüentes no ciclo gravidicopuerperal, particularmente se a infecção do trato urinário for excluída. E geralmente são as mesmas que comumente acometem as mulheres não-grávidas da mesma faixa etária. Desta forma, apresentaremos, inicialmente, as alterações morfológicas do aparelho urinário próprias da gravidez, a avaliação por meio dos exames ultra-sonográfico e radiológico, seguido das principais afecções urológicas que podem atingir o ciclo gravidicopuerperal. Na maioria das vezes, a conduta expectante é a mais indicada, mas devemos saber intervir apropriadamente quando houver risco significativo de morbidade ou mortalidade maternofetal.

ALTERAÇÕES MORFOLÓGICAS DO APARELHO URINÁRIO NA GRAVIDEZ

Numerosos investigadores documentaram as mudanças que ocorrem no trato urinário durante o ciclo gravidicopuerperal, de acordo com a idade gestacional, e proveram teorias sobre sua origem. Há controvérsia se estas alterações são decorrentes de fatores hormonais ou anatômicos ou de ambos.

A presença da dilatação pieloureteral é constatada em 81 a 93% das gravidezes, sendo evidenciada mais freqüentemente durante o terceiro trimestre, raramente é vista no primeiro trimestre. Normalmente, a dilatação desenvolve-se após a 20ª semana de gestação, permanecendo constante até o termo e desaparecendo durante o primeiro mês após o parto.

A dilatação ureteral é predominantemente bilateral, estendendo-se cranialmente a partir do estreito superior da pelve. Em 86% dos casos, o lado direito tem o maior calibre e se apresenta em maior extensão que o esquerdo, e este praticamente não se dilata de forma isolada.

Os rins aumentam o comprimento cerca de 1cm durante uma gestação normal. Este aumento é decorrente do aumento da filtração glomerular (30 a 50%) e do volume intersticial.

A bexiga é deslocada ântero e superiormente com a evolução da gravidez e assume a posição mais abdominal. O exame cistoscópico revela a base crescentemente larga, o trígono convexo e a mucosa hiperêmica e congesta. A capacidade vesical aumenta até 1.000ml, resultante da atonia do músculo detrusor. As alterações uretrais são mínimas, consistindo de hiperemia e congestão e alongamento decorrente do deslocamento vesical. O epitélio de transição fica com aspecto escamoso devido aos altos níveis estrogênicos.

AVALIAÇÃO DO APARELHO GENITURINÁRIO

As doenças urológicas podem surgir e requerer investigação durante a gravidez. A avaliação diagnóstica inicial freqüentemente é feita por meio da ultra-sonografia e/ou urografia excretora. Antes de solicitar qualquer exame, as seguintes questões devem ser respondidas:

• Há necessidade de investigação imediata e intervenção ou a avaliação pode ser protelada até depois do parto?
• Qual exame oferece a maior sensibilidade e especificidade?
• Qual estudo prove a maior margem de segurança para a mãe e o feto?

ULTRA-SONOGRAFIA

A ultra-sonografia deve ser utilizada na investigação antes dos exames radiológicos. Pode detectar a obstrução com hidronefrose, as massas císticas ou sólidas maiores que 2,0cm de diâmetro e a calculose urinária. Apresenta limitações nas massas peripiélicas e de pólo renal superior e nos cálculos ureterais.

A ultra-sonografia pode ser indicada nas seguintes situações:
- Exame inicial na suspeita clínica de cálculo urinário ou outras afecções do trato urinário.
- Auxílio para a passagem da nefrostomia percutânea.

UROGRAFIA EXCRETORA

Os principais riscos associados à radiação na gravidez são as anomalias congênitas, a carcinogênese e as mutações. A exposição à radiação durante as primeiras três semanas de gravidez poderá resultar em abortamento ao invés de anomalias congênitas. Durante o período de organogênese (3 a 10 semanas de gestação), as malformações congênitas e o retardo no crescimento são as maiores preocupações.

Acredita-se que a exposição da pelve a 5 a 15rad durante o primeiro trimestre de gravidez aumenta de 1 a 3% o risco de anomalia congênita. Por outro lado, o risco de carcinogênese é menor que 1% em doses menores que 10rad. O risco de leucemia, a malignidade mais comum na infância associada à exposição à radiação, é 1,5 caso por 1 milhão de pessoas por rad de exposição. A taxa de mutação, quase impossível avaliar, dobra na dose de 25 a 80rad.

A radiografia simples de abdome expõe as gônadas maternas e fetais a 0,2rad. A superposição com o esqueleto fetal pode torná-la menos informativa. Desse modo, esta radiografia é realizada apenas como parte da urografia excretora. Esta expõe à radiação de 585mrad as gônadas maternas e à de 600mrad as gônadas fetais. Embora a exposição fetal ao número total de rad seja baixo, esta varia de acordo com o número de radiografias, a calibração e a colimação do aparelho. Desta forma, a avaliação radiológica deve ser adiada o máximo possível. A urografia excretora pode ser indicada segundo os critérios que constam no quadro A-61. Quando um destes critérios não for preenchido, normalmente, a realização da urografia excretora poderá ser postergada.

Quadro A-61 – Critério para indicação de urografia excretora na gravidez.

Febre ou urocultura positiva persistentes após 48h de antibioticoterapia parenteral para pielonefrite aguda
Obstrução do trato urinário e níveis crescentes de uréia ou creatinina séricas
Grande hidronefrose à ultra-sonografia
Dor lombar prolongada associada a problemas de hidratação pelo vômito contínuo

Uma urografia excretora limitada pode ser realizada com proteção gonadal e consiste em radiografia simples, seguida por uma de 20 minutos após a injeção do contraste. As radiografias mais tardias seriam realizadas de acordo com a evolução do exame.

DOENÇAS MAIS FREQÜENTES DO APARELHO URINÁRIO

INFECÇÃO DO TRATO URINÁRIO

A infecção urinária com bacteriúria sintomática deve ser confirmada laboratorialmente e tratada com a medicação apropriada para a gestação. Uma situação que ainda pode ser considerada controversa é a conduta na bacteriúria assintomática, que ocorre na gravidez entre 2 e 15%. Estes valores não são muito diferentes da população feminina não-grávida na menacme, de 4 a 6%. A bacteriúria assintomática se desenvolve entre 2 e 12 semanas de gestação, podendo persistir após o parto, caso não seja tratada. As bactérias mais prevalentes são *Escherichia coli* (75%), *Klebsiella-Enterobacter* (15%), *Proteus* (4%), outros Gram-negativos (5%) e *Staphylococcus* (1%).

A gravidez pode aumentar a probabilidade de a bacteriúria se tornar sintomática. Alguns autores relatam que 20 a 40% das pacientes assintomáticas com bacteriúria não-tratada desenvolvem pielonefrite sintomática, comparadas a 1 a 2% das grávidas sem bacteriúria.

Das grávidas que desenvolvem pielonefrite, 60 a 75% a manifestam clinicamente no terceiro trimestre, quando a dilatação e a estase urinária fisiológicas são mais pronunciadas. A maioria dos casos de pielonefrite acomete o rim direito; quando ocorre bilateralmente ou somente à esquerda, há maior probabilidade de preexistência de anomalia do trato urinário. As seqüelas da pielonefrite são consideravelmente mais sérias: prematuridade, recém-nascidos de baixo peso, morte perinatal e alteração da função e da morfologia renal materna.

O tratamento da infecção assintomática é controverso. A antibioticoterapia das pacientes com bacteriúria assintomática reduz o risco de pielonefrite para aproximadamente 3%.

O tratamento por um período curto é o mais indicado por ser igualmente eficaz ao de longo prazo e por diminuir o risco de exposição do feto aos medicamentos.

A seleção do antimicrobiano deve levar em consideração as toxicidades fetal e materna (Quadro A-62). As alterações fisiológicas da gravidez podem diminuir a concentração sérica e tecidual dos antibióticos.

Os medicamentos considerados seguros para a utilização na gravidez são: sulfonamidas de curta duração (primeiro e segundo trimestre), nitrofurantoínas (primeiro e segundo trimestre), penicilinas e cefalosporinas. A pielonefrite aguda deve ser tratada inicialmente por meio de antibióticos aplicados pela via endovenosa até a paciente ficar afebril, geralmente após 48h do início do tratamento. A urocultura deve ser realizada 48h após a introdução do medicamento para assegurar a esterilização da urina e novamente após 48h do término do tratamento. A urocultura periódica a cada 4 ou 6 semanas é indicada e o uso de antibioticoterapia profilática deve ser considerado em caso de reinfecção.

Normalmente, apenas 1% das mulheres que não estão bacteriúricas na primeira visita pré-natal desenvolvem infecção durante o terceiro trimestre de gravidez. A bacteriúria provavelmente é a continuação de um problema preexistente à gravidez.

Quadro A-62 – Drogas contra-indicadas na gravidez.

Antibiótico	Efeito
Tetraciclinas	Hepatotoxicidade materna Malformações fetais
Estolato de eritromicina	Icterícia colestática materna
Cloranfenicol	Síndrome cinzenta (colapso cardiovascular e mortalidade neonatal)
Fluoroquinolonas	Prejuízo na formação da cartilagem
Sulfas de longa duração (3º trimestre)	Hiperbilirrubinemia neonatal e kernicterus
Trimetoprima (1º trimestre)	Teratogênese
Nitrofurantoínas (associada à deficiência da glicose-6-fosfato desidrogenase)	Anemia hemolítica na grávida e no feto
Aminoglicosídeos	Ototoxicidade e nefrotoxicidade (materna e fetal)

CÁLCULOS URINÁRIOS

A incidência de cálculo urinário diagnosticado na gravidez varia de 0,05% a 0,35%. O quadro clínico pode sobrepor-se a outras situações clínicas mais freqüentes, como cistite aguda e pielonefrite. A formação e a incidência do cálculo urinário não são alteradas pela gravidez. A apresentação clínica depende do estágio da gravidez, do tamanho e da posição do cálculo. Cálculos não-obstrutivos passam despercebidos até se alojarem no ureter, a apresentação clínica mais freqüente na gravidez. A maior parte das manifestações clínicas que levam ao diagnóstico ocorrem no terceiro trimestre, sendo rara no primeiro trimestre. Não há lateralização da incidência dos cálculos na gravidez.

Os cálculos urinários na mulher grávida apresentam-se clinicamente de uma maneira mais insidiosa: dor lombar, sintomas inespecíficos como o desconforto abdominal e a hematúria. A micro-hematúria, freqüente na população geral, ocorre em 50% das grávidas com cálculos urinários, e não é indicador fidedigno na gravidez, porquanto a dilatação vascular relacionada à dilatação do sistema coletor urinário e mudanças hormonais podem levar à hematúria espontânea. O diagnóstico diferencial com apendicite, pielonefrite e trabalho de parto prematuro pode ser necessário em alguns casos.

A presença de febre, bacteriúria e leucocitose induz o tratamento para pielonefrite não-complicada. A persistência da febre após 48 horas de antibioticoterapia parenteral é fortemente sugestiva da possibilidade de pielonefrite calculosa. Os sintomas irritativos do trato urinário baixo, náuseas e vômitos estão freqüentemente presentes. A leucocitose moderada na ausência de febre é observada freqüentemente na urolitíase sintomática descomplicada.

As mulheres que deveriam ser avaliadas são aquelas que tiverem sintomas como dor lombar, disúria, urgência miccional, náuseas, hematúria, história pregressa de calculose urinária, antecedente de cirurgia urológica, pielonefrites mais intensas, infecção urinária recorrente ou infecção urinária que não cede com a antibioticoterapia adequada.

O tratamento deve ser individualizado. A hidratação endovenosa e a suplementação de eletrólitos são freqüentemente necessárias para prevenir lesão fetal e materna. Dos cálculos, 50 a 60% serão eliminados espontaneamente, necessitando apenas a prescrição de analgésicos. Em outros casos, o tratamento cirúrgico poderá ser indicado após o parto. Considerando que a conduta conservadora é a preferida, a dor prolongada que não possa ser mitigada, a pielonefrite calculosa, a obstrução com piora progressiva da função renal e a sepse requerem intervenção cirúrgica. Procedimentos cirúrgicos abertos podem ser adiados com o cateterismo ureteral ou a nefrostomia percutânea.

Os cateteres ureterais podem ser colocados principalmente durante o primeiro ou segundo trimestres de gravidez. Nesta ocasião, o útero não comprime os ureteres de maneira significativa, e a anatomia da pelve e da bexiga é relativamente normal. Estes cateteres têm a vantagem de serem macios e poderem permanecer no lugar por um período relativamente longo, até 6 ou 9 meses, com poucas complicações urológicas. Porém, no terceiro trimestre, quando o útero comprime na borda pélvica e a anatomia do assoalho pélvico é distorcida, pode ser muito difícil cateterizar o ureter.

Às pacientes com risco de parto prematuro precipitado pelo uso de anestésicos ou pelo traumatismo cirúrgico, que poderia resultar em fetos prematuros com mau prognóstico, o uso de nefrostomia percutânea pode ser indicado. Esta é uma alternativa adequada para as pacientes nas quais a manipulação endoscópica com cateteres ureterais é tecnicamente difícil ou nas quais o risco anestésico é proibitivo. A litotripsia extracorpórea está absolutamente contra-indicada na gravidez.

HIDRONEFROSE AGUDA NA GRAVIDEZ

Outra causa importante de dor lombar na gravidez é a hidronefrose aguda. O processo é mecânico e pode ser difícil distinguir das mudanças fisiológicas da gravidez ou daquelas produzidas pela calculose renal. O quadro clínico é caracterizado por dor aguda que pode ser aliviada em decúbito lateral contralateral à dor. Mais infreqüentemente, o processo pode ser bilateral como conseqüência da postura lordótica da gravidez e da compressão uterina dos ureteres. Nesta circunstância rara, a oligúria ou a anúria pode ser aliviada pedindo à paciente para assumir a posição genupeitoral ou pela colocação de cateteres ureterais.

HEMATÚRIA

A hematúria macroscópica total indolor necessita, à semelhança das mulheres não-grávidas, de avaliação urológica. As causas mais significantes incluem neoplasia do rim ou da bexiga e a paciente deve ser prontamente avaliada por meio da ultra-sonografia renal e cistoscopia. A nefrectomia radical ou a ressecção transuretral do tumor vesical devem ser realizadas sem demora.

Outras raras causas de hematúria (macroscópica ou microscópica) incluem: a ruptura das pequenas veias na pelve renal, ruptura espontânea ou traumática do rim, hemangiomas, glomerulonefrite, endometriose e doenças inflamatórias intestinais. A cistite hemorrágica é um achado raro na gravidez. A hematúria microscópica persistente necessita de investigação urológica eletiva posterior ao parto.

OUTRAS AFECÇÕES UROLÓGICAS

Malformações congênitas urinárias – graças à origem embriológica comum do trato urinário e genital feminino, pode haver associação das anomalias uterinas, como útero unicorno ou bicorno, às do trato urinário, como agenesia renal unilateral. O obstetra deve atentar para a necessidade da avaliação da função renal nestas associações. Os rins pélvicos embora raros (1/4.000 gravidezes) podem ter impacto significativo na gravidez. Na maioria das vezes, os rins pélvicos não contra-indicam a gravidez ou o parto vaginal. Se todo o rim estiver na cavidade pélvica, pode haver obstrução no canal de parto, neste caso o parto por cesárea deve ser indicado preventivamente.

Doença renal policística do adulto – normalmente, ocorrem manifestações clínicas depois do parto, que incluem hematúria, hipertensão arterial e massas abdominais. Não há evidência até o momento de que a gravidez acelere a evolução desta doença. Se a doença é reconhecida em uma família, as mulheres deveriam ser aconselhadas a engravidar mais precocemente. Por outro lado, mesmo que não haja história, o médico não deve atribuir toda a hipertensão arterial e proteinúria à toxemia gravídica sem descartar a doença renal policística do adulto. Uma paciente com doença renal policística do adulto, função renal piorando progressivamente associada às infecções urinárias recorrentes pode necessitar da indicação para a interrupção da gravidez.

Transplante renal – como resultado da melhoria das técnicas cirúrgicas e métodos de imunossupressão, muitas mulheres jovens com falência renal estão se submetendo ao transplante renal, e estas podem buscar aconselhamento a respeito da possibilidade de gravidez. Estudos americanos mostram que 52% de todas as gravidezes em mulheres submetidas ao transplante renal evoluem até o termo sem maiores complicações. Se os casos que incluem os abortamentos terapêuticos forem excluídos, os valores chegam a atingir 71%. Em 91% destas pacientes, os problemas não existiam ou envolveram episódios de rejeição leve ou infecção. Somente 9% apresentam episódios graves de rejeição. A dificuldade mecânica da excreção renal e a impossibilidade de parto vaginal atingem 5,6% das pacientes. A incidência de prematuridade avaliada pelo baixo peso é maior do que o normal (44%), mas a incidência de abortamento espontâneo, natimortalidade, gravidez ectópica rota está na faixa de normalidade. Não há um fator que possa identificar aquelas que têm maior risco de rejeição grave. Entretanto, o melhor prognóstico ocorre naquelas que aguardaram no mínimo dois anos após o transplante renal para engravidar.

Ruptura atraumática do trato urinário – ocorre em locais de fraqueza do parênquima (tumores renais: angiomiolipomas) ou do sistema coletor urinário. As grávidas com distensão importante do trato urinário superior deveriam se submeter a ultra-sonografia e exames de urina. Duas situações devem ser distinguidas: a ruptura em um trato urinário infectado, o qual pode levar à infecção local e/ou à sepse, e a ruptura do parênquima renal que leva à ruptura da cápsula renal e assim sangue e urina atingem o retroperitônio, o que pode levar a um extenso urinoma, hematoma, abscesso e peritonite.

Neoplasias urológicas malignas – ocorrem em aproximadamente 1 a cada 1.000 gravidezes. O urologista deverá tomar a melhor conduta para a mãe sem prejudicar desnecessariamente o feto. A exposição à radiação deverá ser evitada se possível e, no tratamento, devemos considerar a natureza do tumor e o estágio da gravidez.

Derivações urinárias – todas as pacientes necessitam de monitorização minuciosa da função renal e controle preventivo da infecção urinária. O parto vaginal pode ser realizado na maior parte das grávidas com derivação urinária, exceto naquelas que tiverem ureterossigmoidostomias, as quais necessitam de ampla episiotomia póstero-lateral para evitar o dano do esfíncter anal para a manutenção da continência urinária. Outra indicação de parto por cesárea ocorre em grávidas com reconstrução do colo vesical ou uretra ou aquelas que receberam um esfíncter urinário artificial.

BIBLIOGRAFIA RECOMENDADA

Beydoun SN. Morphologic changes in the renal tract in pregnancy. Clin Obstet Gynecol 1985; 28:249-256.

Hankins GDV, Whalley PJ. Acute urinary tract infections in pregnancy. Clin Obstet Gynecol 1985; 28:266-278.

Horowitz E, Schmidt JD. Renal calculi in pregnancy. Clin Obstet Gynecol 1985; 28:324-338.

Lau RJ, Scott JR. Pregnancy following renal transplantation. Clin Obstet Gynecol 1985; 28:339-350.

Loughlin KR. The management of urological malignancies during pregnancy. Br J Urol 1995; 76:639-644.

McCullough DL. Extracorporeal shock wave lithotripsy. In Walsh PC, Retik AB, Stamey TA, Vaughan Jr. ED (eds). Campbell's urology. Philadelphia, WB Saunders Company, 1992; p 2157-2182.

Philips MH, Kwart AM. Urinary tract disease in pregnancy. Clin Obstet Gynecol 1983; 26:890-901.

Vordermark JS, Deshon GE, Agee RE. Management of pregnancy after major urinary reconstruction. Obstet Gynecol 1990; 75:564-567.

Wolff JM, Jung PK, Adam G, Jakse G. Non-traumatic rupture of the urinary tract during pregnancy. Br J Urol 1995; 76:645-648.

Zhanel GG, Harding GK, Guay DR. Asymptomatic bacteriuria. Which patients should be treated? Arch Intern Med 1990; 150:1389-1396.

35

Obstrução do Trato Urinário
causas e conduta

•

Valdemar Ortiz
Roberto Kiehl

INTRODUÇÃO

A obstrução ao fluxo urinário, ainda que parcial, desencadeia reações morfológicas e funcionais dos órgãos a montante para garantir a eliminação adequada de urina, independentemente da etiologia envolvida. A diminuição do fluxo urinário, o acúmulo de urina e a elevação da pressão intraluminar são fatores decisivos dessas transformações.

De maneira geral, as obstruções do trato urinário superior, supravesicais, causam hidronefrose unilateral e as do trato urinário inferior, infravesicais, hipertrofia detrusora. Em obstruções infravesicais muito prolongadas pode ocorrer falência da musculatura vesical, perda da complacência e elevação da pressão intravesical, aparecimento de refluxo vesicoureteral e conseqüente hidronefrose. O quadro A-63 apresenta as principais causas de obstrução do trato urinário.

Na obstrução ureteral há aumento do peristaltismo para manter o fluxo urinário e a persistência do obstáculo torna as contrações mais intensas e freqüentes, provocando hipertrofia e tortuosidade às paredes ureterais. Há perda da capacidade contrátil do ureter e transferência do aumento pressórico à pelve renal, ocorrendo a dilatação da via excretora que protege, inicialmente, o parênquima renal das elevações de pressão. Quando os efeitos da obstrução atingem os túbulos coletores, inicia-se o processo de hidronefrose.

Na obstrução infravesical, a bexiga não consegue expelir todo seu conteúdo. Durante as primeiras semanas há rápido aumento da massa detrusora (hipertrofia) na capacidade de contração, gerando altas pressões e elevação lenta e progressiva da habilidade de sustentar contrações e em esvaziar-se.

Quadro A-63 – Principais causas de obstrução do trato urinário.

Supravesicais		
Congênitas	Funcionais	Estenose de JUP Estenose de JUV Megaureter
	Mecânicas	Estenose de JUP Estenose de JUV Megaureter Ureterocele
Adquiridas	Funcionais	Tuberculose
	Mecânicas	Tumor ureteral Tumor vesical Tumor extra-urinário Cálculos Radioterapia
Infravesicais		
Congênitas	Funcionais	Bexiga neurogênica Discinergia vesical
	Mecânicas	Válvula de uretra posterior
Adquiridas	Funcionais	Bexiga neurogênica (traumatismo)
	Mecânicas	Hiperplasia prostática Câncer de próstata Estenose de uretra

JUP = junção ureteropiélica
JUV = junção ureterovesical

Após o período inicial, há estabilização da função vesical no chamado período de compensação. A massa atinge equilíbrio, a capacidade em gerar pressão permanece pouco aumentada e a habilidade em esvaziar-se diminui a 70% do normal. Em algum momento inicia-se o período de descompensação caracterizado por novo aumento rápido da massa muscular (substituição de fibras musculares por fibras colágenas), queda na capacidade de produzir pressão intravesical e perda da habilidade em esvaziar-se.

Clinicamente, as obstruções do trato superior e inferior também diferem. A obstrução aguda do trato superior causa cólica renal típica, com irradiação ântero-inferior, dor genital, náuseas e vômitos. As obstruções crônicas podem evoluir silenciosamente, assintomáticas ou oligossintomáticas, gerando apenas desconforto lombar. O aparecimento de pielonefrite aguda pode ser o primeiro sinal para o diagnóstico de obstrução do trato superior. A obstrução infravesical apresenta por meio do quadro clássico de baixo fluxo urinário, jato fino, gotejamento terminal e impossibilidade de esvaziar completamente a bexiga. A existência de urina residual justifica a formação freqüente de litíase vesical e infecções urinárias. Alguns casos evoluem com retenção urinária aguda, normalmente desencadeada por ingestão exagerada de álcool, viagens prolongadas, afecções associadas ou uso de drogas alfa-adrenérgicas.

O tratamento das diversas formas de obstrução ao livre fluxo de urina no trato urinário varia de acordo com a localização, a etiologia e a intensidade da obstrução de cada caso. Podem ser congênitas ou adquiridas, agudas ou crônicas, totais ou parciais e ainda funcionais ou mecânicas.

CAUSAS CONGÊNITAS DE OBSTRUÇÃO DO TRATO URINÁRIO SUPERIOR

ESTENOSE DA JUNÇÃO URETEROPIÉLICA (JUP)

A drenagem insuficiente de urina da pelve para o ureter causa dilatação pielocalicinal progressiva e hidronefrose (Fig. A-39). Muitas causas podem estar envolvidas na etiologia da estenose de JUP. Existem causas primárias, como atresia ureteral, disfunções segmentares, válvulas e vasos anômalos, e secundárias como angulações, retrações e aderências conseqüentes a infecções ou litíase.

A suspeita diagnóstica pode ser feita, no período prénatal, por meio da ultra-sonografia. Caso isso não ocorra, a hidronefrose poderá manifestar-se em qualquer fase da vida. Como não há quadro clínico típico, o diagnóstico, muitas vezes, é incidental e só pode ser confirmado com o auxílio de exames subsidiários. Os exames de imagem como ultra-sonografia, urografia excretora e uretrocistografia miccional são os mais úteis (Fig. A-40). Podem identificar o problema e avaliar a presença de outras afecções ipsi e contralaterais, como duplicidade ureteral e refluxo vesicoureteral. Quando há dúvida quanto à intensidade da obstrução, pode-se realizar cintilografia com diuréticos ou a prova de Whitaker.

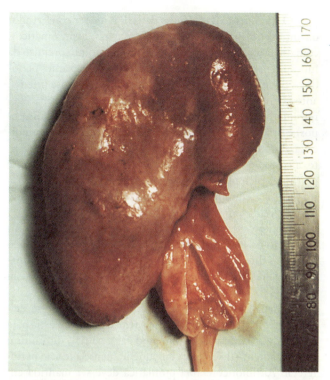

Figura A-39 – Rim com hidronefrose secundária a estenose de JUP evidenciada pela abertura da via excretora.

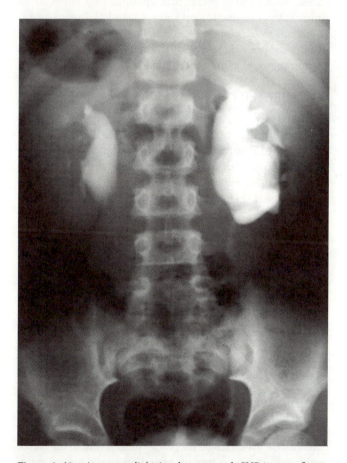

Figura A-40 – Aspecto radiológico de estenose de JUP à urografia excretora.

O tratamento da estenose de JUP pode ser conservador ou intervencionista. Em pacientes estáveis, assintomáticos, com dilatações leves ou moderadas, com mínimo prejuízo da função renal, o acompanhamento clínico com exames periódicos pode ser empregado. Quando há hidronefrose intensa, antecedentes de pielonefrites de repetição, função renal menor que 15% da função global (determinada por radioisótopos) e rim contralateral normal, a nefrectomia pode ser indicada. Porém, mesmo com mínima função renal remanescente, a correção da anomalia deve ser tentada antes da exérese do rim. A pieloplastia desmembrada de Anderson-Hynes é a técnica mais comumente empregada para a correção da estenose de JUP.

O avanço das técnicas de cirurgia percutânea permitiu a realização da endopielolise (secção do segmento estenosado sob visão direta do nefroscópio). Porém, tem sido acompanhada de resultados menos favoráveis que as técnicas "a céu aberto".

Independentemente da técnica escolhida, deve-se deixar cateter ureteral que ultrapasse a região da pieloplastia para garantir a passagem de urina, modelar a sutura, diminuir o extravasamento de urina e conseqüentemente a reação periureteral. Antibioticoterapia profilática deve ser mantida enquanto permanecer a cateterização.

Estenose bilateral de JUP ocorre em até 20% dos pacientes. Nestes casos, geralmente optamos pela correção da unidade mais acometida primeiro. Quando há refluxo vesicoureteral associado, deve-se corrigi-los separadamente, iniciando sempre pela correção da estenose de JUP, para não comprometer a vascularização ureteral.

MEGAURETER OBSTRUTIVO

O diagnóstico de megaureter obstrutivo refere-se aos quadros de dilatação ureteral, principalmente do terço distal, acompanhado ou não de hidronefrose, sem refluxo vesicoureteral. Freqüentemente, não é possível identificar estenose da junção ureterovesical, caracterizando a chamada obstrução funcional. Há incapacidade do ureter para transmitir ondas peristálticas sobre a porção terminal. Os sintomas mais comuns são hematúria, dor abdominal, febre e infecções urinárias. A urografia excretora e a uretrocistografia miccional são indispensáveis na avaliação desta afecção e no planejamento terapêutico.

O tratamento cirúrgico fica reservado para casos sintomáticos e com dilatação pielocalicinal. Deve-se indicar o reimplante ureteral, com ressecção do segmento comprometido e, em virtude da grande dilatação do ureter, algumas vezes, é necessária a modelagem ureteral. Depois do reimplante com modelagem, também é recomendável a permanência de cateter ureteral e cistostomia por 7 a 10 dias.

URETEROCELE

Ureterocele é a dilatação da porção mais terminal do ureter, ampliando-se para o interior vesical ou para o espaço extravesical. Pode ser pequena, com aproximadamente 1 a 2cm, ou ocupar quase toda a luz vesical. A classificação principal divide as ureteroceles em simples (ou ortotópicas) e ectópicas, de acordo com a posição do meato ureteral. A associação com outras anomalias congênitas do trato urinário é comum, principalmente às duplicidades e às ectopias ureterais.

O quadro clínico é variável e depende da intensidade da obstrução e do tamanho da ureterocele. Quando há ectopia, podem surgir sintomas como incontinência urinária associada a micções normais ou infecções urinárias. A formação de cálculos em ureteroceles, secundários à estase urinária, também é comum. A urografia excretora geralmente faz o diagnóstico com a imagem clássica do ureter em "cabeça de cobra", além de evidenciar outras anomalias ocasionalmente associadas (Fig. A-41).

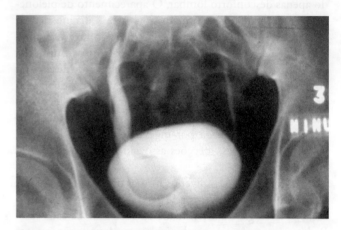

Figura A-41 – Imagem de ureterocele com cálculo no interior em paciente com duplicidade ureteral.

O tratamento deve ser individualizado. A ureterocele pode ser tratada conservadoramente quando é pequena e não causa maiores repercussões ao trato urinário. Exames periódicos monitorizando o aparecimento de possíveis complicações, como cálculos ou infecções, são suficientes. Caso se justifique alguma intervenção, a incisão transuretral da parede da ureterocele é capaz de desobstruir o fluxo urinário e permitir um tratamento definitivo. As desvantagens dessa técnica são: a possibilidade de resultar em refluxo vesicoureteral e em reestenose do meato ureteral. Nos pacientes com ureteroceles muito grandes ou ectópicas, deve-se realizar a exérese da ureterocele e reimplante ureteral com mecanismo anti-refluxo.

CAUSAS ADQUIRIDAS DE OBSTRUÇÃO DO TRATO URINÁRIO SUPERIOR

TUMORES GENITURINÁRIOS

Os tumores do urotélio, seja da pelve, seja do ureter, ou da bexiga, podem causar obstrução ao fluxo de urina crescendo em direção à luz do trato urinário. Hematúria é o sinal clínico mais observado nestes pacientes. Podem desenvolver dor em flanco secundária à obstrução direta do tumor ou à passagem de coágulos ou fragmentos de tumor pela via excretora.

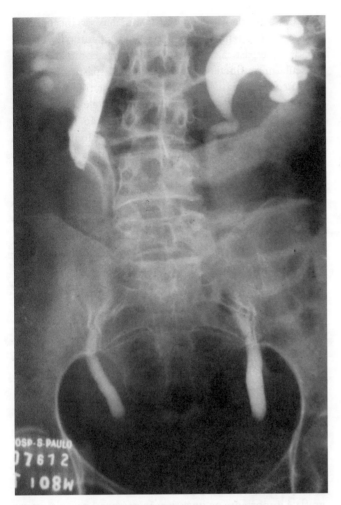

Figura A-42 – Aspecto radiológico de obstrução ureteral por crescimento de tumor de colo uterino.

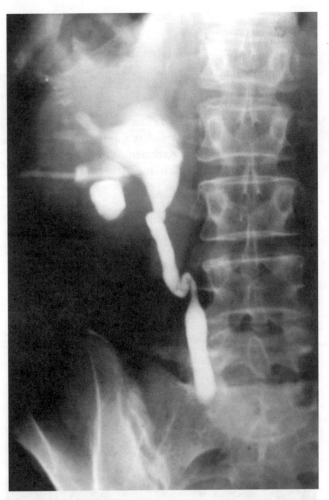

Figura A-43 – Urografia excretora de paciente com obstrução ureteral por fibrose retroperitoneal.

O diagnóstico pode ser confirmado com citologia oncótica da urina, que tem baixa sensibilidade, e por métodos de imagem, principalmente urografia excretora, ultra-sonografia e tomografia computadorizada. A melhora das técnicas de ureteroscopia tem estimulado sua indicação na avaliação de casos duvidosos e para biópsia diagnóstica.

O tratamento destes tumores independe do grau de obstrução que causam. De maneira geral, os pacientes com tumores do trato superior devem ser submetidos a nefroureterectomia radical em virtude do alto índice de recidivas às porções mais distais em ressecções parciais. Os pacientes com tumores vesicais obstrutivos podem ser submetidos à ressecção transuretral da lesão quando não há infiltração das camadas musculares da bexiga. A ressecção de alguns tumores, muito próximos ao meato ureteral, pode piorar a obstrução do trato superior. Nestes casos, a liberação do fluxo de urina deve ser conseguida por cateterismo anterógrado do ureter ou reimplante ureteral. Quando o tumor de bexiga for infiltrativo, está indicada a cistoprostatectomia radical com derivação do trato urinário por reservatório intestinal ortotópico ou anastomosado à pele.

Os tumores ginecológicos avançados freqüentemente causam obstrução urinária, principalmente os tumores de colo uterino (Fig. A-42). Nestas situações geralmente as pacientes são submetidas a radioterapia. Deve ser tentada passagem retrógrada de cateter de duplo J, que poderá ser trocado trimestralmente. Caso não seja possível transpor a obstrução, estará indicada a realização de nefrostomia até a resolução definitiva da afecção primária.

FIBROSE RETROPERITONEAL

Os processos inflamatórios crônicos do retroperitônio podem comprimir um ou ambos os ureteres. A fibrose retroperitoneal pode ser secundária a alguma afecção, como carcinoma de mama, de cólon e doença de Hodgkin, à radioterapia ou à cicatrização pós-operatória. A urografia excretora geralmente evidencia a compressão extrínseca das paredes ureterais (Fig. A-43). Quando a função renal é insuficiente, é necessária a ureterografia retrógrada para confirmar o diagnóstico. O tratamento mais eficaz é a dissecção do ureter da placa fibrosa e sua transposição para a cavidade peritoneal envolto por omento, que visa prevenir recidiva.

LITÍASE

A obstrução urinária causada por cálculos habitualmente é ureteral, unilateral e aguda (Fig. A-44). O quadro clínico é exuberante e o diagnóstico, precoce. A desobstrução freqüentemente ocorre antes que haja dano irrecuperável à função renal. O advento da litotripsia extracorpórea por ondas de choque tornou o tratamento da litíase urinária menos invasivo e mais seguro. Devemos ressaltar, no entanto, que o excesso nas indicações destes procedimentos pode causar complicações. Grandes massas calcárias podem precisar de muitas sessões de "bombardeamento", com risco ao parênquima renal nos cálculos proximais. Também podem formar obstruções prolongadas no ureter distal por acúmulo de fragmentos, chamadas "ruas de cálculos". A litotripsia extracorpórea em cálculos grandes, com matriz bacteriana, pode disseminar esses microorganismos ou induzir à pielonefrite aguda. Se houver obstrução distal associada, pode se instalar um processo de pionefrose.

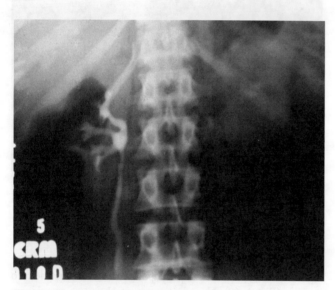

Figura A-44 – Retardo da eliminação do contraste à direita em urografia excretora de paciente com cálculo ureteral proximal.

Assim, pacientes com cálculos refratários às primeiras sessões de litotripsia extracorpórea devem ser considerados candidatos a intervenções mais agressivas, endoscópicas ou abertas, para a liberação do fluxo urinário. Caso haja contra-indicações, absolutas ou relativas, a esses procedimentos, deve-se colocar cateter ureteral de duplo J para garantir a livre passagem de urina antes de novas aplicações.

CAUSAS CONGÊNITAS DE OBSTRUÇÃO DO TRATO URINÁRIO INFERIOR

AFECÇÕES MEDULARES

A mielomeningocele é a causa congênita mais comum de bexiga neurogênica. Outras afecções, como agenesia sacral e espinha bífida, também podem cursar com comprometimento vesical. As crianças com estas anomalias são incapazes de esvaziar completamente a bexiga. A musculatura detrusora é flácida ou espástica, mas sempre de baixa complacência. A musculatura esfincteriana geralmente é espástica. Apresentam incontinência urinária paradoxal (por transbordamento), piora do trato superior por manterem elevadas pressões intravesicais e infecções urinárias de repetição. O diagnóstico é feito por estudo urodinâmico. A alteração mais comum é a discinergia vesicoesfincteriana associada à instabilidade vesical. Ainda não está claro se a instabilidade vesical é conseqüência da espasticidade esfincteriana ou o inverso.

O tratamento baseia-se na farmacoterapia com drogas que diminuem a atividade detrusora (oxibutinina, imipramina, flavoxato) e no cateterismo intermitente limpo. Quando há piora grave do trato superior pode ser indicada ampliação vesical com alças intestinais ou derivação urinária, continente ou incontinente.

VÁLVULA DE URETRA POSTERIOR

As válvulas uretrais posteriores são pregas da mucosa da uretra masculina que obstruem, em graus variáveis, o fluxo urinário. Clinicamente, apresentam jato urinário fraco, gotejante ou ausente, com incontinência paradoxal. Este é o diagnóstico mais provável em recém-nascidos, do sexo masculino, com hidronefrose bilateral. O melhor exame subsidiário para a comprovação do diagnóstico é a uretrocistografia miccional que evidencia as alterações vesicais, a válvula uretral e possível refluxo vesicoureteral associado. A ultra-sonografia é importante na investigação pré-natal para detectar o acometimento do trato superior e orientar possível intervenção intra-uterina de drenagem.

A destruição das válvulas menos obstrutivas com menores repercussões à função renal pode ser realizada em tempo único de maneira eficaz. A eletrocoagulação endoscópica retrógrada traz bons resultados. Recentemente, tem-se advogado a destruição endoscópica anterógrada das válvulas, por cistostomia, para acompanhar a abertura da luz uretral no sentido fisiológico da micção e permitir a intervenção mais precoce, em crianças menores de 2 anos.

Os graus mais intensos de obstrução criam situações mais complexas para tratamento. Pacientes com hidronefrose muito acentuada, azotemia ou urossepticemia requerem antibioticoterapia, cistostomia ou vesicostomia e correção do desequilíbrio hidroeletrolítico. Nos casos de hipotonia ureteral por refluxo maciço são necessárias uretero ou pielostomias cutâneas. Somente depois da estabilização clínica do paciente será possível a destruição da válvula uretral e a reconstrução do trato urinário. Porém, o período de derivação urinária deve ser o mais breve possível para prevenir a desfuncionalização do trato inferior.

O refluxo vesicoureteral não deve ser corrigido na mesma intervenção porque um terço deles desaparece espontaneamente após a ablação valvular.

CAUSAS ADQUIRIDAS DE OBSTRUÇÃO DO TRATO URINÁRIO INFERIOR

ESTENOSE URETRAL

O estreitamento da luz uretral normalmente é secundário a uretrites, específicas ou não, ou a traumatismos, externos ou iatrogênicos. Dentre as causas infecciosas, a uretrite gonocócica é a mais comumente relacionada às estenoses uretrais, principalmente se for recorrente. A instrumentação urológica por sondas de demora, dilatadores ou endoscópios e ressectores, é uma das causas mais freqüentes de estenose da uretra por traumatismo. Além destes, mecanismos externos de lesão uretral também podem evoluir com estenose, como "queda à cavaleiro" e fraturas de bacia.

Quando há quadro clínico compatível com obstrução infravesical e/ou antecedentes de traumatismo ou infecção, sem afecção prostática ou neurológica, deve-se suspeitar de estenose uretral. A urofluxometria contribui para objetivar as informações de dificuldade miccional, mas a uretrocistografia retrógrada e miccional é o exame de eleição para o diagnóstico definitivo (Fig. A-45).

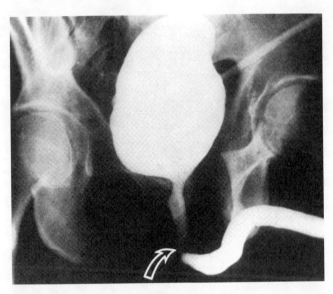

Figura A-45 – Aspecto radiológico de estenose de uretra em uretrocistografia.

A simples dilatação repetida da área de estreitamento nem sempre é acompanhada de bons resultados, com altos índices de recidiva. A uretrotomia endoscópica do anel fibrótico em um único ponto, na parede dorsal ou "teto" da uretra, é capaz de produzir resultados satisfatórios mais duradouros. As estenoses multirrecidivadas ou muito extensas devem ser tratadas por uretroplastia. Quando a ressecção do tecido acometido, durante a uretroplastia, não permitir a anastomose término-terminal dos cotos proximal e distal, será necessário o uso de enxertos tubulares, que podem ser obtidos de pele ou de mucosas, vesical ou oral.

HIPERPLASIA PROSTÁTICA BENIGNA (HPB)

O fator mais importante no aparecimento dos sintomas de obstrução infravesical relacionados à hiperplasia benigna da próstata é a posição da glândula circundando a uretra. Como o aumento prostático é gradual e prolongado, os efeitos sobre o trato urinário também são lentos e insidiosos. Além dos sintomas de obstrução infravesical, em pacientes com HPB é comum a queixa de sintomas irritativos vesicais como nictúria e polaciúria. Com o toque retal pode-se constatar o tamanho e a consistência da próstata. A ultra-sonografia suprapúbica pode confirmar os achados clínicos, além de verificar a presença de urina residual pós-miccional. Atualmente, tem-se difundido a dosagem do PSA sérico para afastar a presença de adenocarcinoma prostático. A urofluxometria também pode contribuir, principalmente no acompanhamento dos resultados terapêuticos.

Existem várias formas de tratamento disponíveis para o alívio dos sintomas causados pelo aumento da próstata. Em pacientes com sintomas intensos e aumento glandular pequeno ou moderado, ou quando existem restrições clínicas a intervenções cirúrgicas, a terapêutica medicamentosa pode ser a melhor opção. Os bloqueadores alfa-adrenérgicos (terazosina, doxazosina) agem sobre a musculatura lisa da próstata, do colo vesical e da uretra prostática, diminuindo a resistência uretral à micção. Os inibidores da 5-alfa-redutase (finasterida) impedem a formação de diidrotestosterona dentro da célula epitelial glandular, causando, dessa forma, atrofia do epitélio glandular e redução do volume da HPB.

Quando o tratamento clínico é insuficiente, o tratamento de eleição ainda é a ressecção transuretral (RTU) da próstata. Recentemente têm sido propostas alternativas para a ablação cirúrgica da próstata, como a prostatectomia a laser, eletrovaporização e hipertermia. Porém, nenhuma destas técnicas atingiu os mesmos índices de sucesso da RTU convencional. Em pacientes com glândulas muito grandes, maiores de 80g, nos quais a ressecção endoscópica traria riscos de intoxicação hídrica, deve ser realizada prostatectomia transvesical ou "a céu aberto".

ADENOCARCINOMA PROSTÁTICO

A obstrução urinária causada pelo adenocarcinoma prostático não difere muito da descrita para a hiperplasia benigna da próstata. O diagnóstico precoce, confirmado por biópsias transretais, permite a instituição de um dos tratamentos curativos: prostatectomia radical ou radioterapia. Estes pacientes raramente apresentam seqüelas do período de obstrução infravesical. Outra situação completamente diversa é o tratamento do adenocarcinoma prostático disseminado, localmente ou a distância. As opções terapêuticas são apenas paliativas e o crescimento do tumor é inexorável. Apesar da hormonioterapia retardar este processo, muitos pacientes requerem ressecções endoscópicas apenas para a desobstrução urinária.

Quando este recurso fracassa, a cistostomia definitiva é a melhor alternativa para garantir a saída da urina.

A progressão local do tumor maligno da próstata também pode ocluir os ureteres, à semelhança do que ocorre com tumor de colo uterino. Nestas situações estão indicadas as mesmas condutas de cateterismo ureteral ou nefrostomia.

Como ficou claro no texto acima, a constatação da presença de obstrução do trato urinário, em qualquer nível, implica uma série de possibilidades diagnósticas, que compartilham um caráter progressivo e precisam ser esclarecidas para receberem tratamento adequado antes da destruição irreversível dos rins.

BIBLIOGRAFIA RECOMENDADA

Castilho LN. Uropatia obstrutiva. In Netto NR. Urologia. São Paulo, Roca, 1986, p 541-571.

Catalona WJ. Urothelial tumors of the urinary tract. In Walsh PC, Retik AB, Stamey TA, Vaughan ED. Campbell's urology. WB Saunders, Philadelphia, 1992, p 1094-1157.

Kogan, BA. Distúrbios do ureter e da junção ureteropélvica. In Tanagho EA, McAninch JW. Urologia geral. Rio de Janeiro, Guanabara Koogan, 1994, p 429-440.

Lemos GC, Netto NR. Fisiopatologia da obstrução urinária. In Netto NR. Urologia. São Paulo, Roca, 1986, p 141-147.

Walsh PC. Benign prostatic hyperplasia. In Walsh PC, Retik AB, Stamey TA, Vaughan ED. Campbell's urology. Philadelphia, WB Saunders, 1992, p 1007-1027.

36

BEXIGA NEUROGÊNICA
CLASSIFICAÇÃO, DIAGNÓSTICO E TRATAMENTO

•

José Carlos Truzzi
Homero Bruschini

INTRODUÇÃO

Bexiga neurogênica é um termo consagrado que pretende significar alterações funcionais e anatômicas na bexiga decorrentes de problemas na sua inervação. Na verdade, estas alterações funcionais não ocorrem apenas na bexiga, mas também em outras estruturas correlatas como esfíncter urinário, reto e esfíncter anal, e outras regiões com inervação coincidente a esta que se encontra comprometida. A integridade neurológica do trato urinário é necessária para que a bexiga consiga armazenar conteúdo adequadamente sob regime de baixa pressão e se esvazie no momento adequado, de forma total e sem resistência ao jato. Lesões neurológicas podem comprometer total ou parcialmente estes mecanismos, com conseqüências para a continência urinária e adequação social do indivíduo, bem como para com a integridade da função renal. Para que entendamos as formas básicas de alterações neurogênicas vesicoesfincterianas e suas causas, convém recordarmos os princípios do seu funcionamento normal.

MECANISMOS DE CONTINÊNCIA E MICÇÃO

A bexiga é basicamente um músculo liso, chamado detrusor, constituído por grupos de fibras musculares com distribuição multidirecionada. Na região do colo vesical, prevalecem três camadas musculares denominadas longitudinal externa, circular média e longitudinal interna. A camada longitudinal externa continua-se pela uretra, como camada oblíqua externa, com ação oclusiva. A camada circular interrompe-se na região do colo. A longitudinal interna vesical está em continuidade com a longitudinal interna uretral, e sua contração colabora para a abertura e a retificação uretral durante a micção. A bexiga possui inervação sensitiva que evolui até o segmento medular S2, S3 e S4, onde, após determinada intensidade, desencadeia estímulo motor à bexiga para que esta se contraia. Este arco reflexo normalmente ocorre com a estimulação correspondente a 150ml intravesicais. Para que isto aconteça, é necessária a integridade neurológica periférica, correspondente aos nervos sacrais S2, S3 e S4, e do segmento medular relacionado. O transmissor sináptico é a acetilcolina, fazendo com que esta inervação seja catalogada como parassimpática. Drogas parassimpatomiméticas facilitam este arco reflexo e as parassimpatolíticas o dificultam. A contração vesical, sendo desencadeada e mantida somente neste arco reflexo, é acompanhada de contração esfincteriana uretral externa concomitante, o que geraria resistência ao esvaziamento urinário e altas pressões intravesicais. Em condições normais, prevalece sobre este um segundo arco reflexo na ponte, com capacidade de promover contração vesical e relaxamento esfincteriano uretral externo (micção sinérgica). Normalmente, estes arcos reflexos são bloqueados voluntariamente por estímulos corticais, à medida que se recebe informações da proximidade e inexorabilidade de seu desencadeamento. A partir dos primeiros anos de vida, adquire-se esta capacidade de forma quase imperceptível. A bexiga distende-se progressivamente, e ao redor de 150ml, ocasião em que se desencadearia o reflexo de contração, passa-se a ter a sensação de distensão. Após este nível, o reflexo é bloqueado por estímulos corticais. À medida que o enchimento vesical progride, aumenta-se o estímulo sensitivo, necessitando gradativamente de maior inibição. Dessa forma, conseguem-se atingir volumes vesicais máximos praticamente sem aumento pressórico intravesical, pela ausência de contração detrusora e pela característica única da bexiga, de complacência a distensão. No momento adequado, interrompe-se o estímulo inibitório, e o reflexo desencadeia-se na ponte, com contração vesical e relaxamento esfincteriano, promovendo esvaziamento total, sem se atingir gradientes pressóricos elevados no interior da bexiga.

Quadro A-64 – Etiologia das disfunções neurogênicas vesicoesfincterianas.

Doenças congênitas	Paralisia cerebral	Neuroesquistossomose
Agenesia sacral	Doença de Parkinson	Paraparesia espástica tropical
Espinha bífida	Síndrome de Shy-Drager	**Doenças tumorais e compressivas**
Mielomeningocele	Esclerose múltipla	Tumores cerebrais primários e metastáticos
Síndrome do encarceramento medular	Polirradiculoneurites	Tumores medulares primários e metastáticos
Doenças traumáticas	**Doenças vasculares**	Estenose do canal medular
Traumatismo cranioencefálico	Acidente vascular cerebral	Hérnia de disco
Concussão cerebral	Acidente vascular medular	**Doenças musculares**
Traumatismo raquimedular	**Doenças metabólicas**	*Miastenia gravis*
Lesões de nervos periféricos iatrogênicas ou não	*Diabetes mellitus*	**Outras**
	Anemia perniciosa	Bexiga neurogênica não-neurogênica (síndrome de Hinmann)
Doenças neurológicas primárias	**Doenças infecciosas**	Doença primária do colo vesical
Demências	*Tabes dorsalis*	Bexiga miogênica (baixa pressão/baixo fluxo)
Ataxia cerebelar	Herpes genital	
Hidrocefalia de pressão normal	Poliomielite	

CAUSAS NEUROLÓGICAS DE DISFUNÇÕES VESICOESFINCTERIANAS

Problemas neurológicos congênitos causam alterações funcionais vesicoesfincterianas. Problemas neurológicos adquiridos podem ser traumáticos por lesões perfurantes de nervos ou medula, fraturas de coluna, ou por doenças infecciosas, inflamatórias, degenerativas e neoplásicas. As causas mais comuns de disfunções neurogênicas vesicoesfincterianas encontram-se no quadro A-64. Qualquer que seja o nível de lesão traumática da medula, em uma fase inicial chamada de choque medular, haverá arreflexia vesical.

PRINCIPAIS MECANISMOS DE DISFUNÇÕES VESICOESFINCTERIANAS

Lesão do centro medular da micção

A lesão dos neurônios responsáveis pela inervação motora e sensitiva da bexiga provoca perda da sensação de enchimento vesical, ausência de contração detrusora e retenção urinária, com perdas por transbordamento. A hiperdistensão vesical e o resíduo urinário provocam alterações de sua parede e predisposição à infecção urinária. Caso a resistência à eliminação urinária seja elevada, o aumento de pressão intravesical promoverá também dificuldade de esvaziamento dos ureteres, com dilatação do trato urinário superior. As principais causas de lesão do centro medular da micção são os traumatismos raquimedulares, os processos infecciosos meníngeos, os acidentes vasculares da medula e as iatrogenias durante a realização de procedimentos anestésicos ou cirúrgicos.

Lesão distal à medula espinhal

Neste caso, a lesão pode ser completa, atingindo ambas as fibras motoras e sensitivas, ou preponderantemente em uma delas.

Lesão completa dos nervos periféricos

Quadro comumente observado nos pacientes submetidos a cirurgias pélvicas radicais, como a histerectomia radical e a amputação abdominoperineal do reto. O comportamento assemelha-se ao da lesão do centro medular da micção. Cerca de 15 a 20% destes pacientes permanecem com lesões definitivas.

Lesão de fibras motoras dos nervos periféricos

O paciente mantém preservada a sensação de enchimento vesical, sem, entretanto, apresentar contração detrusora, evoluindo para retenção urinária. Este quadro é raro, podendo ser observado em portadores de hérnia de disco, casos complicados de infecção pelo herpesvírus e poliomielite e lues neurológica. Em lesões temporárias que acometem fibras sensitivas e motoras, o retorno sensitivo tende a anteceder o motor, produzindo, por certo período, quadro que simula esta situação.

Lesão das fibras sensitivas dos nervos periféricos

Surge como conseqüência da neuropatia periférica, sendo a causa mais comum o *Diabetes mellitus*. O início é insidioso, com o paciente apresentando progressiva perda da capacidade de percepção do enchimento vesical, mantendo contração detrusora preservada. O grau de lesão sensitiva vesical é proporcional ao tipo da doença e do tempo desde o início do quadro. Com o aumento progressivo da capacidade vesical, atinge-se volume a partir do qual passa a haver comprometimento da capacidade de contração da musculatura detrusora, surgindo resíduo urinário. A progressão do quadro culmina em retenção urinária com grandes volumes vesicais.

Lesão medular supra-sacral

Há perda do efeito inibitório promovido pelos centros neurológicos superiores, liberando-se o arco reflexo na medula. Como conseqüência, haverá contração reflexa ao redor de 150ml, concomitante à contração esfincteriana estriada, constituindo dissinergia vesicoesfincteriana, e ocorrerá perda urinária com esvaziamento incompleto e com altas pressões intravesicais. A elevada pressão intravesical é um dos fatores responsáveis pelo aparecimento de refluxo vesicoureteral.

Refluxos, hiperpressões intravesicais e resíduo urinário favorecem o aparecimento de infecções urinárias. A principal causa é o traumatismo raquimedular, decorrente de acidentes automobilísticos, ferimentos perfurantes, quedas e mergulhos em águas rasas. Os ferimentos medulares podem ser parciais, provocando conseqüências intermediárias. Pacientes com lesões acima do nível medular T6 apresentam, com freqüência, quadro denominado disreflexia autonômica, que consiste na exacerbação da resposta simpática decorrente da estimulação nervosa realizada abaixo do nível medular da lesão. A estimulação pode ser desencadeada pela manipulação uretral na passagem de sondas, impactação fecal, distensão vesical ou fraturas ósseas. O quadro clínico é de hipertensão arterial importante, cefaléia, rubor facial, sudorese, bradicardia e até a morte. A retirada do estímulo provocante ou o esvaziamento vesical geralmente fazem regredir o quadro. Manipulações urológicas com cistoscopias, aparentemente consideradas inócuas em razão da insensibilidade destes pacientes, devem, por isso, ser realizadas sob anestesia.

Lesão acima da ponte

O paciente perde o controle sobre o arco reflexo vesical, evoluindo com contrações vesicais involuntárias que se efetuam na ponte. Em consequência, existe relaxamento esfincteriano uretral concomitante, com micção sinérgica. Nas lesões localizadas nos gânglios da base ou no tálamo, é mantida a capacidade de contração esfincteriana voluntária. A sensação de enchimento vesical está preservada, ocorrendo urgência miccional pela percepção da contração vesical iminente. Fazem parte da gama de doenças deste grupo acidente vascular cerebral, tumores, doença de Parkinson, ataxia cerebelar, hidrocefalia, entre outras.

CLASSIFICAÇÃO

Várias classificações têm sido propostas, principalmente com interesses didáticos para o estudo da bexiga neurogênica, baseando-se em enfoques anatômicos, funcionais ou etiológicos.

A classificação mais utilizada é a de Nesbit, Baum e Lapides. Esta classificação procura fornecer subsídios anatômicos e funcionais. Dessa forma, pacientes com lesão no centro medular sacral da micção, ou distal a ele, são classificados como portadores de uma *bexiga neurogênica autônoma*. Caso a lesão se localize especificamente no neurônio motor, passa a ser chamado portador de *bexiga neurogênica paralítico-motora*. Aqueles com lesão situada apenas nas fibras neuronais que conduzem à sensibilidade são classificados como portadores de *bexiga neurogênica paralítico-sensitiva*. Quando a lesão acomete os segmentos acima do arco reflexo sacral, produz-se quadro de *bexiga neurogênica reflexa*. Nos pacientes em que se mantém a sensação iminente de micção, sem a capacidade voluntária de inibi-la, caracteriza-se *bexiga neurogênica não-inibida*.

A classificação urodinâmica procurou incorporar basicamente os achados urodinâmicos obtidos. Assim, os pacientes com contrações vesicais não-desejadas são catalogados como portadores de *hiper-reflexia detrusora*. Aqueles sem contrações vesicais são incluídos como portadores de *arreflexia detrusora*, com ou sem sensações de enchimento.

Procurando uniformizar as definições utilizadas em bexiga neurogênica, a Sociedade Internacional de Continência propôs uma classificação baseada no enchimento e no esvaziamento vesicais, correlacionados a aspectos urodinâmicos, vesicais e uretrais esfincterianos. Apesar de se tratar de uma classificação mais completa, seu uso é mais restrito por sua maior complexidade.

Baseado no comportamento urodinâmico vesicouretral, foi conceituada a classificação "terapêutica". Utiliza como variáveis a *capacidade funcional da bexiga, se grande ou pequena e a resistência uretral, alta ou baixa*. De quatro situações preponderantes decorrem as limitações e os pontos desfavoráveis, bem como os pontos valorizáveis com o enfoque terapêutico (Quadro A-65).

Quadro A-65 – Classificações de bexiga neurogênica.

Sociedade Internacional de Continência	Nesbit, Lapides e Baum	Wain, Benson e Raezer
Detrusor: normal (N), hiper-reflexo (+), hiporreflexo (−)	Lesão do neurônio sensitivo	Incapacidade de esvaziamento
Esfíncter estriado: normal (N), hiperativo (+), incompetente (−)	Lesão do neurônio motor	Incapacidade de armazenamento
Sensibilidade: normal (N), hipersensível (+), hipossensível (−)	Bexiga não-inibida	**Terapêutica (Bruschini)**
	Bexiga reflexa	Pequena capacidade funcional da bexiga com baixa resistência uretral
Bors e Comarr	Bexiga autônoma	Pequena capacidade funcional da bexiga com alta resistência uretral
Lesão do neurônio sensitivo	**Krane**	Grande capacidade funcional da bexiga com baixa resistência uretral
Lesão do neurônio motor (equilibrada ou desequilibrada)	Hiper-reflexia do detrusor	Grande capacidade funcional da bexiga com alta resistência uretral
Lesão do neurônio sensitivomotor	Esfíncteres coordenados	
lesão do neurônio motor superior	Dissinergia do músculo estriado	
lesão do neurônio motor inferior	Dissinergia do músculo liso	
lesão mista do neurônio motor superior e inferior	Arreflexia do detrusor	
	Esfíncteres coordenados	
	Esfíncter estriado não-relaxado	
	Esfíncter estriado desnervado	
	Esfíncter liso não-relaxado	

DIAGNÓSTICO

O diagnóstico em bexiga neurogênica deve seguir uma rotina, independentemente da etiologia da lesão. O diagnóstico encontra-se calçado na realização de uma propedêutica clínica, laboratorial e imagenológica.

ANAMNESE E EXAME FÍSICO

Na anamnese procuramos obter dados sobre o comportamento miccional pregresso e estabelecer correlação entre o aparecimento dos sintomas urinários em questão e a instalação ou exacerbação de quadros clínicos neurológicos, como acidentes vasculares cerebrais, traumatismos raquimedulares, cirurgias pélvicas, afecções meníngeas. Entretanto, esta correlação nem sempre se faz possível. É importante nesta fase do diagnóstico conhecer-se o dia-a-dia miccional do paciente: como e com que freqüência apresenta micções, se apresenta incontinência urinária e como lida com ela, o volume miccional em cada período do dia, a ocorrência de infecções urinárias e a concomitância de outras seqüelas neurológicas. Desta forma, podemos estabelecer se a disfunção vesical se encontra na fase de enchimento ou de esvaziamento. O exame físico neurológico auxilia a localização da lesão e, em conseqüência, caracteriza o tipo de bexiga neurogênica, com possíveis informações prognósticas. Os reflexos tendíneos profundos reaparecem rapidamente após a lesão medular, nos casos com lesões altas, ainda na fase de choque. A pesquisa destes, numa fase mais tardia, indica indiretamente o nível de lesão do sistema nervoso autônomo (Quadro A-66).

Quadro A-66 – Disfunção vesical e nível de lesão do SNA.

Reflexo	Nível neurológico medular
Bulbocavernoso	S3-S4
Cutâneo-anal	S5
Anal desencadeado pela tosse	T6-L1

EXAMES DE LABORATÓRIO

A propedêutica laboratorial visa basicamente avaliar a função renal e detectar e controlar a evolução das infecções urinárias. Deve-se iniciar com uma dosagem sérica de creatinina e, em alguns casos, a medida do seu "clearance". É importante lembrar que em portadores de distúrbios neurológicos freqüentemente há redução da massa muscular, podendo gerar subestimação dos valores de creatinina encontrados. Na presença de insuficiência renal, necessita-se da realização de exames complementares. As infecções urinárias constituem uma das principais causas de morbidade e mortalidade entre os portadores de bexiga neurogênica. Assim, a realização de exames de urina tipo I e urocultura fazem parte da rotina laboratorial nestes pacientes. Os resultados obtidos devem ser analisados com cautela, pelo elevado risco de contaminação das análises, em função das dificuldades de coleta. Em pacientes sob regime de cateterismo intermitente limpo, não-estéril, a presença de bacteriúria somente deve ser valorizada na vigência de alterações clínicas concomitantes.

DIAGNÓSTICOS POR IMAGEM

Pacientes com bexiga neurogênica devem, obrigatoriamente, submeter-se à avaliação completa do trato urinário. O trato urinário superior pode ser avaliado por ultra-sonografia e/ou urografia excretora. Apesar de fornecer mais detalhes anatômicos e funcionais que a ultra-sonografia, a urografia excretora apresenta a desvantagem de ser um exame invasivo, com risco de reações alérgicas, além de ser contra-indicado nos pacientes com insuficiência renal. A cintilografia renal com DMSA também pode ser utilizada na avaliação funcional do trato urinário superior, principalmente nos casos em que há dúvida ou contra-indicação na realização da urografia. No acompanhamento destes pacientes, podemos fazer uso alternado da urografia e da ultra-sonografia. A uretrocistografia retrógrada e miccional é o exame de eleição para a avaliação do trato urinário inferior. Entretanto, este exame só pode ser realizado após confirmada a ausência de infecção urinária, pelo risco de desenvolvimento de pielonefrite na presença de refluxo vesicoureteral. A cintilografia com DTPA é uma opção que pode ser utilizada para a detecção de refluxo vesicoureteral, sendo inclusive mais sensível que a uretrocistografia, mas é inferior na qualidade das imagens.

CISTOSCOPIA

A uretrocistoscopia na avaliação da bexiga neurogênica tem sua indicação bastante restrita, não fazendo parte da rotina de exames realizados. Quando realizada, permite a visualização direta da uretra e da bexiga, além de permitir a realização de biópsia de áreas com suspeita de neoplasia.

ESTUDO URODINÂMICO

Indiscutivelmente, é o exame de maior importância na avaliação de um paciente com bexiga neurogênica. Seus resultados nos fornecem subsídios para a localização anatômica da lesão neurológica, determinar seu prognóstico e fornecer dados para a programação terapêutica. O objetivo do estudo urodinâmico é reproduzir de forma simples o cotidiano do funcionamento vesicoesfincteriano durante as fases de enchimento e esvaziamento vesicais. A fluxometria é etapa inicial do estudo urodinâmico. Prescinde-se de sua realização em alguns casos, pois muitos pacientes não conseguirão apresentar micção espontânea devido à lesão neurológica. A presença de um fluxo urinário normal não descarta a possibilidade de disfunção vesicouretral. Pacientes com dissinergia vesicoesfincteriana apresentam-se com fluxos intermitentes, assim como aqueles com hipocontratilidade detrusora, que urinam à custa de manobras de esforço abdominal. O registro do volume residual pode ser feito por ultra-sonografia ou por cateterismo vesical. A ausência de resíduo pode indicar bom funcionamento vesicoesfincteriano ou ausência de resistência uretral. A cistometria registra as variações pressóricas nas fases de armazenamento e de esvaziamento vesicais. Em presença de baixa complacência vesical, haverá elevações progressivamente maiores da pressão no interior da bexiga com seu enchimento, até que, uma vez vencida a resistência uretral, ocorra a perda urinária. Contrações involuntárias súbitas e geralmente de grande amplitude são compatíveis com perda da capacidade de inibição do arco reflexo. Pressões intravesicais superiores a 40cmH$_2$O, mesmo durante a fase de enchimento, são tidas como potencialmente danosas para o trato urinário superior por provocar dificuldade de esvaziamento ureteral ou proporcionar o aparecimento de refluxo vesicoureteral. Lesão do cone medular ou dos nervos periféricos promovem ausência da sensação de enchimento e da contração detrusora, levando a um aumento na capacidade funcional vesical. A eletromiografia fornece dados do funcionamento esfincteriano, com importância maior nos casos em que há dissinergia vesicoesfincteriana. Entretanto, a dificuldade no exato posicionamento dos eletrodos e a presença de interferências durante seu registro tornam sua utilização limitada. Alguns Serviços dispõem de aparelhos que acoplam o registro pressórico a imagens radioscópicas, na chamada videourodinâmica. Este recurso permite que se avalie, em cada momento, aspectos do colo vesical, esfíncter e bexiga, tanto do ponto de vista anatômico, como urodinâmico. Seu uso se encontra restrito a casos especiais.

TRATAMENTO

Os objetivos do tratamento dos portadores de bexiga neurogênica são a preservação da função renal, a prevenção de infecções urinárias e a adequação social do paciente. Para isto, deve-se tomar medidas necessárias, levando em consideração sua agressividade cirúrgica, capacidade do paciente compreender o que se pretende realizar, e a possibilidade de reversão ou melhora do fator neurológico causal. A seguir, estão relacionadas possíveis condutas para cada tipo de bexiga neurogênica, tomando-se por base a classificação terapêutica. Em crianças, a decisão terapêutica baseia-se na dos seu pais e responsáveis, o que limita a indicação segura de procedimentos cirúrgicos mais agressivos nesta faixa etária.

PEQUENA CAPACIDADE FUNCIONAL DA BEXIGA COM BAIXA RESISTÊNCIA URETRAL

Este paciente apresenta como fator desfavorável a eliminação urinária freqüente. Neste caso, se o paciente aceita bem a condição de incontinente urinário, a opção mais simples é a utilização de fraldas ou, para pacientes do sexo masculino, de coletores urinários adaptados ao pênis. Quando a incontinência urinária é inaceitável para o paciente, o tratamento inclui drogas inibidoras da contração vesical. Trata-se de medicamentos com ação anticolinérgica, sendo que os mais utilizados em nosso meio são o brometo de propantelina, antidepressivos tricíclicos, oxibutinina e, mais recentemente, a tolterodina. Promovem aumento na capacidade funcional vesical e redução nas contrações involuntárias, tanto em número quanto em amplitude. Muitos pacientes com boa resposta a estas drogas podem necessitar de cateterismo intermitente para que o esvaziamento vesical se dê por completo. Mesmo aqueles sem o uso de medicamentos podem apresentar esvaziamento vesical incompleto, fazendo do cateterismo intermitente um instrumento necessário.

Efeitos colaterais associados à administração de anticolinérgicos como boca seca, visão turva, aumento da freqüência cardíaca, hipotensão postural, sonolência e intolerância gastrointestinal são observados em alguns pacientes. São contra-indicações formais ao uso destes medicamentos a presença de glaucoma e a insuficiência cardíaca. Outras classes de medicamentos, como os antagonistas dos canais de cálcio, bloqueadores dos canais de potássio, agonistas β-adrenérgicos, também podem ser utilizados, na tentativa de redução da contração do detrusor, porém seus efeitos são menores que os obtidos com os anticolinérgicos. A melhor resposta ao uso de medicamentos é obtida nos portadores de lesão neurológica supraponte, como no acidente vascular cerebral. Nestes, as contrações involuntárias são de menor amplitude, a sensação de enchimento geralmente está preservada e o esvaziamento vesical pode ser obtido voluntariamente ou por manobras de Valsalva ou Credé. Infelizmente, os resultados obtidos com drogas nem sempre são satisfatórios e, nestes casos, devemos lançar mão de tratamentos cirúrgicos como a ampliação vesical com segmentos intestinais. Estas ampliações apresentam eficácia de 80 a 95%, carregando consigo maior morbidade, um período de internação hospitalar mais prolongado. O esvaziamento vesical é feito por meio de cateterismo intermitente a cada 4 ou 6 horas. A desnervação vesical cirúrgica surgiu como alternativa para os portadores de bexiga hiper-reflexa. Procurou-se por meio de uma desnervação periférica medular ou um bloqueio subaracnóideo transformar uma bexiga hiper-reflexa em flácida.

A atuação no componente esfincteriano de baixa resistência, para que se restabeleçam condições de continência urinária, pode ser feita por meio da injeção endoscópica de substâncias como o teflon ou colágeno, com um índice de continência de 70%. Outra opção é a realização de cirurgias de "sling". Esta cirurgia promove compressão uretral e conseqüentemente continência para os pacientes. É realizada preferencialmente em pacientes do sexo feminino com mielodisplasia, mas também pode ser aplicada em homens com disfunção esfincteriana neurogênica, embora os resultados sejam discutíveis, sendo o esvaziamento vesical realizado por meio de cateterismo vesical intermitente. Recentemente, o uso de esfíncteres artificiais vem-se tornando uma opção a mais no tratamento da incontinência urinária neurogênica. Os riscos com este tipo de tratamento estão relacionados à presença de infecção, rejeição e principalmente aos elevados custos. O esfíncter artificial mais utilizado em nosso meio é o AMS-800.

PEQUENA CAPACIDADE FUNCIONAL DA BEXIGA COM ALTA RESISTÊNCIA URETRAL

Correspondem aos quadros mais graves. Há incontinência urinária com resíduo urinário presente e com elevadas pressões intravesicais. Aqui também a opção terapêutica está vinculada à aceitação ou não da incontinência urinária pelo paciente. Caso aceite, podemos utilizar drogas que diminuem a resistência uretral, tais como os bloqueadores alfa-adrenérgicos e os miorrelaxantes. Os resultados geralmente não são muito satisfatórios. A alternativa cirúrgica para estes casos é a esfincterotomia endoscópica. Trata-se de um procedimento de fácil execução, com pequeno período de internação. O paciente evoluirá com incontinência urinária, com baixas pressões vesicais durante as contrações involuntárias e com pequeno ou nenhum resíduo urinário, reduzindo assim os riscos de infecções do trato urinário e de piora da função renal. Outra opção de tratamento cirúrgico é a ampliação vesical com segmentos intestinais. O aumento da capacidade vesical protege o trato urinário superior e devido à elevada resistência uretral, sendo que o paciente permanecerá continente com o esvaziamento vesical por meio de cateterismo intermitente.

GRANDE CAPACIDADE FUNCIONAL DA BEXIGA COM BAIXA RESISTÊNCIA URETRAL

Nestes casos, o alvo é o tratamento da incontinência urinária, que não difere daquele previamente descrito utilizando-se fraldas, coletores de urina, injeção de colágeno ou teflon, cirurgias de "sling" ou implante de esfíncter artificial. Cabe citar que alguns fármacos podem ser utilizados nestes casos, como os alfa-adrenérgicos. Estes provocam aumento na pressão esfincterianouretral, reduzindo as perdas urinárias. Seus efeitos colaterais e limitação da eficiência o fazem pouco utilizados na prática.

GRANDE CAPACIDADE FUNCIONAL DA BEXIGA COM ALTA RESISTÊNCIA URETRAL

Geralmente, estes pacientes apresentam comportamento urodinâmico semelhante àqueles em que foi realizada a ampliação vesical com segmentos intestinais. O objetivo no tratamento destes pacientes é promover o esvaziamento vesical adequado. Alguns conseguem obter a eliminação da urina realizando manobras de esforço abdominal (Valsalva) ou de compressão suprapúbica (Credé). Contudo, estas manobras apresentam o inconveniente de ser prolongado o tempo para o esvaziamento vesical completo, risco de formação de hérnias e contra-indicado nos casos em que há refluxo vesicoureteral associado. O uso de sondas vesicais de demora foi a solução encontrada durante muitos anos para estes casos. Entretanto, sua utilização por tempo prolongado predispõe a infecções urinárias de repetição, cistite crônica, formação de litíase vesical, estenose de uretra e, em alguns casos, até mesmo desenvolvimento de carcinoma espinocelular na bexiga. A partir da divulgação por Lapides do uso do cateterismo intermitente limpo, houve mudança na história natural destes pacientes. Apesar de a bacteriúria ser um fato constantemente observado na vigência de cateterismo intermitente, o risco de infecções clínicas diminui sensivelmente, fazendo o uso da antibioticoprofilaxia ser questionável. O paciente com preservação funcional dos membros superiores tem capacidade de realizar o cateterismo intermitente sem o auxílio de outras pessoas. Este procedimento deve ser precedido de limpeza genital e das mãos e lubrificação uretral. O calibre do cateter utilizado em adultos varia entre 14 e 16Fr, podendo ser reutilizado quando conservado em solução antisséptica.

Quando a sensação de enchimento vesical está preservada, o cateterismo vesical deve ser realizado sempre que o paciente apresentar sensação de plenitude vesical. Já nos casos nos quais a sensação de enchimento foi abolida, o cateterismo vesical deve ser realizado de forma programada, em horários determinados, para que não ocorra hiperdistensão vesical. O uso de medicamentos como o betanecol, para estimular a contração detrusora, não apresenta resultados práticos. Nestes casos, não apresentou sucesso. O mais testado foi o betanecol. Ultimamente, tem sido publicado um grande número de estudos utilizando estimuladores elétricos que promovem a contração detrusora e conseqüentemente o esvaziamento vesical. Esta estimulação pode ser feita diretamente na bexiga, nas raízes nervosas ventrais ou de forma intravesical transuretral. A estimulação vesical ou medular promove um efeito de curta duração, além de provocar contração de outros órgãos pélvicos, entre eles o esfíncter uretral; assim, o esvaziamento vesical nem sempre é o esperado.

PROGNÓSTICO

O prognóstico dos portadores de bexiga neurogênica está relacionado diretamente à precocidade no diagnóstico e à adequação do tratamento. Dessa forma, é possível reduzir-se de maneira significativa as infecções urinárias, a piora do trato urinário superior e conseqüentemente a insuficiência renal. Os avanços obtidos na área da neurourologia e o acompanhamento ambulatorial freqüente têm promovido um melhor prognóstico físico e social para estes pacientes.

BIBLIOGRAFIA RECOMENDADA

Blaivas JG, Salinas JM, Katz GP. The role of urodynamic testing in the evaluation of subtle neurologic lesions. Neurourol Urodyn 1985; 4:211.

Blaivas JG. The neurophysiology of micturition: a clinical study of 550 patients. J Urol 1982; 127:958.

Bruschini H. Como eu trato bexiga neurogênica. J Bras Urol 1995; 21(supl.):1.

Dixon JS, Goslin JA. The anatomy of the bladder, urethra and pelvic floor. In Mundy AR, Stephenson TP, Wein AJ (ed). Urodynamics. Principles, practice and application. New York, Churchill Livingstone, 1994, p 3-14.

Fontaine E, BendaYA S, Desert J-F, Fakacs C, Le Mouel M-A, Beurton D. Combined modified rectus fascial sling and augmentation ileocystoplasty for neurogenic incontinence in women. J Urol 1997; 157:109-112.

Gosling J. The structure of the bladder and urethra in relation to function. Urol Clin North Am 1979; 6:31.

McGuire E J, Rossier AB. Treatment of acute autonomic dysreflexia. J Urol 1983; 129:1185.

McGuire E J, Savastano JA. Long-term follow-up of spinal cord injury in patients managed by intermitent catheterization. J Urol 1983; 219:775.

Rudy DC, Awad SA, Downie JW. External sphincter dyssynergia: an abnormal continence reflex. J Urol 1988; 140:105.

Schmidt RA. Advances in genitourinary neurostimulation. Neurosurgery 1986; 19:1041.

Sidi AA et al. Augmentation enterocystoplasty for the management of voiding dysfunction in spinal cord injury patients. J Urol 1990; 143:83.

Thon W, Altwein JE. Voiding dysfunctions. Urology 1984; 23:323-330.

Wein AJ. Neuromuscular dysfunction of the lower urinary tract. In Walsh PC, Retik AB, Stamey TA, Vaughan Jr ED (ed). Campbell's urology. 6th ed. Philadelphia, WB Saunders Company, 1992, p 573-642.

37

TRAUMATISMO GENITURINÁRIO

Américo Toshiaki Sakai

De maneira geral, é possível padronizar a conduta diante das vítimas de traumatismos geniturinários, havendo situações especiais como em gestantes em que é necessário considerar a condição do feto como viabilidade, acometimento e idade gestacional, e utilização de recursos diagnósticos menos prejudiciais ao feto.

Os órgãos geniturinários, exceto genitália externa, são relativamente protegidos de traumatismo pelas estruturas musculoesqueléticas e outras vísceras. Do ponto de vista de conduta e tratamento, as vítimas de traumatismo geniturinário podem ser classificadas em dois grupos, segundo o tipo de lesão: com traumatismo fechado e com ferimento penetrante, que, em geral, respectivamente, não necessitam ou necessitam de intervenção cirúrgica imediata.

História, exame físico e exames complementares são importantes sob o ponto de vista de conduta diagnóstica e tratamento, por fornecerem dados sobre tipo e localização do traumatismo e de eventual necessidade de intervenção.

HISTÓRIA

O conhecimento de como foi o traumatismo (por queda de altura, acidente automobilístico, ferimento por arma de fogo, arma branca), ou da presença de sinais e sintomas como dor localizada, hematúria, uretrorragia etc., pode nos fornecer a pista do tipo e a localização da lesão.

EXAME FÍSICO GERAL E ESPECÍFICO

A avaliação da condição da permeabilidade de vias aéreas superiores e da adequação hemodinâmica e a detecção de lesões associadas ou de determinados sinais, principalmente em pacientes inconscientes (por exemplo, sangramento ativo, parada cardiorrespiratória, uretrorragia, hematoma, local de entrada do projétil etc.), além do tipo e localização da lesão, podem fornecer dados quanto à necessidade de ação (imediata ou não).

EXAMES COMPLEMENTARES

Há indicação de determinação do hematócrito e hemoglobina na avaliação inicial e acompanhamento, pois sua queda pode indicar necessidade de exploração cirúrgica, principalmente em traumatismo fechado.

EXAMES POR IMAGEM

Na suspeita de traumatismo de vias urinárias, a ultra-sonografia deve ser realizada rotineiramente. Os exames específicos serão abordados de acordo com a necessidade e com o local suspeito da lesão.

TRAUMATISMO DO RIM

A classificação do traumatismo em fechado ou penetrante, particularmente quando se trata do rim (fechado – 10 a 20%, penetrante – 80 a 90%), é de grande importância. Traumatismo fechado pode estar associado a lesões de outros órgãos em cerca de 15% (média) e é de gravidade maior em menos do que 5%, ao passo que no penetrante estes valores são de 35% e 70%, respectivamente. Traumatismo renal de gravidade maior inclui lesão do pedículo vascular (que pode não ter hematúria) e laceração do parênquima como avulsão do pólo ou que atinge o sistema coletor (associado a hematúria macroscópica). Nas lesões penetrantes ou fechadas com instabilidade hemodinâmica (5%), praticamente sempre há indicação de exploração cirúrgica enquanto nas fechadas com estabilidade hemodinâmica 85% não requerem cirurgia e 10%, observação e eventual cirurgia.

Na suspeita de traumatismo de rim, a realização do exame de sedimento urinário e da ultra-sonografia deve ser rotineira.

Indicação de exploração diagnóstica específica

Exceto na situação de desaceleração intensa, os pacientes com traumatismo fechado e estabilidade hemodinâmica não necessitam de exploração radiológica específica.

Por outro lado, em pacientes com estabilidade hemodinâmica mas na suspeita de lesão renal grave (hematúria macroscópica, ultra-sonografia, sempre que possível, deve ser realizado tal exploração, para o diagnóstico do tipo e localização da lesão e também para a detecção de acometimento de outros órgãos.

A tomografia computadorizada (TC) deve ser o exame por imagem de escolha pelas vantagens de proporcionar a melhor definição da lesão do parênquima renal e da sua localização e também de fornecer melhor avaliação a respeito do fluxo sangüíneo renal e do acometimento da pelve renal, quando comparada com a urografia excretora (UGE). Embora a TC tenha substituído com vantagens a UGE e a arteriografia, infelizmente sua disponibilidade pode estar limitada e, neste caso, devem ser realizados esses outros exames.

A arteriografia deve ser utilizada na suspeita de lesão vascular da íntima como complemento à TC.

Tratamento

As avulsões polares, as lacerações com grandes extravasamentos, a ruptura da junção ureteropiélica (freqüente em crianças) e a lesão vascular da íntima devem ser, de preferência, tratadas cirurgicamente, com suas correções ou mesmo até com nefrectomia total ou parcial. A via de acesso preferencial deve ser a incisão abdominal mediana xifopúbica, por permitir a abordagem de todos os órgãos abdominais.

TRAUMATISMO DE URETER

A proteção dada pelas estruturas musculoesqueléticas e vísceras e sua mobilidade fazem com que seja rara lesão traumática do ureter, sendo a iatrogenia a mais freqüente, conseqüente a cirurgia ginecológica, proctológica vascular etc. A presença ou não de hematúria não deve ser considerada para o diagnóstico de traumatismo ureteral, em virtude da baixa freqüência de tal manifestação.

Exploração diagnóstica

O exame de escolha é a UGE.

Tratamento

Para o tratamento de lesão traumática do ureter, devemos levar em consideração quatro fatores importantes:

1. natureza do agente causador da lesão: penetrante, por projétil de arma de fogo, arma branca, iatrogenia. Projétil de alta velocidade (energia) pode provocar lesão de extensão maior do que a aparente, com necessidade de ressecção maior do ureter para sua reconstrução. Além disso, dependendo do agente, pode estar associada a lesões de outros órgãos;
2. tempo de demora do diagnóstico da lesão: o reconhecimento imediato permite sua correção ao mesmo tempo, ao passo que na tardia é comum a associação com urinoma, abscesso e necessidade de derivação urinária e posterior correção;
3. associação de lesões específicas em situações especiais: por exemplo em lesão vascular com necessidade de uso de próteses em indivíduos de condições clínicas desfavoráveis (idosos, instabilidade hemodinâmica), nos quais não é desejável o extravasamento de urina, sendo preferível nefrectomia a outra conduta;
4. local (nível) da lesão: terço proximal, médio e distal.

Nas lesões de segmento pequeno do ureter localizado no terço proximal e médio, o tratamento preferencial deve ser a anastomose ureteroureteral terminoterminal, com "espatulamento" das extremidades.

Nas lesões do ureter distal de extensão pequena, de até cerca de 7cm, a técnica de escolha deve ser reimplante ureterovesical com ou sem o método de "psoas-hitch" ou mesmo de Boari. Nas situações de perda maior de segmento ureteral, a transureteroureterostomia proporciona resultados satisfatórios. Como alternativa, podemos realizar a mobilização do rim e o reimplante ureterovesical, ou mesmo autotransplante renal. E nas perdas completas do ureter, podemos realizar a substituição com segmento ileal.

TRAUMATISMO DE BEXIGA

Ruptura de bexiga pode ser classificada em dois tipos segundo o local da lesão em: intraperitoneal e extraperitoneal.

A ruptura intraperitoneal freqüentemente ocorre em razão de traumatismo fechado, principalmente na região do hipogástrio, devendo ser suspeitada quando há história de traumatismo e aumento da sensibilidade local com hematúria e, ocasionalmente, ausência de micção.

A ruptura extraperitoneal de bexiga é mais comumente associada à fratura dos ossos da bacia (respectivamente, 5% e 1,5% dos pacientes com fratura dos ossos da bacia têm associação de lesão da bexiga e de uretra membranosa).

Exploração radiológica

Na suspeita de lesão de bexiga, deve-se realizar cistografia com enchimento de pelo menos 250ml de contraste e radiografias após esvaziamento da bexiga.

Tratamento

Na correção da lesão, preferencialmente, deve-se realizar sutura em dois planos com fio absorvível, como categute 3-0 simples na mucosa e categute 2-0 cromado na camada muscular, e drenagem de urina por meio de sonda uretral ou sonda de cistostomia (quando há associação de lesão de uretra membranosa ou necessidade de sondagem por tempo prolongado).

TRAUMATISMO DE URETRA

Do ponto de vista de tratamento, as lesões traumáticas da uretra devem ser divididas em dois grupos: uretra posterior (membranosa) e uretra anterior (bulbar e peniana).

URETRA POSTERIOR

Lesão traumática de uretra posterior é em geral associada à fratura dos ossos da pelve, principalmente do ísquio, íleo e ramo do púbis, por traumatismo externo de extrema força (atropelamento, queda de altura etc.). Freqüentemente, a bexiga é palpável no hipogástrio, e no caso de ruptura completa da uretra, ao exame retal, a próstata está deslocada para cima, podendo ser difícil sua identificação, e em geral há retenção urinária.

Exploração diagnóstica

Deve-se realizar uretrografia com contraste hidrossolúvel.

Tratamento

Há controvérsias em relação ao tratamento inicial devido às complicações tardias que são: estenose (5 a 94%) incontinência urinária (5 a 16%), e impotência sexual (8 a 50%). Há uma variação muito grande na incidência dessas complicações, em parte, devido ao tipo de tratamento inicial e também pela grande variabilidade na magnitude da lesão, desde laceração pequena até ruptura completa com deslocamento importante da próstata. Além disso, provavelmente outros fatores, como grau de hematoma e de deslocamento dos ossos acometidos, podem contribuir para o aparecimento de tais complicações.

Um fator importante para a prevenção da estenose é o alinhamento e a posição adequada da mucosa uretral.

Nas circunstâncias nas quais as condições são favoráveis, como nas fraturas com pouco deslocamento dos ossos e pouco sangramento (hematoma pequeno), é possível realizar correção primária associada à passagem da sonda uretral.

E, ao contrário, nas situações desfavoráveis (grandes hematomas, desvio importante dos ossos), deve-se realizar cistostomia suprapúbica a céu aberto; no segundo tempo, 3 a 5 dias após o traumatismo, pode-se realizar a remoção do hematoma e dos fragmentos ósseos e passar sonda uretral para o alinhamento da uretra (se possível, estes procedimentos podem ser realizados na época da primeira intervenção).

Em situação específica, como grande desvio do osso do púbis, com ligamento puboprostático íntegro e grande deslocamento da próstata, pode-se seccionar o ligamento para facilitar a descida da próstata. As manobras para aproximar a próstata da uretra são importantes para diminuir a extensão da estenose. E para a correção da estenose, o ideal é aguardar por cerca de três meses.

URETRA ANTERIOR

Lesões da uretra anterior, ao contrário da posterior, resultam de traumatismo direto do agente, podendo ocorrer ruptura parcial ou total. Quando a fáscia de Buck está íntegra, hematoma e extravasamento de urina ficam limitados ao corpo do pênis. Quando a fáscia de Buck se rompe, a distribuição do hematoma e do extravasamento de urina respeita os limites da fáscia de Colles.

Tratamento

Nas lesões graves e extensas da uretra ou pequenas mas associadas a ruptura da uretra posterior, o procedimento de escolha é à cistostomia e, no segundo tempo, correção da estenose.

Nas secções simples ou lesões de pequena extensão e isoladas, pode-se realizar correção primária com anastomose após "espatulação" das extremidades.

No traumatismo de uretra por projétil de arma de fogo ou quando há associação com ferimento do períneo, deve-se proceder ao desbridamento, à hemostasia e à realização de uretrostomia perineal.

TRAUMATISMO DE PÊNIS

Lesão traumática do pênis envolve desde lesão simples da pele até situação grave, como amputação do pênis, ou especial, como estrangulamento. Para efeito de tratamento, podemos ter quatro situações: 1. ferimento simples da pele ou ruptura do corpo cavernoso; 2. estrangulamento do pênis; 3. avulsão da pele do pênis; e 4. amputação do pênis.

FERIMENTO SIMPLES DA PELE OU RUPTURA DO CORPO CAVERNOSO

Tratamento

Sutura primária das partes lesadas. Em traumatismo fechado, na ruptura das estruturas do corpo cavernoso, pode haver extravasamento do sangue nos limites da fáscia de Buck e, quando há ruptura desta, o hematoma estende-se para o limite da fáscia de Colles.

ESTRANGULAMENTO DO PÊNIS

Objetos diversos podem ser colocados no pênis, com o propósito de masturbação ou prática sexual anômala, e quando não se consegue removê-los, o pênis edemacia e fica estrangulado. Para o tratamento, há necessidade de anestesia geral ou locorregional na secção do objeto ou na realização de manobras como compressão do pênis com faixa elástica para a redução do edema e remoção do objeto.

AVULSÃO DA PELE DO PÊNIS

Quando há avulsão da pele, com preservação, principalmente da parte distal, é aconselhável proceder-se à sua ressecção até junto do sulco balanoprepucial e utilizar enxerto de pele (espessura aproximada de 0,2mm) para cobrir o defeito. A manutenção da pele da parte distal pode favorecer o aparecimento de edema nesse local; e a utilização de enxerto de pele muito fino pode limitar o estiramento do pênis às ereções, provocando desconforto.

AMPUTAÇÃO DO PÊNIS

A amputação parcial ou total do pênis pode ocorrer em conseqüência de acidentes, agressões por terceiros ou mesmo por autoagressão.

Tratamento

Para o sucesso do reimplante, é importante o preenchimento, basicamente, de três requisitos: 1. preservação da parte amputada em sistema refrigerado (solução salina gelada ou mesmo com colocação de gelo). O resfriamento é o fator mais importante para manter a viabilidade da parte amputada e deve ser o mais precoce possível; 2. se possível, o reimplante deve ser realizado em centro com disponibilidade de materiais e instrumentais para microcirurgia; 3. se não for possível a reanastomose das artérias e veias dorsais do pênis ou das artérias cavernosas, freqüentemente, a parte amputada pode-se manter viável apenas com a reconstrução da drenagem venosa.

Para a reconstrução do pênis, deve-se proceder à sutura dos corpos cavernosos, da uretra, da pele e à reanastomose das veias (pelo menos) e artérias (se possível).

TRAUMATISMO DO ESCROTO E DO TESTÍCULO

Nas lesões dos testículos com laceração da túnica albugínea, é importante o desbridamento da parte afetada com remoção de corpos estranhos e de tecidos necróticos, para evitar a infecção.

Nas situações em que há secção do pedículo vascular do testículo, se o tempo decorrido após o traumatismo for menor do que 8 horas, deve-se proceder à reanastomose vascular aplicando técnica microcirúrgica.

Em indivíduos jovens, quando há perda total da parede do escroto, o testículo deve ser posicionado superficialmente no subcutâneo da coxa, o que pode favorecer a preservação da espermatogênese, ao contrário da implantação na parede abdominal. E quando há preservação de parte do escroto (mesmo pequena), a mobilização da pele do períneo pode permitir o fechamento adequado do defeito.

BIBLIOGRAFIA RECOMENDADA

McAninch JW. Urogenital trauma. Urol Clin North Am 1989; 16:187-412.

38

CÂNCER DO RIM

Miguel Srougi

Cerca de 85% dos tumores renais são representados pelos adenocarcinomas e nos demais casos são identificados outros tumores malignos, como os carcinomas de células transicionais de pelve renal ou tumores benignos, como os angiomiolipomas, os oncocitomas e os adenomas.

ADENOCARCINOMA RENAL

Os adenocarcinomas correspondem a 2-3% de todos os tumores humanos, predominam no sexo masculino e incidem preferencialmente em indivíduos com 50 a 70 anos de idade. Como demonstra a figura A-46, a incidência dos adenocarcinomas renais aumentou cerca de 50% nos últimos 20 anos.

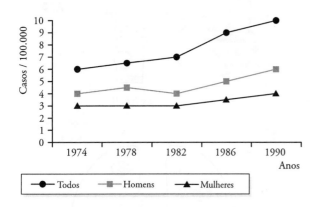

Figura A-46 – Incidência do adenocarcinoma renal (Kosary, National Cancer Institute, 1993).

ETIOLOGIA

A etiologia dos adenocarcinomas renais é desconhecida, suspeitando-se que estas neoplasias possam estar envolvidas com exposição a agentes químicos (nitrosaminas, cádmio), vírus (LTV), dieta (colesterol, deficiência de vitamina A) e irradiação. Fatores hereditários certamente explicam alguns casos de adenocarcinoma renal e nestas famílias parecem existir translocações entre os cromossomos 3 e os cromossomos 6 ou 8, com perda de oncogenes supressores (gene VHL) localizados no braço curto do cromossomo 3 (3p). A síndrome de von Hippel-Lindau representa o exemplo mais marcante deste fenômeno e em 40% destes casos surge adenocarcinoma renal, em geral múltiplo e bilateral. Esta síndrome, relacionada com o gene autossômico dominante de alta penetrância, apresenta cinco manifestações peculiares, que incluem hemangiomas de retina (50-60%), do cerebelo ou da medula espinhal (40-50%), adenocarcinoma renal e feocromocitoma (0-50%). Ademais, são freqüentes nestes pacientes os cistos de rim, pâncreas e epidídimo.

Cerca de 0,5% a 6% dos pacientes com insuficiência renal crônica tratados com hemodiálise desenvolvem adenocarcinoma no rim. Estes tumores quase sempre se associam à presença de doença cística adquirida do rim (DCAR), tendem a ser múltiplos e podem ter comportamento agressivo, com aparecimento de metástases em 6% a 15% dos casos. Como 30% a 45% dos pacientes em hemodiálise desenvolvem a DCAR, este grupo particular deve ser mantido sob vigilância periódica.

PATOLOGIA

Os adenocarcinomas renais originam-se das células dos túbulos renais e apresentam-se histologicamente sob cinco diferentes formas. O tipo mais comum, denominado carcinoma de células claras, corresponde a 70% dos casos e caracteriza-se por perda de material genético no cromossomo 3p. Os demais tipos são mais incomuns e apresentam padrões citogenéticos peculiares (Tabela A-19). Áreas de transformação sarcomatosa podem surgir em qualquer uma das cinco formas, associam-se a tumores mais agressivos e, por isto, implicam prognóstico desfavorável para o paciente.

O grau de diferenciação nuclear destes tumores está relacionado com o prognóstico, identificando-se metástases em cerca de 5% dos tumores bem diferenciados (graus I e II) e em quase 40% dos tumores indiferenciados (graus III e IV).

Tabela A-19 – Classificação anátomo-patológica dos adenocarcinomas renais (Storkel, Cancer 1997; 80:987).

Tipo	Freqüência	Citogenética
Células claras	70%	Deleção 3p
Papilar	10-15%	Trissomias
		Perda Y
Cromófobo	5%	Monossomias
Ductos coletores	< 1%	–
Não-classificável	4-5%	–

HISTÓRIA NATURAL

Entre 20% e 50% dos pacientes com adenocarcinoma renal apresentam-se inicialmente com metástases a distância, sendo este evento extremamente raro nos tumores com menos de 5cm de diâmetro. Quando presentes, estas metástases envolvem principalmente pulmão, linfonodos retroperitoneais, fígado e ossos. Alguns pacientes com doença inicialmente localizada apresentam recorrência após o tratamento inicial e em 85% a recidiva manifesta-se nos três primeiros anos de seguimento.

Os adenocarcinomas renais progridem lentamente, estimando-se que o diâmetro destes tumores aumente de 0,3cm a 1cm ao ano. A sobrevida de 5 anos dos pacientes com adenocarcinoma renal depende basicamente da extensão da doença no momento do diagnóstico e oscila entre 60 e 95% nos tumores localizados e entre 0 e 10% nos tumores metastáticos.

O estagiamento da doença serve para definir a extensão tumoral e a classificação mais empregada na prática, descrita por Robson, define (Fig. A-47):

Estágio I – tumor confinado ao rim.
Estágio II – invasão da gordura perirrenal.
Estágio III – invasão da veia renal ou dos linfonodos retroperitoneais.
Estágio IV – invasão dos órgãos adjacentes ou metástases a distância.

A sobrevida de 5 anos nestes casos é de, respectivamente, 60-95%, 45-85%, 15-40% e 0-10% nos estágios I, II, III e IV (Fig. A-48).

O emprego em larga escala da ultra-sonografia e da tomografia computadorizada abdominal aumentou drasticamente a identificação incidental de adenocarcinomas renais.

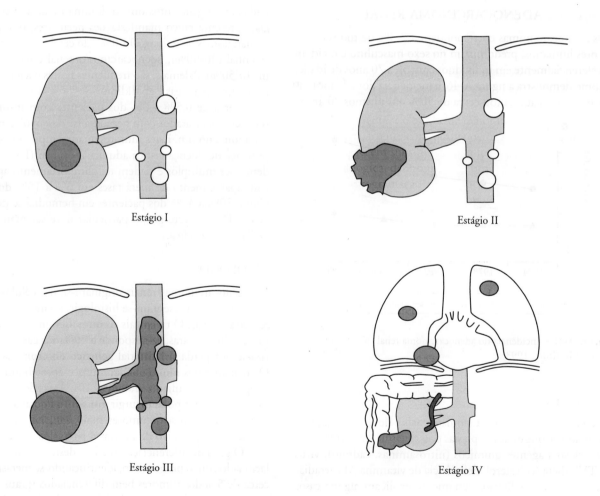

Figura A-47 – Classificação de Robson para o estagiamento dos adenocarcinomas renais.

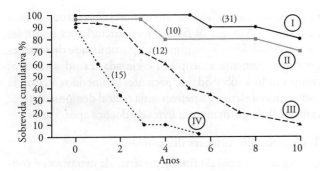

Figura A-48 – Sobrevida dos pacientes com adenocarcinoma renal em função do estágio anátomo-patológico (Srougi, 1995).

Estas lesões têm sido descobertas mais precocemente, o que se traduziu por um aumento dos casos de doença em estágios I e II. Realmente, mais de 80% dos adenocarcinomas renais incidentais apresentam-se em estágios I e II, ao contrário dos tumores sintomáticos, nos quais a doença nestes estágios é encontrada em 40% a 45% dos pacientes.

Regressão espontânea de metástases é observada em 4% a 7% dos pacientes com adenocarcinoma renal e em 0,5% a 3% esta regressão se faz de forma completa. Embora estas remissões sejam duradouras em alguns casos, na maioria das vezes a doença tende a recrudescer após 4 a 120 meses.

CLÍNICA E DIAGNÓSTICO

As principais manifestações clínicas dos adenocarcinomas renais são representadas por hematúria (50-60%), massa em flanco (30-40%) e dor lombar (30-40%). Sintomas constitucionais, como perda de peso e anemia, ocorrem em cerca de 20% dos casos e aproximadamente 5% dos pacientes evidenciam manifestações paraneoplásicas, como febre, hipercalcemia, eritrocitose, disfunção hepática, amiloidose e hipertensão. Estes casos se relacionam com a produção pelo tumor de substâncias com atividade hormonal ("parathyroid hormone-related protein", eritropoetina) ou com a formação de imunocomplexos (amiloidose, nefropatia). Invasão tumoral da veia cava, com ou sem obstrução local, é identificada em 5% a 10% dos pacientes, que podem evidenciar varicocele aguda, ascite ou circulação venosa anômala na parede abdominal. A utilização crescente de ultra-sonografia e tomografia do abdome tem permitido o diagnóstico de um número elevado de tumores renais assintomáticos. Atualmente, cerca de 50% destas lesões são identificadas incidentalmente, antes de surgirem manifestações clínicas, e estes pacientes, além de evidenciarem tumores de menores dimensões, têm evolução clínica muito mais favorável. O tratamento mais precoce já se traduziu, em estudos recentes, por melhora significativa do prognóstico dos adenocarcinomas renais.

A presença de neoplasia renal é cogitada quando estudos de imagem revelam processos expansivos sólidos locais. Tanto a urografia excretora como a ultra-sonografia e a tomografia computadorizada definem a presença de massas sólidas, diferenciando-as dos cistos renais. Neste sentido, a tomografia apresenta maior precisão, sendo a sensibilidade destes exames de 67%, 79% e 94%, respectivamente, para a urografia, ultra-sonografia e tomografia abdominal. Este último método permite também o estagiamento da doença, que é feito corretamente em 90% dos casos quando se procura definir a presença de invasão da gordura perirrenal, dos linfonodos retroperitoneais ou de lesões hepáticas secundárias. Deve-se enfatizar que cerca de 40% dos pacientes com adenocarcinoma renal apresentam adenomegalia regional inflamatória, sem neoplasia, com gânglios que chegam a ter 2cm de diâmetro e que surge por reação local à necrose do tumor primário.

O estudo por ressonância magnética pode ser bastante útil na diferenciação de massas sólidas e lesões não-tumorais, quando a tomografia não permite esta diferenciação. Ademais, este exame é de grande importância nos casos com suspeita de invasão neoplásica da veia cava, já que a presença e a extensão do trombo tumoral são bem demonstradas pela ressonância e que, ao contrário da cavografia, têm caráter não-invasivo.

Algumas lesões renais benignas podem simular tumores locais, incluindo-se cistos serosos multiloculados, hematomas e abscessos. Ademais, alguns tumores podem sofrer necrose e liquefação, gerando imagens complexas onde se misturam áreas sólidas e líquidas. Quando a natureza da lesão não é definida pela tomografia computadorizada ou pela ressonância, pode-se recorrer à angiografia renal ou à punção percutânea da massa, com análise do líquido aspirado (Fig. A-49). Lesões hipervascularizadas ou líquido de punção hemorrágico, contendo ou não células neoplásicas, indicam a possível presença de neoplasia local.

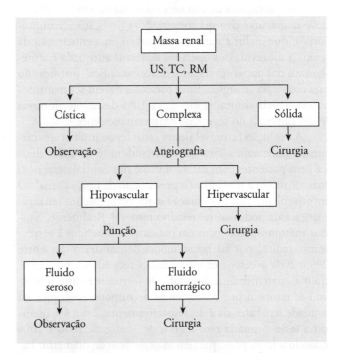

Figura A-49 – Conduta em pacientes com massas renais.

TRATAMENTO

Tratamento dos tumores localizados

Os adenocarcinomas renais são radiorresistentes e quimiorresistentes, de modo que a cirurgia radical, quando factível, representa a única medida curativa nestes casos. Em pacientes com tumores localizados, deve-se realizar a nefrectomia radical, com remoção em bloco da gordura perirrenal, adrenal e linfonodos regionais. O emprego de radioterapia exclusiva não erradica a neoplasia e, por isto, este método não deve ser indicado isoladamente. Tentativas de se realizar radioterapia combinada com cirurgia radical não melhoraram a sobrevida nestes casos e acompanharam-se de efeitos actínicos nocivos em intestino e fígado em muitos pacientes. Em decorrência, esta estratégia foi abandonada na prática. Em uma série de 268 pacientes submetidos à nefrectomia radical por tumor aparentemente localizado, a sobrevida de 5 e 10 anos relacionou-se principalmente com o estágio anátomo-patológico da lesão, sendo bastante favorável nos pacientes com doença circunscrita ao rim (Tabela A-20).

Tabela A-20 – Sobrevida de pacientes com adenocarcinoma renal submetidos à nefrectomia radical (Skinner, 1998).

Estágio patológico	Nº de casos	Sobrevida (%) 5 anos	Sobrevida (%) 10 anos
I	68	89	62
II	54	75	40
III	76	43	19
IV	70	15	9

Em portadores de tumores bilaterais ou em rim único, deve-se executar cirurgia conservadora (indicação "compulsória"), que inclui a nefrectomia parcial ou a enucleação da lesão. A sobrevida dos operados de forma adequada é semelhante à dos pacientes tratados de forma radical, justificando esta estratégia cirúrgica. Estes pacientes devem ser mantidos sob vigilância clínica, já que 4% a 10% desenvolvem novas lesões tumorais no segmento renal remanescente.

A evolução favorável destes casos levou muitos especialistas a utilizarem a cirurgia conservadora (indicação "eletiva") em pacientes com tumor único e rim contralateral normal, de modo a maximizar a preservação da função renal. O inconveniente desta orientação é que no segmento renal remanescente pode ocorrer recidiva tumoral. Realmente, estudos anátomo-patológicos em pacientes submetidos à nefrectomia radical por adenocarcinoma demonstram que entre 2% e 20% apresentam outras lesões secundárias no parênquima aparentemente normal. De forma relevante, observou-se também que a incidência de tumores múltiplos na unidade renal afetada é de, respectivamente, 2% a 4% quando a lesão primária tem menos de 3cm e de 10% a 20% quando a lesão principal tem mais de 4cm de diâmetro. Levando-se em conta estes dados, torna-se razoável utilizar cirurgia conservadora "eletiva" em tumores com menos de 3cm de diâmetro, em que os riscos de existirem lesões múltiplas no rim envolvido são mínimos e a possibilidade de se ressecar completamente a neoplasia é elevada. Estudos recentes comparando a sobrevida de pacientes submetidos à cirurgia conservadora eletiva e à nefrectomia radical demonstram que cerca de 90% permanecem livres de doença após 5 anos.

Tratamento dos tumores disseminados

O valor da remoção do rim na presença de metástases é controvertido, existindo estudos que demonstram maior sobrevida e outros que indicam a mesma sobrevida após a nefrectomia. Contudo, quando existe metástase solitária, a remoção concomitante do rim e da lesão metastática acompanha-se de sobrevida de 5 anos em cerca de 35% a 50%, o que justifica a cirurgia neste grupo particular de pacientes. A nefrectomia também é indicada quando existem manifestações locais incontroláveis causadas pelo tumor primário, como dor ou hematúria. Nestas situações, contudo, a cirurgia pode ser evitada e substituída pela embolização percutânea do rim, que permite o controle destas manifestações de forma menos agressiva. A remoção do rim também tem sido utilizada em pacientes jovens com doença metastática, nos quais se planeja a realização de imunoterapia. A vantagem desta abordagem combinada não foi definida até o presente, mas, apesar disso, existem algumas instituições que indicam a nefrectomia citorredutora depois da terapia sistêmica nos pacientes que evidenciam algum grau de resposta objetiva à imunoterapia. Estudo realizado na Universidade da Califórnia com 63 pacientes tratados inicialmente com cirurgia radical e depois imunoterapia (interleucina-2 e "TIL") demonstrou que 90% deles puderam realizar com segurança o tratamento imunoterápico após a cirurgia. Respostas objetivas foram observadas em 34% dos casos (completa 13%, parcial 21%) e a sobrevida de 2 e 3 anos foi, respectivamente, de 43% e 38%.

O tratamento quimioterápico é ineficiente em adenocarcinoma renal, com alguns casos de respostas parciais e transitórias à vimblastina e à fluxoridina. Imunoterapia sistêmica tem sido utilizada em adenocarcinoma renal metastático com resultados modestos. O interesse por este método de tratamento surgiu quando evidências indiretas indicaram possível papel dos mecanismos imunológicos no comportamento biológico dos adenocarcinomas renais. Realmente, a ocorrência de regressão espontânea, o aparecimento de metástases até 15 ou 20 anos depois do tratamento inicial e a estabilização por longos períodos de algumas lesões metastáticas não-tratadas talvez estejam implicados com mecanismos imunes do hospedeiro e justificam o emprego de imunoterapia nestes pacientes.

Interferon-alfa recombinante, na dose diária de 5 a 20 milhões de unidades, produz respostas objetivas em 12% dos pacientes, que transparecem 3 a 4 meses após o início do tratamento (Tabela A-21). Estas respostas são mais comuns em pacientes nefrectomizados ou com metástases pulmonares, mas raramente persistem por mais de dois anos.

Tabela A-21 – Resultados com a utilização de imunoterapia em adenocarcinoma metastático do rim (Motzer, 1996).

Agente	Nº de estudos	Nº de pacientes	% Respostas
Interferon-alfa	29	1.042	12
Interferon-beta	3	56	14
Interferon-gama	10	234	12
Interleucina-2			
Alta dose	10	537	19
Baixa dose	6	104	20
Interferon mais interleucina-2	23	607	19

Interferon-gama também tem sido empregado clinicamente, e, apesar de sua menor toxicidade, o pequeno número de respostas objetivas (1,5%) reduziu o interesse pelo seu uso.

Interleucina-2 também se acompanha de respostas objetivas em cerca de 20% dos casos, sendo estas respostas completas em 4 a 5% (Tabela A-21). Os efeitos terapêuticos da interleucina-2 parecem estar implicados com a ativação *in vivo* de linfócitos efetores e podem ser duradouros, com alguns trabalhos demonstrando intervalo médio de remissão da doença de cerca de 24 meses. O emprego de interleucina-2 acompanha-se de toxicidade significativa, principalmente relacionada com o aumento da permeabilidade capilar. Índices de mortalidade de até 4% foram relatados com o uso deste agente, o que recomenda sua utilização apenas em pacientes com bom estado geral e com funções cardíaca, respiratória e renal normais.

Estudo multiinstitucional recente, realizado na França, comparou a eficiência da associação de interleucina-2 e interferon-alfa-2a com cada um destes agentes isoladamente. Respostas objetivas foram observadas em 19% dos pacientes submetidos ao tratamento combinado contra, respectivamente, 7% e 8% daqueles que receberam exclusivamente interleucina-2 ou interferon-alfa-2a. Após 1 ano, 20%, 15% e 12% dos pacientes, respectivamente, encontravam-se sem progressão da doença. O rigor com que este protocolo foi desenvolvido permitiu confirmar a eficiência terapêutica da imunoterapia em adenocarcinoma metastático do rim. Apesar destes dados alentadores, o pequeno impacto desta modalidade sobre a sobrevida global dos pacientes com câncer de rim e a ocorrência de efeitos colaterais graves tornam a imunoterapia uma alternativa de vantagem indefinida neste tipo de neoplasia.

A ausência de medidas eficientes para auxiliar os pacientes com doença disseminada explica o prognóstico sombrio destes casos. De qualquer forma, intervenções médicas paliativas podem ser feitas com sucesso nos pacientes sintomáticos, com melhora substancial de dor, hematúria, compressão da medula espinhal etc. pelo emprego de analgesia, cirurgia ou radioterapia.

CARCINOMA DA PELVE RENAL E URETER

Os carcinomas da pelve renal e ureter constituem neoplasias raras, sendo de 15 a 50 vezes menos freqüentes que o adenocarcinoma de rim. Incidem em adultos idosos e seu aparecimento parece estar relacionado com ingestão excessiva de analgésicos (fenacetina) ou com fatores ambientais, o que explica a grande prevalência destes tumores na bacia do rio Danúbio (Iugoslávia, Romênia, Bulgária). Sob o ponto de vista anátomo-patológico, 90% dos tumores de pelve e ureter são representados pelos carcinomas de células transicionais e 10% surgem sob forma de carcinoma epidermóide, que tem comportamento mais agressivo e associa-se a quadros de infecção urinária crônica.

Dois parâmetros definem com certa precisão o prognóstico dos pacientes com carcinoma transicional da pelve e ureter (Fig. A-50). A extensão da neoplasia relaciona-se intimamente com a evolução do paciente, estando bem definido que as lesões que ultrapassam a parede da pelve renal ou do ureter comprometem as chances de sobrevida dos seus portadores. Ademais, as neoplasias mais indiferenciadas histologicamente (grau III) acompanham-se de índices de cura mais reservados, já que a doença tende a se disseminar de forma rápida e intensa.

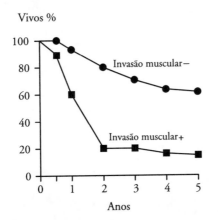 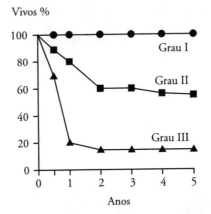

Figura A-50 – Sobrevida de 5 anos em pacientes com carcinoma transicional da pelve renal (Srougi, 1995).

Os carcinomas transicionais da pelve e ureter manifestam-se, quase sempre, por meio da hematúria macroscópica recorrente e dor lombar. O diagnóstico é feito pela urografia excretora, ureteropielografia retrógrada e ureteropieloscopia com biópsia. O exame citológico de urina costuma ser positivo, principalmente nos casos com tumores de alto grau, e este comportamento exige que se suspeite de tumor transicional do trato urinário superior em todo paciente com estudo citológico positivo para células neoplásicas e bexiga normal à cistoscopia. Tomografia computadorizada ou estudo de ressonância magnética do abdome devem ser utilizados para se definir a eventual presença de doença extra-urinária.

O tratamento dos tumores transicionais da pelve renal é feito por meio de nefrectomia radical e ureterectomia quando a lesão é circunscrita ou cirurgia radical associada à quimioterapia citotóxica (metotrexato, vimblastina, adriamicina e cisplatina) nos casos de neoplasia metastática. Em pacientes com doença localizada e extravasamento tumoral para os tecidos adjacentes, recorre-se freqüentemente à radioterapia pós-operatória, mas a vantagem terapêutica desta abordagem combinada não foi definida claramente até hoje.

Nos pacientes com tumor da pelve em rim único, pode-se recorrer ao tratamento endoscópico, com ressecção da lesão por via percutânea lombar ou retrógrada transuretral. Esta estratégia só é útil para os casos com lesões superficiais e sua eficiência aumenta se a intervenção for associada a instilações locais repetidas de BCG. O tratamento tópico com BCG não apenas elimina lesões residuais, mas provavelmente reduz a incidência de recidivas posteriores do tumor. Independente da opção terapêutica empregada, uma vez comprovada a remissão completa da doença, os pacientes devem ser acompanhados cuidadosamente, pois 20% a 30% desenvolvem neoplasia vesical.

Os tumores de ureter são tratados por meio de ressecção segmentar, com remoção da lesão e de porções normais de ureter proximal e distal. A radioterapia primária é pouco eficiente nestes casos, e a quimioterapia citotóxica representa o método preferencial de tratamento das neoplasias metastáticas.

A sobrevida de 5 anos dos pacientes com câncer de pelve e ureter oscila entre 65% e 82% quando o tumor é localizado e entre 0% e 5% nos tumores disseminados. Além da influência do estágio e do grau histológico, a evolução destes casos pode ser prevista pelos estudos de ploidia celular e de avaliação do gene p53. Os tumores aneuplóides e aqueles contendo acúmulo de proteína p53 anormal têm comportamento mais agressivo e desfavorável.

BIBLIOGRAFIA RECOMENDADA

Motzer RJ, Bander NH, Nanus DM. Renal-cell carcinoma. N Engl J Med 1996; 335:865.

Srougi M, Simon SD. Adenocarcinoma renal. In Srougi M, Simon SD. Câncer urológico. Gráfica Platina, São Paulo 1995, p 77.

Srougi M. Câncer da pélvis renal. In Srougi M, Simon SD. Câncer urológico. Gráfica Platina, São Paulo, 1995, p 143.

Storkel S, Eble JN, Adlakha K et al. Classification of renal cell carcinoma. Cancer 1997; 80:987.

39

CÂNCER DE BEXIGA

MIGUEL SROUGI

Depois do câncer da próstata, os tumores de bexiga constituem as neoplasias mais freqüentes do homem e a quinta causa de óbito por câncer em pacientes adultos idosos. Mais de 95% destes tumores originam-se no epitélio transicional que reveste a bexiga, representados pelos carcinomas de células transicionais (90%) ou pelos carcinomas epidermóides (6 a 8%). Apenas 1 a 2% das neoplasias de bexiga surgem como adenocarcinomas e um número semelhante de pacientes desenvolve tumores de origem mesenquimal, como os rabdomiossarcomas. Neste capítulo serão discutidos dados sobre os carcinomas transicionais, de maior prevalência clínica.

EPIDEMIOLOGIA

A incidência dos carcinomas transicionais de bexiga aumenta com a idade e menos de 1% destas neoplasias ocorrem antes dos 40 anos de idade. Sob o ponto de vista etiopatogênico, em 30 a 50% dos pacientes são identificados fatores de risco, que provavelmente favoreçam o desenvolvimento da neoplasia. Incluem-se aqui a exposição a anilinas e a outras aminas aromáticas empregadas em indústrias de tintas, borracha, couro, têxteis e gráficas (2-naftilamina, benzidina, xenilamina), o hábito de fumar (aumenta cerca de três a cinco vezes a chance de câncer vesical) e a exposição a radiação ionizante (mulheres submetidas à irradiação pélvica têm risco 60 vezes maior de desenvolver câncer de bexiga). Adoçantes artificiais, como o ciclamato, o consumo de café e a ingestão abusiva de analgésicos, têm sido implicados com estes tumores, mas inexistem, até hoje, dados significativos sobre a ação carcinogenética destes fatores.

HISTÓRIA NATURAL

Os carcinomas transicionais de bexiga, quando detectados inicialmente, apresentam-se como lesões localizadas e restritas à bexiga em 75% dos casos, sob forma de doença regional (bexiga mais estruturas adjacentes) em 15% dos pacientes e como doença metastática em 10%. Sob o ponto de vista morfológico, os tumores vegetantes e superficiais de bexiga costumam ser multifocais e têm grande tendência a recorrer localmente, o que ocorre em 30 a 80% dos casos. Estes apresentam, também, menor propensão à progressão com invasão muscular, verificada em apenas 10 a 15% dos casos. Por outro lado, os tumores sólidos com invasão muscular tendem a ser únicos, evidenciando comportamento agressivo, com progressão sistêmica e óbito do paciente quando não-tratados.

Os carcinomas transicionais de bexiga disseminam-se por contigüidade, invadindo a parede pélvica, a próstata ou a vagina, por via linfática, com acometimento progressivo dos gânglios ilíacos e periaórticos ou por via hematogênica, atingindo preferencialmente fígado, pulmões e ossos.

O prognóstico dos carcinomas transicionais de bexiga relaciona-se a: 1. grau de diferenciação celular do tumor; 2. extensão da doença, definida pelo estagiamento; 3. número de lesões; 4. tamanho das lesões; 5. configuração do tumor; 6. presença de carcinoma *in situ*; 7. ploidia celular do tumor; e 8. presença de alterações do gene p53 (Tabela A-22).

Tabela A-22 – Fatores de risco de recorrência e/ou progressão da neoplasia após o tratamento inicial de tumores superficiais da bexiga (Srougi, 1995).

Parâmetro	Riscos	
	Recorrência	Progressão
Lesões múltiplas	4×	–
Recidivas prévias (> 2)	3×	–
Diâmetro > 3cm	4×	–
Graus III e IV	2×	20×
Carcinoma *in situ*	–	12×
Invasão do córion (T$_1$)	–	6×

GRAU DE DIFERENCIAÇÃO CELULAR

A sobrevida de 5 anos é de cerca de 90% nos tumores bem diferenciados (grau I) e de 25% nas lesões indiferenciadas (graus III-IV) (Fig. A-51). Este comportamento deve-se ao fato de que, nos pacientes com neoplasias de grau mais alto (III e IV), existe grande propensão a surgirem recidivas tumorais invasivas, de prognóstico desfavorável.

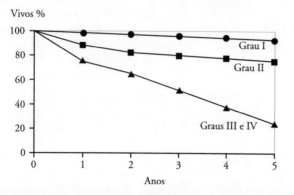

Figura A-51 – Sobrevida dos pacientes com carcinoma transicional de bexiga em função do grau de diferenciação celular do tumor (Srougi, 1995).

ESTÁGIO DA DOENÇA

Duas classificações são empregadas para definir a extensão dos carcinomas transicionais da bexiga, a primeira proposta por Jewett, Strong e Marshall (Fig. A-52) e a outra desenvolvida pela União Internacional contra o Câncer e denominada TNM (Quadro A-67). Os índices de sobrevida de 5 anos são de, respectivamente, 90%, 75%, 30%, 20% e 10% nos tumores em estágio T_a, T_1, T_2, T_3 e M_+.

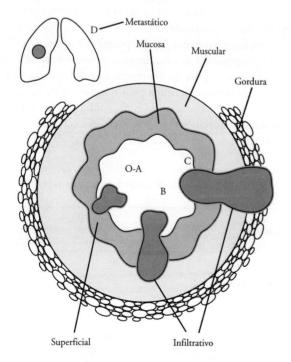

Figura A-52 – Estagiamento dos tumores de bexiga.

Quadro A-67 – Estagiamento dos tumores vesicais.

Estágio clínico		Definição
Jewett	TNM	
In situ	TIS	Carcinoma in situ
O	T_a	Tumor restrito à mucosa
A	T_1	Invasão da lâmina própria
B1	T_2	Invasão muscular superficial
B2	T_3	Invasão muscular profunda
C	T_4	Invasão das estruturas adjacentes
D	N_1-N_4	Metástases para linfonodos
	M_1	Metástases a distância

NÚMERO DE LESÕES

Pacientes com lesões múltiplas apresentam doença multifocal e, por isto, grande tendência a recorrências subseqüentes da doença. Esta propensão aproxima-se de 100% quando existem mais de quatro lesões concomitantes.

DIMENSÕES E CONFIGURAÇÃO DO TUMOR

As lesões de base ampla (sésseis) tendem a se acompanhar de infiltração muscular local e a progredir com o tempo. Cerca de 30% dos casos com tumores com menos de 3cm de diâmetro recidivam antes de 5 anos, ao passo que este fenômeno ocorre em mais de 90% dos pacientes com lesões maiores que 3cm.

PRESENÇA DE CARCINOMA *IN SITU*

Entre 40 e 70% dos pacientes com tumor vesical apresentam em áreas aparentemente normais da bexiga e da uretra prostática alterações celulares anaplásicas, restritas ao epitélio mucoso. Estas lesões, que são precursoras dos tumores invasivos, têm caráter altamente esfoliativo e, por isso, acompanham-se de exame citológico da urina positivo para células neoplásicas. Cerca de 80% dos pacientes com tumores superficiais e carcinoma *in situ* concomitante desenvolvem lesão infiltrativa vesical quando seguidos por 5 anos, ao passo que apenas 7% dos casos sem carcinoma *in situ* apresentam tal comportamento.

PLOIDIA CELULAR

Estudos do conteúdo de DNA das células tumorais por meio de citometria de fluxo ou digital demonstram que, em pacientes com tumores superficiais de bexiga, as chances de recidiva da doença são de cerca de 30% nas lesões diplóides e de quase 100% nas lesões aneuplóides.

ALTERAÇÕES DO GENE p53

Mutações ou deleções com perda da expressão normal do gene p53 levam à produção de proteína p53 anômala, que não tem capacidade de interromper o ciclo celular e a divisão de células danificadas. Dessa forma, tumores que expressam a proteína p53 anômala têm evolução mais agressiva, acompanhando-se de maior incidência de recorrência local e progressão da doença. Estudos de Sarkis realizados no Memorial Sloan-Kettering Cancer Center demonstraram que 10% dos pacientes com proteína p53 anômala e 80% dos casos com preservação da proteína p53 normal apresentavam-se livres de progressão da neoplasia após 15 anos de seguimento.

CLÍNICA E DIAGNÓSTICO

Entre 70 e 80% dos pacientes com neoplasias vesicais apresentam hematúria indolor como manifestação inicial. Cerca de 20% dos casos evidenciam sintomas irritativos vesicais, tais como disúria, freqüência e urgência miccional. Estes pacientes devem ser vistos com cuidado, já que manifestações irritativas estão, freqüentemente, associadas a tumores com invasão muscular, de prognóstico mais grave.

O diagnóstico de tumor vesical deve ser cogitado quando massa sólida ou falha de enchimento vesical são encontradas em estudo ultra-sonográfico ou em urografia excretora. A confirmação diagnóstica é realizada por meio de cistoscopia e biópsia da lesão, procedimentos estes recomendados em todos os casos com as alterações estruturais acima descritas e também nos pacientes com hematúria macroscópica, mais de 40 anos de idade e estudos de imagem normais. Esta postura se justifica pelo fato de que lesões pequenas ou localizadas próximas ao colo vesical podem ser não-visualizadas na ultra-sonografia ou na urografia. Além destes estudos, todos os pacientes com câncer de bexiga devem ser avaliados por meio de exames citológicos de urina. A presença de células neoplásicas em paciente sem diagnóstico etiológico definido representa evidência indireta da existência de carcinoma transicional em qualquer parte do trato urinário, freqüentemente na bexiga. Este exame é particularmente importante nos tumores de alto grau histológico (III e IV), que se acompanham de citologia positiva em cerca de 80% dos pacientes. Nos tumores de graus I e II, a freqüência de exame citológico de urina positivo é de, respectivamente, 15% e 40%.

A extensão da doença, após confirmação do diagnóstico, é avaliada por meio da tomografia computadorizada ou do estudo por ressonância magnética e radiografia de tórax (estagiamento clínico). Estes métodos identificam a presença de metástases em linfonodos retroperitoneais, fígado e pulmão, mas não servem para definir com precisão a profundidade de envolvimento da parede vesical. Esta informação é bastante relevante para se planejar a estratégia de tratamento do paciente e, na prática, só é obtida por biópsias profundas, realizadas na base da lesão por via endoscópica transuretral. Cintilografia óssea deve ser solicitada apenas nos tumores infiltrativos musculares, principalmente se o paciente apresentar dores ósseas ou alterações da fosfatase alcalina sérica.

TRATAMENTO

TRATAMENTO DOS TUMORES SUPERFICIAIS

A ressecção endoscópica transuretral constitui a forma mais eficiente para se tratar os tumores superficiais de bexiga. Entre 30 e 80% dos casos evidenciam recorrência posterior da neoplasia e, por isto, estes pacientes devem ser acompanhados por meio de cistoscopias e exames citológicos de urina a cada 4-6 meses, por 5 anos. Radioterapia externa não deve ser empregada neste tipo de tumor, pois, além de não eliminar neoplasias superficiais nem impedir recorrência das lesões, provoca fibrose vesical e efeitos actínicos indesejáveis locais.

Nos pacientes com maior risco de recorrência do tumor, deve-se instituir tratamento tópico intravesical com quimioterápicos citotóxicos ou com BCG. Incluem-se aqui os pacientes com lesões múltiplas na bexiga ou com tumor recidivante ("múltiplos no espaço ou no tempo"), tumores com mais de 3cm de diâmetro, neoplasias superficiais de alto grau (III ou IV), pacientes com carcinoma *in situ* vesical e tumores que invadem a lâmina própria (T_1). Como mostra a tabela A-22, algumas destas situações se relacionam com maior risco de recorrência local e outras aumentam os riscos de progressão subseqüente da neoplasia.

Agentes quimioterápicos aplicados topicamente na bexiga por via transuretral como a mitomicina-C (30-40mg em 40ml de diluente, semanalmente por 8 vezes), a tiotepa (60mg em 60ml de diluente, semanalmente por 4-6 vezes) e a adriamicina (80mg em 40ml de diluente, a cada 21 dias por 4 vezes) parecem reduzir a freqüência de recorrência nos tumores de alto risco. Mais recentemente, passou-se a utilizar o BCG com este objetivo, e estudos randomizados demonstraram que a probabilidade de recidivas da neoplasia cai de 50% com a utilização deste agente (40-120mg dissolvidos em 40ml de solução fisiológica, semanalmente por 8-10 semanas). Outros trabalhos indicaram que o BCG tópico é superior às drogas quimioterápicas e, por isto, o BCG representa a primeira opção na prevenção de recorrência de tumores vesicais. Convém enfatizar que este agente pode-se acompanhar de efeitos colaterais significativos (cistite intensa, hematúria, febre, bacilemia, hepatite e pneumonite), de modo que sua utilização deve ser feita de forma criteriosa, sempre em pacientes hígidos. Ademais, o tratamento tópico vesical só deve ser instituído nos pacientes com tumores superficiais ressecados e que evidenciam um ou mais fatores de risco de recorrência local ou de progressão da doença (Tabela A-22). Nestes casos, o tratamento adjuvante reduz a freqüência de recidiva de 70-90% para 30-40%. Nos tumores sem fatores de risco presentes, a recidiva da neoplasia ocorre em cerca de 30-40% dos pacientes e não é modificada pela aplicação adjuvante de agentes tópicos.

TRATAMENTO DOS TUMORES INFILTRATIVOS MUSCULARES

A ressecção endoscópica e a aplicação de agentes tópicos são insuficientes para erradicar as lesões que infiltram a musculatura. Por isto, estes casos devem ser tratados com cirurgia aberta ou com radioterapia externa. A cistectomia parcial, com remoção do segmento vesical contendo o tumor, constitui a forma ideal de tratamento dos tumores invasivos, já que preserva a bexiga e representa intervenção pouco agressiva.

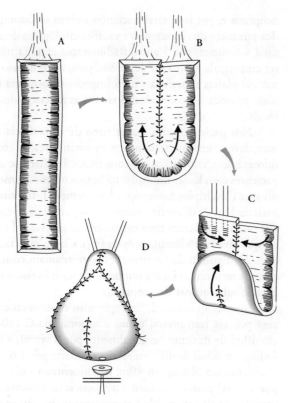

Figura A-53 – Reservatório ileal ortotópico para substituir a bexiga após cistectomia radical (Srougi, 1995).

Contudo, esta técnica só é exeqüível em cerca de 5% dos casos, uma vez que a maioria das lesões vesicais que infiltram o músculo se situam na parede posterior da bexiga, apostas ao reto. Em decorrência, a maioria dos pacientes com câncer invasivo de bexiga é submetida à cistectomia radical. Esta intervenção, mais agressiva e que no passado exigia a criação de uma derivação urinária cutânea ou o desvio da urina para o sigmóide, é atualmente executada de forma mais aceitável para os pacientes. Graças ao desenvolvimento de técnicas que permitem construir reservatórios urinários com intestino delgado anastomosados à uretra (neobexiga ortotópica), estes pacientes urinam normalmente pela uretra e gozam de excelente qualidade de vida (Fig. A-53). Entre 40 e 80% dos casos de tumor invasivo de bexiga são curados por esta abordagem, justificando seu emprego clínico.

A radioterapia externa representa outra forma de tratamento dos tumores invasivos de bexiga e esta alternativa é bem aceita pelos pacientes, por preservar a integridade vesical. Apesar disso, os índices de cura definitiva com a radioterapia situam-se entre 20 e 30%, inferiores aos da cirurgia, tornando o método menos atraente em clínica. Além disso, a radioterapia externa produz reação actínica grave em bexiga e reto em 10 a 30% dos pacientes, que pode molestar cronicamente e prejudicar a qualidade de vida deles.

O que fica claro por estes dados é que tanto a cirurgia como a radioterapia controlam e curam um grupo de pacientes com tumores invasivos, mas um contingente remanescente significativo evolui de forma fatal. Isto levou a algumas tentativas de se associar quimioterapia citotóxica sistêmica à cirurgia ou à radioterapia. Apesar de resultados precoces favoráveis, com desaparecimento do tumor logo após a administração da quimioterapia e antes mesmo de se realizar cirurgia ou radioterapia complementar, trabalhos com seguimento a longo prazo não demonstram melhora dos índices de sobrevida com esta abordagem. Estudo por nós realizado utilizando quimioterapia sistêmica com metotrexato, vimblastina, adriamicina e cisplatina (M-VAC) como tratamento primário de tumores transicionais invasivos de bexiga, com cistectomia subseqüente apenas nos casos com resposta negativa à quimioterapia, demonstrou que depois de 5 anos 60% dos pacientes estavam vivos e sem evidência de doença. Além deste índice não ser melhor do que o observado com o emprego exclusivo da cistectomia radical, a preservação da bexiga, que representa outro argumento para se instituir tratamento primário com quimioterapia sistêmica, só é obtida em 20% dos casos, pois muitos pacientes com resposta inicial completa apresentam recorrência posterior da doença. Em resumo, a cistectomia radical representa ainda o melhor método, embora não ideal, de tratamento dos tumores transicionais invasivos de bexiga, quando se pretende maximizar as chances de cura destes pacientes.

TRATAMENTO DOS TUMORES METASTÁTICOS

Os pacientes com neoplasia disseminada devem ser tratados com quimioterapia citotóxica sistêmica e, neste sentido, foram desenvolvidos três esquemas, denominados M-VAC (metotrexato, vimblastina, adriamicina e cisplatina), CMV (cisplatina, metotrexato e vimblastina) e TIP (taxol, ifosfamida e cisplatina). Respostas completas com desaparecimento das lesões metastáticas são observadas em 30-40% dos pacientes, mas cerca de 60% deles evidenciam recorrência da doença, fazendo com que os índices finais de cura se situem em torno de 15%. Vale ressaltar que estes esquemas quimioterápicos são ativos contra os carcinomas transicionais, mas não atuam nos tumores epidermóides ou nos adenocarcinomas de bexiga. Atualmente, novas drogas com provável eficiência nos carcinomas transicionais, como a gentamicina e o nitrato de gálio, vêm sendo testadas, mas seus benefícios reais não foram ainda bem estabelecidos.

BIBLIOGRAFIA RECOMENDADA

Lamm DL, Torti FM. Bladder cancer. Ca Cancer J Clin 1996; 46:93.
Srougi M, Simon SD. Câncer urológico. São Paulo, Gráfica Platina, 1995.

40

CÂNCER DA PRÓSTATA

Miguel Srougi

A freqüência do câncer da próstata aumentou de forma explosiva nos últimos anos, preocupando a ciência médica e os homens em geral. Até 1990, o adenocarcinoma da próstata representava o terceiro tumor do sexo masculino, sendo menos freqüente que o câncer do pulmão e o câncer de cólon. A partir daquele ano, os tumores da próstata ultrapassaram em número estas duas neoplasias e passaram a representar o câncer mais freqüente do homem; da próstata originam-se, atualmente, 40% dos tumores que acometem os indivíduos do sexo masculino.

INCIDÊNCIA

De acordo com estimativa da American Cancer Society, 209.000 norte-americanos desenvolveram câncer da próstata em 1997 e cerca de 14% deles foi a óbito pela doença. Se estes números puderem ser transpostos para o nosso País, aproximadamente 144.000 brasileiros foram atingidos pela doença naquele ano e 20.000 morrerão em decorrência. Ainda segundo a mesma instituição, 19,8% dos homens que atualmente têm mais de 50 anos desenvolverão este câncer se forem acompanhados até o fim da vida.

A incidência do câncer da próstata varia geograficamente, com áreas de maior ou menor prevalência. O Canadá e os países escandinavos apresentam a maior incidência mundial da doença, ao passo que em países do Extremo Oriente a freqüência dos casos é 6 a 25 vezes menor (Fig. A-54). Curiosamente, dentro de um mesmo país existem variações marcantes na incidência desta neoplasia. Na cidade de Detroit, nos Estados Unidos, o câncer da próstata é cinco vezes mais comum do que na cidade de Los Angeles, não existindo explicação clara para este fenômeno.

O câncer da próstata apresenta duas características bem peculiares. Sua incidência aumenta com a idade, atingindo quase 50% dos indivíduos com 80 anos; este tumor, provavelmente, não poupará nenhum homem que viver até 100 anos (Tabela A-23). Além disso, o câncer da próstata é encontrado em um número elevado de indivíduos, sem lhes

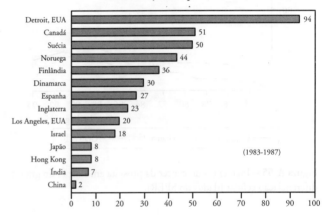

Figura A-54 – Incidência geográfica do câncer da próstata.

Tabela A-23 – Incidência do câncer da próstata em estudos de necropsia e em clínica.

Idade (anos)	Câncer em necropsia (%)	Câncer clínico (%)
50-59	11	4
60-69	24	11
70-79	32	23
> 80	44	28

causar qualquer mal. Por exemplo, o estudo da próstata em necropsias de homens com idade entre 60 e 70 anos que faleceram sem doença prostática aparente revela focos neoplásicos em 24% deles. Contudo, apenas 11% dos indivíduos desta faixa etária apresentam, em vida, manifestações clínicas relacionadas com o câncer. Em outras palavras, 13% dos tumores neste grupo têm caráter indolente, são assintomáticos e seus portadores morrem por outros motivos, com o câncer mas não devido ao câncer.

Um fenômeno de grande relevância foi recentemente registrado por pesquisadores de Salt Lake, no estado de Utah, e confirmado, agora, em Connecticut e Novo México, nos Estados Unidos: a incidência do câncer da próstata começou a declinar naquele país. Entre 1988 e 1992, o número de novos casos aumentou de 60% e a partir de 1993 diminuiu de quase 20% (Fig. A-55). Esta observação tem explicação aceitável. As campanhas preventivas e o emprego difundido das medidas de antígeno prostático específico (PSA) identificam um grande número de doentes, incluindo homens sem sintomas que ignoravam a doença. Com o esgotamento deste "reservatório" de casos inaparentes, a freqüência do tumor passou a cair.

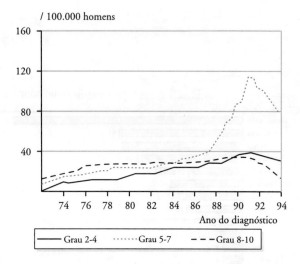

Figura A-55 – Incidência do câncer da próstata em função do grau de diferenciação celular (dados do SEER).

ETIOLOGIA
INSTABILIDADE GENÉTICA
Todo homem nasce programado para ter câncer da próstata, pois todos carregam em seu código genético protoncogenes, que dão a ordem para uma célula normal se transformar em outra maligna. Isto só não ocorre indiscriminadamente porque a função dos protoncogenes é neutralizada por outro grupo de genes protetores, chamados de supressores, dos quais os mais conhecidos são o p53, o Rb e o p21. Estes genes promovem o suicídio das células toda vez que elas sofrem um processo de degeneração maligna, em um fenômeno conhecido como apoptose. O câncer da próstata surge porque as múltiplas divisões celulares que vão ocorrendo com o passar dos anos se acompanham de discreta fragmentação dos cromossomos, que vão-se privando de parte do seu material genético. Com o decorrer do tempo, acumulam-se perdas dos genes supressores, que libera a atividade dos protoncogenes e permite a degeneração das células prostáticas.

Em novembro de 1996, um grupo de pesquisadores do National Center for Human Genome Research, em Bethesda, e da Universidade, na Suécia, divulgou uma das mais promissoras descobertas na área do câncer da próstata. Estudando 66 famílias com alta prevalência da doença, estes pesquisadores identificaram no braço longo do cromossomo 1 o local onde, provavelmente, se aloja o principal protoncogene causador do câncer da próstata, que foi denominado HPC1 ("hereditary prostate cancer 1"). As implicações desta descoberta são óbvias e extremamente relevantes. Por exemplo, ela permitirá, em futuro próximo, que testes de análise de DNA identifiquem os indivíduos propensos a ter câncer na próstata. A médio prazo, é possível que se possa intervir sobre este gene neutralizando-o e impedindo a degeneração maligna das células prostáticas.

PAPEL DA TESTOSTERONA
A regressão da neoplasia após a supressão dos níveis séricos de andrógenos e observação experimental de que ratos tratados cronicamente com testosterona desenvolvem adenocarcinoma da próstata fizeram com que se preconizasse uma associação entre câncer da próstata e estes hormônios. Estudos subseqüentes não conseguiram demonstrar alterações hormonais (testosterona, diidrotestosterona, FSH, LH, estradiol) em pacientes portadores da neoplasia e, ao que parece, os andrógenos não constituem agentes carcinogenéticos em relação à próstata. Estes hormônios apenas aceleram o crescimento da neoplasia se esta já existir, da mesma forma que estimulam e mantêm as condições tróficas do tecido prostático normal.

FATORES DE RISCO
HISTÓRIA FAMILIAR
Os antecedentes familiares de câncer da próstata têm maior chance de desenvolver a doença. Os riscos aumentam de 2,2 vezes quando um parente de 1º grau (pai ou irmão) é acometido pelo problema, de 4,9 vezes quando dois parentes de 1º grau são portadores do tumor e de 10,9 vezes quando três parentes de 1º grau têm a doença. Nos casos hereditários, câncer manifesta-se mais precocemente, muitas vezes antes dos 50 anos, como se recomenda habitualmente.

DIETA
Como mostra a figura A-55, a incidência do câncer da próstata é muito alta em países escandinavos e baixa em países do Extremo Oriente. De forma interessante, a doença é 10 vezes mais comum em norte-americanos do que em japoneses que residem no Japão. Esta freqüência, contudo, se iguala quando os japoneses passam a residir nos Estados Unidos, indicando que são fatores ambientais ou dietéticos, e não a hereditariedade, os responsáveis pelo fenômeno. Diferenças no consumo de gordura animal talvez expliquem estas variações geográficas, já que a ingestão de alimentos com alto teor de gordura é elevada na Escandinávia e baixa no Extremo Oriente. Para confirmar esta suspeita, o grupo do Memorial Sloan-Kettering Cancer Center, de Nova Iorque, realizou um experimento com camundongos portadores de câncer da próstata. Decorrido algum tempo, o volume do tumor foi três vezes maior nos animais que receberam dieta com 40% de gordura do que naqueles cujo teor de gordura era de 2,3%.

PATOLOGIA

Mais de 95% das neoplasias da próstata são representadas pelos adenocarcinomas e o restante compreende casos de sarcomas, carcinoma epidermóide e carcinoma de células transicionais. Os adenocarcinomas localizam-se na zona periférica da glândula em cerca de 75% dos casos, na zona transicional em aproximadamente 25% dos pacientes e na zona central em menos de 5% dos casos.

O grau histológico dos adenocarcinomas da próstata constitui um importante fator prognóstico (Tabela A-24), relacionando-se com o comportamento biológico do tumor e a sobrevida do paciente. Como os tumores da próstata são bastante heterogêneos sob o ponto de vista histológico, com áreas de maior e menor diferenciação, a graduação histológica da neoplasia é feita considerando-se as áreas de maior anaplasia. Sob o ponto de vista prático, o sistema de graduação histológico mais utilizado é o proposto por Gleason, que valoriza principalmente o padrão glandular e a relação entre as glândulas e o estroma prostático. Neste sistema, os tumores são classificados em 5 graus, denominando-se grau 1 as lesões mais diferenciadas e grau 5 as mais indiferenciadas. Como os adenocarcinomas da próstata apresentam mais de um padrão histológico, o diagnóstico final na escala de Gleason é dado pela soma dos graus do padrão primário (predominante) e do padrão secundário (segunda menor área representada), o que faz com que as neoplasias mais diferenciadas sejam classificadas como grau 2 (1 + 1) e as mais anaplásicas sejam caracterizadas como grau 10 (5 + 5). Como mostra a tabela A-24, a sobrevida dos pacientes com câncer da próstata relaciona-se diretamente com o grau histológico pelo sistema de Gleason.

Tabela A-24 – Correlação entre grau histológico (Gleason) e sobrevida em pacientes com câncer localizado da próstata.

Graduação histológica	Metástases ganglionares (%)	Sobrevida de 10 anos (%)
2-4	16	97
5-7	39	78
8-10	60	30

A presença, nas neoplasias prostáticas, de marcadores tumorais específicos, como a fosfatase ácida e o antígeno prostático específico, permite que, por meio de métodos imunohistoquímicos, os adenocarcinomas locais possam ser diferenciados de outros tipos de tumores. Isto é particularmente relevante nos casos de neoplasias metastáticas de origem indeterminada, na qual a identificação destes antígenos nas lesões secundárias permite caracterizar a origem prostática do tumor. Nestes pacientes, deve-se proceder à pesquisa dos dois marcadores, já que ambos aparecem de forma independente e não-obrigatória. Isto é particularmente importante em tumores prostáticos mais indiferenciados, em que a positividade para a fosfatase ácida costuma prevalecer sobre a positividade para o antígeno prostático específico.

ESTAGIAMENTO

A evolução dos pacientes com adenocarcinoma da próstata está intimamente relacionada com a extensão da neoplasia e, por isto, Whitmore introduziu em 1956 um sistema de estagiamento com a finalidade de caracterizar, em cada paciente, a extensão do tumor. Esta classificação dividia os tumores em 4 grupos: A, B, C e D, e foi, posteriormente, modificada por Jewett, com a introdução de subgrupos A_1 e A_2, B_1 e B_2, D_1 e D_2 (Quadro A-68). Mais recentemente, a União Internacional Contra o Câncer (UICC) propôs a utilização do sistema TNM em adenocarcinoma da próstata, de modo a padronizar a classificação dos pacientes com a doença e permitir estudos comparativos mais precisos.

Quadro A-68 – Estagiamento do câncer da próstata.

TNM	Whitmore	Definição
T_0		Sem evidência de tumor prostático
T_{1a}	A_1	Tumor não-palpável, < 5%
T_{1b}	A_2	Tumor não-palpável, > 5%
T_{1c}	–	Tumor não-palpável, PSA alterado
T_{2a}	B_1	Nódulo < 1/2 lobo
T_{2b}	B_2	Nódulo > 1/2 lobo
T_{2c}		Nódulo bilateral
T_{3a}	C_1	Extensão periprostática mínima
T_{3b}	C_2	Invasão do colo vesical
T_{3c}		Invasão das vesículas seminais
T_4	–	Invasão da parede pélvica
N_0		Sem metástases em linfonodos
N_1	D_1	Metástases em linfonodos ilíacos
N_2		Metástases em linfonodos aórticos
N_3	–	Metástases em linfonodos aórticos
M_0	–	Sem metástases sistêmicas
M_1	D_2	Metástases sistêmicas

Sob o ponto de vista clínico, é importante que se ressalte que os métodos propedêuticos disponíveis tendem a subestimar a extensão da doença. Assim, por exemplo, entre 10 e 34% dos pacientes com estágios T_2 apresentam infiltração das vesículas seminais e entre 46 e 60% dos casos em estágio T3 evidenciam acometimento dos linfonodos ilíacos.

HISTÓRIA NATURAL

A evolução dos pacientes com câncer da próstata é relativamente imprevisível, com casos de rápida disseminação da neoplasia, antes mesmo de surgirem sintomas locais, e casos de evolução lenta e indolente, com lesões que permanecem estacionárias. De uma maneira geral, tende a prevalecer esta última forma de comportamento e isto é corroborado por estudo de Stamey e Kabalin, que calcularam o tempo de duplicação tumoral em câncer da próstata como sendo de cerca de 2 a 4 anos, um dos mais lentos entre tumores sólidos humanos. Sob o ponto de vista clínico, estes dados são confirmados por trabalhos nos quais se analisou a evolução de por-

Tabela A-25 – História natural dos casos não-tratados de câncer da próstata localizado.

Autores	Nº	5 anos (%)		
		Progressão	Metástases	Óbitos
Georges, 1988	120	84	12	20
Johansson, 1989	223	31	9	8
Whitmore, 1991	75	69	37	0
Adolfsson, 1992	122	55	14	1

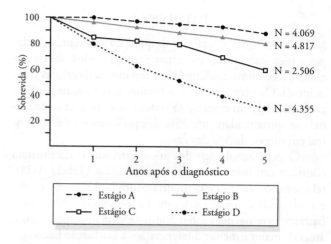

Figura A-56 – Sobrevida em câncer da próstata em função do estágio clínico da doença (A = T_1, B = T_2, C = T_3, D = N_+ e/ou M_+).

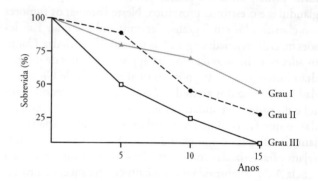

Figura A-57 – Correlação entre grau histológico e sobrevida (grau I = Gleason 2-4, grau II = Gleason 5-7, grau III = Gleason 8-10).

tadores de câncer da próstata localizado e não-submetidos a nenhum tratamento. Embora a progressão local da neoplasia tenha sido observada em 42 a 83% destes pacientes após um seguimento médio de cerca de 6 anos, apenas 6 a 16% faleceram em decorrência da doença (Tabela A-25).

Vários parâmetros podem ser utilizados para definir o prognóstico de pacientes com adenocarcinoma da próstata. O estágio inicial do tumor, o seu grau histológico de diferenciação celular, o volume da neoplasia, o conteúdo de DNA do tumor e as medidas de PSA representam os principais métodos de previsão prognóstica.

Tanto os índices de sobrevida como os de cura relacionam-se diretamente com o estágio da doença. Os pacientes com estágios T_1 e T_2 apresentam chances elevadas de cura, enquanto aqueles com estágio M_+ tendem a evoluir de forma precária, com óbito quase inexorável (Fig. A-56). Da mesma forma, os pacientes com tumores bem diferenciados (graus 2 a 4) quase sempre são curados da doença quando tratados adequadamente, enquanto a maioria dos casos de neoplasias indiferenciadas (graus 8 a 10) evoluem de forma precária (Fig. A-57). O volume tumoral também está implicado com o prognóstico dos casos de câncer da próstata, e esta correlação foi demonstrada por Stamey et al., que não observaram metástases ósseas ou em linfonodos ilíacos nos tumores prostáticos com menos de 3ml de volume e notaram tais fenômenos em quase 30% das neoplasias com 3ml a 12ml e em mais de 80% dos tumores com mais de 12ml de volume.

Em 1973, Tavaris et al. observaram correlação direta entre a ploidia das células tumorais e a evolução de pacientes com câncer da próstata. Com a possibilidade atual de se avaliar mais facilmente a constituição quantitativa cromossômica celular por meio da citometria digital ou fluxo, este parâmetro passou a ser estudado mais extensamente, e é considerado, atualmente, um dos parâmetros para se prever o prognóstico de pacientes com câncer da próstata. Trabalho recente de Lee et al. demonstrou que, após a realização de prostatectomia radical, a recorrência da neoplasia ocorreu em 25 de 45 pacientes (56%) com tumores aneuplóides e em apenas 3 de 35 pacientes (8%) com tumores diplóides.

Os níveis séricos de PSA elevam-se progressivamente à medida que aumenta a extensão e o estágio da neoplasia. Pacientes com tumores localizados costumam evidenciar níveis séricos inferiores a 20ng/ml, e nos casos de doença regional extraprostática estes níveis costumam se situar entre 20 e 80ng/ml e quando a neoplasia se dissemina os valores de PSA ultrapassam 100ng/ml (Fig. A-58).

CLÍNICA

No passado, a maioria dos pacientes com câncer da próstata apresentava-se com neoplasia disseminada, mas, em decorrência dos programas de detecção precoce e orientação preventiva, este fenômeno se modificou e, atualmente, a maior parte destes casos apresenta-se com doença localizada. De acordo com o último levantamento da American Cancer Society, nos Estados Unidos da América, 64% dos novos casos evidenciam neoplasia localizada, 13% têm doença regional e apenas 20% dos pacientes apresentam-se inicialmente com tumor metastático.

Nos pacientes com tumor confinado à próstata, a doença é assintomática. Por outro lado, mais de 90% dos pacientes com adenocarcinoma da próstata localmente avançado apresentam-se com manifestações de obstrução infravesical e cerca de 15% evidenciam hematúria macroscópica, em geral relacionada com infiltração do trígono pelo tumor. O aparecimento súbito de obstrução infravesical em um paciente com padrão miccional satisfatório é manifestação comum em câncer da próstata. Em casos de hiperplasia benigna, os sintomas obstrutivos tendem a evoluir de forma mais lenta.

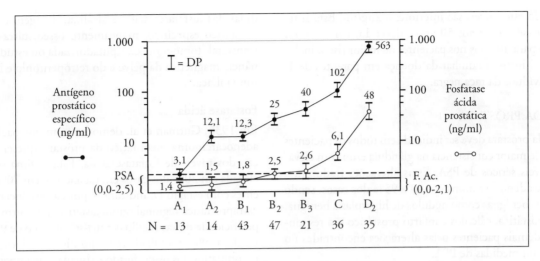

Figura A-58 – Relação entre os níveis séricos de PSA e de fosfatase ácida com o estágio clínico.

Menos comumente, pacientes com câncer da próstata podem apresentar dores ósseas, uremia, anemia, perda de peso, adenopatia cervical ou inguinal, linfedema ou trombose venosa de membros inferiores e hemospermia, como primeira manifestação da doença.

DIAGNÓSTICO

DETECÇÃO DO TUMOR PRIMÁRIO

A detecção do câncer da próstata é feita pelo toque digital da glândula, de medidas do PSA sérico e da ultra-sonografia transretal. O toque digital tem sensibilidade diagnóstica que varia de 40 a 80%, dependendo do tipo de paciente que está sendo avaliado.

Nos casos pouco sintomáticos e que, provavelmente, têm tumor de pequeno volume, são comuns os resultados falso-negativos.

As dosagens do PSA têm sensibilidade um pouco maior que o toque digital e varia entre 70 e 90%.

Sob o ponto de vista prático, níveis séricos de PSA inferiores a 4ng/ml, em pacientes com toque prostático normal, acompanham-se de riscos desprezíveis de presença de câncer na próstata, o que permite que estes casos sejam apenas seguidos clinicamente.

Quando os valores de PSA superam 10ng/ml, a chance de existir neoplasia prostática é de cerca de 55%, estando indicada biópsia local, independente dos achados do toque digital.

Quando os níveis de PSA situam-se entre 4 e 10ng/ml, o risco de se identificar um câncer na próstata é de cerca de 25%. Biópsia rotineira nestes pacientes acompanha-se de resultados negativos em 75%, que também acabam sofrendo com o desconforto e as eventuais complicações da biópsia.

De modo a restringir o emprego da biópsia aos casos de maior risco neste subgrupo de pacientes, têm-se recorrido a três avaliações adicionais.

1. Medidas da relação entre PSA livre e PSA total sérico

Nos casos de crescimento benigno, esta relação costuma ser maior que 25%, nos pacientes com adenocarcinoma a relação tende a ficar abaixo de 10% e quando o valor medido situa-se entre estes dois limites nada se pode concluir objetivamente.

2. Velocidade de ascensão do PSA

Em pacientes com câncer da próstata, os níveis de PSA tendem a subir entre 50 e 100% ao ano. Quando esta velocidade é superior a 200% ao ano, é provável que a doença de base seja uma prostatite e não uma neoplasia local. Vale salientar que quadros de prostatite (muitas vezes assintomáticos) produzem elevações substanciais dos níveis de PSA, que podem atingir valores de 70-80ng/ml nos processos agudos febris.

3. Valor máximo tolerável de PSA

Quadros de hiperplasia benigna podem elevar os níveis do PSA sérico, sendo que o valor máximo compatível com crescimento benigno equivale ao peso (ou volume) da próstata dividido por 10. Um homem com PSA sérico igual a 7 provavelmente não tem câncer da próstata se sua glândula pesa 80 gramas (valor máximo tolerável igual a 8) e talvez seja portador de neoplasia local se a próstata pesar 30 gramas.

A realização rotineira de ultra-sonografia transretal (USTR) para rastrear câncer da próstata tem alguns inconvenientes. O método é invasivo, seus custos não são desprezíveis e os resultados falso-positivos e falso-negativos são observados em 50% e 30% dos casos, respectivamente. Desta forma, a USTR não costuma ser empregada sistematicamente nesta situação, sendo, contudo, indicada quando o toque digital ou as dosagens de PSA acompanham-se de resultados incoerentes ou duvidosos.

Sob o ponto de vista prático, o rastreamento do câncer da próstata deve ser feito por meio de avaliações anuais quando os níveis de PSA se situam acima de 2ng/ml e a cada dois anos quando estes níveis são inferiores a 2ng/ml. Esta sistemática deve-se iniciar aos 50 anos, devendo, contudo, ser antecipada para 40 anos nos pacientes de maior risco, incluindo-se aqui história familiar da doença em parentes de 1º grau e indivíduos da raça negra.

BIÓPSIA DA PRÓSTATA

A biópsia da próstata deve ser indicada em todos os pacientes com áreas de maior consistência na glândula e/ou com elevação dos níveis séricos de PSA. Estas alterações traduzem a presença de adenocarcinoma em 50 a 95% dos casos, sendo que afecções benignas como nódulos de hiperplasia benigna, infecção prostática, cálculos e infarto prostático são responsáveis nos demais pacientes pelas alterações encontradas no toque retal ou medidas de PSA.

A realização de biópsia prostática com ajuda da USTR constitui o método mais recomendado na prática, reservando-se o procedimento com controle digital (sem a USTR) para os casos que evidenciam nódulos pétreos ao toque e que são isoecóicos no estudo ultra-sonográfico. A possibilidade de resultados falso-negativos em 10 a 35% dos casos submetidos à biópsia exige que, nos pacientes com indícios clínicos significativos e biópsia negativa, o procedimento seja repetido. Convém ressaltar que a biópsia deve ser sempre bilateral, mesmo em casos com nódulo unilateral. Esta manobra aumenta a sensibilidade do exame, já que lesões bilaterais, muitas vezes imperceptíveis, são encontradas em 80% dos pacientes com câncer da próstata.

A biópsia prostática realizada por via transretal associa-se a uma maior incidência de complicações sépticas, que surgem em 8 a 25% dos pacientes. Quando a biópsia é realizada por essa via, cerca de 70% dos pacientes evidenciam hemoculturas positivas, mas manifestações clínicas de bacteriemia surgem em apenas alguns destes casos. Outras complicações como hemospermia, hematúria grave e retenção urinária são observadas, respectivamente, em 85%, 20% e 10% dos pacientes e têm sempre evolução benigna. A fim de reduzir os riscos de complicações sépticas, os pacientes devem receber, antes do procedimento, pequeno clister retal e antibioticoterapia profilática com agentes contra Gram-negativos e anaeróbios. Nossa preferência tem sido pelo emprego de fluoroquinolonas, como, por exemplo a ciprofloxacina, 500mg por via oral, 2 horas antes do procedimento e a cada 12 horas por 7 dias.

ESTAGIAMENTO

O estagiamento clínico dos pacientes com câncer da próstata é fundamental para o planejamento terapêutico desses casos. Um problema prático, neste sentido, relaciona-se com o fato de que os métodos de estagiamento são relativamente imprecisos; entre 22 e 60% dos pacientes com câncer de próstata são subestagiados clinicamente.

Além do toque retal, que permite avaliar localmente a extensão do tumor, o estagiamento é feito por meio de medidas das fosfatases ácida e alcalina, dosagem do antígeno prostático específico, mapeamento ósseo, ultra-sonografia transretal, tomografia computadorizada ou estudo de ressonância magnética da pelve e do retroperitônio e linfadenectomia ilíaca.

Fosfatase ácida

Em 1936, Gutman et al. demonstraram que pacientes com adenocarcinoma metastático da próstata apresentam elevação dos níveis de fosfatase ácida. Esta enzima se encontra elevada em 30% dos casos em estágio C e em 70% dos pacientes com estágio D, indicando, pois, a existência de doença extraprostática regional ou metastática. Por outro lado, a especificidade destas medidas situa-se em torno de 95%, observando-se 5% de resultados falso-positivos em doenças e tumores primários dos ossos, fígado e sistema hematopoiético.

Além de auxiliar no estagiamento dos casos de câncer da próstata, as medidas de fosfatase ácida sérica apresentam grande valor no seguimento destes pacientes. Níveis iniciais elevados de fosfatase ácida não têm qualquer valor prognóstico. Por outro lado, a redução destes níveis com a instituição do tratamento indica melhor prognóstico, principalmente quando os valores dessa enzima se normalizam. Elevações posteriores de fosfatase ácida traduzem recrudescimento da doença.

Fosfatase alcalina

Eleva-se freqüentemente em pacientes com metástases ósseas. Ao contrário do que ocorre com a fosfatase ácida, valores iniciais elevados de fosfatase alcalina parecem se relacionar com pior prognóstico. Por outro lado, variações com a instituição do tratamento não têm maior significado clínico, já que a remissão da doença pode-se acompanhar de redução ou elevação dos níveis desta enzima.

Antígeno prostático específico

Os níveis de PSA no sangue dependem diretamente do volume de tecido prostático benigno ou maligno existente. Em hiperplasia benigna da próstata, cada grama de tecido eleva os níveis séricos de PSA de 0,31ng/ml, o que faz com que 18% e 47% destes pacientes tenham PSA > 4ng/ml e entre 2% e 10%, PSA > 10ng/ml. Nos casos de adenocarcinoma da próstata, cada grama de tecido neoplásico aumenta os níveis séricos de PSA de 3,5ng/ml, indicando que quanto maior o valor de PSA, maior é o volume e mais alto é o estagiamento do tumor existente no paciente. Como foi dito anteriormente, o extravasamento tumoral para fora da cápsula (estágio T_3) e a doença metastática em ossos (estágio M_+) acompanham-se de níveis séricos de PSA que ultrapassam, respectivamente, 20 e 100ng/ml (Fig. A-59).

Mapeamento ósseo

Mapeamento ósseo com fosfato de tecnécio constitui forma relativamente precisa de se identificar metástases ósseas em câncer da próstata. As lesões surgem, geralmente, sob forma de áreas hipercaptantes múltiplas, assimétricas, acometendo principalmente coluna, pelve, costelas, escápula, crânio e fêmur.

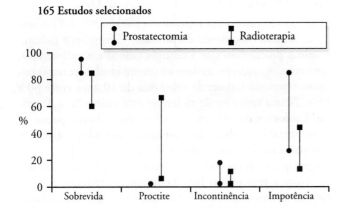

Figura A-59 – Chances de sobrevida e incidência de efeitos colaterais após cirurgia radical e após radioterapia em pacientes com câncer de próstata localizado.

Este exame se apresenta alterado em cerca de 70% dos casos com metástases ósseas e estas alterações podem preceder de até 6 meses o aparecimento radiológico da lesão, o que torna o mapeamento ósseo mais sensível que a radiografia do esqueleto. Entre 10 e 50% dos pacientes com radiografia óssea normal evidenciam metástases locais no mapeamento e apenas 2% dos casos com radiografias alteradas apresentam mapeamento normal. Resultados falso-positivos são observados em 6 a 15% dos mapeamentos e devem-se, principalmente, à existência de processos degenerativos articulares, fraturas antigas, doenças ósseas metabólicas e doença óssea de Paget. Nas lesões de natureza duvidosa, deve-se recorrer, sucessivamente, a estudo radiológico, análise de imagem por ressonância magnética ou tomografia computadorizada e, quando necessário, biópsia óssea, se a área suspeita for de fácil acesso e os exames anteriores não dirimirem a dúvida.

Radiografia do esqueleto

As metástases em câncer da próstata são quase sempre osteoblásticas e em cerca de 20% dos pacientes as lesões são osteolíticas e osteoblásticas. Isto permite que estes depósitos possam ser identificados radiologicamente, mas, como isto só ocorre quando mais da metade de um dado volume ósseo encontra-se acometido, as radiografias ósseas falham em 50% dos casos com metástases locais.

Além dos adenocarcinomas da próstata, outras afecções podem produzir lesões osteoblásticas no esqueleto. Aqui se incluem o carcinoma da tireóide e a doença óssea de Paget. Esta última situação se acompanha de depósitos osteoblásticos em coluna e pelve, que se diferenciam dos casos de câncer porque, ao contrário destes, freqüentemente envolvem o crânio e raramente atingem as costelas. Ademais, enquanto nos casos de câncer as lesões são nodulares, na doença de Paget surgem trabeculação e estrias ósseas grosseiras, acompanhadas de espaçamento cortical e diminuição do diâmetro medular.

Ultra-sonografia transretal

Por meio da USTR pode-se caracterizar com certa precisão o envolvimento neoplásico da cápsula prostática e vesículas seminais, o que é feito corretamente em 85 a 100% dos casos. Isto justifica o emprego rotineiro da USTR no estagiamento dos pacientes com câncer da próstata.

Tomografia computadorizada (TC) de abdome e pelve

Este exame tem sido recomendado para a avaliação da extensão local e do envolvimento dos linfonodos pélvicos em pacientes com câncer da próstata. Apesar do entusiasmo inicial, a TC não se mostrou eficiente neste sentido, já que apenas 47% dos casos com lesões extraprostáticas são diagnosticados corretamente e o exame falha em 30% dos pacientes com metástases em linfonodos ilíacos. Dessa forma, o emprego da TC abdominal e pélvica serve apenas para definir a existência de adenomegalias ilíacas ou periaórticas mais significativas.

Ressonância nuclear magnética (RNM) de abdome e pelve

A utilidade do estudo de imagem por RNM foi investigada em pacientes com câncer da próstata, tanto no sentido de delinear a lesão primária como de estagiar localmente a doença. Da mesma forma que a tomografia computadorizada, a RNM falha em cerca de 50% dos casos, quando se procura avaliar a extensão local da neoplasia e quando se pretende definir o envolvimento de linfonodos pélvicos. No momento, não se justifica o emprego rotineiro de RNM na avaliação local e regional dos casos de câncer da próstata, sendo este exame, contudo, útil para o estudo do esqueleto quando o mapeamento ósseo está alterado.

Linfadenectomia ilíaca

Representa o método mais sensível para a identificação de metástases ganglionares pélvicas. Por meio da linfadenectomia demonstrou-se que menos de 5% dos pacientes com estágios T_{1a}, 25% dos T_{1b}, 15% dos T_{2a}, 35% dos T_{2c} e 55% dos T_3 apresentam linfonodos acometidos, e este fato tem grande importância para o prognóstico e o planejamento terapêutico destes casos.

TRATAMENTO

Ao se planejar o tratamento do câncer da próstata, deve-se levar principalmente em consideração a extensão, o grau histológico do tumor e as condições gerais do paciente. Os tumores localizados inteiramente dentro da glândula (estágios T_1 e T_2) nem sempre precisam ser tratados, mas, quando isto for necessário, pode-se recorrer à cirurgia ou à radioterapia. Quando o câncer atinge os envoltórios da próstata (estágio T_3), costuma-se indicar tratamento radioterápico associado à terapêutica hormonal antiandrogênica. Finalmente, quando o tumor se estende para outros órgãos (estágios T_1-T_3, N_+, M_+), a doença é tratada com castração ou hormônios antiandrogênicos.

O grau histológico do tumor também deve ser levado em conta quando se planeja o tratamento dos casos de câncer da próstata, uma vez que as lesões bem diferenciadas (escore de Gleason 2-4) tendem a ter um comportamento mais indolente e, por isto, podem ser tratadas de forma mais conservadora. Por outro lado, as neoplasias indiferenciadas (escores de Gleason 8-10) são extremamente agressivas e respondem mal às diferentes opções de tratamento. Isto justifica a adoção de terapia combinada nestes casos, em geral, a associação de cirurgia ou radioterapia com terapêutica hormonal.

Finalmente, a estratégia de tratamento dos casos de câncer da próstata deve levar em conta a perspectiva de vida do paciente. O tratamento conservador (por exemplo, tratamento hormonal) está justificado nos casos com perspectiva de sobrevida menor que 10 anos, quer pela idade avançada do paciente, quer pela existência de doenças complexas associadas. Quando as condições gerais e a idade prenunciam chances razoáveis de sobrevida de mais de 10 anos, o tratamento curativo radical deve ser adotado.

Uma observação aparentemente desconcertante foi feita recentemente, gerando algum debate entre médicos. Estudos realizados nos Estados Unidos, na Inglaterra e na Suécia demonstraram que grupos de pacientes acompanhados sem qualquer tratamento inicial evoluíram de forma favorável, com aparecimento de metástases em apenas 25% dos casos e óbito pelo câncer em 6 a 16%. Em decorrência, nestes estudos chegou-se a questionar a necessidade de tratamento dos pacientes com câncer da próstata (ver Tabela A-25).

Uma análise mais detalhada destes trabalhos revela que a maioria dos pacientes estudados tinha idade muito avançada e portava tumores bem diferenciados, sob forma de focos microscópicos. Estas lesões tendem a crescer lentamente, fazendo com que eventuais manifestações clínicas surjam somente após 8 ou 10 anos. Em outras palavras, estes tumores não chegavam a causar problemas simplesmente porque seus portadores eram muito idosos e não viviam o suficiente para tanto. Além disso, muitos destes casos tinham apresentado progressão do tumor e continuavam vivos apenas porque passaram a receber tratamento hormonal.

De qualquer forma, estes estudos tiveram o mérito de demonstrar que alguns homens com câncer da próstata, talvez 10 a 20% deles, não precisam ser tratados. Incluem-se aqui os pacientes que têm menos de 10 anos de perspectiva de vida pela frente, que apresentam níveis de PSA baixos e tumores de baixo grau histológico (Gleason 2-4). Nos demais casos, com doença de maior significado, deve-se realizar alguma forma de tratamento objetivo, que tanto pode ser a cirurgia radical, como a radioterapia ou a terapêutica hormonal. Cabe enfatizar que a opção do não-tratamento deve ser adotada com cautela em pacientes motivados e acompanhados cuidadosamente. A adoção desta estratégia em paciente com neoplasia mais agressiva pode transformar uma doença curável em outra não-curável. Por uma triste fatalidade, o Dr. Willet Whitmore, um dos proponentes do não-tratamento do câncer da próstata, morreu de doença generalizada 4 anos após ter optado por não tratar uma pequena lesão identificada em sua próstata.

TRATAMENTO DO CÂNCER LOCALIZADO

Uma grande controvérsia envolve o tratamento dos pacientes com câncer localizado da próstata. Cirurgiões e radioterapeutas proclamam que a cirurgia radical e a radioterapia, respectivamente, representam a maneira ideal de se tratar tais casos, referindo índices de sobrevida de 10 anos entre 60 e 95%. Numa tentativa de esclarecer esta polêmica, a American Urological Association constitui em 1994 um painel de especialistas incumbido de rever todos os estudos publicados a respeito na literatura médica. Foram encontrados 12.501 artigos que lidavam com o tratamento do câncer localizado da próstata, mas apenas 165 obedeciam aos critérios científicos que davam credibilidade aos seus resultados. A conclusão deste painel foi de que entre 89 e 93% dos pacientes submetidos à prostatectomia radical e entre 60 e 86% dos casos tratados com radioterapia externa estavam curados após 10 anos de acompanhamento (Fig. A-59). O painel deu importância à avaliação feita após 10 anos, porque com cinco anos quase todos os pacientes com câncer localizado da próstata estão vivos, qualquer que seja o tratamento aplicado. Outra conclusão óbvia desta pesquisa: apenas 2% dos estudos científicos comparando cirurgia e radioterapia eram confiáveis. Em outras palavras, a quase totalidade das conclusões publicadas na literatura médica sobre o tema são inconsistentes. Sempre existirão trabalhos demonstrando que a cirurgia ou a radioterapia são extremamente eficientes ou, ao contrário, que não são dotadas de maior eficácia clínica.

Apesar da controvérsia não-resolvida, algumas evidências indicam que o valor terapêutico da radioterapia externa é inferior ao da cirurgia (Fig. A-60). Existe, presentemente, um consenso de que a cura do câncer localizado da próstata só poderá ocorrer se os níveis de PSA no sangue caírem para valores abaixo de 1 após o tratamento. Enquanto este fenômeno é observado em 90% dos pacientes submetidos a prostatectomia radical, é observado em apenas 40% dos casos tratados com radioterapia, segundo dados do M.D. Anderson Cancer Center, de Houston. Em segundo lugar, a cirurgia pode curar pacientes que têm PSA inicial até 50, mas, de

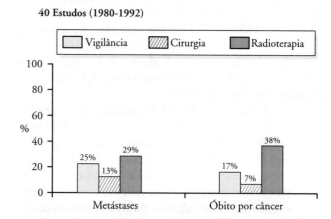

Figura A-60 – Riscos de aparecimento de metástases e de óbitos devido à doença em pacientes com câncer de próstata localizado colocados em vigilância ou tratados por cirurgia e radioterapia.

acordo com estudos realizados na Filadélfia e em Boston, a radioterapia externa só age quando o PSA inicial é inferior a 15 ou 20. Em terceiro lugar, observou-se que entre 60 e 70% dos casos submetidos a tratamento radioterápico evidenciam focos neoplásicos na próstata, quando a glândula é biopsiada após dois anos do tratamento. Embora se divulgue que estas lesões talvez sejam biologicamente inativas, de comportamento indolente, estudo realizado na Universidade de Baylor demonstrou que os riscos de aparecimento de doença metastática são de 3 a 4 vezes maiores nos pacientes com biópsias positivas do que naqueles com biópsias negativas.

Novas formas de radioterapia têm sido exploradas clinicamente, incluindo-se a radioterapia conformada, a braquiterapia (aplicação de sementes radioativas de iodo ou de ouro na próstata) e a associação de radioterapia com tratamento hormonal neo-adjuvante. Os resultados precoces com estes métodos, após 3 ou 4 anos, têm sido favoráveis. Contudo, todos os pacientes com câncer localizado de próstata sobrevivem cinco anos, independente do tratamento realizado, de modo que é impossível afirmar, no momento, se estas técnicas são superiores à radioterapia convencional. Enquanto não surgirem avaliações com 10 anos de acompanhamento, estas três alternativas devem ser consideradas experimentais.

Aspectos desfavoráveis também existem em relação à cirurgia radical. Embora seu valor curativo seja inquestionável (Fig. A-60), a prostatectomia radical pode provocar impotência sexual e incontinência urinária, comprometendo a qualidade de vida do paciente. A impotência, que se caracteriza por perda das ereções penianas, surge em 95% dos casos operados com mais de 70 anos de idade, em 50 a 60% dos indivíduos com 55 a 65 anos e em 15 a 20% dos pacientes com menos de 55 anos (Fig. A-61). Incontinência urinária moderada ou grave surge em 20 a 40% dos pacientes submetidos à cirurgia em centros não-especializados, mas acomete apenas 2 a 4% dos casos quando a intervenção é realizada por equipes habilitadas (Fig. A-62).

A radioterapia externa, apesar da sua característica não-invasiva, também se acompanha de efeitos indesejáveis. Entre 30 e 40% dos pacientes desenvolvem impotência sexual, que surge um ou dois anos após o tratamento e, por isto, nem sempre é atribuída à radioterapia. Além disso, 20 a 40% apresentam reação actínica em reto, ânus e bexiga durante o tratamento, que tendem a melhorar após um ou dois meses, mas podem-se perpetuar em cerca de 10 a 15% dos pacientes.

TRATAMENTO DO CÂNCER DISSEMINADO

A dependência hormonal do câncer da próstata foi estabelecida há quase 5 décadas por Huggins, Stevens Hodges, a partir de estudos experimentais, em que verificaram que a administração de testosterona estimulava a secreção e o crescimento da próstata e, inversamente, que a castração ou administração de estrogênios tinha efeitos opostos. Esta descoberta, que valeu a Huggins o Prêmio Nobel de Medicina e Fisiologia em 1966, representa até hoje a base sobre a qual se fundamenta o tratamento dos pacientes com câncer disseminado

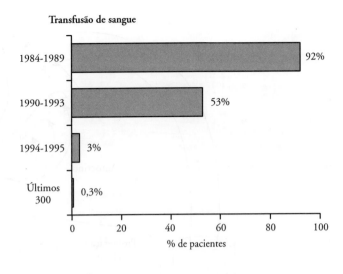

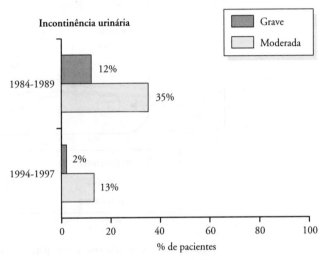

Figura A-61 – Riscos de transfusão sangüínea intra-operatória e de incontinência urinária após prostatectomia radical (Srougi, 1984-1997).

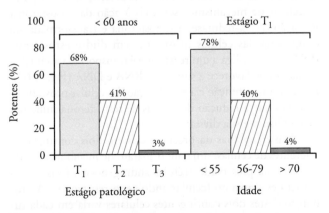

Figura A-62 – Índices de preservação da potência sexual após prostatectomia radical (Srougi, 1994-1997).

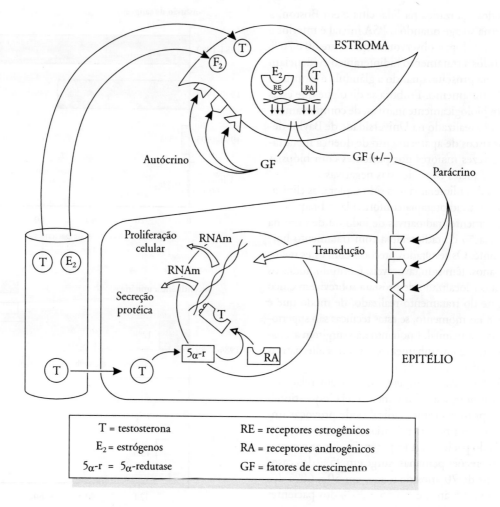

Figura A-63 – Controle endócrino, parácrino e autócrino da proliferação e trofismo das células epiteliais prostáticas.

da próstata (CDP). Apesar de sucessivas tentativas de se controlar a doença por outros meios, a terapêutica endócrina representa, ainda, o único método eficiente e objetivo para se deter a evolução em suas fases mais avançadas.

A próstata normal e as neoplasias da próstata sofrem influências hormonais, em função da presença em seu aparato celular de mecanismos sensíveis à ação da testosterona. Por ação da 5_α-redutase, a testosterona é transformada no citoplasma das células prostáticas em diidrotestosterona (DHT), que se liga a um receptor e é transportada ao núcleo celular, onde favorece a síntese de RNA e DNA (Fig. A-63). Isto estimula a função e a proliferação das células prostáticas, ao passo que a redução dos níveis de testosterona inibe seu metabolismo e sua divisão.

Nas neoplasias da próstata, existem dois contingentes diferentes de células, um com o aparato de metabolização da testosterona preservado (células andrógeno-sensíveis) e outro sem este aparato (células andrógeno-resistentes). A proporção destes dois contingentes celulares varia em cada tumor e isto torna imprevisível a resposta das neoplasias da próstata à ação da testosterona. Nos tumores com grande número de células andrógeno-sensíveis, pode-se obter um bloqueio da atividade celular por meio de medidas que suprimem os níveis plasmáticos de testosterona, ao passo que este efeito não é atingido quando a população de células andrógeno-sensíveis é escassa.

Sob o ponto de vista clínico, a supressão da atividade androgênica pode ser realizada de diferentes formas (Fig. A-64): a) orquiectomia bilateral; b) supressão da liberação hipofisária de LH e FSH; c) bloqueio da ação periférica da testosterona; d) bloqueio da síntese de testosterona; e) bloqueio androgênico completo; f) hipofisectomia e adrenalectomia. Embora se atribua a estas modalidades a mesma eficiência terapêutica, a vivência clínica tem indicado que a orquiectomia e a estrogenoterapia representam as alternativas mais eficazes nestes casos. Os análogos do LHRH apresentam uma eficiência um pouco menor e os antiandrogênicos periféricos são os menos atuantes sob o ponto de vista clínico.

Como estes métodos apresentam efeitos colaterais e inconvenientes de maior significado, o tratamento dos pacientes com CDP deve ser personalizado. Dessa forma, pacientes institucionalizados, com recursos financeiros limitados e com

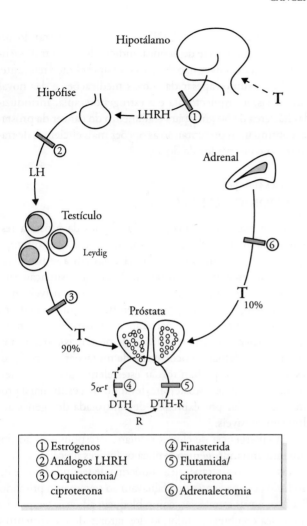

Figura A-64 – Formas de ablação da atividade androgênica do plasma.

A primeira injeção do análogo produz, de imediato, aumento dos níveis de testosterona, que pode exacerbar quadros dolorosos e precipitar retenção urinária ou paraplegia em pacientes com tumores primários volumosos ou com compressão metastática incipiente da medula espinhal. Estas intercorrências e a elevação precoce dos níveis de testosterona são abolidas com o emprego de antiandrogênicos (flutamida, nilutamida, ciproterona ou bicalutamida), iniciados 10 dias antes e mantidos até 10 dias após a primeira injeção do análogo.

A utilização isolada dos antiandrogênicos periféricos representa a modalidade menos atuante em casos de CDP, mas, sob o ponto de vista clínico, o emprego destes agentes está indicado em pacientes que desejam preservar a vida sexual. Realmente, a flutamida (3 cp. ao dia), a nilutamida (3 cp. ao dia) e a bicalutamida (1 cp. ao dia) permitem que cerca de 50% dos pacientes tratados se mantenham sexualmente ativos, já que os níveis séricos de testosterona permanecem elevados durante a administração destas medicações. Os antiandrogênicos periféricos causam ginecomastia e, ocasionalmente, diarréia ou hepatite tóxica. Esta última complicação pode-se instalar de forma silenciosa, evoluindo para quadros significativos de lesão hepática. Por isto, todos os pacientes tratados com estes agentes devem-se submeter a aferições freqüentes da função hepática.

Há pouco mais de 10 anos, um grupo de especialistas canadenses liderados por Labrie emitiu o conceito de que o "bloqueio androgênico completo" (BAC, que significava abolir os andrógenos provenientes não apenas dos testículos mas também das adrenais, acompanhava-se de respostas objetivas e sobrevida bastante superiores às observadas com a ablação exclusiva dos andrógenos testiculares (monoterapia). Com isto, difundiu-se o emprego da abordagem combinada, realizada por meio de orquiectomia ou de análogos do LHRH (bloqueio testicular) associado a um antiandrogênico periférico (bloqueio adrenal). Dois estudos, publicados nos Estados Unidos e na Europa em 1989 e 1993, confirmaram maior eficiência do BAC em relação à monoterapia nos casos com doença metastática mínima e contribuíram para a disseminação desta estratégia terapêutica em clínica (Fig. A-65). De forma inesperada, um novo trabalho publicado este ano pelo mesmo grupo norte-americano que recomendou a utilização do BAC demonstrou que esta abordagem, quando confrontada com a monoterapia, não melhorou a evolução e a sobrevida dos casos de CDP. Neste novo estudo, foram comparados 681 pacientes tratados por meio de orquiectomia e placebo com 690 pacientes que receberam orquiectomia e flutamida (Tabela A-26). A mediana de sobrevida foi, respectivamente, de 30 e 31 meses nestes dois grupos e nenhuma diferença foi também observada quando se analisaram os pacientes com doença metastática mínima, em que as medianas de sobrevida foram de 50 e 51 meses. Com a publicação deste trabalho, desenhado e desenvolvido com grande rigor, deixaram de existir razões para se empregar o BAC em câncer da próstata. Inclusive, porque a adição do antiandrogênico periférico aumenta a freqüência de efeitos colaterais e os custos do tratamento.

dificuldade de acesso a cuidados médicos, são mais bem tratados com a orquiectomia, que os protege de forma definitiva. Nos pacientes sem afecções cardiovasculares e que não aceitam a castração, pode-se recorrer aos estrogênios, como, por exemplo, o dietilestilbestrol, 2mg ao dia. Estes pacientes devem receber irradiação (3 × 350rad), no sentido de se prevenir a ginecomastia, e o efeito da radioterapia só se manifesta se o tratamento for realizado antes do início do estrogênio. Ademais, com o objetivo de reduzir a incidência de fenômenos tromboembólicos, deve-se administrar AAS, 100mg ao dia, continuamente.

Nos pacientes com maior disponibilidade econômica, a terapêutica antiandrogênica pode ser realizada com os análogos do LHRH, que, além de não induzirem ginecomastia ou complicações cardiovasculares, são de fácil administração, feita por meio de injeções repetidas a cada 1, 2 ou 3 meses. Cerca de 60% dos pacientes tratados apresentam ondas de calor ("hot flashes") que, quando intensas, podem ser suprimidas pelo fornecimento de estrogênio oral (0,3mg ao dia de dietilestilbestrol) ou de progesterona parenteral (medroxiprogesterona depot, 1 ampola, IM, a cada 15 dias).

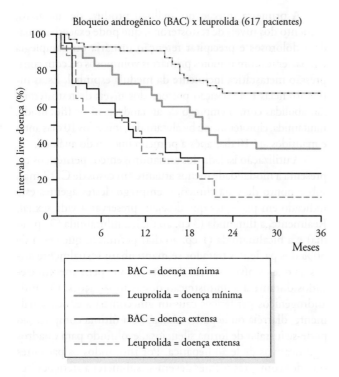

Figura A-65 – Sobrevida livre de doença em pacientes com câncer metastático da próstata tratados com bloqueio androgênico completo (BAC) ou leuprolida isolada.

Tabela A-26 – Estudo dos grupos SWOG e ECOG sobre o valor do bloqueio androgênico completo em câncer metastático da próstata (favorável – doença mínima).

Grupo	Nº	Progressão (meses) Todos/favorável	Sobrevida (meses) Todos/favorável
Orquiectomia + placebo	681	18/36*	30/51*
Orquiectomia + flutamida	690	21/49*	31/52*

* Diferença não-significativa.

A terapêutica intermitente representa outra estratégia que vem sendo testada nos casos de CDP e consiste em se fornecer a medicação antiandrogênica por 8-10 meses, interromper o tratamento e reiniciá-lo quando o PSA se eleva a níveis mais significativos. A utilização desta abordagem apóia-se na idéia, comprovada experimentalmente, de que a interrupção da terapêutica permite a repopulação do tumor por células hormônio-sensíveis e estas, por competição, dificultariam a proliferação das células hormônio-resistentes, que quando ocorre torna a doença hormônio-refratária. Sob o ponto de vista clínico, a terapêutica intermitente teria a vantagem adicional de abolir temporariamente os inconvenientes do tratamento hormonal, permitindo, por exemplo, o reinício da vida sexual. Resultados preliminares com este tipo de estratégia em casos de CDP não estão demonstrando aumento no tempo livre de doença, indicando que o tratamento intermitente talvez não venha a ter papel clínico relevante.

Em resumo, apesar das novas medicações e das novas estratégias, a orquiectomia e a estrogenoterapia, introduzidas há cerca de 60 anos para tratamento do câncer da próstata, continuam representando as opções mais eficientes de tratamento conservador da doença.

TRATAMENTO DO CÂNCER HORMÔNIO-REFRATÁRIO

A grande maioria das neoplasias malignas da próstata responde, de início, à ablação androgênica, mas com o tempo estes tumores adquirem autonomia e passam a se proliferar mesmo na ausência da testosterona. Nesta nova situação, surgem alterações genéticas nos sítios andrógeno-sensíveis (mutações e deleções) e nos genes apoptóticos, com aumento na expressão de produtos que aceleram a divisão celular, como o p21 e o bcl-2, e desaparecimento de proteínas reparadoras, como p51. Ademais, a ocorrência de mutações nos receptores androgênicos podem tornar estes elementos ativos mesmo na ausência de testosterona, levando-os a estimular a proliferação celular por expressão descontrolada dos genes andrógeno-sensíveis.

A emergência de clones celulares irresponsáveis ao tratamento antiandrogênico explica os índices precários de respostas quando a terapêutica endócrina de segunda linha é introduzida em pacientes que falhavam ao tratamento primário. Por isso, novas estratégias, como bloqueio adrenal, terapêutica citotóxica combinada, inibição dos fatores de crescimento e terapia genética, vêm sendo exploradas clinicamente.

"Antiandrogen withdrawal syndrome"

Um fenômeno biológico bastante interessante foi observado recentemente, com implicações etiopatogênicas e terapêuticas relevantes nos casos de câncer da próstata hormônio-refratários. Kelly e Scher descrevem um grupo de pacientes com progressão tumoral na vigência de bloqueio androgênico com análogo do LHRH e flutamida, que responderam com queda do PSA e melhora clínica à suspensão desta última. Estudos subseqüentes demonstraram que este fenômeno, inicialmente denominado "flutamida withdrawal syndrome", ocorre em mais de 40% dos pacientes com progressão da doença na vigência de tratamento com a flutamida. Ademais, este fenômeno foi também observado após a suspensão de outros compostos antiandrogênicos, como a nilutamida, a ciproterona, a medroxiprogesterona, a bicalutamida e o dietilestilbestrol, o que fez com que ele passasse a ser referido como "antiandrogen withdrawal syndrome".

Terapêutica endócrina de segunda linha

Estrogênios em altas doses – pacientes com escape ao tratamento endócrino convencional podem responder a estrogênios em altas doses, administrados por via parenteral (fosfato de estilbestrol 1g, EV, diariamente por sete dias e depois 1g, EV, uma ou duas vezes por semana). Este esquema produz respostas objetivas ou estabilização temporária da doença em até 30% dos pacientes e sua atuação se fundamenta em uma possível ação citotóxica direta do estrogênio em altas doses sobre as células prostáticas. Cerca de 50% dos pacientes evidenciam edema e retenção hidrossalina e 8% apresentam trombose venosa de membros inferiores. Por isto, diuréticos e ácido acetilsalicílico devem ser administrados a estes pacientes.

Orquiectomia – em pacientes com progressão às drogas antiandrogênicas, pode-se recorrer à orquiectomia bilateral, que acompanha de respostas objetivas em 20 a 30% dos casos. A orquiectomia teria o valor de eliminar, de forma confiável, a produção de andrógenos testiculares, já que o escape à terapêutica endócrina primária pode resultar da ingestão irregular e insuficiente da medicação oral. Ademais, em alguns pacientes recebendo análogos do LHRH pode não haver queda da testosterona sérica, talvez por absorção inadequada da droga, com perda da sua eficácia clínica.

Bloqueio adrenal

Glicocorticóides – em doses baixas têm sido empregados para suprimir a produção de andrógenos adrenais e eliminar sua influência sobre o crescimento prostático. Storlie et al., analisando pacientes com escape à orquiectomia, demonstraram que a administração de dexametasona (0,75mg duas ou três vezes ao dia) promove melhora clínica e queda dos níveis de PSA (> 50%), respectivamente, em 63 e 61% dos casos. Em alguns destes pacientes se observou regressão de lesões ósseas, indicando atuação real deste método em câncer da próstata refratário. Os corticosteróides também são bastante eficientes no controle de dores ósseas devido às metástases locais, mas, nesta situação, doses mais elevadas de glicocorticóides devem ser empregadas (dexametasona, 8mg, IM, duas ou três vezes ao dia).

Cetoconazol – é um derivado imidazólico antifúngico que inibe a síntese de testosterona no testículo e na adrenal. Sua utilização em doses elevadas (400mg três vezes ao dia por via oral) se acompanha de supressão imediata dos níveis de testosterona, com resposta objetiva em 30 a 80% dos pacientes com CDP. Apesar da sua eficiência, o emprego do cetoconazol apresenta dois inconvenientes: efeitos colaterais ocorrem em quase todos os pacientes, representados por astenia e anorexia (60%), náuseas e vômitos (36%), eczema e queda de pêlos (41%) e edema de membros inferiores (10%), o que obriga a suspensão do tratamento em cerca da metade dos casos. Ademais, os níveis de testosterona tendem a elevar-se após o quinto mês de tratamento, permitindo eventual reativação da doença.

Quimioterapia citotóxica

O adenocarcinoma da próstata é pouco sensível aos agentes antineoplásicos disponíveis, de modo que a quimioterapia citotóxica tradicional não é empregada com muito entusiasmo nestes casos. As remissões após quimioterapia parecem ser um pouco mais freqüentes quando se utilizam ciclofosfamida, adriamicina, ectoposide e cisplatina, mas a toxicidade destes esquemas compromete sua modesta eficiência clínica.

Uma nova estratégia para o tratamento dos casos de CDP hormônio-refratários é representada pela associação de compostos que agem na matriz inibindo a divisão celular. Incluem-se aqui as associações de vimblastina com estramustina, de taxol com estramustina e de ectoposide com estramustina, que alteram a estrutura da matriz nuclear.

A vimblastina é um alcalóide da vinca que tem a capacidade de inibir a mitose por bloquear a formação do microtúbulo. A estramustina, um agente constituído por mostarda nitrogenada ligada ao estradiol, potencializa a ação citotóxica da vimblastina por se ligar às proteínas constituintes do microtúbulo, interrompendo, com isto, a mitose celular. Utilizados individualmente, estes dois compostos têm pouca atividade em câncer da próstata, mas seu emprego combinado (vimblastina 4mg/m^2 endovenoso uma vez por semana por seis semanas e estramustina 600mg/m^2 por via oral, diariamente, por sete semanas, ciclos de oito semanas) tem um efeito aditivo, produzindo remissão tumoral em um número significativo de pacientes (Tabela A-27).

Tabela A-27 – Respostas à utilização de vimblastina e estramustina em câncer da próstata hormônio-refratário.

Autores	Nº	Respostas objetivas	Queda PSA (> 50%)	Melhora da dor
Amato, 1991	29	9 (30%)	50%	–
Hudes, 1992	36	11 (31%)	61%	43%

Como mostrou a tabela A-25, respostas objetivas e queda do PSA ocorrem, respectivamente, em cerca de 30% e em mais de 50% dos casos, observando-se também melhora de dor óssea em 43%. No estudo de Hudes, cerca de 20% dos pacientes permaneciam em remissão da doença após 12 meses de seguimento.

A associação de ectoposide com estramustina também tem um efeito citotóxico aditivo em câncer da próstata, em função da ligação destes agentes com a matriz protéica nuclear, inibindo a replicação do DNA. Avaliação inicial realizada por Pienta et al., em 52 pacientes com escape ao tratamento hormonal, evidenciou regressão completa de lesões metastáticas em 15% dos casos e resposta parcial em 30% após a administração desta combinação (ectoposide 50mg/m^2/dia, via oral, e estramustina 15mg/kg^2/dia, via oral, por 21 dias a cada 28 dias). Os níveis de PSA decresceram significativamente em 21 dos 52 pacientes (54%) e depois de 12 meses cerca de 65% dos casos com resposta objetiva estavam vivos, em contraposição a apenas 15% daqueles sem resposta à quimioterapia. Embora a administração de ectoposide e de estramustina possa ser feita por via oral e, portanto, de forma mais cômoda para o paciente, este esquema parece ser mais tóxico e dispendioso do que a associação de vimblastina com estramustina.

Inibição de fatores de crescimento

Diversos fatores de crescimento modulam a proliferação e a motilidade das células prostáticas (ver Fig. A-63). O bloqueio destes mediadores biológicos exerce um profundo efeito inibidor sobre o crescimento do câncer da próstata, particularmente nos tumores hormônio-resistentes, nos quais parecem prevalecer os estímulos tróficos de alguns fatores de crescimento autócrinos. Levando em conta a ação inibidora da suramina sobre estes mediadores, vários centros passaram a explorar um possível efeito terapêutico deste agente em pacientes com câncer da próstata.

A suramina é uma naftiluréia com radicais sulfônicos que se ligam às proteínas da matriz extracelular, bloqueando a ação local de diversos fatores de crescimento. Experimentalmente, a suramina apresenta um efeito citotóxico sobre linhagens celulares de câncer da próstata hormônio-independentes. Apesar do seu papel terapêutico potencial, apresenta uma farmacodinâmica complexa, com "clearance" renal bastante variável em um mesmo indivíduo e entre diferentes pacientes. Isto dificulta sua administração, já que os níveis terapêuticos séricos da droga (> 200µg/ml) são próximos dos níveis de neurotoxicidade (> 350µg/ml). Vários esquemas de fornecimento da suramina foram explorados e, por meio de análises farmacocinéticas, demonstrou-se que este composto pode ser administrado com eficiência e maior segurança por meio de uma dose de ataque, seguida de infusões intermitentes que mantêm seus níveis séricos entre 150 e 250µg/ml. Vale lembrar que a suramina causa insuficiência adrenal em mais de 20% dos pacientes, muitas vezes de caráter irreversível. Isto torna necessário o fornecimento concomitante de glicocorticóides quando se institui tratamento com este agente.

Como mostra a tabela A-28, o emprego de suramina em câncer da próstata hormônio-refratário produz respostas objetivas em 11 a 47% dos pacientes e melhora substancial de dores ósseas em 71 a 83%. Ademais, cerca de 50% dos pacientes evidenciam queda significativa dos níveis de PSA e, nestes casos, a sobrevida de um ano é de 85%, muito mais elevada do que naqueles cujo PSA se mantém inalterado, em que apenas 20% estão vivos após um ano.

Terapia genética

A utilização de vacinas tumorais geneticamente programadas tem sido explorada em diversas neoplasias humanas, incluindo o câncer da próstata. Células tumorais, inativadas por irradiação, são cultivadas *in vitro* e, em seguida, transduzidas com genes codificadores de fatores imunoestimulantes, como interleucina-2 ou GM-CSF (fator de estimulação de granulócitos e macrófagos). Obtêm-se, assim, células modificadas administradas aos pacientes como vacinas autólogas. Estas células desencadeiam, no local da injeção, uma reação imune potente e prolongada, com produção de linfócitos T altamente sensibilizados contra os antígenos específicos do tumor, dotando o hospedeiro de uma ferramenta antineoplásica vigorosa.

Estudos preliminares de fase I em seres humanos demonstraram que o fornecimento da vacina autóloga se acompanha de transdução genética eficiente em 35% dos pacientes e secreção de GM-CSF, que perdura por pelo menos seis dias, em todos os casos testados. Experimentalmente, a administração desta vacina a ratos portadores de tumor de próstata andrógeno-resistente (Dunning) retarda o desenvolvimento da neoplasia em todos os animais e impede seu aparecimento em um terço, ao contrário do que acontece no grupo não-tratado, no qual o tumor se manifesta precocemente em todos os animais.

Estes dados indicam que o emprego de vacinas tumorais geneticamente programadas representa uma terapêutica viável em pacientes com câncer da próstata disseminado. Sob o ponto de vista clínico, estes casos costumam apresentar grande massa tumoral, ao contrário dos modelos experimentais, nos quais o volume neoplásico é pequeno. Por este motivo, é provável que estas vacinas possam ter um papel mais relevante como método terapêutico adjuvante, indicado junto com bloqueio androgênico ou após a realização de cirurgia radical, em casos com doença residual mínima.

TRATAMENTO DE SITUAÇÕES ESPECIAIS

RETENÇÃO URINÁRIA

Nos pacientes com doença metastática e retenção urinária, a ressecção transuretral da próstata (RTU) pode ser feita de forma segura e eficiente. Contudo, quando a retenção surge em casos de tumores localizados, alguns autores contra-indicam a RTU, com o argumento de que o procedimento poderia provocar a disseminação da neoplasia, comprometendo a evolução do paciente. Esta possibilidade foi cogitada pela primeira vez por Jonasson et al., que detectaram células pros-

Tabela A-28 – Resultados com o emprego da suramina em câncer da próstata hormônio-refratário.

Autores	Nº	Respostas objetivas	Respostas subjetivas	Queda PSA (> 50%)	Esquema
Mendonza, 1994	26	18%	–	50%	Bolo
Reyno, 1994	40	–	52%	53%	Bolo
Eisenberg, 1994	69	39%	73%	54%	Bolo
Myers, 1992	38	35%	71%	55%	Contínuo
Scher, 1993	28	11%	–	47%	Bolo
Ahman, 1991	15	47%	–	47%	Contínuo

táticas malignas no sangue periférico após massagens ou RTU da próstata em pacientes com neoplasia local. Apesar destas evidências, trabalhos recentes demonstraram que tanto o aparecimento de metástases quanto os índices de sobrevida se equivalem em pacientes com neoplasias localizadas tratados ou não com RTU da próstata. Ao que parece, pois, este procedimento não compromete a evolução dos pacientes com câncer da próstata. É provável que alguns casos de evolução mais precária reflitam a própria agressividade da neoplasia, uma vez que a retenção urinária relaciona-se, em geral, com doença em estágio T_3-T_4 (invasão do colo vesical e tumor localmente avançado).

RECORRÊNCIA APÓS PROSTATECTOMIA RADICAL

Elevação dos níveis de PSA após a realização de prostatectomia radical indica recorrência da doença, que pode ser local ou sistêmica. Quando o toque da loja prostática e a biópsia da anastomose vesicouretral evidenciam presença de tumor, os pacientes podem ser tratados por radioterapia local ou terapêutica antiandrogênica. A radioterapia está indicada nos casos em que o estudo sistêmico do paciente (ossos, retroperitônio) não evidencia a presença de metástases. Por outro lado, quando existe doença metastática, deve-se instituir tratamento hormonal. Esta mesma abordagem também deve ser adotada nos casos de tumores aparentemente localizados apenas na loja, mas de alto grau (Gleason 8-10), ou cujo espécimen cirúrgico revelou invasão das vesículas seminais. Nestas duas situações, a progressão da doença se faz quase sempre por via sistêmica, mesmo quando não existem evidências clínicas ou de imagem demonstrando depósitos tumorais a distância. O emprego de radioterapia exclusiva nestes casos é insuficiente para controlar a doença.

RECORRÊNCIA LOCAL APÓS RADIOTERAPIA EXCLUSIVA

Entre 20 e 50% dos pacientes com câncer localizado da próstata submetidos à radioterapia apresentam biópsia positiva para neoplasia após dois anos do tratamento. Embora a prostatectomia radical seja recomendada em tal situação por alguns autores, esta orientação costuma ser pouco consistente, por vários motivos: 1. cerca de 40% dos pacientes evidenciam margens cirúrgicas positivas, o que prenuncia persistência local da neoplasia após a intervenção; 2. entre 26 e 75% destes pacientes apresentam invasão vesical ou linfonodos positivos, o que compromete os resultados da cirurgia; 3. em alguns pacientes, a prostatectomia não pode ser completada por falta de condições locais e, em outros, torna-se necessária a remoção da bexiga, com todos os inconvenientes decorrentes, como, por exemplo, instalação de uma derivação urinária externa; 4. elevado índice de complicações intra-operatórias, como lesões de reto e ureter ou sangramento, e maior incidência de complicações pós-operatórias, como infecção local, incontinência urinária, esclerose do colo vesical ou linfedema; 5. ausência de estudos comparativos comprovando qualquer superioridade terapêutica da prostatectomia sobre outras formas de tratamento como a manipulação endócrina.

Neste sentido, 8 de 24 pacientes tratados cirurgicamente por Pontes et al. apresentavam-se vivos e sem evidência de doença, mas apenas 4 deles tinham seguimento superior a quatro anos.

Embora seja inquestionável que a prostatectomia possa beneficiar alguns pacientes com persistência local da neoplasia após radioterapia, parece-nos mais razoável, no presente momento, instituir tratamento endócrino nestes casos.

DOR ÓSSEA

Em pacientes com dores localizadas devidas às metástases ósseas, a utilização de radioterapia externa (3.000-3.500rad) promove remissão completa ou parcial do quadro em, respectivamente, 40% e 35% dos casos. Nos pacientes com dores ósseas generalizadas resultantes de metástases múltiplas, pode-se recorrer a diferentes alternativas terapêuticas: 1. glicocorticóides (dexametasona, 8mg por via intramuscular 2 a 3 vezes ao dia), que parecem atuar de duas formas, inibindo a produção de andrógenos adrenais e agindo como antiinflamatórios diretamente nas lesões ósseas; 2. difosfonatos, que representam compostos citotóxicos para os osteoclastos e, com isto, reduzem o processo de destruição óssea imposto pela lesão metastática. O emprego clínico destes compostos não produz regressão objetiva das dimensões das metástases, mas pode promover melhora significativa de dores ósseas; 3. estrôncio-89 endovenoso, cuja ação paliativa sobre dores ósseas é observada em 50 a 70% dos pacientes e que, associado a alguns quimioterápicos, parece potencializar a ação citotóxica antitumoral; 4. irradiação hemicorpórea feita em duas etapas, abrangendo sucessivamente as metades superior (600rad) e inferior do corpo (800 a 1.000rad). Embora este tratamento se acompanhe, quase sempre, de efeitos colaterais significativos, como náuseas, vômitos e, principalmente, leucopenia e plaquetopenia, o intervalo de 4 a 6 semanas entre a irradiação de ambos os hemicorpos permite que a medula óssea da parte irradiada seja repopulacionada pelas células provenientes da medula não-irradiada, atenuando a toxicidade hematopoiética.

Cerca de 30% dos pacientes evidenciam melhora completa da dor e nos demais casos ocorre, quase sempre, atenuação do quadro doloroso, com redução da necessidade de analgésicos. Em 70 a 80% dos casos, a resposta mantém-se até o óbito do paciente.

OBSTRUÇÃO URETERAL

Nos pacientes virgens de tratamento, os quadros de obstrução ureteral podem regredir rapidamente com a instituição de terapêutica endócrina e, neste sentido, a orquiectomia parece ser superior à administração de estrógenos. Por outro lado, nos pacientes submetidos a qualquer forma de tratamento antiandrogênico, o emprego de radioterapia (5.000 a 6.000rad) sobre a loja prostática e base vesical, melhora o quadro de hidronefrose em um contingente apreciável de pacientes. Como a resolução do processo obstrutivo ureteral pode levar várias semanas ou meses, nos pacientes com hidronefrose bilateral deve-se realizar nefrostomia em um dos lados, de modo a se corrigir ou evitar quadros de uremia.

SANGRAMENTO INCOERCÍVEL

Pacientes com sangramento importante devido à própria neoplasia, devem ser submetidos, inicialmente, a uma tentativa de controle endoscópico transuretral do problema. Quando este procedimento é insuficiente para conter o sangramento, estes pacientes podem ser tratados com irradiação local (4.000-5.000rad), que, em geral, interrompe ou atenua o quadro.

PREVENÇÃO

A prevenção do câncer da próstata não pode ser feita de forma eficiente, no momento, porque ainda não são conhecidos os fatores que modificam a maquinaria celular, tornando-a maligna.

Hábitos dietéticos talvez possam reduzir os riscos de câncer da próstata. Neste sentido, tem-se recomendado alimentação com baixo teor de gordura animal, comum nos países onde a incidência da doença é baixa (apenas 15% do total de calorias sob forma de gordura). A ingestão abundante de tomate e seus derivados parece diminuir em 35% os riscos de câncer da próstata, segundo estudo realizado na Universidade de Harvard. O efeito benéfico do tomate resultaria da presença de grandes quantidades de lycopene, um beta-caroteno natural precursor da vitamina A. Finalmente, a complementação dietética com vitamina E (800mg ao dia) e com selênio (200µg ao dia) talvez tenha um efeito protetor contra o câncer da próstata, de acordo com dados do Memorial Sloan-Kettering Cancer Center, de Nova Iorque.

Como a testosterona contribui para o crescimento do câncer da próstata, é possível que o bloqueio parcial deste hormônio possa reduzir a incidência da doença. Com esta perspectiva, o National Cancer Institute, dos Estados Unidos, estabeleceu um projeto para explorar o eventual papel da finasterida na prevenção dos tumores malignos da próstata. Esta medicação bloqueia a enzima 5_α-redutase, responsável pela ação da testosterona na célula prostática, e não interfere significativamente com a função sexual do paciente, comum quando se utilizam outros antagonistas da testosterona. Este projeto, que já se encontra em andamento, avaliará 18.000 homens norte-americanos, que estão sendo sorteados para receber, durante 7 anos, finasterida (5mg ao dia) ou placebo. Todos estes indivíduos serão submetidos à biópsia prostática no final do estudo e, desta forma, será possível determinar se a inibição da testosterona pode prevenir o aparecimento do câncer da próstata.

BIBLIOGRAFIA RECOMENDADA

Srougi M, Simon SD. Câncer da próstata. In Câncer urológico. São Paulo, Editora Platina, 1996; p 281-359.

41

Tumores Germinativos do Testículo

•

MIGUEL SROUGI

Os tumores malignos do testículo ocorrem de forma infreqüente mas adquirem grande relevância clínica por acometerem indivíduos jovens. Ademais, constituem doença consistentemente curável, já que atualmente cerca de 90% dos pacientes sobrevivem à doença. Cerca 95% destes casos correspondem aos tumores germinativos, que constituem as lesões de maior interesse clínico.

CLASSIFICAÇÃO E EPIDEMIOLOGIA

Os tumores germinativos do testículo (TGT) são divididos em dois grupos, de acordo com o comportamento biológico da lesão: seminomas e não-seminomas (Fig. A-66). Os seminomas, responsáveis por cerca de 45% dos casos, acometem indivíduos entre 25 e 40 anos e os tumores não-seminomatosos, que incluem o carcinoma embrionário, os teratocarcinomas, os teratomas e os coriocarcinomas, correspondem a cerca de 55% dos casos e incidem em indivíduos entre 18 e 30 anos. Por motivos desconhecidos, os TGT são mais raros em negros, estimando-se que a proporção de casos brancos: negros seja de 5:1.

Tumores germinativos do testículo surgem em 1:50.000 homens e esta incidência aumenta para cerca de 1:1.000 a 1:10.000 em casos de criptorquidia ou atrofia testicular.

ETIOLOGIA

Os mecanismos implicados com o desenvolvimento dos TGT são desconhecidos, sabendo-se que a doença é muito mais comum em indivíduos com criptorquidia ou atrofia testicular e, talvez, naqueles com antecedentes maternos de ingestão de estrogênio no período gestacional. Alguns estudos têm sugerido que pacientes com AIDS apresentam maior incidência de tumores germinativos, mas esta relação não foi bem estabelecida até o presente.

A ocorrência de TGT em membros de uma mesma família estimulou a pesquisa de alterações genéticas implicadas com o desenvolvimento destes tumores. Desta forma, verificou-se que todos os pacientes com TGT evidenciam um isocromossomo do braço curto do cromossomo 12-i (12p), com excesso de material genético localizado neste segmento, o que sugere a presença de protoncogene local. A este defeito associam-se, freqüentemente, perdas de segmentos cromossômicos no braço longo do cromossomo 12-12q, indicando a existência nesta região de genes supressores.

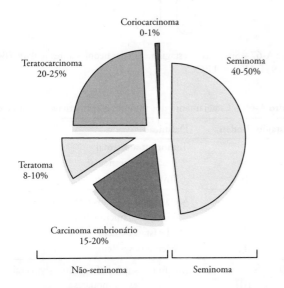

Figura A-66 – Freqüência dos diversos tipos de tumores germinativos do testículo no adulto.

HISTÓRIA NATURAL

Na apresentação inicial, cerca de 85% dos TGT evidenciam doença localizada e 15% demonstram metástases a distância. Este último fenômeno é três vezes mais comum nos tumores não-seminomatosos, que tendem a ser mais agressivos que os seminomas (Tabela A-29). O desenvolvimento de metástases nestes pacientes obedece a um padrão constante de comportamento e inicia-se por envolvimento linfático do cordão espermático, com aparecimento de depósitos tumorais nos linfonodos periaórticos localizados nos vasos renais. Deste ponto, a neoplasia progride cranialmente, em direção ao mediastino e pulmão, ou caudalmente, em direção aos vasos ilíacos. A disseminação hematogênica faz-se principalmente para o pulmão e ocorre preferencialmente nos casos de coriocarcinoma. Raramente são acometidos outros órgãos e, quando isto acontece, surgem lesões no fígado e no cérebro. As metástases, tanto linfáticas como hematogênicas, manifestam-se quase sempre antes de 2 anos do diagnóstico inicial nos tumores não-seminomatosos e antes de 5 anos nos seminomas. Desta forma, os pacientes podem ser considerados curados quando ultrapassam estes períodos sem recorrência da doença.

Tabela A-29 – Influência da histologia do tumor primário sobre a sobrevida de pacientes com tumor germinativo do testículo (Srougi, 1995).

Histologia	Freqüência (%)	Sobrevida de 10 anos (%)
Seminoma	45-50	92
Teratocarcinoma	20-25	74
Teratoma	8-10	72
Carcinoma embrionário	15-20	64
Coriocarcinoma	0-1	44

A análise do subtipo histológico nos casos de tumor germinativo do testículo tem várias implicações prognósticas e terapêuticas. Com certa freqüência, os tumores não-seminomatosos surgem associados a seminomas. Nestes casos, o tratamento deve ser orientado de acordo com as regras adotadas em tumores não-seminomatosos, que constituem o componente mais agressivo e que determinam a evolução do paciente. Esta mesma orientação deve ser instituída nos casos de seminomas com alfa-fetoproteína elevada. Como os seminomas puros nunca produzem este marcador, níveis aumentados de alfa-fetoproteína indicam a presença de elementos não-seminomatosos no tumor, não identificados pelo patologista.

Os seminomas apresentam uma variante menos freqüente chamada de seminoma espermatocítico (4% do total), que incide em homens mais idosos (mediana de 60 anos) e que tem um comportamento biológico extremamente favorável, já que não produz metástases. Estes pacientes são curados com a orquiectomia, não havendo necessidade de se administrar qualquer tratamento complementar.

Os teratomas maduros, constituídos por elementos celulares diferenciados, podem-se acompanhar de metástases em 10 a 30% dos pacientes adultos, contrastando com a evolução totalmente benigna que evidenciam nas crianças. Devem, portanto, ser tratados, em adultos, como os demais tumores não-seminomatosos.

Os coriocarcinomas puros caracterizam um subtipo bastante agressivo, de crescimento extremamente rápido e que produz metástases hematogênicas difusas. Estes pacientes em geral necessitam de terapêutica sistêmica mesmo quando a doença se apresenta inicialmente sob forma localizada.

O prognóstico dos pacientes com TGT depende não apenas do tipo histológico da lesão, mas também da extensão inicial da doença, definida pelo estagiamento clínico (Fig. A-67). Sob o ponto de vista prático, tem-se utilizado a classificação de Boden, definida no quadro A-69. A sobrevida de 10 anos oscila entre 90 e 100% nos casos de TGT em estágio I, entre 85% a 90% nos pacientes com TGT em estágio II e entre 60 e 85% nos TGT em estágio III.

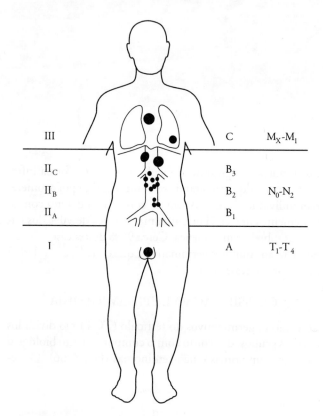

Figura A-67 – Sistemas de estagiamento das neoplasias testiculares (Boden, 1951; UCLA; UICC).

Quadro A-69 – Estagiamento dos tumores germinativos do testículo.

Estágio (Boden)	Definição
I	Tumor intra-escrotal
Ia	Lesão intratesticular
Ib	Invasão do cordão
II	Metástases em nodos retroperitoneais
II$_a$	Metástases microscópicas
II$_b$	Metástases < 2cm
II$_c$	Metástases > 2cm
III	Metástases supradiafragmáticas/viscerais
III$_a$	Metástases pulmonares
III$_b$	Metástases mediastinais ou viscerais

CLÍNICA E DIAGNÓSTICO

Os TGT manifestam-se sob forma de aumento recente e indolor de volume do testículo. Em 4 a 21% dos casos existe história de traumatismo local, prevalecendo atualmente o consenso de que o traumatismo não representa a causa do tumor, mas apenas chama a atenção do paciente para um processo já em desenvolvimento. Em alguns casos, o quadro inicia-se com dor aguda testicular, em decorrência de infarto e hemorragia tumoral, levando ao diagnóstico incorreto de orquiepididimite aguda. Por isso, todo paciente jovem, com manifestações escrotais que não melhoram após 10 dias de tratamento com antibióticos, deve ser reavaliado cuidadosamente e submetido a estudo de ultra-sonografia para se descartar neoplasia local.

Sintomas iniciais devido à presença de metástases abdominais ou torácicas são encontrados em 4 a 14% dos pacientes, incluindo-se dor abdominal ou lombar intensas, desconforto respiratório ou massas cervicais.

Ao exame físico, os pacientes com TGT evidenciam massa testicular dura e pesada, que rebaixa o hemiescroto acometido, e hidrocele, presente em 10 a 20% dos casos. Ginecomastia é encontrada em 2 a 10% dos pacientes e tende a desaparecer com a remissão da doença.

O diagnóstico dos TGT é feito, inicialmente, com a caracterização da lesão testicular primária realizada por meio de exames de ultra-sonografia local. Este método de imagem permite definir com bastante precisão a presença de tumores testiculares, que aparecem sob forma de lesões hipoecóicas homogêneas (seminomas) ou heterogêneas (não-seminomas).

Os TGT têm a capacidade de sintetizar glicoproteínas atípicas que servem para caracterizar e definir a atividade de neoplasias locais. Cerca de 8% dos seminomas produzem pequenas quantidades de gonadotrofina coriônica fração β (β-HCG) e aproximadamente 85% dos tumores não-seminomatosos secretam grandes quantidades de β-HCG e/ou de alfa-fetoproteína (AFP) (Tabela A-30). Em pacientes com tumor primário não-tratado, a elevação acentuada da β-HCG e da AFP indicam, com certeza, a presença de elementos não-seminomatosos na lesão. A persistência de altos níveis destes marcadores após o tratamento inicial define, de forma quase certa, a presença de doença metastática, mesmo quando isto não puder ser caracterizado pelos métodos de imagem. Raramente, resultados falso-positivos acompanham as medidas dos marcadores tumorais, incluindo-se hepatite tóxica, tumores primários do fígado ou tumores digestivos (falso-positivos para AFP) e aumento dos níveis de LH hipofisário por hipogonadismo ou por consumo de marijuana (falso-positivos para β-HCG).

Os níveis séricos de deidrogenase láctica (DHL) elevam-se em 80% dos pacientes com TGT, incluindo os seminomas. Apesar de inespecífico, este marcador acaba tendo grande valor prático, já que permite monitorizar pacientes com seminoma e, também, definir a extensão e o prognóstico da doença, uma vez que seus níveis séricos são proporcionais à massa tumoral.

A avaliação da extensão da doença (estagiamento clínico) é feita pela tomografia computadorizada do abdome e tórax e pelas radiografias de tórax. Com estes métodos podem ser identificados depósitos tumorais nos linfonodos retroperitoneais e em pulmão ou mediastino. Vale enfatizar que linfonodos com mais do que 2cm em região dos vasos renais indicam a presença quase certa de metástases locais. Quando os linfonodos têm entre 1 e 2cm, a chance de existirem focos de doença metastática é de 50 a 70%. A linfografia bipodálica, bastante empregada no passado, deixou de ser utilizada em função do elevado número de resultados falso-negativos e do caráter invasivo do procedimento.

TRATAMENTO

TRATAMENTO DO TUMOR PRIMÁRIO

A lesão testicular primária deve ser removida por meio de orquiectomia realizada por via inguinal, com ressecção alta do cordão espermático. Quando a intervenção é executada por incisão escrotal, existe risco de derramamento de células neoplásicas, com recidiva local da neoplasia em 10 a 20% dos pacientes. Nos casos de violação dos envoltórios escrotais, impõe-se tratamento preventivo, que em seminomas é feito por meio de radioterapia aplicada sobre o hemiescroto e região inguinal homolateral e em tumores não-seminomatosos compreende a ressecção cirúrgica do hemiescroto correspondente. Em pacientes com doença metastática já presente de início, o tratamento quimioterápico elimina os riscos de recidiva local e, por isso, as medidas acima descritas tornam-se desnecessárias.

TRATAMENTO DOS SEMINOMAS

Metástases microscópicas em linfonodos retroperitoneais são encontradas em cerca de 10% dos pacientes com seminoma em estágio clínico I. Como os seminomas puros são bastante radiossensíveis, a radioterapia representa a principal forma de tratamento dos linfonodos retroperitoneais nos casos de doença local mínima, que incluem os estágios I e II_A (Fig. A-68). Nos pacientes com estágios II_b, II_c e III, a radioterapia nem sempre elimina as lesões metastáticas, o que torna a quimioterapia citotóxica o método terapêutico de eleição para estes casos. O tratamento quimioterápico de primeira linha mais utilizado no momento incorpora a cisplatina, o ectoposide e a bleomicina (PEB), e seu emprego em casos de seminoma se acompanha de respostas completas e duradouras em 95% dos pacientes.

Tabela A-30 – Freqüência de elevação de marcadores séricos em pacientes com tumores germinativos do testículo (Srougi, 1995).

Histologia	Nº de casos	Elevação sérica AFP (%)	β-HCG (%)	Ambos (%)
Seminomas	130	0	8	8
Não-seminomas	226	65	57	84

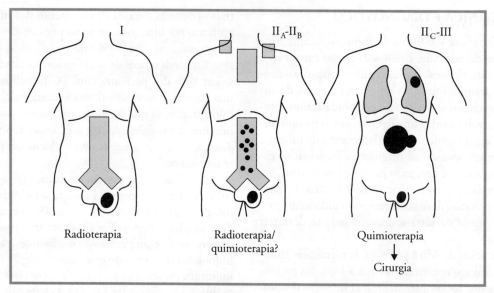

Figura A-68 – Estratégia terapêutica em pacientes com seminoma do testículo (Srougi, 1995).

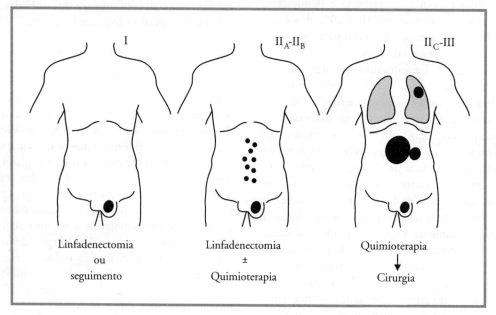

Figura A-69 – Estratégia terapêutica em pacientes com tumores não-seminomatosos do testículo (Srougi, 1995).

TRATAMENTO DOS TUMORES NÃO-SEMINOMATOSOS

Os tumores não-seminomatosos são relativamente radiorresistentes, de modo que a radioterapia não está indicada nestes casos. Os pacientes com doença em estágio I podem ser mantidos sob vigilância clínica, sem tratamento adjuvante, indicando-se linfadenectomia retroperitoneal ou quimioterapia citotóxica se surgirem evidências de metástases retroperitoneais ou a distância (Fig. A-69). Alguns pacientes em estágio I apresentam riscos elevados de portarem doença retroperitoneal microscópica, incluindo-se os tumores primários com invasão do cordão, as neoplasias primárias acompanhadas de invasão vascular, os casos de carcinoma embrionário puro e os pacientes com marcadores séricos iniciais acima de 500. Nestes casos, deve-se realizar linfadenectomia retroperitoneal, que demonstra a presença de metástases microscópicas em 40 a 50% dos pacientes.

Neoplasias em estágios II_b, II_c e III podem ser eficientemente controladas com quimioterapia citotóxica, que promove regressão completa das metástases em 60 a 95% dos

Quadro A-70 – Critérios que definem o risco clínico em tumores germinativos do testículo (Universidade de Indiana).

Risco clínico	Marcadores	Doença abdominal	Doença torácica
Baixo risco	Elevados	Não-palpável e/ou somente abdominal	< 5 lesões/campo Lesões < 2cm Metástase única > 2cm
Alto risco	Normais	Massas palpáveis e doença torácica	> 10 lesões/campo Lesões > 3cm Metástases viscerais

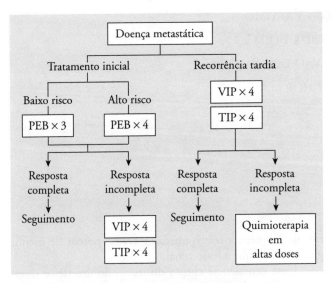

Figura A-70 – Seleção dos esquemas de quimioterapia sistêmica em tumores germinativos metastáticos do testículo.

casos. O esquema PEB (cisplatina, ectoposide e bleomicina) é recomendado como tratamento de primeira linha, podendo-se recorrer às associações de ectoposide, ifosfamida e cisplatina (VIP), de taxol, ifosfamida e cisplatina (TIP) ou de carboplatina, ectoposide e ciclofosfamida em altas doses (com transplante de medula), nos pacientes com doença de alto risco (Quadro A-70) ou com persistência/progressão da neoplasia após o emprego do esquema de primeira linha (Fig. A-70). Massas residuais após a quimioterapia devem ser ressecadas cirurgicamente, já que cerca de 50 a 60% delas evidenciam elementos tumorais viáveis malignos ou benignos, cuja remoção contribui para curar um contingente significativo destes casos.

BIBLIOGRAFIA RECOMENDADA

Bosl GJ, Motzer RJ. Testicular germ-cell cancer. N Engl J Med 1997; 337:242.

Srougi M, Simon SD. Câncer urológico. São Paulo, Gráfica Platina, 1995.

42

NEFROTOXAICIDADE DAS DROGAS ANTINEOPLÁSICAS

•

Maria de Fátima Vattimo
Mirian Aparecida Boim
Oscar Fernando Pavão dos Santos
Nestor Schor

CISPLATINA

Na última década, muitos avanços em pesquisas clínicas e básicas têm reservado benefícios efetivos à terapêutica de diversas malignidades. Esses avanços têm apresentado como foco de principal interesse o tratamento de doenças malignas de origem hematológica, porém com algum estímulo também para a terapêutica de tumores sólidos. Nesse contexto, o aparecimento do composto *cis-diamminedichloroplatinum*, a cisplatina, mudou o prognóstico de pacientes com câncer de células germinativas de forma radical, de tal maneira que atualmente se pode considerar uma chance de até 80% de cura para esses pacientes.

Paralelamente, a introdução de compostos platínicos como agentes antitumorais fez reviver o problema da nefrotoxicidade causada por metais pesados como uma característica clínica restritiva dessa terapêutica. Dentre esses compostos, destaca-se a cisplatina.

A cisplatina foi de fato sintetizada em 1845, entretanto, passaram-se mais de 100 anos para que fossem conhecidas suas atividades biológicas e somente em 1964 essa droga obteve autorização legal para uso clínico.

O emprego progressivo desse fármaco acabou por definir suas prováveis limitações clínicas, sendo que, dentre os efeitos colaterais, a nefrotoxicidade, a exemplo de outros compostos metálicos, tem-se revelado o mais sério. Além disso, a nefrotoxicidade representa a maior causa de morbidade após tratamento antineoplásico e transplante de medula óssea, que está seguramente relacionada com a terapia aplicada nesses casos. Deve-se destacar também a ototoxicidade, a neurotoxicidade e a toxicidade gastrointestinal como efeitos colaterais de freqüência relativamente elevada, porém de menor gravidade do que a lesão renal.

Uma experiência clínica do início do uso desse tratamento citorredutivo já denunciava que aproximadamente 25% dos pacientes que receberam uma dose única de cisplatina desenvolveram azotemia reversível nas primeiras duas semanas que se seguiram à terapia, sendo que o tratamento isolado com doses de 2mg/kg está associado com toxicidade renal em $1/3$ dos pacientes tratados, tendo sido relatado inclusive episódio de lesão renal irreversível.

A insuficiência renal aguda (IRA) pela cisplatina tem sido, portanto, objeto de investigações tanto na área clínica quanto na experimental, de tal forma que as bases fisiopatológicas da lesão renal são quase totalmente fundamentadas por estudos experimentais, sendo que a cisplatina acabou representando um importante modelo de nefrotoxicidade por drogas em ratos. Assim, já está bem estabelecida sua toxicidade sobre o rim, ocasionando episódios de IRA não-oligúrica.

Sabidamente a principal via de eliminação da cisplatina é a excreção urinária. Além disso, altas concentrações da platina em tecido renal, após a administração sistêmica em animais, têm sido associadas à piora da função com um mecanismo aparentemente dose-dependente.

De maneira geral, os modelos animais, quer com a administração crônica da droga, simulando uma situação semelhante àquela observada em humanos submetidos a regime terapêutico prolongado de quimiotratamento de malignidades, quer com os modelos de toxicidade aguda, confirmam a situação vivenciada na clínica. De tal forma que ambos os modelos foram capazes de reproduzir uma situação de IRA nefrotóxica dose-dependente, sendo que doses tão reduzidas quanto 3mg/kg de peso corporal foram suficientes para se determinar significativa lesão renal em 48 horas após o tratamento, ocorrendo a instalação efetiva da lesão em um período de 4 a 6 dias. As alterações morfológicas na estrutura renal só começam a ser detectadas a partir da instalação das alterações funcionais.

A IRA determinada pela cisplatina manifesta-se sob a forma não-oligúrica, como já citado. A manutenção ou até mesmo a elevação do fluxo urinário é acompanhada por aumento dos níveis de creatinina sérica por volta do terceiro ao quinto dia após a terapêutica com a droga.

Estudos a respeito das bases fisiopatológicas da poliúria induzida por esse antineoplásico sugerem que o desarranjo na concentração urinária apresenta-se 24 horas após o tratamento, entretanto, a poliúria observada no início da instalação do quadro não se explica pelas mesmas bases daquela que ocorre mais tardiamente, por volta de 3 a 5 dias após a terapêutica, uma vez que o aumento do fluxo urinário precede qualquer dano tubular ou outra lesão estrutural no parênquima renal. Da fato, a cisplatina determina um aumento na excreção de líquido no segmento delgado proximal da alça de Henle e uma redução na taxa de reabsorção proximal, sugerindo que a nefrotoxicidade pela cisplatina se inicia a partir de uma disfunção tubular proximal. A elevação na excreção de líquido pelos túbulos proximais resulta em aumento na reabsorção de sódio e água nos segmentos mais distais do néfron.

Evolutivamente, por volta de 48 a 72 horas após a administração da cisplatina, observa-se redução no fluxo de fluido no segmento distal da alça de Henle, associada à diminuição na reabsorção de sódio e água nos segmentos distais, de tal forma que ocorre elevação do fluxo urinário e maior excreção de sódio, determinando alteração mais tardia da função distal. Observa-se, portanto, um mecanismo bifásico tempo-dependente na gênese da poliúria induzida pela cisplatina. Os achados experimentais são adequados na medida em que validam aqueles vivenciados na clínica e em que se observam significantes reduções na taxa de reabsorção proximal de sal e água em humanos que recebem altas doses de cisplatina, sugerindo que altas concentrações da droga também podem interferir na reabsorção tubular de sódio. Os dados histológicos de rins de pacientes sob tratamento com cisplatina revelam alterações estruturais tanto nos túbulos proximais quanto nos distais em biópsia.

As diversas alterações no metabolismo da água são evidentes após a terapêutica com cisplatina e, assim, um defeito de concentração renal resultante provavelmente de insuficiência de hormônio antidiurético (HAD) circulante deve ser fortemente considerado nesse caso.

A cisplatina produz redução de até 50% na concentração plasmática do HAD 8 horas após a administração de dose única da droga. Essa redução, observada nos níveis de HAD circulante, é capaz de reduzir proporcionalmente a osmolalidade urinária em indivíduos normais adequadamente hidratados. Esse achado é consistente com a deficiência de concentração urinária observada em outros estudos com modelo animal de toxicidade aguda.

O efeito direto da cisplatina sobre os níveis do HAD circulante pode ser interpretado como provável inibição da síntese ou da liberação desse hormônio pela glândula pituitária. Esse modelo de poliúria precoce concorre com o modelo de nefrotoxicidade crônica induzida pelo lítio.

Contudo, estudos *in vitro* para se determinar o efeito da cisplatina na liberação da vasopressina, com glândulas pituitárias isoladas e incubadas com meios suplementados com cisplatina em diferentes concentrações, revelaram que ocorre redução significante na liberação do HAD no meio, quando empregadas altas concentrações desse antineoplásico, sugerindo um mecanismo dose-dependente também para a alteração na atividade da glândula responsável pela síntese. Esse achado estabelece, então, um efeito direto da droga derivada de metal na função neuro-hipofisária, um efeito que seguramente contribui para a disfunção na resposta fisiológica.

Por outro lado, a interferência na função pituitária de liberação da vasopressina parece estar associada à inibição do influxo de cálcio na neuro-hipófise. A inibição do transporte de cálcio nessa glândula determina redução na secreção de HAD e pode ser conseqüência da interferência de outras substâncias metálicas. Entretanto, a administração do HAD não foi capaz de corrigir o defeito na concentração urinária induzido pela cisplatina. Associadas, essas observações documentam a alteração na liberação, na síntese e provavelmente na sensibilidade ao HAD após um dia de tratamento com cisplatina em ratos.

Dessa forma, as diversas mudanças no metabolismo da água observadas na vigência da IRA, quer por defeito na síntese, quer na liberação do HAD em sua fase inicial, determinam inclusive alterações nos hábitos de ingestão alimentar e de água, no sentido de corrigir os efeitos deletérios causados pela perda excessiva de água. Entretanto, em estudos que utilizaram inibição das prostaglandinas intra-renais pela utilização de indometacina, foi observada melhora tênue, porém significante, na capacidade de concentração urinária, descartando, dessa forma, a hipótese de provável alteração na secreção do HAD, já que a PGE_2 revelou importante papel de antagonismo ao efeito hidrosmótico daquele hormônio.

Os distúrbios eletrolíticos decorrentes do desarranjo tubular precipitados pela cisplatina são representados também pelos efeitos sobre a excreção de potássio e magnésio. Observa-se elevação na excreção de potássio em animais, e em humanos está descrita uma tendência para a elevação do "clearance" de potássio, sugerindo mais uma vez que a redução na função de reabsorção proximal desencadeia aumento no fluxo de sódio, potássio e água para os segmentos mais distais do néfron, ocasionando secreção de potássio sódio-dependente. Contudo, são infreqüentes os relatos de hipocalemia em pacientes em uso desse fármaco.

Diferentemente, a hipomagnesemia é uma complicação muito comum após essa terapêutica em humanos. A excreção persistente de magnésio, mesmo na vigência de hipomagnesemia grave, denuncia alteração importante na função de reabsorção tubular, tendo sido sugerido que essa anormalidade na excreção de magnésio deve-se a um defeito no seu transporte nos néfrons justamedulares ou ductos coletores.

Do ponto de vista da avaliação da hemodinâmica glomerular por meio de estudos com técnica de micropunção, observou-se significante redução na função renal 96 horas após a administração da cisplatina na dose de 10mg/kg. Nesse estudo, detectou-se ainda diminuição de 88% na taxa de filtração glomerular total (FG) enquanto a taxa de filtração glomerular por néfron único (SNGFR) esteve reduzida em apenas 38%. À semelhança de outros modelos de nefrotoxicidade, essa desproporção na alteração da função renal total e superficial pode estar associada ao provável aumento na difusão transepitelial do ultrafiltrado nas áreas mais profundas do rim, regiões fora do alcance da técnica de micropunção. Por outro lado, os valores de SNGFR de animais tratados podem ter sido superestimados quando comparados aos dados da FG global, se considerada a hipótese de eventual obstrução tubular parcial. Em modelo animal, observou-se a presença de grumos intratubulares constituídos de "debris" celulares na junção das medulas externa e interna, região não atingida pela micropunção. Portanto, esse achado corrobora a normalidade nos parâmetros das pressões hidrostáticas identificadas nos estudos da hemodinâmica da IRA por cisplatina. Outras observações favorecendo a hipótese de obstrução tubular já foram documentadas em outros modelos de toxicidade renal, embora continue sendo considerado um mecanismo de importância discutível.

O modelo de Santos et al. a respeito da nefrotoxicidade por cisplatina em ratos, com técnica de micropunção, complementou estudos anteriores. Observou-se redução de 45% da SNGFR, de 46% do fluxo plasmático glomerular (Q_A) e de 35% do gradiente de pressão hidráulica transcapilar sem alterações no coeficiente de ultrafiltração (K_f). Nesse estudo, para se avaliar a possível participação do fator ativador de plaquetas (PAF), um mediador lipídico com efeitos vasoativos, inflamatórios e imunes envolvidos em vários danos renais, foi empregado um inibidor desse hormônio (BN-52021), detectando-se melhora significante nas alterações funcionais renais determinadas pela cisplatina.

Assim, os diversos modelos de IRA pela cisplatina acabaram por definir o padrão vascular intraglomerular desse evento mórbido. Contudo, não se observaram alterações nas pressões hidrostáticas, de forma a sugerir possível obstrução tubular, não tendo sido de fato estabelecido o componente obstrutivo como participante de suas bases fisiopatológicas, porém somente por meio dos estudos experimentais foi possível a compreensão detalhada da hemodinâmica glomerular dessa IRA.

Concluindo, a nefrotoxicidade continua a representar um fator limitante para a utilização da cisplatina na prática médica, uma vez que mesmo em doses reduzidas ela é capaz de comprometer a função renal. A poliúria promovida por essa droga antineoplásica evolui em duas fases diferentes no que se refere ao mecanismo originário: uma fase precoce, comprometendo as primeiras 48 horas após a administração da droga, quando a cisplatina deve induzir uma redução na síntese ou liberação do HAD, e uma fase mais tardia, entre 72 e 96 horas, quando a alteração da capacidade de concentração urinária já não depende do HAD à prostaglandina. As alterações hemodinâmicas, semelhança do que ocorre com a poliúria, também revelam modificações significantes apenas 72 horas após a administração da droga.

A análise histopatológica por microscopia óptica de rins de animais que evoluíram com IRA revelou lesão celular difusa e necrose da borda externa do segmento S3 do túbulo proximal da medula externa, podendo, em grau variável, estender-se para a superfície capsular. Observa-se, além disso, uma descamação das células tubulares para o lúmen do túbulo e apenas ocasionalmente levando à formação de grumos constituídos de "debris" celulares que, como já descrito, poderiam vir a obliterar a luz tubular nesse segmento.

A utilização da microscopia eletrônica confirma os achados comentados anteriormente, permitindo, além disso, visualizar um "achatamento" das células da borda "em escova", aglomerados de retículo endoplasmático liso, mitocôndrias condensadas, segregação do nucléolo, dispersão da heterocromatina e perda dos complexos juncionais de células adjacentes. Pela visão da microscopia eletrônica, os grumos, que por vezes chegam a obstruir alguns túbulos, são constituídos não só de material celular necrótico, como também de células com citoplasma denso contendo mitocôndrias condensadas, o que lhes confere características de injúria celular subletal.

Por outro lado, o túbulo contorcido proximal, incluindo os segmentos P1 e a maior parte do segmento P3, não demonstra qualquer anormalidade estrutural quando comparado a animais-controle, o mesmo ocorrendo com a estrutura glomerular. Do ponto de vista histológico, os achados em humanos são compatíveis com doença tubulointersticial.

Assim, tendo em vista que o emprego da cisplatina não pode ser abolido da prática médica, por representar um dos mais importantes quimioterápicos utilizados no tratamento de tumores sólidos e de neoplasias de células germinativas, e considerando que a nefrotoxicidade aflige e contribui substancialmente para a elevação da morbidade desse grupo de pacientes, estudos para se identificar manobras de prevenção ou atenuação desse efeito colateral têm-se avolumado.

Dessa forma, em continuação discorreremos a respeito de alguns desses estudos, restringindo-nos àqueles de maior expressão na clínica, como prováveis sugestões para que a nefrotoxicidade pela cisplatina possa ser de alguma forma contornada ou minimizada.

MEDIDAS PREVENTIVAS PARA IRA PELA CISPLATINA

Entre as medidas preventivas para a lesão renal conseqüente ao tratamento com a cisplatina, deve-se inicialmente considerar o efeito sinergístico entre as drogas que apresentem esse efeito colateral, de tal forma que, em primeira instância, o uso concomitante de outros agentes nefrotóxicos deve ser evitado, além de criteriosas técnicas de administração, considerando a velocidade da infusão e a diluição da droga, tendo em vista os efeitos dose-dependentes já comentados.

HIDRATAÇÃO

Seguramente, a hidratação adequada é manobra de prevenção que oferece algumas vantagens, e assim deve-se manter um fluxo de diurese abundante, sendo que um fluxo em torno de 100ml/h é o desejável. A infusão de solução salina isotônica ou mesmo hipertônica pode também ser utilizada antes (até 12 horas) e depois (até 12 horas) da administração da cisplatina.

DIURÉTICOS

Estudos experimentais demonstraram que uma redução na concentração da platina urinária obtida pela administração de manitol foi capaz de prevenir a azotemia e a elevação da creatinina plasmática determinadas pela cisplatina. Por outro lado, enquanto dados favorecem a utilização do manitol na prevenção da IRA pela cisplatina, há relatos conflitantes a respeito do uso da furosemida, de tal forma que não há até o momento dados convincentes a respeito do potencial efeito preventivo desse diurético nessa IRA.

FATOR ATRIAL NATRIURÉTICO

A grande maioria das manobras de prevenção da IRA pela cisplatina envolve a administração de um volume relativamente alto de líquidos que, se por um lado representam uma forma de reduzir o índice de lesão renal pela droga, por outro significam um fator limitante de prevenção em pacientes que apresentam insuficiência cardíaca. Assim, no sentido de comprometer também esses e outros pacientes que necessitam da droga, mas que não podem ser submetidos à terapia preventiva baseada na hiper-hidratação, e ao mesmo tempo favorecer a elevação do fluxo urinário e a excreção de sódio urinário com o objetivo inclusive de melhorar a taxa de filtração glomerular, foi utilizado o peptídeo atrial natriurético (FAN).

Essa medida tem por base que o efeito protetor do manitol, do *Diabetes mellitus* ou da solução salina hipertônica, já descritos em outros modelos animais, explica-se pela elevação na concentração do FAN circulante em todos esses modelos. Nesse sentido, numerosos estudos demonstram que a infusão de FAN em animais pode restaurar a função renal em diferentes modelos de IRA.

No que diz respeito à toxicidade pela cisplatina, estudos experimentais fundamentam essa hipótese, uma vez que se observou melhora significante nos parâmetros de função renal, com redução dos níveis séricos de uréia e creatinina após a administração de FAN em animais com IRA por cisplatina, à semelhança do que foi demonstrado em estudos de hiper-hidratação como medida preventiva.

Sumariamente, o mecanismo de proteção pelo FAN na IRA por cisplatina baseia-se na elevação da retirada de sódio, fluido e o próprio FAN para o ducto coletor da medula interna, que se caracteriza pela região de maior atividade desse peptídeo na vigência de necrose tubular aguda determinada pelo tratamento com cisplatina.

BLOQUEADORES HORMONAIS

A utilização de bloqueador hormonal foi brevemente comentada, quando da descrição das alterações na hemodinâmica glomerular de animais tratados com cisplatina.

Nesse contexto, torna-se relevante discorrermos um pouco mais a respeito da aplicação de inibidores do PAF. O BN-52063, um inibidor do PAF, quando administrado concomitantemente ao tratamento com cisplatina em animais normais, foi capaz de prevenir a IRA por esse antineoplásico, abolindo as alterações deletérias na função renal global e hemodinâmica glomerular determinadas pela droga.

A participação do PAF nesse evento de mecanismo vasoconstritor foi demonstrada também pela utilização de outro antagonista do PAF, o BN-52021, que revelou eficácia na prevenção da lesão renal pela cisplatina, sem contudo interferir com os efeitos antitumoral e antiproliferativo característicos da droga em células tumorais humanas cultivadas.

Também é sugerida a utilização de tiossulfato de sódio para pacientes que receberão uma dose elevada de cisplatina, o que também determinou redução na neurotoxicidade e na toxicidade gastrointestinal.

IRA E OUTRAS DROGAS ANTINEOPLÁSICAS

CARBOPLATINA

A carboplatina (CPT) é um derivado da platina que apresenta menor potencial nefrotóxico quando comparada à cisplatina, entretanto, episódios de IRA também têm sido associados ao uso desse fármaco, embora com freqüência reduzida.

As doses de CPT utilizadas para o tratamento quimioterápico são geralmente elevadas, diferentemente do observado para a cisplatina, sendo que a lesão pela CPT determina lesão renal com mecanismo dose-dependente.

Por outro lado, os relatos de lesão renal pela CPT sugerem que o efeito sinergístico do tratamento concomitante com outras drogas nefrotóxicas como anfotericina B, agentes antimicrobianos e outros quimioterápicos acentua o risco de instalação da IRA.

Em estudo clínico, entretanto, foi demonstrado episódio de IRA pelo tratamento isolado com carboplatina, tendo sido relacionado exclusivamente ao tempo de infusão da droga, que foi de apenas 6 horas, o que é considerado rápido se comparado à maioria dos regimes de infusão publicados que compreendem períodos múltiplos de 24 horas.

Embora se observe recuperação da lesão renal em adultos, a nefrotoxicidade ainda representa uma complicação séria desse tratamento quimioterápico.

METOTREXATO (MTx)

O metotrexato é um antimetabólico utilizado como agente quimioterápico em muitas formas de leucemia e tumores de bexiga. Em altas doses, pode apresentar toxicidade renal por depósito intratubular de seu metabólito 7-hidroximetotrexato.

A expansão de volume e a alcalinização da urina têm representado alternativas terapêuticas na profilaxia da IRA pelo metotrexato na medida em que podem reduzir a precipitação intratubular da droga e, conseqüentemente, a lesão renal de origem obstrutiva.

Outros mecanismos de lesão, como os efeitos tubular (lesão/necrose em túbulo proximal) e vasoconstritor renal em arteríola aferente, têm sido relatados. À semelhança de outros agentes nefrotóxicos, a lesão renal, por redução da filtração glomerular, promove elevação do nível sérico da droga e acentua a toxicidade em outros órgãos. Além disso, a associação com agentes antiinflamatórios não-hormonais deve ser evitada.

CICLOFOSFAMIDA

Além dos efeitos mais comuns da ciclofosfamida como mielossupressão, náuseas, vômitos e cistite hemorrágica, esse antineoplásico pode precipitar grave hiponatremia quando administrado em altas doses. A redução na excreção de água é causada pelo efeito antidiurético da droga em nível distal e não por liberação de água.

IFOSFAMIDA

A ifosfamida é um agente alquilante que, à semelhança da ciclofosfamida, pode causar cistite hemorrágica. Contudo, alterações na função tubular, como *Diabetes insipidus* nefrogênico, acidose tubular renal e necrose tubular aguda também já foram associadas ao uso dessa droga. Entretanto, ainda não estão estabelecidos os mecanismos indutores desse efeito colateral, uma vez que a ifosfamida está freqüentemente associada à ciclofosfamida em uso clínico, o que pode mascarar o efeito isolado da primeira. Acredita-se, porém, que seja um mecanismo dose-dependente, com toxicidade para doses superiores a 6g/m^2.

MITOMICINA C

Uma dose cumulativa de mitomicina, em associação com 5-fluorouracil, tem sido relatada como situação que se assemelha com a síndrome hemolítico-urêmica.

O curso da lesão renal pela mitomicina pode ser rápido, porém casos com manifestação de hemólise e uremia de forma insidiosa têm sido documentados. Outras lesões histológicas observadas correspondem ao depósito de fibrina e esclerose glomerular, ocorrendo disfunção renal com incidência menor do que 1% da população submetida ao tratamento com mitomicina C.

MISCELÂNEA

Outros agentes de uso clínico também têm sido relacionados com disfunção renal, porém com menor freqüência. Agentes como a carmustina e a estreptozotocina podem levar à deterioração lenta da função renal por nefrite tubulointersticial.

A mitramicina, um antibiótico, pode causar danos tubulares proximais e distais, ao passo que a citosina arabinosídeo, um antimetabólico, também está associada a episódios de nefrite tubulointersticial.

SÍNDROME DE LISE TUMORAL

A síndrome de lise tumoral (SLT) está relacionada à necrose maciça de células neoplásicas e ocorre mais freqüentemente após o tratamento quimioterápico, podendo, também estar associada ao uso de esteróides, preferencialmente a dexametasona, mesmo após dose única, tamoxifen, interferon recombinante, além de tratamento radioterápico.

Formalmente, a SLT só foi reconhecida por Cohen et al. em 1980, que relacionaram hipercalemia, hipocalcemia e hiperuricemia como as principais alterações metabólicas observadas em um grupo de pacientes submetidos a tratamento quimioterápico. Das alterações metabólicas que acompanham a SLT, o ácido úrico, o fosfato e outros metabólitos em níveis elevados têm sido implicados como causa de IRA. A hiperuricemia é o achado mais comum entre os pacientes com diagnóstico de SLT e IRA. Em geral, a extensão da lesão tumoral e a presença prévia de insuficiência renal são fatores preditivos para a instalação de lesão renal significativa na vigência da SLT, sendo a hiperuricemia o achado clínico mais importante em pacientes com SLT que desenvolvem IRA. Por outro lado, hiperfosfatemia, xantinúria, infiltração do parênquima renal por células neoplásicas, obstrução ureteral, doenças vasculares, uso concomitante de drogas nefrotóxicas e depleção de volume intravascular também podem ser pontuados como outras causas de lesão renal na vigência de SLT.

Dessa forma, o que se sabe é que a SLT apresenta uma ocorrência mais relevante entre pacientes com doenças malignas de crescimento rápido, entre essas os neoplasmas linfóides agressivos como linfoma de Burkitt, linfoma linfoblástico, linfoma histiocítico difuso, outros linfomas não-Hodgkin, leucemia linfoblástica aguda, e é mais raramente vista em tumores sólidos.

Entretanto, a ocorrência espontânea dessa síndrome também já foi relatada, tendo sido apresentados oito casos em um grupo de 37 pacientes. Assim, tendo em vista sua alta incidência, a SLT representa uma das complicações mais sérias relacionadas ao tratamento oncológico, uma vez que também pode desencadear lesão renal, já previamente descrita, como a causa de maior morbidade nessa população.

Dentre os episódios de insuficiência renal precipitados pela lise tumoral, sabe-se que a maioria é interpretada como totalmente reversível; entretanto, é necessário um manuseio terapêutico agressivo, com métodos dialíticos, para manter suporte vital, ao passo que o crescimento tumoral é controlado com a terapia citorredutiva adotada.

FISIOPATOLOGIA DA IRA POR HIPERURICEMIA NA SLT

O "clearance" de ácido úrico em humanos é de aproximadamente 10% da taxa total de filtração glomerular. O urato é quase totalmente filtrado no glomérulo. Do urato filtrado, 95 a 99% são reabsorvidos pelo túbulo proximal; a secreção de ácido úrico, a maior fonte de ácido úrico excretado, ocorre do lado distal.

Na presença de hiperuricemia, a excreção de ácido úrico aumenta, podendo, entretanto, apresentar-se supranormal tanto em pacientes normouricêmicos quanto em hiperuricêmicos com malignidades linfóides. Nesse contexto, a excreção de ácido úrico mostrou-se mais elevada em pacientes leucêmicos quando comparada a indivíduos normais, todos com os mesmos níveis plasmáticos de ácido úrico. A produção exacerbada ou a secreção descontrolada do ácido úrico nesses pacientes pode exceder a capacidade excretora dos túbulos renais levando à hiperuricemia. Os cristais de ácido úrico formam-se na presença de pH ácido, enquanto os cristais de urato monossódico e de urato monossódico monohidratado formam-se em pH fisiológico. Assim, a alteração funcional primária que leva à azotemia e à oligúria na nefropatia por urato é a obstrução tubular intraluminal, podendo também a obstrução vascular contribuir para a redução da filtração.

Nos casos de obstrução, alcalinização urinária, hidratação adequada e diurese estimulada podem ser empregadas como medidas para se elevar a solubilidade do ácido úrico e reduzir a precipitação de cristais intratubulares, sendo que, dentre essas medidas, a elevação do fluxo urinário tem-se revelado mais eficaz como forma preventiva para a lesão renal. Por outro lado, a utilização de drogas como o alopurinol, uma droga de amplo emprego na profilaxia e/ou tratamento da superprodução de urato, não tem-se revelado de grande importância na prevenção da IRA na SLT, uma vez que reduz o ácido úrico circulante à custa do aumento concomitante da hipoxantina e da xantina, precursores do ácido úrico, que são por sua vez menos solúveis na urina do que o ácido úrico, podendo a xantinúria, ou a nefropatia pela xantina, também ser precipitada pelo uso da droga.

Além do ácido úrico, a hiperfosfatemia é outra alteração metabólica observada na SLT, podendo ser também considerada fator etiológico na insuficiência renal.

Por outro lado, a hipocalcemia pode acompanhar a hiperfosfatemia e provavelmente ambas resultem em precipitação tecidual de fosfato de cálcio na vigência de SLT, que é associada à redução da reabsorção de fosfato pelo túbulo proximal, de tal forma que os pacientes passam a elevar a excreção urinária de fosfato, o que aumenta o risco de nefrocalcinose ou de obstrução tubular pela precipitação do fosfato de cálcio. Contudo, o tratamento da hipocalcemia em casos de hiperfosfatemia grave, como a utilização de quelantes de fosfato como insulina e glicose, deve ser reservado aos pacientes sintomáticos, por não revelar nenhum efeito preventivo significante do ponto de vista da função renal.

BIBLIOGRAFIA RECOMENDADA

Abelson HJ, Gernick MB. Renal failure induced by cancer chemotherapy. In Rieselbach RE, Garnick MB. Cancer kidney. Philadelphia, Lea & Febiger, 1982; p 769-813.

Akabane S, Imanishi M, Matsushima Y, Kawamura M, Kuramochi M, Ito K, Omae T. Renal actions of atrial peptide on the postischemic kidney. Can J Physiol Pharmacol 1988; 66:601-607.

Allon M, Llach F. Hyperphosphatemia, hypocalcemia and renal failure in a patient with acute leukemia. Am J Kidney Dis, 1988; 11:442-445.

Anderson RJ, Berl T, McDonald KM, Schrier RW. Evidence for an in vivo antagonism between vasopressin and prostaglandins in the mammalian kidney. J Clin Invest 1975; 56:420-426.

Arseneau JC, Canellos GP, Banks PM. American Burkitt's lymphoma: a clinicopathologic study of 30 cases. Clinical factors relating to prolonged survival. Am J Med 1975; 5:314-321.

Berl T, Raza WH, Horwitz J, Czaczkes W. Prostaglandin synthesis inhibition and the action of vasopressin: studies in the man and in the rat. Am J Physiol (Renal Fluid Eletrolyte Physiol) 1977; 232:529-537.

Brereton HD, Anderson T, Johnson RE, Schein PS. Hyperphosphatemia and hypocalcemia in Burkitt's lymphoma. Arch Intern Med 1975; 135: 307-309.

Burdach S, Jurgens H, Peters C, Nurnberger W, Mauz-Körholz C, Körholz D. Myeloablative radiotherapy and hematopoietic stem-cell rescue in poor prognostic Ewings's sarcoma. J Clin Oncol 1993; 11:1482-1488.

Capasso G, Rosati C, Ciani F, Giordano DR, Russo F, Desanto NG. The beneficial effect of atrial natriuretic peptide on cyclosporine nephrotoxicity. Am J Hypertens 1990; 3:204-210.

Cech P, Block JB, Cone CA, Stone R. Tumor lysis syndrome after tamoxifen flare (letter). N Engl J Med 1986; 315:263-264.

Chopra S, Kaufman JS, Jones TW, Hong WK, Gehr MK, Hamburger RJ, Flamenbaum W, Trump BF. Cis-diamminedichloroplatinum-induced acute renal failure in the rat. Kidney Int 1982; 21:54-64.

Clifton GG, Pearce C, O'neil WM, Wallin JD. Early polyuria in the rat following single-dose cis-dichlorodiam-mineplatinum (II). J Lab Clin Med 1982; 100:659-670.

Cohen LF, Balow JE, Magrath IT, Poplak DG, Zieger JL. Acute tumor lysis syndrome a review of 37 patients with Burkitt's lymphoma. Am J Med 1980; 68:486-491.

Daugaard A. Cisplatin nephrotoxicity: experimental and clinical studies. Dan Med Bulletin 1990; 37:1-12.

Defronzo RA, Calvin OM, Braine H. Cyclophosphamide and kidney. Cancer 1974; 33:483-491.

Deray G, Ben-Othman T, Brillet G, Baumelou B, Gabarre J, Baumelou A. Carboplatin-induced acute renal failure. Am J Nephrol 1990; 10:431-432.

Dhringa K, Mewcom SR. Acute tumor lysis syndrome in non-Hodgkin induced by dexamathasone. Am J Hematol 1988; 29:115-116.

Dobyan DC, Levi J, Jacobs C, Kosek J, Weiner MW. Mechanism of cisplatinum nephrotoxicity (II). morphologic observations. J Pharmacol Exp Ther 1980; 213:551-556.

Dvitikovik E, Spaulding J, Bethune V, Martin J, Whitmore WF. Improvement of cis-dichlorodaimmineplatinum (NSC 119875): therapeutic index in animal model. Cancer 1977; 39:1357-1361.

Einhorn JH. Testicular cancer as a model for a curable neoplasm. Cancer Res 1981; 41:3275-280.

Elias A, Ayashi LJ, Eder JP, Wheeler C, Deary J, Weissman L. A phase I study of high-dose autologous bone marrow support. J Clin Oncol 1991; 9:320-327.

Elias AD, Eder SP, Shea J. High dose 7 ifosfamide with mesna protection: a phase i study. J Clin Oncol 1990; 8:170-178.

Fer MF, Bottino GC, Sherwin SA. Atypical tumor lysis syndrome in a patient with T-cell lymphoma treated with recombinant leukocyte interferon. Am J Med 1984; 77:953-956.

Fields KK, Elfenbbein GJ, Perkins JB, Hiemenz JW, Janssen WE, Zorsky PE. Two novel high-dose treatment regimens for metastatic breast cancer-ifosfamide, carboplatin, plusetoposide and mitoxantrone plus thiotepa: outcomes and toxicities. Semin Oncol 1993; 20:59-66.

Fleming DR, Hensler-Downey PJ, Coffey CW. Radiation-induced acute tumor lysis syndrome in the bone marrow transplant setting. Bone Marrow Transpl 1991; 8:235-236.

Gonzalez-Vitali JC, Hayes DM, Cvitkovic E, Sternberg SS. The renal pathology in clinical trials of cis-platinum (II) diamminedichlorine. Cancer 1977; 39:1362-1371.

Gordon JA, Gattone VH. Mitochondrial alterations in cisplatin induced acute renal failure. Am J Physiol 1986; 250:991-998.

Gordon JA, Peterson LN, Anderson RJ. Water metabolism aer cisplatin in the rat. Am J Physiol 1982; 243:F36-43.

Gore ME, Calvert AH, Smith IE. High dose carboplatin in the treatment of lung cancer and mesothelioma: a phase i dose escalation study. Eur J Cancer Clin Oncol 1987; 23:1391-1397.

Grittenden DR, Ackerman GL. Hyperuricemia acute renal failure in disseminated carcinoma. Arch Intern Med 1977; 137:97-99.

Hanna WTH, Krann S, Regester RF, Murphy WM. Renal disease after mitomycin C therapy. Cancer 1981; 48:2583-2588.

Hebert LA, Lemann J, Petterson JR, Lennon E. Studies of the mechanism by which phosphate infusion lowers serum calcium concentration. J Clin Invest 1966; 25:1886-1894.

Jacob AS, Stoller RG, Chabner BA. 7-hydrosyme-thotrexate as a urinary metabolite in human subjetcs and rhesus monkey receiving highdose methotrexate. J Clin 1nvest 1976; 57:534-538.

Jenner FA, MacNeil S. The effects of lithium ions on the antidiuretic action of vasopressin in the rat. Br J Pharmacol 1975; 55:527.

Jones DP, Mahmoud H, Chesney RW. Tumor lysis syndrome pathogenesis and management. Pediatr Nephrol 1995; 9:206-212.

Jones DP, Stapleton FB, Kalwinsky D, McKay CP, Kellie SJ, Pin C-H. Renal dysfunction and hiperuricemia and relapse of acute lymphoblastic leukemia. Pediatr Oncol 1990; 18:283-286.

Kaplan BS, Herber D, Morell RE. Acute renal failure induced by hiperphosphatemia in acute lymphoblastic leukemia. Can Med Assoc J 1981; 124:429-431.

Kim S, Howell SB, McElay E. Dose intensification of cis-platin chemotherapy through biweekly administration. Ann Oncol 1993; 4:221-227.

Kjesllstrand CM, Campbell DC, Van Hartzsch B, Buselmier J. Hiperuricemic acute renal failure. Arch Intern Med 1974; 133:349-359.

Kovach JS, Moertell CG, Schutt AJ, Rutmeier RG, Hahn RG. Phase II study of cis-diamminedichroplatinum (NSC – 119875) in advanced carcinoma of the are bowel. Cancer Chemoter Rep 1973; 57:357-359.

Krakoff IH. Nephrotoxicity of cis-dichlorodiammineplatinum. Cancer Treat Rep 1979; 63:1523-1525.

Kurnik BRC, Wrisberg LS, Askenase AO, Kurnik OB. Mannitol stimulates atrial natriuretic peptide release in humans. Am J Kidney Dis 1991; 17:62-65.

Lehane D, Winston A, Gray R, Daskal Y. The effect of diuretic pretreatment on clinical, morphological and ultrastructural cis-platinum induced nephrotoxicity. Int J Radiat Oncol Phys 1979; 12:1393-1399.

Leonard BJ, Eccleston E, Jones P, Todd P, Walpole A. Antileukemic and nephrotoxic properties of platinum compounds. Nature London 1971; 234:43.

Lippman AJ, Nelson C, Nelson L, Krakoff IH. Clinical traits of cis-dichlorodiammineplatinum (NSC 119875). Cancer Treat Rep 1973; 57:191-200.

Litterst CL, Leroy AF, Guarino AM. Disposition an distribution of platinum following parenteral administration of cisdichlorodiammineplatinum (11) to animals. Cancer Treat Rep 1979; 63:1485-1492.

Loosvelt OJ, Schoulten HC, Gaillard CA, Blijham GH. Acute tumor lysis sindrome in a patient with acute lymphoblastic leukemia after a single dose of prednisone. Br J Hematol 1991; 77:122-123.

Lum GM, Aisenbrey GA, Dunn MJ, Berl T, Schrier RW, McDonald KM. In vivo effect of indomethacin to potenciate the renal medullary cyclic AMP response to vasopressin. J Clin Invest 1977; 59:8-13.

Madias NE, Harrington JT. Platinum nephrotoxicity. Am J Med 1978; 65:307-314.

McDonald BR, Kirmani S, Vasquez M, Mehta RL. Acute renal failure associated with the use of intraperitoneal carboplatin: a report of two cases and review of the literature. Arn J Med 1991; 90:386-391.

McMurphy R, Mitchel JR. Renal and hepatic necrosis after metabolic alteration of 2-substituted furans and thiophenes including furosemide and cephaloridine. Toxicol Appl Pharmacol 1977; 7:2:285-300.

Miller PD, Dubovsky SL, McDonald KM, Katz FH, Robertson GL, Schrier RW. Central, renal and adrenal effects of lithium in man. Am J Med 1979; 66:797.

Mir MA. Renal excretion of uric acid and its relation to relapse and remission in acute myeloid leukemia. Nephrol 1977; 19:69-80.

Monballyn J, Zacher V, Verberckmoes R, Boogaerts MA. Transient acute renal failure due to tumor-lysis-induced severe phosphate load in a patient with Burkitt's lymphoma. Clin Nephrol 1984; 22:750.

O'Connor N, Printice H, Hoffbrand A. Prevention of urate nephropathy in the tumor lysis syndrome. Clin Lab Haematol 1989; 11:97-100.

Oken DEG, Dibona GF, McDonald FD. Micropuncture studies of the recovery phase of myohemoglobinuric acute renal failure in the rat. J Clin Invest 1970; 49:730-737.

Ormond PM, Basinger MA, Jones MM, Hande KR. Association between increased atrial natriuretic peptide (ANP) and reduced cisplatin nephrotoxicity in rats. J Phamacol Exp Ther 1992; 262:246-251.

Ozols RF, Carden BJ, Jacob J. High dosc cisplatin in hypertonic saline. Ann Intern Med 1984; 100:19-24.

Padfield BF, Park SJ, Morton JJ, Braidwood AE. Plasma levels of antidiuretic hormone in patients receiving prolonged lithium therapy. Br J Psychiat 1977; 130:144.

Pera Jr MF, Zook BC, Harder HC. Effects of mannitol or (furosemide diuresis on the nephrotoxicity and physiological disposition of cis-dichlorodiammineplatinim (II) in rats. Cancer Res 1979; 39:1269-1278.

Pirotzky E, Ninio E, Biadault J, Pfister A, Benveniste J. Release of platelet activating factor, slow-reacting substance, and vasoactive amines from isolated ra kidneys. Kidney Int 1984; 25:404-410.

Pirotzky E, Uilmard C, Sedoti C, Ivanow F, Principe P, Braquet P. Platelet activating antagonist, BN-552021 protects against cis-diamminedichloroplatinum nephrotoxicity in the rat. Rev Fail 1990; 12:171-176.

Pollock DM, Hoest M, Opgenorth TJ. Effect of the ANF analog A 68828 in cisplatin-induced acute renal failure. J Pharmacol Exp Ther 1991; 257:1179-1183.

Rieselbach RE, Bentel CJ, Cotlove E, Frei E, Freirich EJ. Uric acid excretion and renal function in the acute hyperuricemia of leukemia pathogenesis and therapy of uric acid nephropathy. Am J Med 1964; 37:872-884.

Rosenberg B, Van Camp L, Grimley EB, Thomsom AJ. The inhibition of growth or cell division in Escherichia coli by different ionic species of platinum complexes. J Biol Chem 1965; 242:1347-1352.

Rosenberg B, Van Camp L, Krigas L. Inhibition of cell division in *Escherichia coli* by electrolysis products from a platinum elecrode. Nature 1965; 205:698-699.

Safirstein R, Miller P, Dilcman S, Lyman N, Shapiro C. Cisplatin-nephrotoxicity in rats: defect in pappilary hypertonicity. Am J Phisiol 1981; 10:175-185.

Santos OFP, Boim MA, Barros EJG, Schor N. Role of platelet activating acttor in gentamicin and cisplatin nephrotoxicity. Kidney Int 1991; 40:742-747.

Schaeppi U, Heyman IA, Fleisschman RW, Rosenkrantz H, Ilievski V, Phelan R, Davis RD. Cis-dichlorodiammine platinum (II) (NSC-119875): preclinical toxiciologic evaluation of intravenous injection in dogs, monkeys and mice. Toxicol Appl Pharmacol 1973; 25:230-241.

Schilsky RL, Anderson T. Hypomagnesemia and renal wasting in patientes receiving cisplatin. Ann Intern Med 1979; 90:929-931.

Schlondorff D, Neuwirth R. Platelet-activating factor and kidney. Ann Physiol 1986; 251:1-11.

Scott LA, Madan E, Valentonic MA. Attenuation of cisplatin nephrotoxicity by streptozotocin-induced diabetes. Fundam A Toxicol 1989; 12:530-539.

Shea TC, Mason JR, Storniolo AM, Newton B, Breslin M, Mullen M, Ward DM, Miller L, Christian M, Teatle R. Sequential cycles of high-dose carboplatin administrated with recombinant human granulocyte-macrophage colony-stimulating factor and repeated infusions of autologous peripheral-blood progenitor cells: a novel and effective method for delivering multiple courses of dose intensive therapy. J Clin Oncol 1992; 10:464-473.

Shea TC, Storniolo AM, Mason JR, Newton B, Mullen M, Taetle RA. A dose-escalation study of carboplatin/cyphosphamide/etoposide along with bone marrow or peripheral blood stem cell rescue. Sent Oncol 1992; 19:139-144.

Si'Arara J, Ramirez M, Winnik PH. Increasing recognition of corticosteroid induced tumor lysis syndrome in non Hodgkin's lymphoma. Cancer 1990; 65:1072-1073.

Silversman P, Distelhorst C. Metabolic emergencies in clinical oncology. Sent Oncol 1989; 16:504-505.

Simmonds AH, Cameron S, Morris GS, Davis PM. Allopurinol in renal failure and the tumor lysis syndrome. Ch Chin Acta 1986; 160:189-185.

Solez KE, Kramer EC, Fox JA, Heptinstall RH. Medullary plasma flow and intravascular leukocyte accumulati-on in acute renal failure. Kidney Int 1974; 6:24-37.

Stark JM, Mowell SB. Nephrotoxicity of cis-platinum dichlorodiammine. Clin Pharmacol Ther 1978; 23:461-466.

Talley RW, O'bryan RM, Gutterman JU, Brownles RW, McCredie KB. Clinical evaluation of toxic effects os cis-dichlorodiammineplatinum (NSC 119-875). Phase I Clinical Study. Cancer Treat Rq 1973; 57:465-571.

Tsokos GC, Balow JE, Spiegel RJ, Magrath IT. Renal and metabolic complications of undifferentiated and lymphoblastic lymphoma. Medicine 1981; 60:218-229.

Ultman NJ. Hyperuricemic in disseminated neoplasic disease other than lymphomas and leukemias. Cancer 1962; 15:122.

Van den Berg EK, Brazy PC, Dennis VW. Cisplatin induced alterations in transcellular an paracellular permeability of the frog skin. Clin Res 1980; 28:463A.

Vemulapalli S, Chiu PS, Barnett A. Cardiovascular and renal action of platelet-activating factor in anesthetized dogs. Hypertension 1984; 6:489-493.

Vogelzang NJ, Nelimark RA, Natl KA. Tumor lysis syndrome after induction chemotherapy of swall-cell bronchogenic carcinoma. JAMA 1983; 249:513-514.

Vogl SE, Zarsvinos T, Kaplan BH. Toxicology of cis-diammine dichroloplatinum II given in a two-hour outpatient regimen of diuresis and hydration. Cancer 1980; 45:11-15.

Vogler WR, Harrington DP, Winton EF, Lazarus HM, Bennett JM, Cassileth PA. Phase II clinical trial of carboplatin in relapsed and refractory leukemia. Leukemia 1992; 6:1072-1075.

Ward JM, Fauvie KA. The nephrotoxic effects of cis-diamminedichlroplatinum (II) (NSC 119875) in male F344 rats. Toxicol Appl Pharmacol 1976; 38:535-547.

Ward JM, Grabin ME, Leroy AF, Young DM. Modification of the renal toxicity of cisdiamminedichlorodiammine (II) with furosemide in male F344 rats. Cancer Treat Rep 1977; 61:375.

Ward JM, Young DM, Fauvie KA, Wolpert MK, Davis R, Guarino AM. Comparative nephrotoxicity of platinum cancer chemotherapeutic agents. Cancer Treat Rep 1976; 60:1675.

Ward SM, Fauvie KA. The nephrotoxic effects os cis-diammine-dichloroplatinum (II) in male. Toxicol Appl Pharmacol 1976; 38:535-537.

Whinnery MA, Kunau RT. Effect of potassium deficiency on papillary plasma flow in the rat. Am J Physiol 1979; 237:226-231.

Zusman J, Brown DM, Nesbit ME. Hyperphosphatemia, hyperphosphaturia and hypocalcemia in acute lymphoblastic leukemia. N Engl J Med 1973; 289:1335-1340.

43

DISFUNÇÃO SEXUAL MASCULINA

•

JOAQUIM DE ALMEIDA CLARO

INTRODUÇÃO

O diagnóstico e o tratamento da disfunção erétil sofreram uma verdadeira revolução desde a introdução da injeção intracavernosa de drogas vasoativas em 1982. Nesta última década, a hemodinâmica, a neuroanatomia e a anatomia funcional, bem como a farmacologia da ereção foram esclarecidas. Mais recentemente, pudemos compreender o papel dos neurotransmissores no relaxamento e na contração do músculo liso intracavernoso e das células endoteliais. O efeito do *Diabetes mellitus*, da aterosclerose, do fumo e do álcool no endotélio, nas terminações nervosas, no músculo liso e na trama fibroelástica intracavernosa tem sido intensamente estudado. Atualmente, estudos mais sofisticados estão sendo conduzidos para determinar o mecanismo biomolecular que leva à ereção. Além disso, as pesquisas farmacológicas em progresso no campo da ereção devem revelar agentes farmacológicos mais adequados no diagnóstico e no tratamento da impotência.

A injeção intracavernosa é um poderoso instrumento clínico na investigação inicial da impotência no consultório. Graças a ele, podemos estudar o sistema arterial e venoso do pênis com a utilização da ultra-sonografia dúplex, penografia radioisotópica, cavernosometria e cavernosografia e arteriografia. Porém, a indicação clínica desses exames invasivos deve ser criteriosa conforme veremos neste capítulo.

A disfunção erétil pode ser dividida nas seguintes categorias, de acordo com sua etiologia: psicogênica, hormonal, neurogênica, arterial, cavernosa (anteriormente conhecida como "fuga venosa") e farmacológica. O objetivo do diagnóstico etiológico é identificar causas reversíveis ou não da impotência.

FISIOLOGIA DA EREÇÃO

MECANISMO (Fig. A-72)

A ereção é iniciada por estímulos nervosos parassimpáticos, cujo neurotransmissor pré-ganglionar é a acetilcolina. Por isso, inicialmente, foi considerada o neurotransmissor da ereção. Contudo, hoje sabemos que o mediador pós-ganglionar da ereção é um neurotransmissor não-adrenérgico não-colinérgico. Provavelmente, o neurotransmissor mais importante da ereção é o óxido nítrico, produzido pelo endotélio, após estímulo da acetilcolina (Fig. A-73). Assim, o óxido nítrico seria

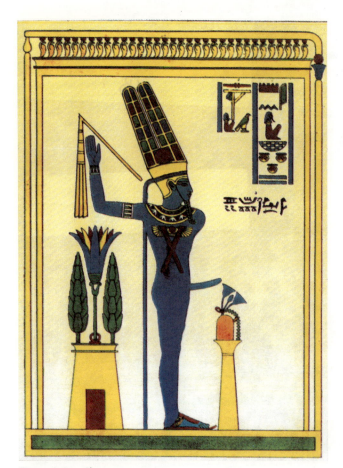

Figura A-71 – Ilustração egípcia.

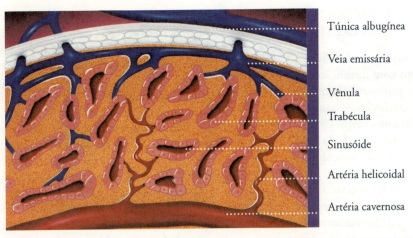

Figura A-72 – Anatomia do corpo cavernoso (gentileza Laboratório Pharmacia-Upjohn).

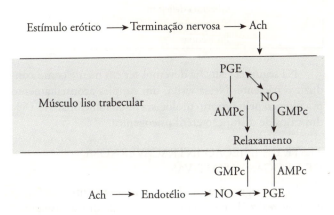

Ach = acetilcolina
NO = óxido nítrico
PGE = prostaglandina
AMPc = AMP-cíclico
GMPc = GMP-cíclico

Figura A-73 – Neurotransmissores da ereção.

o responsável direto pelo relaxamento do músculo liso intracavernoso, levando à ereção. Durante a ereção, o pênis funciona como um capacitor acumulando sangue sob pressão elevada. A dilatação do leito arterial permite a transmissão da pressão sistêmica para o corpo cavernoso.

A seguir, o relaxamento do músculo liso trabecular permite a expansão dos espaços lacunares e acúmulo do sangue, graças à compressão passiva das vênulas intracavernosas. Hemodinamicamente, a compressão das vênulas leva a um grande aumento da resistência ao fluxo desses vasos, constituindo a base funcional do mecanismo de venoclusão dos corpos cavernosos.

TENSÃO DE OXIGÊNIO

A medida da pO_2 sangüíneo do corpo cavernoso no estado flácido é comparável à do sangue venoso (25 a 45mmHg).

Porém, durante a ereção a pO_2 intracavernosa atinge níveis semelhantes aos da pO_2 arterial (100mmHg). Na realidade, essa pO_2 tem papel fundamental na ereção. A síntese de óxido nítrico é inibida por baixos índices de pO_2. Assim, com o aumento da pO_2 causado pela dilatação do leito arterial, as terminações nervosas e principalmente o endotélio passam a produzir óxido nítrico, levando ao relaxamento do músculo liso trabecular, à maior oxigenação, à maior produção de óxido nítrico e à ereção plena. Vários estudos têm demonstrado que a hipóxia aumenta a síntese de colágeno e fibroblastos no corpo cavernoso, levando então à fibrose e à disfunção erétil.

Normalmente, ocorrem 3 a 5 ereções por noite na espécie humana, com duração de 20 a 40 minutos cada, durante a fase REM do sono. Esse período de 1 a 3,5 horas de ereção "garantiria" uma oxigenação adequada do corpo cavernoso. É possível que, durante as ereções noturnas, a oxigenação do corpo cavernoso permita a síntese de citocinas, fatores de crescimento, além de óxido nítrico e prostaglandina que controlam a estrutura e impedem a fibrose dos corpos cavernosos. Nos pacientes com insuficiência arterial ocorre contínuo estado de hipo-oxigenação do corpo cavernoso, o que pode explicar sua associação com fibrose dos corpos cavernosos.

FIBROSE DOS CORPOS CAVERNOSOS

Estudos histopatológicos têm demonstrado degeneração das células do músculo liso e fibrose trabecular do tecido cavernoso de pacientes impotentes com insuficiência arterial ou portadores de fatores de risco vascular. O número de células do músculo liso cavernoso diminui, enquanto aumenta o depósito de tecido conjuntivo. Assim, fatores de risco vascular como isquemia, hipóxia crônica, aterosclerose, hipercolesterolemia e diabetes podem levar a um incompleto relaxamento do músculo liso trabecular devido à fibrose. Nesses pacientes, a inabilidade para o relaxamento completo do músculo liso impede a ativação do mecanismo de venoclusão.

AVALIAÇÃO DO PACIENTE COM DISFUNÇÃO ERÉTIL

Atualmente, calcula-se que existam nos Estados Unidos cerca de 30 milhões de homens com disfunção erétil. Mais de 400.000 pacientes por ano procuram algum tipo de tratamento. Aparentemente, a impotência está correlacionada com a idade, atingindo 1,9% dos homens aos 25 anos, 39% daqueles com 40 anos e ultrapassando os 50% após os 70 anos de idade. Cerca de 80% dos casos de impotência são de etiologia orgânica. Embora esses números sejam freqüentemente contestados, já que esse estudo foi realizado em área restrita da grande Boston (EUA), não existe outra pesquisa nesse sentido. Além disso, ainda que os dados venham a variar de uma região para outra, o impacto desses números é inegável.

Um diagnóstico etiológico preciso não é necessário em todos os homens com disfunção erétil, e qualquer método diagnóstico deve ser justificado em termos da relação custo-benefício para o paciente. Uma avaliação diagnóstica equilibrada é facilmente executada graças aos princípios fisiopatológicos discutidos previamente e se lembrarmos dos resultados obtidos com cada forma de tratamento, como veremos a seguir.

Muitas vezes, uma história clínica acurada e um exame físico cuidadoso fornecem todas as informações necessárias para a correta condução do paciente. Porém, em alguns casos, o diagnóstico preciso pode ser difícil e uma investigação mais completa pode ser necessária. É fundamental salientar que não existe um exame "padrão-ouro", nem sequer uma padronização universal para os testes de avaliação da disfunção erétil. Assim, é necessário que cada dado obtido seja levado em conta até que possamos, de forma racional, fechar o diagnóstico. Cada vez mais, a história clínica assume maior importância nesse diagnóstico.

Importante também é lembrar que todo homem com disfunção erétil apresenta algum tipo de alteração psicogênica. Da mesma forma, todo paciente psicogênico apresenta um problema físico, que é a impossibilidade do pênis ficar ereto, e assim deve ser examinado. A maioria dos pacientes esperam apresentar algum distúrbio orgânico, e são relutantes em aceitar a causa psicogênica da sua impotência, e muitas vezes torna-se necessária a exclusão de causas orgânicas nesses pacientes.

Já na primeira consulta é possível estabelecer o diagnóstico etiológico e aconselhar a maioria dos pacientes em relação às opções terapêuticas. É muito importante conquistar a confiança do paciente. Uma história sexual detalhada deve ser obtida. Informações como presença de diabetes, hipertensão, tabagismo, uso de drogas, cirurgias realizadas ou outras doenças concomitantes nos levam a pensar em causa orgânica da impotência. Por outro lado, a troca recente de companheira, estresse ou qualquer tipo de alteração emocional importante sugerem causa psicogênica. Sem dúvida, a idade do paciente também é muito importante. Pacientes jovens apresentam mais provavelmente impotência psicogênica, ao contrário daqueles idosos.

Se após uma cuidadosa entrevista com o paciente não foi possível estabelecer uma forte causa da impotência, devemos prosseguir com a investigação diagnóstica, de forma criteriosa. Obrigatoriamente, todo paciente deve ter uma dosagem de glicemia, já que a impotência pode ser o primeiro sintoma de diabetes não-diagnosticado. Embora a disfunção hormonal seja responsável por apenas cerca de 4 a 5% dos casos de impotência, testosterona e prolactina séricas devem ser dosadas. A maioria dos centros mundiais realiza apenas a dosagem de testosterona, acreditando que a hiperprolactinemia só leva à impotência na presença de deficiência da testosterona. Contudo, essa não tem sido nossa experiência, e em vários pacientes, até mesmo com hiperprolactinomas diagnosticados pela queixa de impotência, a testosterona era normal. Assim, consideramos fundamental a dosagem da prolactinemia de rotina (Quadro A-71).

Quadro A-71 – Avaliação laboratorial de rotina.

Glicemia de jejum
Testosterona
Prolactina

Na segunda visita, já devemos ter em mente como conduzir o paciente. Nessa visita, um simples aconselhamento psicológico pelo próprio urologista pode solucionar até 15% dos casos de disfunção erétil psicogênica.

TESTE DA INJEÇÃO INTRACAVERNOSA DE DROGAS VASOATIVAS

A injeção diagnóstica de drogas vasoativas intracavernosas deve ser realizada nesta fase. A escolha da droga vasoativa e da dosagem utilizada varia de acordo com a conveniência de cada centro, porém é importante que seja mantido um padrão, até mesmo para que se possam comparar os resultados, pelo menos dentro de cada centro. A papaverina é uma droga muito barata e eficaz, porém até mesmo uma única aplicação pode causar fibrose dos corpos cavernosos. Além disso, o índice de priapismo é bastante alto. Por isso, temos realizado rotineiramente este teste com 10µg de prostaglandina E_1 (Fig. A-74). A PGE_1 praticamente não causa fibrose cavernosa, e graças ao seu metabolismo intracavernoso reduz consideravelmente o risco de priapismo. É importante lembrarmos que uma descarga adrenérgica pode inibir o efeito dessas drogas, simulando assim um teste negativo (sem ereção), mesmo em pacientes sabidamente psicogênicos. Por isso, esse teste deve ser realizado em local confortável, com um mínimo de discrição e privacidade para o paciente. A interpretação dos resultados da injeção intracavernosa é subjetiva, mas devemos utilizar três classificações clinicamente úteis (Quadro A-72).

Quadro A-72 – Classificação clínica do teste de injeção intracavernosa.

0 = Sem ereção
1 = Tumescência
2 = Ereção plena

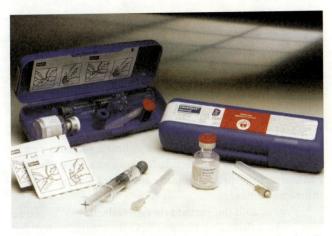

Figura A-74 – Estojo para teste intracavernoso com prostaglandina E_1 (Caverject, gentileza Laboratório Pharmacia-Upjohn).

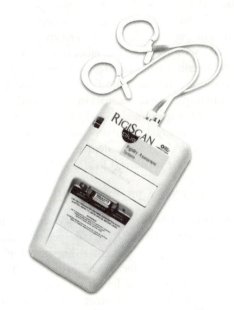

Figura A-75 – Rigidômetro peniano (Regiscan Plus, gentileza Select Brands).

A monitorização da ereção durante este teste com a utilização do Rigiscan (Rigiscan Plus, Osbon Medical Systems) (Fig. A-75) aumenta a objetividade do teste e torna os resultados comparáveis entre os vários centros de pesquisa. Contudo, não melhora a avaliação e a condução do paciente.

INTERPRETAÇÃO DO RESULTADO DO TESTE DE INJEÇÃO INTRACAVERNOSA

O objetivo da injeção intracavernosa é suplantar o tônus simpático, presente no estado de flacidez peniana, levando ao relaxamento do músculo liso cavernoso. Contudo, não existe no momento nenhum método para verificarmos se a droga e a dosagem utilizadas realmente proporcionaram o relaxamento deste músculo liso. Devido a isso, os resultados desse teste devem ser sempre avaliados de forma criteriosa e com bom senso. O diagnóstico etiológico da impotência nunca deve ser baseado no resultado do teste da injeção intracavernosa isoladamente. Pelo fato de os pacientes psicogênicos freqüentemente apresentarem tônus adrenérgico aumentado, não é raro o resultado negativo (sem ereção) nestes pacientes. Por outro lado, já é consenso atualmente que pacientes com neuropatia, com insuficiência arterial ou mesmo portadores de disfunção venoclusiva leve podem apresentar ereção após a injeção intracavernosa. Assim, o teste da injeção intracavernosa assume importância em conjunto com outros dados obtidos dos pacientes. Talvez o papel mais importante do teste seja na seleção daqueles pacientes candidatos a terapia de auto-injeção intracavernosa. Além do seu papel diagnóstico e na seleção dos candidatos a auto-injeção, o uso intracavernoso de drogas vasoativas tornou possível a realização de exames mais sofisticados para a avaliação vascular do paciente impotente.

ULTRA-SONOGRAFIA DÚPLEX PENIANA

Embora a arteriografia da artéria peniana seja considerada o método "padrão-ouro" na sua avaliação fornecendo excelente informação anatômica, sua correlação funcional é difícil. Além disso, em razão das dificuldades para sua realização, alto índice de complicações e custo elevado, este exame invasivo é realizado apenas raramente.

Em 1984, Lue et al. introduziram a ultra-sonografia dúplex na avaliação da impotência. Embora o dúplex avalie a velocidade de fluxo e não o fluxo arterial, tem provado ser um método confiável e reprodutível na avaliação da insuficiência arterial peniana. Após muita controvérsia sobre quais parâmetros deveriam ser avaliados, velocidade de fluxo, calibre das artérias ou forma das ondas de fluxo, hoje existe um consenso de que o único parâmetro importante é o pico de velocidade de fluxo sistólico das artérias cavernosas, que deve ser superior a 25cm/s após a injeção intracavernosa. Clinicamente, pode-se suspeitar de disfunção venoclusiva quando um paciente com pico de velocidade sistólica superior a 30cm/s apresentar alta velocidade de fluxo diastólico. Contudo, este último conceito não é aceito amplamente. De qualquer forma, com o aperfeiçoamento e o menor custo das máquinas (Fig. A-76), a ultra-sonografia dúplex transformou-se no meio mais simples e confiável na avaliação da árvore arterial peniana.

CAVERNOSOMETRIA E CAVERNOSOGRAFIA

Estes dois exames avaliam o mecanismo de venoclusão que depende do adequado relaxamento do músculo liso cavernoso. Este relaxamento resulta na compressão passiva das vênulas dos sinusóides contra a túnica albugínea, elevando a pressão intracavernosa. Assim, já que a confiabilidade tanto da cavernosometria quanto da cavernosografia depende do relaxamento do músculo liso, as mesmas restrições e críticas à ultra-sonografia dúplex também se aplicam nesses dois exames. Até pouco tempo atrás, a cavernosometria era exame obrigatório em todo paciente impotente, e a disfunção veno-

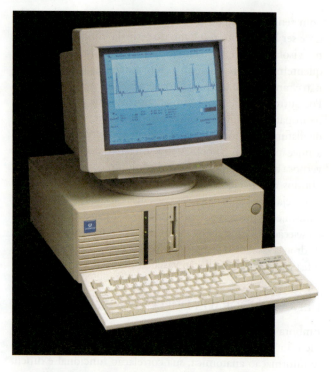

Figura A-76 – Aparelho de ultra-sonografia dúplex para a avaliação vascular peniana (Knoll-Midus, gentileza Promedron).

clusiva, ou "fuga venosa", como era conhecido então, foi considerada a causa mais freqüente de disfunção erétil. Porém, a partir do final dos anos 80, devido ao grande número de resultados falso-positivos, a cavernosometria foi perdendo terreno na investigação diagnóstica. Com o conhecimento dos péssimos resultados das chamadas "ligaduras venosas", a cavernosografia, que tinha o objetivo principal de planejamento cirúrgico, absolutamente perdeu o sentido.

A única indicação formal de realização de cavernosometria e cavernosografia é em pacientes jovens com impotência após traumatismo pélvico ou perineal. Em instituições de ensino ou pesquisa esses exames podem também ser realizados em caráter experimental.

OUTROS EXAMES

Exames com radioisótopos, como o penograma com Tc^{99m} têm valor puramente acadêmico, sem nenhum significado clínico na avaliação da impotência. Da mesma forma, a biópsia do corpo cavernoso pode revelar alterações histológicas típicas do homem impotente, mas não é capaz de fazer o diagnóstico etiológico, além de não apresentar nenhum valor prognóstico. A medida da tensão de oxigênio (pO_2) intracavernoso pode eventualmente indicar a presença de vasculopatia, porém a complexidade desses estudos e a falta de padronização e reprodutibilidade dos resultados impedem sua utilização clínica.

Assim, após um período de supervalorização de exames invasivos e sofisticados, a investigação da disfunção erétil tornou-se, atualmente, mais criteriosa, levando em consideração a relação custo-benefício para o paciente. O diagnóstico etiológico da impotência é, muitas vezes, clínico, utilizando alguns poucos exames complementares para ajudar a fechar o diagnóstico. O dado mais importante a ser considerado é a história clínica do paciente. Após cuidadosa entrevista, e com auxílio de bom senso, a avaliação laboratorial e o teste de injeção intracavernosa serão capazes de fazer o diagnóstico etiológico correto na imensa maioria dos casos. Além disso, devemos lembrar que os exames mais invasivos só devem ser realizados se o paciente e o médico estiverem dispostos a realizar algum tipo de cirurgia vascular peniana. Assim, na realidade, a investigação diagnóstica depende do tipo de tratamento que se pretende instituir (Quadro A-73).

DOENÇA DE PEYRONIE

Inicialmente descrita por Peyronie, em 1873, como uma deformidade dorsal do pênis, caracteriza-se pela formação de uma placa fibrosa na túnica albugínea do pênis. Embora a placa de Peyronie possa estar localizada em qualquer parte do pênis, mais freqüentemente se localiza na superfície dorsal do corpo cavernoso. A doença acomete principalmente homens entre 40 e 50 anos de idade. A queixa principal desses pacientes é a presença da placa e curvatura do pênis, porém muitos referem dor durante a relação. Nos casos mais graves, a curvatura pode impedir a penetração vaginal ou causar dor

Quadro A-73 – Tratamento e avaliação da disfunção peniana (Lue, 1990).

Tratamento	Avaliação
Vacuoterapia ou medicação oral	Nenhuma
Injeção intracavernosa	Teste da papaverina, estimulação visual
Prótese peniana	Teste da papaverina, estimulação visual, TPN
Cirurgia venosa	Teste da papaverina, estimulação visual, TPN, ultra-sonografia dúplex ou pressão de oclusão arterial, cavernosometria, cavernosografia
Cirurgia arterial (com ou sem cirurgia venosa)	Teste da papaverina, estimulação visual, TPN, ultra-sonografia dúplex ou pressão de oclusão arterial, cavernosometria, cavernosografia, arteriografia

TPN = teste da tumescência peniana noturna (laboratório do sono).

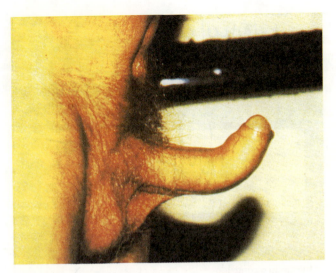

Figura A-77 – Doença de Peyronie (típica curvatura dorsal do pênis).

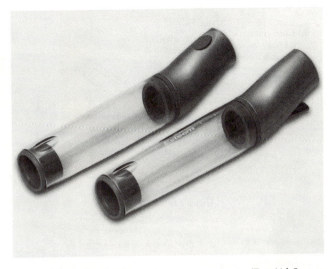

Figura A-78 – Bomba de sucção para vacuoterapia (ErecAid System Esteem, gentileza Select Brands).

excessiva na companheira. A grande maioria dos pacientes apresenta a função erétil preservada, mas, em alguns casos mais avançados ou com a evolução natural da doença, os pacientes não mais apresentam ereção plena. A doença de Peyronie tem sido associada com a doença de Dupuytren e fibrose degenerativa.

Embora várias etiologias tenham sido aventadas para explicar o aparecimento da placa de Peyronie, ainda hoje não se conhece o exato mecanismo de formação da placa. Atualmente, o conceito mais aceito é que a placa se origina de uma vasculite causada por microtraumas constantes, evoluindo para fibrose e calcificação.

O diagnóstico da doença de Peyronie é clínico, feito pela palpação da placa. Para verificarmos o grau da curvatura, uma ereção pode ser obtida pela injeção intracavernosa de soro ou droga vasoativa (Fig. A-77). Para a escolha da terapia mais indicada, é fundamental assegurarmos se o paciente apresenta ereções espontâneas de boa qualidade ou não.

Inúmeras formas de tratamento clínico têm sido utilizadas, com sucesso discutível. Os métodos mais divulgados são a administração oral de vitamina E ou potaba. Mais recentemente, tem-se tentado a injeção intraplaca de corticóides e bloqueadores dos canais de cálcio, porém os estudos até o momento não são encorajadores. No campo cirúrgico, várias técnicas têm sido descritas, a mais divulgada é a cirurgia de Nesbit, que consiste na excisão de uma elipse de túnica albugínea e sua plicatura, contralateralmente à placa de Peyronie. Embora essa técnica proporcione a retificação peniana, geralmente está associada a um encurtamento de cerca de 1,0 a 1,5cm do pênis. A opção mais atual seria a incisão da placa, em forma de estrela, substituindo a túnica albugínea por veia safena. Embora recente, essa técnica tem apresentado bons resultados, mantendo o comprimento original do pênis. Por fim, aqueles pacientes que além da curvatura peniana apresentam ereção deficiente devem ser submetidos a implante de prótese peniana.

TRATAMENTO DA DISFUNÇÃO ERÉTIL

No início dos anos 90 ficou claro que as chamadas cirurgias vasculares penianas apresentavam resultados muito pobres, comparáveis ao placebo. Por causa disso, são atualmente considerados procedimentos experimentais, devendo-se reservar sua realização para centros universitários e de pesquisa. Assim, no momento existem apenas três formas de tratamento da disfunção erétil: vacuoterapia, auto-injeção intracavernosa e implante de prótese peniana. Conforme o que vimos anteriormente, qualquer dessas formas de terapia pode tratar a impotência de várias etiologias.

Vacuoterapia

A obtenção de uma ereção plena com auxílio de bomba de vácuo (Fig. A-78) tem vantagens importantes; é prontamente reversível e praticamente isenta de efeitos colaterais. Geralmente, a vacuoterapia leva ao aumento da área de corte sagital do pênis em 150%. Vários estudos têm demonstrado que cerca de 85% de pacientes impotentes de várias etiologias obtêm ereção satisfatória utilizando bomba de vácuo. Talvez a única desvantagem dessa técnica seja que a ereção não deve se prolongar por mais de 30 minutos, já que é considerada uma ereção com baixo fluxo arterial.

Auto-injeção intracavernosa de drogas vasoativas
(Fig. A-79)

Desde que Virag, em 1982, descobriu que a injeção intracavernosa de papaverina podia induzir uma ereção plena, a auto-injeção deixou de ser um tratamento alternativo para transformar-se na primeira opção terapêutica da impotência orgânica. Atualmente, a utilização da papaverina isolada foi abolida devido ao seu índice de complicações, como o priapismo e os efeitos sistêmicos. Porém, seu efeito mais temível é a fibrose dos corpos cavernosos, que pode ocorrer até mesmo após uma única injeção. Por outro lado, a prostaglandi-

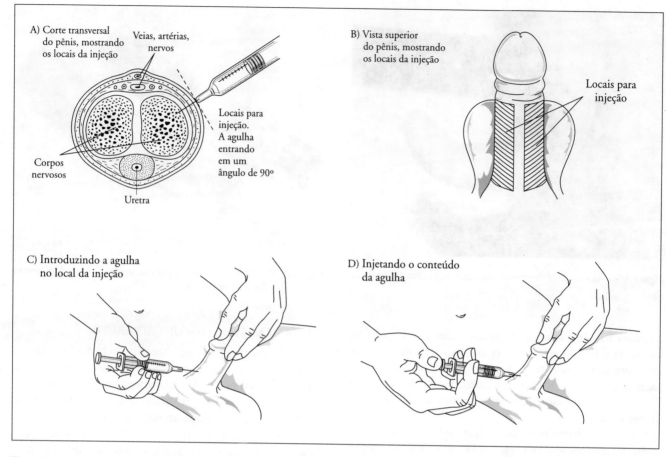

Figura A-79 – Esquema para treinamento da auto-injeção intracavernosa (gentileza Laboratório Pharmacia-Upjohn).

na E_1 (ver Fig. A-74) tem-se mostrado bastante eficaz, alcançando sucesso em 79% dos casos, independente da etiologia. Além disso, graças à sua rápida metabolização intracavernosa, a ocorrência de priapismo é inferior a 1% e o aparecimento de fibrose dos corpos cavernosos causada pela prostaglandina E_1 não é freqüente. O efeito colateral mais importante da PGE_1 é a dor no local da sua aplicação, que ocorre em até 40% dos pacientes. Essa dor, de forte intensidade, que pode durar até 3 horas após a aplicação, é a principal causa de abandono do tratamento. Com o objetivo de aumentar o índice de sucesso da auto-injeção e reduzir o custo do tratamento, várias associações de drogas foram desenvolvidas. A mais utilizada atualmente, conhecida como tri-mix, ou solução de Goldstein (Universidade de Boston), é a associação da PGE_1, fentolamina e papaverina. Essa associação de drogas vasodilatadoras e relaxantes do músculo liso cavernoso permitiu a utilização de doses muito pequenas de cada droga, com sucesso superior a 95% dos casos de impotência de qualquer etiologia, praticamente isenta de efeitos colaterais. O priapismo é inferior a 0,5% dos casos e praticamente não existe fibrose dos corpos cavernosos. Além disso, essa associação não causa dor peniana.

Implante de próteses penianas

Há quase 3.000 anos os chineses já utilizavam hastes de marfim para completar e auxiliar a ereção peniana. A experiência mundial efetiva data de cerca de 30 anos, com o advento da primeira prótese de material sintético, o acrílico, colocada entre a túnica albugínea e a fáscia de Buck. Posteriormente, surgiram as próteses penianas como conhecemos hoje, colocadas no interior dos corpos cavernosos. Atualmente, podemos dispor de dois tipos básicos de próteses penianas: as semi-rígidas (Fig. A-80) e as infláveis (Fig. A-81). O índice de sucesso do implante peniano é bastante elevado, atingindo 97% com as próteses infláveis e 98% com as semi-rígidas. Embora as próteses infláveis representem uma solução mais fisiológica no tratamento da impotência, seu custo elevado ainda dificulta sua utilização em nosso meio. Desde o início dos anos 90, temos realizado o implante de próteses penianas sob anestesia local, em caráter ambulatorial. Com isso diminuímos a morbidade e o custo deste procedimento, sem perda do conforto para o paciente. A complicação mais importante da colocação de próteses penianas é a infecção, que pode ocorrer entre 3 e 10% dos casos. Essas complicações assumem caráter dramático nos pacientes diabéticos. Assim,

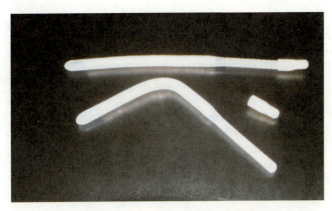

Figura A-80 – Prótese peniana semi-rígida (gentileza Promedron).

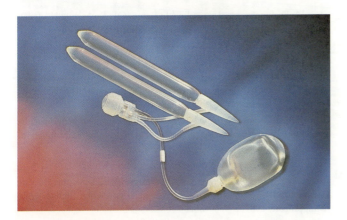

Figura A-81 – Prótese peniana inflável (Mentor Alpha 1, gentileza Promedron).

de modo geral, é necessária uma cobertura antimicrobiana adequada e uma técnica cirúrgica rigorosa. Nos pacientes diabéticos é obrigatório o controle da glicemia.

O aperfeiçoamento das próteses utilizadas e a melhoria da técnica cirúrgica permitiram a realização deste procedimento sob anestesia local, ambulatorialmente, e com preservação da vascularização intracavernosa, levando à manutenção de uma ereção residual em praticamente todos os pacientes. Além disso, a verificação de que esta é a única opção cirúrgica eficaz no tratamento da impotência tornou o implante de prótese peniana um procedimento bastante atraente para o paciente, com alto índice de satisfação.

TRATAMENTOS ALTERNATIVOS

Cirurgias vasculares penianas

Após um período de superutilização dessas cirurgias no início dos anos 80, as "ligaduras venosas" e as revascularizações penianas foram consideradas, no início dos anos 90, procedimentos experimentais, devido aos seus resultados muito pobres. Na realidade, os resultados, a médio prazo, de qualquer tipo dessas cirurgias é comparável ou, em muitas casuísticas, inferior ao placebo. Em série de pacientes com seguimento rigoroso, submetidos à cirurgia para disfunção venoclusiva, obtivemos sucesso em apenas 38% dos casos. Da mesma forma, vários autores têm relatado sucesso inferior a 40% no tratamento da insuficiência arterial peniana. Sohn et al. demonstraram que a permeabilidade da anastomose arterial não tem nenhuma correlação com o sucesso subjetivo relatado pelo paciente, comprovando assim o efeito placebo da cirurgia.

Dispositivo intra-uretral

A tentativa de se administrar a PGE_1 por via uretral evitando-se injeção intracavernosa é atraente. Embora um estudo pioneiro tenha relatado 65% de sucesso com a PGE_1 intra-uretral, esses resultados não têm sido reproduzidos. Mesmo utilizando-se doses altas, como 1.000μg intra-uretral, parece que o índice de sucesso é de cerca de 40%. Além disso, grande parte dos pacientes refere ardor muito importante, com uretrorragia em 29% dos casos.

Tratamento oral (sildenafil)

Naturalmente, a via oral seria a opção terapêutica mais adequada no tratamento da impotência. Até o momento, todas as drogas utilizadas mostraram-se tão eficazes quanto o placebo. Porém, muito recentemente, alguns estudos têm demonstrado que uma nova droga, o sildenafil, um vasodilatador, inibidor da 5-fosfodiesterase, tem apresentado 76% de sucesso no tratamento da impotência de várias etiologias. Esta droga age impedindo que a 5-fosfodiesterase, presente no corpo cavernoso, transforme o GMP-cíclico em GMP, levando assim à ereção (Fig. A-82). O sildenafil deveria ser ingerido 1 hora antes da relação e, diferentemente da PGE_1, necessita de estímulo erótico para levar à ereção. O único efeito colateral é a cefaléia, em 10% dos casos. Contudo, existem apenas 4.000 pacientes estudados, e, embora os estudos sejam muito promissores, são necessários um número maior de pacientes e um seguimento mais prolongado para a utilização clínica desta nova droga.

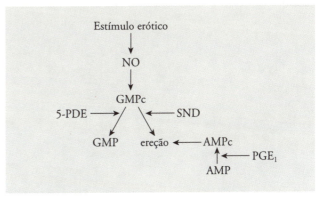

NO = óxido nítrico
5-PDE = 5-fosfodiesterase
GMPc = GMP-cíclico
SND = sildenafil
AMPc = AMP-cíclico
PGE_1 = prostaglandina E_1

Figura A-82 – Mecanismo de ação do sildenafil.

EJACULAÇÃO PRECOCE

A definição de ejaculação precoce é a persistência de uma ejaculação após estimulação sexual mínima, antes, durante ou rapidamente após a penetração vaginal. Geralmente, o ejaculador precoce sofre também de complexo de culpa, causado pela insatisfação da companheira, além de sentir-se sexualmente inferior. Atualmente, a ejaculação precoce é considerada uma disfunção com causas multifatoriais, porém uma grande parte dos pacientes se apresenta hiperexcitável, hiperativo, tornando-se obsessivo em relação ao seu problema. A ansiedade que parece ser o denominador comum de todas as disfunções sexuais freqüentemente é a causa final da ejaculação precoce. Associada à ansiedade, o paciente pode apresentar perda da auto-estima e da autoconfiança. Naturalmente, esses sintomas podem ser causados por várias alterações comportamentais, como estresse, relacionamentos inadequados, processo neurótico, medo do desempenho sexual, sentimento de rejeição ou ausência de formação psicossexual adequada.

As várias formas de tratamento da ejaculação precoce não apresentam sucesso definitivo, e freqüentemente o paciente volta a experimentar o aparecimento desse distúrbio. A psicoterapia sexual é o tratamento de escolha, porém a maioria dos pacientes reluta em aceitar a causa psicogênica do seu distúrbio e fazer o acompanhamento psicoterápico. Além disso, a psicoterapia apresenta resultados apenas tardiamente. Assim, freqüentemente, é necessária a associação de tratamentos medicamentosos. A clomipramina é a droga mais utilizada. Os alfa-bloqueadores e neurolépticos apresentam resultados apenas discretos. A fluoxetina e os inibidores da serotonina estão em estudo, mas têm apresentado bons resultados. Atualmente, temos obtido bons resultados com a utilização da clorpromazina, administrada 1 hora antes da relação sexual, porém o grupo de pacientes estudados ainda é pequeno, e o seguimento muito curto. O tratamento farmacológico está formalmente indicado nos pacientes sem uma companheira estável, ou com companheira que se recuse a participar da psicoterapia sexual, naqueles em que a psicoterapia falhou ou nos pacientes com depressão.

Quando todas essas formas de tratamento falharem, a auto-injeção intracavernosa de drogas vasoativas está indicada. A auto-injeção é realizada da mesma forma que nos pacientes com disfunção erétil. Contudo, devido ao risco elevado de priapismo, devemos utilizar doses muito inferiores àquelas utilizadas para impotência. Com acompanhamento adequado, a auto-injeção tem apresentado bons resultados em até 77% dos casos, em seguimento de três meses.

BIBLIOGRAFIA RECOMENDADA

Claro JA. Disfunção sexual masculina. In Ramos OL, Rothschild HA (eds). Atualização terapêutica. São Paulo, Artes Médicas, 1997; p 1109-1110.

Claro JFA, Ferreira U, Vidotti D, Bordenalli G, Denardi F. Tratamento clínico da impotência. Rev Bras Med 1996; 53:934-938.

Claro JFA, Rodrigues Netto Jr N, Bordenalli G, Vidotti D, Ferreira U, Denardi F. Implante de prótese peniana sob anestesia local: sete anos de experiência. J Bras Ginecol 1996; 106:255-257.

Claro JFA, Rodrigues Netto Jr N, Ferreira U. Comparison between short and long-term results of the surgical treatment of venoclusive dysfunction. J Urol 1992; 147:310A.

Claro JFA. Reflexões sobre a disfunção erétil. J Bras Urol 1993; 19:1-5.

Goldstein I. Vasculogenic impotence. Its diagnosis and treatment. In de Vere Whiter (ed). Problems in urology: Sexual dysfunction. Philadelphia, JB Lippincott, 1987; p 476-486.

Krane RJ, Goldstein I, Saenz de Tejada I. Impotence. N Engl J Med 1989; 321:1648-1659.

Lue TF, Tanagho EA. Physiology of erection and pharmacological management of impotence. J Urol 1987; 137:829-836.

Rajfer J. Impotence – quick work-up (Editorial). J Urol 1996; 156:1951.

Saenz de Tejada I. Mechanisms for the regulation of penile smooth muscle. In Worldbook of impotence. London, Smith-Gordon, 1992; p 39.

44

REPRODUÇÃO ASSISTIDA

•

AGNALDO PEREIRA CEDENHO

JORGE HADDAD FILHO

O PROCESSO DE REPRODUÇÃO HUMANA É POUCO EFICIENTE

Mesmo em casais aparentemente normais e expostos a risco de gravidez, a probabilidade desta ocorrência em um único ciclo menstrual é baixa, sendo estimada em 16%. Assim sendo, casais normais têm probabilidade aproximada de 90% de apresentar gravidez em um ano, do que resulta a definição de infertilidade conjugal:

– o casal é considerado infértil quando, mantendo relações sexuais na ausência de método contraceptivo durante um ano, não apresenta gravidez.

Estima-se que 15% dos casais apresentem algum problema de fertilidade. A figura A-83 mostra que, após o amadurecimento folicular, a ovulação disponibiliza o oócito para captação e transporte pelas tubas. A fertilização é intratubária: o espermatozóide, estando disponível, deve atravessar o canal endocervical e a cavidade uterina para a singamia com o oócito. Formado, o embrião será transportado ao útero, onde sua interação com o endométrio determinará a reação de implante ou nidação. O quadro A-74 mostra alguns problemas que podem determinar a infertilidade em cada uma destas etapas.

OS PROCESSOS DE REPRODUÇÃO ASSISTIDA SUPERAM AS DEFICIÊNCIAS QUE ALTERAM A FERTILIDADE

Muitos dos problemas que impedem a expressão normal da fertilidade de um casal são de reversibilidade discutível, como a obstrução tubária devido à seqüela de moléstia inflamatória pélvica, por exemplo. Em casos como este, os processos de **reprodução assistida** oferecem a possibilidade de transpor o obstáculo, permitindo a ocorrência de gravidez. A correta indicação do processo depende da análise dos seguintes parâmetros:

1. presença de oócitos viáveis;
2. número de espermatozóides móveis;
3. adequação morfológica e funcional de cavidade uterina e tubas;
4. interação entre muco cervical e espermatozóides;
5. capacidade de o espermatozóide se ligar à zona pelúcida e se fundir com o oolema, penetrando no oócito.

OS QUATRO PRINCIPAIS PROCESSOS DE REPRODUÇÃO ASSISTIDA

O algoritmo da figura A-84 mostra os principais programas de reprodução assistida. Supondo a existência de oócitos viáveis e cavidade uterina adequada, os programas foram individualizados.

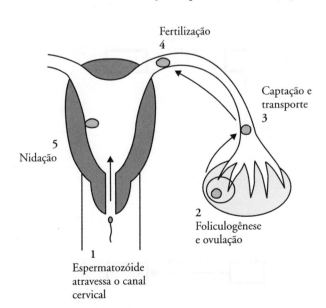

Figura A-83 – Fisiologia de reprodução.

Quadro A-74 – Problemas determinantes de infertilidade conjugal.

Alterações da disponibilidade do espermatozóide
  Gametogênese: varicocele, infecções, hipogonadismo, criptorquia
  Transporte nos genitais masculinos: agenesia de deferentes, ejaculação retrógrada, doenças obstrutivas
  Distúrbios da deposição do sêmen: disfunção erétil, hipospádias

Alterações da oogênese
  Anovulação, insuficiência ovariana, hiperprolactinemia

Alterações do transporte do oócito pelas tubas
  Endometriose
  Seqüelas de moléstia inflamatória pélvica
  Seqüelas de manipulação cirúrgica da pelve
  Defeitos funcionais da tuba

Alterações na passagem do espermatozóide pelo canal cervical
  Resposta insuficiente das criptas secretoras ao estradiol
  Falha na foliculogênese resultando em estradiol baixo
  Endocervicites
  Manipulação cirúrgica do colo

Alterações da fertilização
  Falta de penetração do espermatozóide na zona pelúcida
  Falha na fusão do espermatozóide com o oolema
  Defeitos na meiose

Alterações da nidação
  Malformações uterinas
  Deficiência na secreção de progesterona pelo corpo lúteo
  Malformações embrionárias

Inseminação intra-uterina (IUI = "intrauterine insemination") – consta do depósito de espermatozóides diretamente na cavidade uterina, processo que supera as dificuldades que os espermatozóides possam ter para penetrar no muco cervical. Para que este procedimento venha ter sucesso, são necessários: número de espermatozóides móveis mínimo de 5 milhões, normalidade morfológica/funcional das tubas e testes normais de penetração no oócito.

Transferência intratubária de gametas (GIFT = "gamete intrafallopian transfer") – é o processo pelo qual os gametas feminino e masculino são introduzidos dentro das tubas por meio de videolaparoscopia. Visa superar supostas dificuldades funcionais da tuba, ainda não esclarecidas, mas supostas reais desde que a inseminação mostre insucessos repetidos.

Fertilização *in vitro* e transferência de gametas (IVF-ET = "*in vitro* fertilization and embryo transfer") – neste procedimento, oócitos são retirados dos folículos ovarianos por meio de punção e, em laboratório, fertilizados com os espermatozóides. Os embriões formados são transferidos para a cavidade uterina. Este processo é utilizado quando o obstáculo à reprodução se localiza nas tubas, necessitando de no mínimo 2 milhões de espermatozóides móveis.

Injeção intracitoplasmática de espermatozóides (ICSI = "intracytoplasmic sperm injection") – este procedimento consiste na injeção de um único espermatozóide no citoplasma de um oócito, o que é feito por meio de micromanipulador. Utilizado quando o número de espermatozóides móveis é menor que 2 milhões ou quando ocorre ausência de fertilização dos oócitos.

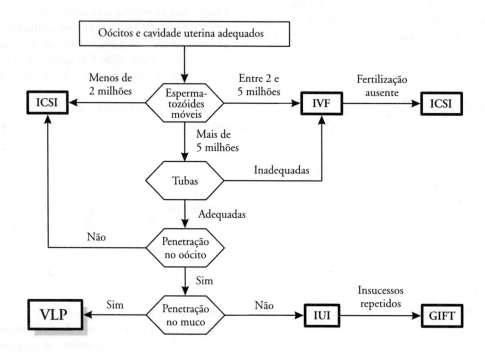

Figura A-84 – Reprodução assistida: um algoritmo.

PROCESSOS HETERÓLOGOS: QUANDO NÃO ESTÃO DISPONÍVEIS OÓCITOS E ESPERMATOZÓIDES

A existência de oócitos pode ser garantida, para pacientes com alguma reserva ovariana, por meio da estimulação controlada dos ovários, a ser descrita. Entretanto, quando a reserva ovariana é muito pequena, mesmo este processo falha na obtenção dos gametas. Nestes casais, é ainda possível realizar o processo assistido mediante utilização de oócitos de uma doadora. Após fecundados com o sêmen do marido, originarão embriões que serão implantados no endométrio de sua parceira, cujos ovários têm reserva pequena. A utilização de oócitos de doadora caracteriza o processo como heterólogo.

Da mesma forma, se o homem não possui espermatozóides, o procedimento pode ainda ser executado desde que com doação de espermatozóides, usualmente criopreservados nos chamados bancos de sêmen. Este processo é igualmente heterólogo.

Os processos assistidos permitem ainda que uma mulher histerectomizada ou com cavidade uterina inadequada para a gravidez possa ter seus oócitos, após fertilização *in vitro*, transferidos para o útero de uma outra mulher. Assim, mesmo uma paciente sem condição física para a gravidez pode ter perpetuado seu plasma germinativo.

VARIANTES DO ICSI PARA PACIENTES AZOOSPÉRMICOS

Em alguns pacientes, a causa da azoospermia é uma obstrução nos ductos deferentes, semelhante ao que acontece intencionalmente na vasectomia. Nestes casos, existe o espermatozóide e a dificuldade é de transporte deste gameta. Isto pode ser superado por meio da punção do epidídimo e aspiração de espermatozóides, processo conhecido como MESA ("microepidydimal sperm aspiration"). Os espermatozóides, assim obtidos, serão injetados nos oócitos (ICSI).

Há ainda pacientes cujos espermogramas mostram azoospermia, mas que, por vezes, apresentam biópsias testiculares mostrando pequena quantidade de espermatozóides na luz dos túbulos seminíferos. Nestes pacientes, é possível a retirada de fragmentos dos testículos e o encontro de alguns espermatozóides para a realização do ICSI. Este processo é chamado TESE ("testicular sperm extraction").

GARANTINDO A PRESENÇA DE OÓCITOS: A ESTIMULAÇÃO CONTROLADA DOS OVÁRIOS

A garantia da presença do gameta feminino e a observação de que um número maior de oócitos implica melhor resultado no processo assistido fizeram com que a maioria desses processos se inicie com a estimulação controlada dos ovários. Esta técnica está fundamentada no fato de que o aumento da oferta de FSH aos ovários atenua o fenômeno da seleção no ciclo menstrual, induzindo o desenvolvimento de múltiplos folículos e, em conseqüência, múltiplos oócitos (Fig. A-85).

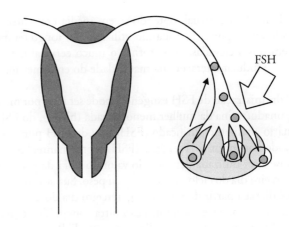

Figura A-85 – Estimulação controlada dos ovários.

O aumento deste hormônio pode-se dar de duas formas:

1. Aumento do FSH endógeno – neste caso, o aumento da oferta de FSH ocorre à custa de secreção hipofisária da própria paciente, o que se consegue por meio do citrato de clomifeno. Este produto é de ação antiestrogênica e, ocupando os receptores de estradiol do hipotálamo, impede o "feedback" negativo entre estradiol e FSH, com o que a síntese e a secreção de FSH aumentam na hipófise. Apresentado na forma de comprimidos de 50mg, deve ser administrado nesta dose por cinco dias, iniciando-se entre o segundo e o quinto dia do ciclo menstrual (Fig. A-86). A monitorização da ocorrência e do número de folículos em desenvolvimento geralmente é feita pela ultra-sonografia e, na ausência deste crescimento, no próximo ciclo a dose deve ser aumentada em 50mg por dia e assim por diante, até um máximo de 250mg/dia, quando então mais de 90% das pacientes terão tido desenvolvimento folicular. Quando pelo menos um folículo atinge diâmetro médio de 18mm, administra-se 10.000UI de gonadotrofina coriônica humana (hCG), com o que ocorrerá maturação dos oócitos 30-36 horas depois. Medicação de primeira escolha na anovulação crônica, o clomifeno pode ser utilizado para a estimulação ovariana em pacientes com

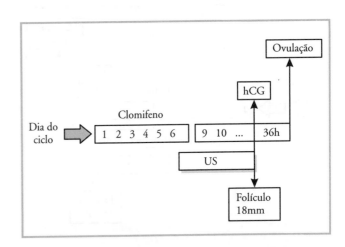

Figura A-86 – Emprego de clomifeno.

regularidade menstrual, obtendo-se em média crescimento de 3 folículos por ciclo. Quando utilizado por longo tempo ou em doses elevadas, pode tornar o muco cervical inadequado e induzir alterações na maturidade do endométrio.

2. Administração de FSH exógeno – pode ser feita por meio da gonadotrofina da mulher menopausada (hMG), do FSH urinário altamente purificado (FSHu) ou do FSH puro sintetizado por engenharia genética (FSH recombinante: FSHr). A dose a ser utilizada depende do valor do FSH da paciente no terceiro dia do ciclo, sua idade e seu peso. Sua administração é diária a partir do segundo ou terceiro dia do ciclo, e o procedimento exige monitorização ultra-sonográfica e hormonal (dosagem plasmática diária de estradiol), que orientam eventuais alterações na dose (Fig. A-87). Quando pelo menos um folículo tiver o diâmetro médio entre 18 e 20mm à ultra-sonografia, são administradas 10.000UI de gonadotrofina coriônica humana (hCG), com a finalidade de simular a ação do LH na maturação final dos oócitos; entre 30 e 36 horas após esta aplicação é possível a obtenção de oócitos maduros. Esta técnica permite a obtenção de um número maior de oócitos por ciclo do que o obtido com o clomifeno, os insucessos decorrendo por conta de:

A) Indução de pico de LH endógeno (10 a 30% dos pacientes), que produz atresia em folículos ainda não completamente desenvolvidos. Este fenômeno pode ser evitado pela utilização concomitante dos chamados **agonistas do GnRH** que, atuando nos receptores de GnRH da hipófise, determinam inicialmente liberação de grande quantidade de gonadotrofinas, esgotando os reservatórios destes hormônios. Posteriormente, por fenômeno de "down-regulation", reduzem a síntese, especialmente do LH, com o que a probabilidade de um pico endógeno deste hormônio é menor.

B) Aparecimento da **síndrome de hiperestimulação ovariana**, processo de fisiopatologia complexa, que nos casos extremos pode produzir insuficiência respiratória, ascite e hipóxia tecidual. Esta síndrome, mais comum em pacientes jovens, magras e com estradiol alto durante o estímulo, é dependente da administração de hCG para que ocorra. Assim, nos casos de risco, a aplicação desta gonadotrofina pode ser suspensa ou protelada até que os valores de estradiol plasmático se tornem mais seguros. Mais recentemente, tem se utilizado em seu lugar, experimentalmente, o próprio LH recombinante.

A INSEMINAÇÃO INTRA-UTERINA, EMBORA DE REALIZAÇÃO SIMPLES, REQUER DIAGNÓSTICO ACURADO

A IUI (Fig. A-88) consiste no depósito dos espermatozóides no interior da cavidade uterina e sua principal indicação ocorre em casais em que a interação muco cervical/espermatozóide é de má qualidade, quer por questões imunológicas, quer quando o muco cervical apresenta problemas que impedem sua permeabilidade ao espermatozóide, o que acontece mais comumente como seqüela de endocervicites ou cauterizações de colo uterino. O processo inicia-se com a estimulação controlada dos ovários e cerca de 36 horas após a indução da maturação final dos oócitos com hCG os espermatozóides são depositados no fundo uterino por meio de um cateter adequado. A determinação do momento da inseminação é ponto crucial no processo, uma vez que não se poderá contar com reservatório cervical de espermatozóides.

Os espermatozóides utilizados são aqueles obtidos pelos processos de separação e capacitação do sêmen ("swim-up" ou "percoll"), o que, além de possibilitar melhor resultado no processo do que quando se utiliza o sêmen fresco, também permite a extensão da sua indicação a casos de infertilidade por fatores masculinos como anomalias anatômicas (hipospádias, obstrução ou agenesia de deferentes, ejaculação retrógrada etc.) ou seminais (oligozoospermia moderada ou astenozoospermia).

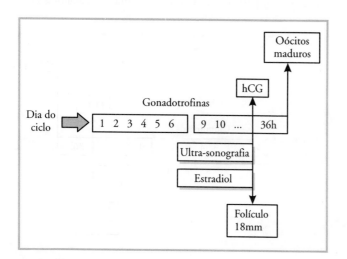

Figura A-87 – Emprego de gonadotrofinas.

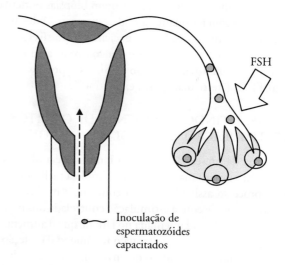

Figura A-88 – Inseminação intra-uterina.

A realização deste procedimento com sucesso exige a integridade morfológica e funcional das tubas e do útero, bem como a presença de ovulação espontânea ou estimulada. O número mínimo de espermatozóides móveis compatível com bons resultados no processo é de cinco milhões. Portanto, apesar de ser um processo relativamente simples, exige investigação pormenorizada do potencial reprodutivo do casal, especialmente do fator feminino. Os resultados deste procedimento variam conforme a indicação, sendo melhores quando o problema for do muco cervical e piores quando indicados por fator masculino. A freqüência de sucessos varia em torno 20%.

QUANDO OCORREM INSUCESSOS REPETIDOS NA IUI: A OPÇÃO PELA TRANSFERÊNCIA INTRATUBÁRIA DE GAMETAS

Uma vez que as tubas oferecem o meio mais adequado para a fertilização e desenvolvimento do embrião, foi desenvolvida técnica que permite aproximação dos gametas no seu interior (Fig. A-89). A principal indicação deste procedimento é a presunção de deficiência de captação de oócitos pelas tubas, com ou sem lesão anatômica das fímbrias, e, para a sua realização com sucesso, é necessário que exista adequação funcional das regiões ístmica e cornual de pelo menos um dos órgãos. O processo é também indicado nos casos de infertilidade sem causa aparente, infertilidade de causa cervical ou endometriose leve (sem comprometimento das tubas); é formalmente contra-indicado se existir anomalia grave tubária ou masculina e quando se suspeita de falha na fertilização dos oócitos.

Depois do processo de estimulação controlada dos ovários, a paciente terá seus folículos puncionados por via vaginal com auxílio de ultra-sonografia, de 30 a 36 horas após o uso de hCG. Os oócitos serão identificados e separados do líquido folicular, imersos em meio de cultura e inseminados com espermatozóides separados do sêmen. A seguir, por meio de videolaparoscopia, os oócitos e os espermatozóides serão colocados dentro das tubas, na proporção de 100 a 150 mil espermatozóides para cada oócito. Em geral, são colocados dois oócitos em cada uma das tubas. A taxa de gravidez oscila ao redor de 30%.

A INADEQUAÇÃO DAS TUBAS É SUPERADA PELA FERTILIZAÇÃO *IN VITRO* (IVF) (Fig. A-90)

Realizada com sucesso pela primeira vez por Steptoe e Edwards em 1978, foi originariamente desenvolvida visando-se suplantar problemas tubários graves, como ausência bilateral ou obstrução inoperável das tubas, freqüente seqüela de doença inflamatória pélvica em nosso meio. Atualmente, tem sido empregada também com algum sucesso nos casos de infertilidade sem causa aparente quando o casal, submetido a protocolos de pesquisa extensos e minuciosos, não apresenta motivo detectável de infertilidade. Ainda, tem indicação nos casos em que o fator masculino é o limitante do processo reprodutivo, desde que a concentração de espermatozóides móveis seja de no mínimo dois milhões. Também tem sido indicada nos casos em que a paciente apresenta endometriose.

O processo também se inicia com a estimulação controlada dos ovários e, de 30 a 36 horas após o uso de hCG, são aspirados os folículos e separados os oócitos, como feito para o GIFT. A seguir, os gametas femininos são colocados em meio de cultura, em ambiente com temperatura controlada e concentração de CO_2 de 5%. A inseminação ocorre após 4 a 6 horas de incubação. Cada oócito é fertilizado com 50 a 100 mil espermatozóides e a verificação de fecundação é feita observando-se, ao microscópio, a presença de pró-núcleos, cerca de 18 horas após a inseminação.

Havendo formação de embriões, processar-se-á sua transferência para o organismo materno. Nos estágios de zigoto, o embrião de dois blastômeros pode ser transferido para as tubas por meio de videolaparoscopia. Em estágios de maior amadurecimento, são transferidos para a cavidade uterina,

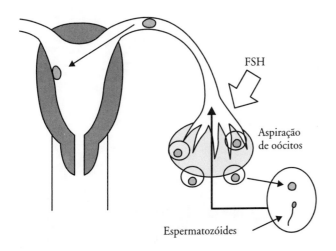

Figura A-89 – Transferência intratubária de gametas.

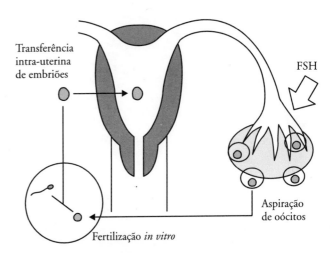

Figura A-90 – Fertilização *in vitro*.

em procedimento semelhante à inoculação de sêmen descrita na IUI. O número de embriões transferidos varia de 4 a 5 no máximo, o que produz gravidez única em 80% das vezes. A taxa de sucesso do procedimento varia ao redor de 25%.

A MICROMANIPULAÇÃO DE GAMETAS É UMA FORMA DE FERTILIZAÇÃO ASSISTIDA QUE EXIGE SOFISTICADO SUPORTE LABORATORIAL
(Fig. A-91)

Quando não ocorre penetração do espermatozóide no oócito, pode-se, por meio desta técnica, inocular o gameta masculino no citoplasma do oócito (ICSI – "intracytoplasmatic sperm injection"). A micromanipulação sempre ocorrerá em ciclo de IVF e, além de determinar uma taxa de fertilização maior, pode auxiliar ainda a implantação por meio de técnicas que reduzem a resistência da zona pelúcida, facilitando a migração do embrião para fora ("hatching" assistido). O sucesso deste processo, além de exigir equipamento laboratorial sofisticado, depende muito da habilidade e da capacitação do biologista do laboratório.

O SUPORTE DA FASE LÚTEA

Nos ciclos estimulados, têm sido usados medicamentos no sentido de tentar um melhor desempenho na nidação do embrião. A razão desta medida é a de que, como os folículos são puncionados, é possível que a granulosa remanescente não seja capaz de sintetizar progesterona de forma adequada. Embora o fato ainda seja controvertido, tem-se utilizado a progesterona (oleosa injetável, de 50mg ou na forma de óvulos vaginais de 100mg) para suplementar a fase lútea dos ciclos estimulados. Há ainda quem se utilize de estradiol para esta suplementação, baseado na mesma razão descrita acima.

VERIFICAÇÃO DE GRAVIDEZ NA FERTILIZAÇÃO ASSISTIDA

A verificação de gravidez tem sido feita pela medida do β-hCG sangüíneo ou pela ultra-sonografia. Em ambos os casos, a verificação só se processa na vigência de atraso menstrual. O β-hCG começa a se elevar próximo do nono dia após a transferência, de sorte que 15 dias após econtram-se valores elevados em caso de gravidez. A ultra-sonografia mostrará presença de saco gestacional a partir da terceira semana após a transferência.

BIBLIOGRAFIA RECOMENDADA

Davis OK, Rosenwaks Z. *In vitro* fertilization. In Adashi EY, Rock JA, Rosenwaks Z (eds.): Reproductive Endocrinology, Surgery and Technology. Lippincot-Raven, Philadelphia, 1996; p 2319-2333.
De Cherney AH, Polan MLP, Lee RD, Boyers SP. Decision Making in Infertility. BC Decker, Philadelphia, 1988.
Dodson WC, Haney AF. Superovulation and intrauterine insemination. In Adashi EY, Rock JA, Rosenwaks Z (eds.): Reproductive Endocrinology, Surgery and Technology. Lippincot-Raven, Philadelphia, 1996; p 2233-2243.
Marrs MP. Assisted Reproductive Technologies. Blacwell, Cambridge, 1993.

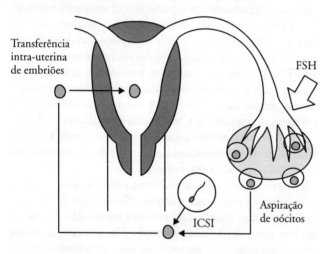

Figura A-91 – ICSI.

45

SONDAGEM VESICAL
CUIDADOS, COMPLICAÇÕES E PREVENÇÃO

•

FLÁVIO L.O. HERING

Dentre as complicações que a sondagem vesical pode provocar, a infecção, sem dúvida, é a de maior incidência, porém as lesões traumáticas também são importantes e podem deixar seqüelas.

O trato urinário normal tem alguns mecanismos de defesa que previnem ou minimizam as interações da bactéria como o epitélio celular. Por isso, vários microrganismos que poderiam causar infecção urinária colonizam o meato periuretral e não conseguem ascender até a bexiga e causar infecção urinária. A proteína de Tamm-Horsfall, oligossacárides e glicosaminoglicanos inibem a aderência bacteriana ao urotélio. Existem também outros mecanismos ainda pouco compreendidos como, por exemplo, os mecanismos bactericidas relacionados à mucosa vesical mediados sem leucócitos ou anticorpos.

Uma resposta à inflamação aguda é iniciada por citocinas liberadas pelas células epiteliais infectadas; os polimorfonucleados são atraídos e tentam fagocitar a bactéria. Anticorpos e células mediadoras da imunidade são mecanismos mais tardios, porém eficientes da resposta contra a infecção.

O uso de sonda uretral altera esses mecanismos de defesa, e a incidência de bacteriúria é 3 a 10% por dia de sonda vesical de demora. A inserção da sonda pode levar a bactéria do meato uretral até a bexiga, iniciando a infecção, e por meio de alguns mecanismos que veremos em seguida dificultar o tratamento.

MECANISMO DA INFECÇÃO

O primeiro fator é a inserção da sonda através da uretra, que pode levar os microrganismos que colonizam a uretra distal e o meato uretral para a bexiga. Esse processo de inserção e remoção do cateter é associado com taxas de bacteriúria entre 1% (pacientes saudáveis) e 20% (pacientes hospitalizados e imunodeprimidos). O segundo mecanismo que pode iniciar e manter a infecção é a colonização de bactérias no lúmen da sonda, que ocorre por falta de higiene com a sonda, principalmente no meato uretral e com o sistema coletor (o aberto tem muito mais incidência de infecção do que o fechado, com as bactérias colonizando o sistema e ascendendo até o cateter e a bexiga). Outra fonte de contaminação nesse mecanismo é quando se utiliza sonda de três vias para a irrigação e não se tem cuidado na conexão da irrigação com a sonda.

A terceira via de contaminação é a agressão aos mecanismos de defesa da uretra entre o espaço da superfície da sonda e a mucosa uretral. O cateter bloqueia a secreção das glândulas periuretrais, distendendo a uretra e facilitando a imigração de bactérias, além de funcionar como corpo estranho e proporcionar a aderência das bactérias sobre sua superfície, impossibilitando a ação dos antibióticos e dos leucócitos.

As bactérias mais comumente encontradas em infecções por sonda vesical são *Escherichia coli* e *Providencia stuartii*. A *E. coli*, independente da sonda, é a bactéria mais encontrada em infecções do trato urinário, porém a *P. stuartii* raramente é encontrada em infecções urinárias que não sejam por cateterismo; essa bactéria tem a propriedade de utilizar o cateter como núcleo.

A duração da sondagem é diretamente proporcional à infecção, (a incidência de bacteriúria é de 3 a 10% por dia).

INCIDÊNCIA

Dos 33 milhões de pacientes atendidos por ano nos Serviços de urgência dos Estados Unidos, de 3 a 6 milhões recebem cateterismo, com um gasto extra de 500 milhões de dólares para tratamento das complicações decorrentes (infecções, traumatismos etc.).

Em pacientes sem imunodepressão, a bacteriúria ocorre em 3 a 10% por dia de sonda, e após 30 dias mais de 90% deles apresentam bacteriúria. Nos Estados Unidos, até 1960, quando se usava o sistema de coleta aberto, ocorreram cerca de 30.000 mortes por ano, caindo atualmente para 6.000 mortes anuais com o sistema coletor fechado.

A mortalidade atual nos Estados Unidos em pacientes sondados é de 0,5 a 3,9% em pacientes hospitalizados (aproximadamente 6.000 mortes por ano), e há uma morbidade de 20 a 30% (complicações infecciosas e traumáticas), correspondendo a 35.000 casos por ano. Esses números aumentam quando o paciente, acima de 60 anos de idade, apresenta incontinência urinária, imunodepressão ou permanece no hospital em período superior a duas semanas (Tabelas A-31 e A-32).

Tabela A-31 – Prevalência de infecção do trato urinário nas diferentes especialidades (1979 e 1991).

PREVALÊNCIA (%) DE ITU HOSPITALAR		
Especialidade	1979	1991
Urologia	11,2	3,6
Cirurgia geral	4,3	3,6
Ortopedia	4,7	5,1
Ginecologia	4,5	0,0*
Clínica médica	6,7	4,4
UTI	**	2,9
Total	5,5	4,2

* Só 27 pacientes.
** 1979 não incluído no estudo.

Tabela A-32 – Incidência de bacteriúria em relação ao tempo de permanência da sonda vesical (em dias) no sistema aberto e fechado.

Sistema	4 dias (%)	10 dias (%)	15 dias (%)
Aberto	95	100	100
Fechado	5	50	100

CUIDADOS NA PASSAGEM E MANUTENÇÃO DA SONDA VESICAL

Os cuidados técnicos do cateterismo vesical, incluindo assepsia primorosa, são fatores primordiais na prevenção de bacteriúria. Em primeiro lugar, deve-se lavar muito bem o intróito uretral com soluções germicidas e colocação de campos estéreis na região. Se o paciente não estiver sob sedação ou anestesia, anestesiar a uretra com a introdução de aproximadamente 20ml de lidocaína gel ou xilocaína e mantê-la clampeada por 5 minutos para evitar contração esfincteriana reflexa que, por facilitar os traumatismos da mucosa uretral e sangramentos, além de prover um bom meio de cultura para bactérias, pode provocar estenose uretral. Mesmo se o paciente estiver inconsciente deve-se injetar lubrificante na uretra para facilitar o cateterismo.

O cateterismo tem que ser executado por profissional habilitado e acostumado a esse procedimento, pois em um estudo estatístico verificou-se que as infecções urinárias surgem, respectivamente, em 10, 20 e 35% das sondagens feitas por médicos, enfermeiras-padrão e auxiliares de enfermagem (Quadro A-75).

Quadro A-75 – Cuidados na passagem da sonda vesical.

> Assepsia primorosa
> Injetar lidocaína (ou xilocaína) gel na uretra
> Clampear a uretra por 5 minutos
> Introduzir a sonda suavemente através da uretra
> Certificar-se de que a sonda está em posição intravesical
> Insuflar o balão da sonda
> Conectar coletor (de preferência com sistema fechado)

CUIDADOS COM A SONDA E O SISTEMA COLETOR DE URINA

Conforme referido, nos Estados Unidos, o índice de 30.000 mortes/ano por infecção urinária em pacientes sondados, em 1960, diminuiu para 6.000 mortes/ano, atualmente, pelo uso de coletores fechados. O sistema coletor aberto comunica-se amplamente com o meio exterior, ao passo que o sistema fechado não, e assim deve ser sempre preferido principalmente em pacientes que ficarão sondados por algum tempo.

Para prevenir que bactérias sejam transportadas, por meio da sonda até a bexiga, alguns cuidados devem ser lembrados: a) fixação da sonda na parede abdominal, evitando-se sua angulação na região penoescrotal, que pode levar a escarificações, fístulas e divertículos uretrais. Essa fixação também protege de traumatismos constantes do balão na mucosa vesical; b) lavar freqüentemente o meato uretral com soluções antissépticas, a fim de diminuir a colonização bacteriana local; c) não elevar o saco coletor acima do nível vesical, de modo a impedir o refluxo de urina para a bexiga; d) trocar a sonda no máximo a cada 21 dias; e) com o objetivo de diminuir a colonização bacteriana no interior do saco coletor, pode-se acrescentar localmente, após cada esvaziamento da bolsa, aproximadamente 10ml de água oxigenada a 10 volumes (Quadro A-76).

Quadro A-76 – Cuidados com sonda e sistema.

> Fixação da sonda na parede abdominal (evitar angulações)
> Lavar freqüentemente o meato uretral com soluções antissépticas
> Não elevar o saco coletor acima do nível vesical
> Troca da sonda a cada 2 ou 3 semanas no máximo

ANTIBIÓTICOS

O uso potencial de antibióticos precisa ser analisado considerando três situações na história natural da bacteriúria associada à sondagem vesical de demora: 1. profilaxia; 2. bacteriúria assintomática e 3. bacteriúria sintomática.

ANTIBIOTICOTERAPIA PROFILÁTICA

Uma questão comum a ser respondida sobre pacientes com sondas vesicais de demora é se devem ser administrados quimioterápicos antibacterianos ou antibióticos profiláticos. Recentes estudos mostram que durante um curto tempo (em torno de 3 a 5 dias) os pacientes que estão sob efeito de antibióticos desenvolvem menos infecção, porém a bacteriúria surge após esse período, freqüentemente com microorganismos resistentes. Um agente antimicrobiano, que foi preconizado para a prevenção de infecção em pacientes sondados, foi a metenamina, porém seu efeito resulta da sua conversão em formaldeído. Esse processo demora aproximadamente 60 minutos para atingir concentrações efetivas de formaldeído, e uma sonda com boa drenagem não oferece tempo necessário para esse efeito.

O uso repetido de antimicrobianos promove uma seleção de bactérias resistentes, dificultando a erradicação definitiva da infecção no momento adequado, e por esse motivo a terapia antimicrobiana profilática só deve ser instituída em pacientes de alto risco (valvulopatias cardíacas, imunodeprimidos, transplantados etc.), empregando-se nesses casos doses plenas (terapêuticas) de antibióticos. O pacientes de baixo risco devem ser mantidos sem qualquer agente antimicrobiano, mesmo em doses reduzidas.

BACTERIÚRIA ASSINTOMÁTICA

Da mesma forma, se o paciente com sonda vesical de demora não estiver em grupo de alto risco nem desenvolvendo sintomas infecciosos, não devem ser administrados agentes antimicrobianos.

BACTERIÚRIA SINTOMÁTICA

Nos pacientes sondados que desenvolvem febre, calafrios ou outros sintomas de bacteriemia, a indicação formal é o uso de antibióticos. Conforme o quadro clínico, os pacientes podem ser tratados inicialmente com antibióticos parenterais. Pacientes com sintomas de infecção baixa (mais amena) podem ser tratados com antibióticos orais, porém em qualquer caso sempre por 7 a 10 dias.

Por causa da aderência da bactéria à sonda, pode-se recomendar sua troca quando o paciente apresenta infecção sintomática. Deve-se verificar se a sonda está com boa drenagem, pois a obstrução também favorece a infecção.

Resumindo, em pacientes com sonda vesical de demora, a profilaxia, além de não ser eficaz nem nos primeiros dias, favorece a resistência bacteriana. Os pacientes imunossuprimidos podem, em alguns casos, ser exceção. Os antibióticos (em dose plena) devem ser reservados para infecções sintomáticas e utilizados no mínimo por sete dias.

ALTERNATIVAS AO CATETERISMO DE DEMORA

Quando possível, algumas alternativas podem ser utilizadas para evitar o uso de sonda vesical de demora.

CONDOM PARA DRENAGEM EXTERNA

Em pacientes do sexo masculino com incontinência urinária ou ainda naqueles nos quais se deseja controle rigoroso de diurese, pode-se utilizar esse dispositivo como alternativa. Porém podem surgir algumas complicações, como maceração da pele peniana, ulcerações e infecções.

CATETERIZAÇÃO INTERMITENTE

Pode ser usada em alguns casos de bexiga neurogênica quando o paciente é bem treinado (principalmente em traumatismos raquimedulares nos quais há preservação total dos membros superiores) e também em algumas retenções urinárias crônicas. A incidência de bacteriúria é entre 1 e 3% por cateterização. Em pacientes com 3 a 4 cateterizações por dia, um novo episódio ocorre a cada 1 a 3 semanas. Outras complicações como traumatismo uretral, uretrorragia e mais tardiamente estenose de uretra podem ocorrer.

CATETERISMO SUPRAPÚBICO

Utilizado em pacientes com estenose ou divertículos uretrais e uretrite purulenta. A incidência de infecção é semelhante à observada em pacientes com sondas uretrais.

SONDA URETRAL DE DEMORA E TUMORES

A irritação crônica pode causar tumores benignos e malignos. Dentre os benignos, podem-se citar a cistite bolhosa e os pseudopólipos hemorrágicos da bexiga. Dentre os malignos, a agressão constante sobre o urotélio pode levar a metaplasia escamosa e, posteriormente, desenvolver o câncer (carcinoma epidermóide da bexiga ou uretra podem ocorrer nesses casos).

BIBLIOGRAFIA RECOMENDADA

Parsons CL. Pathogenesis of urinay tract infection. Bacterial adherence, bladder defense mechanisms. Urol Clin North Am 1986; 13:563-574.

Warren JW. The catheter and urinary tract infection. Med Clin North Am 1991; 75:481-493.

Warren JW. Urethral catheters, condom catheters, and nosocomial urinary tract infection. Infect Control Hosp Epidemiol 1996; 17:212-214.

Zimakoff J, Pontoppidan B, Larsen SO. Management of urinary bladder function in danish hospital, nursing homes and home care. J Hosp Infect 1993; 24:183-199.

Zimakoff J, Stickler DJ, Pontoppidan B, Larsen SO. Bladder management and urinary tract infection in danish hospital, nursing homes and home care: a national prevalence study. Infect Control Hosp Epidemiol 1996; 17:215-221.

46

AVANÇOS NA IMUNOSSUPRESSÃO DO TRANSPLANTE RENAL

•

HELIO TEDESCO SILVA JR.
JOSÉ OSMAR MEDINA PESTANA

INTRODUÇÃO

O transplante de órgãos vascularizados é hoje o tratamento de escolha para a maioria dos pacientes com doença crônica terminal, seja renal, cardíaca, hepática ou pulmonar. Atualmente, elevadas taxas de sobrevida são rotineiramente obtidas ao final do primeiro ano de transplante na grande maioria dos centros transplantadores. Estes excelentes resultados são conseqüência do maior e melhor conhecimento da biologia dos processos de rejeição, dos avanços nos métodos de preservação dos órgãos, da melhora do cuidado do paciente e do desenvolvimento de novas drogas imunossupressoras para a prevenção da rejeição do órgão transplantado.

Apesar de todo este avanço, as taxas de sobrevida do paciente e do enxerto a longo prazo continuam insatisfatórias. A sobrevida atuarial de 10 anos do rim transplantado de doador cadáver gira ao redor de 40%, sendo a rejeição a causa mais freqüente da perda de enxerto. O óbito do paciente com rim funcionante também é responsável por considerável proporção de perdas de enxerto. O elevado e persistente risco de infecção oportunista e de neoplasia aos quais estes pacientes estão expostos está associado ao uso prolongado de drogas imunossupressoras convencionais, como azatioprina e corticosteróides, que interferem de forma inespecífica e não-seletiva na maioria das células do sistema imunológico.

Uma série de novas drogas imunossupressoras, com eficácia e segurança comprovadas, está em fases finais de estudo clínico e será lançada rapidamente no mercado. Acredita-se que estas drogas possam não só aumentar a sobrevida do enxerto a longo prazo, mas também reduzir a morbidade e a mortalidade observadas após o transplante renal. Além de mais eficazes na prevenção da rejeição aguda, estes novos agentes imunossupressores são mais específicos e seletivos e conseqüentemente menos tóxicos. O fato de essas drogas não interferirem com a função imunológica dos macrófagos, células NK e polimorfonucleares, mantém relativamente preservada a imunidade contra microorganismos.

NOVAS DROGAS PARA A IMUNOSSUPRESSÃO APÓS O TRANSPLANTE RENAL

CICLOSPORINA MICROEMULSÃO (NEORAL®)

O esquema de imunossupressão mais empregado atualmente consiste da associação de azatioprina (AZA), prednisona (PRED) e ciclosporina (CSA). O uso profilático do anticorpo monoclonal OKT3 ou de preparações policlonais (ALG, ATG) fica reservado para pacientes com elevado risco imunológico, tais como pacientes sensibilizados ou receptores do segundo transplante. O uso deste esquema de imunossupressão resulta em sobrevidas de paciente e enxerto de 95% e 80%, respectivamente, ao final do primeiro ano. A incidência cumulativa do primeiro episódio de rejeição é de 50%. Neste protocolo, o alcance precoce e a manutenção da concentração sangüínea de ciclosporina em níveis adequados são fundamentais para reduzir a incidência de rejeição aguda ou de nefrotoxicidade pela ciclosporina. Dada a elevada variação intra e interindividual na farmacocinética da ciclosporina, causada principalmente por variações significativas na sua absorção, constantes ajustes nas doses de ciclosporina são necessários para se manter o nível sangüíneo terapêutico desejado. O desenvolvimento da ciclosporina na forma de microemulsão (Neoral® – NEO) não só reduziu significativamente a variação intra-individual, mas também promoveu aumento consistente e reprodutível na absorção da ciclosporina.

Estudos clínicos iniciais demonstram redução média de 30% na incidência de rejeição aguda comparando a ciclosporina na sua fórmula tradicional com a ciclosporina Neoral®.

Além disso, tem-se sugerido que a menor variação diária das concentrações sangüíneas de ciclosporina obtidas após a administração de doses repetidas da NEO pode influenciar positivamente a sobrevida do enxerto a longo prazo.

TACROLIMUS (FK-506 – PROGRAF®)

Uma alternativa para o uso da ciclosporina é o FK-506. Apesar da ciclosporina e do FK-506 terem o mesmo mecanismo básico de ação imunossupressora (interferência com a atividade da enzima calcineurina), diferentes resultados foram observados nos estudos clínicos. Com relação à eficácia, o uso do FK-506 parece reduzir a incidência de rejeição aguda quando comparado à ciclosporina. Além disso, pacientes em uso de ciclosporina que apresentam episódios repetidos de rejeição aguda ou rejeição refratária a tratamento com corticosteróides parecem se beneficiar da conversão para FK-506. Da mesma forma, o espectro de toxicidade desta drogas é diferente, sendo a ciclosporina ligeiramente mais nefrotóxica e o FK-506 mais neurotóxico e diabetogênico, além de resultar em maior incidência de doença linfoproliferativa após o transplante. Vale salientar que até o momento não existe nenhum estudo prospectivo, randomizado, duplo-cego, comparando a eficácia e a segurança do FK-506 com a da ciclosporina ou da Neoral®. Também não está comprovado se a sugerida maior eficácia do FK-506 em relação à ciclosporina se deva à sua maior potência *in vitro* (100 vezes maior que a da ciclosporina), a um maior índice terapêutico ou a diferenças nos seus mecanismos moleculares de ação. Apesar do uso clínico do FK-506 ter sido aprovado inicialmente para a prevenção da rejeição aguda em pacientes submetidos a transplante de fígado, esta droga também foi aprovada para a prevenção da rejeição aguda em pacientes submetidos a transplante de rim. Entretanto, o FK-506 não está ainda disponível no Brasil para uso clínico. Baseado nos resultados clínicos publicados, na necessidade da monitorização da concentração sangüínea do FK-506 e no seu custo, que é maior que o da ciclosporina, é difícil, no momento, justificar o emprego rotineiro desta droga após o transplante renal no Brasil.

ÁCIDO MICOFENÓLICO
(MICOFENOLATO MOFETIL – CELLCEPT®)

A azatioprina foi uma das primeiras drogas a ser utilizada na imunossupressão após o transplante renal. Apesar de ser mielotóxica e hepatotóxica, seu uso associado aos corticosteróides determinava uma sobrevida do enxerto entre 50 e 60% ao final do primeiro ano, sugerindo que a interferência com a atividade de enzimas da síntese de purinas, mecanismo pelo qual a azatioprina exerce seu efeito imunossupressor, seja um alvo atrativo para o desenvolvimento de drogas imunossupressoras. O ácido micofenólico (MMF) é uma droga cujo efeito imunossupressor foi descoberto acidentalmente. Por interferir com uma enzima limitante na síntese *de novo* das purinas e porque os linfócitos dependem mais desta via do que as demais células do organismo para a duplicação do DNA, suspeitou-se que esta droga poderia ser mais seletiva, eficaz e segura do que a azatioprina. Baseado na eficácia demonstrada em estudos experimentais em animais e em estudos clínicos em pacientes com psoríase, o ácido micofenólico foi então utilizado na prevenção da rejeição aguda após o transplante renal. Em três estudos multicêntricos, o uso do ácido micofenólico associado à ciclosporina e à prednisona reduziu em 50% a incidência de rejeição aguda nos primeiros 6 meses após o transplante renal. Na dose recomendada de 1 grama, 2 vezes ao dia, não foi observada maior incidência de efeitos tóxicos adversos.

O ácido micofenólico também interfere, *in vitro*, com a proliferação de células musculares lisas, com a ativação, a proliferação e a produção de imunoglobulinas pelos linfócitos B, reduzindo também a expressão de moléculas de adesão na superfície de linfócitos e células endoteliais. Estes achados experimentais sugerem que o ácido micofenólico pode interferir em processos fisiopatológicos da rejeição crônica. De fato, em estudos experimentais em animais, o ácido micofenólico previne e/ou trata lesões características da rejeição crônica. Entretanto, a análise funcional, histológica e de sobrevida nos estudos clínicos não confirmou o achado experimental e um maior tempo de seguimento é necessário para se determinar a eficácia dessa droga neste tipo de rejeição.

SIROLIMUS (RAPAMICINA)

Uma outra droga que está em fase avançada de desenvolvimento clínico e que deve ser aprovada ainda este ano é a rapamicina (RAPA). Ao contrário da ciclosporina e do FK-506, que interferem com eventos precoces no processo de imunoativação, a rapamicina exerce sua ação imunossupressora bloqueando sinais decorrentes da ligação da interleucina-2 (IL-2) e de vários outros fatores de crescimento nos seus respectivos receptores de membrana, inibindo a atividade de várias enzimas cinase (cdc2, CDK2 e CDK4) que controlam o ciclo de divisão celular. A rapamicina também interfere com processos enzimáticos decorrentes da ativação da via cálcio-independente de co-estimulação linfocitária (CD28/B7). Nesta via, inibe a atividade enzimática da cinase p70S6, envolvida na translação de proteínas necessárias para o controle do ciclo de divisão celular, e a desfosforilação da proteína IκBα, que acaba seqüestrando no citoplasma uma outra proteína (c-Rel) responsável pela ativação transcricional de vários genes de diversas interleucinas.

Resultados clínicos iniciais demonstram que a associação de ciclosporina, rapamicina e corticosteróides reduz a incidência de rejeição aguda para menos de 10% nos primeiros 6 meses de transplante. Mais importante, na grande maioria dos pacientes a administração de corticosteróides pode ser interrompida precocemente. Apesar de a associação de rapamicina e ciclosporina ser sinérgica e eficaz na prevenção da rejeição aguda após o transplante renal, a rapamicina não é destituída de efeitos colaterais adversos. Trombocitopenia, leucopenia e anemia, além de hipercolesterolemia e hipertrigliceridemia, ocorrem em boa porcentagem de pacientes e parecem ser dose-dependentes. Tanto a rapamicina como a ciclosporina aumentam as concentrações dos lípides plasmáticos, reconhecidos fatores de risco de morbidade e mortalidade por doença cardiovascular após o primeiro ano de transplante. Além disso, a monitorização da concentração sangüínea de rapamicina é necessária para o ajuste da sua dose. Finalmente, tanto a ciclosporina como a rapamicina são metabolizadas pelo citocromo P450IIIA, tornando difícil o ajuste de ambas as doses para manter níveis terapêuticos adequados.

À semelhança do ácido micofenólico, a rapamicina demonstra potente atividade antiproliferativa contra as células da musculatura lisa e os linfócitos B, inibindo a síntese de imunoglobulinas. Em modelos animais, a rapamicina é mais eficaz que o ácido micofenólico na prevenção da proliferação miointimal vascular, seja causada por lesão imunológica (alotransplante), seja não-imunológica (lesão provocada por balão intra-arterial). Estudos clínicos com longo tempo de seguimento são necessários, entretanto, para se determinar a influência que a rapamicina pode ter na incidência e na progressão da rejeição crônica do transplante renal.

OUTRAS DROGAS

Em fase de desenvolvimento pré-clínico, encontra-se uma série de outras drogas com potencial para serem aplicadas clinicamente em futuro breve. Grande interesse e investimento têm sido concentrados no desenvolvimento de drogas que interferem com a função do linfócito B, uma vez que a resposta humoral está cada vez mais implicada na fisiopatologia da rejeição crônica. Da mesma forma, a dificuldade na ampliação do número de doadores aliada ao recente sucesso no controle das rejeições hiperaguda e aguda acelerada em modelos experimentais de xenotransplante sugerem que estas drogas também possam ser decisivas na implementação de programas clínicos de xenotransplante.

NOVOS ANTICORPOS MONOCLONAIS PARA A INDUÇÃO DA IMUNOSSUPRESSÃO APÓS O TRANSPLANTE RENAL

A importância da isquemia e reperfusão na sobrevida do enxerto renal é comprovada pela melhor sobrevida do enxerto de doador vivo não-relacionado quando comparada com a de doador cadáver. Hoje se sabe que uma série de proteínas, presentes principalmente na membrana dos linfócitos e nas células endoteliais, é responsável pelo início da resposta inflamatória (marginação, adesão e diapedese linfocitária) e pela co-estimulação linfocitária necessária para a ativação e a proliferação dos linfócitos T, produção e secreção de interleucinas e ativação e produção de imunoglobulinas pelos linfócitos B quando estimulados por linfócitos T. Três grandes classes de proteínas são hoje conhecidas: as selectinas, as integrinas e as moléculas de adesão da superfamília das imunoglobulinas. Em experimentos animais, o bloqueio do contato de várias destas proteínas, por meio do uso de anticorpos monoclonais ou imunoglobulinas, com seus respectivos ligantes presentes nas células endoteliais ou nas células apresentadoras de antígeno, previne ou reduz a intensidade da lesão de isquemia-reperfusão e prolonga significativamente a sobrevida do órgão transplantado.

ANTI-LFA-1 E CTLA4-Ig

Entre os compostos já testados, dois se destacam pela eficácia demonstrada em experimentos em macacos. O primeiro é o anticorpo monoclonal humanizado direcionado contra a integrina LFA-1. A ligação da LFA-1 com proteína de membrana ICAM-1 (proteína da superfamília das imunoglobulinas), presente em células endoteliais e dendríticas, macrófagos e linfócitos B, é uma das interações envolvidas no início da resposta inflamatória e na co-estimulação linfocitária. Em macacos, a eficácia correlaciona-se com a manutenção de concentrações plasmáticas adequadas deste anticorpo monoclonal. Após a avaliação da sua farmacocinética em voluntários sadios, a eficácia deste anticorpo foi comparada com uma globulina antitimocítica na prevenção da rejeição aguda após o transplante renal em estudo multicêntrico randomizado. Apesar da incidência de rejeição aguda não ter sido diferente, menor proporção de pacientes necessitou de diálise (19% versus 35%). Este resultado estimulou o desenvolvimento de um novo estudo pelo qual a eficácia deste anticorpo está sendo testada na prevenção da necrose tubular aguda após o transplante renal.

O segundo composto é uma proteína recombinante denominada CTLA4-Ig. Talvez a principal via de co-estimulação do linfócito seja hoje a interação entre CD28/CTLA4, proteína presente somente na superfície de linfócitos T ativados, com seu receptor (B7), presente na superfície de linfócitos B, macrófagos e células. *In vitro*, CTLA4-Ig liga-se com elevada afinidade às moléculas B7 prevenindo a ativação linfocitária sem provocar deleção clonal. Os experimentos em roedores produziram sobrevida indefinida do enxerto e em macacos sua administração isolada promoveu sobrevidas de transplante de rim superiores a 100 dias, resultados estes que justificaram o início dos estudos clínicos.

OKT3 HUMANIZADO

OKT3 é um anticorpo monoclonal produzido em camundongos e direcionado contra o receptor CD3 da superfície dos linfócitos T, fundamental para a transmissão do sinal de imunoativação da superfície da célula para o núcleo. Este anticorpo é altamente eficaz tanto na prevenção como no tratamento da rejeição aguda após o transplante renal. Entre os efeitos adversos do OKT3, destacam-se a ativação dos linfócitos T com conseqüente produção de interleucinas responsáveis por uma série de efeitos colaterais adversos observados após a administração das primeiras doses. Por ser uma proteína heteróloga, este anticorpo causa, em porcentagem variável, a produção de anticorpos humanos que podem reduzir sua eficácia, principalmente quando um segundo tratamento é necessário. Para sobrepujar estes inconvenientes, um anticorpo monoclonal anti-CD3 humanizado foi produzido de tal forma que as regiões constantes e não-hipervariáveis do anticorpo são de origem humana, o que reduz sensivelmente a imunogenicidade da molécula. Este anticorpo conserva as propriedades imunossupressoras do anticorpo murino, porém a ativação sistêmica dos linfócitos T é reduzida significativamente.

ANTI-CD4

Uma vez que linfócitos T CD4$^+$ têm um papel central no desencadeamento da rejeição aguda, a molécula CD4 é um alvo atrativo para o desenvolvimento de anticorpos monoclonais. OKT4A é um anticorpo monoclonal que modula a densidade de receptores CD4 na superfície dos linfócitos T sem induzir depleção linfocitária, bloqueando sua ligação nos antígenos de classe II do sistema HLA. Nos estudos clínicos iniciais, o OKT4A demonstrou ser seguro, porém o efeito imunossupressor alcançado não foi satisfatório.

ANTI-IL-2R

Durante o processo de imunoativação, a expansão clonal antígeno-específica é em grande parte determinada pela ligação da interleucina-2 (IL-2) no seu receptor de alta afinidade (IL-2R). Este receptor se constitui da associação de 3 cadeias, α, β e γ, e está presente somente na membrana de linfócitos T e B ativados. Dois anticorpos monoclonais, um quimérico e outro humanizado, direcionados contra a cadeia α do IL-2R estão em fase avançada de estudos clínicos. Pelo fato de não induzirem significativa produção de anticorpos humanos direcionados contra epitopos murinos, a meia-vida destes anticorpos é prolongada, variando entre 8 e 13 dias. A administração endovenosa de duas ou três doses desses anticorpos durante o primeiro mês do transplante produz importante e prolongada redução do número de linfócitos circulantes que apresentam o receptor para a IL-2 na sua superfície.

Nos primeiros estudos clínicos, estes dois anticorpos monoclonais demonstraram boa eficácia e segurança, reduzindo em 30 a 40% a incidência de rejeição aguda após o transplante renal. Mesmo assim, 20 a 30% dos pacientes ainda apresentam pelo menos um episódio de rejeição aguda. Este fato pode estar relacionado à recente descoberta de que a IL-15, uma outra interleucina ativadora de linfócitos, exerce sua ação imunoativadora mediante sua ligação nas cadeias β e γ do IL-2R, epitopos não bloqueados por nenhum dos anticorpos mencionados.

PROTOCOLOS DE IMUNOSSUPRESSÃO

Levando-se em consideração o número relativamente grande de drogas imunossupressoras com comprovada eficácia e segurança hoje disponíveis para uso clínico, a escolha de um novo esquema imunossupressor deve-se basear principalmente no efeito sinérgico e na segurança da combinação de drogas escolhida. É importante salientar que a associação da ciclosporina ao esquema clássico de imunossupressão, azatioprina e prednisona, no início da década de 80, promoveu um aumento médio de 15% na sobrevida do enxerto ao final do primeiro ano de transplante. Porém, a análise dos estudos clínicos com mais de 10 anos de seguimento demonstra que o ritmo da progressão da disfunção renal crônica não foi alterado pela associação da ciclosporina ao esquema clássico de imunossupressão. Em contrapartida, apesar de mais eficazes, nenhuma das novas drogas demonstrou aumento significativo na sobrevida do enxerto ao final do primeiro ano de transplante. Este fato pode ser decorrente da excelente sobrevida alcançada rotineiramente com o uso de ciclosporina, azatioprina e prednisona.

Em análise inicial, o custo mais elevado, a presença de um novo espectro de efeitos colaterais indesejáveis e a não-melhora da sobrevida do enxerto questionam a indicação do uso rotineiro destas drogas após o transplante renal. Na realidade, acredita-se que a maior eficácia destas drogas na prevenção da rejeição aguda se traduza, a longo prazo, em maior sobrevida do enxerto, baseado em resultados de estudos clínicos que demonstram que pacientes que não apresentam nenhum episódio de rejeição aguda têm sobrevida maior do enxerto. Outros estudos demonstraram que o número e a gravidade dos episódios de rejeição aguda influenciam direta e negativamente a sobrevida a longo prazo do enxerto renal. Por outro lado, outros trabalhos também demonstram que somente os episódios de rejeição aguda que não respondem adequadamente ao tratamento são os que influenciam negativamente a sobrevida do enxerto a longo prazo. Na análise realizada ao final de 3 anos de seguimento, apesar da redução em 50% na incidência e na gravidade dos episódios de rejeição aguda, as sobrevidas de enxerto em pacientes que receberam ciclosporina, ácido micofenólico e prednisona não foram significativamente superiores àquelas observadas nos grupos de pacientes que receberam ciclosporina, azatioprina e prednisona. Além disso, o fato de os novos agentes imunossupressores serem mais específicos e seletivos sugere que a incidência de efeitos colaterais, a curto e a longo prazos, possa ser significativamente reduzida.

Outro ponto controverso é a segurança da suspensão programada do uso da prednisona após o transplante renal. Apesar de vários estudos demonstrarem melhora significativa no controle do peso, da pressão arterial e dos níveis de colesterol nestes pacientes, o risco de rejeição aguda e a piora progressiva da função renal observada em uma porcentagem considerável de pacientes sugerem que, se indicados, os corticosteróides devem ser retirados com extrema cautela e somente quando um seguimento adequado e supervisionado puder ser instituído.

Sem dúvida, mais estudos, um maior tempo de seguimento e uma maior experiência clínica com os novos agentes imunossupressores são necessários para se identificar a associação mais eficaz e segura, em vista da complexidade de fatores envolvidos na sobrevida a longo prazo do enxerto. Os resultados destes estudos podem identificar uma associação de drogas que, pela primeira vez, altere a evolução da disfunção renal crônica após o transplante renal.

Vários são os protocolos de imunossupressão em uso clínico rotineiro ou em fase de estudos em vários centros na Europa e nos Estados Unidos. É interessante salientar que, a despeito da potência e eficácia demonstradas pelos novos imunossupressores, não existe até o momento nenhum esquema de imunossupressão que não inclua o uso inicial da prednisona, cujos efeitos colaterais, tanto a curto como a longo prazo, são determinantes importantes da morbidade e da mortalidade observadas após o transplante renal. A seguir, estão relacionados alguns destes protocolos, em ordem decrescente, segundo a experiência clínica já obtida (Fig. A-92):

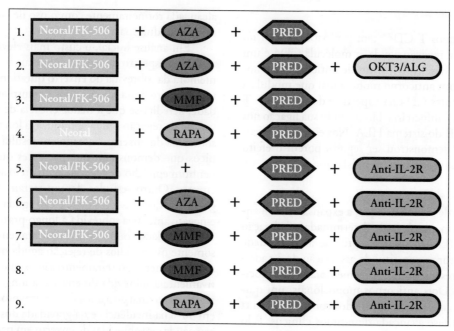

Figura A-92 – Esquemas de imunossupressão.

NEO + AZA + PRED
Protocolo mais usado no Brasil atualmente. Uma incidência de 50% de rejeição aguda durante os primeiros 6 meses de transplante renal é esperada nos pacientes que recebem esta combinação de drogas.

NEO + AZA + PRED + (OKT3/ATG)
Protocolo reservado para pacientes com elevado risco imunológico, isto é, pacientes sensibilizados ou submetidos ao segundo transplante. A redução na incidência de rejeição aguda é contrabalançada pelo maior risco de infecção pelo citomegalovírus e maior incidência de doenças linfoproliferativas.

AZA + PRED + (OKT3/ATG) → NEO
Protocolo denominado seqüencial pelo qual a ciclosporina Neoral® é administrada somente após a recuperação da função renal em pacientes que desenvolvem necrose tubular aguda após o transplante renal.

NEO + MMF + PRED
A substituição da azatioprina pelo micofenolato mofetil reduz a incidência de rejeição aguda para 25% nos primeiros 6 meses após o transplante renal. Não se observou um prolongamento significativo na sobrevida do enxerto renal ao final de 1 e 3 anos nos pacientes que receberam este protocolo. Esta observação, associada ao elevado custo do micofenolato mofetil, estimulou a discussão sobre a possibilidade da suspensão ou da substituição do micofenolato mofetil pela azatioprina 3 ou 6 meses após o transplante.

NEO + RAPA + PRED
Esta combinação de drogas reduz a incidência de rejeição aguda para menos de 10% nos primeiros 6 meses do transplante renal. Além disso, este esquema permite a retirada precoce da prednisona na maioria dos pacientes. Os problemas relacionados a este protocolo incluem a necessidade da monitorização da concentração sangüínea da ciclosporina e da rapamicina, a interação medicamentosa entre a ciclosporina e a rapamicina e a sobreposição de alguns efeitos colaterais.

NEO + PRED + ANTI-IL-2R
Protocolo em fase de estudo clínico. Resultados iniciais sugerem redução para 30% na incidência de rejeição aguda. Apesar de baseado apenas nestes resultados preliminares, não se observou maior incidência de infecções ou de doenças linfoproliferativas.

NEO + AZA + PRED + ANTI-IL-2R
Protocolo em fase de estudo clínico. Resultados iniciais sugerem redução para 30% na incidência de rejeição aguda. Apesar de apenas um estudo clínico ter sido realizado, parece que o uso associado de azatioprina pode resultar em imunossupressão excessiva.

NEO + MMF + PRED + ANTI-IL-2R
Uma vez que a combinação de NEO + MMF + PRED reduz a incidência de rejeição aguda para 25%, a associação do anticorpo anti-IL-2R a este protocolo pode reduzir esta incidência para menos de 10%, levando-se em consideração a eficácia que este anticorpo demonstrou quando utilizado em associação com NEO + PRED. À semelhança do protocolo NEO + AZA + PRED + IL-2R, excesso de imunossupressão pode ocorrer, mas os resultados ainda não permitem uma análise detalhada.

MMF + PRED + ANTI-IL-2R
Em fase inicial de estudos clínicos, este é o primeiro esquema de imunossupressão que não utiliza ciclosporina ou FK-506. Resultados ainda não permitem a análise da sua eficácia.

RAPA + PRED + ANTI-IL-2R
Protocolo ainda em fase de estudo. A grande vantagem seria o não-uso de ciclosporina, evitando assim seus efeitos colaterais e a interação medicamentosa com a rapamicina. A monitorização terapêutica após o transplante seria facilitada, além de propiciar significativa redução dos custos.

AVANÇOS NA MONITORIZAÇÃO DA FUNÇÃO E NO DIAGNÓSTICO DA REJEIÇÃO DO RIM TRANSPLANTADO

Basicamente, duas estratégias têm sido desenvolvidas para a prevenção e/ou o diagnóstico precoce da rejeição do enxerto renal. A primeira estratégia visa monitorizar e identificar precocemente alterações imunológicas no enxerto que possam guiar o ajuste da dose ou da combinação de drogas imunossupressoras empregadas. Uma estratégia alternativa é monitorizar o efeito imunossupressor da droga ou da combinação de drogas utilizadas, seja pela monitorização da concentração sangüínea destas drogas, seja pelo desenvolvimento de testes laboratoriais capazes de quantificar seu efeito no sistema imune, técnica conhecida como farmacodinâmica.

MONITORIZAÇÃO DA FUNÇÃO DO ENXERTO

No momento, o melhor método para monitorizar a função do enxerto renal continua sendo a medida da concentração sérica de creatinina e a análise histopatológica da biópsia renal. Em termos de diagnóstico da disfunção renal, a biópsia continua sendo o método de escolha, mesmo com todas as suas limitações de representatividade e especificidade. Critérios para diagnósticos e classificação da rejeição aguda e crônica bem como da nefrotoxicidade pela ciclosporina foram recentemente uniformizados e estão sendo submetidos a uma nova avaliação.

Interesse cada vez maior tem sido demonstrado pela monitorização do perfil intraparenquimatoso de interleucinas analisado em fragmentos de biópsia renal pela técnica de reação em cadeia da polimerase (PCR). Pacientes com rejeição aguda comprovada por biópsia demonstram elevação intraparenquimatosa de interleucinas citotóxicas (IL-2, interferon-gama, fator de necrose tumoral, perforina, granzima B e Fas). A sensibilidade e a especificidade do método bem como o seu valor preditivo são elevados, porém a incorporação desta metodologia no diagnóstico diferencial da disfunção renal após o transplante aguarda estudos clínicos prospectivos.

Usando técnicas semelhantes, interleucinas e fatores de crescimento envolvidos na fisiopatologia da rejeição crônica têm sido identificados em modelos experimentais em ratos. Em estudos clínicos, foi observado que pacientes com disfunção crônica do enxerto apresentam aumento significativo na concentração de TGF-β, fator de crescimento com comprovada atividade imunossupressora, antiproliferativa e que promove aumento da síntese e depósito de colágeno. Em modelos experimentais em animais, o uso de anticorpo monoclonal anti-TGF-β reduz a síntese e o depósito intra-renal de vários elementos do colágeno. Uma vez que já se demonstrou *in vitro* que a ciclosporina aumenta a produção de TGF-β, tem-se sugerido que a fibrose renal observada em fragmentos de biópsias realizados em pacientes em uso crônico de ciclosporina seja conseqüência do aumento da produção local de TGF-β. Porém, não existe ainda um estudo clínico em pacientes transplantados renais que tenha demonstrado que a interferência com a função biológica do TGF-β está associada a uma redução da fibrose renal.

MONITORIZAÇÃO FARMACOCINÉTICA E FARMACODINÂMICA

A monitorização da concentração sangüínea de uma droga é recomendada basicamente para todas as drogas com baixo índice terapêutico nas quais a falha terapêutica, conseqüência da administração de doses excessivas ou insuficientes, é usualmente difícil de ser diagnosticada e resulta em elevada morbidade. Estas drogas demonstram usualmente grande variabilidade farmacocinética, tanto intra como interindividual, sendo necessários ajustes da dose para a manutenção da concentração sangüínea dentro de faixas terapêuticas predeterminadas. Este é o caso da ciclosporina, do FK-506 e da rapamicina. Estudos clínicos comprovaram, de forma inquestionável, que o ajuste regular da dose destes imunossupressores para manter níveis sangüíneos considerados terapêuticos reduz significativamente a incidência de fenômenos adversos, seja rejeição aguda, seja toxicidade.

Apesar disso, uma porcentagem considerável de pacientes que apresentam concentrações sangüíneas de ciclosporina, FK-506 ou rapamicina dentro de limites considerados terapêuticos ainda vêm a desenvolver episódios de disfunção renal, seja rejeição, seja nefrotoxicidade. Concentrações sangüíneas semelhantes de uma droga podem produzir efeitos farmacológicos variáveis, fenômeno este conhecido como "variabilidade farmacodinâmica". Em razão da elevada variabilidade farmacocinética e farmacodinâmica que a maioria dos agentes imunossupressores demonstram, tem-se sugerido recentemente que a monitorização do efeito farmacodinâmico pode contribuir ainda mais para o ajuste das doses dos agentes imunossupressores após o transplante renal.

Vários são os exemplos da utilidade da monitorização do efeito farmacodinâmico de drogas usadas na imunossupressão dos pacientes após o transplante renal. A individualização da dose de azatioprina baseada na concentração intracelular de compostos tiopurínicos ou na atividade da enzima tiopurina metiltransferase melhora significativamente a eficácia desta droga. Em pacientes em uso de OKT3 ou de anticorpos monoclonais anti-IL-2R, a redução do número de linfócitos que expressam receptores de membrana CD3 ou IL-2R correlaciona-se diretamente com a eficácia clínica destes anticorpos monoclonais. Recentemente, testes laboratoriais para a quantificação da atividade da enzima calcineurina, principal alvo da ciclosporina e do FK-506, da enzima inosina monofosfato desidrogenase, alvo do ácido micofenólico, e da cinase p70S6, alvo da rapamicina, já foram desenvolvidos e estão sendo utilizados clinicamente. Se nestes estudos forem observadas correlações significativas entre a dose, o efeito farmacodinâmico e a eficácia destes imunossupressores, a monitorização farmacodinâmica poderá então substituir com vantagens a monitorização farmacocinética, reduzindo a incidência de efeitos adversos observados após o transplante renal.

Entretanto, como a grande maioria dos esquemas imunossupressores empregam a combinação de drogas, fica evidente a necessidade do desenvolvimento de marcadores farmacodinâmicos que possam expressar o estado de imunossupressão global de cada paciente. Estudos iniciais em modelos experimentais de transplante demonstram que o efeito que doses crescentes de diferentes agentes imunossupressores demonstram sobre várias funções linfocitárias, analisadas simultaneamente por meio da técnica de citometria de fluxo, correlaciona-se, de forma dose-dependente, com a eficácia destes agentes na prevenção da rejeição aguda. Avaliações do efeito farmacodinâmico já estão sendo realizadas em estudos clínicos de fase I, pelos quais, previamente, somente a farmacocinética da droga em teste era avaliada. Esta estratégia pode facilitar a determinação das doses que podem ser efetivas quando utilizadas clinicamente. Porém, mais estudos necessitam ser realizados para se desenvolver e validar métodos de monitorização farmacodinâmica que possam quantificar o grau de imunossupressão de cada indivíduo, bem como a contribuição individual do efeito de cada droga no grau de imunossupressão global determinado pelo protocolo utilizado.

INDUÇÃO DE TOLERÂNCIA IMUNOLÓGICA

Apesar da rejeição ao órgão transplantado ser hoje prevenida por meio da administração de drogas imunossupressoras, um grande avanço tem ocorrido na pesquisa da indução de tolerância imunológica, estado no qual o paciente não é capaz de montar uma resposta imunológica contra o órgão transplantado, porém conserva a habilidade de se defender contra microorganismos de uma forma geral. O transplante da medula óssea do doador associado à irradiação corporal total e à administração de anticorpos monoclonais contra certos receptores da membrana dos linfócitos é a estratégia que mais teve sucesso quando aplicada em macacos. Apesar de as evidências hoje sugerirem que a indução de tolerância imunológica é um processo ativo, ainda não se determinou se este estado é estável e duradouro ou se eventualmente pode ser revertido como, por exemplo, no caso de infecções virais, nas quais uma resposta imunológica agressiva, com produção de interferongama e IL-2, pode eventualmente desencadear processos de rejeição. Apesar de mais estudos experimentais e clínicos serem necessários para se determinar a aplicabilidade e a eficácia desta estratégia após o transplante renal, é evidente que o desenvolvimento de terapias imunossupressoras, que sejam específicas contra os antígenos do doador e que demonstrem cada vez menos efeitos colaterais, é essencial para a melhora das sobrevidas a longo prazo tanto do enxerto como do paciente.

CONCLUSÕES

Com um número crescente de drogas alcançando o uso clínico, é fácil de se notar a crescente dificuldade de se encontrar a melhor combinação de drogas para cada paciente. Também crescem as dificuldades no planejamento de estudos randomizados nos quais um número cada vez maior de pacientes é necessário. Como qualquer combinação das drogas hoje disponíveis proporciona excelentes sobrevidas de paciente e de enxerto a curto prazo, a escolha do esquema de imunossupressão deve levar em consideração o custo, a eficácia na redução da incidência de rejeição aguda e a segurança. Fica claro que a tendência natural é a individualização da imunossupressão baseada nas características demográficas do doador e do receptor, na eficácia e nos efeitos colaterais das drogas disponíveis. Infelizmente, a redução na incidência de rejeição aguda proporcionada pelas novas drogas não se traduziu, pelo menos até o momento, em melhor sobrevida do enxerto a médio e a longo prazos.

As dificuldades em determinar a influência que estes novos imunossupressores possam ter na perda crônica do enxerto e na sobrevida do paciente a longo prazo são evidentes. Não só um número considerável de pacientes é necessário, como também o tempo de seguimento destes estudos deve ser longo (5 a 10 anos). Além disso, será difícil, nestes estudos, determinar o efeito individual de cada droga em vista do número interminável de variáveis que influenciam a evolução do paciente e do enxerto a longo prazo. Se na década de 60 o médico transplantador estava limitado pelo número reduzido de drogas imunossupressoras seguras e eficazes, o transplantador do próximo século vai se deparar com um número tão grande de alternativas, sejam drogas, sejam protocolos de indução de tolerância ou xenotransplante, que a escolha da melhor opção será muito difícil.

BIBLIOGRAFIA RECOMENDADA

Azuma H, Tilney NL. Chronic graft rejection. Curr Opinion Immunol 1994; 6:770-776.

Fulton B, Markham A. Mycophenolate modetil. A review of its pharmacodynamic and pharmacokinetic properties and clinical efficacy in renal transplantation. Drugs 1996; 51:278-298.

Hourmant M, Bedrossian J, Durand D et al. A randomized multicenter trial comparing leukocyte function-associated antigen-1 monoclonal antibody with rabbit antithymocyte globulin as induction treatment in kidney transplantations. Transplantation 1996; 62:1565-1570.

Kahan BD. Sirolimus: a new agent for clinical renal transplantation. Transplant Proc 1997; 29:48-50.

Kimikawa M, Kawai T, Sachs DH et al. Mixed chimerism and transplantation tolerance induced by nonlethal preparative regimen in cynomolgus monkeys. Transplant Proc 1997; 29:1218.

Kirk AD, Harlan DM, Armstrong NN et al. CTLA4-Ig and anti-CD40 ligand prevent renal allograft rejection in primates. Proc Natl Acad Sci USA 1997; 94:8789-8794.

Kovarik J, Wolf P, Cisterne JM et al. Disposition of basiliximab, an interleukin-2 receptor monoclonal antibody, in recipients of mismatched cadaver renal allografts. Transplantation 1997; 64:1701-1705.

Morris RE. Mechanisms of action of new immunosuppressive drugs. Kidney Int 1996; 49(Suppl 53):S26-38.

Noble S, Markham A. Cyclosporin. A review of the pharmacokinetic properties, clinical efficacy and tolerability of a microemmulsion-based formulation (Neoral). Drugs 1995; 50:924-941.

Pavlakis M, Lipman M, Strom TB. Intragraft expression of T-cell activation genes in human renal allograft rejection. Kideny Int 1996; 53(Suppl):S7-12.

Terasaki PI, Cecka JM, Gjertson DW, et al. A ten-year prediction for kidney transplant survival. In Terasaki PI, Cecka JM (eds). Clinical transplants 1992. Los Angeles, UCLA Tissue Typing Laboratory, 1993; p 501-512.

Wagner K, Herget A, Heemann U. Experimental and clinical experience with the use of tacrolimus (FK506) in kidney transplantation. Clin Nephrol 1996; 45:322-325.

Yatscoff RW, Langman LJ, Le Gatt DF. Pharmacodynamic monitoring of immunosuppressive drugs. Transplant Proc 1996; 28:3013-3015.

47

Aspectos Cirúrgicos do Transplante Renal

•

Cláudio José Ramos de Almeida
Nelson Gattás
Roberto Kiehl

INTRODUÇÃO

Desde 1902 várias tentativas foram feitas para se realizar transplante renal humano. Esses experimentos demonstraram que o principal obstáculo para o desenvolvimento do transplante de órgãos estava na resposta imunológica e não propriamente na técnica cirúrgica. Em 1954, Merril et al. realizaram o primeiro transplante renal com sucesso por oito anos entre gêmeos univitelinos.

A partir de 1965, começou-se a utilizar os antígenos de histocompatibilidade HLA, o que, associado ao desenvolvimento de melhores equipamentos, técnicas cirúrgicas e antibióticos, acarretou grande melhoria nos resultados. Com o advento da ciclosporina A, em 1980, a sobrevida do enxerto ficou ao redor de 90% no primeiro ano e de 60% ao final de 5 anos.

A cirurgia do transplante renal não mais representa importante causa de perda de enxerto, visto que a técnica está muito bem padronizada. Desde que sejam observados determinados cuidados que exporemos a seguir, o índice de complicações cirúrgicas tem sido muito reduzido.

NEFRECTOMIA DE DOADOR VIVO

As justificativas para o uso de doadores vivos relacionados são os resultados mais favoráveis devido à identidade imunológica, à possibilidade de planejamento cirúrgico dentro do limite de tempo concedido pela diálise e à insuficiente oferta de doadores cadáveres. Na cidade de São Paulo, os doadores vivos representam metade das doações. A nefrectomia de doadores vivos cerca-se de grande responsabilidade, visto tratar-se da extração de órgão de um indivíduo sadio.

Os detalhes técnicos desta nefrectomia variam entre os diferentes centros: alguns preferem a via transperitoneal anterior e outros, o acesso lombar. É fundamental a adequada exposição para que não haja grande manipulação arterial, prevenindo espasmos. A veia renal deverá ter um comprimento mínimo para permitir o implante. A preservação da gordura periureteral é fator importante para sua vascularização e conseqüente prevenção de isquemia e necrose ureteral.

NEFRECTOMIA DE DOADOR CADÁVER

Para o transplante de órgão de cadáver é necessária uma prova incontestável de morte. O Conselho Federal de Medicina (CFM) orienta que a morte encefálica deve ser constatada por dois médicos não-pertencentes à equipe de transplante e comprovada por angiografia, eletroencefalograma isoelétrico ou pela ausência de atividade elétrica evidenciada pelo potencial evocado do tronco cerebral.

As restrições à doação renal estão decrescendo e doadores com idade superior a 60 anos, hipertensos moderados e com infecções localizadas têm sido utilizados. O paciente deve ser levado ao centro cirúrgico em condições hemodinâmicas mantidas por suporte artificial.

Para esta nefrectomia, o cirurgião dispõe de maiores opções. Tecido arterial e venoso estão disponíveis para o manejo de possíveis variações anatômicas, ou seja, os rins podem ser retirados em bloco, com segmentos de aorta e cava. Dessa forma, é menor a possibilidade de lesão de vasos acessórios.

Em se tratando da retirada de múltiplos órgãos, habitualmente a seqüência é: coração, pulmões, fígado, rins e pâncreas. Consequentemente, a perfusão renal deverá ser realizada *in situ* por cânulas (Fig. A-93). Após a retirada, os rins podem ser preservados a 4ºC por até 48 horas para o implante no receptor.

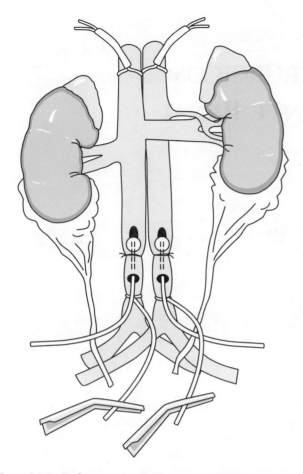

Figura A-93 – Perfusão renal realizada *in situ* por cânulas.

CIRURGIA DO RECEPTOR

Os problemas técnicos do transplante renal não diferem de outras cirurgias de grande porte. Apenas os cuidados com assepsia e antissepsia devem ser rigorosos por tratar-se de pacientes imunossuprimidos e conseqüentemente mais expostos a infecções. O implante deve ser realizado em três etapas: preparo do leito receptor, revascularização e reconstrução do trato urinário.

A fossa ilíaca direita é o local preferido pela maioria dos cirurgiões, desde a sua primeira descrição feita por Küss em 1951, por ser de fácil execução, próxima a vasos compatíveis e à bexiga, e localização favorável à biópsia. Também pode ser utilizada a fossa ilíaca esquerda, principalmente quando se tratar de retransplante.

Inicialmente, isola-se a veia ilíaca externa para anastomose término-lateral à veia renal. Em seguida, prepara-se a artéria ilíaca interna se a anastomose escolhida for término-terminal, ou a ilíaca externa se a opção for a anastomose término-lateral. Esta escolha baseia-se no calibre e no comprimento da artéria renal e nas condições das paredes arteriais do receptor. Nestas manobras, deve-se realizar ligadura cuidadosa dos vasos linfáticos para a prevenção de linforréias e linfoceles.

Após o desclampeamento vascular, o rim é reperfundido e inicia-se a reconstrução do trato urinário. Duas técnicas são as mais comumente utilizadas: o implante do ureter na bexiga e a anastomose da pelve do rim doado ao ureter do receptor. Outras técnicas também têm sido descritas como a anastomose ureteroureteral e pielopiélica, quando o rim é colocado em situação ortotópica.

A ureterocistoneostomia é a reconstrução mais utilizada em nosso meio. Pode ser realizada pela técnica extravesical de Lich-Gregoir, que permite a permanência de cateterismo vesical por um período menor, ou pela técnica intra e extravesical de Leadbetter-Politano, na qual a permanência da sonda vesical deverá se estender por sete dias.

Alguns Serviços realizam capsulotomia com o intuito de prevenir as rupturas espontâneas, ao passo que outros acreditam que tal procedimento facilita sua ocorrência. Assim que é restabelecido o trato urinário, realiza-se o fechamento da parede abdominal. Não realizamos a drenagem do sítio transplantado habitualmente.

SITUAÇÕES ESPECIAIS

MÚLTIPLAS ARTÉRIAS RENAIS

Quando existem múltiplas artérias renais, várias alternativas técnicas podem ser utilizadas para a anastomose. Alguns exemplos estão na figura A-94. Nos casos de doadores vivos, deve-se dar preferência ao rim com artéria renal única. Quando existe artéria polar inferior, é consenso que deva ser preservada por ser importante para a nutrição do ureter. Pequenas artérias polares superiores podem ser sacrificadas provavelmente sem maiores conseqüências.

Nos doadores cadáveres dispomos de maior flexibilidade, uma vez que podemos utilizar "patch" de aorta, transformando artérias múltiplas em únicas, facilitando a anastomose e prevenindo estenoses. Algumas opções técnicas estão representadas na figura A-95.

ANOMALIAS VENOSAS

Há um consenso de que a revascularização renal deva ser iniciada pela anastomose venosa. Quando existem duas veias com o mesmo calibre, deve-se realizar anastomose látero-lateral entre elas ("cano de espingarda"). Entretanto, quando as veias são de calibres diferentes, a menor poderá ser ligada sem prejuízo da drenagem renal. Na figura A-96 ilustramos algumas situações. Quando a veia renal direita for extremamente curta, utilizamos um retalho tubular de cava para alongá-la (Fig. A-97).

VARIAÇÕES DA VIA EXCRETORA DO DOADOR

Quando há duplicidade de via excretora, duas táticas podem ser empregadas: anastomose pielopiélica e conseqüente reimplante de um único ureter (Fig. A-98) ou a transformação

ASPECTOS CIRÚRGICOS DO TRANSPLANTE RENAL

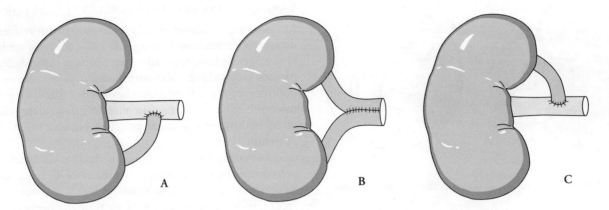

Figura A-94 – Alternativas técnicas para anastomose de múltiplas artérias. **A)** Anastomose término-lateral de artéria polar inferior à artéria principal. **B)** Anastomose látero-lateral de duas artérias principais ("cano de espingarda"). **C)** Anastomose término-lateral de artéria polar superior à artéria principal.

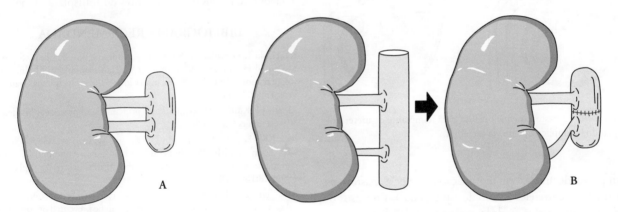

Figura A-95 – Alternativas técnicas para anastomose de múltiplas artérias com "patch" de aorta. **A)** Artérias próximas. **B)** Artérias distantes.

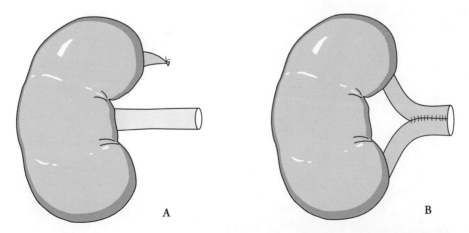

Figura A-96 – Alternativa para anastomose venosa quando há veia polar secundária (**A**) e duas veias principais (**B**).

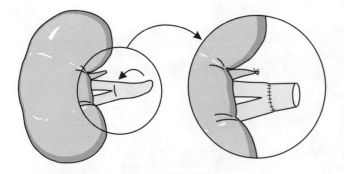

Figura A-97 – Retalho tubular de cava para alongar veia renal curta.

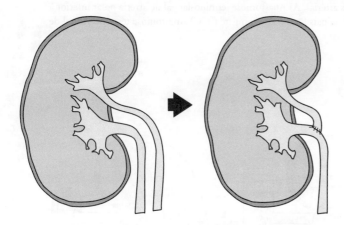

Figura A-98 – Anastomose pielopiélica para reimplante de ureter único quando há duplicidade de via excretora.

de duplicidade ureteral em terminação única pela anastomose látero-lateral entre eles ("cano de espingarda"). Em casos de ureteres muito curtos ou de lesões inadvertidas durante a nefrectomia, podemos usar o ureter do receptor anastomosado à pelve do rim doado.

VARIAÇÕES DA VIA EXCRETORA DO RECEPTOR

As maiores dificuldades em relação ao trato urinário inferior do receptor referem-se à bexiga. As situações mais comuns são bexigas desfuncionalizadas com pequena capacidade, de paredes espessadas e baixa complacência. Mais raramente, podemos até nos defrontar com bexigas de capacidade extremamente reduzida ou mesmo ausente (tuberculose, cistite intersticial, válvula de uretra posterior, bexiga neurogênica, cistectomia radical).

As bexigas desfuncionalizadas podem ser reabilitadas no pré-transplante com a melhoria de sua capacidade por meio de infusões crescentes de solução fisiológica. Em bexigas irrecuperáveis ou ausentes, deverá ser realizada neobexiga ou derivação urinária suprapúbica. Estas derivações podem ser continentes ou incontinentes. Dentre as incontinentes podemos citar a ureteroileocutaneostomia (cirurgia de Bricker) e entre as continentes destacamos a ileocecocutaneoplastia (Koch pouch). As neobexigas são mais freqüentemente realizadas utilizando-se cólon sigmóide ou íleo destubulizado, com conseqüente anastomose uretral. Tais procedimentos devem ser realizados pelo menos três meses antes do transplante renal.

BIBLIOGRAFIA RECOMENDADA

Kalicinski P, Drewniak T, Kaminski A, Prokurat A, Grenda R, Szymczak M, Ismail H, Chrupek M, Kaminski W. Transplantation of kidneys with vascular anomalies or harvesting injury into pediatric recipients. Transplant Proc 1996; 28:3463-3465.

Morris PJ. Kidney transplantation – principles and practice. Philadelphia, WB Saunders Co.; 1994.

Park KM, Lee SG, Lee YJ, Han DJ, Kwon TW, Kim SC, Choi BW, Song MG, Sohn KH, Min PC. Proper donor management and multiorgan procurement: practical ways to cope with the organ shortage. Transplant Proc 1996; 28:1869-1870.

Salvatierra O, Olcott C, Amend WJ, Cochrum KC, Feduska NJ. Urological complications of renal transplantation can be prevented or controlled. J Urol 1977; 117:421-425.

Serrano DP, Flechner SM, Modlin CS, Wyner LM, Novick AC. Transplantation into the long-term defunctionalized bladder. J Urol 1996; 156:885-888.

48

COMPLICAÇÕES CIRÚRGICAS DO TRANSPLANTE RENAL

•

ARCÍLIO DE JESUS ROQUE
ELIAS RASSI

O transplante renal, foi o processo de tratamento idealizado como eficaz e definitivo para solucionar a insuficiência renal irreversível. No entanto, até o início da década de 80 a evolução freqüentemente era dramática e fatal em decorrência de graves complicações cirúrgicas e clínicas em razão da imunorrejeição, principal causa de morbimortalidade para os transplantados. Porém, com o advento da ciclosporina, as complicações clínicas tornaram-se menos significativas e as soluções mais satisfatórias. Conseqüentemente, as complicações cirúrgicas ganharam ênfase e grande preocupação. Nos últimos anos, com os notáveis avanços técnicos e com o aprimoramento de centros e equipes de profissionais envolvidos objetivamente com o transplante renal, elas são pouco freqüentes e, em geral, têm resoluções, adequadas promovendo portanto pequena perda de enxertos e baixa mortalidade.

Não há estatística significativa na literatura quanto à incidência total de complicações cirúrgicas em transplante renal, mas varia de 12,1% citados por Hashimoto a cerca de 41% referidos por Robles, ao passo que no Serviço da UNIFESP a freqüência é de 24% nos últimos 10 anos (Tabela A-33).

Tabela A-33 – Complicações cirúrgicas em 725 transplantes renais (UNIFESP)*.

Tipo de complicação	Nº de casos	Freqüência (%)
Coleções líquidas perirrenais	74	10,2
Vasculares	28	3,9
Urológicas	59	8,1
Miscelânea	13	1,8
Total	174	24,0

*Banco de dados da *Casa do Transplante* da UNIFESP.

As complicações cirúrgicas do transplante renal não têm uma classificação universalmente aceita e, para fins didáticos, seguem as seguintes considerações:
– poderão ocorrer tanto no *doador vivo* como no *receptor;*
– as relativas ao doador vivo em geral estão relacionadas com o ato cirúrgico e o pós-operatório imediato, tais como lesões intestinais, sangramentos etc.;
– as complicações relativas ao receptor podem ser *transoperatórias, pós-operatórias imediatas* (primeiras horas após o ato cirúrgico), *precoces* (até 8 a 12 semanas) e *tardias* (período superior a 12 semanas).

A ocorrência de complicações é similar para homens e mulheres, bem como para adultos e crianças, com exceção da trombose renovascular, que apresenta maior freqüência em crianças em torno de 2 anos, diminuindo progressivamente com o aumento da idade, conforme observação de Sheldon. Quanto ao tipo de doador, as complicações são mais freqüentes nos transplantados com rins de cadáver, principalmente as complicações urológicas e as coleções líquidas perirrenais.

As complicações cirúrgicas podem ser agrupadas em: coleções líquidas perirrenais, vasculares, urológicas e miscelânea (Tabela A-33).

COLEÇÕES LÍQUIDAS PERIRRENAIS

Estas complicações são identificadas como hematoma, linfocele, urinoma e abscesso. Associando o quadro clínico, a ultra-sonografia e a punção-análise das secreções, diagnostica-se facilmente o tipo de coleção perirrenal. O abscesso é infreqüente e quando existe decorre de complicações das outras coleções líquidas. O urinoma será comentado com as complicações urológicas, pois forma-se a partir da existência de fístula urinária. O hematoma e a linfocele são complicações significativas, às vezes dramáticas, com expressiva incidência (Tabela A-34) e que muitas vezes exigem rápida e adequada intervenção da equipe médica.

Tabela A-34 – Coleções líquidas perirrenais (UNIFESP).

Tipos	Nº de casos	Freqüência (%)
Hematoma		
Ruptura renal	26	3,6
Causas diversas	15	2,1
Linfocele		
Não-cirúrgica	26	3,6
Cirúrgica	7	1
Total	74	10,2

HEMATOMA

O hematoma como quadro evolutivo e causador de instabilidade hemodinâmica incidiu em 5,7% dos transplantados na UNIFESP (Tabela A-34) e a citação estatística tem sido extremamente variada na literatura.

Os hematomas são decorrentes de anastomoses vasculares não-continentes, pequenos vasos abertos não percebidos no ato cirúrgico e identifica-se pequeno número de causas indeterminadas. No entanto, a ruptura renal é a causa mais freqüente (Fig. A-99), principalmente quando o rim é proveniente de cadáver, e em geral determina os hematomas maiores e mais graves.

Em geral, expressa-se clinicamente por dor e abaulamento progressivos no local do implante do enxerto com ou sem equimose difusa e pode evoluir com instabilidade hemodinâmica, hipotensão ou choque hipovolêmico. Sua ocorrência é mais freqüente no pós-operatório imediato ou precoce. A ultra-sonografia e a punção definem o diagnóstico e o tratamento se faz por simples observação nos quadros brandos ou moderados e estáveis. Nos quadros evolutivos e graves deve-se fazer a abordagem cirúrgica de urgência para os reparos necessários e possíveis. Nos casos conseqüentes à ruptura renal, a nefrectomia é o procedimento usual, salvando-se apenas raros enxertos.

LINFOCELE

A linfocele é complicação bem conhecida dos cirurgiões que atuam no retroperitônio. No transplante renal, a literatura tem mostrado incidência variando de 0,6% a 18% dos pacientes transplantados. A casuística da UNIFESP demonstra 4,6% (Tabela A-34) de linfoceles, porém apenas 1% (7 casos nos últimos 10 anos) foram tratados com marsupialização laparoscópica ou laparotômica. Os demais (3,6%) foram tratados com punção e drenagem percutânea.

As causas determinantes da linfocele são falhas técnicas com ligaduras insuficientes dos vasos linfáticos e/ou excesso de cauterização. A rejeição é agente causal também importante por causa da ruptura dos linfáticos e microlesões da cápsula renal por onde pode fluir a linfa.

Os quadros de linfocele são identificados habitualmente no período pós-operatório tardio (após 8 a 12 semanas), com clínica de dor pouco importante, abaulamento hipogástrico e complicações decorrentes da compressão dos vasos do hilo renal ou ilíacos causando déficits circulatórios diversos e do ureter enxertado promovendo oligoanúria.

O diagnóstico é feito por meio de quadro clínico, ultra-sonografia (Fig. A-100), punção e análise laboratorial do líquido obtido. A tomografia computadorizada é também método diagnóstico auxiliar valioso em alguns casos.

O tratamento é a punção aspirativa com ou sem cateter em 70 a 80% dos casos de linfocele de volume pequeno ou médio e a marsupialização laparoscópica ou laparotômica para os casos de grande porte. As linfoceles com menos de 5cm de diâmetro, assintomáticas, identificadas em exames ultra-sonográficos de rotina não necessitam ser tratadas.

COMPLICAÇÕES VASCULARES

As complicações vasculares são conseqüências cirúrgicas de extrema importância, pois freqüentemente determinam risco à vitalidade do enxerto. Nos últimos anos, tanto a literatura como o grupo da UNIFESP têm referido nítida redução dessas complicações (Tabela A-35) e a incidência atual é bem aceitável.

Tabela A-35 – Complicações vasculares (UNIFESP).

Tipos	Nº de casos	Freqüência (%)
Arteriais		
Trombose	7	1
Estenose	12	1,7
Aneurisma	3	0,4
Venosas		
Trombose	6	0,8
Total	28	3,9

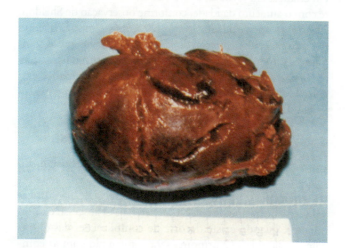

Figura A-99 – Ruptura renal pós-rejeição.

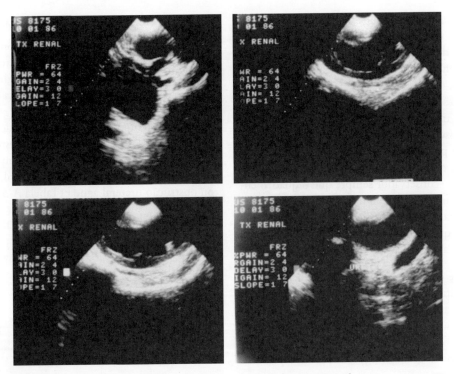

Figura A-100 – Ultra-sonografia de linfocele perirrenal.

COMPLICAÇÕES ARTERIAIS

As complicações arteriais no transplante renal são identificadas como trombose, estenose ou aneurisma.

A *trombose* é complicação em geral de ocorrência no pós-operatório imediato ou precoce e as causas mais usuais são falhas técnicas, tais como torção ou dobra, suboclusão, lesão do endotélio ou traumatismo inadvertido da parede arterial. Outras etiologias expressivas são arteriosclerose, compressão extrínseca, arterites decorrentes dos fenômenos de rejeição ou estados de hipercoagulabilidade devidos aos imunossupressores.

A incidência na UNIFESP foi definida apenas em 1% dos transplantados (Tabela A-35) como doença primária, embora secundariamente seja encontrada em número maior.

O diagnóstico é feito pelo quadro clínico de perda de função renal e pelos exames complementares sistematizados: ultra-sonografia com Doppler colorido dúplex e a arteriografia (Fig. A-101). Às vezes, a cintilografia pode ajudar na avaliação funcional.

Quanto à terapêutica, somente casos excepcionais detectados precocemente (até 30 minutos) poderão ser resolvidos com sucesso. Na maioria absoluta dos casos não se consegue o diagnóstico em tempo viável e a enxertectomia é feita de rotina.

A *estenose* é complicação habitualmente identificada no pós-operatório tardio e os agentes causais são basicamente os mesmos referidos antes para a trombose, destacando-se os surtos de rejeição e a ação de imunossupressores, que levam à arterite fibrótica.

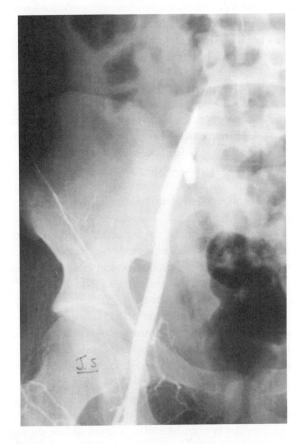

Figura A-101 – Arteriografia mostrando trombose da artéria renal anastomosada à hipogástrica.

A incidência na UNIFESP nos últimos 10 anos é de 1,7% (Tabela A-35) e as referências da literatura são de 1,5 a 23%, naturalmente dependente do tempo de observação, pois com longo seguimento há mais chances de aparecerem casos de estenose arterial.

O diagnóstico segue a mesma metodologia descrita anteriormente para a trombose. Atualmente, está sendo introduzida a arteriorressonância magnética como um novo método propedêutico por imagem de eficácia a ser analisada, em razão do uso de contraste não-iônico.

O tratamento é conservador sempre que o quadro clínico for estável, a cintilografia não mostrar redução importante da função renal e a arteriografia revelar redução da luz arterial menor do que 50%. Nos demais casos, a cirurgia deve ser indicada e a angioplastia é o método de eleição.

O *aneurisma* é complicação de rara incidência (Tabela A-35), não sendo citado na maioria dos trabalhos publicados acerca das complicações em transplante renal. Os agentes causais são a infecção fúngica ou bacteriana, a ruptura anastomótica ou mesmo por conseqüência de punção-biópsia, levando em todos os casos à formação de pseudocápsula de possível e fácil ruptura.

O diagnóstico é presumido na urgência quando ocorre hematoma súbito ou quando a propedêutica de rotina com a ultra-sonografia mostra formação cística pulsátil. A avaliação vascular habitual pode confirmar o diagnóstico e o tratamento é sempre cirúrgico, sendo raramente corrigível e, em termos práticos, sempre termina em nefrectomia total ou segmentar quando o aneurisma é decorrente de biópsia.

COMPLICAÇÕES VENOSAS

As complicações venosas, usualmente expressas por trombose, são pouco freqüentes. São observadas predominantemente na infância e vão reduzindo a incidência com o aumento da faixa etária. Os quadros são graves, pois colocam em risco a sobrevida do enxerto e, às vezes, do próprio paciente, principalmente quando envolve os vasos ilíacos, podendo provocar tromboembolismo.

As causas mais citadas são falhas técnicas da anastomose por dobras, torções ou suboclusões. As compressões extrínsecas e os episódios de rejeição também podem causar a trombose.

A incidência referida na literatura é de 0,3% a 4,2% e na UNIFESP é de 0,8% (Tabela A-35).

O diagnóstico é sugerido pelo quadro clínico de dor, oligúria, hematúria e proteinúria. A avaliação completa-se com a ultra-sonografia por Doppler colorido dúplex, cintilografia e, às vezes, com flebografia ou também exploração cirúrgica.

O tratamento é cirúrgico, procurando-se fazer a trombectomia e salvar o rim, mas pratica-se a nefrectomia com muita freqüência por observar-se a inviabilidade do órgão. Raramente se observa recondução espontânea do fluxo venoso.

COMPLICAÇÕES UROLÓGICAS

As complicações urológicas ocorrem com freqüência moderada e, do mesmo modo que as vasculares, às vezes manifestam-se com gravidade e podem conduzir o enxerto e o próprio paciente a riscos vitais. A incidência referida na literatura é de cerca de 2 a 10% e estes índices aumentam com o decorrer do tempo de seguimento devido principalmente ao aparecimento crescente de quadros de estenose do ureter. Na UNIFESP identificamos 8,1% de complicações urológicas sob forma de hematúria, fístula ureteral, estenose do ureter ou obstrução ureteral aguda (Tabela A-36).

Tabela A-36 – Complicações urológicas (UNIFESP).

Tipos	Nº de casos	Freqüência (%)
Hematúria	2	0,3
Fístula urinária	44	6,1
Estenose ureteral	9	1,2
Obstrução ureteral aguda	4	0,5
Total	59	8,1

É muito importante citar que essas complicações têm relação direta com o modo mais ou menos cuidadoso de se retirar o rim, de prepará-lo para o implante e de realizar as anastomoses.

A *hematúria* é complicação de incidência inexpressiva, de fácil controle clínico e raramente exige intervenção endoscópica para o esvaziamento de coágulos e cauterização dos vasos sangrantes. Quando presente nos primeiros dias de pós-operatório, é decorrente da cistotomia em técnicas de reimplante de *Cohen* ou *Leadbetter-Politano* ou então por pequenos vasos na extremidade distal do ureter implantado. Raramente é conseqüente a traumatismo renal durante a nefrectomia.

FÍSTULA URINÁRIA

A fístula urinária é a mais freqüente complicação cirúrgica e urológica (Tabela A-36), em geral ocorrendo nos primeiros 15 dias de pós-operatório.

Os fatores habituais determinantes das fístulas são eventuais falhas técnicas, infecções graves e isquemia da via urinária por suprimento sangüíneo inadequado ou por rejeição. Não sendo falha técnica, o que se observa é a necrose tecidual com localização e extensão variáveis.

A fístula urinária pode ser calicinal, raramente; piélica, pouco comum; e ureteral ou ureterovesical, mais freqüentemente (Fig. A-102).

O diagnóstico é feito pelo quadro clínico com a observação da redução inesperada da diurese e formação de coleção líquida perirrenal ou pela presença de extravasamento urinário pela incisão cirúrgica com ou sem dreno. A ultra-sonografia, a punção do urinoma e a análise laboratorial revelando níveis elevados de uréia e creatinina, a pielografia

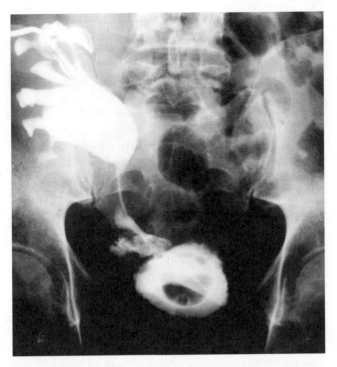

Figura A-102 – Pielografia anterógrada mostrando fístula ureterovesical.

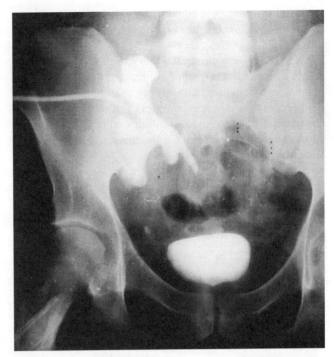

Figura A-103 – Pielografia anterógrada mostrando estenose do ureter.

anterógrada ou descendente (Fig. A-102) e a cistografia comprovam a fístula e avaliam sua extensão. A tomografia computadorizada poucas vezes ajuda no diagnóstico complementar.

O tratamento é elaborado e realizado conforme o tipo de fístula evidenciada pelos exames já citados. Para fístulas pequenas e simples da anastomose, a sondagem vesical com fácil e ampla drenagem pode solucioná-las. No entanto, para a quase totalidade das fístulas, o tratamento deve ser cirúrgico e realizado precocemente. O procedimento inicial é a abordagem percutânea da via urinária por onde se realiza a pielografia anterógrada e procura-se avaliar com clareza o local, a intensidade e a extensão da fístula. Por esta abordagem pode-se resolver aproximadamente 30% das fístulas, fazendo-se a nefrostomia nas calicinais e piélicas ou associando o posicionamento de cateter ureteral tipo duplo J nas fístulas ureterais de pequena extensão e com continuidade tecidual da via urinária. Nos casos de falha deste procedimento, ou naqueles mais extensos e com descontinuidade do ureter, pratica-se a nefrostomia percutânea, objetivando a drenagem da via urinária e a proteção do rim. Em seqüência, programa-se a cirurgia aberta em momento mais adequado, realizando-se a estratégia mais apropriada para reconstruir a via urinária: reimplante ureterovesical, anastomose ureteroureteral, pieloureteral, pielovesical ou pieloileal.

ESTENOSE DE URETER

A estenose de ureter é complicação urológica, em geral, do pós-operatório tardio, variando muito o momento em que começa a causar sintomas obstrutivos. Talvez por esta razão haja tanta divergência de freqüência citada na literatura, pois aqueles grupos que fizeram maior tempo de seguimento naturalmente observaram maior número dessas complicações. Na UNIFESP, foram detectados 9 casos sintomáticos (1,2%), referidos na Tabela A-36, nos últimos 10 anos.

A etiopatogenia é entendida como um processo fibrótico que provoca cicatriz constritiva na anastomose ureterovesical ou retroperitoneal de extensão variada (Fig. A-103). Por outro lado, a etiologia aceita como a mais freqüente é a tríade reincidente e evolutiva: rejeição, isquemia e fibrose conseqüente.

O diagnóstico é feito pela observação clínica da redução da diurese, raramente desconforto junto ao enxerto e elevação da uréia e da creatinina. A ultra-sonografia, a urografia excretora, a pielografia anterógrada (Fig. A-103) e a cintilografia com DTPA esclarecem a doença.

O tratamento segue os mesmos princípios e processos técnicos já mencionados para a correção das fístulas. É importante complementar que na estenose ureteral segmentar ou até 2cm pode-se utilizar, por via endoscópica, o balão dilatador do ureter ou fazer ureterotomias antes do posicionamento do cateter tipo duplo J. Mais da metade destes casos tem resolução definitiva.

A obstrução ureteral aguda ocorre com baixa freqüência na primeira semana de pós-operatório, conseqüente a defeito técnico na anastomose ureterovesical, por edema e coágulo compressivo da parede da bexiga ou obstrutivo endoureteral. Compressões extrínsecas de coleções líquidas perirrenais também podem obstruir o ureter. No pós-operatório tardio, a obstrução pode ocorrer devido a cálculo, coágulo, principalmente por hematúria após biópsias renais, e compressão por grande linfocele.

O diagnóstico e o tratamento seguem a metodologia urológica usual para fístulas ou estenoses e não resultam em dificuldades.

O refluxo vesicoureteral é fato habitual no transplante renal e com incidência que pode ultrapassar os 50% dos transplantados. No entanto, a literatura é unânime em não considerá-la como complicação cirúrgica e sim como uma simples conseqüência da técnica anastomótica utilizada, coexistindo com a boa evolução funcional do enxerto, e recomenda-se somente a observação clínica.

Estenoses da uretra, tumores prostáticos e bexigas disfuncionais associadas ao refluxo vesicoureteral tipo IV ou V e infecções urinárias reincidentes podem provocar lesões renais graves. Desta forma, apenas estes quadros de refluxo e as doenças presentes deverão ser avaliados e corrigidos com cirurgias apropriadas.

MISCELÂNEA

Neste grupo, incluem-se todas as possíveis complicações cirúrgicas não referidas anteriormente e que possam ser identificadas no processo do transplante renal. A incidência dessas complicações é pequena tanto na UNIFESP (ver Tabela A-33) como nas citações da literatura. No doador, podem ocorrer hemorragias ou lesões de órgãos adjacentes à área da nefrectomia. No receptor, pode haver lesões peritoneais e/ou órgãos intraperitoneais, deiscência de sutura, infecção importante da parede abdominal etc.

O diagnóstico e o tratamento seguem os trâmites adequados a cada caso, recomendando-se sempre insistente e adequada revisão do campo operatório, pois algumas lesões inadvertidas podem ser detectadas e corrigidas prontamente.

PERSPECTIVAS

Todas as conquistas científicas conseguidas até agora têm proporcionado resultados que entusiasmam e propiciam indicações crescentes do transplante renal.

É consenso universal que para se obter maior sucesso com o transplante renal com menores índices de complicações cirúrgicas, há necessidade de:

– conseguir estabelecer um adequado algoritmo para a seleção de doadores e receptores;
– possuir centros e instrumentais adequados para o procedimento;
– investir na atualização e no aprimoramento das técnicas cirúrgicas;
– conseguir harmonizar com competência equipes multidisciplinares agregando cirurgiões, nefrologistas, anestesistas, imunologistas, anátomo-patologistas, pós-graduandos, residentes e enfermeiros que possam desenvolver um trabalho de continuidade.

Finalmente, há a perspectiva auspiciosa de que os diversos centros de pesquisa, em breve, possam nos oferecer os imunossupressores ideais para o domínio total da rejeição. Desta forma, além da minimização das complicações, praticamente só serão utilizados rins de cadáver para a realização do transplante renal.

BIBLIOGRAFIA RECOMENDADA

Amante AJM, Kaham BD. Technical complications of renal transplantation. Surg Clin North Am 1994; 74:1117-1129.

Barry JM. Renal transplantation. In Walsh PC, Retik AB, Stamey TA, Vaughan ED (ed.). Campbell's Urology. 6th ed. Philadelphia, WB Saunders Company, 1992; p 2501-2518.

Gruessner RWG, Fasola C, Benedetti E, Foshager MC, Gruessner AC, Matas AJ, Najarian JS, Goodale RL. Laparoscopic drainage of lymphoceles after kidney transplantation: indications and limitations. Surgery 1995; 117:288-295.

Hashimoto Y, Hagano S, Oshima S, Takahara S, Fujita T, Ono Y, Kinukawa T. Surgical complications in kidney transplantation: experiente from 1200 transplants performed over 20 years at six hospitals in central Japan. Transplant Proc 1996; 28:1465-1467.

Medina JOP, Ramos OL, Ajzen H. Guia clínico para o transplante renal. J Bras Nefrol 1992; 14:66-86.

Robbles JE, Errasti P, Abad JI, Martin-Marquina A, Zudaire JJ, Berian JM. Surgical complications in renal transplantation: determinant factors. Transplant Proc 1995; 27:2258-2259.

Sheldon CA, Churchill BM, Khoury AE, McLorie GA. Complications of surgical significance in pediatric renal transplantation. J Pedriat Surg 1992; 27:485-490.

49

NUTRIÇÃO EM DOENÇAS NEFROUROLÓGICAS

•

Lígia Araújo Martini
Lílian Cuppari
Ita Pfeferman Heilberg

LITÍASE RENAL

A participação de alguns componentes da dieta na formação da litíase renal vem sendo discutida há algumas décadas. Robertson e Goldfarb propuseram que o aumento na incidência de cálculos estaria relacionado a um maior consumo alimentar. Inicialmente, acreditava-se que apenas o cálcio tivesse influência na litogênese, uma vez que a maioria dos cálculos continha este elemento em sua composição. Atualmente, sabe-se que vários nutrientes alteram o equilíbrio cristalização-solubilização urinária, destacando-se cálcio, sódio, oxalato, vitamina C, proteína de origem animal, purinas, potássio, açúcares, além da ingestão de líquidos e de álcool.

CÁLCIO

A relação entre ingestão, excreção e retenção de cálcio é bastante complexa, uma vez que envolve fatores relacionados à absorção. Elementos da dieta, tais como fibras, oxalato e proteínas, influenciam a maior ou menor absorção do cálcio. Vários estudos indicavam que uma redução na ingestão de cálcio em pacientes hipercalciúricos resultava em diminuição na excreção de cálcio, razão pela qual se preconizava dieta restrita em cálcio para pacientes litiásicos. Entretanto, a recorrência de nefrolitíase em pacientes com restrição de cálcio alimentar ainda não se mostrou sistematicamente menor. Alguns autores demonstraram que indivíduos com reduzida ingestão de cálcio apresentavam, ao contrário do esperado, risco relativo maior de desenvolver nefrolitíase devido à maior disponibilidade do oxalato livre intestinal. Adicionalmente, sabe-se que a restrição do cálcio também pode contribuir para a perda de massa óssea em pacientes hipercalciúricos, pela imposição de balanço negativo de cálcio. Sendo assim, a recomendação atual é de que a restrição do cálcio dietético deva ser realizada somente após um minucioso levantamento da ingestão habitual. Tal restrição (ingestão de cálcio em torno de 500 a 600mg/dia) deve ser feita apenas para pacientes com hiperabsorção intestinal, sem perda de massa óssea e que tenham ingestão de cálcio acima de 1.000mg/dia. No caso de pacientes com perda de massa óssea, a ingestão deve atingir 800mg/dia.

Vale salientar que a restrição do cálcio dietético não implica a ausência de leite e derivados na dieta habitual e sim sua redução. Podem ser ingeridos 1 ou 2 copos de leite ou derivados ao dia, de forma a atingir aproximadamente 250mg de cálcio, sendo que o restante virá na forma de vegetais e outras preparações.

Alguns autores têm sugerido a administração de fibras dietéticas, na tentativa de diminuir a calciúria. Os prováveis mecanismos de atuação da fibra seriam por precipitação do cálcio com o ácido fítico, no intestino ou por redução no tempo de trânsito intestinal. Entretanto, pode ocorrer aumento na excreção urinária de oxalato ou paralela diminuição na absorção de outros minerais, como o ferro e o magnésio.

SÓDIO

O papel do sódio na litogênese tem sido descrito por vários autores, em razão de seu potencial efeito em elevar a calciúria, embora outros afirmem que a cada incremento de 100mEq no sódio urinário corresponde um aumento de apenas 24mg na calciúria. A associação entre excreção urinária de sódio e de cálcio deve-se a uma competição na reabsorção destes íons no túbulo renal. Assim, uma restrição do sódio dietético por meio da diminuição no sal de adição e/ou de alimentos ricos em sal deve ser instituída para pacientes litiásicos, especialmente quando ocorrer elevada excreção de sódio em urina de 24h. Caso não seja possível a análise da excreção urinária de sódio, devemos identificar a presença de alimentos muito salgados (Tabela A-37) ou o uso exagerado de sal.

Tabela A-37 – Alimentos com elevado conteúdo de sódio.

Alimentos (100g)	Quantidade de sódio (mg)
Bacalhau seco	8.100
Arenque defumado	6.231
Enguia defumada	6.231
"Haddock" defumado	6.231
Lingüiça calabresa	2.040
Azeitona verde	2.020
Queijo parmesão	1.696
Mortadela	1.246
"Cornflakes"	1.238
Margarina com sal	1.079
Salame cozido	1.065
Anchovas	823
Azeitona preta	750
Chouriço	680
Picles	673
Molho de tomate em lata	605

Adaptado de "United States of America" – Human Nutrition Information Service. Department of Agriculture. Composition of Foods. Raw, processed, prepared foods. Agriculture Handbook Nº 8 – series 1-16. Revised 1976-1986.

Tabela A-38 – Alimentos ricos em oxalato.

Alimento	Quantidade	Oxalato (mg)
Beterraba verde cozida	1/2 copo	916
Ruibarbo	1/2 copo	860
Espinafre cozido	1/2 copo	750
Beterraba cozida	1/2 copo	675
Beterraba picles	1/2 copo	500
Escarola	20 folhas	273
Chocolate em pó	1/3 copo	254
Quiabo cozido	8-9 unidades	146
Batata-doce cozida	1/2 copo	141
Couve cozida	1/2 copo	123
Amendoim	1/2 xícara	113
Nabo cozido	1/2 copo	110
Chocolate amargo	1 tablete	91
Chá – 4min de infusão	1 colher sobremesa em 190ml de água	72
Germe de trigo	1/4 copo	67
Cenoura cozida	1/2 copo	45
Maçã	1 unidade	41
Couve-de-bruxelas	6-8 unidades	37
Morango	1/2 copo	35
Chocolate ao leite	1 tablete	34
Laranja	1 unidade	24
Tomate	1 unidade	2

Adaptado de Kasidas GP et al. J Hum Nutr 34:255, 1980.

OXALATO

O oxalato da dieta contribui com apenas 10 a 20% na oxalúria. Alguns investigadores sugerem que o oxalato urinário parece ser mais importante do que o cálcio para a formação de cálculos, uma vez que pequenos aumentos na sua concentração levam à saturação urinária dos cristais de oxalato de cálcio. O aumento no oxalato urinário pode ser substancial quando a carga de oxalato dietético é elevada e a biodisponibilidade ou a absorção é maior do que a normal. Entretanto, alguns autores observaram que a quantidade de oxalato absorvido da dieta não era proporcional à quantidade de oxalato dos alimentos, e que alguns alimentos como o ruibarbo, o espinafre, a beterraba, as oleaginosas, os chocolates e o chá ingeridos em quantidades normais aumentam o oxalato urinário apenas em duas ou mais vezes em indivíduos normais.

Assim, o conhecimento da quantidade de oxalato nos alimentos é de fundamental importância para a elaboração de dietas com reduzidas quantidades de oxalato. A tabela A-38 mostra os alimentos ricos em oxalato. Ao contrário do esperado, o tomate é um alimento com reduzida quantidade de oxalato, apenas 2mg em 100g de alimento, e assim pode ser ingerido sem restrições por pacientes litiásicos.

VITAMINA C

Estudos *in vivo* e *in vitro* demonstram que a metabolização do ácido ascórbico resulta em produção de oxalato. Apesar de que uma elevada ingestão de vitamina C poderia potencialmente elevar a oxalúria, estudos clínicos são necessários para confirmar esta hipótese.

PROTEÍNA ANIMAL

A elevada ingestão protéica está relacionada à formação de cálculos, não só por causa do aumento na excreção de promotores da cristalização, como o cálcio e o ácido úrico, mas também pela redução na excreção de inibidores como o citrato. Este efeito parece estar associado à acidose metabólica ocasionada pela presença de aminoácidos sulfurados em proteínas de origem animal. Alguns autores observaram que a nefrolitíase é menos comum em populações cuja proteína da dieta é principalmente de origem vegetal. Entretanto, para que ocorra acidose metabólica, a ingestão de proteínas deve ser elevada, isto é, acima da recomendação de 1,2g/kg/dia. Adicionalmente, se a ingestão protéica elevada se associar à reduzida ingestão de cálcio (abaixo de 800mg/dia), ocorre balanço negativo de cálcio, podendo levar a comprometimento ósseo.

Assim, a recomendação de ingestão protéica para pacientes litiásicos é de 0,8 a 1,2g/kg/dia, sendo 50 a 60% de proteína de alto valor biológico, de acordo com o preconizado pelo Recommended Dietary Allowances (RDA).

Uma dieta normoprotéica deve conter um alimento protéico em cada uma das principais refeições diárias (café da manhã, almoço, lanche e jantar), seja na forma de leite, seja derivados, ou carnes (bovina, aves, peixes ou suína), além do feijão, que também é uma fonte de aminoácidos. As quantidades diárias a serem ingeridas variam de acordo com o peso do indivíduo. Considerando um indivíduo com peso de 65 a 70kg, a dieta deve conter 300ml de leite ou derivados, 250g de carnes e 200g de feijão ou derivados.

PURINAS

Os alimentos ricos em proteína animal são também ricos em purinas. Sendo o ácido úrico o produto final do seu metabolismo, a excreção de ácido úrico é elevada diretamente pela dieta hiperprotéica. Aproximadamente 400mg de ácido úrico são produzidos pelo substrato dietético. Entretanto, ainda não está bem estabelecido o quanto uma dieta é elevada ou reduzida em purinas. Alguns autores propõem que 125mg/dia de purinas são considerados como quantidade reduzida. A dieta será considerada rica em purinas se forem ingeridos alimentos muito ricos, como por exemplo a sardinha ou o fígado, e em quantidades exageradas. A ingestão de carne bovina diária e em duas refeições, além do feijão, que é o hábito da nossa população, não é por si considerada como contendo teor muito alto delas. As quantidades de purinas de alguns alimentos estão representadas na tabela A-39. Seu efeito sobre o aumento da excreção de ácido úrico ocorre somente quando a ingestão de alimentos ricos em purinas se eleva a níveis superiores a 175mg/dia.

POTÁSSIO

Mais recentemente, a relação entre ingestão de potássio e formação de cálculos tem sido relatada por alguns autores. Sugere-se que a baixa ingestão de potássio está associada à formação de cálculos por causa de uma elevação da calciúria e/ou redução da citratúria. Alimentos ricos em potássio tendem a ser ricos em álcali, elevando o citrato urinário e, portanto, exercendo efeito protetor.

CARBOIDRATOS

Apesar de a ingestão de açúcares e carboidratos refinados estar relacionada à elevação na calciúria, poucos estudos prospectivos e retrospectivos demonstraram associação entre ingestão de açúcar e formação de cálculos.

LÍQUIDOS

A ingestão inadequada de líquidos pode resultar em baixo volume urinário, levando à saturação de todos os sais capazes de formar cálculos, Por outro lado, se aumentarmos o volume urinário, existe também o risco de diminuir a concentração de substâncias inibidoras (solubilizantes) da cristalização. Pacientes com litíase renal, devem então ser orientados a aumentar a ingestão de líquidos, a fim de elevar o volume urinário para 2 litros ou mais ao dia. Enquanto a ingestão de algumas bebidas como o suco de limão parece exercer papel protetor à formação de cálculos, em razão de seu teor de ácido cítrico, bebidas carbonatadas e álcool aumentam o risco de nefrolitíase. Assim, seria prudente a recomendação de sucos naturais, água e chás (exceto o chá-mate e o preto).

Tabela A-39 – Quantidade de purinas em alguns alimentos.

Alimentos ricos em purinas (mg em 100g de alimento)	
Timo	825
Anchovas	363
Sardinha	295
Fígado	232
Rim	200

Alimentos com moderada quantidade de purinas (75-150mg em 100g de alimento)	
Bacon	Coelho
Ganso	Pato
Peru	Truta
Carne bovina	

Alimentos com pequena quantidade de purinas (< 75 em 100g de alimento)	
Aspargo	Aveia
Atum	Couve-flor
Cogumelo	Caranguejo
Ervilha	Espinafre
Feijão	Ostra
Presunto	Salmão
Carne de frango	

Adaptado de Robertson NK et al. Nutrition and diet therapy. Mosby, St. Louis, 1985, p 671.

Em resumo, a recomendação dietética geral para pacientes litiásicos deve incluir:

– Ingestão de 2,5 a 3 litros de líquidos por dia.
– Evitar restrição de cálcio (exceto em casos nos quais existe comprovação de hiperabsorção intestinal de cálcio e ingestão prévia excessiva, acima de 1.000mg/dia).
– Adequar a ingestão de proteína animal para em torno de 1g/kg/dia e evitar alimentos muito ricos em purinas (sardinha, fígado, anchovas).
– Evitar alimentos muito ricos em oxalato, como ruibarbo, espinafre, beterraba e amendoim.
– Evitar ingestão excessiva de sal, bem como alimentos muito salgados e com conservantes.
– Suplementos de vitamina C devem ser usados com moderação.

INSUFICIÊNCIA RENAL AGUDA

O paciente com insuficiência renal aguda (IRA) que requer tratamento em unidades de terapia intensiva constitui um grande desafio terapêutico para os profissionais da saúde. Pacientes com IRA secundária ao choque ou à sepse que não podem ser alimentados por via oral ou enteral, devido a disfunções do trato gastrointestinal, têm uma taxa de mortalidade em torno de 80 a 90%. A desnutrição é freqüentemente observada, em razão do hipercatabolismo e da reduzida ingestão de nutrientes. Sabe-se que a desnutrição protéico-calórica inclui, além de demora na cicatrização, alteração na função imune, aumento do risco de infecção hospitalar, redução de massa e atividade muscular. Com o avanço das terapias dialíticas, surgiu um período em que quase não havia restrição alimentar, ou mesmo suplementação de nutrientes algumas vezes necessários. Atualmente, o tratamento dietético consiste em prover substratos suficientes para o paciente com vários graus de estresse. Apesar de uma dieta ideal para o controle do hipercatabolismo não ter sido identificada e das controvérsias relacionadas aos benefícios de um suporte nutricional agressivo, a orientação dietética deve controlar algumas conseqüências da uremia, melhorar o estado nutricional do paciente e conseqüentemente contribuir para diminuir as taxas de morbidade e mortalidade.

REQUERIMENTO DE CALORIAS

O requerimento energético na IRA é primeiramente determinado por fatores como peso, idade, sexo, doenças associadas e atividade física, considerando ainda o grau de complexidade da doença, especialmente no caso de sepse, e pelo tipo e freqüência da terapia dialítica. Foi demonstrado que pacientes com IRA têm um gasto energético 30% maior, determinado pela calorimetria indireta, assim como foi demonstrada maior sobrevida em pacientes com elevadas ingestões calóricas.

O requerimento energético deve ser determinado por meio de equações preditivas ou pela calorimetria indireta. De um modo geral, ingestões de 40kcal/kg/dia têm sido preconizadas para pacientes com elevado aparecimento de nitrogênio uréico, podendo, entretanto, causar efeitos adversos. A equação de Harris-Benedict, somada a fatores de injúria, é bastante recomendada. Entretanto, estas equações são mais acuradas em pacientes estáveis e com composição corporal normal. Recentemente, tem sido relatado que esta equação superestima o metabolismo energético basal por 10 a 15%, de forma que deve ser preferencialmente utilizada a equação da Organização Mundial de Saúde (Tabela A-40). O método mais acurado seria a calorimetria indireta, cujo principal benefício seria a redução de riscos por excessiva (ou reduzida) necessidade de ingestão calórica.

Após a determinação da necessidade calórica do paciente, deve-se estabelecer de que maneira tal necessidade será atingida, ou seja, quais alimentos serão utilizados. Como os carboidratos representam a principal fonte energética da dieta (55 a 65% das calorias totais), os alimentos mais utilizados são arroz, batata, macarrão. Entretanto, estes contêm também proteínas. Já os açúcares, os doces, os chocolates são boas fontes de carboidratos, desde que o paciente tenha níveis séricos normais de triglicérides e glicose. As gorduras devem prover de 30 a 35% do total de calorias da dieta, sendo que triglicérides de cadeia média (por ex., gordura de coco) devem ser usados em pacientes com triglicérides elevados.

REQUERIMENTO DE PROTEÍNAS E AMINOÁCIDOS

As condições clínicas e metabólicas do paciente são mais beneficiadas se a ingestão protéica e de aminoácidos é preconizada de acordo com suas condições clínicas. Uma baixa ingestão pode ser prescrita para pacientes com aparecimento de nitrogênio uréico reduzido (menor ou igual a 4 ou 5g de nitrogênio/dia), para aqueles sem evidências de desnutrição protéica grave, e para aqueles cuja recuperação ocorrerá entre 1 e 2 semanas. Outra indicação para a ingestão protéica baixa é a diminuição da freqüência da terapia dialítica ou a redução grave da filtração glomerular. A prescrição é de 0,3 a 0,5g/kg de peso atual/dia de aminoácidos essenciais. Já para pacientes que se alimentam por via oral é de 0,1 a 0,3g/kg/dia de proteína geral e 10 a 20g/dia de aminoácidos essenciais.

Em pacientes com função renal residual (filtração glomerular de 5 a 10ml/min), sem catabolismo importante e que se alimentam por via oral, a recomendação é de 0,55 a 0,6g/kg/dia ou 0,28g/kg/dia suplementado com 6 a 10g/dia de aminoácidos essenciais. Pacientes mais catabólicos e com maior aparecimento de nitrogênio uréico (> 5g nitrogênio/dia), gravemente depletados, a recomendação de proteínas é de 1 a 1,2g/kg/dia, caso o paciente esteja em hemodiálise. Já para pacientes em procedimentos dialíticos contínuos como hemofiltração ou hemodiálise ou hemodiafiltração venovenosa contínua, o requerimento é de aproximadamente 1,5 a 2,5g/kg/dia. A maioria dos pacientes em nutrição parenteral total recebem estas últimas quantidades.

Os alimentos protéicos mais recomendados são aqueles com elevado teor de proteína de alto valor biológico como carnes, aves, peixe, leite e derivados. Já alimentos como as leguminosas (feijão, ervilha, lentilha etc.) não são preconizados pelo seu elevado teor de potássio.

REQUERIMENTOS DE ELETRÓLITOS E ÁGUA

A quantidade de eletrólitos deve ser prescrita de acordo com a evolução do paciente. De maneira geral, são preconizadas 1 a 3g/dia de ingestão de sal, controlando-se as perdas urinárias de sódio. Os níveis de potássio, magnésio e fósforo normalmente estão elevados na IRA, sendo que sua diminuição é resultante de alterações intracelulares ou da alcalose. A demanda nutricional dependerá dos níveis séricos destes eletrólitos.

A quantidade de líquidos dependerá se o paciente está em oligúria ou anúria. Assim, a prescrição de líquidos seria igual ao volume urinário de 24h + 500ml (perdas insensíveis).

Tabela A-40 – Metabolismo energético basal.

Idade (anos)	Taxa de metabolismo basal (TMB, kcal/dia)
Homens	
18 a 30	$15,4 \times peso (kg) - 27 \times altura (m) + 717$
30 a 60	$4,6 \times peso (kg) + 16 \times altura (m) + 901$
Mulheres	
19 a 30	$13,3 \times peso (kg) + 334 \times altura (m) + 35$
30 a 60	$8,7 \times peso (kg) - 25 \times altura (m) + 865$

Adaptado de World Health Organization (WHO). Energy and protein requirement. Tech Rep Ser, Nº 724, Geneva, 1985.

VITAMINAS

Geralmente pacientes em IRA necessitam de suplementação de vitaminas hidrossolúveis, por causa das perdas no tratamento dialítico e da ingestão inadequada. Já a vitamina A não deve ser suplementada, visto que normalmente se encontra elevada na insuficiência renal. Apesar da vitamina D ser lipossolúvel, normalmente necessita ser suplementada, em razão do "turnover" acelerado da $1,25(OH)_2$-D_3.

Em resumo, o planejamento nutricional para pacientes em IRA dependerá do estado geral e do nível de catabolismo em que se encontra. De qualquer maneira, um bom planejamento dietético deve ser elaborado com o objetivo de prevenir a desnutrição, bem como auxiliar a recuperação do paciente. Além disso, a ingestão de nutrientes deve ser reavaliada diariamente, uma vez que as condições clínicas e metabólicas destes pacientes sofrem rápidas alterações. A nutrição parenteral deverá ser utilizada sempre que a oral ou a enteral não for recomendada.

INSUFICIÊNCIA RENAL CRÔNICA

A importância da terapia dietética no tratamento de pacientes renais crônicos é reconhecida há várias décadas. Entretanto, só mais recentemente, o papel do acompanhamento nutricional para esses pacientes adquiriu uma conotação mais ampla. Hoje em dia, o manuseio dietético visa não somente o controle da sintomatologia urêmica e dos distúrbios hidroeletrolíticos, mas também atua em doenças correlatas como o hiperparatireoidismo secundário à desnutrição energético-protéica e nas várias alterações metabólicas a que esses pacientes geralmente estão sujeitos. Além disso, os procedimentos dialíticos determinam condições que exigem orientações dietéticas específicas para manter ou melhorar o estado nutricional do paciente. Analisaremos a seguir o papel dos vários nutrientes envolvidos no tratamento dietético de pacientes com insuficiência renal crônica (IRC).

PROTEÍNAS

Está bem estabelecido que, na fase pré-dialítica, a restrição de proteínas na dieta promove melhora dos sintomas urêmicos, visto que leva à redução do acúmulo de metabólitos tóxicos provenientes do metabolismo protéico. A diminuição do conteúdo protéico da dieta também tem sido muito estudada, durante a última década, em relação ao seu papel no retardo da velocidade de progressão da perda da função renal. Porém, não existem ainda evidências definitivas em humanos de que essa modificação dietética traga benefícios para todos os pacientes renais crônicos. Sendo assim, ainda existe controvérsia sobre em que momento deve ser iniciada, e em que nível deve ser a restrição, quando o objetivo é a diminuição da velocidade de progressão da insuficiência renal. O que tem sido proposto mais recentemente é que pacientes com taxa de filtração glomerular maior que 55ml/min/$1,73m^2$ devem receber dieta com quantidade normal de proteínas, ou seja, níveis entre 0,8 a 1g/kg de peso desejável/dia. Quando a taxa de filtração glomerular encontra-se abaixo desse valor, a dieta deve conter aproximadamente 0,6g de proteínas/kg de peso desejável/dia, sendo que pelo menos 60% devem ser proteínas de alto valor biológico (AVB), isto é, proteínas que contenham todos os aminoácidos essenciais em proporções adequadas. Na tabela A-41 pode-se observar a quantidade de proteínas de alguns alimentos considerados fontes desse nutriente. Vários estudos têm demonstrado que essa quantidade de proteínas é suficiente para a manutenção do estado nutricional do paciente, desde que a ingestão energética seja adequada. Quando a taxa de filtração glomerular cai para valores inferiores a 5ml/min/$1,73m^2$, o tratamento dietético dificilmente consegue manter o paciente livre de sintomas urêmicos e em bom estado nutricional. Nessa fase geralmente se indica um método dialítico ou o transplante renal.

Tabela A-41 – Alimentos ricos em proteínas.

Alimento	Quantidade (g)	Medida caseira	Proteínas (g)
Alto valor biológico			
Leite de vaca	200	1 copo médio	7,0
Ovo de galinha (cozido)	50	1 unidade (média)	6,4
Carne bovina (bife frito)	100	1 unidade (média)	23
Carne de frango (cozida)	100	1 peito (pequeno)	22
Peixe (pescada grelhada)	100	1 filé (médio)	19
Queijo de minas (fresco)	30	1 fatia (média)	8,8
Baixo valor biológico			
Feijão (cozido)	120	8 colheres (sopa)	9,4
Ervilha (cozida)	100	5 colheres (sopa)	6,7
Lentilha (cozida)	120	8 colheres (sopa)	6,0
Grão-de-bico (cozido)	120	5 colheres (sopa)	7,3

Adaptado de "United States of America" – Human Nutrition Information Service. Department of Agriculture. Composition of Foods. Raw, processed, prepared foods. Agriculture Handbook Nº 8 – series 1-16. Revised 1976-1986.

Com o início do tratamento dialítico, a preocupação com a progressão da doença renal e com o acúmulo de substâncias tóxicas provenientes do metabolismo das proteínas não mais se justifica. Além disso, a diálise leva à perda de aminoácidos e proteínas. Na hemodiálise cerca de 4 a 8g de aminoácidos são perdidos por sessão. Já na diálise peritoneal ambulatorial contínua (DPAC ou CAPD) de 5 a 15g de proteínas e de 1,2 a 3,4g de aminoácidos são perdidos por dia. Portanto, a dieta deve conter de 1,2 a 1,4g de proteínas/kg de peso desejável/dia para que se obtenha balanço nitrogenado neutro.

ENERGIA

A oferta energética constitui um fator de grande importância para assegurar o balanço nitrogenado neutro e, portanto, a manutenção do estado nutricional desses pacientes. Para tanto, recomenda-se ingestão de 35kcal/kg de peso desejável/dia tanto para pacientes na fase pré-dialítica, quanto para aqueles em diálise. Algumas situações específicas nas duas formas de tratamento dialítico podem influenciar na necessidade energética. Pacientes em hemodiálise apresentam, com freqüência, anorexia, levando a uma baixa ingestão alimentar. Essa condição, juntamente com a perda de nutrientes durante o procedimento dialítico, com as doenças intercorrentes e com alterações do metabolismo protéico e energético, pode levar à desnutrição energético-protéica e, assim, contribuir para as elevadas taxas de morbimortalidade observadas nessa população. Portanto, o conteúdo energético da dieta de pacientes desnutridos em hemodiálise deve ser mais elevado para promover a recuperação nutricional. Como nem sempre isso é possível, somente por meio da alimentação recomenda-se a utilização de suplementos alimentares industrializados específicos para esses pacientes.

Já pacientes em CAPD recebem continuamente glicose proveniente do dialisato. Cerca de 60% da glicose infundida é absorvida pela membrana peritoneal. Isso resulta em um total diário de aproximadamente 100 a 200g de glicose, o que corresponde a 370 a 740 calorias por dia. Se por um lado a absorção contínua de glicose pode ser uma importante fonte energética para pacientes com baixa ingestão alimentar, por outro é responsável por alguns efeitos adversos como hiperglicemia, hipertrigliceridemia e obesidade. Assim, para o cálculo da quantidade calórica da dieta, devem ser descontadas as calorias provenientes da glicose absorvida.

Dentre as calorias, 30 a 35% devem ser provenientes de lípides e 55 a 60% de carboidratos. Deve-se dar preferência a carboidratos complexos como aqueles presentes em alimentos como arroz, macarrão, batata, farinhas e seus produtos. Com relação aos lípides devem ser de preferência aqueles ricos em ácidos graxos poliinsaturados, como os contidos nos óleos de soja, milho e girassol.

CÁLCIO E FÓSFORO

A participação do cálcio e do fósforo dietéticos na prevenção e no tratamento da osteodistrofia renal está bem estabelecida. A elevada ingestão de fósforo tem um papel importante no desenvolvimento do hiperparatireoidismo secundário nesses pacientes. Portanto, tem sido proposta restrição desse nutriente em todas as fases da insuficiência renal crônica. Na fase pré-dialítica, a própria restrição protéica já promove diminuição do conteúdo de fósforo da dieta, uma vez que os alimentos ricos em proteínas também o são nesse mineral. Recomenda-se assim ingestão que varia de 5 a 10mg de fósforo/kg de peso desejável/dia. Já pacientes em diálise, que têm maior necessidade de proteínas, acabam recebendo na dieta uma quantidade de fósforo mais elevada. Entretanto, não deve ser superior a 17mg de fósforo/kg de peso desejável/dia. Em grande parte das vezes, porém, o controle da hiperfosfatemia, principalmente em pacientes hemodialisados, só é obtido com o uso concomitante de quelantes de fósforo. O mais utilizado em nosso meio é o carbonato de cálcio, que deve ser ingerido juntamente com as refeições mais ricas em fósforo.

Em relação ao cálcio, devido a deficiência da forma ativa da vitamina D (1,25-diidroxicolecalciferol), freqüentemente observada nesses pacientes, os requerimentos desse nutriente são bastante elevados. O risco de deficiência de cálcio em pacientes na fase pré-dialítica apresenta-se aumentado pela própria dieta hipoprotéica. Os alimentos fontes de cálcio como leite, queijos e iogurte são restringidos tanto pelo seu conteúdo de proteínas, quanto pelo de fósforo. Assim, tais dietas contêm apenas cerca de 300 a 400mg de cálcio, quantidade essa muito abaixo da que tem sido proposta (1.400 a 1.600mg/dia). Apesar da maior liberdade em termos de ingestão protéica dos pacientes em diálise, freqüentemente não se alcança os níveis propostos. Portanto, em todas as fases da IRC há necessidade de suplementação desse mineral.

SÓDIO E ÁGUA

Apesar de ser possível a manutenção do balanço de sódio, com ingestão normal desse eletrólito até fases mais avançadas da insuficiência renal, a hipertensão arterial, comumente observada nessa população, pode ser mais bem controlada se a dieta for restrita em sódio. Normalmente, quando o balanço de sódio é bem controlado, o mecanismo da sede regula o balanço de água adequadamente. Assim, para a maioria do pacientes pré-dialíticos uma ingestão diária de 1.000 a 3.000mg de sódio (aproximadamente 2,5 a 7,5g de cloreto de sódio) e de 1.500 a 3.000ml de líquidos mantém o balanço adequado. Entretanto, como os requerimentos podem variar amplamente, cada paciente deve ser manipulado individualmente.

Pacientes em hemodiálise, por outro lado, tornam-se freqüentemente oligúricos ou anúricos, portanto, o balanço de sódio e de água é determinado pela ingestão e pelo regime de diálise. Ganho excessivo de peso interdialítico com piora da hipertensão arterial, edema e insuficiência cardíaca congestiva podem ser conseqüências da elevada ingestão de sódio e líquidos desses pacientes. Dietas com 1.000 a 1.500mg de sódio por dia (aproximadamente 2,5 a 4g de cloreto de sódio) são recomendadas para pacientes em hemodiálise. A prescrição de líquidos é feita baseada no volume urinário residual de 24h acrescido de aproximadamente de 500ml para as perdas insensíveis. Já a maioria dos pacientes em diálise peritoneal contínua tem maior liberdade na ingestão de sódio e de água.

De maneira geral, para que as recomendações de sódio na dieta sejam alcançadas, os pacientes devem ser orientados a utilizar pouco sal no preparo dos alimentos, bem como a não ingerir alimentos processados, como embutidos e enlatados, nos quais o conteúdo de sódio é excessivamente elevado (ver Tabela A-37). Sal dietético composto de cloreto de potássio não deve ser utilizado, pois pode causar hiperpotassemia.

POTÁSSIO

Apesar de o rim ser o maior responsável pela excreção de potássio, alguns mecanismos adaptativos se desenvolvem no curso da insuficiência renal, de modo a prevenir o desenvolvimento de hipercalemia até as fases mais avançadas da doença. Entretanto, fatores como acidose metabólica, oligúria, obstipação intestinal, estados hipercatabólicos, uso de beta-bloqueadores, de inibidores da enzima de conversão da angiotensina, de diuréticos poupadores de potássio e de antiinflamatórios não-esteróides podem levar à retenção desse eletrólito, mesmo na insuficiência renal crônica moderada. Assim, a prescrição dietética de potássio deve levar em consideração não somente a taxa de filtração glomerular ou os níveis de potássio sérico, como também as situações referidas acima. De maneira geral, tanto pacientes pré-dialíticos com IRC avançada, quanto aqueles em diálise não devem ingerir mais que 70mEq de potássio por dia. Na tabela A-42 observa-se o conteúdo de potássio de alguns alimentos considerados ricos nesse nutriente. O processo de cozimento, em água, das frutas e hortaliças promove perda significativa de potássio.

VITAMINAS

Pacientes com insuficiência renal crônica apresentam risco aumentado de desenvolver deficiência de várias vitaminas. Vários fatores podem contribuir para essa condição, entre eles, baixa ingestão alimentar causada pela anorexia, dietas muito restritas, alterações na absorção, metabolismo, produção e atividade de várias vitaminas, além das perdas de vitaminas hidrossolúveis nos processos dialíticos. As principais deficiências observadas nesses pacientes são aquelas relacionadas a vitamina D_3 (1,25-diidroxicolecalciferol), ácido fólico, vitamina B_6 e vitamina C. A vitamina D_3 deve ser suplementada somente para pacientes com indicação precisa do ponto de vista osteometabólico. A suplementação de vitamina C não deve ser superior a 60mg/dia. A quantidade a ser suplementada das demais vitaminas do complexo B encontra-se nas tabelas A-43 e A-44. As demais vitaminas lipossolúveis (A, E, K) não devem ser suplementadas.

Nas tabelas A-43 e A-44 encontram-se, também, as recomendações dos vários nutrientes aqui descritos para pacientes com insuficiência renal crônica.

Tabela A-42 – Alimentos ricos em potássio*.

Alimento	Quantidade (g)	Medida caseira	Potássio (g)
Melão	170	1 fatia média	13
Laranja	150	1 unidade média	7
Mamão	100	1 fatia média	5,1
Maracujá	100	1 unidade grande	9,2
Abacate	150	1 unidade média	18,8
Banana-nanica	60	1 unidade média	5,1
Banana-prata	60	1 unidade média	5,7
Uva	130	1 cacho médio	6,3
Tangerina	150	1 unidade média	6,0
Cenoura (crua)	90	1 unidade média	8,6
Tomate	90	1 unidade média	4,8
Acelga (crua)	70	1 pires de chá	6,8
Escarola (crua)	70	1 prato de sobremesa	6,0
Couve-manteiga (crua)	70	1 prato de sobremesa	6,6
Feijão (cozido)	100	1 concha média	10,6
Batata (frita)	65	1 escumadeira	14,2
Ameixa seca	25	5 unidades	4,8
Figo seco	30	3 unidades	5,5
Chocolate	100	1 tablete	10
Amendoim	80	½ xícara de chá	14

* Outros vegetais como beterraba, espinafre e couve-flor também possuem alto teor de potássio, porém, quando cozidos perdem grande parte desse íon na água de cocção (adaptado de "United States of America" – Human Nutrition Information Service. Department of Agriculture. Composition of Foods. Raw, processed, prepared foods. Agriculture Handbook Nº 8 – series 1-16. Revised 1976-1986).

Tabela A-43 – Recomendações dietéticas para pacientes pré-dialíticos.

Proteínas		Vitaminas (suplementação)	
TFG ≥ 55ml/min/1,73m²	0,8-1g/kg de peso desejável/dia	Tiamina	1,5mg/dia
TFG < 55ml/min/1,73m²	0,6g/kg de peso desejável/dia (60% AVB)	Riboflavina	1,8mg/dia
Calorias	35kcal/kg de peso desejável/dia	Niacina	20mg/dia
Carboidratos	55-60% do VCT preferencialmente com carboidratos complexos	Ácido pantotênico	5mg/dia
		Piridoxina	5mg/dia
Gorduras	30-35% do VCT poliinsaturados/saturados 1:1	B_{12}	3μg/dia
Água	Sem restrição	Ácido fólico	1mg/dia
Minerais		C	60mg/dia
Sódio	Individualizado (geralmente 1-3g/dia)	A, E, K	Não suplementar
Potássio	Individualizado (< 70mEq/dia)	D_3	Individualizada
Cálcio	1.000-1.600mg/dia (suplementação individualizada)		
Fósforo	5-10mg/kg de peso desejável/dia		
Ferro e zinco	Alcançar as recomendações (RDA)		
	Fe – 10mg/dia – homens		
	– 15mg/dia – mulheres		
	Zn – 15mg/dia		

AVB = alto valor biológico VCT = valor calórico total
TFG = taxa de filtração glomerular RDA = Recommended Dietary Allowances, 1989

Tabela A-44 – Recomendações dietéticas para pacientes renais crônicos em hemodiálise (HD) e diálise peritoneal ambulatorial contínua (CAPD).

	HD	CAPD
Calorias*	35kcal/kg/dia	35kcal/kg/dia
Proteínas	1,2-1,4g/kg/dia	1,2-1,4g/kg/dia
		1,4-1,6g/kg/dia**
Carboidratos		
(% das calorias)	55%-60%	55%-60% (alimentação + glicose)
Gorduras (% das calorias)	30%-35%	(preferencialmente poliinsaturados)
Fibras	20-25g	20-25g
Minerais		
Sódio	1-1,5g/dia (individualizado)	Depende da pressão arterial e do balanço hídrico: média 2-3g
Potássio	< 70mEq/dia (individualizado)	2-3g/dia (individualizado)
Cálcio***	1.000-1.600mg/dia	1.000-1.600mg/dia
Fósforo#	< 17mEq/dia	< 17mEq/dia
Ferro##	10mg homens	10mg homens
	15mg mulheres	15mg mulheres
Zinco##	15mg/dia	15mg/dia
Água	500ml + volume residual	Freqüentemente sem restrição
Vitaminas (suplementação)		
Tiamina	1,5-2mg/dia	1,5-2mg/dia
Riboflavina	1,8mg/dia	1,8mg/dia
Ácido pantotênico	5mg/dia	5mg/dia
Niacina	20mg	20mg
Piridoxina	10mg	10mg
B_{12}	3μg	3μg
Ácido fólico	1mg	1mg
C	60mg	60mg
A, E, K	Não há necessidade de suplementação	
D_3	Individualizada	Individualizada

* Peso desejável
** Nos episódios de peritonite
*** Para alcançar esses níveis há necessidade de suplementação
# Freqüentemente há necessidade de "quelantes"
Recomendação para indivíduos sadios (Recommended Dietary Allowances, 1989)

BIBLIOGRAFIA RECOMENDADA

Cuppari L, Draibe, SA, Ajzen H. Nutrição na insuficiência renal crônica. In Ramos OL, Rothschild HA (ed). Atualização terapêutica – manual prático de diagnóstico e tratamento. São Paulo, Artes Médicas, 1997; p 354-357.

Curhan GC, Willet WC, Speizer FE, Spielgelman D, Stampfer MJ. Comparison of dietary calcium with supplemental calcium and other nutrients as factors affecting the risk for kidney stones in women. Ann Intern Med 1997; 126:497-504.

Goldfarb S. Dietary factors in the pathogenesis and prophylaxis of calcium nephrolithiasis (Clinical Conference). Kidney Int 1988; 34:544-555.

Kopple JD, Saul GM. Nutritional management of renal disease. 1st ed, Baltimore, Williams and Wilkins, 1997.

Martini LA, Heilberg IP, Schor N. Papel dos fatores dietéticos na litogênese. In Schor N, Heilberg IP (eds). Calculose Renal – Fisiopatologia Diagnóstico e Tratamento. Sarvier, São Paulo, 1995; p 31-36.

Martini LA, Heilberg IP, Schor N. Tratamento dietético. In Schor N, Heilberg IP (ed). Calculose Renal – Fisiopatologia Diagnóstico e Tratamento. São Paulo, Sarvier, 1995; p 213-220.

Martini LA, Heilberg IP. Nutrição e IRA. In Schor N, Boim MA, Santos OFP (ed). IRA – Insuficiência Renal Aguda. Sarvier, São Paulo, 1997; p 283-288.

Seção B

NEFROUROLOGIA NA INFÂNCIA

1

Estudos de Imagem
Radiologia e Ultra-som

•

Henrique Manoel Lederman
Renato Novafriburgo Caggiano

A prática da urorradiologia na população pediátrica mudou recentemente. A diversificação atual, o custo das técnicas de diagnóstico por imagem e o risco inerente a algumas dessas técnicas obrigam à racionalização de seu uso para que cada paciente, durante o procedimento diagnóstico, se beneficie da melhor combinação dessas técnicas auxiliares (a seqüência mais eficaz, com menor risco e com menor custo) e para que parcelas cada vez maiores da população tenham acesso a essas tecnologias.

Nessa perspectiva, espera-se que o não-especialista na área de diagnósticos por imagem possa avaliar as possibilidades e as limitações diagnósticas das imagens do trato urinário. Este capítulo pressupõe que o médico não-especialista, aliando conhecimentos de algumas características da produção de imagens de cada método e a anatomia radiológica correspondente aos conhecimentos prévios de patologia, tenha os instrumentos que permitirão analisar e interpretar as imagens do trato urinário obtidas com fins diagnósticos.

Atualmente, o principal exame para avaliar a anatomia do trato urinário é a ultra-sonografia (US). Na prática da uropediatria, novas técnicas como a US e a medicina nuclear (MN) – tratada em capítulo a parte – permitiram obter informações anatômicas e funcionais de modo praticamente não-invasivo. Além disso, o uso da US nos exames pré-natais contribuiu para diagnósticos precoces de doenças do trato urinário de modo que, hoje, os neonatos constituem grupo importante de pacientes que requerem investigação para avaliação de malformação congênita.

A imagem obtida por ultra-som é construída dispondo-se os ecos resultantes de pulsos sonoros de alta freqüência em uma matriz bidimensional. Cada elemento da matriz tem sua posição definida pela sua origem e por um tom de cinza (de uma escala do branco ao preto) que depende da intensidade do eco.

A velocidade de propagação do som depende do meio. Os ecos se originam quando o pulso sonoro, progredindo através de tecidos com características de transmissão sonora diferentes, sofre reflexões que são proporcionais a essas diferenças.

Convencionalmente, quanto maior a intensidade do eco mais claro é o tom do elemento correspondente na matriz (maior o "brilho"). Meios de transmissão homogêneos, como por exemplo líquidos (urina, bile), não dão origem a ecos (são "anecóicos") e são representados em negro na imagem. Zonas de transição entre estruturas com características de transmissão sonora muito diferentes provocam ecos intensos ("brilhantes") e funcionam como barreiras, já que a reflexão do pulso sonoro é praticamente total (por exemplo: interfaces entre pulmão ou luz intestinal e partes moles ou entre ossos e partes moles).

As vísceras sólidas têm inúmeras interfaces tissulares com pequenas diferenças na propagação do som, o que resulta em imagem com boa definição anatômica, formada por uma gama de tons de cinza.

Os rins têm características sonográficas distintas e são facilmente evidenciados na US. Posição, dimensões e contornos dos rins são avaliados com facilidade. No neonato e no lactente, seus contornos podem ser lobulados. Caracteristicamente, a cortical é mais ecogênica que a medula renal. Essa diferença é mais evidente no neonato e é progressivamente menos evidente, persistindo, entretanto, no adulto.

O hilo renal é ainda mais ecogênico que a cortical, em razão da gordura peripélvica, sendo que essa ecogenicidade aumenta com o crescimento, quando há deposição de tecido adiposo.

O crescimento renal é paralelo ao crescimento da criança em relação ao peso e a altura (Figs. B-1 e B-2). Pode haver pequena quantidade de líquido (urina) na pelve renal normal, porém o diâmetro ântero-posterior da pelve no plano transversal não pode exceder 0,5cm (Fig. B-3).

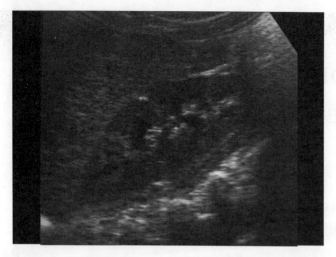

Figura B-1 – Rim D normal. Cortical menos ecogênica que o fígado.

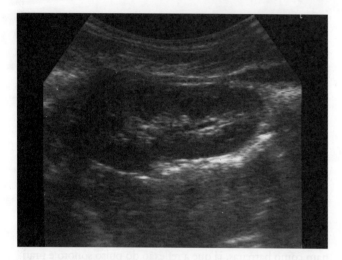

Figura B-2 – Rim normal. Pequena quantidade de líquido na pelve renal.

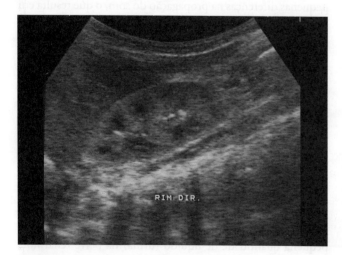

Figura B-3 – US do rim do RN cortical ecogênica.

Os ureteres normais são dificilmente identificados na ultra-sonografia (a não ser suas extremidades proximais e distais).

A bexiga com alguma repleção de urina é facilmente identificada, porém seu exame pode ser difícil nas crianças pequenas que ainda não desenvolveram controle esfincteriano.

Embora a US seja o primeiro exame no estudo da anatomia do trato urinário, pode haver necessidade de complementação. Nas situações clínicas mais comuns, a US é, geralmente, complementada pela uretrocistografia miccional ou pela urografia excretora, ambas relativamente invasivas e obtidas com a utilização de raios X (RX).

A radiografia é o resultado da projeção em um único plano (filme) de um feixe de RX modificado (absorvido e atenuado desigualmente) ao atravessar estruturas anatômicas com densidades diferentes.

Com esse método, apenas diferenças relativamente grandes de densidade podem ser registradas no filme, basicamente entre partes moles (líquidos, músculos, vísceras sólidas), ar (pulmões, gás intestinal), tecido adiposo (gordura retroperitoneal, perimuscular, perivisceral) e ossos.

Entretanto, é possível acentuar essas diferenças preenchendo a luz dos ureteres e da bexiga com substância densa (contraste) por cateterização e injeção direta (uretrocistografia) ou quando o contraste, injetado por via venosa, é excretado pelas vias urinárias (urografia excretora).

A repleção vesical por contraste, geralmente após cateterização (uretrocistografia), permite estudar a posição, a forma e a capacidade da bexiga, além de avaliar grosseiramente o tônus vesical e evidenciar alterações dos contornos da bexiga (hipertrofia, divertículos, lesões vegetantes ou infiltrativas). Durante a micção, pode-se analisar a anatomia da uretra. Pode-se, também, verificar a presença de refluxo vesicoureteral, o que representa a indicação mais freqüente na solicitação desse exame em uropediatria (Fig. B-4).

Quando a função renal é normal, o contraste hidrossolúvel injetado por via venosa é, quase inteiramente, excretado pelos rins. Isso permite avaliar o parênquima na fase vascular da excreção renal e os sistemas coletores (cálices, pelves renais, ureteres e bexiga) quando o contraste alcança a luz das vias urinárias (Figs. B-5 e B-6).

Basicamente, a urografia excretora complementa a US na avaliação da função renal (excreção bilateral e simultânea de contraste, retardo ou ausência de excreção de contraste) e com o estudo panorâmico da anatomia dos sistemas coletores, importante no diagnóstico de malformações (por exemplo: duplicações) com ou sem estase urinária.

A uretrocistografia miccional é fundamental no estudo da anatomia do trato urinário inferior e na detecção e na classificação do refluxo vesicoureteral para fins de conduta terapêutica.

A tomografia computadorizada (TC) e a ressonância magnética (RM) são geralmente complementares à US, quando se necessita um inventário da cavidade abdominal, principalmente na avaliação do traumatismo, no pós-operatório de cirurgia abdominal complicada e no estagiamento de tumores.

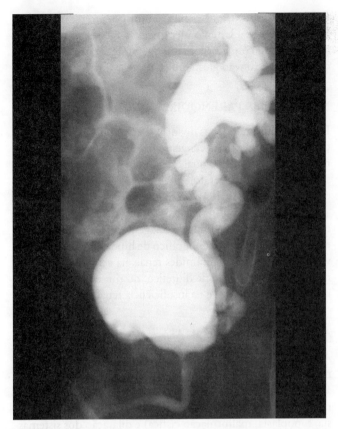

Figura B-4 – Uretrocistografia miccional. Refluxo vesicoureteral Grau V, dilatação e tortuosidade do sistema coletor E.

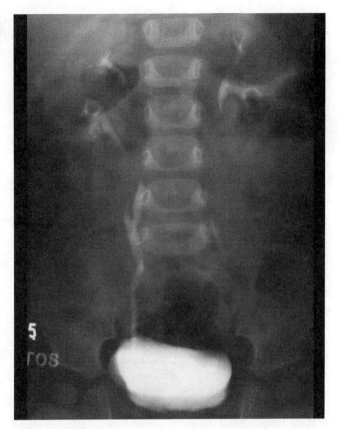

Figura B-6 – Duplicação do sistema coletor do rim D.

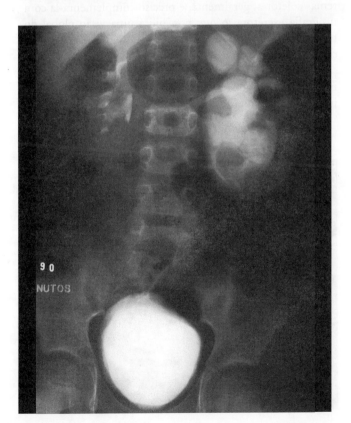

Figura B-5 – Estenose da junção pieloureteral.

Tanto a TC quanto a RM (e também a US) são técnicas que permitem construir uma idéia tridimensional da região anatômica examinada, analisando-se seqüencialmente "fatias" anatômicas (secções no plano axial na TC, nos planos axial, coronal e sagital na RM e em qualquer plano na US).

A construção da imagem na TC, assim como nas radiografias convencionais, baseia-se na atenuação do feixe de RX pelas diversas estruturas anatômicas, proporcional às suas densidades. Entretanto, na TC, é possível detectar e registrar diferenças muito menores de densidade (como, por exemplo, entre as substâncias cinzenta e branca do cérebro).

Enquanto a TC avalia um único parâmetro tissular, a RM analisa várias características dos tecidos (incluindo a densidade de hidrogênio livre, as interações magnéticas moleculares – "tempos de relaxamento" – tissulares e o fluxo sangüíneo).

Em termos simples, a imagem por RM baseia-se na propriedade de um pequeno número de prótons (núcleos de hidrogênio) do organismo poder absorver e emitir energia quando está sob ação de um forte campo magnético. Os diferentes tecidos absorvem e emitem energia na forma de radiofreqüência de modo distinto e mensurável.

Em geral, quando as condições clínicas do paciente permitem, a TC é o exame complementar preferido no traumatismo abdominal fechado (a US pode subestimar lesões viscerais) principalmente por ser mais rápido que a RM e permitir melhor monitorização do paciente grave.

Nas imagens obtidas por RM, pode-se ressaltar com muita nitidez o tecido adiposo, particularmente a gordura perivisceral e do retroperitônio e os linfonodos, sendo por isso, esse método, ideal para estagiar tumores abdominais, já que permite avaliação mais segura da origem e da extensão do tumor, além de detectar invasão de estruturas vizinhas e linfonodomegalia.

Dentre as situações clínicas ambulatoriais mais comuns em uropediatria e que requerem investigação radiológica, destacaremos infecção urinária, nefropatia parenquimatosa, anomalias congênitas dos rins, dor abdominal e válvula da uretra posterior.

INFECÇÃO URINÁRIA

Infecção urinária é problema comum em pediatria. Geralmente é hematogênica no neonato e acompanha sepse generalizada. Nas crianças maiores, geralmente é infecção ascendente originada no trato urinário inferior, na maioria das vezes cistite isolada (viral ou bacteriana). Pode, entretanto, haver até comprometimento renal, eventualmente facilitado ou complicado por estase urinária, resultante de refluxo vesicoureteral ou obstrução das vias urinárias.

A associação de infecção com refluxo ou malformação pode levar à lesão renal grave e ao comprometimento irreversível da função renal. Existem, porém, meios eficazes para eliminar a estase urinária, combater a infecção e controlar complicações (o dano renal no refluxo em geral ocorre quando há infecção associada).

Portanto, toda infecção urinária comprovada laboratorialmente deve ser investigada radiologicamente.

O refluxo vesicoureteral pode ser detectado tanto na uretrocistografia miccional quanto na cintilografia nuclear. Embora a cintilografia seja mais sensível, ela não tem boa definição anatômica e a primeira avaliação deve ser preferencialmente com uretrocistografia miccional, principalmente nos meninos (nos quais é importante avaliar a uretra). Nas meninas mesmo a primeira avaliação pode ser realizada apenas com cintilografia.

O refluxo vesicoureteral é graduado de I a V. O refluxo grau I ocorre apenas no ureter e tem pouco significado clínico. O grau II atinge os cálices, porém não há dilatação do sistema coletor. Os graus III e IV são acompanhados de distensão do sistema coletor que é acentuada no grau IV. No grau V, o sistema coletor, além de dilatado, é tortuoso. Geralmente, refluxos classificados até grau III podem ser tratados clinicamente (o refluxo pode desaparecer durante o crescimento) e os graus IV e V necessitam de procedimentos cirúrgicos.

A avaliação do trato superior, nesses casos, é feita pela US que permite melhor definição das condições do parênquima renal (atrofia, pielonefrite, nefronia, abscesso renal ou perirrenal). Encerra-se a propedêutica quando não há evidência de malformação do trato urinário (vide Anomalias Congênitas, a seguir) ou nos casos em que, embora haja refluxo (graus I ou II), a US renal é normal. Em refluxos mais significativos, se a US não identifica alterações, prossegue-se a investigação com cintilografia que pode inclusive avaliar e discriminar a função glomerular.

NEFROPATIAS PARENQUIMATOSAS

Praticamente em todas as doenças do parênquima renal a US demonstra aumento da ecogenicidade, com exceção da glomerulonefrite aguda na qual, geralmente, a US é normal. Na síndrome nefrótica, geralmente o padrão ecogênico também é normal, porém os rins podem estar aumentados.

O diagnóstico diferencial das nefropatias parenquimatosas é difícil com métodos de imagem, mas, ocasionalmente, pode existir padrão sonográfico de hipoecogenicidade envolvendo somente as pirâmides renais na acidose tubular renal, no uso prolongado de diurético, no rim esponjomedular, nas hemoglobinopatias e na insuficiência renal transitória.

ANOMALIAS CONGÊNITAS

A US é o primeiro exame na avaliação das alterações congênitas do trato urinário. Nesse exame podem-se evidenciar anomalias posicionais (rim pélvico, rins em ferradura) e alterações do número, tamanho e ecogenicidade dos rins (agenesia, hipoplasia, malformação cística) e dilatação dos sistemas coletores (Fig. B-7).

Embora a US demonstre facilmente dilatações dos sistemas coletores, geralmente, é preciso complementá-la com urografia excretora, o que possibilita uma visão global do trato urinário, permitindo identificar as duplicações e o nível de eventuais obstruções, difícil de avaliar na US.

A obstrução do trato urinário ocorre em qualquer nível, mas, em geral, as obstruções congênitas são mais comuns na junção pieloureteral e mais raras na junção ureterovesical.

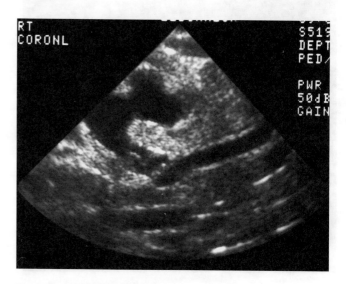

Figura B-7 – Dilatação da pelve renal e do ureter.

A obstrução e a conseqüente estase urinária são causas importantes de infecção.

Pode ocorrer ainda, nos meninos, obstrução uretral por válvulas congênitas na uretra posterior, cujo diagnóstico necessita complemento com uretrocistografia miccional.

DOR ABDOMINAL

Os cálculos renais são mais comuns nas crianças do que se acreditava no passado e não é preciso haver causa metabólica subjacente para que esses cálculos se desenvolvam.

Embora a US identifique esses cálculos nos rins ou nas extremidades proximal ou distal dos ureteres, a urografia excretora geralmente é necessária para detectar calcificações, dilatação do sistema coletor, nível da obstrução e intensidade da estase urinária.

Pode-se ainda detectar calcificações difusas nos rins nas situações em que ocorre hipercalcemia (por exemplo: na acidose tubular renal, na oxalose ou mesmo na glomerulonefrite crônica).

BIBLIOGRAFIA RECOMENDADA

Carty H, Brunelle F, Shaw D, Kendall B. Imaging children. Churchill Livingstone, Edinburg, 1994.

Kirks DR. Practical Pediatric Radiology: Diagnostic Radiology of Infants and Children. 2nd ed. Little-Brown, Boston, 1991.

Novellin RA. Squires Fundamentals of Radiology. 5th ed. Harward Univ. Press., Cambridge, 1997.

Weir J. An Imaging Atlas of Human Anatomy. 2nd ed. Mosby-Year Book, St. Louis, 1996.

2
Estudos de Imagem
RADIOISÓTOPOS

•

NOEMIA PERLI GOLDRAICH

INTRODUÇÃO

Os radioisótopos vêm sendo usados com freqüência crescente na investigação do trato urinário, tanto de crianças quanto de adultos. A principal vantagem dos estudos com Medicina Nuclear é que eles fornecem informações funcionais ou dinâmicas, enquanto as imagens obtidas pela radiologia e pelo ultra-som convencional são predominantemente anatômicas. Numa cintilografia renal, a quantidade de radioisótopo administrada é mínima, não resultando em modificações na função renal nem em sobrecarga osmótica, tal como ocorre com os contrastes radiológicos iodados. Este fato é especialmente importante em recém-nascidos e lactentes.

Os estudos com medicina nuclear estão indicados nas seguintes condições:

– avaliação da função renal individual;
– obstrução urinária;
– massas renais;
– anomalias congênitas;
– refluxo vesicoureteral;
– nefropatia do refluxo;
– pielonefrite aguda;
– hipertensão renovascular;
– transplante renal.

RADIOISÓTOPOS

Os radioisótopos listados a seguir estão disponíveis para a avaliação do trato urinário. Todos eles são marcados com *tecnécio* (^{99m}Tc), cuja meia-vida é de 6 horas:

a) DTPA: é o ácido di-etileno-tri-amino-penta-acético (Tabela B-1). O DTPA é uma molécula pequena. O fator de extração renal do DTPA é de 20%. Sua ligação às proteínas plasmáticas não é significativa (1%). O DTPA é eliminado exclusivamente por filtração glomerular. Não há reabsorção tubular. Sua retenção cortical é baixa (5% aos 5 minutos e 2% aos 15 minutos). Por isso, o DTPA não está indicado para identificar pequenas lesões focais no parênquima renal. A excreção urinária do DTPA é mais rápida que a dos outros radiofármacos, o que o faz muito eficaz na visualização do sistema pielocalicinal e dos ureteres, fornecendo uma informação morfológica que simula a da urografia excretória. A dose de radiação para diferentes órgãos associada à cintilografia renal com DTPA aparece na tabela B-2.

O DTPA é o radiofármaco de escolha nas uropatias obstrutivas.

Tabela B-1 – Características fisiológicas dos radioisótopos empregados em cintilografias renais.

	DTPA	MAG3	DMSA
Ligação às proteínas plasmáticas (%)	1	90	75-90
Fração de excreção renal (%)	20	40	6-8
Excreção tubular* (%)	0	99	0
Reabsorção tubular* (%)	0	0	90
Presença na urina (%)	100	100	10

* Túbulo proximal.

Tabela B-2 – Dose de radiação para diferentes órgãos com DTPA e DMSA (em rads/mCi).

	DTPA	DMSA
Rim	0,042	0,60
Bexiga	0,55	0,30
Gônadas	0,02	0,22
Todo o acorpo	0,016	0,016

b) MAG3: é o ácido mercapto-acetil-tri-glicínico (Tabela B-1). Cerca de 90% do radiofármaco estão ligados às proteínas plasmáticas, o que previne uma filtração glomerular significativa. Portanto, a captação desse radioisótopo reflete a função do túbulo proximal. Apenas o MAG3 livre passa para o compartimento extravascular. Sua fração de extração renal é de 40%. Dessa forma, uma concentração plasmática maior de radiofármaco é oferecida ao rim do que quando se usa o DTPA. Esse fato explica suas vantagens em relação a esse radiofármaco (melhor qualidade de imagens renais, menor radiação de fundo e melhor análise estatística dos dados). A desvantagem, em relação ao DTPA, é o custo mais elevado.

As indicações são as mesmas do DTPA.

c) DMSA: é o ácido di-mercapto-succínico (Tabela B-1). Setenta e cinco a 90% do DMSA estão ligados às proteínas plasmáticas, o que previne uma filtração glomerular significativa. Após a injeção endovenosa de DMSA, ele é fixado nas células do túbulo proximal e na primeira porção da alça de Henle.

A captação cortical de DMSA depende de dois fatores:
1. fluxo plasmático renal; e
2. função tubular proximal intacta.

Seguindo-se a injeção do DMSA, a radioatividade vai se concentrando progressivamente na cortical renal, atingindo um "plateau", 6 a 8h depois. Para se conseguir estudos funcionais mais acurados, as aquisições devem ser realizadas após essas 6 a 8h. A radioatividade persiste nas áreas renais por um período de aproximadamente 24h. A dose de radiação para diferentes órgãos associada à cintilografia renal com DMSA aparece na tabela B-2.

O DMSA é o radiofármaco de escolha para a obtenção de imagens corticais, na determinação da função renal individual (absoluta e relativa) e na avaliação da função tubular proximal.

d) GHA: é o glico-heptonato. É pouco usado em nosso meio. O GHA é excretado por filtração glomerular, fixando-se nas células dos túbulos proximais. Quinze minutos após a injeção, 20% da dose administrada localizam-se no córtex e outros 20% são eliminados na urina. Uma hora depois, encontra-se na urina, 36% da dose injetada. Cinco por cento fixam-se na cortical, ali permanecendo por até 24h. Permite tanto a visualização dos rins (melhor do que o DTPA, nitidamente inferior ao DMSA) quanto das vias excretoras.

O GHA é uma alternativa na investigação de uropatias obstrutivas.

CINTILOGRAFIAS RENAIS

As cintilografias renais são de dois tipos:
1. dinâmicas; e
2. estáticas.

Em nosso meio, empregam-se basicamente o DTPA, para cintilografias dinâmicas, e o DMSA, para as cintilografias estáticas. Em alguns locais, o MAG3 começa a substituir o DTPA, mas o limitante é o seu custo.

CINTILOGRAFIA RENAL DINÂMICA

Há três fases distintas:

1. Perfusão – é a passagem do radiofármaco da corrente circulatória para o rim. Ocorre em rins normais nos primeiros 10 a 20 segundos após sua injeção. Reflete o fluxo plasmático renal.
2. Captação ou "clearance" – corresponde à remoção do radiofármaco da circulação e à passagem pelo rim. Dependendo do radiofármaco utilizado para o exame, reflete função glomerular (DTPA) e/ou do túbulo proximal (MAG3).
3. Excreção – a eliminação do radiofármaco ocorre em rins normais, sem dilatação da pelve, 3 a 5 minutos após sua injeção, sem que se delimite uma fase excretora. Quando há dilatação de pelve, essa fase excretora se torna evidente e a injeção endovenosa de um diurético, em geral, a furosemida, permite o estudo da drenagem.

Drenagem adequada corresponde a um decaimento da curva a menos de 75%, em 5 minutos, ou 50%, em 20 minutos após o diurético.

Tipos de resposta – na figura B-8 estão esquematizadas as diferentes respostas que podem ser obtidas em pacientes submetidos à cintilografia renal dinâmica com DTPA ou MAG3 e diurético para o diagnóstico de obstrução do trato urinário. Estão representadas as respostas: normal com e sem diurético e em pacientes com obstrução, com pelve flácida ou hipotônica (não-obstrutiva) e com obstrução parcial.

Causas de resposta insuficiente ao estímulo diurético incluem:

1. obstrução urinária;
2. déficit de função renal;
3. dilatação maciça do sistema coletor;
4. bexiga cheia (resultado falso-positivo).

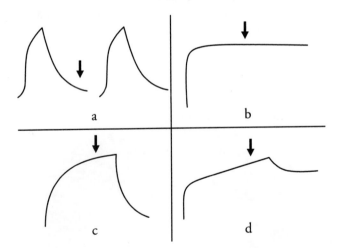

Figura B-8 – Cintilografia renal com DTPA ou MAG3 e diurético: diferentes respostas no diagnóstico de obstrução do trato urinário. Estão representadas: (a) respostas normal com e sem diurético; (b) com obstrução; (c) com pelve flácida ou hipotônica (não-obstrutiva); (d) com obstrução parcial. As setas indicam os momentos da administração de furosemida.

As indicações da cintilografia renal com DTPA ou com MAG3 são:

1. estudo de função renal relativa em doenças renais nas quais há comprometimento assimétrico dos rins;
2. diagnóstico diferencial entre dilatação e obstrução urinária;
3. transplante renal;
4. hipertensão arterial renovascular, associada ao captopril.

CINTILOGRAFIA RENAL ESTÁTICA

Permite tanto a realização de estudo morfológico, quanto a determinação de função renal (absoluta e relativa) individual.

Rins normais na cintilografia renal com DMSA têm tamanhos semelhantes. A captação cortical é homogênea com três áreas, com diminuição da captação, que correspondem ao sistema pielocalicinal. Pode haver achatamento da borda súpero-lateral do pólo superior do rim esquerdo devido à impressão do baço (Fig. B-9).

Imagens de boa qualidade na cintilografia renal com DMSA devem mostrar a captação cortical com uma diminuição na radioatividade nas áreas correspondentes ao sistema coletor. Os contornos renais devem ser bem nítidos, para permitir a visualização de pequenas cicatrizes. A repetição das imagens não implica aumento da radioatividade, podendo ser repetidas tantas vezes quantas forem necessárias para se obter fotos adequadas.

As indicações da cintilografia renal com DMSA são:

1. avaliação da função renal individual (função tubular, não-glomerular) em doenças com comprometimento assimétrico dos rins;
2. identificação de alterações funcionais (anormalidades transitórias dependentes de pielonefrite aguda) ou permanentes (cicatrizes permanentes de nefropatia do refluxo) na cortical renal;
3. diagnóstico de rins ectópicos;
4. associada ao captopril no diagnóstico de hipertensão renovascular.

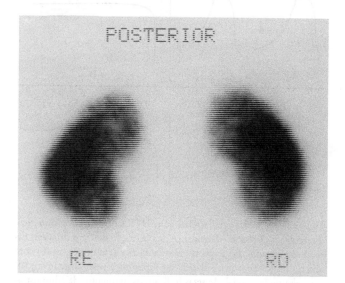

Figura B-9 – Cintilografia renal com DMSA: rins normais.

Erros que podem ocorrer na interpretação da cintilografia renal com DMSA – devem ser consideradas as seguintes condições:

a) Pielonefrite aguda – há isquemia local e disfunção tubular, o que resulta em áreas focais de diminuição na captação cortical de DMSA. Caracteristicamente, essas anormalidades ocorrem em rins de tamanho normal ou até mesmo aumentado. A lesão patognomônica de pielonefrite aguda se expressa por meio de áreas isoladas ou múltiplas de dimensões variadas, de hipocaptação do radiofármaco, que não se acompanha da perda do contorno renal. A experiência do profissional que executa o exame é crucial no diagnóstico diferencial de alterações de pielonefrite aguda, especialmente quando elas ocorrem em rins previamente lesados.

b) Disfunção tubular – ocorre em pacientes com refluxo vesicoureteral e/ou nefropatia obstrutiva graves, em portadores de tubulopatias, em recém-nascidos, e pode persistir em lactentes, até os 6 meses de idade. Resulta em diminuição na captação renal de DMSA. Caracteristicamente, a filtração glomerular desses pacientes é maior do que se poderia estimar a partir das imagens, não há radioatividade de fundo e há radioatividade presente nas áreas que correspondem aos ureteres e à bexiga.

c) Hipertensão arterial – na presença de hipertensão arterial, podem ocorrer modificações no fluxo plasmático renal. Como a captação renal do DMSA está diretamente relacionada a ele, podem resultar áreas focais de hipocaptação de radiofármaco. Também o uso de captopril em pacientes com suspeita ou com hipertensão arterial renovascular provada reduz a captação cortical devido a alterações na vasoconstrição das arteríolas eferentes mediada pela angiotensina II.

d) Duplicação renal – deve ser excluída sempre que houver assimetria renal.

CISTOGRAFIA RADIOISOTÓPICA

Na cistografia radioisotópica a resolução das imagens é significativamente menor do que na uretrocistografia miccional, não possibilitando o diagnóstico de anormalidades uretrais (a mais importante é a presença de válvula de uretra posterior, em meninos) e/ou vesicais (trabeculação, divertículos, ureterocele). Também, na presença de refluxo vesicoureteral, não permite a classificação nos mesmos 4 ou 5 graus das classificações radiológicas, já consagradas pelo uso. Com o emprego de gama-câmeras de última geração é possível obter imagens um pouco mais definidas dos ureteres, permitindo verificar a presença ou não de graus mais acentuados de dilatação ureteral.

Na cistografia radioisotópica, o refluxo vesicoureteral pode ser classificado em três graus: I – leve; II – moderado; III – grave, o que parece ser mais adequado, do ponto de vista prático.

Vantagens da cistografia radioisotópica:

a) Menor dose de radiação. Estima-se que a radioatividade envolvida numa cistografia com medicina nuclear é 50 a 200 vezes menor do que na uretrocistografia miccional.

b) Por meio da monitorização contínua da micção, desde a fase de enchimento vesical, permite a visualização de episódios de refluxo transitórios.

A cistografia radioisotópica pode ser realizada de três maneiras diferentes:
1. indireta ou endovenosa;
2. direta por cateterismo vesical;
3. direta por punção suprapúbica.

A diferença entre elas está na via de administração do radiofármaco. Na gama-câmera, são definidas áreas de interesse sobre as áreas dos rins e da bexiga. Após a micção, em condições normais, há uma queda abrupta na radioatividade sobre a bexiga, sem que ocorra aumento nas áreas renais. Quando há refluxo vesicoureteral, há aumento da atividade nas áreas renais e uma queda posterior, que corresponde ao retorno da urina refluída para a bexiga.

Na cistografia radioisotópica indireta ou endovenosa, o radiofármaco (DTPA ou MAG3) é injetado, sendo retirado rapidamente da circulação e excretado por filtração glomerular. As contagens são obtidas sobre as áreas renais e a bexiga, antes, durante e depois da micção.

Vantagens:
a) não requer cateterismo vesical;
b) o enchimento vesical se dá em condições fisiológicas.

Desvantagens:
a) duração do exame;
b) interferência da função renal;
c) dificuldade na avaliação do enchimento completo da bexiga – se ele não for adequado, pode haver não-demonstração de refluxo vesicoureteral, especialmente na fase inicial da micção.

Num trabalho realizado por Sadeller e cols., no qual foram estudadas 82 crianças, divididas em dois grupos: Grupo I: 40 crianças, com infecção urinária, submetidas à cistografia radioisotópica indireta, na fase aguda da infecção urinária e à uretrocistografia miccional, seis semanas depois. Grupo II: 42 crianças, com refluxo vesicoureteral, realizaram cistografia radioisotópica indireta, 1 ano após o diagnóstico do refluxo e, quando esse exame resultava negativo para refluxo, as crianças eram, então, submetidas à cistografia radioisotópica direta por cateterismo vesical. A cistografia radioisotópica indireta apresentou um número inaceitável de falso-negativos. Os autores concluem que, por isso, a cistografia radioisotópica indireta não deve ser empregada como o único método para detecção de refluxo vesicoureteral.

Na cistografia radioisotópica direta por cateterismo vesical, após a sondagem vesical, introduz-se o radiofármaco (DTPA, MAG3 ou tecnécio-fitato – Tc-fitato) e o soro fisiológico aquecido até se obter enchimento completo da bexiga. Esse procedimento não deve ser realizado sob anestesia geral, por interferência desta nas contrações vesicais. Imagens são obtidas antes, durante e após a micção.

Vantagens sobre a cistografia indireta incluem:
a) menor dependência da cooperação da criança;
b) não é influenciada pela função renal;
c) permite avaliação adequada do refluxo vesicoureteral na fase de enchimento vesical;
d) não há dúvidas quanto à origem da radioatividade presente no trato urinário superior;
e) menor dose de radiação.

Desvantagens:
a) o enchimento vesical não se dá em condições fisiológicas;
b) há o risco, inerente ao cateterismo vesical, de infecção urinária. Estima-se que essa forma de cistografia radioisotópica direta detecta 30% a mais de casos de RVU do que a uretrocistografia miccional.

Na cistografia radioisotópica por punção suprapúbica, o radiofármaco (DTPA, MAG3 ou Tc-fitato) é introduzido diretamente na bexiga cheia, por meio de punção suprapúbica. A criança é orientada para protelar, ao máximo, a micção. Quando ela é iminente, a criança urina em frente à gama-câmera (Fig. B-10).

Vantagens:
a) não requer cateterismo vesical;
b) não depende da função renal;
c) permite enchimento vesical e micção em condições absolutamente fisiológicas.

Desvantagens:
a) requer controle esfincteriano adequado;
b) depende da cooperação do pacientea em menor proporção do que na cistografia indireta e como na cistografia por cateterismo vesical.

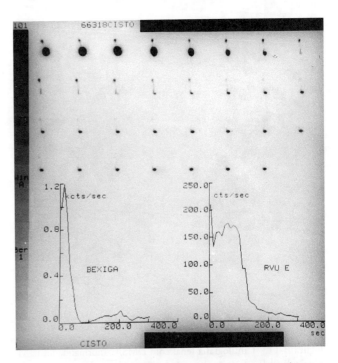

Figura B-10 – Cistografia radioisotópica por punção suprapúbica.

A cistografia radioisotópica por punção suprapúbica é o método de eleição em nosso Serviço.

Intervalo de tempo adequado para a realização da cistografia: em geral, uma a duas semanas, após o diagnóstico de infecção urinária. A necessidade de se esperar um período mínimo de 4 a 6 semanas para sua realização é um conceito antigo e deve ser abandonado. A idéia de que infecção do trato urinário poderia levar a um resultado falso-positivo de refluxo vesicoureteral não é correta. Refluxo vesicoureteral é sempre um achado dependente de junção ureterovesical anormal. O refluxo vesicoureteral que ocorre na vigência de infecção urinária talvez seja o mais importante, porque é exatamente durante esse período que a infecção no rim e o dano subseqüente podem ocorrer. A recomendação de se protelar o exame por uma a duas semanas se prende, na verdade, à possibilidade de se obter um enchimento vesical mais adequado, com a melhora dos sintomas miccionais. O enchimento inadequado da bexiga pode levar a resultados falso-negativos para refluxo vesicoureteral.

SITUAÇÕES CLÍNICAS ESPECIAIS

PIELONEFRITE AGUDA

As anormalidades, na cintilografia renal com DMSA, relacionadas à pielonefrite aguda (Fig. B-11), incluem:

a) fixação cortical heterogênea do radioisótopo;
b) áreas focais de captação diminuída do radiofármaco;
c) presença de radioatividade sobre a bexiga;
d) diminuição dos índices funcionais.

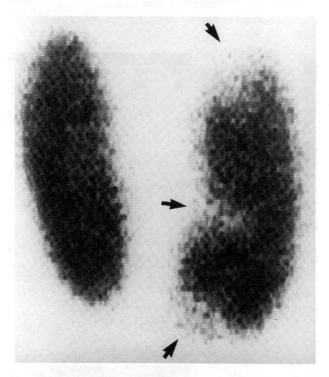

Figura B-11 – Cintilografia renal com DMSA: anormalidades na vigência de pielonefrite aguda.

No momento, a cintilografia renal com DMSA é o exame mais confiável para o diagnóstico de pielonefrite aguda. As anormalidades vistas durante um episódio de pielonefrite aguda são, usualmente, reversíveis. Elas estão relacionadas às alterações inflamatórias (isquemia e disfunção das células tubulares) que ocorrem nos rins. Somente rins com alterações de pielonefrite aguda na cintilografia renal com DMSA inicial estão em risco de desenvolver cicatrizes permanentes de nefropatia do refluxo. As anormalidades dependentes de pielonefrite aguda podem ocorrer na presença ou na ausência de refluxo vesicoureteral.

Pielonefrite aguda e refluxo vesicoureteral – quando há refluxo vesicoureteral, 80 a 90% dos pacientes com infecção urinária febril apresentam cintilografia renal com DMSA anormal. Por outro lado, em 60 a 70% dos pacientes com cintilografia renal com DMSA anormal, não se demonstra a ocorrência de refluxo vesicoureteral no momento da investigação.

Intervalo de tempo para a realização de cintilografia renal com DMSA para o diagnóstico de pielonefrite aguda em pacientes com infecção febril – para o diagnóstico de pielonefrite aguda, a cintilografia renal com DMSA deve ser executada nos primeiros 3 meses após o diagnóstico da infecção urinária febril. Uma outra peculiaridade das anormalidades dependentes de pielonefrite aguda é a reversibilidade das alterações: a maioria delas retorna ao normal (50 a 70%). O período em que isso ocorre ainda é controverso. Na literatura, estão relatados períodos de 3 a 6 meses. Entretanto, num estudo prospectivo que inclui 45 lactentes com infecção urinária febril, nosso grupo demonstrou que anormalidades presentes por até 10 meses na cintilografia renal com DMSA podem não resultar em cicatrizes permanentes. Por esse motivo, para evitar diagnósticos equivocados, recomenda-se que o exame de controle em pacientes com pielonefrite aguda seja repetido somente 1 ano após.

CICATRIZES RENAIS PERMANENTES/ NEFROPATIA DO REFLUXO

Na cintilografia renal com DMSA, define-se cicatriz como um defeito no contorno renal, em que há diminuição ou ausência de captação do DMSA. Identifica-se nefropatia do refluxo pela presença de cicatrizes ou por contração de todo o rim (Fig. B-12). As anormalidades da nefropatia do refluxo, ao contrário das dependentes de pielonefrite aguda, são permanentes.

As cicatrizes de nefropatia do refluxo ocorrem exatamente nas regiões do rim nas quais a cintilografia renal com DMSA identificou áreas de pielonefrite aguda.

Classificação das alterações na cintilografia renal com DMSA em pacientes com nefropatia do refluxo – Goldraich e cols. propuseram uma classificação em 4 graus de intensidade das cicatrizes renais, de acordo com os achados na cintilografia renal com DMSA:

a) tipo 1, não mais do que duas áreas com cicatrizes;

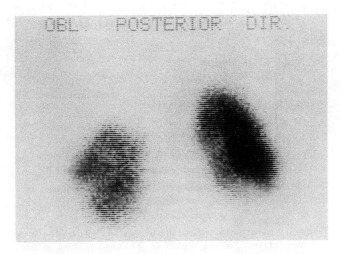

Figura B-12 – Cintilografia renal com DMSA: cicatriz permanente de nefropatia do refluxo.

b) tipo 2, mais do que duas cicatrizes, com algumas áreas de parênquima renal normal entre elas;
c) tipo 3, dano generalizado a todo o rim, semelhante à nefropatia obstrutiva, isto é, contração de todo o rim com poucas ou nenhuma cicatriz entre elas;
d) tipo 4, rim de estágio final, contraído, com pouca ou nenhuma captação de DMSA, isto é, menos que 10% da função renal total.

Novas cicatrizes na cintilografia renal com DMSA – são definidas como áreas com diminuição na captação do radiofármaco que surgem durante o acompanhamento dos pacientes e que persistem. Esse é o dado fundamental no diagnóstico diferencial com anormalidades dependentes de pielonefrite aguda que são transitórias. Novas cicatrizes podem surgir em rins previamente normais ou em rins que apresentam cicatrizes prévias.

HIDRONEFROSE (Quadro B-1)

Quadro B-1 – Hidronefrose: etiologia.

> **Causas não-obstrutivas:**
> Refluxo vesicoureteral
> Megaureter primário não-obstrutivo
> Síndrome de "prune-belly"
>
> **Causas obstrutivas:**
> Obstrução da junção pieloureteral
> Obstrução da junção vesicoureteral
> Válvula de uretra posterior
> Duplicações complicadas do sistema coletor

Pode haver dilatação em qualquer ponto ou em todo o sistema coletor. O resultado é a ocorrência de graus variados de hidronefrose, uretero-hidronefrose ou megaureter.

As situações clínicas nas quais se faz mais freqüentemente o diagnóstico dessas alterações são:
a) infecção urinária;
b) dor abdominal;
c) massa abdominal;
d) insuficiência renal;
e) hipertensão arterial;
f) achado ocasional durante estudos por imagem do abdome não-relacionados ao trato urinário.

Com o uso de ultra-som na avaliação obstétrica, a hidronefrose passou a ser a anormalidade mais comum identificada em fetos (Tabela B-3). Refluxo vesicoureteral é responsável por 40% desses casos de hidronefrose.

Está relatada a ocorrência de 10 a 15% de resultados falso-positivos e indeterminados, em crianças com hidronefrose submetidas à cintilografia renal com diurético.

Tabela B-3 – Estratégia clínica na investigação com medicina nuclear em nefrourologia.

Exame	Radiofármaco	Situação clínica
Cintilografia renal estática	DMSA	Cicatrizes renais Massas renais Rim ectópico Pielonefrite aguda Medida da função renal individual Avaliação da função tubular Com captopril: HAS renovascular
Cintilografia renal dinâmica	DTPA MAG3	Perfusão renal Avaliação de obstrução urinária Função renal relativa Com captopril: HAS renovascular Transplante renal

Cistografia radioisotópica
  Endovenosa
  Por cateterismo
  Por punção suprapúbica
	
	DTPA, MAG3
	Tc-fitato, DTPA
	Tc-fitato, DTPA
		
		Refluxo vesicoureteral
		Refluxo vesicoureteral
		Refluxo vesicoureteral

Na investigação inicial de hidronefrose está indicada a realização de uretrocistografia miccional ou de cistografia radioisotópica para excluir refluxo vesicoureteral. A ocorrência de refluxo vesicoureteral exclui a presença de obstrução. Se for evidenciado refluxo, o passo seguinte é a realização de uma cintilografia renal com DMSA, para avaliar o grau de comprometimento renal. Se não houver refluxo, a possibilidade de obstrução como etiologia da hidronefrose deve ser considerada. A cintilografia renal dinâmica com DTPA ou com MAG3 e furosemida é o exame que deve ser realizado a seguir, para o diagnóstico diferencial entre hidronefrose obstrutiva e não-obstrutiva.

É mandatório que se realize hidratação oral e em lactentes também por via parenteral. Há necessidade de se manter um cateter vesical durante todo o procedimento. Justifica-se a necessidade de manter a bexiga permanentemente vazia por: a) eliminar o efeito da distensão vesical sobre o trato urinário superior; b) prevenir a ocorrência de refluxo vesicoureteral (se presente); c) minimizar a exposição das gônadas à urina radioativa.

Após a injeção do radiofármaco, são obtidas imagens seqüenciais dos rins. Seguindo-se à excreção e ao enchimento máximo do sistema coletor ou do ureter dilatado com o radioisótopo, injeta-se furosemida por via endovenosa (1mg/kg) e a aquisição de imagens prossegue. O computador gera as curvas de drenagem urinária.

BIBLIOGRAFIA RECOMENDADA

Chervu LR, Blaufox MD. Renal radiopharmaceuticals – na update. Sem Nucl Med 1982; 12-224-245.

Craig JC, Knight JF, Surehkumar P, Lam A, Onikul E, Roy LP. Vesicoureteric reflux and timing of micturating cystourethrography after urinary tract infection. Arch Dis Child 1997; 76-275-277.

Elder JS. Antenatal hydronephrosis. Fetal and neonatal management. Pediatr Clin North Amer 1997; 44:1299-1321.

Goldraich NP, Goldraich IH, Ramos OL. Urography versus DMSA scan in children with vesicoureteral reflux. Pediatr Nephrol 1989; 3:1-5.

Goldraich NP, Goldraich IH. Update on dimercaptosuccinic acid renal scanning in children with urinary tract infection. Pediatr Nephrol 1995; 9:221-226.

Gordon I. Imaging the kidneys and urinary tract. In Holliday MA, Barrat TM, Avner ED (ed). Pediatric Nephrology. Williams & Wilkins, Baltimore, 1994; p 421-437.

O'Reilly PH, Shields RA, Testa HJ (ed). Nuclear Medicine in Urology and Nephrology. Butterworths, London, 2ed, 1986; p 291.

Rushton HG. The evaluation of acute pyelonephritis and renal scarring with technetium 99m-dimercaptosuccinic acid renal scintigraphy; evolving concepts and future directions. Pediatr Nephrol 1997; 11:108-120.

Sadeller CD, Boe VD, Keuppens F, Desprechins B, Verboven M, Piepsz A How good is technetium-99m mercaptoacetyltriglycine indirect cystography? Europ J Nucl Med 1994; 21:223-227.

Tripp BM, Homsy YL. Neonatal hydronephrosis – the controversy and the management. Pediatr Nephrol 1995; 9:503-509.

3

FUNÇÃO RENAL NO PERÍODO NEONATAL

•

SIMONE PAIVA LARANJO
CRISTINA VIEGAS BERNARDINO VALLINOTO
HELOÍSA CATTINI PERRONE
NILZETE BREZOLIN
NESTOR SCHOR

Importantes modificações ocorrem para que os rins assumam a função excretora desempenhada pela placenta durante a vida embrionária. Ao nascimento, o ritmo de filtração glomerular (RFG) está diminuído, aumentando progressivamente. A habilidade de excretar água é limitada no neonato, o transporte tubular de glicose, para-aminoipurato e fosfato também estão reduzidos. Fatores intra e extra-renais influenciam essa adaptação do rim à vida pós-natal.

FATORES HEMODINÂMICOS

O rim do recém-nascido recebe 15 a 18% do débito cardíaco, sendo que, no último trimestre da gestação, recebe 2 a 4% do débito ventricular. O fluxo sangüíneo renal (FSR) no terceiro trimestre gestacional é de 1,5 a 2ml/min/g do peso renal, essa diminuição relativa do FSR está relacionada à elevada resistência vascular renal (RVR) e à baixa fração de filtração renal do feto quando comparado ao recém-nascido.

A distribuição do FSR fetal é diferente da pós-natal, ao nascimento, o fluxo sangüíneo dos glomérulos justamedulares para os mais superficiais aumenta significativamente, porém não provoca mudanças imediatas no FSR ou na RVR. Esse desvio da irrigação provavelmente contribui para as mudanças observadas nas funções glomerular e tubular.

SUBSTÂNCIAS VASOATIVAS

O RFG aumenta quando a nefrogênese está completa, ou seja, por volta da 34ª semana de gestação. Esse aumento ocorre paralelo à elevação do FSR, modulado pela resistência vascular renal e pela função cardíaca. A função renal depende de substâncias vasoativas: catecolaminas, angiotensina, prostaglandinas, vasopressina, fator natriurético atrial, endotelinas, calicreínas-cininas, dentre outras.

CATECOLAMINAS

Estudos em modelo animal (ovelhas) mostraram que a inervação simpática não constitui um modulador importante da hemodinâmica renal ao nascimento, mas na vida intra-uterina desempenha papel importante em condições de estresse. Por exemplo, durante a hipóxia fetal, ocorre uma redução da vasoconstrição renal por estímulo do sistema nervoso e das prostaglandinas. O estímulo pelos nervos renais diminui o FSR e aumenta a RVR em todas as idades, contudo, em modelo animal, a vasoconstrição é menor em fetos de ovelhas do que em animais adultos. Quando se analisam as freqüências do estímulo nervoso, observa-se que em baixas freqüências a diminuição do FSR e o aumento da RVR são mais pronunciados no feto do que na ovelha adulta; em altas freqüências ocorre o inverso. A diminuição da inervação simpática ou a baixa atividade eferente simpática no rim do feto e no período neonatal poderiam sensibilizar a vasculatura renal a baixas freqüências de estímulo nervoso e produzir hipersensibilidade pós-sináptica vascular. Entretanto, a densidade dos receptores α-adrenérgicos está elevada na vida embrionária, diminuindo com a idade e os vasos fetais são mais sensíveis a estímulos α1-adrenérgicos do que os dos animais adultos. A expressão aumentada no RNAm dos receptores adrenérgicos ao nascimento reforça esses achados.

Com o bloqueio dos receptores α-adrenérgicos, ocorre vasodilatação. Esta habilidade do estímulo nervoso é restrita ao período neonatal e independe da ativação dos receptores colinérgicos e dopaminérgicos, mas é completamente bloqueada pelos antagonistas dos receptores β-adrenérgicos. Estes resultados sugerem que as fibras nervosas renais ativadas durante o estímulo nervoso são essencialmente noradrenérgicas, sugerindo, também, que ocorre uma variação no mecanismo de vasodilatação com a idade e que a maturação do sistema adrenérgico provoca uma "down regulation" dos receptores β-adrenérgicos nos vasos renais.

A dopamina tem papel importante na regulação da hemodinâmica renal. A infusão de dopamina intra-renal provoca vasoconstrição na vida embrionária e pós-natal. Estímulos nos receptores dopaminérgicos no terceiro trimestre de gestação não têm efeito importante no FSR, mas aumentam a pressão arterial.

SISTEMA RENINA-ANGIOTENSINA-ALDOSTERONA

O eixo renina-angiotensina-aldosterona ao nascimento é semelhante ao do adulto, porém a concentração de renina e aldosterona plasmática é cinco vezes maior. A mudança brusca na concentração das catecolaminas após o nascimento provoca diminuição gradual na concentração de renina e aldosterona nos primeiros meses de vida, alcançando os valores do adulto apenas na adolescência.

O aumento na pressão arterial (PA), em situações de baixo fluxo renal, como desidratação e hemorragia, provoca um aumento na reabsorção tubular de Na pelo rim, diminuindo sua excreção. Essa relação inversa entre a renina plasmática e a PA sugere que, no neonato, a atividade da enzima de conversão da angiotensina (ECA), ou então o substrato da renina, seja uma atividade menor do que a do adulto. O substrato da renina é elevado no período neonatal, ao passo que a ação da ECA depende da angiotensina, que parece ter sua ação bloqueada pela ação das prostaglandinas. A infusão de angiotensina no adulto provoca uma potente vasoconstrição e reduz o fluxo sangüíneo renal, ao passo que no RN causa uma resposta de menor intensidade, provavelmente em razão da elevada ocupação dos receptores por angiotensina II (AII). Em modelos experimentais com ovelhas, a administração de AII nos fetos diminui o FSR, sem afetar a taxa de filtração glomerular, sugerindo que a AII provoca aumento do tônus da arteríola eferente como nos adultos. Os receptores de AII estão presentes nas arteríolas aferentes e eferentes, células mesangiais, vasos glomerulares e peritubulares, túbulo proximal e ramo ascendente da alça de Henle.

O papel do sistema renina-angiotensina durante condições de estresse é controverso, sendo que, durante a hipoxemia fetal, o uso de inibidores da ECA ou de antagonistas da AII não protege o rim do efeito da redução do FSR e aumento da RVR. Em uma hemorragia, com perda de 20% do volume sangüíneo fetoplacentário, ocorre uma diminuição proporcional do FSR, mas o uso de inibidor da ECA mantém o FSR fetal constante, o que não acontece com o emprego do antagonista da AII (isso se deve, provavelmente, à inibição da degradação das bradicininas pelos inibidores da ECA, aumentando a bradicinina circulante, o que impede a queda do FSR). Deve-se, entretanto, enfatizar que o uso de inibidores da ECA causa alterações importantes na embriogênese, especialmente na formação de vasos e glomérulos, contra-indicando assim o seu uso clínico na gravidez.

PROSTAGLANDINAS (PG)

As prostaglandinas produzidas na vida embrionária estão envolvidas na regulação hemodinâmica renal. A administração de inibidores da síntese de PG, para evitar o trabalho de parto prematuro, tem sido associada com a presença de oligoâmnio, o que provavelmente resulta de menor produção de urina fetal decorrente da diminuição do FSR.

Elas são sintetizadas em uma série de tecidos e sua ação pode ser local ou generalizada. A medula renal sintetiza PGE_2 e $PGF_{2\alpha}$ que são liberadas na circulação venosa e degradadas no pulmão, não apresentando, portanto, efeito na circulação arterial. A PGE_2 e a $PGF_{2\alpha}$ presentes no sangue aórtico refletem a síntese pulmonar ou a presença de "shunt" da circulação direita-esquerda. O pulmão do neonato metaboliza PG como o do adulto, mas, com a grande prevalência de doenças respiratórias, prejudica essa degradação.

A prostaciclina é o maior metabólito do ácido araquidônico no período fetal e a concentração de $PGF_{1\alpha}$ é de 740pg/ml, comparada com a concentração de PGE_2, de 17,4, e de $PGF_{2\alpha}$, de 122. A excreção de metabólitos da prostaciclina no feto é maior do que a de PGE_2 e $PGF_{2\alpha}$. A prostaciclina é sintetizada nas células endoteliais vasculares, córtex renal e glomérulo, mas no leito vascular pulmonar não se modifica.

O aumento da prostaciclina provoca diminuição do retorno venoso e da PA, aumenta o rendimento cardíaco, inibe a agregação plaquetária, aumenta a permeabilidade capilar às proteínas, aumenta o fluxo sangüíneo renal e diminui o fluxo sangüíneo cortical. Logo após o nascimento, ocorre uma diminuição nas prostaglandinas, levando à diminuição do volume extracelular, do hematócrito, da concentração de proteínas plasmáticas, aumento do fluido intersticial, da capacidade circulatória, dilatação do leito vascular pulmonar e renal, aumento do retorno venoso e da PA e o fechamento do canal arterial.

VASOPRESSINA

Os efeitos da arginina-vasopressina (AVP) na circulação fetal são principalmente: a redução da porcentagem do débito cardíaco para a circulação gastrointestinal e periférica e aumento da porcentagem para a circulação placentária, miocárdica e cerebral, diferentemente do adulto. A AVP não tem efeito significativo no FSR ou RVR do feto.

No período neonatal, o papel fisiológico da arginina-vasopressina (AVP) é mediado pelo AMP cíclico aumentando a permeabilidade do ducto coletor à água. Durante o trabalho de parto, a concentração de AVP pode chegar a 1.000pg/ml, sendo que no primeiro dia de vida seu valor é de 5pg/ml nos RN de parto normal, a concentração é maior do que nos RN de parto cesáreo. A ação da AVP é prejudicada pelo baixo gradiente osmomedular quando comparado ao do adulto. O rim do recém-nato responde ao hormônio antidiurético (ADH) na desidratação e na sua administração exógena. A ação antidiurética é atenuada pela ação da prostaglandina. A alta freqüência da síndrome da secreção inapropriada do ADH em crianças em ventilação mecânica é a confirmação clínica da ação da AVP nessa fase.

FATOR NATRIURÉTICO ATRIAL

A resposta ao fator natriurético atrial (ANF) varia da vida fetal para a pós-natal. Na vida embrionária, a infusão do ANF em modelos animais reduz o FSR e aumenta a RVR, mas isso não ocorre após o nascimento. Essa diminuição do FSR deve-se à redução do débito cardíaco, aumento do tônus simpático renal, aumento das catecolaminas circulantes e ação vasoconstritora do ANF nos vasos.

FATORES ENDOTELIAIS

As endotelinas produzidas pelas células endoteliais são importantes vasoconstritores e mitógenos envolvidos na regulação da hemodinâmica renal. Nos rins fetais, as endotelinas são encontradas no córtex medular e nos vasos renais, sendo o número de receptores maior do que nos adultos.

CALICREÍNAS-CININAS

A taxa de excreção urinária da calicreína aumenta durante a vida fetal e após o nascimento. Esse aumento é paralelo à elevação do FSR.

FUNÇÃO GLOMERULAR E TUBULAR

A filtração glomerular inicia-se por volta da 9ª a 12ª semana de gestação, iniciando a formação de urina, o que contribui na produção do líquido amniótico. Ao nascimento, ocorrem grandes mudanças no RFG, este é proporcional à idade gestacional, elevando-se progressiva e paralelamente à diminuição da água corpórea total. A elevação do RFG não se acompanha de alterações no FSR ou de aumento importante da pressão arterial, devendo-se à modificação da perfusão renal associada a maior quantidade de néfrons funcionantes.

As mudanças no RFG também dependem de substâncias vasoativas, como o aumento das catecolaminas circulantes ao nascimento que decresce paralelamente ao aumento do RFG, e a elevada concentração de renina-angiotensina, sendo que, o uso de inibidores da ECA provoca declínio do FSR e do RFG nos neonatos.

Modificações estruturais, como o aumento da área de superfície capilar glomerular e o aumento da permeabilidade hidráulica capilar, influenciam o RFG ao nascimento (Tabela B-4).

REABSORÇÃO DE SÓDIO (Na$^+$)

A reabsorção tubular de sódio começa na 25ª semana gestacional, feita sob a forma de cloreto de sódio (NaCl), sendo que grande parte do Na$^+$ filtrado é reabsorvido. A fração de excreção de sódio (FE$_{Na}$) é maior que no adulto e diminui com o progresso da gestação. Em um recém-nascido pré-termo (RNPT) de 30 semanas, o FE$_{Na}$ é de aproximadamente 5%, enquanto em um de termo (RNT) é de 0,2%.

Na vida embrionária, a reabsorção tubular de Na$^+$ relaciona-se estreitamente ao RFG. A FE$_{Na}$ elevada no feto se deve ao grande volume extracelular, à pequena quantidade de oxigênio disponível para as funções tubulares e à diferença na reabsorção de Na$^+$ entre túbulo distal e proximal dos néfrons imaturos. Ao nascimento, há um rápido declínio do sódio urinário (U$_{Na}$) e da FE$_{Na}$, provavelmente relacionado à contração do volume extracelular, aumento da atividade do sistema nervoso simpático (estímulos alfa-adrenérgicos), elevada concentração das catecolaminas circulantes, modificações hormonais, aumento da oferta de oxigênio e mudança da atividade da Na-K-ATPase.

A resposta do neonato à sobrecarga salina em geral não é eficiente, devendo-se monitorizá-lo com cuidado em relação ao aporte salino. Entretanto, no adulto, a sobrecarga salina provoca aumento de 15% no RFG e diminui a reabsorção tubular de Na$^+$, com mínimas alterações na reabsorção tubular distal de Na$^+$, aumentando a FE$_{Na}$ e a excreção de água. Estudos em ratos recém-nascidos mostraram que a sobrecarga salina aumenta o RFG, a reabsorção tubular proximal de Na$^+$, mas que ainda chegam elevadas quantidades de Na$^+$ e de água ao túbulo distal, onde a reabsorção é menos eficiente. O efeito da sobrecarga salina é menos pronunciado do que nos adultos.

REABSORÇÃO DE ÁGUA

Na 20ª semana de gestação, o fluxo urinário é de 0,1ml/min, elevando-se para 1ml/min, na 40ª semana. O fluxo urinário é maior no feto (1ml/min) do que no RNT (0,1ml/min), porque a perda insensível de água do recém-nascido é maior do que a do feto.

A urina do feto é normalmente hipotônica (osmolaridade varia de 100 a 200mOsm/kg), a osmolaridade aumenta

Tabela B-4 – Variação do "clearance" de creatinina no RN pré-termo (PT) e de termo (T)*.

	1 a 2 dias		4 a 6 dias		3 a 5 dias	
	Pré-termo	Termo	Pré-termo	Termo	Pré-termo	Termo
Cl Cr X ± SE ml/min/1,73m²	15,9 ± 1,9	20,4 ± 1,9	24,1 ± 1,7	46,6 ± 1,7	37 ± 3,7	60,1 ± 4,6

* Bailie, MD (ed): Clinics in Perinatology – Renal Function and Disease. W.B. Saunders, 1992.

Tabela B-5 – Parâmetros da função renal no neonato*.

	Pré-termo		Termo	
	1 a 3 sem.	1 a 3 sem.	1 a 3 sem.	4 a 6 sem.
Diluição máxima urinária (mOsm/kg)	50	50	50	50
Concentração urinária máxima (mOsm/kg)	205-395	425-610	350-430	480-630

* Albuquerque EM: Manual de Neonatologia – Sociedade de Pediatria de São Paulo, 1994; pág. 252.

com o progresso da gestação. A capacidade diminuída de concentração urinária se deve à alça de Henle curta, à capacidade diminuída de transportar Na^+ e água pela alça de Henle e à diminuição dos receptores de arginina-vasopressina (AVP).

Ao nascimento, a criança exibe capacidade limitada de diluir e concentrar a urina. Estudos demonstraram que os RN de baixo peso ao nascimento, recebendo um volume de 200ml/kg/dia em infusão, apresentam aumento do RFG e do "clearance" de água livre, excretando apenas 70% do líquido administrado. Da mesma maneira, em situações de baixa oferta hídrica, os recém-natos não apresentam capacidade de concentração adequada. A osmolaridade máxima atingida é de 800mOsm/l, ao passo que no adulto pode chegar a 1.200mOsm/l. A capacidade final de concentrar urina ocorre nos ductos coletores por estímulo da arginina-vasopressina, num interstício hipertônico. Estudos experimentais em animais demonstraram que muitos dos fatores responsáveis pela tonicidade medular ainda não estão desenvolvidos ao nascimento, especialmente a reabsorção ativa de Na^+ pela alça de Henle. A produção e a síntese de AVP estão totalmente desenvolvidas ao nascimento, entretanto seu efeito nas células do ducto coletor se expressa de maneira menos eficaz (Tabela B-5). A capacidade de concentração urinária atinge níveis semelhantes à do adulto por volta dos 24 meses.

MECANISMO TAMPÃO

A homeostase ácido-básica, durante a vida fetal, é na maior parte realizada pela placenta, sendo o pH sangüíneo fetal 0,1 a 0,2 mais baixo que o materno, ao passo que a pCO_2 é 10 a 15mmHg maior. O pH urinário do feto é menor do que o plasmático. Com a maturação, aumenta o papel renal na homeostase ácido-básica. A resposta do feto à acidose é limitada, a imaturidade em excretar ácido está relacionada à baixa taxa de excreção de fosfato, pequena síntese de amônia (baixa concentração de glutamina e pequena atividade da glutaminase e glutamina sintetase), limitada reabsorção de amônia, devido ao grande volume extracelular, imaturidade da Na-K-ATPase e do transporte luminal de Na^+ e água. Durante o primeiro mês de vida, a capacidade de excreção de ácido aumenta em 50%.

A excreção de H^+ é o mais importante mecanismo tampão do organismo. A excreção de amônia ($HONH_4$) é diretamente proporcional à idade gestacional, os mecanismos de acidificação urinária trabalham para manter a concentração plasmática de bicarbonato (HCO_3^-) normal. O túbulo proximal secreta H^+ a um ritmo que converte 85 a 90% do HCO_3^- em ácido carbônico, sendo que esse processo é catalisado pela anidrase carbônica. Nos segmentos distais, principalmente nos coletores, o processo secretor de H^+ titula de 10 a 15% do bicarbonato filtrado, a amônia formada intracelularmente se difunde para a luz tubular, reage com o H^+, formando o íon amônio que, por ser pouco difusível, permanece na luz e é eliminado com a urina. A produção de radicais ácidos é de 2 a 3mEq/kg/dia e a excreção de bicarbonato é de 21 a 22mmol/l. A capacidade máxima de acidificação urinária é atingida em torno do segundo mês de vida. Essa capacidade limitada de compensar o equilíbrio ácido-básico pode perpetuar a acidose resultante do metabolismo anaeróbico dos distúrbios hipóxicos.

BIBLIOGRAFIA RECOMENDADA

Aperia A, Zetterström R. Renal control of fluid homeostasis in the newborn infant. Clin Perinatol 1982; 9:522-532.

Arant Jr BS: Nonrenal factors imfluencing renal function during the perinatal period. Clin Perinatol 1981; 8:224-240.

Evan A. Post natal development of the kidney. In Holliday MA, Barratt TM, Vernier R (ed). Pediatric Nephrology. Williams & Wilkins, Philadelphia, 1995, pág. 41-60.

Guignard P, Bueva A. Renal function in preterm neonates. Pediatr Res 1994; 36:572-577.

Langhendries JP, Battisti J, Bertand M. Le rein durant la période périnatale. Rev Med Liege 1989; 21:641-653.

Oh W. Renal functions and clinical disorders in the neonate. Clin Perinatol 1981; 8:214-223.

Robillard JE, Segar JL, Smith FG, Jose AP. Structure and function of the developing kidney. In Holliday MA, Barratt TM, Vernier R (ed). Pediatric Nephrology. Williams & Wilkins, Philadelphia, 1995, pág. 21-33.

Simpson J, Stephenson T. Regulation of extracellular fluid volume in neonates. Early Human Develop 1993; 34:179-190.

4

ANOMALIAS CONGÊNITAS DO TRATO UROGENITAL

•

Antonio Macedo Júnior

INTRODUÇÃO

O sistema urogenital constitui o principal local de deformidades congênitas da criança, representando mais de 50% de todas essas anomalias. Diante desse fato, um recém-nascido com algum aspecto externo sindrômico deve, necessariamente, ser submetido a uma investigação completa do trato urogenital. Algumas anomalias do sistema nervoso como as disrafias medulares também repercutem no sistema urinário, sendo que crianças portadoras acabam tendo um comprometimento funcional secundário da bexiga como ocorre nos casos de meningomielocele.

Recentes avanços nos cuidados pré-natais e a popularização do exame ultra-sonográfico na fase gestacional passaram a permitir diagnóstico antenatal de muitas dessas afecções bem como a orientar estratégias de diagnóstico e tratamento já no período perinatal. De forma genérica, pode-se separar as anomalias congênitas do trato urogenital em morfológicas ou estruturais, daquelas que cursam com dilatação das vias urinárias, sejam elas obstrutivas ou refluxivas.

O objetivo deste capítulo é rever de forma prática e concisa alguns aspectos clínicos de diagnóstico e de orientação terapêutica das anomalias mais comuns do trato urogenital.

ANOMALIAS DO RIM

Incluem uma grande diversidade de situações, desde a completa ausência, até alterações quanto à localização e à orientação, além de alterações na forma, no sistema coletor e nos vasos aberrantes. Existe uma relação direta entre a anomalia observada e uma falha num mecanismo embriológico do desenvolvimento do órgão. Nesse sentido, deve-se destacar a importância da interação entre o broto ureteral e o blastema metanefrogênico que constitui a base da formação do parênquima renal e as vias condutoras do trato urinário superior.

A *agenesia bilateral dos rins* constitui situação infreqüente em relação às demais uropatias congênitas, tendo sido bem caracterizada por Potter no que diz respeito às condições associadas com esse distúrbio. A presença de oligoidrâmnio, o baixo peso ao nascer e a fácies característica sugerem essa afecção. A maioria dessas crianças vivas ao nascimento falecem nas primeiras 24 a 48 horas, em decorrência da angústia respiratória provocada por hipoplasia pulmonar.

As anomalias de ascensão renal constituem as *ectopias renais*, podendo ser pélvicas, lombares e abdominais. A pelve renal geralmente é anterior, ao contrário de medial, ao parênquima e o ureter é tortuoso. Em geral, associam-se outras afecções genitais como útero bicorno, atresia de vagina, hipospádias e distopias testiculares. O rim ectópico é mais suscetível à formação de cálculos urinários e ao desenvolvimento de hidronefrose.

A fusão renal dá origem a formas bizarras de rim como: *rim em S, rim em bolo* e *rim em ferradura*. Destes, o rim em ferradura é o mais comumente encontrado, ocorrendo em 0,25% da população. Ocorre fusão no pólo inferior dos dois rins, de modo que o istmo se encontra defronte a coluna vertebral ao nível de L3 e L4, anteriormente à aorta e à veia cava. Os ureteres apresentam inserção alta na pelve renal e, via de regra, os pacientes apresentam obstrução da junção ureteropiélica associadamente. A irrigação arterial se dá de forma atípica, o que dificulta uma eventual intervenção cirúrgica quando existe a necessidade de pieloplastia.

Os *vícios de rotação* são definidos ao se deparar com situação distinta daquela verificada normalmente no desenvolvimento embriológico, na qual a pelve renal, de posição inicialmente anterior ao rim, roda 90 graus medialmente. A rotação inadequada em si não produz sintoma específico, exceto nos casos associados à fibrose contendo a pelve, na estenose da junção ureteropiélica, na compressão vascular ou em outras situações que acabem produzindo uma obstrução urinária alta.

A *megacalicose* que constitui uma dilatação não-obstrutiva dos cálices, em decorrência de uma malformação das papilas renais, foi descrita por Puigvert. Observa-se aumento no número dos cálices, a junção ureteropiélica geralmente é afunilada, mas sem evidência de obstrução. Apesar da anormalidade radiológica, os pacientes são apenas acompanhados clinicamente, não se observando, a longo prazo, deterioração do trato urinário.

A *displasia renal* é um diagnóstico histológico, podendo ou não haver cistos de tamanhos variados. Em geral, o termo é empregado em caso de deterioração da função renal já ao nascimento, sugerindo um processo patológico ainda na fase inicial de desenvolvimento embriológico renal.

ANOMALIAS DA VIA EXCRETORA ALTA: PELVE E URETERES

A *estenose da junção ureteropiélica (JUP)* constitui o mais importante local de obstrução do trato urinário, sendo responsável por grande parte das hidronefroses congênitas.

As *duplicidades da via excretora* podem acometer a pelve, o ureter e ambos, podendo ser completas ou incompletas (Tabela B-6). A importância clínica da duplicidade do trato urinário superior se traduz nem tanto pelo aspecto morfológico que a caracteriza, mas pelas complicações freqüentemente associadas a ela (refluxo e obstrução), e que repercutem de forma deletéria à função renal.

Tabela B-6 – Nomenclatura em duplicidade do trato urinário.

Denominação	Definição
Duplicidade renal	Rim com dois sistemas pielocalicinais
– Pelve bífida	Duplicidade renal, mas apenas um ureter
– Ureter bífido	Duplicidade renal, dois ureteres que se fundem antes de atingir a bexiga
– Ureter duplo	Duplicidade pieloureteral completa
Ureter ectópico	Drena para local anormal (lateral ou caudal)
Ureterocele	Dilatação cística da mucosa do ureter distal. Pode ser intravesical ou ectópica (junto ou distalmente ao colo vesical)

Nos casos de duplicidade ureteral completa, observa-se que cada ureter drena, isoladamente, metade do rim. Nesse sentido, tem importância a *lei de Weigert-Meyer*, segundo a qual o pólo renal inferior apresenta implantação ureteral na bexiga cranialmente ao ureter que drena o pólo superior do rim. De modo geral, o ureter correspondente ao pólo superior renal é obstrutivo, ao passo que aquele que drena o pólo inferior é refluxivo, uma vez que sua inserção lateralmente na bexiga lhe confere um trajeto intramural e submucoso mais curto.

A *ectopia ureteral* caracteriza o ureter que se implanta fora do trígono. Essa afecção é mais comum no sexo feminino (3:1), podendo assumir caráter obstrutivo ao nível da uretra proximal, cursar com incontinência, caso a implantação ocorra abaixo do esfíncter externo, e com infecções urinárias de repetição. No sexo masculino, o ureter implanta-se geralmente na uretra prostática, no colículo ou nas vesículas seminais. O diagnóstico é feito por urografia excretora, eventualmente pela própria visualização da implantação ectópica por cistoscopia (Tabela B-7).

Tabela B-7 – Localização do óstio ureteral ectópico.

Sexo masculino	(%)	Sexo feminino	(%)
Uretra	50	Uretra	35
Vesícula seminal	30	Vestíbulo	35
Ducto ejaculatório	15	Vagina	25
Vaso deferente	5	Útero	5

A *ureterocele* constitui dilatação da mucosa ureteral distal que se projeta para a luz da bexiga ou colo vesical por se tratar de obstrução puntiforme do óstio deste ureter. Classicamente, a ureterocele está associada com duplicidade ureteral completa (exceção: ureterocele forma adulta ou ortotópica) e ocorre no ureter que drena a metade superior do rim, portanto de implantação mais baixa na bexiga. Do ponto de vista diagnóstico, infecções urinárias de repetição, hidronefrose segmentar do rim (pólo superior) e a própria visualização da ureterocele projetando-se para a bexiga, por meio de ultra-sonografia ou urografia excretora (imagem em cabeça de cobra), confirmam a suspeita clínica inicial.

No caso de ureterocele e hidronefrose do pólo superior, deve-se avaliar inicialmente a função correspondente da porção superior do rim pelo estudo com radiofármaco (DTPA, MAG3).

A abordagem inicial deve ser feita por via endoscópica, estando indicada apenas a punção descompressiva da ureterocele junto à parede vesical lateral. Endoscópios de melhor qualidade e novas técnicas de punção transuretral da ureterocele têm sido cada vez mais aceitos como a forma primária de tratamento dessa afecção. Caso não se resolva o componente obstrutivo com apenas uma punção endoscópica, o procedimento pode ser repetido outras vezes. Os pacientes que não respondem ao tratamento endoscópico ficam, então, selecionados para um ato cirúrgico, visando à exérese da ureterocele e à reimplantação do ureter correspondente na bexiga.

Caso a função renal da unidade correspondente à ureterocele seja inferior a 10%, indica-se a heminefrectomia, a ureterectomia e, eventualmente, a exérese da ureterocele.

MEGAURETER

A dilatação congênita do ureter ocorre em virtude da presença de grande quantidade de fibras elásticas no ureter na fase neonatal (Tabela B-8). O megaureter representa, portanto, uma resposta do órgão tanto a um fator obstrutivo, seja ele primário do ureter na sua porção mais distal ou secundário (bexiga ou próstata), quanto a um refluxo grave, seja também primário ou secundário. Vale lembrar que essa caracterização do megaureter substitui a antiga denominação de estenose da junção ureterovesical (JUV), como era conhecido o

Tabela B-8 – Fisiopatologia do megaureter.

Megaureter	Primário	Secundário
Obstrutivo	Obstrução funcional	Estenose da JUV
Refluxivo	Refluxo primário	Obstrução infravesical
Não-obstrutivo, não-refluxivo	Idiopático	Alto débito de urina, infecção

megaureter obstrutivo primário. Nessa situação, acredita-se que o ureter distal apresente uma deficiência de fibras musculares espirais, impedindo a condução da onda peristáltica. Dessa forma, verifica-se uma obstrução funcional num segmento adinâmico do ureter, o que ocasiona a dilatação a montante.

Nos casos de megaureter obstrutivo secundário, ele é decorrente de hipertrofia vesical provocada por obstrução mecânica (válvula de uretra posterior) ou funcional (bexiga neurogênica forma espástica). Existe, ainda, uma situação de megaureter não-refluxivo e não-obstrutivo, basicamente em pacientes que apresentam dilatação transitória durante urosepse. As toxinas paralisam fibras musculares, provocando atonia. O tratamento com antibiótico traz melhora do quadro.

Apesar de a urografia excretora ser o exame que apresenta melhor detalhe da anatomia e da morfologia do megaureter, a ultra-sonografia é, atualmente, a responsável pela maioria dos diagnósticos realizados, principalmente os incidentais, ainda na fase gestacional. O achado clássico é o de acometimento principalmente do terço distal do ureter, mas também de todo o ureter e sistema pielocalicinal nas formas graves. Na ultra-sonografia, a presença de ureter dilatado retrovesical confirma o diagnóstico, lembrando-se que refluxo vesicoureteral deve ser excluído a partir de uma cistouretrografia miccional.

O enfoque do megaureter deve ser diferenciado quanto à sua etiologia. No megaureter refluxivo, orienta-se da mesma forma que para o tratamento do refluxo vesicoureteral simples, sendo que, indicada a cirurgia, é feito o reimplante ureteral com técnica anti-refluxiva, eventualmente com plástica redutora do calibre ureteral.

A controvérsia nos casos de megaureter obstrutivo, e em especial os diagnosticados na fase neonatal, deve ser entendida quanto a dois aspectos:

1. A abordagem cirúrgica pélvica dos ureteres antes dos seis meses de idade está relacionada com risco muito elevado de denervação e desfuncionalização da bexiga.
2. Observa-se resolução espontânea do quadro obstrutivo, em até 40% dos casos, até os três anos de idade, principalmente nos megaureteres de menos de 10mm de diâmetro. Em boa parte dos megaureteres obstrutivos, apenas a instituição de antibioticoterapia profilática é suficiente para se manter o trato urinário protegido.

Em outros casos, ocorre, já ao nascimento, uma grande dilatação do trato urinário superior, com repercussões importantes em termos de perda de espessura de parênquima renal. Nesses casos, apesar da instituição da antibioticoterapia e considerando a pouca idade do paciente, deve-se promover uma derivação urinária alta temporária (ureterostomia ou pielocutaneostomia), de forma a descomprimir o sistema. Lembrando que metade dos pacientes terá melhora espontânea do megaureter com o crescimento, o paciente deve ser reavaliado ao atingir dois a três anos de idade, quando se deve decidir apenas pelo fechamento da ostomia ou por se realizar também o reimplante ureteral.

A cirurgia no megaureter corresponde à exérese do segmento ureteral distal que não transmite as contrações peristálticas do bolo urinário e à reconstrução do trânsito ureterovesical. Geralmente, o ureter se encontra profundamente dilatado acima do segmento adinâmico, com dobras e tortuosidades fixas. Uma vez abordado o ureter distal, deve-se liberar, também, essas aderências mais proximais, promovendo, assim, a retificação do ureter, visando facilitar o reimplante ureteral com túnel submucoso. Uma das boas opções de reimplantação ureteral é a técnica de "psoas-hitch", na qual a bexiga é fixada ao músculo psoas e o ureter penetra um segmento submucoso a partir da extremidade da bexiga num mecanismo anti-refluxivo.

Nos casos de ureter de calibre muito dilatado, no qual haja dificuldade em se criar um túnel submucoso suficientemente largo para acomodar o ureter, deve-se realizar a moldagem ou "tailoring" do ureter apenas na sua porção distal, reduzindo-se, assim, o seu calibre, o que facilita o reimplante na bexiga.

Uma vez observadas essas estratégias de tratamento, consegue-se resultados satisfatórios separando os pacientes que necessitam de conduta cirúrgica daqueles que necessitam de uma conduta mais conservadora.

EXTROFIA DE BEXIGA

É definida pela herniação ventral da bexiga ocupando a região suprapúbica e expondo a parede posterior desta, em decorrência de defeito na formação da sua parede anterior. Constitui anomalia congênita rara (1:30.000 nascimentos) e, apesar da grave deformidade vesical, poupa completamente o trato urinário superior. Em alguns casos, a mucosa vesical apresenta comunicação com a mucosa uretral, caracterizando o complexo extrofia-epispádia. A sínfise púbica é separada e observa-se diástase dos músculos abdominais. O umbigo é ausente, o pênis é curvo dorsalmente, a uretra é uma faixa mucosa e a glande é bipartida. Os corpos cavernosos são aparentemente normais em extensão, mas a diástase óssea (ramos puboisquiáticos) faz com que o pênis seja mais curto. No sexo feminino, o clitóris é bipartido, os lábios menores rudimentares e a vagina curta.

Apesar do aspecto normal da mucosa vesical, por ocasião do nascimento, observam-se, histologicamente, ulcerações, cistite cística e glandular e metaplasia escamosa. O não-fechamento cirúrgico da bexiga está associado com risco 400 vezes aumentado de neoplasia, principalmente adenocarcinoma. Associação com outras anomalias é verificada em 10%

dos casos: espinha bífida, defeitos do septo ventricular, reto, ânus imperfurado. O trato urinário superior é preservado e os ureteres descrevem um trajeto tipicamente curvo para atingir a placa vesical. Após o fechamento da placa vesical, observa-se refluxo em 95% dos casos, devido à ausência de trajeto submucoso na implantação ureteral. Prolapso de reto é comum, pois os elevadores do ânus se encontram divididos.

O tratamento objetiva a preservação da função renal, fechamento primário da placa vesical com aproximação do osso pélvico (com ou sem osteotomia) e reconstrução do colo vesical para se atingir continência urinária. A grande dificuldade em se fechar a placa vesical diz respeito ao fato de que o reservatório que se obtém com esse fechamento é de capacidade reduzida. Esse fato acaba por gerar, em última análise, uma bexiga de baixa complacência e de pressão elevada, o que coloca em risco o trato urinário superior. Da mesma forma, a reconstrução de um mecanismo de continência ao nível do colo vesical é insuficiente em quase metade dos casos e os doentes passam a apresentar incontinência urinária.

Em virtude desses fatos, na evolução dos pacientes, são necessárias, comumente, novas intervenções cirúrgicas visando à ampliação vesical com segmentos intestinais e à correção da incontinência. O cateterismo intermitente é necessário em boa parte dos casos, por via genital, e quando isso não é possível, por via abdominal após disposição de conduto eferente entre a bexiga e a parede abdominal (apêndice de acordo com o chamado princípio de Mitrofanoff).

Alguns autores, considerando o elevado índice de complicações nessa estratégia de reconstrução vesical em extrofia, bem como a necessidade de múltiplos procedimentos, realizam primariamente a derivação urinária definitiva. Dentre as opções destacam-se principalmente a ureterossigmoidostomia e o "pouch" sigmóide-reto ("Mainz pouch II"), procedimento este que apresenta baixa morbidade cirúrgica e uma continência acima de 90% com apenas um procedimento operatório. Apresenta, entretanto, o inconveniente de que a urina e as fezes sejam eliminadas conjuntamente pelo orifício anal, o que, principalmente em meninos, nem sempre é bem aceito.

VÁLVULA DE URETRA POSTERIOR

É caracterizada por uma obstrução mecânica infravesical, gerada por resquícios da membrana genital que não involuem e acabam por representar obstáculo à drenagem urinária. A válvula de uretra posterior constitui a forma mais grave de obstrução do trato urinário (20% de mortalidade perinatal), repercutindo não apenas no sistema urinário (dilatação da uretra prostática, hipertrofia vesical, refluxo vesicoureteral, uretero-hidronefrose, displasia e perda de função renal), mas também em outros sistemas (por exemplo, respiratório: hipoplasia pulmonar). Estima-se que quase metade dos pacientes com válvula de uretra posterior, independente do tipo de tratamento instituído, evoluam para insuficiência renal crônica até os 20 anos de idade.

A justificativa para a maior repercussão a montante do local de obstrução, comparativamente às outras afecções obstrutivas do trato urinário, diz respeito à origem embriológica da uretra já entre a nona e a décima-segunda semanas da vida intra-uterina e o efeito da obstrução repercutindo em ambas as unidades renais. Com o fechamento do canal vesicoalantóide que, por volta da vigésima semana, até então protegia o trato superior escoando a urina, todo o trato urinário superior passa a ficar exposto à obstrução infravesical grave e suas conseqüências deletérias. Sabe-se que metade dos doentes com válvula de uretra posterior, seguidos por mais de 20 anos, evoluem para insuficiência renal crônica, independentemente do tipo de tratamento instituído.

A presença de oligoidrâmnio constitui um dado fundamental ainda na história obstétrica, podendo sugerir obstrução urinária por válvula de uretra posterior. Sabe-se também que o líquido amniótico é constituído essencialmente pela urina fetal, e que ele apresenta importante papel no desenvolvimento dos pulmões. Em casos de oligoidrâmnio grave é comum a associação com hipoplasia pulmonar ao nascimento.

O quadro clínico é variável, desde sintomas incaracterísticos de febre, vômitos, dor abdominal e uremia, até septicemia por infecção urinária e desequilíbrio hidroeletrolítico. No presente, vale ressaltar que a maioria dos casos é diagnosticada no período perinatal, em virtude da detecção de hidronefrose antenatal. A cistouretrografia miccional revela bexiga extremamente trabeculada, acentuando o colo vesical e a uretra prostática dilatada até o ponto de projeção das pregas valvares.

Os avanços recentes no diagnóstico antenatal da válvula de uretra posterior e na melhoria do suporte clínico-pediátrico, bem como a disponibilidade de ressectoscópios cada vez menos calibrosos, alteraram conceitos clássicos no tratamento dessa afecção.

A eletrofulguração endoscópica da válvula é o tratamento de eleição e pode ser realizada já a partir dos primeiros dias de vida. Pacientes com uremia, acidose, sepse ou outra instabilidade clínica devem receber inicialmente esse mesmo enfoque, até que o quadro seja compensado e se possa indicar a eletrofulguração como tratamento específico. A chamada neuropatia vesical pós-desobstrução é um quadro de disfunção da bexiga decorrente de alterações na placa motora, ainda durante a fase obstrutiva, e que, clinicamente, pode se manifestar como incontinência urinária, refluxo vesicoureteral ou bexiga neurogênica forma dilatada.

Em condições clínicas muito adversas, alguns autores preferem realizar inicialmente uma derivação urinária tipo vesicostomia, e excepcionalmente ureterostomia, e tratar a válvula quando a criança estiver próxima de 1 ano de idade.

HIPOSPÁDIA

A hipospádia constitui a mais freqüente deformidade congênita da genitália masculina (5 casos em 1.000 nascimentos) e é explicada por uma deficiência de testosterona na vida intra-uterina durante a fase crítica de morfogênese da uretra (14ª semana).

Caracterizada pela exteriorização da uretra na face ventral do pênis e não na extremidade da glande, por curvatura peniana ventral devido à presença de resquícios fibrosos parauretrais ("chordee") e por excesso prepucial dorsal (capuchão), é classificada de acordo com a localização do meato uretral. As hipospádias distais (glandular, coronal e subcoronal) representam 70% dos casos e correspondem às formas leves da doença, geralmente sem curvatura ventral e que são corrigidas apenas com avanço meatal ou meatoplastia. As hipospádias médias e proximais (peniana posterior, penoescrotal, escrotal e perineal) constituem um desafio aos urologistas, já que a uretra deve ser totalmente reconstruída. Associação com outras deformidades congênitas é vista em especial nas formas mais graves de hipospádia (até 30% de criptorquidia e 20% de persistência utricular na hipospádia perineal).

O tratamento da hipospádia é eminentemente cirúrgico. Todavia, a presença de mais de 300 técnicas operatórias distintas para a correção dessa anomalia comprova a inexistência de uma técnica de consenso absoluto. A cirurgia envolve a excisão do "chordee" para correção da curvatura peniana e uretroplastia num tempo único ou num segundo ato geralmente 9 meses depois. A pele prepucial e/ou peniana constitui a base da maioria das técnicas de substituição uretral, principalmente na forma de retalhos ilhados, sejam tubularizados ou anastomosados "onlay" sobre a placa uretral.

Os transplantados livres de prepúcio, muito favorecidos a partir dos anos 60, vêm sendo cada vez menos empregados devido aos elevados índices de complicações. Outros materiais, como mucosa vesical e principalmente mucosa bucal, têm sido relatados para pacientes com operações falhas anteriores. Estudos recentes, comparando as propriedades histológicas e histoquímicas da uretra e dos diferentes substitutos empregados, apontaram a mucosa bucal como o tecido que mais se aproxima do epitélio uretral. Desta forma, acredita-se que a uretroplastia com transplantado livre de mucosa bucal deve vir a ser cada vez mais favorecida no tratamento cirúrgico da hipospádia.

ALTERAÇÕES DO DESCENSO TESTICULAR – CRIPTORQUIDIA

A presença de testículo em posição extra-escrotal após o nascimento recebe a denominação genérica de distopia testicular. O termo criptorquidia ou retenção refere-se à distopia testicular no trajeto fisiológico do descenso testicular, enquanto o termo ectopia refere-se ao testículo fora desse trajeto. Duas formas especiais de criptorquidia: 1. testículo deslizante – localiza-se ao nível do anel inguinal externo e pode ser trazido manualmente até o escroto, retornando espontaneamente ao ponto inicial devido a seu funículo curto; 2. testículo pendular – o funículo espermático é suficientemente longo, mas o testículo se alterna entre posição escrotal e extra-escrotal, seja por músculo cremaster hiper-reflexo ou por persistência do conduto peritoniovaginal.

A incidência de criptorquidia está relacionada com a idade ao nascimento, chegando a 30% em meninos prematuros. Até o fim do primeiro ano de vida, observa-se testículo distópico em 1,8% dos meninos. Em caso de criptorquidia bilateral, principalmente associada com hipospádia, deve-se suspeitar de estado intersexual e considerar também a síndrome de "prune-belly" no diagnóstico diferencial.

A palpação em decúbito horizontal e posição ortostática permite identificação do testículo distópico em 90% dos casos. Outros métodos de imagem, como ultra-sonografia, tomografia computadorizada, ressonância magnética e eventualmente flebografia, podem demonstrar a presença e a localização dos testículos.

Nos casos de difícil identificação testicular, deve-se suspeitar de testículo intra-abdominal ou anorquia. Nos quais, o teste com gonadotrofina coriônica (< 5 anos 2.500UI; > 5 anos 5.000UI) por três dias consecutivos deve provocar uma elevação nos níveis de testosterona sérica acima de 20ng/100ml, afastando-se, portanto, a segunda hipótese diagnóstica. A laparoscopia encontra na suspeita de testículo intra-abdominal uma de suas poucas indicações absolutas em urologia. Além do procedimento diagnóstico, pode-se promover a mobilização laparoscópica dos vasos testiculares, de forma a posicionar o testículo junto ao anel inguinal interno, facilitando-se uma correção aberta por via inguinal ou melhor monitorização desse órgão pela palpação. No caso de testículo displásico, este deve ser imediatamente removido por via laparoscópica.

A correção cirúrgica deve ser feita antes do segundo ano de vida, já que apenas após essa data são descritas alterações irreversíveis da espermatogênese em testículos criptorquídicos. A presença de testículo intra-abdominal está relacionada com maior risco de neoplasia testicular.

O tratamento cirúrgico (orquidopexia) visa à mobilização do testículo para o escroto com preservação do seu pedículo vascular. Nos casos de funículo muito curto, os vasos testiculares podem ser seccionados para melhor mobilização testicular, ficando a irrigação do testículo apenas a cargo da artéria deferencial (técnica de Fowler-Stephens).

BIBLIOGRAFIA RECOMENDADA

Chevalier RL. Morphologic correlates of renal growth arrest in neonatal partial ureteral obstruction. Pediat Res 1987; 21:338.

Keating MA, Escala J, Snyder H, Duckett J. Changing concepts in management of primmary obstructive megaureter. J Urol 1989; 142:636.

King L, Coughlin PWF, Bloch EC, Bowie JD. The case for immediate pyeloplasty in the neonate with ureteropelvic junction obstruction. J Urol 1984; 132:725.

Koff SA, Hayden LJ, Cirulli C, Shore R. Pathophysiology of ureteropelvic junction obstruction: experimental and clinical observations. J Urol 1986; 136:336.

Macedo Jr A. Verwendung von Mundschleimhaut zur Rekonstruktion des unteren Harrntraktes (Utilização de mucosa bucal para reconstrução do trato urinário inferior). Tese de doutorado, 1996. Universidade Johannes Gutenberg, Mainz, Alemanha.

5

GLOMERULONEFRITES
ASPECTOS ANÁTOMO-PATOLÓGICOS

•

ROSA MARLENE VIERO
MARCELLO FRANCO

INTRODUÇÃO. PADRÕES DE RESPOSTA GLOMERULAR À INJÚRIA. CLASSIFICAÇÕES

Os glomérulos podem ser lesados primária ou secundariamente por vários fatores como processos isquêmicos vasculares, doenças infecciosas, obstruções do trato urinário, doenças metabólicas, rejeições de transplante e processos imunológicos. A inflamação primária dos glomérulos é denominada glomerulonefrite e o principal mecanismo lesivo são as respostas imunológicas humorais.

As reações antígeno-anticorpo são desencadeadas por diferentes tipos de antígenos exógenos, como estreptococo beta-hemolítico, vírus B e C, ou endógenos, como DNA, antígenos fixos da membrana basal glomerular, antígenos tumorais, antígenos tubulares e outros. Os mecanismos imunológicos podem ser mediados por anticorpo antimembrana basal glomerular ou imunocomplexos. Os imunocomplexos são circulantes ou se formam *in situ* pela combinação do antígeno e do anticorpo no local de lesão. Em alguns tipos de glomerulonefrites, mecanismos imunocelulares pela sensibilização de linfócitos T e mecanismos não-imunológicos podem estar presentes.

A imunofluorescência e os métodos imuno-histoquímicos são fundamentais para o esclarecimento dos mecanismos das lesões glomerulares. Permitem a identificação, nas lesões, de diferentes tipos de imunoglobulinas e de antígenos, assim como o estudo da participação do complemento, de outros mediadores inflamatórios e das subpopulações celulares. Demonstram, ainda, a localização, a intensidade e os padrões de imunofluorescência dos depósitos imunes.

São dois os principais padrões de imunofluorescência: *padrão linear*, que cora a membrana basal glomerular e está associado a anticorpos circulantes dirigidos contra componentes antigênicos da membrana basal glomerular, e *padrão granular* por depósitos de imunocomplexos nas alças capilares e/ou no mesângio. A microscopia eletrônica, com maior poder de resolução, localiza os depósitos nas diferentes estruturas do glomérulo bem como auxilia no diagnóstico diferencial com as doenças glomerulares hereditárias ou não-imunológicas (Tabela B-9).

A injúria glomerular desencadeada pelas reações imunes provoca reação tecidual inflamatória que assume alguns padrões morfológicos à microscopia óptica. Essa resposta tecidual é limitada, porém mostra alguns padrões básicos que caracterizam os diferentes tipos de glomerulonefrites (Tabela B-10).

Essas alterações podem ter distribuição difusa (> 80% glomérulos) ou focal (< 80% glomérulos) no rim. Podem afetar parte (segmentar) ou todo o tufo glomerular (global). Em geral, as lesões difusas são globais e as lesões focais são segmentares.

Os métodos histoquímicos de PAS (ácido periódico – Schiff) e prata-metenamina são importantes para o estudo das membranas basais, glomerular e tubular, e matriz mesangial. O tricrômico de Masson permite a identificação dos depósitos imunes, corando-os em vermelho.

Como os agentes causadores das lesões são desconhecidos, na grande maioria das glomerulonefrites, sua classificação é feita pelo aspecto morfológico. A presença isolada ou a combinação de diferentes padrões histológicos e sua distribuição são a base para as classificações morfológicas das glomerulonefrites e o melhor método de avaliar o prognóstico e resposta terapêutica dos pacientes. A classificação proposta pela Organização Mundial da Saúde (OMS) tem sido a mais utilizada (Quadro B-2).

Diferentes agentes etiológicos e mecanismos patogenéticos podem determinar um mesmo padrão morfológico. Assim, glomerulonefrite crescêntica pode ser causada por anticorpos antimembrana basal, imunocomplexos ou meca-

Tabela B-9 – Padrões de imunofluorescência e de microscopia eletrônica.

Imunofluorescência (depósitos)	Ultra-estrutura	Doença
Ausentes	Perda processos podálicos	Lesões mínimas
Inespecíficos por insudação-IgM/C3	Colapso alças capilares > Matriz	Glomeruloesclerose segmentar e focal
Lineares	Ruptura alças capilares	Doença por anticorpo antimembrana basal
Granulares mesangiais	Depósitos mesangiais	Nefropatia IgA Nefropatia IgM LES (forma mesangial)
Capilares	Depósitos subepiteliais	GN membranosa
Mesângio-capilar	Depósitos subepiteliais e mesangiais Depósitos subendoteliais	GN proliferativa pós-infecciosa GN membranoproliferativa

LES = lúpus eritematoso sistêmico; GN = glomerulonefrite.

Tabela B-10 – Padrões básicos de lesões.

Padrões de lesão	Significado
Hipercelularidade	> Células mesangiais e/ou endoteliais. Exsudação neutrófilos, monócitos, linfócitos
Intracapilar	Lesão no tufo glomerular
Extracapilar	Formação de crescentes
Crescente	Formação em "meia lua" pela proliferação de células da cápsula de Bowman e infiltração de células mononucleares. Obstrui o espaço de Bowman e comprime o tufo glomerular
Espessamento da membrana basal	Deposição de material eletrodenso intramembranoso ou no lado epitelial ou endotelial da membrana basal
Necrose	Ruptura de alças capilares e fragmentação celular
Esclerose	Colapso das membranas basais e aumento de matriz mesangial
Fibrose	Acúmulo de colágeno
Aderência	Quando parte ou todo o tufo glomerular se adere à cápsula de Bowman. Aguda ou crônica. Ocorre em áreas de necrose
Hialinose	Depósitos por insudação de material hialino constituído por lípides e glicoproteínas. Pesquisa positiva para IgM e C3

Quadro B-2 – Classificação das doenças glomerulares*.

Primárias ou idiopáticas	Secundárias ou associadas a doenças sistêmicas	Associadas a doenças vasculares

Lesões mínimas
Focais
  Glomeruloesclerose segmentar
  Glomerulonefrite focal
Glomerulonefrites difusas
  Proliferativas
    Mesangial
    Intracapilar
    Extracapilar (crescêntica)
    Necrotizante
    Mesangiocapilar
      (membranoproliferativa)
  Membranosa
  Esclerosante
  Não-classificável
	Nefrite lúpica
	Nefropatia por IgA
	Púrpura de Henoch-Schönlein
	Associadas a infecções sistêmicas
	  Septicemia
	  Endocardite infecciosa
	  Hepatites B e C
	Nefropatias parasitárias
	  Malária
	  Esquistossomose
		Vasculite sistêmica
		Microangiopatia trombótica
		  (síndrome hemolítico-urêmica)
		Associadas a doenças metabólicas
		Nefropatias hereditárias
		  Síndrome de Alport
		  Síndrome da membrana basal fina
		  Síndrome nefrótica congênita
		  Hematúria recorrente benigna
		Rim contraído terminal
		Lesões pós-transplante

* Classificação OMS modificada.

nismo imunocelular. Da mesma forma, antígenos diversos, como vírus B e DNA, estão comumente associados à glomerulonefrite membranosa.

Por outro lado, um mesmo agente etiológico pode determinar diferentes formas de glomerulonefrites. O vírus B da hepatite está associado tanto à glomerulonefrite membranosa quanto à membranoproliferativa.

Dessa forma, as classificações morfológicas auxiliam pouco na caracterização da etiologia, sendo necessárias a investigação clínica e laboratorial. A classificação morfológica é, no entanto, grande auxiliar na avaliação do prognóstico das lesões (Quadro B-3).

Quadro B-3 – Prognóstico das lesões glomerulares.

Baixo grau	Lesões mínimas
	Glomerulonefrite aguda pós-infecciosa
Grau intermediário	Glomerulonefrite membranosa
	Glomerulonefrite membranoproliferativa
	Glomeruloesclerose segmentar e focal
Alto grau	Glomerulonefrite crescêntica
Variável	Nefropatia IgA
	Doença por anticorpo antimembrana basal
	Doença depósitos densos

As diferentes formas de glomerulonefrites manifestam-se por algumas síndromes clínicas. Geralmente, as glomerulonefrites que se caracterizam por lesões estruturais da membrana basal cursam com proteinúria ou síndrome nefrótica. As lesões proliferativas manifestam-se mais comumente por síndrome nefrítica e as lesões combinadas de alças capilares com proliferação celular apresentam quadros clínicos nefrítico e nefrótico (Tabela B-11).

Tabela B-11 – Glomerulonefrite e síndromes clínicas.

Clínica	Lesões
Hematúria e/ou proteinúria	GN mesangial
Síndrome nefrítica com ou sem proteinúria	GN difusa aguda
	GN membranoproliferativa
	GN necrotizante
Síndrome nefrótica	Lesões mínimas
	Glomeruloesclerose segmentar e focal
	GN membranosa
	GN membranoproliferativa
IRA	GN crescêntica
IRC	GN esclerosante

GN = glomerulonefrite; IRA = insuficiência renal aguda; IRC = insuficiência renal crônica.

LESÕES ASSOCIADAS À SÍNDROME NEFRÓTICA E PROTEINÚRIA

As principais condições associadas à síndrome nefrótica na infância encontram-se no quadro B-4.

Quadro B-4 – Síndrome nefrótica em crianças.

| Lesões mínimas = 60% |
| Glomeruloesclerose segmentar e focal = 10% |
| Glomerulonefrite proliferativa = 10% |
| Glomerulonefrite membranoproliferativa = 10% |
| Glomerulonefrite membranosa = 5% |
| Doenças sistêmicas = 5% |

GLOMERULOPATIA POR LESÕES MÍNIMAS. NEFROSE LIPOÍDICA. DOENÇA DOS PROCESSOS PODÁLICOS (Quadro B-5)

É a causa mais freqüente de síndrome nefrótica em crianças com menos de 6 anos de idade, geralmente com boa resposta à terapia com esteróides. O mecanismo patogenético é desconhecido, embora o fato de ser corticossensível sugira patogênese imunológica. A perda das cargas negativas da membrana basal glomerular é responsável pelo aumento de permeabilidade às proteínas.

Quadro B-5 – Lesões mínimas.

Microscopia óptica	Glomérulos normais
	Túbulos – degeneração hialina
	Esteatose
	Cilindros
Microscopia de fluorescência	Negativa
Microscopia eletrônica	Perda dos processos podálicos

A principal característica dessa doença é o aspecto normal dos glomérulos à microscopia óptica (Fig. B-13). Os podócitos são difusamente proeminentes, vacuolados, degenerados (Fig. B-14). Ocasionalmente, pode ocorrer discreta expansão mesangial com aumento das células e matriz mesangial. Os túbulos podem mostrar acúmulos de proteínas e lípides resultantes do aumento da permeabilidade glomerular e reabsorção aumentada pelas células tubulares. Cilindros hialinos de proteínas são observados nas luzes dos túbulos e podem ser detectados na urina. A presença de glomérulos esclerosados associados a focos de atrofia tubular e fibrose intersticial afasta o diagnóstico de lesões mínimas, sugerindo doença renal crônica progressiva como a glomeruloesclerose segmentar e focal.

A imunofluorescência geralmente é negativa. Depósitos mesangiais discretos de IgM, IgG e complemento podem, no entanto, ser encontrados.

GLOMERULOESCLEROSE SEGMENTAR E FOCAL (Quadro B-6)

Pela ultra-estrutura, observa-se perda dos processos podálicos das células epiteliais (podócitos) comprometendo grande parte das alças capilares. Os podócitos mostram alterações secundárias à síndrome nefrótica como vacuolização e precipitação de proteínas e lípides no citoplasma. Depósitos eletrodensos não são encontrados.

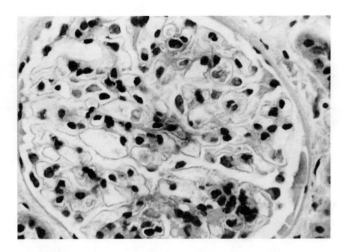

Figura B-13 – Microscopia óptica. Glomerulopatia por lesões mínimas. Glomérulo preservado. Podócitos proeminentes (HE).

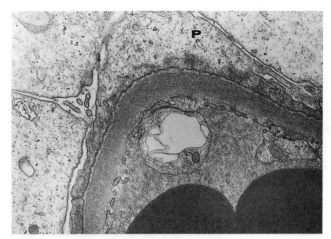

Figura B-14 – Microscopia eletrônica. Glomerulopatia de lesões mínimas com perda difusa dos processos podálicos. Discreto edema dos podócitos (P). ME × 27.500.

Quadro B-6 – Glomeruloesclerose segmentar e focal.

Microscopia óptica	Lesão segmentar de colapso de alças e esclerose
Microscopia de fluorescência	IgM e C3 nas áreas de esclerose e hialinose
Microscopia eletrônica	Perda dos processos podálicos

Essa afecção pode ser idiopática ou secundária, como na nefropatia por refluxo, redução congênita ou adquirida do parênquima renal, e na nefropatia associada ao vírus da imunodeficiência adquirida.

A glomeruloesclerose segmentar e focal é causa freqüente de síndrome nefrótica ou proteinúria persistente. Na criança, geralmente é doença idiopática, de etiologia desconhecida, não-responsiva à corticoterapia e que apresenta evolução progressiva para insuficiência renal e hipertensão. No adulto, há várias doenças associadas à glomeruloesclerose segmentar e focal. O diagnóstico diferencial com a forma idiopática é feito por exclusão, já que o aspecto histológico da lesão renal não difere nas formas primária e secundária.

A lesão caracteriza-se por colapso segmentar com obstrução de alças capilares e acúmulo de matriz mesangial dando aspecto de esclerose. Em 50% dos casos, acompanham depósitos de material hialino, PAS positivo, constituindo a hialinose (Fig. B-15). As células epiteliais viscerais adjacentes à lesão costumam ser volumosas e vacuolizadas. Pequenas crescentes podem também ocorrer junto à lesão. Desenvolvem-se aderências entre as lesões de esclerose e a cápsula de Bowman. As lesões, em geral, localizam-se junto à região hilar do glomérulo e apresentam distribuição focal nos rins. Os demais glomérulos são normais ou apresentam graus variáveis de proliferação mesangial difusa. Acompanham focos de atrofia tubular e fibrose intersticial. Com a progressão da doença há comprometimento de maior número de glomérulos com acentuação das lesões tubulointersticiais, determinando perda progressiva da função renal.

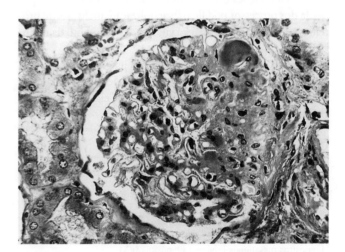

Figura B-15 – Microscopia óptica. Glomeruloesclerose segmentar e focal. Lesões de esclerose e hialinose, com sinéquia com a cápsula (HE).

Nem sempre as lesões de esclerose estão presentes nas biópsias. Esses casos podem ser erroneamente diagnosticados como lesões mínimas. A história de síndrome nefrótica acompanhada de hematúria e/ou hipertensão, não-responsiva à corticoterapia e com evolução desfavorável, favorece o diagnóstico de glomeruloesclerose segmentar e focal. O encontro de focos de atrofia do parênquima também sugere doença crônica progressiva.

A imunofluorescência mostra depósitos de IgM e C3 nas áreas de esclerose e hialinose (Fig. B-16). Depósitos difusos mesangiais de IgM e C3 podem ocorrer nos casos de proliferação mesangial difusa associada. A ultra-estrutura confirma os achados de microscopia óptica, observando-se colapso de alças capilares e aumento de matriz mesangial nas áreas de esclerose. Material eletrodenso está presente nas áreas de hialinose, em posição subendotelial e/ou paramesangial.

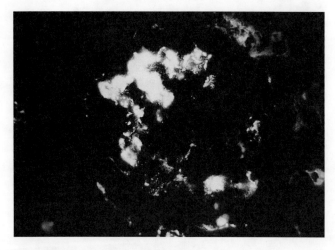

Figura B-16 – Microscopia de fluorescência. Glomeruloesclerose segmentar e focal. Depósitos segmentares de IgM.

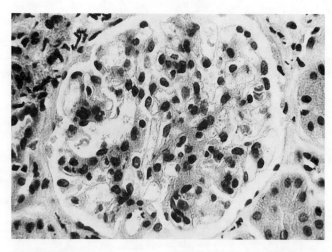

Figura B-17 – Microscopia óptica. Glomerulonefrite proliferativa mesangial (HE).

Há alterações difusas dos podócitos, caracterizadas por perda dos processos podálicos, vacuolização, inclusões de proteínas e lípides, transformação vilosa e destacamento da membrana basal glomerular.

Tanto nas lesões mínimas quanto na glomeruloesclerose segmentar e focal são observadas variações no aspecto morfológico em relação às formas histológicas clássicas (Quadro B-7).

Quadro B-7 – Variantes histológicas.

Lesões mínimas	Glomeruloesclerose segmentar e focal
Esclerose glomerular global	Esclerose periférica ("tip lesion")
> Discreto matriz mesangial Hipercelularidade mesangial	Hipercelularidade mesangial
Depósitos mesangiais IgM Depósitos mesangiais C1q	Depósitos IgM
Alterações tubulares focais	Hipertrofia podócitos Colapso glomerular

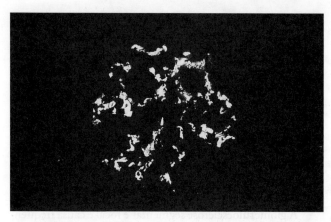

Figura B-18 – Microscopia de fluorescência. Glomerulonefrite proliferativa mesangial. Depósitos granulares de IgM.

Essas variantes são caracterizadas principalmente por expansão mesangial com discreto aumento de matriz e graus variáveis de hipercelularidade mesangial (Fig. B-17), com ou sem depósitos mesangiais de IgM ou C1q.

Dependendo do grau de hipercelularidade, definida como mais de quatro células por eixo mesangial, e na vigência de depósitos mesangiais de IgM (Fig. B-18), ou C1q, alguns autores preferem considerar essas variantes como novas entidades, denominadas de glomerulonefrite proliferativa mesangial, nefropatia por IgM ou C1q. Outros achados histológicos têm sido descritos como variantes: esclerose global glomerular e alterações tubulares nas lesões mínimas; localização periférica de esclerose ("tip lesion") e predomínio de colapso de alças capilares sobre a esclerose na glomeruloesclerose segmentar.

Alguns estudos têm sugerido que essas variantes teriam um valor preditivo na resposta terapêutica e prognóstico dos pacientes. No entanto, os resultados são controversos. Como podemos observar na figura B-19 algumas dessas variações do padrão morfológico são comuns às lesões mínimas e glomeruloesclerose segmentar e focal, sugerindo, na realidade, que sejam fases evolutivas de uma mesma doença.

GLOMERULONEFRITE MEMBRANOSA
(Quadro B-8)

Quadro B-8 – Glomerulonefrite membranosa.

Microscopia óptica	Espessamento difuso das alças capilares
Microscopia de fluorescência	Depósitos finamente granulares de IgG e C3 ao longo da membrana basal glomerular
Microscopia eletrônica	Depósitos eletrodensos subepiteliais

GLOMERULONEFRITES – ASPECTOS ANÁTOMO-PATOLÓGICOS

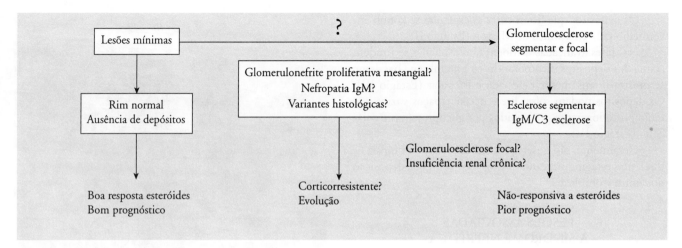

Figura B-19 – Resposta terapêutica e prognóstico.

Constitui causa rara de síndrome nefrótica em crianças, ocorrendo mais comumente em adultos jovens. Causada por imunocomplexos formados *in situ*, em 80 a 90% dos casos é idiopática. Caracteriza-se por ser doença progressiva, evoluindo lentamente para insuficiência renal crônica.

É lesão difusa com espessamento homogêneo das alças capilares. Na fase inicial da doença, as alças capilares são normais e o diagnóstico é feito pela imunofluorescência pelo encontro de depósitos difusos finamente granulares de IgG (Fig. B-20) e C3 nas alças capilares (Estágio I de Churg – Fig. B-21). Com a evolução da doença, os depósitos de imunocomplexos no lado subepitelial da membrana basal glomerular determinam projeções desta que se coram em preto nas colorações por impregnação pela prata (formação de espículas – Fig. B-22).

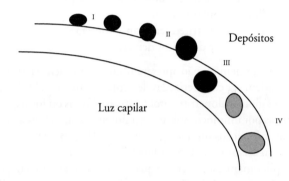

Figura B-21 – Estágios evolutivos da lesão glomerular da glomerulonefrite membranosa (estágios I a IV de Churg).

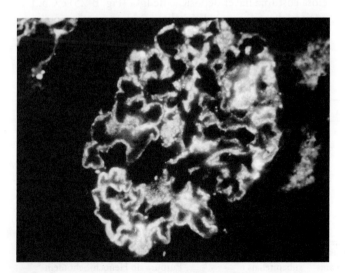

Figura B-20 – Microscopia de fluorescência. Glomerulonefrite membranosa. Depósitos granulares, ao longo da membrana basal glomerular, de IgG.

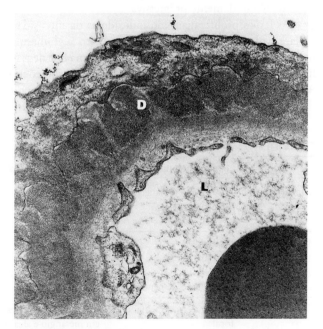

Figura B-22 – GN membranosa: numerosos depósitos eletrodensos subepiteliais (D). Perda difusa dos processos podálicos. Lúmen capilar (L). ME × 27.500.

Os depósitos que ficam entre as espículas se coram em vermelho pelo tricrômico de Masson (Estágio II).

Nas fases avançadas da doença, as espículas se fundem acima dos depósitos incorporando-os à membrana basal que se mostra intensamente espessada e irregular (Estágio III). Os depósitos podem sofrer lise e deixar espaços vazios que serão posteriormente preenchidos por glicoproteínas e colágeno (Estágio IV).

Geralmente, são observados em uma mesma biópsia os diferentes estágios indicando surtos recorrentes de deposição dos imunocomplexos.

LESÕES ASSOCIADAS À SÍNDROME NEFRÍTICA

Dentro desse grupo, ressaltam-se as seguintes entidades:
- Glomerulonefrite proliferativa mesangial
- Glomerulonefrite proliferativa intracapilar
- Glomerulonefrite focal
- Glomerulonefrite membranoproliferativa
- Doença por depósitos densos

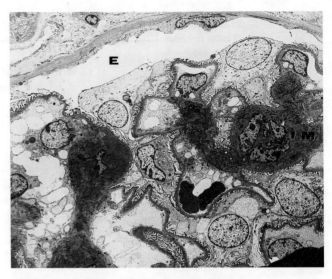

Figura B-23 – Microscopia eletrônica. Glomerulonefrite proliferativa mesangial. Depósitos eletrodensos e proliferação em mesângio (M). Espaço urinário (E). ME × 2.750.

Elas podem ou não apresentar um componente nefrótico e podem ser caracterizadas de acordo com a tabela B-12.

As glomerulonefrites proliferativas, difusas ou focais, são doenças por imunocomplexos, geralmente secundárias a processos infecciosos ou doenças sistêmicas (Fig. B-23).

Em crianças, a glomerulonefrite difusa proliferativa intracapilar manifesta-se como quadro nefrítico agudo, em geral após processo infeccioso, podendo persistir discreta proliferação mesangial (Fig. B-24). Uma pequena porcentagem de casos desenvolve crescentes epiteliais e cursa com insuficiência renal rapidamente progressiva.

As lesões proliferativas são indicadoras da intensidade ou fase evolutiva da injúria glomerular. Assim, a glomerulonefrite proliferativa mesangial pode indicar uma fase de resolução da glomerulonefrite difusa aguda pós-estreptocócica. A glomerulonefrite focal do lúpus eritematoso sistêmico pode progredir para forma proliferativa difusa mais grave ou mostrar regressão do processo para forma mesangial. Como padrões morfológicos semelhantes podem estar associados a diferentes condições clínicas, a caracterização das doenças só poderá ser feita com base nos achados clínicos, de imunofluorescência e de ultra-estrutura.

Os achados imuno-histológicos da glomerulonefrite mesangial proliferativa e focal diferem segundo a doença associada. No lúpus eritematoso sistêmico, costumam ocorrer depósitos de todas as imunoglobulinas e de frações do complemento: C1q e C3. Nas nefropatias por IgA e púrpura de Henoch-Schönlein, predominam os depósitos de IgA e na glomerulonefrite pós-estreptocócica e na endocardite infecciosa costuma haver deposição de IgG (Fig. B-25) e C3. Depósitos eletrodensos subepiteliais, "em corcova", são típicos da GN difusa aguda pós-estreptocócica (Fig. B-26).

Tabela B-12 – Patologia glomerular.

GN	Microscopia óptica	Imunofluorescência	Ultra-estrutura	Doenças associadas
Mesangial	Proliferação mesangial > matriz	Depósitos mesangiais	Depósitos mesangiais	Lúpus eritematoso sistêmico Nefropatia IgA GN pós-estreptocócica em resolução
Intracapilar (endocapilar)	Proliferação: Mesangial Endotelial Exsudação de neutrófilos	IgG/C3 Granular Mesângio e alças capilares	Depósitos subepiteliais grandes esparsos; subendoteliais	Infecções: Estreptococos Estafilococos Pneumococos
Focal	Proliferação segmentar e focal Necrose Crescentes Esclerose	Depósitos granulares difusos em mesângio e alças capilares	Depósitos mesangiais, subepiteliais e subendoteliais	Lúpus eritematoso sistêmico Púrpura de Henoch-Schönlein Endocardite infecciosa

GLOMERULONEFRITE CRESCÊNTICA

É também denominada de: glomerulonefrite proliferativa extracapilar; glomerulonefrite rapidamente progressiva; glomerulonefrite maligna.

As principais características anátomo-clínicas da entidade encontram-se no quadro B-9.

Quadro B-9 – Glomerulonefrite crescêntica.

Crescentes (> 50% glomérulos)
Pós-infecciosa
Doenças sistêmicas
Vasculites sistêmicas
Síndrome nefrítica/nefrótica
Evolução rápida para IRC

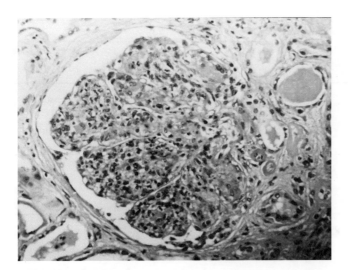

Figura B-24 – Microscopia óptica. Glomerulonefrite difusa aguda. Glomérulo volumoso, hipercelular, exsudativo (HE).

A patogenia pode ser esquematizada conforme a figura B-27.

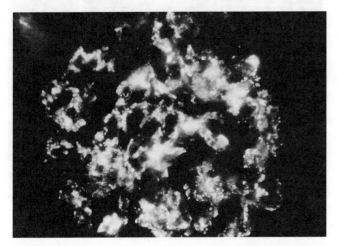

Figura B-25 – Microscopia de fluorescência. Glomerulonefrite difusa aguda. Depósitos granulares mesangiais e periféricos de IgG.

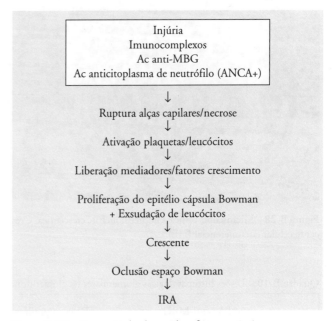

Figura B-27 – Patogenia da glomerulonefrite crescêntica.

A Organização Mundial de Saúde (OMS) considera glomerulonefrite crescêntica quando pelo menos 50% dos glomérulos são comprometidos por crescentes. Pode desde o início se manifestar como glomerulonefrite crescêntica ou se desenvolver durante a evolução dos diferentes tipos de glomerulonefrites. É classificada segundo os padrões de imunofluorescência (Tabela B-13 e Figs. B-28 e B-29).

Clinicamente, os pacientes evoluem com rápido declínio da função renal, daí a denominação de glomerulonefrite rapidamente progressiva ou maligna. Em crianças, ocorre mais comumente na evolução das glomerulonefrites proliferativas pós-infecciosas. As lesões histopatológicas glomerulares são variáveis, dependendo da doença de base e do mecanismo de lesão, conforme pode ser visto no quadro B-10.

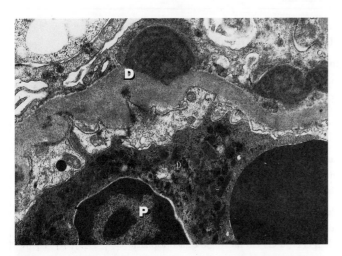

Figura B-26 – Microscopia eletrônica. GN proliferativa pós-infecciosa: depósitos eletrodensos grandes, subepiteliais (D). Polimorfonuclear aderido à parede capilar (P). ME × 8.000.

Tabela B-13 – Glomerulonefrite crescêntica.

Padrões de imunofluorescência	Mecanismos de lesão	Causas/associações
Linear	Ac anti-MBG	GN por Ac anti-MBG
		Síndrome de Goodpasture
Granular	Doenças por imunocomplexos	**Infecciosas:** GN proliferativas pós-estreptocócicas, em abscessos viscerais, endocardite bacteriana.
		Não-infecciosas: LES, Púrpura de Henoch-Schönlein, nefropatia por IgA, crioglobulinemias, GN membranoproliferativa
Negativa	Mecanismo imunocelular	Granulomatose de Wegener
	Vasculites	Poliarterite nodosa
	ANCA+	GN crescêntica idiopática

GN = glomerulonefrite; LES = lúpus eritematoso sistêmico; Ac = anticorpos; MBG = membrana basal glomerular.

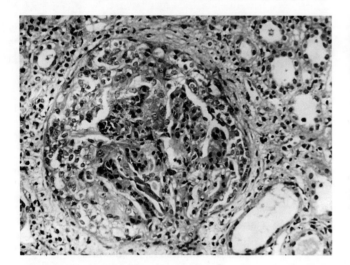

Figura B-28 – Microscopia óptica. Glomerulonefrite crescêntica. Crescente celular circunferencial (HE).

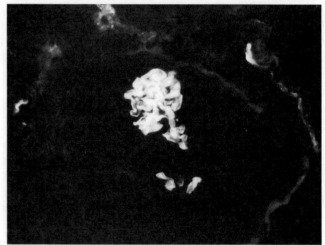

Figura B-29 – Microscopia de fluorescência. Glomerulonefrite crescêntica (síndrome de Goodpasture). Padrão linear de depósitos de IgG.

Quadro B-10 – Lesões histopatológicas glomerulares na glomerulonefrite crescêntica.

	GN Ac anti-MBG	Discreta proliferação, ruptura das alças capilares, colapso das alças
		Depósitos lineares de IgG e C3 na MBG (Fig. B-29)
	GN pauci-imune	GN necrotizante segmentar e focal. Imunofluorescência negativa
	GN pós-infecciosa	Proliferação endocapilar, exsudato neutrófilos
		Depósitos granulares IgG e C3 em mesângio e MBG
	GN lúpica	Proliferação endocapilar, espessamento MBG, necrose
		Depósitos granulares de IgG, IgA, IgM, C1q, C3 em mesângio e alças capilares
	Nefropatia por IgA	GN proliferativa mesangial
		GN necrotizante segmentar e focal
		Depósitos granulares IgA e C3 em mesângio e alças capilares
	GN membranoproliferativa	Proliferação endocapilar, lobulação aumentada, espessamento de alças capilares, duplicação membrana basal glomerular
		Depósitos granulares de IgG e/ou C3 em mesângio e alças capilares

GLOMERULONEFRITE MEMBRANOPROLIFERATIVA

Essa entidade agrupa a glomerulonefrite mesangiocapilar e a doença por depósitos densos.

As características clínicas mais importantes estão no quadro B-11.

Quadro B-11 – Glomerulonefrite membranoproliferativa – características clínicas.

Síndrome nefrótica
Proteinúria persistente
Síndrome nefrítica
Hipocomplementenemia persistente
Progressão lenta para IRC

A histopatologia (Figs. B-30 e B-31) tem as características que constam do quadro B-12.

Quadro B-12 – Glomerulonefrite membranoproliferativa – histopatologia.

Proliferação mesangial/aumento matriz
Lobulação proeminente
Espessamento alças capilares: depósitos imunes
Interposição mesangial. Duplicação MBG

É doença crônica progressiva, com evolução variável de 5 a 20 anos para insuficiência renal crônica. Acomete freqüentemente as crianças, pode ser idiopática ou secundária a infecções, doenças imunológicas, neoplasias podendo, também, ter as associações apresentadas no quadro B-13.

Quadro B-13 – Glomerulonefrite membranoproliferativa – associações.

Imunizações
Endocardite bacteriana subaguda
Abscessos viscerais
Crioglobulinemia
Nefropatia por IgA
Púrpura de Henoch-Schönlein
Doença crônica de fígado
Deficiência de alfa-1 antitripsina
Deficiência congênita de complemento
Leucemias/linfomas

Caracteriza-se por acentuada expansão mesangial com tendência à esclerose do mesângio e ao espessamento segmentar de alças capilares. Este é causado pelos depósitos imunes com interposição mesangial subendotelial, formação de neomembrana basal com duplicação da membrana basal glomerular. Como é doença crônica progressiva, são observadas alterações variáveis tubulointersticiais com atrofia tubular, fibrose intersticial e inflamação linfomononuclear.

A ultra-estrutura e os achados imunofluorescentes demonstram padrões morfológicos distintos, caracterizando três diferentes tipos de glomerulonefrite (GN) membranoproliferativa (Tabela B-14 e Figs. B-32 a B-34).

Como a glomerulonefrite membranoproliferativa tipo II nem sempre se manifesta com padrão morfológico membranoproliferativo, podendo se apresentar como GN proliferativa ou necrotizante, alguns autores preferem considerá-la como entidade distinta, também denominada doença por depósitos densos.

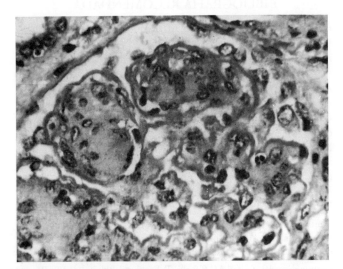

Figura B-30 – Microscopia óptica. Glomerulonefrite membranoproliferativa. Hipercelularidade e expansão de matriz mesangial. Espessamento de membrana basal (HE).

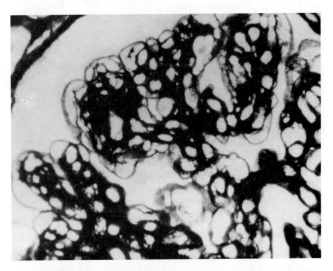

Figura B-31 – Microscopia óptica. Glomerulonefrite membranoproliferativa. Duplicação de membrana basal (prata).

Tabela B-14 – Tipos de glomerulonefrite membranoproliferativa.

	Imunofluorescência	Ultra-estrutura
Tipo I	Depósitos granulares IgG, IgM e/ou C3 em mesângio e alças capilares	Depósitos subendoteliais Interposição mesangial Neoformação membrana Duplicação alça capilar
Tipo II	Depósitos lineares discretos de C3 em membranas basais glomerular e tubular Depósitos nodulares/anéis em mesângio	Depósitos densos intramembranosos e mesangiais
Tipo III	Depósitos granulares IgG, IgM e/ou C3 em mesângio e alças capilares	Depósitos eletrodensos epimembranosos, intramembranosos e subendoteliais

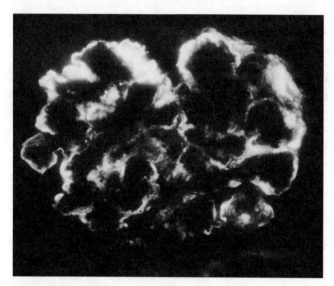

Figura B-32 – Microscopia de fluorescência. Glomerulonefrite membranoproliferativa. Depósitos mesangiais e periféricos granulares de C3.

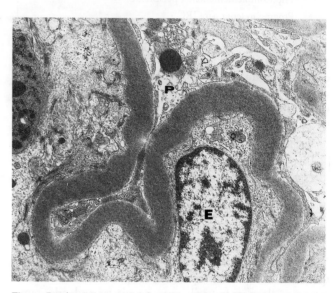

Figura B-34 – Microscopia eletrônica. Doença de depósitos densos: depósitos densos intramembranosos. Podócito (P); endotélio (E). ME × 13.000.

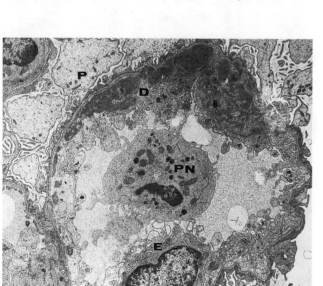

Figura B-33 – Microscopia eletrônica. GM membranoproliferativa tipo I: alça capilar periférica com depósitos eletrodensos subepiteliais (D). Edema de célula endotelial (E) e de podócito (P). Polimorfonuclear na luz capilar (PN). ME × 7.500.

BIBLIOGRAFIA RECOMENDADA

Al-Elisa A, Carter JE, Lirenman DS, Magil AB. Childhood IgM nephropathy: comparison with minimal change disease. Nephron 1996; 72:37-43.

Anand SK, Trygstad CW, Sharma HM: Extracapillary proliferative glomerulonephritis in children. Pediatrics 1975; 56:434-442.

Andreoli SP. Chronic glomerulonephritis in childhood. Membranoproliferative glomerulonephritis, Henoch-Schönlein purpura nephritis and IgA nephropathy. Pediat Clin North Am 1995; 42:1487-1503.

Churg J, Bernstein J, Glassock RJ: World Health Organization (WHO) Monograph. Renal Disease: Classification and Atlas of Glomerular Diseases. 2nd. Egaku-Shoin, Tokyo, 1995.

Churg J, Duffy JL, Bernstein J. Identification of dense deposit disease: a report for the International Study of Kidney Diseases in Children. Arch Pathol Lab Med 1979; 103:67-72.

Clark G, White RHR, Glasgow EF, Chantler C, Cameron JS, Gill D. Poststreptococcal glomerulonephritis in children: clinicopathological correlations and long-term prognosis. Pediat Nephrol 1988; 2:381-388.

Cunningham RJ, Gilfoil M, Cavallo T, Brouhard BH, Travis LB, Berger M, Petrusick T. Rapidly progressive glomerulonephritis in children: report of thirteen cases and a review of the literature. Pediat Res 1980; 14:128-132.

Habib R, Kleinknecht C, Gubler MC. Extramembranous glomerulonephritis in children: report of 50 cases. J Pediat 1973; 82:754-766.

Habib R, Kleinknecht C, Gubler MC, Levy M. Idiopathic membranoproliferative glomerulonephritis in children: report of 105 cases. Clin Nephrol 1973; 1:194-214.

International Study of Kidney Disease in Children: Primary nephrotic syndrome in children: clinical significance of histopathologic variants of minimal change and of diffuse mesangial hypercellularity. Kidney Int 1981; 20:765-771.

Lichtig C, Ben-Izhak O, On A et al. Childhood minimal change disease and focal segmental glomerulosclerosis: a continuous spectrum of disease? Pathologic study of 33 cases with long-term follow-up. Am J Nephrol 1991; 11:325.

McAdams AJ, Valentini RP, Welch TR. The nonspecificity of focal segmental glomerulosclerosis. The defining characteristics of primary focal glomerulosclerosis, mesangial proliferation, and minimal change. Medicine 1997; 76:42-52.

Milford DV. Glomerulonephritis in children. Br J Hosp Med 1995; 54:87-91.

Schwertz R, de Jong R, Gretz N, Kirschfink M, Anders D, Scharer K. Outcome of idiopathic membranoproliferative glomerulonephritis in children. Acta Pediat 1996; 85:308-312.

Shiva F, Far RR, Behjati MR. Acute glomerulonephritis in children. J Pak Med Ass 1994; 44:116-118.

Southwest Pediatric Nephrology Study Group: Focal segmental glomerulosclerosis in children with idiopathic nephrotic syndrome. Kidney Int 1985; 27:442-449.

6

GLOMERULOPATIAS
ASPECTOS CLÍNICOS

•

Valderez Raposo de Mello
Dino Martini Filho
Julio Toporovski

GLOMERULOPATIAS

As glomerulopatias manifestam-se clinicamente pelo aparecimento insidioso ou abrupto de síndrome nefrótica ou nefrítica. Casos subclínicos são diagnosticados ocasionalmente, por meio de investigação motivada por exames rotineiros de urina que revelam proteinúria e/ou hematúria.

A classificação das lesões renais mais amplamente usada é a proposta por Habib que utiliza critérios histológicos e imunológicos, conseguidos pelo estudo de tecido renal por microscopia óptica e técnicas de imunofluorescência. Estabelece ainda relações anátomo-clínicas que permitem orientar a conduta médica e fornece prognósticos evolutivos razoavelmente precisos.

Habib considera as glomerulopatias concentradas em dois grupos:

1. LESÕES RENAIS INESPECÍFICAS:
    Lesões histológicas mínimas (LHM)
    Lesões glomerulares focais
    Lesões glomerulares difusas:
    • Glomerulonefrite membranosa (GNM)
    • Glomerulonefrites proliferativas:
      a) Endocapilar pura (GNPEP)
      b) Endo e extracapilar (GNPEE)
      c) Membranoproliferativa (GNMP)

2. LESÕES RENAIS ESPECÍFICAS:
    Síndromes nefróticas congênitas
    Amiloidose renal
    Glomeruloesclerose diabética
    Microangiopatia trombótica
    Glomerulopatia da gravidez

LESÕES HISTOLÓGICAS MÍNIMAS (LHM)

As LHM ocorrem com maior freqüência entre as idades de 2 e 7 anos, sendo sua principal característica clínica a presença de edema decorrente de perdas protéicas urinárias e conseqüente hipoalbuminemia.

O edema se inicia insidiosa ou abruptamente em geral pela região periorbitária, estendendo-se progressivamente para todo o corpo, é comum acompanhar-se de derrame pleural, ascite, líquido nas bolsas escrotais e edema genital. Quando a hipoalbuminemia é muito importante, instala-se quadro semelhante ao da desnutrição protéico-calórica: unhas quebradiças, cabelos ralos e descoloridos e pele friável. É freqüente a hepatomegalia com provas de função hepática normais. A pressão arterial geralmente é normal, no entanto, em nossa experiência, no início da doença, algumas crianças, principalmente nos primeiros 2 a 3 anos de vida, podem se apresentar hipertensas.

Existe grande tendência para infecções, as quais precipitam novas crises e dificultam o tratamento. Prevalecem as de vias aéreas superiores, pneumonias, celulites, peritonites e septicemias. A freqüência das recidivas, determinando tratamento com altas doses de esteróides, pode levar à intoxicação medicamentosa que confere aos doentes aspecto cushingóide: aumento do peso corporal, hipertricose, giba, acne etc.

Nos exames de laboratório há proteinúria significativa geralmente maior que 50mg/kg/dia e hipoalbuminemia menor que 2,5g%. A hipercolesterolemia com níveis inversamente proporcionais à albuminemia e diretamente proporcionais ao aumento do fibrinogênio faz parte das alterações sorológicas. Na fase inicial, pode haver hematúria que, em 22% dos casos, é macroscópica, além de cilindrúria (relacionada às perdas protéicas). Sob luz polarizada, podem ser visualizados corpos birrefringentes. O complemento sérico é normal. À microscopia óptica convencional, as estruturas glomerulares, na maioria dos casos, têm aspecto aparentemente normal. Alterações mesangiais e/ou tubulointersticiais podem existir em determinados pacientes.

As alterações mesangiais consistem em proliferação celular leve (três a cinco núcleos de células mesangiais na maioria dos espaços intercapilares da maioria dos glomérulos) ou moderada (mais de cinco núcleos mesangiais na maioria dos espaços da maioria dos glomérulos), acompanhada ou não de expansão da matriz. As alterações tubulointersticiais são pouco freqüentes, caracterizam-se por faixas focais de proliferação fibrosa intersticial limitadas a segmentos do parênquima renal que envolvem e atrofiam pequenos grupos tubulares.

Na lesão histológica mínima não há deposição de imunoglobulinas. Em poucos e excepcionais casos, a imunofluorescência é positiva para IgM. O encontro de IgM gera controvérsias, sendo que alguns a consideram como entidade específica: nefropatia da IgM. Os depósitos de IgM associados à hipercelularidade mesangial podem ser indicadores de resposta insuficiente aos corticóides. Alguns desses pacientes, em uma segunda biópsia, mostram lesões compatíveis com glomerulonefrite segmentar e focal. As LHM caracterizam-se por boa resposta à corticoterapia evoluindo, via de regra, para a cura. Muitos doentes (80%) apresentam numerosas recidivas nos 18 primeiros meses de evolução, outros, em nossa experiência menos de 20%, apresentam apenas uma.

GLOMERULONEFRITE MEMBRANOPROLIFERATIVA (GNMP)

Royer e cols. descreveram a GNMP em 1962. Em pediatria, geralmente, ela afeta crianças a partir dos 8 anos, não havendo relato de casos antes dos 2 anos de idade. Pode ser idiopática ou secundária a várias causas: lúpus eritematoso sistêmico, glomerulopatia do transplante, infecções crônicas etc.

Clinicamente, é difícil definir seu exato início, uma vez que a GNMP pode permanecer silenciosa, sendo diagnosticada pelo achado ocasional de alterações urinárias em exames de rotina. Os casos sintomáticos podem se manifestar por síndrome nefrótica ou nefrítica, por vezes precedida de quadro infeccioso de vias aéreas superiores sendo que, em algumas ocasiões, pode-se comprovar antecedente estreptocócico. Em 30% dos casos, pode haver hipertensão arterial inicial, bem como redução da filtração glomerular. O complemento sérico encontra-se diminuído por menor produção e maior consumo.

Na GNMP observa-se acentuada proliferação das células mesangiais acompanhada de espessamento das paredes dos capilares glomerulares. A proliferação geralmente é intensa com grande aumento da matriz, que se interpõe entre a membrana basal (MBG) e as células do revestimento endotelial, conferindo assim aspecto em duplo contorno às paredes capilares. A microscopia eletrônica permitiu identificar dois tipos principais de glomerulonefrite membranoproliferativa: o tipo I, caracterizado pela presença de depósito subendotelial, e o tipo II, caracterizado pela presença de depósito denso intramembranoso. Este último, originou o termo Doença do Depósito Denso.

Independe do tipo de depósito que possa estar presente, morfologicamente distinguimos três variantes anátomo-patológicas de GNMP: a forma clássica, a forma lobular em que a expansão da matriz mesangial confere aspecto lobulado aos tufos capilares, e a forma crescêntica, a cujas alterações dos capilares adicionam-se crescentes epiteliais da cápsula de Bowman.

À imunofluorescência, a GNMP tipo I exibe depósitos grosseiros, granulares com positividade para IgG, IgM e fator C3 do complemento. O complemento sérico nesses doentes pode ser baixo ou estar normal, fazendo-se a ativação pela via clássica. Já na do tipo II, encontra-se apenas positividade para o fator C3 e o complemento sérico mantém-se permanentemente diminuído, realizando-se a ativação pela via alternativa. A glomerulonefrite membranoproliferativa do tipo II, por esse motivo, também é conhecida como glomerulonefrite hipocomplementêmica.

A GNMP do tipo I pode ocorrer secundariamente a várias doenças, nas quais imunocomplexos circulantes ativam o complemento pela via clássica, tais como: nefrite do "shunt", glomerulopatia de hepatite B, nefrite lúpica etc., entretanto, na maioria dos casos, é idiopática.

Na GNMP do tipo II existe um fator plasmático denominado fator nefritogênico (C3NeF), o qual ativa permanentemente o complemento. Sua patogênese é desconhecida e considera-se que a hipocomplementemia seja anterior à nefrite. Assim, pacientes com lipodistrofia parcial que apresentam no soro C3NeF e diminuição do complemento podem ou não apresentar GNMP. Outra hipótese procura correlacionar a lesão à presença de polissacárides bacterianos retidos no interior da MBG ou à ação tóxica desses polissacárides. Discute-se também o papel de fatores imunogenéticos e familiares no desencadeamento de GNMP. O fator genético tem suporte na incidência racial, sendo mais comum em brancos. Estudos populacionais mostram o halotipo HLA-A1, B8, DR3, SCO1, GLO2 numa freqüência de 13% em caucasianos com GNMP em comparação a 1% nos controles. A ocorrência familiar não exclui a influência de fatores ambientais.

Existe grande tendência à recidiva pós-transplante na GNMP, fato este que sugere interferência de fatores plasmáticos que determinariam tanto a alteração da composição bioquímica da MBG como a ativação do complemento.

As GNMP tipos I e II, tanto em adultos quanto em crianças, evoluem na quase totalidade dos casos para a cronicidade. A insuficiência renal excepcionalmente se instala logo após o diagnóstico, o mais comum é um curso intercalado por fases longas, pouco sintomáticas com exames laboratoriais normais ou alterados. Todavia, praticamente todos os casos progridem para insuficiência renal terminal.

Vários esquemas terapêuticos têm sido empregados com resultados variáveis no tratamento de GNMP. Um trabalho conduzido pelo ISKDC demonstrou as vantagens da prednisona prescrita por tempo prolongado. Alguns estudos mostraram vantagens no emprego de cistostáticos. Foi tentado, também, o uso de inibidores plaquetários com resultados conflitantes. Há vários relatos na literatura sobre os resultados com ciclosporina A, porém sem conclusões claras sobre sua eficácia. O que se emprega habitualmente no tratamento de crianças com GNMP é a prednisona associada a imunossupressores. Parece que esse esquema é mais eficaz, quando se usa a prednisona em altas doses, em dias alternados por tempo prolongado. Alguns de nossos pacientes têm se beneficiado com este esquema de tratamento e vêm apresentando longas remissões sem medicação. Entretanto, em um deles, apesar da terapia, a insuficiência renal ocorreu em poucos meses.

Trabalho realizado em Indiana, por Andreolli, entre 1982 e 1992, acompanhando 16 crianças com GNMP tipo I, usando metilprednisolona endovenosa seguida por prednisona em esquema alternado, mostrou bons resultados conseguindo rápida estabilização da doença.

GLOMERULONEFRITE MEMBRANOSA (GNM)

A GNM é a principal ou a segunda causa de síndrome nefrótica no adulto, mas representa apenas 6 a 7% das doenças glomerulares da infância, sendo pouco freqüente antes dos 2 anos de vida. É imunologicamente mediada podendo ser idiopática ou secundária a:
– Várias doenças, como neoplasias, anemia falciforme, diabetes mélito, lúpus eritematoso sistêmico etc.
– Doenças infecciosas e parasitárias como lues, malária e hepatites B e C.
– Exposição a agentes tóxicos: solventes orgânicos, metais (Au, Ag, Hg, Bi) e medicamentos (penicilamina e captopril).

As características básicas da glomerulonefrite membranosa, à microscopia óptica, são glomérulos de celularidade conservada mais espessamento difuso e regular das paredes dos capilares. As técnicas histológicas de impregnações argênticas fornecem elementos precisos para diagnóstico, pois, utilizando-as, pode-se identificar os "spikes" que consistem em pequenas projeções da membrana basal para o espaço epitelial, conferindo, assim, aspecto denteado à superfície de corte. Na fase inicial, o diagnóstico por histologia óptica convencional é mais difícil, ou mesmo impossível. Já nas fases tardias, a membrana basal torna-se extremamente espessada e tortuosa com aspecto em "trilho de trem". As demais estruturas não apresentam alterações relevantes.

O padrão de imunofluorescência é característico: depósitos granulares de morfologia regular, dispostos seqüencialmente sobre o vértice epitelial das paredes dos capilares glomerulares. Tanto as formas idiopáticas quanto as secundárias apresentam a mesma morfologia, variando apenas a composição dos complexos imunes. Nas formas idiopáticas, encontramos positividade para fator C3 do complemento e IgG.

No adulto, as principais causas de GNM seriam medicamentos, infecções e antígenos tumorais. No lactente, pode eventualmente acompanhar a lues congênita e há reversão do processo com o tratamento da doença de base.

Nas crianças em idade escolar e pré-escolar associa-se freqüentemente à hepatite B, observação que se confirma pela IF positiva para AgHBe, ou do IC HBeAg-anti-HbeAc em depósitos imunes glomerulares. Nas células tubulares renais, a partícula viral pode permanecer por mais de 6 meses, particularmente nos casos que evoluem para insuficiência renal crônica (IRC), fazendo supor que a replicação viral nas células renais seria a causa da cronificação do processo.

Nos portadores de lúpus eritematoso sistêmico (LES), acompanhados em nosso Serviço, poucas vezes temos nos deparado com essa lesão anátomo-patológica, freqüente em grupos etários mais avançados.

Certos estudos mostram que linfócitos de doentes com GNM produzem menos imunoglobulinas e que o número de linfócitos portando o AgOKT8 está diminuído. Esses pacientes, possivelmente, teriam dificuldade na eliminação de antígenos, criando condições para o desenvolvimento da nefropatia. Sugere-se que essas aberrações imunológicas possam resultar de uma associação de antígenos HLA-DR3, sendo esse sistema de histocompatibilidade o maior marcador de suscetibilidade para GNM, no Japão onde o fator predominante é o HLA-DR2, a GNM teria melhor prognóstico.

Em conclusão, admite-se que a GNM resultaria de deposição provavelmente local, tanto de antígenos quanto de anticorpos contra algum componente da MBG que, por algum motivo, se tornou antigênica. Essa deposição seria influenciada por distúrbios do sistema imunológico e facilitada por fatores hereditários.

A GNM manifesta-se clinicamente por proteinúria variável de paciente para paciente, podendo ou não ocasionar síndrome nefrótica. A proteinúria também não é constante, podendo apresentar oscilações nítidas de um dia para outro. Na fase inicial, é mais freqüente o encontro de hematúria, hipertensão e aumento de uréia e creatinina que nos portadores de LHM. Esses valores se normalizam na evolução para aumentarem paulatinamente nos casos que se cronificam.

A dosagem do complemento está diminuída apenas nos doentes com LES.

No sexo feminino e na infância, a GNM é mais benigna e apenas ¼ dos casos evoluem para IRC.

Até poucos anos atrás, ponderava-se tratar ou não esses doentes, uma vez que os medicamentos empregados têm muitos efeitos colaterais e que são relativamente freqüentes as remissões espontâneas na GNM. Essa tendência começou a mudar quando Hooper, em 1981, apresentou evidência de que a utilização prolongada de prednisona melhorou a função renal de pacientes que apresentavam deterioração do "clearance" de creatinina.

Garella, em 1986, observou que 50% dos pacientes perdiam a função renal entre 10 e 15 anos de evolução e que a SN levava à desnutrição, à hiperlipidemia, aos fenômenos tromboembólicos e à osteodistrofia e que, mesmo nas crianças e no sexo feminino, nos quais ocorriam mais remissões espontâneas, a SN com duração de vários anos expunha esses pacientes a muitos riscos. O mesmo autor faz referência ao estudo colaborativo americano no qual foram analisados dados relativos a tratamento curto, alternado, com altas doses de prednisona que produziu queda da proteinúria e melhora de função renal. Todavia, como esse esquema terapêutico não impedia as recidivas, Garella conseguiu remissões prolongadas tratando seus pacientes com clorambucil e metilprednisolona intercalados, por 6 meses. Dessa forma, concluiu que a GNM é passível de tratamento e que os melhores resultados são obtidos em casos incipientes.

O estudo randomizado de Ponticelli e cols., realizado entre 1976 e 1983, com 81 nefróticos adultos portadores de GNM idiopática, com metilprednisolona e clorambucil por 6 meses, ou terapia sintomática, mostrou que essa associação aumentou significativamente as probabilidades de sobrevivência, sem diálise após 10 anos, bem como as chances de remissões duradouras.

GLOMERULOESCLEROSE SEGMENTAR E FOCAL (GESF)

A GESF foi descrita por Rich, em 1957, designando uma glomerulopatia que inicialmente afeta segmentos de parte da população glomerular. Pode ser idiopática ou secundária a várias condições, salientando-se, nas crianças, as determinadas por refluxos vesicoureterais, por situações que implicam restrição do parênquima renal (agenesia unilateral, nefrectomia unilateral, hipoplasia segmentar), síndrome de Alport etc.

Em geral, é diagnosticada na investigação de uma síndrome nefrótica (SN) corticorresistente ou com muitas recidivas; entretanto alguns pacientes apresentam proteinúrias importantes sem hipoalbuminemia, não desenvolvendo SN.

Além de proteinúria, pode ser detectada nos exames de laboratório micro-hematúria e, algumas vezes, diminuição da função renal. O grau de proteinúria à apresentação parece ter importância prognóstica. Os pacientes com proteinúria importante têm um curso mais maligno que aqueles sem síndrome nefrótica. O mesmo sucede com a função renal, assim sendo, níveis séricos de creatinina maiores que 1,3mg% à apresentação seriam significativos de evolução mais rápida para IRC.

A presença de hipertensão ou hematúria, o sexo e a idade de início não parecem influenciar o prognóstico, entretanto o controle da hipertensão influencia beneficamente a evolução, postergando a instalação da IRC.

Ultimamente tem sido valorizado o fator racial, sendo a GESF considerada mais grave na raça negra que na branca, porém é necessária uma observação mais acurada para que esse dado seja adequadamente considerado. Outro aspecto importante é a evolução, geralmente longa, até a perda da função renal, mas existe a forma maligna em pediatria que progride rapidamente, em torno de 36 meses, para cronicidade. São descritos casos com caráter familiar. Em nosso material temos algumas famílias com mais de um doente e, ultimamente, acompanhamos três irmãos com a forma maligna.

Tem sido pesquisado o papel de fatores genéticos na GESF idiopática. Trabalhos de Weiss e cols. mostraram HLA-DR4 significantemente aumentado tanto em brancos quanto nos de raça negra e a associação com DR4, mais evidente quando o início ocorreu na idade adulta. Dawborn e cols., na população caucasiana da Austrália, não encontraram diferenças significativas dos alelos HLA-A1, B8, DR3, DR7, entre a população em geral e os doentes, achando apenas que poderia aumentar a predisposição familiar à doença, mas que fatores adicionais seriam necessários para seu desenvolvimento e sua progressão.

Como em toda lesão focal, à microscopia óptica, observamos glomérulos aparentemente normais ao lado de outros comprometidos. As alterações são segmentares, limitadas a determinadas porções dos tufos capilares e consistem, na maioria dos casos, de acolamento entre os tufos e o revestimento epitelial da cápsula de Bowman, à custa de material semelhante à membrana basal, em meio ao qual se observam restos celulares, fibras colágenas e depósitos amorfos de aspecto hialino. Essa substância tem acentuada acidofilia, assumindo tonalidade verde-acinzentada nas colorações tricrômicas e róseo-violácea ao PAS. Em raras ocasiões, apresenta-se como depósito de aspecto fibrinóide. Em meio às lesões, freqüentemente encontramos ninhos de células com abundante citoplasma rico em lipídios, "foam cells".

A aderência entre o tufo capilar e a cápsula de Bowman não é obrigatória. Nesses casos a lesão caracteriza-se por depósitos intraluminares translúcidos, vítreos, que ocluem total ou parcialmente as luzes dos capilares glomerulares e envolvem as células endoteliais.

Os glomérulos livres das lesões segmentares podem apresentar graus variáveis de proliferação mesangial.

O comprometimento tubulointersticial mantém, via de regra, correlação com o grau de alterações glomerulares e se caracteriza por proliferação fibrosa que envolve e atrofia estruturas tubulares.

Quanto à topografia renal, observa-se que os glomérulos comprometidos predominam nas porções mais profundas da cortical, aquelas mais próximas da medular. Dentro do glomérulo, as lesões se estruturam nas mais variadas posições. Assim, as hilares estão limitadas aos pólos vasculares, as periféricas aos pólos tubulares e as indeterminadas não mantêm preferência por esses locais. Quando a lesão é periférica e forma sinéquia com a cápsula de Bowman, junto à emergência do túbulo contornado proximal, é chamada de "tip lesion".

Questiona-se se essas localizações teriam importância prognóstica. Segundo alguns autores, os casos com "tip lesion" respondem melhor à terapia e apresentam curso clínico mais benigno. A presença de hipercelularidade mesangial difusa e fibrose intersticial correlaciona-se com pior prognóstico.

Na imunofluorescência, só se constata positividade nas regiões comprometidas pela glomeruloesclerose segmentar e focal, sempre com padrão granular grosseiro, positivo para fator C3 do complemento, e para IgG e IgM. Nos glomérulos aparentemente normais à microscopia óptica, assim como no restante dos tufos capilares dos glomérulos comprometidos pela glomerulopatia, a imunofluorescência é negativa.

A prevalência é alta na criança e o grupo etário atingido coincide com o de LHM, os dados que encontramos em nosso Serviço coincidem com esses, constituindo a segunda lesão glomerular mais freqüente como causa de síndrome nefrótica.

Em certos casos, em que há grande comprometimento tubulointersticial, pode haver disfunção tubular que se traduz por glicosúria, fosfatúria e aminoacidúria.

A principal diferença entre doentes com LHM e GESF reside na resposta à corticoterapia, sendo que os pacientes com glomeruloesclerose geralmente são recidivantes freqüentes ou resistentes ao tratamento. Porcentagem importante evolui para insuficiência renal crônica, podendo ocorrer em 25% após transplante renal.

O tratamento da GESF constitui um desafio para o nefrologista, e recentemente foram propostas terapias mais agressivas com melhores resultados que os tratamentos habituais com prednisona oral ou simplesmente expectativos. Assim, têm-se empregado altas doses de metilprednisolona em pulsoterapia, associadas à prednisona alternada ou prednisona e agentes alquilantes.

Em razão do sucesso parcial desses esquemas terapêuticos, foi proposto pelo Serviço Pediátrico Renal da Universidade de Standford e Universidade da Califórnia em San Diego um regime de seis pulsos durante duas semanas seguido de várias séries com intervalos dilatados, empregando prednisona oral e, se necessário, ciclofosfamida ou clorambucil.

Em nosso Serviço estamos usando, em casos de GESF que não responderam aos tratamentos convencionais, uma adaptação desse esquema de tratamento com muito bons resultados.

Alguns centros têm conseguido, em estudos randomizados com doentes corticorresistentes, diminuição da proteinúria e melhora da albuminemia com o emprego de ciclosporina A e prednisona.

GLOMERULONEFRITE PROLIFERATIVA ENDO E EXTRACAPILAR (GNPEE)

As GNPEE constituem um grupo de doenças renais pouco freqüentes na criança. Podem ser idiopáticas, fazer parte do quadro de doenças sistêmicas ou ser secundárias a vários processos mórbidos. A classificação empregada habitualmente agrupa as GNPEE de acordo com os depósitos imunes detectados por imunofluorescência (IF) nas paredes dos capilares glomerulares. Considerando esse critério, distinguimos três padrões de IF na GNPEE:

1. Com presença de anticorpos (AC) contra MBG, determinando padrão linear.
2. Com deposição de imunocomplexos (IC), determinando padrão granular.
3. Ausência ou poucos IC, padrão pauci-imune.

A deposição de AC anti-MBG é representada na clínica pela síndrome de Goodpasture, rara na infância, na qual predominam as GNPEE com depósitos granulosos e IC. As formas pauci-imunes apresentam um marcador sorológico, anticorpos anticitoplasma de neutrófilos (ANCA) e acometem mais os adultos.

De maneira geral as causas mais comuns de GNPEE são:
1. Doenças renais primárias:
   - nefropatia do IgA;
   - glomerulonefrite membranoproliferativa;
   - síndrome de Alport;
   - idiopática – rapidamente progressiva.
2. Doenças sistêmicas:
   - lúpus eritematoso sistêmico (LES);
   - púrpura de Henoch-Schönlein;
   - crioglobulinemia mista;
   - glomerulonefrite pós-infecciosa;
   - nefrite do "shunt";
   - poliarterite nodosa;
   - granulomatose de Wegener.
3. Outras causas:
   - drogas;
   - toxinas;
   - infecções;
   - neoplasias.

O diagnóstico de GNPEE só pode ser estabelecido por biópsia renal (BR), de onde se conclui que os dados sobre sua incidência dependem dos critérios que os diferentes Serviços nefrológicos adotam para indicação de BR. Segundo Rees e Cameron, representam entre 2 e 5% de todas as BR, mas sua real incidência, principalmente na criança, não é conhecida.

Do exposto, verificamos que fatores múltiplos podem determinar as alterações que levam à GNPEE, o que faz supor alguma analogia ainda desconhecida entre eles, além da suscetibilidade do paciente. Quanto à suscetibilidade, é conhecida a predisposição genética em indivíduos HLA-DRW2 para doença anti-MBG e idiopática, sendo mais grave o acometimento quando existe associação HLA-B7. Os fatores sexo, raça e grupo etário também devem ser considerados. As GNPEE pauci-imunes, anti-MBG e a púrpura de Henoch-Schönlein são mais freqüentes no sexo masculino, ao passo que o LES incide preferencialmente no feminino.

As vasculites e a doença anti-MBG ocorrem mais na raça branca, a doença anti-MBG afeta adultos jovens com um segundo pico em torno dos 50 anos.

As glomerulonefrites estreptocócicas e a púrpura de Henoch-Schönlein surgem nas idades pré-escolar e escolar, já o LES é raro em grupos mais jovens, tendo preferência por crianças maiores e adolescentes. As glomerulonefrites pauci-imunes e as outras vasculites prevalecem no adulto.

Nas GNPEE a agressão renal é representada inicialmente por proliferação de células mesangiais e infiltração de polimorfonucleares e monócitos que determinam reações inflamatórias e necrose, com ruptura de MBG, os "gaps". Esses "gaps" permitiriam a passagem de fibrina e células para o interior do espaço de Bowman, constituindo o estímulo para a formação dos crescentes.

Atualmente, considera-se que 10 a 60% das células que constituem os crescentes são macrófagos, presumivelmente, derivados de monócitos circulantes. As células epiteliais também participam de sua constituição e podem ser o elemento dominante nos casos da doença por IC. Foi demonstrado que células mononucleares ativadas periglomerulares também podem causar rupturas da cápsula de Bowman, o que facilita a entrada de fibroblastos e linfócitos T, também determinando fibrose progressiva dos crescentes. Podem ser observados, numa mesma preparação crescentes celulares, semifibrosos e fibrosos. Dependendo da porção da superfície glomerular comprometida pelos crescentes, estes podem ser classificados em volumosos (80% ou mais), médios (50 a 80%) e pequenos (10 a 50%). A quantidade de crescentes é variável e, deste ponto de vista, as GNPEE podem ser agrupadas em:

focais – com menos de 80% de glomérulos com crescentes; e

difusas – com mais de 80% de glomérulos com crescentes.

As alterações renais compreendem, ainda, infiltrado intersticial e periglomerular do tipo mononuclear, sendo que os túbulos situados nessas áreas encontram-se atróficos. A microscopia eletrônica confirma os achados da microscopia óptica, a presença ou não de depósitos imunes e a natureza das células que compõem os crescentes.

O quadro clínico dos pacientes com GNPEE é variável, dependendo da doença de base, e a gravidade será maior ou menor conforme se trate de uma forma focal ou difusa. Na GNPEE focal, a sintomatologia é de uma nefrite geralmente com o curso complicado por congestão circulatória, encefalopatia hipertensiva e/ou insuficiência renal aguda, e com evolução prolongada, mas habitualmente ocorre recuperação total, e só em raros casos há perda de função renal.

Os casos de GNPEE difusa apresentam, via de regra, história de oligoanúria e hematúria. Os pacientes são hipertensos e freqüentemente apresentam síndrome nefrótica e insuficiência renal aguda (IRA). A maioria necessita de procedimentos dialíticos para sair da fase aguda.

Aqueles pacientes mesmo graves, com antecedentes estreptocócicos, têm melhor prognóstico que os portadores de nefrite idiopática.

A maioria dos doentes evolui de fase aguda para IRC, no entanto alguns apresentam recuperação temporária da função renal com sua posterior perda progressiva. Alguns portadores de GNPEE difusa atravessam a fase aguda de forma subclínica e a doença só é diagnosticada quando os sintomas de IRC se tornam patentes.

O tratamento inicial depende da gravidade do caso e é de suporte, emprega-se diálise peritoneal, nutrição adequada, controle dos níveis tensoriais e distúrbios eletrolíticos e ácido-básicos decorrentes da IRA. Vários esquemas terapêuticos têm sido tentados com base nos mecanismos imunopatogenéticos da doença. Dentre os medicamentos empregados está a heparina, outros anticoagulantes e antiagregantes plaquetários desde que se supõe que a fibrina tenha importância na gênese dos crescentes.

Os agentes imunossupressores visam à supressão da produção de IC os quais deflagrariam os processos inflamatórios que provocam a doença. Alguns autores recomendam emprego de plasmaférese com finalidade de remover os IC circulantes. Nas últimas décadas tem sido recomendada a pulsoterapia com metilprednisolona que, em certas oportunidades, produz resultados muito bons.

Pesquisas têm identificado um papel importante da IL-1 na glomerulonefrite e trabalhos tentam bloquear sua produção e sua ação na GNPEE humana. Assim, a IL-primária seria um meio terapêutico atrativo por interromper a progressão da doença em modelos experimentais, desde que ele ocorre naturalmente como um inibidor específico da ação da IL-1. A utilização de IL-primária combinada a imunossupressores poderá ser interessante no tratamento da glomerulonefrite rapidamente progressiva, doença que ainda apresenta um mau prognóstico. De maneira geral, o quadro anátomo-patológico é o principal indicador de prognóstico, uma vez que pacientes com crescentes volumosos e predomínio de lesões cronificadas difusas têm poucas possibilidades de se beneficiar de qualquer terapêutica. Já os casos de GNPEE focal, após o tratamento inicial, mesmo que portadores de IRA, têm boas chances de recuperação.

ESCLEROSE MESANGIAL DIFUSA (EMD)

A EMD faz parte das SN que se manifestam no primeiro ano de vida. Foi descrita por René Habib e cols., em 1973, e pode estar associada, em 25% dos casos, à síndrome de Drash, cujas características são pseudo-hermafroditismo masculino (disgenesia gonadal XY), nefropatia e tumor de Wilms. Geralmente, é diagnosticada em torno do sexto mês de vida, por ocasião da investigação de uma SN de início precoce. Tem caráter familiar com características de herança autossômica recessiva (AR), podendo, no entanto, ocorrer casos esporádicos. A SN é corticorresistente e, após o desenvolvimento de hipertensão arterial, os doentes evoluem rapidamente para IRC.

A EMD parece ter como causa algum defeito constitucional da matriz mesangial que leva à sua progressiva esclerose. Em razão da associação ocasional com síndrome de Drash tem sido procurada alguma analogia causal entre ambas. Pelletier relatou um ponto de mutação nos éxons 4 e 6 do lócus do gene supressor do tumor de Wilms (cromossomo 11p13) em dois indivíduos com tumor de Wilms e anormalidades genitais. O mesmo pesquisador também encontrou, em 10 pacientes com síndrome de Drash, mutações nesse mesmo gene, nos éxons 8 e 9. Esses resultados mostram algum desempenho do gene supressor do tumor de Wilms (WT1) na etiologia da síndrome de Drash.

A biópsia renal precoce mostra, à microscopia óptica, fibrilas na matriz mesangial, sem aumento da celularidade, com alargamento e hipertrofia dos processos podais das células epiteliais. Na doença bem estabelecida, a MBG se espessa e há depósitos de aspecto esponjoso em áreas do mesângio.

Em fases tardias, o mesângio se esclerosa, o tufo capilar se contrai e o espaço de Bowman encontra-se alargado, com a característica coroa de células epiteliais cercando o tufo capilar. Os glomérulos mais profundos são mais conservados que os superficiais. Os túbulos encontram-se dilatados e, em fases adiantadas da doença, atrofiados e o interstício fibrosado. A imunofluorescência é variável, em muitos rins, não há fixação de complexos imunes, mas, em outros raros, podem ser encontrados depósitos de C3, IgG, IgM, não-específicos. À microscopia eletrônica, há fusão dos processos podais das células epiteliais, transformação em microvilos e formação de pseudocistos. A MBG pode estar normal ou alterada, com áreas de fragmentação e lamelação como na síndrome de Alport.

A EMD apresenta pontos em comum com síndrome nefrótica familiar (SNF): início precoce e ocorrência familial com herança AR, todavia, na EMD, não há megaplacenta, prematuridade ou síndrome de angústia respiratória. Os casos de SNF geralmente vão a óbito por infecções, tromboses, distúrbios eletrolíticos antes do estabelecimento da IRC.

Na EMD, o principal envolvimento, do ponto de vista anatômico, é glomerular, ao passo que na SNF, é tubular. Outra diferença entre ambas é a associação de EMD à síndrome de Drash, o que não ocorre na SNF.

Os achados clínicos e laboratoriais na EMD são de uma SN com hematúria microscópica, hipertensão e retardo pôndero-estatural, à medida que o quadro evolui, há aumento de uréia e creatinina e alterações próprias da IRC.

O manuseio do paciente consiste em manter nutrição e balanço eletrolítico adequados e tratar a hipertensão e os processos infecciosos. Não há resposta aos medicamentos habitualmente empregados em SN. A possibilidade de associação com síndrome de Drash obriga a uma investigação para afastar tumor de Wilms e/ou pseudo-hermafroditismo masculino. Os resultados do transplante renal são bons e não ocorrem recidivas.

SÍNDROME NEFRÓTICA CONGÊNITA DO TIPO FINLANDÊS (SNF)

Trata-se de síndrome nefrótica (SN) primária que se manifesta entre o nascimento e o terceiro mês de vida. Os primeiros casos foram descritos na Finlândia, em 1959, e a grande maioria procede desse país, onde sua incidência, entre 1965 e 1973, foi calculada em 12,2 por 10^5 nascidos vivos.

Caracteriza-se do ponto de vista anátomo-patológico por rins duas a três vezes maiores que o normal e com número aumentado de glomérulos. À microscopia óptica, no recém-nascido (RN), tem aspecto histológico normal, mas, após poucas semanas, os túbulos corticais profundos dilatam-se, seu epitélio se hiperplasia e, com o passar do tempo, atrofia-se. Esses túbulos dilatados constituem os microcistos característicos da SNF, apesar de estarem ausentes em fases precoces e não serem patognomônicos da doença. As lesões glomerulares, inicialmente mínimas, evoluem aos poucos com proliferação mesangial difusa moderada e aumento de matriz. Em fases tardias assumem aspecto de hialinose segmentar e focal. A microscopia eletrônica mostra aumento das células mesangiais e da matriz, além de fusão dos podócitos e hipertrofia das células epiteliais. À IF, há depósitos inespecíficos de C3 e IgM em mesângio e alças capilares de glomérulos parcialmente esclerosados.

Clinicamente, caracteriza-se, já ao nascimento, pela apresentação de uma megaplacenta, pesando mais de 25% do peso do RN e são freqüentes a prematuridade e a síndrome de angústia respiratória. A SN é precoce e, às vezes, já está presente ao nascimento. A proteinúria fetal pode ser demonstrada pela medida da alfafetoproteína (AFP) no líquido amniótico entre a 16ª e a 20ª semanas de gravidez. O edema instala-se habitualmente na primeira semana de vida e a SN em regra por volta do terceiro mês.

Ao nascimento, a face é característica com o nariz achatado, fontanelas amplas e, às vezes, deformidades de ossos pela compressão intra-uterina determinada pela placenta. O desenvolvimento somático é insuficiente, são hipotônicos e apresentam grande suscetibilidade às infecções. A proteinúria que é seletiva torna-se aos poucos não-seletiva, a urina e a creatinina elevam-se à medida que cai a função renal, geralmente no segundo ano de vida.

A doença autossômica recessiva seria, segundo Vernier, decorrente da diminuição de negatividade de MBG. O diagnóstico intra-uterino em famílias nas quais já há antecedentes de SNF é possível pela dosagem de AFP no plasma materno e no líquido amniótico. O aumento de AFP não é patognomônico e a dosagem no soro materno não é suficiente para detectar todos os casos com segurança.

A doença é resistente às terapias habituais e o óbito pode ocorrer já no segundo ano de vida por complicações infecciosas e distúrbios hidroeletrolíticos. Com o progresso nas técnicas de diálise e transplante renal em baixo grupo etário, esses doentes têm sido submetidos à nefrectomia unilateral precoce, com a intenção de diminuir as perdas protéicas e de proporcionar condições para ganho de peso que lhes permita receber um enxerto renal.

BIBLIOGRAFIA RECOMENDADA

A Report of the International Study of Kidney Disease in Children. Alternate day steroid therapy in membranoproliferative glomerulonephritis: a randomized controlled clinical trial. Kidney Int 1982; 21:150A.

Abe S, Anagasaki Y, Konishi K, Kato E, Yvory SS, Sakaguchi H. Idiopatic membranous glomerulonephritis: aspect of geographical differences. J Clin Pathol 1986; 39:1193-1198.

Atkins CR. Nephrology forum. Interleukin 1 in crescentic glomerulonephritis. Kidney Int 1995; 48:576-586.

Bennett WM, Bardana EJ, Wuepper K. Partial lipodystrophy C3 nephritis factor and clinical inapparent mesangiocapillary glomerulonephritis. Am J Med

Bergstein JM, Andreoli SP. Response of type I membranoproliferative glomerulonephritis to pulse methylprednisolone and alternate-day therapy. Pediatr Nephrol 1995; 9:268-271.

Bonsib SM. Glomerular basement membrane necrosis and crescent organization. Kidney Int 1988; 33:966-974.

Burkholder PM. Ultrastruture demonstration of injury and perforation of the capillary basement membrane acute prolliferative glomerulonephritis Am J Pathol 1969; 56:251-265.

Cohen AH, Border WA, Glassock R, Trysgtad C. Glomerulonephritis with mesangial IgM deposits. Lab Invest 1978; 38:610-619.

Conlon PJ, Butterly D, Albers F, Rodby R, Gunnells JC, Howell DN. Clinical and pathologic features of familial focal segmental glomerulosclerosis. Am J Kidney Dis 1995; 26:39-40.

Courser WG. Rapidly progressive glomerulonephritis: classification, pathogenic mechanisms and therapy. Am J Kidney Dis 1988; 6:449-469.

Drash A, Sherman F, Hartman WH, Blizzard RM. A syndrome of pseudohermaphroditism, Wilm's tumor, hypertension and degenerative renal disease. J Pediat 1970; 76:585-593.

Dyer PA, Short CD, Clarke EA, Mallic NP. HLA antigen and gene polymorphisms and haplotypes. Nephrol Dial Transplant 1992; 1(Suppl.):42-47.

Fogo A, Tchikawa I. Focal segmental glomerulosclerosis. Pediatr Nephrol 1996; 10:374-391.

Garella S, Ponticelli C. Prognosis of treatment of membranous nephropaty. N Engl J Med 1976; 295:741-746.

Glicklich D, Haskell L, Senitzer D, Weiss R. Possible genetic predisposition to idiopathic focal segmental glomerulosclerosis. Am J Kidney Dis 1988; XII 26-30.

Goodman DJ, Clarke B, Hope RN, Miach PJ, Dawborn JK. Familial focal glomerulosclerosis: a genetic linkage to the HLA locus? Am J Nephrol 1995; 15:442-445.

Habib R, Bois E. Hetérogénéité des syndromes nephrotiques à debut precoce du nourrusson (syndrome nephrotique infantile). Étude anatomoclinique et génétique de 37 observations. Helv Paediat Acta 1973; 107:28:29.

Habib R, Klieinknechet C. The primary nephrotic syndrome of childhood. Classification and clinopathologic study of 496 cases. In Sommers SC (ed) Pathol Annual Appleton-Century-Crofts, New York, 1971.

Habib R. Néphropathies familiaires classification et concepts. In Royer P, Habib R, Mathieu H, Broyer, M (eds). Néphrologie Pédiatrique. Paris: Flammarion Medicine – Sciences 1983, pág. 223-29.

Hricik DE, Smith MC. Proteinuria and the nephrotic syndrome. Year Book Medical Plublishers, Chicago, 1986.

Huttunen NP, Rapola J, Vilska J, Hallman N. Renal pathology in congenital nephrotic syndrome of Finnish type: a quantitative light microscopy study on 50 patients. Int J Pediat Nephrol 1980, pág. 10-16.

Huttunen NP. Congenital nephrotic syndrome of finnish type. Study of 75 cases. Arch Dis Child 1976; 51:344.

International study of kidney disease in children – The nephrotic syndrome in children. Prediction of histopathology from clinical and laboratory characteristics at the time of diagnosis. Kidney Int 1978; 13:159-65.

Korbet SM, Schuwartz MM, Lewis EJ. Primary focal segmental glomerulosclerosis: clinical course and response to therapy Am J Kidney Dis. 1994; 23:773-783.

Liberman KV, Tejani A. A randomized double-blind placebo controlled trial of cyclosporine in steroid-resistant idiopathic focal segmental glomerulosclerosis in children J Am Soc Nephrol 1993; 7:56-63.

Lin CY. Hepatitis B virus deoxyribonucleic acid in kidney cells probably leading to viral pathogenesis among hepatitis B virus associated membranous nephropathy patients. Nephron 1993; 63:58-64.

Mallick NP, Brenchley PEC, Webb NJA. Minimal change nephropathy and focal segmental glomerulosclerosis. Kidney Int 1997; 51 (Suppl 58):S-80-S-82.

Mendonza SA, Reznik VM, Griswald WR, Krensky A, Jorgin P, June B. Treatment of steroid-resistant focal segmental glomerulosclerosis with pulse methylprednisolone and alkylating agents. Pediat Nephrol 1990; 4:303-307.

Pelletier J, Bruening W, Kashtan CE et al. Germline mutations in the Wilms tumor supressor gene are associated with abnormal urogenital development in Denys – Drash syndrome. Cell 1991; 67:437-447.

Pelletier J, Bruening W, Li FP, Haber DA, Glaser T, Housman DE. WTI mutations contribute to abnormal genital system development and hereditary Wilm's tumor. Nature 1991; 353:431-434.

Piccoli A, Pillon L, Passerini P, Ponticelli C. Therapy for idiopathic membranous nefhropathy: Tailoring the choise by decision analysis. Kidney Int 1994; 45:1193-1202.

Rees AJ, Cameron JS. Crescentic glomerulonephritis. In Cameron S, Davison AM, Grunfeld JP, Kerr D, Ritz F (eds). Texbook of Clinical Nephrology. Oxford University Press, Oxford, 1992, pág. 418-438.

Rees AJ. The immunogenetics of glomerulonephrits. Kidney Int 1994; 45:377-383.

Steffensen GK, Nielsen KF. Nefrotic syndrome in the first three months of life. Child Nephrol Urol 1990; 10:1-7.

Tejani A, Nicastri AD. Mesangial IgM nephropathy. Nephron 1983; 35:1-5.

Vermylen C, Levin M, Mossman J, Barrat TM. Glomerular and urinary heparan sulfate in congenital nephrotic syndrome. Pediatr Nephrol 1989; 3:122-129.

Vernier RL, Klein DJ, Sisson SP, Mahan JD, Oegena TR, Brown DM. Heparan sulfate-rich anionic sites in human glomerular basement membrane. Decreased concentrations in cogenital nephrotic syndrome N Engl J Med 1983; 309:1001-1009.

Walker R, Bailey RR, Lynn KL, Burry AF. Focal glomerulosclerosis: another familial renal disease? NZ Med J 1982; 95:686-688.

West CD, McAdams AJ, McConville JM, Davis NC, Holland NH. Hypocomplementemic and normocomplementemic persistent (chronic) glomerulonephritis; clinical and pathologic characteristics. J Pediatr 1965; 67:1089-1112.

West CD, McAdams AJ. Membranoproliferative glomerulonephritis. In Holliday MA, Barratt TM, Vernier RL (eds). Pediatric Nephrology 2nd ed. Williams & Williams, Baltimore: 1987, pág. 420-421.

7

GLOMERULONEFRITE DIFUSA AGUDA PÓS-ESTREPTOCÓCICA (GNPE)

•

JULIO TOPOROVSKI

INTRODUÇÃO

A GNPE caracteriza-se, fundamentalmente, por processo inflamatório (de origem imunológica), que acomete todos os glomérulos de ambos os rins, sendo considerada, juntamente com a febre reumática (FR), seqüela tardia, não-supurativa, de estreptococcia.

INCIDÊNCIA

É a mais comum das glomerulopatias, apesar de sua real prevalência ser desconhecida. Pode incidir de forma endêmica ou epidêmica. A literatura médica relata epidemias ocorridas em Trinidad-Tobago, Israel e na Reserva Indígena de Red Lake nos Estados Unidos. A maioria dessas epidemias sucedeu-se a estreptococcias cutâneas. Recentemente, há relato de epidemias no Vale do Ribeira – São Paulo, com cerca de 30 casos.

Deve-se, no entanto, salientar sua prevalência mínima nos últimos 15 anos nos países do Hemisfério Norte. Em nosso meio e na maioria dos países subdesenvolvidos, ainda é a mais comum das glomerulopatias.

GRUPO ETÁRIO

É rara antes dos 2 anos, atingindo maior freqüência após os 3 anos, com ápice ao redor dos 7. Em nosso material de estudo, notamos coincidência com esses dados referidos na literatura.

SEXO

Em todas as séries, a incidência no sexo masculino em relação ao feminino é de 2:1. Alguns autores relatam que, quando o processo é secundário à estreptococcia cutânea, não há predomínio de sexo.

ETIOLOGIA

Existem fortes evidências de que o antígeno desencadeante da nefropatia é correlacionado com as raças nefritogênicas do estreptococo beta-hemolítico do grupo A (SβGA).

Faremos uma revisão atualizada sobre os conhecimentos dessa bactéria.

CONCEITO DE ESTREPTOCOCCIA

Estreptococos são cocos Gram-positivos cujas colônias visualizadas à microscopia óptica agrupam-se em cadeias com aspecto de contas de rosário (Fig. B-35).

O SβGA é a bactéria que com maior freqüência causa infecções no homem, realçando-se que, durante a vida, praticamente todos os seres humanos sofrem múltiplas agressões por esse microorganismo. Culturas de estreptococos semeadas em placas de ágar-sangue podem apresentar comportamentos diversos:

a) Produção de halo esverdeado, determinado por hemólise parcial, característica do estreptococo alfa-hemolítico. A este pertencem o estreptococo *viridans* e estreptococo *pneumoniae*, os quais são respectivamente o agente etiológico mais freqüente da endocardite bacteriana e da pneumonia pneumocócica no homem.
b) Produção de halo de hemólise claro, estreptococo beta-hemolítico, em que se enquadram os agentes patogênicos mais importantes desse grupo.
c) Ausência de produção de halo de hemólise, estreptococo gama-hemolítico, cujo exemplo mais comum é o enterococo.

O estreptococo é constituído por três partes: cápsula, parede celular e citoplasma (Fig. B-36).

Esquematicamente, a bactéria possui uma cápsula constituída por ácido hialurônico, responsável pela aparência mucóide das colônias cultivadas em placa de ágar-sangue.

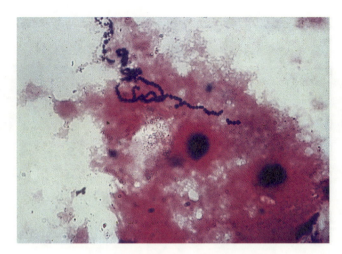

Figura B-35 – Estreptococo beta-hemolítico do grupo A isolado de paciente com faringite estreptocócica (aspecto de "contas de rosário").

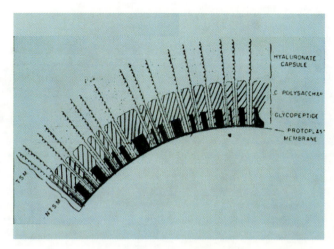

Figura B-36 – Esquema da estrutura da bactéria.

Abaixo dessa cápsula encontra-se a camada protéica com dois componentes: uma porção externa tipo-específica e outra mais interna, que se aprofunda até a membrana protoplasmática não-tipo-específica. A proteína M é constituinte muito importante da parede da bactéria, representando o antígeno responsável pela indução da imunidade na infecção estreptocócica. Anticorpos contra proteína M não-tipo-específica podem ser detectados em quantidades variáveis no soro de indivíduos com FR e GNPE.

Considerando-se a proteína M tipo-específica, os estreptococos podem ser tipados por técnica de precipitação de 1 a 61. Nessa camada encontramos também a proteína T, importante na tipagem das bactérias, da qual se desconhecem outras propriedades. Abaixo da proteína M, situa-se a camada de carboidrato, cujo conteúdo permite a grupagem da bactéria (grupos A a O). O carboidrato, comum a quase todos os estreptococos, é um polímero da ramnose, que se liga à acetilglucosamina. Os grupos mais importantes quanto à sua patogenicidade são: A, B e D. Imbricado nessa camada, encontramos o mucopeptídeo que confere rigidez à parede bacteriana. Alguns antibióticos como as penicilinas e as cefalosporinas atuam sobre ele, rompendo o equilíbrio osmótico da bactéria. Segue-se a membrana citoplasmática que inclui entre seus constituintes uma glicoproteína de peso molecular 120.000, a qual, segundo Lange, teria papel determinante na gênese da GNPE.

IMUNIDADE

A imunidade estreptocócica está diretamente correlacionada à proteína M tipo-específica e não-tipo-específica. Assim sendo, vamos encontrar, no soro de indivíduos adultos, anticorpos contra vários M tipos de estreptococos. Existem provas de que o teor desses anticorpos aumenta com a idade, explicando, dessa maneira, o alto número de infecções estreptocócicas na infância.

Além da imunidade antibacteriana, salientamos a importância da imunidade antitóxica. Essa imunidade é transplacentária e protege a criança no primeiro ano de vida. A imunidade antitóxica adquirida por infecção provavelmente persiste por toda a vida. Pode-se avaliar a imunidade antitóxica pelo teste de Dick, que consta da inoculação intracutânea de 0,1ml de toxina eritrogênica padronizada. A presença de eritema de 1cm de diâmetro ou mais no local, após 4 horas, indica reação positiva. Nessa circunstância o indivíduo é "suscetível", pois não possui antitoxinas. Uma reação negativa revela neutralização da toxina pela antitoxina, indicando indivíduo auto-imune.

MANIFESTAÇÕES CLÍNICAS

As mais importantes são descritas a seguir:

1. **Faringite estreptocócica** (Fig. B-37) – caracteriza-se clinicamente pela presença de sintomas gerais e manifestações locais. São sintomas gerais, febre elevada (38,5 a 39^{0}C) freqüentemente acompanhada de vômitos e cólicas abdominais. Existe, em geral, contraste entre a febre elevada e o bom estado geral da criança. As manifestações locais mais importantes são:

a) petéquias no palato mole;
b) adenite secundária (um ou dois gânglios em geral submaxilares comprometidos);
c) com freqüência, indutos purulentos. As amígdalas e a faringe apresentam-se edemaciadas e eritematosas, podendo ocorrer alterações nas papilas da língua, levando ao aspecto de língua "em framboesa".

Do ponto de vista prático, as alterações clínicas são mais evidentes após 12 horas do início do quadro clínico, persistindo até 96 horas.

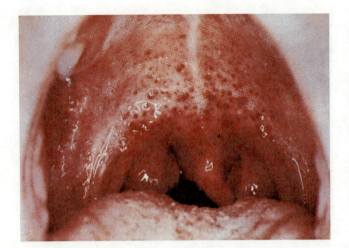

Figura B-37 – Aspecto clássico de angina estreptocócica.

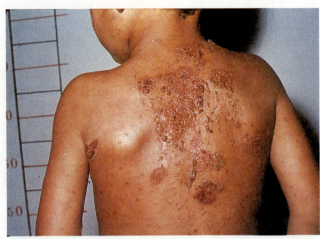

Figura B-38 – Impetigo estreptocócico.

Como manifestação sistêmica mais importante citamos também a presença do "rash" característico da escarlatina. Os sorotipos que habitualmente determinam angina estreptocócica são: M12, M4 e M1.

Deve-se salientar que a presença de tosse, conjuntivite, diarréia, secreção nasal (excetuando lactentes com processo de vias aéreas superiores) é pouco sugestiva de faringite estreptocócica. A associação de petéquias, adenite, exsudato purulento, edema e eritema das amígdalas e da faringe indica, em quase 100% dos casos, etiologia estreptocócica. Esse fato foi constatado por Sttillerman e cols. e também em nosso material clínico, em 16 crianças com essa associação, a positividade dos cultivos de material de garganta e ascensão do teor de ASLO ocorreu em 15 casos. Convém realçar, no entanto, que esses achados clínicos encontram-se presentes somente em cerca de $1/4$ das estreptococcias de vias aéreas superiores. A reversão do quadro após medicação antibiótica adequada – penicilina ou eritromicina – faz-se de maneira marcante num período de 48 a 72 horas.

2. Escarlatina – quando o estreptococo determinante de uma faringite se encontra parasitado por bacteriófago, adquire capacidade de eliminar toxinas que determinarão o "rash" característico da escarlatina.

O exantema surge 24 a 48 horas após o início do processo faringeano. Inicia-se pela face, pescoço e ombros, progredindo no período de horas para o tronco e extremidades. Em nossa experiência, excepcionalmente, o baixo ventre e a face interna dos braços deixam de estar comprometidos.

O exantema é fino, papuloso e áspero, podendo existir áreas de hiperpigmentação com pequenas petéquias particularmente na articulação do cotovelo, onde se podem verificar linhas transversais que persistem por vários dias, o que se denomina "sinal de Pastia".

Freqüentemente, ao exantema, segue-se descamação principalmente nas mãos e pés 1 ou 2 semanas após o processo, podendo-se assim estabelecer o diagnóstico retrospectivo dessa afecção. A língua apresenta-se, no início, de aspecto esbranquiçado para depois assumir a característica da língua "em framboesa". Em nossa experiência, verificamos que, quando o tratamento é realizado precocemente, não ocorre a fase descamativa.

Trabalhos recentes de Schilvert e cols. vieram demonstrar que o exantema característico seria uma reação de hipersensibilidade à exotoxina do estreptococo. Haveria sensibilização da pele pela exotoxina específica em infecção precedente para ocorrer em processo posterior a instalação do exantema escarlatiniforme. Explicar-se-ia, assim, o fato do "rash" característico da escarlatina ser pouco freqüente em crianças mais novas.

3. Impetigo estreptocócico – contrariamente ao que ocorre nas estreptococcias de vias aéreas superiores, que são de duração mais ou menos limitada, mesmo não-tratadas, o impetigo estreptocócico pode evoluir cronicamente durante semanas, meses e até anos.

As características mais importantes desse impetigo (Fig. B-38) são apresentadas a seguir:

a) lesões vesiculares efêmeras, pequenas bolhas de 2 a 3mm, raramente observadas;
b) com o rompimento das bolhas, há disseminação dos estreptococos na região e sucede-se à fase crostosa. As crostas são espessas, facilmente removíveis, de cor âmbar e persistem, quando não-tratadas, por muito tempo.

Por esses aspectos particulares, pode ser distinguido de outro tipo de impetigo comum na infância, o estafilocócico, no qual há uma fase vesicular persistente e uma crosta aderente de aspecto semelhante ao verniz.

O impetigo estreptocócico ocorre com maior freqüência no verão e está diretamente relacionado a traumatismos e picadas de insetos. Esses vetores (pulgas e mosquitos) apresentam grande importância na disseminação das lesões.

Deve-se mencionar, em nosso meio, o grande aumento do número de casos secundários à alta incidência de escabiose, principalmente na periferia da cidade, onde as condições sanitárias deixam muito a desejar e a população dispõe de parcos recursos econômicos.

O impetigo não é acompanhado de sintomatologia clínica geral, às vezes, nota-se adenopatia satélite.

TRATAMENTO DA FARINGITE ESTREPTOCÓCICA

Penicilina G benzatina – é a droga de eleição para o tratamento da infecção estreptocócica. A erradicação da bactéria, assim como a remissão clínica, ocorre no mínimo em 90 a 95% dos casos. A dose recomendada de penicilina benzatina IM para crianças com menos de 5kg é de 600.000U, acima de 25kg, 1.200.000U.

Segundo Bass, melhores resultados são alcançados com a associação de 900.000U de penicilina benzatina a 300.000U de penicilina procaína. Essa associação ainda beneficiará o paciente, diminuindo a dor local (algumas séries em até 50% dos pacientes) produzida pela penicillina benzatina.

Os níveis de penicilina plasmática elevam-se após 24 horas e permanecem acima da concentração inibitória mínima durante 7 a 10 dias. Gostaríamos de salientar que, em nosso meio, em pesquisa realizada em nosso Serviço, surpreendentemente, os níveis de penicilina plasmática se encontravam, após 7 dias da inoculação da penicilina, abaixo na concentração inibitória mínima, o que explicou os novos surtos de FR na vigência de tratamento profilático (Fig. B-39).

Penicilina oral – pode-se empregar a penicilina G oral ou a penicilina V oral, na dose de 500 a 1.000mg/dia, durante 10 dias. Os resultados quanto à erradicação do estreptococo são inferiores aos da penicilina benzatina (85%). Segundo Schwartz e cols., se a duração do tratamento for somente de 7 dias, podemos encontrar até 30% de falhas.

A ampicilina (50mg/kg/dia) e a amoxicilina (20mg/kg/dia), além do custo elevado, podem falhar em 10-25% dos casos.

Eritromicina – a erradicação do estreptococo com esse antibiótico é muito satisfatória com índices comparáveis ao da penicilina oral (80 a 90%).

Os trabalhos de Ryan demonstraram superioridade do estolato de eritromicina sobre o estearato de eritromicina. Recentemente, Derrick e Dillon verificaram a mesma porcentagem de cura, bem como diminuição dos efeitos colaterais com o estolato na dose de 20mg/kg/dia. O principal efeito indesejável da eritromicina é a intolerância gastrointestinal que pode atingir 25% dos casos.

Clindamicina e lincomicina – pode-se usar a lincomicina no tratamento da faringite estreptocócica, porém considera-se a clindamicina mais eficaz (dose de 10 a 15mg/kg de peso/dia). O medicamento foi empregado em centenas de pacientes com eficácia semelhante à da eritromicina. Entretanto, trata-se de antibiótico caro, cujos efeitos colaterais (desconforto gastrointestinal, diarréia e enterocolite pseudomembranosa) variam na literatura entre 0 e 30%. Pode ser útil naquelas crianças com amigdalites de repetição, por albergarem, na superfície e no interior das amígdalas, anaeróbios produtores de betalactamase.

Cefalosporinas – são medicamentos mais caros, constituindo a terceira ou quarta opção no tratamento dos processos estreptocócicos. Ensaios terapêuticos com a cefalexina e a cefradexina mostram índices de falhas de até 20%.

ANTÍGENO ESTREPTOCÓCICO

A natureza do antígeno estreptocócico responsável pelo processo imunológico na GNPE ainda é controvertido. Admite-se que uma substância para ser considerada como antígeno deve preencher três requisitos fundamentais:

1. Estar presente nos SβGA isolados de pacientes com GNPE e ausente nas raças não-nefritogênicas da bactéria.
2. Ser encontrada no fragmento de biópsia de portadores de GNPE.
3. É necessário encontrar anticorpos ao eventual antígeno no soro dos pacientes com essa doença.

Até o presente momento, três frações antigênicas isoladas das raças nefritogênicas do estreptococo constituem o centro das investigações.

1ª) Endoestreptolisina ("New York Medical College Antigen") – isolado do sobrenadante após centrifugação da bactéria e ruptura ("Ribi cell desintegrator"). Foi demonstrado que o soro de convalescentes contém anticorpos que marcados com fluorosceína coram material de biópsia de pacientes com GNPE nos primeiros dias de doença. Constatou-se também que o soro desses convalescentes perde a

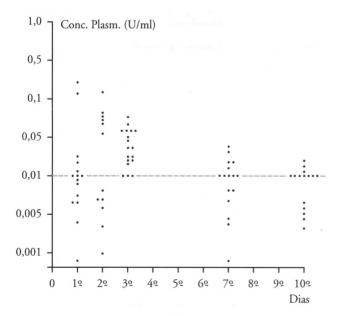

Figura B-39 – Níveis sangüíneos de penicilina, após inoculação de penicilina benzatina. Concentração inibitória mínima de penicilina para o estreptococo beta-hemolítico do grupo A.

capacidade de imunofluorescência quando tratados previamente com esse antígeno. Seu peso molecular é 50.000 dáltons e verifica-se presença de anticorpos a esse antígeno em todos os portadores de GNPE, assim como em 10 a 74% dos indivíduos normais.

2ª) Fração antigênica descrita pelo grupo da "Rockfeller University" – é uma proteína de peso molecular 49.000 dáltons, isolada em sobrenadante somente de raças nefritogênicas. A proteína foi purificada por meio de coluna de carboximetil celulose e aparece em 66% do material de biópsia de pacientes com GNPE. Não foi encontrado em pacientes com outras glomerulopatias e FR. Anticorpos a esse antígeno foram encontrados em 93 a 96% dos pacientes com esta doença, 5 a 15% em pacientes com FR e 13 a 20% em indivíduos normais.

3ª) Antígeno catiônico isolado por Vogt e cols. dos sobrenadantes das raças nefritogênicas do estreptococo, empregando o método "cromatocusing" para separar diferentes frações protéicas – foram eluídos vários antígenos catiônicos entre 8 e 11. Esses antígenos foram encontrados em oito de 18 fragmentos de biópsia de doentes com GNPE e não foram encontrados em sete fragmentos de biópsia de outras glomerulopatias. O anticorpos aparecem no soro de todos os portadores de GNPE. Como admite-se que o imunocomplexo seja formado em *in situ*, o antígeno catiônico seria um bom candidato para penetrar na membrana glomerular de carga negativa e permanecer "plantado", determinando o processo imunológico. Vogt demonstrou que o antígeno catiônico é o único a se fixar no glomérulo.

PATOGENIA DO ANTÍGENO AUTÓLOGO

A pesquisa inicial foi realizada por McIntosh e baseia-se fundamentalmente na ação de substância produzida pelo estreptococo – neuraminidase – que atuaria sobre a imunoglobulina G, removendo o ácido siálico, tornando-a antigênica.

O achado de antiimunoglobulinas circulantes e fixadas ao glomérulo favorece essa hipótese.

Rodriguez-Iturbe desenvolvendo essa linha de pesquisa, estudando o soro de 39 portadores de GNPE, encontrou depleção do ácido siálico em 28 e conseguiu demonstrar atividade de neuraminidase em oito casos. Esses resultados não puderam ser conferidos por Potter em 12 pacientes – seis com GNPE e seis com FR.

Davies e cols. constataram a produção de neuraminidase em várias raças nefritogênicas de estreptococo, o mesmo ocorrendo nas 16 das 20 raças isoladas em pacientes com GNPE em Maracaibo por Rodriguez-Iturbe e cols.

FISIOPATOLOGIA

Devido ao processo inflamatório de natureza imunológica, verificamos uma queda no ritmo de filtração glomerular. A reabsorção do sódio em nível dos túbulos está preservada, principalmente nos túbulos distais, determinando retenção de sódio. Esse fato resultará na expansão do volume extracelular e na conseqüente supressão do sistema renina-angiotensina-aldosterona (Quadro B-14).

Constata-se, também, uma diminuição na excreção urinária de prostaglandina (PG_2 e PGF_2 alfa) e calicreína, sendo que esta alteração ainda é de causa desconhecida.

Quadro B-14 – Fisiopatologia da glomerulonefrite difusa aguda.

Mecanismo	Evento	Manifestação clínica
	processo inflamatório na superfície de filtração glomerular	hematúria glomerular
pressão de ↑ ultrafiltração	↓ ritmo de filtração glomerular	(uremia)
reabsorção absoluta ↓ do túbulo proximal	↓ volume de filtração	
	↓ oferta distal + aumento de reabsorção constante ↑ + aumento da oferta de Na	– reabsorção da fração de Na < 1% – U/P creatinina > 40 – índice de IR < 1
	manutenção positiva do balanço de Na	– edema – aumento do débito cardíaco
renina plasmática ↓ aldosterona ↓	expansão extracelular	– hipertensão arterial (insuficiência cardíaca congestiva)

PATOGENIA

Acredita-se que os imunocomplexos responsáveis pelo dano glomerular nessa nefropatia são formados primariamente *in situ* e se depositam no lado vertente subendotelial da parede capilar. Nessa situação ocorrerá a ativação do sistema do complemento e a liberação de C5a e C5b, que possuem atividades quimiotáxicas, atração de neutrófilos, que por sua vez secretarão proteases e/ou ativação de substâncias oxidantes que irão determinar alterações na membrana basal, principalmente no que se refere à proteinúria.

A participação da imunidade retardada ainda não foi bem estabelecida.

O complemento nessa nefropatia pode ser ativado pela via clássica ou pela via alternada na maioria dos casos. Observamos também que, quando uma das vias é ativada, não ocorre passagem para outra. Esse fato foi por nós constatado em 25 doentes, em que se determinaram sete frações de complemento, sendo que em 14 desses pacientes processaram-se duas determinações dos níveis dessas frações (Tabela B-15).

QUADRO CLÍNICO

Os sintomas clínicos seguem-se à infecção estreptocócica de vias aéreas superiores ou de pele. Após 10 a 20 dias (no máximo 6 semanas), surgem as alterações características: edema, hipertensão e hematúria. A criança, via de regra, não se apresenta muito enferma, verificando-se, com freqüência, discreto comprometimento do estado geral. As queixas são vagas como: indisposição, cefaléia, inapetência e edema periorbital. O edema não costuma ser muito intenso e em nosso material correspondeu em média a 7% do peso. Muitas ve-

Tabela B-15 – Valores sangüíneros dos diferentes fatores do complemento (casos com duas avaliações).

Caso	Amostra	Local infecção	C_{1q}	C_1^+	C_2^+	C_4^+	C_3^+	C_5^+	C_7^+	$C_{H50\%}^+$
01	1ª	Piodermite	18	152.000	1.560	26,9	17,7	5,2	1/512	53
	2ª		12	160.000	1.270	30,0	24,6	3,7	1/256	62
02	1ª	Piodermite	11,5	110.000	630	19,0	20,8	4,9	1/256	A.A.
	2ª		5,2	30.000	680	13,4	25,0	6,5	1/128	A.A.
03	1ª	Piodermite	16,9	202.000	1.400	21,0	14,6	1,0	1/128	77
	2ª		22,0	178.000	1.680	38,0	17,7	6,5	1/1.024	38
04	1ª	Piodermite	11,2	200.000	1.100	30,0	17,7	4,4	1/512	48
	2ª		11,4	216.000	1.500	27,0	33,5	7,0	1/128	59
05	1ª	Piodermite	15,9	120.000	700	20,0	11,7	3,1	1/32	A.A.
	2ª		10,6	214.000	1.250	26,4	15,4	2,5	1/256	71
06	1ª	Piodermite	18,9	162.000	1.270	17,7	A.A.	12,0	1/1.024	A.A.
	2ª		7,9	88.000	440	15,4	56,5	3,4	1/1.024	A.A.
07	1ª	Piodermite	4,4	36.000	510	27,5	10,0	2,9	1/64	A.A.
	2ª		13,3	210.000	990	28,9	31,5	8,1	1/1.024	58
08	1ª	Piodermite	13,0	191.000	1.300	22,4	30,5	3,8	1/1.024	46
	2ª		16,0	174.000	1.770	34,9	58,5	7,6	1/512	59
09	1ª	VAS	6,7	96.000	510	12,0	14,7	2,0	1/128	40
	2ª		10,5	108.000	800	27,0	27,1	6,6	1/128	10
10	1ª	VAS	20,6	318.000	1.760	48,0	30,5	3,7	1/256	70
	2ª		23,7	306.000	1.940	44,6	19,2	3,4	1/512	A.A.
11	1ª	VAS	15,4	212.000	1.330	33,4	15,1	3,8	1/512	A.A.
	2ª		16,5	186.000	1.280	37,0	49,2	4,0	1/1.024	63
12	1ª	VAS	10,1	268.000	1.650	32,3	20,0	10,4	1/32	10
	2ª		11,3	204.000	1.640	22,7	31,5	7,9	1/64	39
13	1ª	Piodermite	15,6	174.000	980	30,6	14,2	1,9	1/256	36
	2ª	+ VAS	13,4	160.000	960	47,2	20,5	2,8	1/1.024	39
14	1ª	Piodermite	14,6	173.000	1.900	24,0	13,0	1,0	1/256	A.A.
	2ª	+ VAS	15,1	183.000	920	21,3	37,7	4,4	1/2.048	62

Valores normais: C_{1q}: 10 a 25mg% C_1: 150.000 a 300.000SFU/ml C_2: 800 a 1.700SFU/ml
C_4: 20 a 40mg% C_3: 80 a 140mg% C_5: 8 a 20mg%
C_7: 1/1.024 a 1/2.048 $C_{H50\%}$: 86 a 372UCA 50%/ml VAS = vias aéreas superiores.

zes, é evidenciado apenas por queixas indiretas como: a roupa ficou apertada, a criança não consegue calçar os sapatos. Outras vezes, com menor freqüência, o edema é generalizado e influenciado pela postura. Como regra, ele antecede à hematúria. Essa pode ser macroscópica nos primeiros dias de doença, sendo, com freqüência, a urina comparada a lavado de carne ou a Coca-cola®. A hematúria macroscópica ocorreu em 2/3 dos nossos casos. Pode haver apenas micro-hematúria, evidenciada com o auxílio do laboratório.

Noventa porcento dos nossos pacientes apresentaram hipertensão. Esta é, em geral, moderada, mas pode ser agravada pela ingestão de alimentos com elevado teor de sódio. Além desses sintomas, alguns autores como Lash dão grande relevância ao grau de congestão circulatória apresentado por esses doentes.

Podem acompanhar o quadro outros sintomas menos freqüentes como cólicas abdominais, hipertermia e vômitos alimentares.

Na regressão desses sintomas constata-se inicialmente o desaparecimento do edema, em média 7 a 15 dias após o início da doença, acompanhado por uma crise de diurese, seguindo-se a normalização dos níveis tensoriais, geralmente 2 a 3 dias após o desaparecimento do edema.

CASOS SUBCLÍNICOS

Pode acontecer que certos doentes não apresentem de forma evidente os sinais e os sintomas comuns ao quadro clássico de GNPE e, inclusive, continuem desenvolvendo normalmente suas atividades habituais. Nesses casos existe apenas edema subclínico, hipertensão e complemento diminuído.

Há alguns anos, tivemos a oportunidade de estudar cinco famílias nas quais ocorreu mais de um caso de GNPE e detectamos um caso subclínico. Mais tarde, estudando 10 famílias nas mesmas condições, surpreendemos três casos subclínicos.

QUADRO LABORATORIAL

1. As principais alterações urinárias são:
   a) densidade conservada, em torno de 1.015 a 1.020 na fase aguda da doença. Esse achado deve-se ao fato de que os túbulos renais encontram-se preservados, permitindo uma concentração satisfatória;
   b) hematúria macroscópica ou microscópica acompanha cerca de 95% dos casos;
   c) cilindrúria, podendo ser evidenciada a presença de cilindros hemáticos, hialinos, hialinos granulosos e leucocitários;
   d) proteinúria que raramente atinge os níveis de síndrome nefrótica. Deve-se realçar que 30% das crianças com GNPE apresentam níveis de proteinúria e proteinemia compatíveis com síndrome nefrótica, no entanto, em nossa experiência, esse fato não tem correlação com a gravidade da nefropatia. As alterações urinárias regridem geralmente de 4 a 6 semanas após o início do quadro; 10% dos casos podem persistir com hematúria residual, a qual pode prolongar-se por vários meses.
2. Complemento sérico – é exame obrigatório para confirmar o diagnóstico da GNPE. Na prática, empregamos a dosagem de C_3 ou complemento total, cujos valores encontram-se diminuídos em cerca de 95 a 98% dos casos. A normalização dos seus níveis ocorre dentro de 4 a 6 semanas.
3. Dosagem de creatinina e uréia em nosso material, cerca de 50% dos doentes apresentam uma ascensão desses níveis e a média do "clearance" de creatinina corrigido foi de 60ml/min/1,73m². Notamos normalização da função renal após 1 mês do início da doença. O espaço extracelular encontra-se aumentado em cerca de 50%, observação essa realizada em 20 de nossos pacientes (Tabela B-16). O sódio plasmático é normal, porém a massa total de sódio no organismo encontra-se aumentada.

Tabela B-16 – Estrutura iônica extracelular em crianças portadoras de GNDA durante as fases oligúrica e poliúrica.

Condição	Na+ Plasmático mEq/l	Na+ Massa[c] extracelular mEq/kg	K+ Plasmático mEq/l	K+ Massa extracelular mEq/kg
Oligúria (17)[a]	133 ± 1,145[b]	51,54 ± 0,458	4,93 ± 0,0356	1,90 ± 0,135
Poliúria (17)	136 ± 1,644	38,34 ± 1,030	5,48 ± 0,444	1,59 ± 0,147
T	—	11,691	—	1,558
P	> 0,05	< 0,001	> 0,05	> 0,05
%[d]	– 2,21	+ 34,42	– 11,03	+ 19,50

a) ( ) número de casos.
b) Média ± desvio-padrão do termo médio.
c) Massa = espaço do SCN (ml/kg) × concentração (mEq/l).
d) Aumento percentual da fase oligúrica em relação ao valor da poliúrica (100%).

FISIOPATOLOGIA DO EDEMA E DA HIPERTENSÃO

O mecanismo fisiopatológico do edema tem como ponto de partida as alterações inflamatórias que ocorrem ao nível dos capilares glomerulares. A baixa aguda do ritmo de filtração glomerular leva à retenção de sódio, enquanto a função tubular praticamente normal traz um desajuste do balanço glomerulotubular. Além do aumento do volume circulante, acredita-se que nos capilares sistêmicos ocorram alterações das forças determinantes da lei de Starling, que contribuiriam para o aparecimento do edema.

Conforme já demonstramos anteriormente, a hipertensão arterial deve-se à expansão do volume intravascular, sendo que o sistema renina-angiotensina-aldosterona não se encontra ativado nessa doença. São discutíveis as condições que induzem à hipertensão no quadro de GNPE. Atribui-se seu aparecimento à existência de vasoespasmo generalizado, associado à hipervolemia por retenção de sódio e água.

DIAGNÓSTICO DIFERENCIAL

Geralmente não oferece problema, no entanto, certas glomerulopatias com quadro semelhante podem levar a dificuldades diagnósticas.

Glomerulonefrite membranoproliferativa: acomete de preferência o sexo feminino e ocorre geralmente acima dos 7 anos de idade. Pode ser acompanhada de síndrome nefrótica, sendo também comum, na infância, a hipocomplementemia.

Ao contrário do que ocorre na GNPE, essa glomerulopatia não apresenta oligoanúria na fase aguda. Deve-se frisar que o complemento sérico permanece, em geral, baixo por muitos meses nesses pacientes. Nos casos duvidosos, a biópsia renal elucidará o diagnóstico.

Púrpura de Henoch-Schönlein: além da síndrome nefrítica, caracteriza-se por manifestações articulares, alterações cutâneas purpúricas e cólicas abdominais. O complemento sérico é normal.

Doença de Berger: manifesta-se, em geral, por hematúria recorrente, faltando os outros sinais clínicos que habitualmente acompanham a GNPE. O complemento sérico é normal e o diagnóstico só pode ser confirmado por biópsia renal, com imunofluorescência positiva para IgG e IgA em deposição mesangial.

INDICAÇÃO DE BIÓPSIA RENAL

Como na infância, a GNPE é nefropatia de evolução favorável, não é indicada a execução de biópsia renal, que deve ser feita apenas quando houver suspeita clínica de que o padrão anátomo-patológico não seja de proliferação endotelial e mesangial.

Os parâmetros para indicação de biópsia renal percutânea são:

a) hematúria macroscópica com duração maior do que quatro semanas;
b) uréia plasmática persistentemente elevada por mais de 4 semanas;
c) hipertensão arterial prolongada por mais de 4 semanas;
d) oligoanúria com duração maior do que 48 a 72 horas;
e) complemento sérico persistentemente baixo por mais de 8 semanas;
f) associação com síndrome nefrótica de duração maior do que 4 semanas.

Em nossa experiência, nessas crianças com as quatro primeiras indicações, o padrão histológico encontrado na biópsia corresponde à presença de semiluas focais nos glomérulos examinados, caracterizando dessa maneira a glomerulonefrite proliferativa endo e extracapilar com semiluas focais. No acompanhamento de cerca de 30 crianças portadoras dessa anomalia, constatamos que a sua evolução foi favorável na grande maioria (28 casos).

COMPLICAÇÕES

As complicações da GNPE são congestão circulatória, encefalopatia hipertensiva e insuficiência renal aguda (IRA).

Congestão circulatória: foi a complicação mais freqüente em nosso material, tendo ocorrido em 12% dos casos. É devido à retenção de água e de sódio, com queda da excreção urinária. Agrava-se pela hipertensão, podendo levar à claudicação do músculo cardíaco. Não há evidência de dano miocárdico intrínseco no quadro de GNPE, permanecendo o débito cardíaco e o tempo de circulação geralmente dentro dos padrões da normalidade.

Encefalopatia hipertensiva: constatamos essa complicação em 4% de nossos pacientes. Deve-se essencialmente à hipertensão e apresenta quadro clínico polimorfo. Metade dos doentes se apresentam sonolentos ou comatosos e, nos restantes, predomina agitação intensa. A queixa mais freqüente é de cefaléia constante e vômitos, seguindo-se, em escala menor, perturbações visuais, diplopia e, em seis de nossos casos, houve amaurose transitória. É também comum o desencadeamento de quadro convulsivo.

O líquor cerebroespinhal tem pressão normal e faltam, ao exame de fundo de olho, as alterações características da hipertensão arterial (edema de papila, hemorragia retiniana). Algumas vezes encontra-se vasoespasmo na retina.

A sintomatologia neurológica não se prolonga por mais de 1 ou 2 dias, cedendo espontaneamente com a normalização dos níveis tensoriais levando raramente à morte.

Insuficiência renal aguda: é a complicação mais rara da GNPE, motivada essencialmente pela claudicação quase total da filtração glomerular. Ocorreu em 1% dos nossos casos.

Estabelece-se oligoanúria intensa, com retenção de escórias protéicas no plasma, acompanhada de distúrbio hidroeletrolítico, havendo tendência à elevação dos níveis sangüíneos do potássio. O processo tende a se resolver espontaneamente, o tratamento visa manter o paciente equilibrado e em boas condições, enquanto se restabelece a função renal.

Salienta-se que, em certas circunstâncias, as três complicações podem aparecer simultaneamente.

TRATAMENTO

1. Repouso – deve ser limitado pelo próprio paciente. A criança deve permanecer no leito enquanto persistirem o edema e a hipertensão, em média 7 a 14 dias. Não se justifica o repouso prolongado, que não influenciará a evolução da doença, devendo ser suspenso mesmo antes da normalização do sedimento urinário.

2. Medidas dietéticas

   a) restrição hídrica – é importante na fase inicial, em que há hipervolemia e oligúria. Recomendamos administração de líquido correspondente às necessidades mínimas basais, 20ml/kg/dia ou 400ml/m²/SC, acrescidos de volume igual ao da diurese. Esses líquidos podem ser oferecidos sob a forma de soluções açucaradas (refrigerantes etc.);

   b) restrição de sódio – deve ser limitada à fase de oligúria, edema e hipertensão. Admite-se que a diminuição dos casos de encefalopatias que se observam em nossos dias seja conseqüência direta do diagnóstico precoce e da restrição salina, pois na maioria são iatrogênicos. Recomendamos dieta de arroz e frutas, a qual contém 300mg de NaCl. Superada a fase aguda, passamos gradativamente para a dieta comum. Constitui erro a prescrição de dieta assódica prolongada;

   c) restrição protéica – somente quando a filtração glomerular permanecer muito diminuída, devem-se prescrever dietas com baixo teor protéico (0,5g/kg/dia);

   d) restrição de potássio – apenas em presença de oligúria importante (diurese menor que 240ml/m²/dia), isto é, nos primeiros 2 a 3 dias de doença.

TRATAMENTO MEDICAMENTOSO

1. Infecção estreptocócica – no início da sintomatologia clínica, em nossa experiência, as culturas de material obtido da orofaringite, fossas nasais e pele foram positivas em 90% dos casos que estudamos. Nos pacientes com história de infecção de vias aéreas superiores, freqüentemente não há mais queixa; quando nos casos de piodermites, as lesões, na quase totalidade, encontravam-se em atividade.

Sempre que houver suspeita ou certeza de infecção estreptocócica, deve-se administrar penicilina benzatina em dose única de 600.000U para crianças com menos de 25kg e 1.200.000U para aquelas com mais de 25kg. Nessa doença, a penicilina erradicará de maneira segura o estreptococo.

Nos pacientes sensíveis à penicilina, administra-se eritromicina na dose de 30mg/kg/dia durante 10 dias. Conquanto a eritromicina seja eficaz no tratamento das estreptococcias, sua potencialidade comparada à da penicilina benzatina, deixa a desejar quanto à diminuição do número de portadores da bactéria.

2. Diuréticos – não há vantagens com o emprego de diurético de alça nessa glomerulopatia, pois verificamos em nosso Serviço que em estudo randomizado com furosemida (4mg/kg de peso) e placebo, o tempo de duração do edema e da hipertensão foi o mesmo.

TRATAMENTO DAS COMPLICAÇÕES

1. Congestão circulatória – além das medidas já mencionadas, o tratamento da congestão circulatória baseia-se na tentativa de reduzir a volemia. Emprega-se furosemida na dose máxima de 4mg/kg de peso por via endovenosa. Na presença de edema pulmonar, o paciente deve ser colocado em ortopenia, receber O_2 e sedação com sulfato de morfina (1mg/5kg de peso), garroteamento de membros e restrição de líquido e sódio. O emprego de digitálicos não é indicado, a não ser quando houver suspeita de insuficiência do miocárdio, uma vez que a congestão circulatória e o edema regredirão rapidamente com a instalação de diurese. Nos casos em que essas medidas não surtirem o efeito desejado, recomenda-se a instalação de diálise peritoneal.

2. Encefalopatia hipertensiva – sendo esta uma conseqüência direta da hipertensão, o tratamento fundamenta-se na administração de nifedipina 0,25 a 0,50mg/kg, sublingual, repetida, se necessário, 4 a 6 horas após.

Se houver indicação de manutenção do tratamento, prossegue-se com a mesma dosagem (0,5mg/kg/dia), VO, não ultrapassando 1mg/kg/dia. Na manutenção, pode-se utilizar a forma de liberação lenta ("retard"), podendo ser utilizada a cada 12 horas. Pode-se empregar em associação ou isoladamente, hidralazina, que possui rápida ação hipotensora na dose de 0,25 a 0,50mg/kg, repetida, se necessário, em doses mais baixas, a cada 4 a 6 horas.

Diazóxido, EV, na dose de 3mg/kg de peso, ou nifedipina 10mg, sublingual, ambos têm-se mostrado hipotensores úteis e de efeito rápido.

3. Insuficiência renal aguda – quando a insuficiência renal for importante, a ingestão hídrica deve ser limitada (20ml/kg acrescida do volume correspondente à diurese) e sódio (dieta de arroz). Em caso de hipercalemia (K sérico de 6,5mEq/litro ou superior), evitar qualquer ingestão de potássio. Tentar a remoção do excedente com resinas de intercâmbio catiônico (Kayexalate® ou Sorcal®) na dosagem de 1g/kg, via oral ou retal. Emprega-se em forma de suspensão a 10 ou 20%, a cada 6 a 12 horas, até que a concentração de potássio se mantenha em torno de 4 mEq/litro.

Quando, apesar de todas essas medidas, persistir a oligúria com sinais de hiperpotassemia e congestão circulatória, o paciente deverá ser levado à diálise peritoneal.

No período de diurese que se segue ao de oligúria, o peso corporal e a quantidade de líquidos ingeridos eliminados deverão ser controlados cuidadosamente para que não se estabeleça um desequilíbrio hidroeletrolítico.

ANATOMIA PATOLÓGICA

Microscopia de luz – na síndrome nefrítica aguda o padrão histológico mais comumente encontrado é o da glomerulonefrite proliferativa pura.

A proliferação endocapilar existente nesse tipo de nefropatia se faz à custa das células mesangiais e endoteliais. Os tufos capilares tornam-se tumefeitos, com luzes vasculares colapsadas devido ao aumento da celularidade e da expansão da matriz mesangial. Nos casos em que a biópsia é realizada em fase precoce, nota-se que o espaço intercapilar encerra polimorfonucleares neutrófilos em quantidade variável.

O exame atento das preparações tricrômicas permite identificar depósitos com grande afinidade tintorial, de aspecto vítreo e denso, formando imagens semelhantes à de "chama de vela". Essas estruturas situadas sobre o vértice epitelial dos capilares glomerulares são os chamados "humps".

Em nossa experiência, geralmente com pacientes nos quais a sintomatologia clínica inicial foi mais grave, acompanhada de crises hipertensivas ou IRA prolongada, além do quadro histológico descrito, observamos algumas alterações. Esses pacientes exibiram proliferação endocapilar difusa associada à proliferação do folheto parietal da cápsula de Bowman formando "crescentes" de dimensões e difusão variáveis. Essas estruturas não comprometem mais de 80% do total dos glomérulos das preparações. A essa alteração glomerular, dá-se o nome de glomerulonefrite proliferativa endo e extracapilar com semiluas focais.

As crescentes que aparecem nesse tipo de nefropatia têm, em geral, reduzida proporção. Sua constituição é variável, pois, em alguns casos, são excessivamente epiteliais e, em outros, somente fibrosas. Muitas vezes, encontramos crescentes epiteliais ao lado de outras totalmente fibrosas, dentro de uma mesma preparação. Com razoável regularidade detectamos acúmulos fibrinóides substituindo parte das estruturas de algumas semiluas.

IMUNOFLUORESCÊNCIA

Os estudos por imunofluorescência têm padrão bem característico. Os "humps" apresentam-se como depósitos glomerulares grosseiros, morfologicamente semelhantes entre si, dispostos ao acaso sob as paredes dos capilares glomerulares. Fixam-se intensamente os anti-soros específicos para fator C_3 do complemento e IgG. Em nosso material, tem sido ocasional a positividade para imunoglobulinas G. Pode haver, ainda, fixação para anti-soro específico para fibrina sobre os locais correspondentes à proliferação do folheto parietal da cápsula de Bowman.

BIBLIOGRAFIA RECOMENDADA

Alkan M, Ofek I, Beachey EH. Adherence of pharyngeal and skin strains of Group A Streptococci to human skin and oral epitheleal cells. Infect Immun 1977; 18:555.

Ferrieri P, Dajani, AS, Wannamaker LW, Chapman SS. Natural history of impetigo. J Clin Invest 1972; 51:2851.

França PB, Toporovski J, Coates VG, Prado EL, Nicoletti L, Len DO. Glomérulo nefrite difusa aguda pós-estreptocóccica. A respeito de 90 casos. Pediat Prát XXXIX, 1968; 12(dez):31.

Kaplan EL, Anthony BF, Chapman SS, Wannamaker LW. Epidemic Acute Glomerulonephritis associated with type 49 streptococcal pyoderma. Am J Med 1970; 48:9.

McIntosh RM, García R, Rubio L, Rabideau D, Rodriguez-Iturbe B. Evidence for a autologous immune complex pathogenic mechanism in acute postestreptoccal glomerulonephritis. Kidney Int 1978; 14:501.

Rodriguez-Iturbe B. Epidemic poststreptococcal glomerulonephritis. Kidney Int 1984; 25:129.

Toporovski J. Aspectos bacteriológicos e imunológicos da Glomérulo-Nefrite Difusa Aguda Pós-Estreptocócica na Infância(GNPE). Tese de Livre Docência. Faculdade de Ciências Médicas da Santa Casa de São Paulo, 1975.

Toporovski J, Kraemer A, Len DO, Santos PP, Donnini YG. Expansão do Volume e da Massa de "*Na e K*" Extracelulares em Crianças Portadoras de GNDA. Trabalho apresentado no V Congresso Brasileiro de Nefrologia, realizado em São Paulo, no período de 23 à 29 de agosto de 1970.

Toporovski J, Len DO, Mello VR. Aspecto Epidemiológico das Estreptococcias. Estudo em 5 Famílias. Trabalho apresentado no V Congresso Brasileiro de Nefrologia, realizado em São Paulo, no período de 23 à 29 de agosto de l970.

Toporovski J, Mimica I. Concentrações plasmáticas após inoculação de Penicilina Benzatina. Rev Assoc Méd Brasil 1981; 27:5.

8

PROTEINÚRIA
DIAGNÓSTICO E CONDUTA

•

YASSUHIKO OKAY

Proteinúria é um dos mais importantes sinais e sintomas das nefropatias agudas ou crônicas. Essas entidades geralmente se acompanham de outras manifestações clínicas como, por exemplo, hematúria macroscópica ou microscópica, edema, hipertensão arterial, anemia etc. Nessas circunstâncias, a constelação de sinais e sintomas permite direcionar o raciocínio clínico, mais facilmente, para o diagnóstico etiológico da nefropatia.

Neste capítulo, enfatizaremos, apenas, as situações clínicas que se manifestam com proteinúria isolada, transitória ou persistente e assintomática.

DEFINIÇÃO E VALORES NORMAIS

Um método adequado para aferir se uma proteinúria é normal ou anormal (significativa) deve ser prático, de fácil realização e preciso. Os métodos quantitativos são mais precisos, porém pouco práticos para uso ambulatorial ou no consultório. Os métodos qualitativos são menos precisos, porém mais práticos e exeqüíveis. No entanto, respeitando-se algumas recomendações, conforme veremos, constituem bom guia para o diagnóstico seguro de proteinúria significativa.

A tabela B-17 fornece dados quantitativos de excreção protéica urinária em crianças e adolescentes normais.

Os dados da tabela B-17 sugerem que 250mg/m^2/dia seja estabelecido como o limite superior do normal. No entanto, a maioria dos nefrologistas pediátricos considera anormais valores menores do que os acima mostrados. Por exemplo, o limite superior do normal estabelecido pelo Estudo Internacional de Controle de Doença Renal (ISKDC) é de 4mg/m^2/hora ou equivalente a menos da metade do que o assinalado acima.

Existem, conforme relatamos anteriormente, outras definições de proteinúria significativa, as quais, se utilizadas com os devidos reparos, são confiáveis para caracterizar a proteinúria na criança.

O quadro B-15 resume as diferentes definições de proteinúria significativa.

Tabela B-17 – Excreção urinária de proteína em crianças e adolescentes normais.

País	Idade	Proteinúria/24 horas Média ± DP
EUA	5-18 anos	100 ± 94mg
Hungria	5-30 dias (prematuros)	182 ± 98mg/m^2
	7-30 dias (de termo)	145 ± 82mg/m^2
	2-12 meses	109 ± 68mg/m^2
	2-4 anos	91 ± 66mg/m^2
	4-10 anos	85 ± 75mg/m^2
	10-16 anos	63 ± 59mg/m^2

Fonte: Dados dos EUA: Estudo de Wagner, MA; Smith, FG; Tinglofi BO e Cornberg, E. Epidemiology of proteinuria. J. Pediatr. 73: 825-832, 1968. Dados do estudo húngaro modificados de: Milteryi, M. Urinary proteirn excretion in healthy children. Clin. Nephrol. 12: 216-221, 1979.

Quadro B-15 – Definição de proteinúria anormal (significativa).

I – Qualitativa
1. 1 + (30mg/dl) no teste da fita, em 2 de 3 amostras de urina coletadas com diferença de 1 semana, se a densidade ≤ 1.015.
2. 2 + (100mg/dl), em amostras de urina coletadas do mesmo modo que em 1 e densidade ≥ 1.015.

II – Semiquantitativa
1. Relação proteína/creatinina urinária $\frac{mg/dl}{mg/dl}$ de ≥ 0,2, na primeira amostra da urina da manhã.

III – Quantitativa
1. Normal: ≤ 4mg/m^2/hora, em urina de 12 a 24 horas
2. Anormal: 4 a 40mg/m^2/hora, em urina de 12 a 24 horas
3. Nível nefrótico: ≥ 40mg/m^2/hora, em urina de 12 a 24 horas
---

O método mais comumente utilizado para avaliar proteinúria significativa é o método qualitativo da fita ("dipstick"), no qual uma fita quimicamente impregnada é mergulhada em uma amostra de urina fresca.

A interpretação qualitativa da proteinúria depende do conhecimento da densidade urinária da amostra e dos fatores que interferem com a leitura da fita, tais como: urina altamente alcalina, contaminação intensa com bactérias Gram-negativas ou contaminação da amostra com certos materiais de limpeza de pele ou detergentes que contêm sais quaternários de amônia.

Deve ser lembrado que a positividade, em cruzes, da leitura da fita para proteína reflete, no entanto, uma grande amplitude de concentração protéica:

1 +	2 +	3 +	4 +
(30-99mg/dl)	(100-299mg/dl)	(300-999mg/dl)	($\geq$ 1.000mg/dl)

Mais recentemente, a relação proteína/creatinina, avaliada em amostra única de urina, tem sido utilizada para aferir proteinúria e se correlaciona com a excreção protéica de 24 horas, servindo, assim, como medida semiquantitativa da proteinúria conforme mostrado no quadro B-15.

PREVALÊNCIA E INCIDÊNCIA

A prevalência e a incidência dependem da definição dos limites superiores do normal pelo teste da fita.

Utilizando-se, como significativa ou anormal, a proteinúria de 1+, em amostra de urina coletada aleatoriamente e não-centrifugada, a prevalência de proteinúria é de 5 a 6%, sendo levemente maior em meninas. A incidência é de 1 a 5%, dependendo da faixa etária estudada. Felizmente, a maioria das crianças que se enquadram no critério para proteinúria no teste inicial normaliza a proteinúria ao longo do tempo, após vários exames de urina subseqüentes.

Estima-se, a partir de um grande levantamento realizado em ambulatório, que somente 10% das crianças persistem com proteinúria significativa após 2 a 12 meses de seguimento.

TIPO E PATOGÊNESE

A proteinúria pode ser primariamente glomerular, tubular ou mista. Cerca de $^2/_3$ da proteína excretada na urina de crianças normais são constituídos pela albumina e $^1/_3$ por uma combinação de globulinas e proteína de Tamm-Horsfall, uma mucoproteína de origem tubular. Albuminúria representa a porção da carga de albumina filtrada nos glomérulos e que não é reabsorvida pelos túbulos renais; uma pequena quantidade está presente na urina de crianças normais. Proteinúria anormal ou significativa é geralmente, mas nem sempre, representada pela albumina e a relação albumina/creatinina tem sido utilizada como marcador da disfunção glomerular.

O aumento da excreção protéica urinária pode ser devido ao:
1. aumento da carga filtrada de proteína em razão do aumento da filtração glomerular ou do aumento da concentração plasmática;
2. aumento da permeabilidade glomerular a quantidades normais da carga de proteína.

Essas alterações fisiopatológicas podem resultar de lesão da célula endotelial ou epitelial glomerular, mediada por insultos tóxicos, isquêmicos ou imunológicos; por alterações da carga eletrostática ao longo da membrana basal glomerular ou por aumento da permeabilidade da membrana basal glomerular por si só.

Alternativamente, pode haver comprometimento da reabsorção tubular da proteína filtrada ou aumento da secreção tubular de proteína, como a de Tamm-Horsfall, nos processos inflamatórios tubulointersticiais.

ETIOLOGIAS

As etiologias mais comumente encontradas de proteinúria assintomática e significativa estão especificadas no quadro B-16, itens I e II.

Quadro B-16 – Etiologias de proteinúria.

I – Transitória
   A) Exercício
   B) Febre
   C) Desidratação
II – Proteinúria ortostática
   A) Transitória ou intermitente
   B) Fixa e reprodutível
III – Proteinúria constante (persistente) benigna
IV – Doença glomerular primária
   A) Glomerulonefrite aguda
   B) Glomerulonefrite crônica
   C) Nefrite hereditária
   D) Nefropatia IgA
   E) Síndrome nefrótica idiopática
V – Doença tubulointersticial primária
   A) Nefropatia do refluxo
   B) Hipoplasia renal
   C) Nefrite intersticial aguda

PROTEINÚRIA TRANSITÓRIA

Diz-se que a proteinúria é **transitória** quando ela se normaliza ao remover o fator causal. A proteinúria raramente excede 2+ nessas crianças, exceto se a urina estiver extremamente concentrada (densidade $\geq$ 1.030).

Muitas crianças saudáveis desenvolvem proteinúria no curso de doenças febris. A patogênese dessa forma de proteinúria não é conhecida e ainda não se sabe por que tende a persistir por vários dias, após o desaparecimento da febre.

Proteinúria de 1+ ou mais foi encontrada em exame de urina de 70 a 100% dos atletas, imediatamente após exercício intenso. A patogênese não é conhecida e não há razão para pensar que a proteinúria esteja associada a qualquer anomalia dos rins.

PROTEINÚRIA ORTOSTÁTICA

A proteinúria ortostática pode ser responsabilizada por cerca de 60% de todas as crianças com proteinúria isolada, e ainda mais nos adolescentes.

Ela está presente durante o período diurno e está claramente associada com a posição "em pé". À noite, no período em que o paciente está deitado, a excreção urinária protéica se normaliza. Não se observam outras manifestações clínicas. A função renal é normal e o exame de urina não apresenta outras alterações. Essa condição é encontrada em 2 a 5% dos adolescentes e adultos jovens. A excreção total de proteína em 24 horas é geralmente inferior a 1g, mas pode atingir 10g. Em indivíduos com proteinúria ortostática, a quantificação em separado da proteinúria correspondente aos períodos noturno e diurno mostra que a quantidade de proteína é geralmente 5 vezes maior durante o dia.

A patogênese da proteinúria é desconhecida, mas pode haver contribuição de alteração no fluxo sangüíneo renal, fração de filtração, sistema renina-angiotensina ou alterações sutis na parede do capilar glomerular que seriam exacerbadas pela deambulação ou por exercício vigoroso.

Até a idade de 16 anos, as meninas têm incidência significativamente maior dessa condição do que os meninos.

A proteinúria ortostática pode ser *transitória*, ou *fixa*, em amostras repetidas de urina. O prognóstico não parece depender do subtipo. Estudos de biópsia renal realizados em adultos jovens com proteinúria ortostática mostram alterações inespecíficas e mais ou menos intensas em até 53% dos indivíduos. No entanto, o prognóstico da proteinúria ortostática parece bom. Em um estudo prospectivo, realizado em homens jovens, com proteinúria ortostática, 45% ainda persistiam com proteinúria após 10 anos de evolução, mas nenhum desenvolvera comprometimento da função renal, incluindo os 53% dos casos cuja biópsia renal inicial mostrava alterações mais ou menos intensas.

PROTEINÚRIA PERSISTENTE ISOLADA

Diz-se que uma criança tem proteinúria persistente isolada quando se detecta proteinúria anormal, em exame de urina de rotina, sem outras manifestações de doença renal e sem quaisquer alterações bioquímicas ou sorológicas associadas às glomerulopatias conhecidas.

Em 1974, Habib e cols. descreveram 10 de 65 crianças com aumento gradual de proteinúria ao longo dos anos e cuja biópsia renal revelou glomeruloesclerose focal e segmentar. O curso subseqüente foi similar ao de crianças com glomeruloesclerose focal e segmentar e síndrome nefrótica.

Em 1991, Yoshikawa e cols. estudaram 53 crianças com proteinúria persistente isolada e assintomática, por meio de material de biópsia renal submetido à microscopia óptica, à imunofluorescência e à microscopia eletrônica. Dessas 53 crianças, 25 (47%) apresentavam alterações glomerulares significativas: glomeruloesclerose focal e segmentar (GEFS), 15; nefropatia (IgA), 4; glomerulonefrite proliferativa mesangial (GNPM), 3; e glomerulonefrite membranosa (GNM), 3. As 28 crianças restantes mostraram alterações glomerulares mínimas. Não houve diferenças clínicas e laboratoriais entre os dois grupos, exceto que, no primeiro grupo, havia predominância de crianças do sexo masculino.

No seguimento, sete crianças com alterações glomerulares significativas evoluíram para insuficiência renal crônica, sendo que nenhuma delas era do segundo grupo.

Percebe-se, portanto, que as crianças com proteinúria persistente isolada merecem maior atenção, uma vez que percentual significativo delas pode evoluir para insuficiência renal crônica.

INVESTIGAÇÃO

O quadro B-17 mostra a seqüência da investigação de uma criança com proteinúria assintomática. Amostra da primeira urina da manhã é ótima para exame do sedimento centrifugado porque as células e os cilindros estão bem preservados num meio ácido e concentrado, antes que quantidade substancial de líquido seja ingerida.

Quadro B-17 – Investigação da criança com proteinúria.

I – **Fase I:** realizada pelo pediatra
 1. Exame de urina de primeira amostra da manhã para analisar o sedimento urinário.
 2. Teste da fita em amostra de urina noturna e diurna (deambulação).

II – **Fase II:** realizada pelo pediatra
 1. Eletrólitos no sangue, uréia, creatinina, proteínas séricas, colesterol.
 2. ALCO, C_3.
 3. Amostra de urina de 12 horas deitado e de 12 horas em deambulação.
 4. US renal, UGE e UCM.

III – **Fase III:** realizada pelo nefrologista pediátrico
 1. Biópsia renal.
 2. Manejo da doença renal.

A triagem inicial para proteinúria ortostática consiste em testar com a fita amostras de urina coletadas imediatamente após o acordar do paciente e após várias horas de deambulação rotineira. A amostra da noite é válida somente se a criança esvaziou a bexiga antes de se deitar.

Em crianças com proteinúria ortostática típica, o exame de urina é negativo ou com traços de proteína na amostra noturna e 1+ ou mais, na amostra do dia.

Conforme apontado na fase II da investigação (Quadro B-17), o teste definitivo para proteinúria ortostática consiste na quantificação de proteína urinária, por exemplo, em amostra de urina coletada das 8 horas da manhã às 20 horas e das 20 às 8 horas. De que modo conduzir a coleta?

1. Se a criança urinou e desprezou a amostra antes e até 1 hora após se deitar (a segunda amostra pode não ser disponível prontamente na criança pequena). Anote o tempo exato.
2. Colete a urina formada durante a noite em um recipiente identificado com o número 1, imediatamente ao se levantar, pela manhã. Anote os horários de início e fim da coleta no recipiente e identifique-o como "amostra deitado".

3. Colete toda a urina do dia, incluindo a amostra de antes de se deitar. Anote os horários de início e fim da coleta em recipiente identificado com o número 2 e rotule-o como "amostra de deambulação".
4. Certifique-se de que a criança ingeriu pelo menos 1.000 a 1.500ml de fluido/m^2 de superfície corpórea para assegurar fluxo urinário adequado.
5. Resultado normal fornece menos de 100-150mg de proteína na amostra 1 (deitado), dependendo da idade da criança. A excreção protéica na amostra 2 (de deambulação) pode variar muito, mas a excreção protéica total é geralmente menor que 1g. Uma excreção protéica maior que 250mg, na amostra 1, ou uma quantidade igual à anormalmente excretada, na amostra 2, merece investigação posterior e possível encaminhamento ao nefrologista pediátrico.

Outras indicações para encaminhar a criança ao nefrologista pediátrico podem ser observadas no quadro B-18.

Quadro B-18 – Quando encaminhar a criança com proteinúria isolada ao nefrologista pediátrico.

Proteinúria persistente não-ortostática.
História familiar de glomerulonefrite, doença renal crônica ou transplante renal.
Queixas gerais como: febre, artrite ou artralgia e "rash" cutâneo.
Hipertensão arterial, edema, vasculite cutânea ou púrpura.
Hematúria concomitante com ou sem cilindros celulares no sedimento urinário.
Elevação dos níveis séricos de uréia e creatinina ou alterações eletrolíticas inexplicáveis.
Aumento da ansiedade dos pais.

O quadro B-19 mostra quando considerar a realização de biópsia renal em crianças com proteinúria.

Quadro B-19 – Quando considerar biópsia renal em crianças com proteinúria.

Forte história familiar de nefrite crônica ou falência renal inexplicável.
Déficit inexplicável do crescimento.
Hipertensão ou síndrome nefrótica coexistente ou evidência de processo inflamatório sistêmico.
Hematúria significativa coexistente com ou sem cilindros hemáticos no sedimento urinário.
Proteinúria maciça.
Insuficiência renal glomerular.
Evidência bioquímica de disfunção tubular renal (ATR, síndrome de Fanconi).
Necessidade familiar de conhecer o diagnóstico específico.

A maioria das crianças com proteinúria fixa e isolada, proteinúria ortostática ou proteinúria do exercício físico tem boa saúde.

O mais importante aspecto do manejo dessas crianças é evitar condutas intempestivas e alterações no estilo de vida pela prescrição de medidas terapêuticas desnecessárias. A perda protéica de crianças com proteinúria é nutricionalmente insignificante e os pais devem ser avisados de que não há necessidade de suplementação dietética de proteína. Além disso, como não há edema, a restrição de sal é desnecessária. Apesar de a atividade física vigorosa poder causar ou aumentar a proteinúria, não há indicação para limitar a atividade nas crianças e adolescentes.

SEGUIMENTO DE CRIANÇAS COM PROTEINÚRIA FIXA OU PROTEINÚRIA ORTOSTÁTICA

Em vista das incertezas sobre o prognóstico ulterior de crianças com proteinúria fixa ou proteinúria ortostática é aconselhável um seguimento anual do seguinte modo:

I – Manejo
  A) Atividade física sem restrições.
  B) Não há necessidade de suplementação protéica.
  C) Não há necessidade de restrição sódica.

II – Avaliação anual
  A) Medida da PA, altura e peso.
  B) Determinação de uréia e creatinina sérica.
  C) Exame de urina em primeira amostra da manhã e na amostra de deambulação.

Em crianças com proteinúria isolada e fixa, deve-se repetir anualmente a proteinúria em urina de 24h. Um aumento progressivo na excreção protéica, ao longo dos anos, é indicação para reavaliação do diagnóstico e provável biópsia renal. No estado corrente de nosso conhecimento, recomenda-se que esse seguimento anual seja continuado indefinidamente, até que a proteinúria desapareça ou até que novos conhecimentos sugiram que o seguimento não é mais necessário.

BIBLIOGRAFIA RECOMENDADA

Dennis VW, Robinson RR. Proteinuria. In Edelmann Jr CM. (ed.) Pediatric Kidney Disease I. Little, Brown, Boston, 1978, p 306-311.

Dodge WF, West EF, Smith EH. Proteinuria and hematuria in school children. Epidemiology and early natural history. J. Pediat 1976, 88:327-347.

Gauthier B, Edelmann Jr CM, Barnett HL. Isolated asymptomatic proteinuria. In Gauthier B, Edelmann Jr CM. and Barnett H (eds.) Nephrology and Urology for the Pediatrician. Little, Brown, Boston, 1982, p 103-108.

Norman ME. An office approach to hematuria and proteinuria. Pediat Clin North Am 1987, 34:545-560.

Royer P, Habib R, Mathieu H, Broyer M. The major syndromes. In Royer P, Habib R, Mathieu H, Broyer M (eds.). Pediatric Nephrology, W.B. Saunders, Philadelphia, 1974, p 246-290.

Yoshikawa N. Asymptomatic constant isolated proteinuria in children. J. Pediat 1991, 119:375-379.

9

SÍNDROME NEFRÓTICA

OLBERES VITOR BRAGA DE ANDRADE
VALDEREZ RAPOSO DE MELLO
JULIO TOPOROVSKI

INTRODUÇÃO

A síndrome nefrótica (SN) é uma condição clínico-laboratorial que se caracteriza por uma disfunção da permeabilidade glomerular à filtração das proteínas.

Os achados básicos para o diagnóstico de SN na criança consistem em:

– Proteinúria nefrótica $\geq$ 50mg/kg/dia ou $\geq$ 40mg/h/m^2 ou > 1g/m^2/dia
– Hipoalbuminemia $\leq$ 2,5g%.

A presença de edema, hipercolesterolemia e lipidúria não é essencial para o diagnóstico.

ETIOLOGIA

Na faixa pediátrica, a maioria dos casos constitui formas idiopáticas ou primárias (90%), sendo que destas, 75 a 80% correspondem a lesões histológicas mínimas (LHM), seguidas de glomeruloesclerose segmentar e focal – GESF (8%).

Embora predominem marcantes diferenças quanto aos aspectos anátomo-patológicos, resposta aos esteróides e progressão ou não para insuficiência renal crônica, alguns autores tendem a agrupar essas duas principais glomerulopatias da infância (LHM e GESF) como síndrome nefrótica idiopática (SNI). Por sua vez, as principais causas secundárias associam-se às enfermidades infecciosas e colagenoses/vasculites (Quadro B-20).

A síndrome nefrótica no primeiro ano de vida apresenta aspectos peculiares, sendo definida como congênita precoce (início nos primeiros 3 meses de vida) e congênita tardia (início após os primeiros 3 meses). Nessa situação, outras glomerulopatias e fatores secundários e genéticos estão implicados, ressaltando-se a esclerose mesangial difusa, a síndrome nefrótica tipo finlandesa e a sífilis congênita em nosso meio (Quadro B-21).

Quadro B-20 – Etiologia da síndrome nefrótica na infância.

Causas primárias
  Lesão histológica mínima
  Glomeruloesclerose segmentar e focal
  Glomerulonefrite membranoproliferativa (tipos I, II e III)
  Glomerulonefrite proliferativa mesangial
   • Depósito de IgM
   • Depósito de IgA (nefropatia por IgA – doença de Berger)
  Glomerulopatia membranosa

Causas secundárias
  Pós-infecciosas
   Lues, malária, tuberculose, varicela, hepatite B, hepatite C, HIV, endocardite infecciosa, mononucleose infecciosa, citomegalovírus, toxoplasmose, estreptococos β-hemolítico do grupo A, nefrite do "shunt" etc.
  Colagenoses
   Lúpus eritematoso sistêmico, artrite reumatóide, poliarterite nodosa
  Púrpura de Henoch-Schönlein
  Desordens hereditárias
   Síndrome de Alport
  Esquistossomose
  Granulomatose de Wegener
  Cicatriz pielonefrítica do refluxo vesicoureteral
  Anemia falciforme
  Diabetes mélito
  Doença inflamatória crônica, febre do Mediterrâneo familiar
  Amiloidose
  Neoplasias
   Leucemias, linfomas (Hodgkin), tumor de Wilms, feocromocitoma
  Toxinas (vacinas, alérgenos, picada de abelha etc.)
  Trombose de veia renal
  Drogas
   Mercúrio, ouro, trimetadiona, captopril, probenecida, antiinflamatórios não-hormonais (fenoprofeno), lítio, warfarina, penicilamina, heroína etc.

Quadro B-21 – Síndrome nefrótica congênita.

Primária
  Esclerose mesangial difusa
  Doença microcística infantil
    Tipo finlandesa
      Síndrome de Drash
    Tipo não-finlandesa
  Lesão histológica mínima
  Glomeruloesclerose segmentar e focal
  Glomerulopatia membranosa

Secundária
  Lues, toxoplasmose, citomegalovírus, rubéola, HIV, hepatite B, malária
  Disgenesia gonadal
  Síndome unha-patela
  Síndrome de Lowe
  Síndrome hemolítico-urêmica
  Nefroblastoma
  Lúpus eritematoso sistêmico
  Drogas: mercúrio

EPIDEMIOLOGIA

A incidência é estimada em dois a sete novos casos/ano para cada 100 mil habitantes com menos de 16 anos, com prevalência em torno de 16 para cada 1.000.000 crianças. A SN é cerca de 15 vezes mais comum em crianças do que em adultos.

A SNI, em geral, tem início entre os 2 e os 6 anos de idade, com prevalência no sexo masculino (2:1).

Em crianças maiores, a incidência por sexo vai se tornando semelhante à do adulto (1:1). Aspectos familiares e genéticos estão relacionados. Dessa forma, tanto LHM quanto GESF podem apresentar ocorrência familiar maior do que seria de esperar na população em geral (2 a 8%). A SN é muito mais comum em gêmeos monozigóticos, tendo sido implicados vários antígenos de histocompatibilidade. Os casos de SN congênita tipo finlandesa e esclerose mesangial difusa apresentam transmissão tipo autossômica recessiva. Esclerose mesangial difusa pode estar vinculada à síndrome de Drash (pseudo-hermafroditismo masculino, tumor de Wilms e nefropatia).

FISIOPATOGENIA

As evidências, até o momento, permitem dizer que a SNI é uma doença imunológica, contribuindo entre outras circunstâncias para esse fato:

1. Produção anormal de imunoglobulinas: redução de IgG, IgA e elevação de IgM e IgE.
2. Alteração da imunidade celular: redução da blastogênese linfocitária em resposta aos antígenos; hipersensibilidade de tipo retardada alterada; expressão alterada de marcadores de superfície celular.
3. Presença de imunocomplexos circulantes.
4. Deficiência de opsonização.
5. Redução de atividade da via alternada do sistema complemento (fatores B e D).
6. Função retículo-endotelial alterada.
7. Presença de SN em pacientes portadores de linfoma de Hodgkin, leucemia linfocítica crônica, timomas etc.
8. Remissão da SN induzida por rubéola, malária e sarampo.
9. Disfunção dos linfócitos T-supressores.
10. Disfunção de citocinas: IL-2, IL-1 etc.
11. Relação com antígenos de histocompatibilidade.
12. Associação de ocorrência sazonal em indivíduos atópicos.
13. Remissão com utilização de imunossupressores e imunomoduladores.

Vários experimentos evidenciam, em pacientes portadores de LHM, aumento da permeabilidade às proteínas devido à perda de seletividade da membrana basal glomerular (MBG) em relação à sua carga. Estudos ultra-estruturais demonstram perda da eletronegatividade da MBG pela redução do conteúdo de ácido siálico e heparan sulfato, conseqüentemente facilitando a passagem de ânions como a albumina.

Na GESF, diversos mecanismos patogênicos são relacionados à lesão histológica, proteinúria e conseqüente mecanismo de progressão da doença renal, envolvendo peroxidação lipídica, ativação de células mononucleares, liberação de citocinas, proliferação de células mesangiais, deposição glomerular de lípides, deposição de plaquetas, entre outros. Na GESF, eventos múltiplos primários e secundários provavelmente resultam em hiperfiltração e hipertensão glomerular, promovendo esclerose glomerular.

– O edema é determinado por alterações do equilíbrio de Starling relacionado aos gradientes de pressão hidrostática e coloidosmótica nos capilares e à hipoalbuminemia e retenção hidrossalina.

– A hipoalbuminemia resulta das perdas urinárias e do catabolismo no túbulo proximal.

– A retenção de sódio, classicamente, é uma resposta renal a um estímulo sistêmico relacionado à hipovolemia secundária à hipoalbuminemia, à estimulação do sistema renina-angiotensina-aldosterona, ao hormônio antidiurético e à redução de fator natriurético. Entretanto, estudos experimentais utilizando rim isolado de rato nefrótico demonstram mecanismos intra-renais de retenção de sódio situados no túbulo distal e coletor, não evidenciando necessariamente hipovolemia ou participação dos sistemas hormonais acima descritos.

– A hiperlipidemia está correlacionada à hipoalbuminemia, evidenciando-se inibição da atividade de lipases lipoprotéicas e conseqüente alteração do metabolismo das lipoproteínas.

– Propensão a fenômenos tromboembólicos associam-se a redução de antitrombina III, plasminogênios, antiplasminas e aumento dos fatores de coagulação (V, VII, VIII e X), fibrinogênio, β-tromboglobulina. Além disso, há aumento da adesividade e agregação plaquetária e trombocitose.

O uso de diuréticos, de corticóides e os estados de imobilização podem contribuir para essa temível complicação.
– Suscetibilidade a infecções, intimamente relacionada às disfunções imunológicas acima descritas, além das perdas urinárias de gamaglobulinas, proteínas e zinco; utilização de terapia imunossupressora e resposta inadequada à imunização entre outras causas.

MANIFESTAÇÕES CLÍNICAS

– Edema: sintoma cardinal, sua instalação pode ser abrupta ou insidiosa, sendo geralmente gravitacional, podendo chegar a anasarca, comprometimento de serosas, hérnia umbilical e edema genital.
– Oligúria e urina espumosa: presente nos casos de atividade da nefrose.
– Anorexia.
– Taquipnéia: decorrente da compressão de caixa torácica por ascite, derrame pleural, processos infecciosos de vias aéreas ou distúrbios ácido-básicos ou eletrolíticos.
– Hipertensão arterial: raramente presente na LHM, exceto em curto período de tempo na vigência da descompensação aguda ou em pacientes de baixa faixa etária.
– Diarréia: presente em cerca de 20% das crianças, decorrente do edema da mucosa intestinal ou agentes infecciosos primários.
– Distrofia nutricional: sinais de desnutrição variáveis, tais como cabelos finos, aloirados, quebradiços, redução de massas musculares, estrias esbranquiçadas em leito ungueal etc.
– Dor abdominal: presente, em geral, nas grandes descompensações, situações de hipovolemia ou associadas à peritonite primária ou celulites de parede abdominal. Algumas vezes, simulando abdome agudo inflamatório, podendo confundir-se com apendicite aguda.
– Sinais de descalcificação óssea: relacionados às alterações do metabolismo da vitamina D, cálcio e fósforo nesses pacientes, particularmente naqueles casos de longa duração e/ou resistência à terapia imunossupressora. Existe redução da absorção intestinal de cálcio, redução da concentração sérica de 25-hidroxicalciferol e geralmente valores normais de 1,25-diidroxicalciferol, porém inapropriadamente baixos em situações de hipocalcemia e PTH elevado.
– Atopia: prevalência de processos alérgicos de vias aéreas ou de pele nesses pacientes.
– Processos infecciosos: geralmente por infecções de vias aéreas (rinofaringites, sinusites e broncopneumonias), infecções de pele (celulite), peritonites, diarréia, infecção do trato urinário e sepse. Os agentes virais, freqüentemente, estão associados às descompensações, podendo favorecer infecções bacterianas secundárias. Os principais agentes bacterianos são: *Streptococcus pneumoniae* e bactérias Gram-negativas (*Escherichia coli, Klebsiella* sp., *Proteus* sp. e *Haemophilus influenzae*). Os *Staphylococcus aureus* e *albus* também devem ser lembrados, considerando que esses pacientes encontram-se regularmente sob imunossupressão ou em ambiente hospitalar.

QUADRO LABORATORIAL

– Proteinúria:
- ≥ 5 mg/k/dia ou 40mg/h/m^2 – conforme o ISKDC (Estudo Colaborativo Internacional de Doenças Renais na Infância).
- Amostra isolada – concentração da proteinúria e creatinina na urina expressa em mg%:

Proteína/creatinina na urina	Interpretação
< 0,2	normal
0,2-0,5	proteinúria mínima
0,5-2,0	proteinúria moderada
> 2,0	proteinúria nefrótica

- Labstix® ou ácido sulfossalicílico 10%: presença de +++ a ++++.
– Urina I: pode demonstrar leucocitúria, cilindros hialinos e granulosos, gotículas de gordura ("cruz de malta"); cerca de 20% dos pacientes com LHM podem apresentar hematúria microscópica, enquanto hematúria macroscópica é mais sugestiva de GESF.
– Eletroforese de proteínas plasmáticas: $\leq 2,5$g%. Existem ainda elevação de alfa$_2$-globulina e diminuição de gamaglobulina. Situações de hipergamaglobulinemia podem sugerir etiologia secundária (por exemplo: lúpus eritematoso sistêmico – LES). A concentração de IgG e IgA costuma ser baixa, enquanto a IgM aumenta. A IgE em cerca de 25% dos pacientes com LHM encontra-se aumentada.
– Hiperlipidemia: em geral hipercolesterolemia, hipertrigliceridemia, aumento de LDL, VLDL e valores controversos de HDL.
– Hemograma: aumento de hemoglobina pode estar presente durante episódios de relapso devido à hemoconcentração. Anemia em estados de espoliação e/ou insuficiência renal crônica. Trombocitose pode estar presente nas descompensações, assim como trombocitopenia pode sugerir primariamente um caso de LES. O leucograma pode sugerir processo infeccioso, porém, a utilização de corticoterapia freqüentemente induz à leucocitose.
– Uréia e creatinina séricas: podem estar ligeiramente elevadas durante fase de recidiva, retornando ao normal após homeostase do volume sangüíneo efetivo circulante. Insuficiência renal pode estar presente em situações de infecções generalizadas como sepse ou em glomerulopatias de caráter de cronicidade. Os casos de GESF com perda de função renal num prazo inferior a 3 anos são designados variantes malignas, apresentando alta recorrência pós-transplante renal.
– Eletrólitos: hiponatremia pode estar presente, conseqüente à retenção hídrica, embora o "pool" total de sódio esteja aumentado. Hipercalemia em situações de falência renal ou acidemia metabólica associada, enquanto hipocalemia é comum na utilização de diuréticos espoliadores de potássio, anorexia e/ou vômitos ou alcalose metabólica. Hipocalcemia pode estar relacionada às disfunções do metabolismo da vitamina D ou à hipoalbuminemia, valendo a dosagem do cálcio sérico ionizado.

– Complemento sérico: apresenta-se normal na SNI. A hipocomplementemia deve levantar a suspeita de glomerulopatia membranoproliferativa, endo e extracapilar com crescentes glomerulares, LES, endocardite bacteriana ou nefrite do "shunt".
– Outros exames podem ser pertinentes tanto na investigação da SN (por exemplo: anti-DNA dupla-hélice, sorologias etc.) como no seguimento (perfil de hormônio tireoideano, densitometria óssea etc.)

BIÓPSIA RENAL

As indicações habituais, visando etiologia, grau de acometimento histológico renal ou programação/monitorização de imunossupressão, são:
• Crianças menores de 2 ou maiores de 7 anos.
• Corticorresistentes.
• Complemento sérico baixo.
• Recidivantes freqüentes.
• Evidência de doença sistêmica ou deterioração da função renal.

TRATAMENTO

MEDIDAS GERAIS

Visualizamos nas figuras B-40 e B-41 a abordagem geral da SN na infância.

Conscientização, organização e paciência

Os pais devem ser informados de maneira sucinta sobre a natureza da SN, sua evolução, freqüência de recidivas e importância dos processos infecciosos no desencadeamento e agravamento do quadro. Uma família esclarecida e motivada auxilia muito o médico no manuseio do doente.

O repouso não deve ser imposto, mas auto-regulado. A dieta deve ser o mais próximo possível do normal. Não é necessário aumentar a oferta protéica, e é suficiente que seja hipossódica nas fases de edema. Nos casos de grandes edemas refratários é essencial a restrição sódica inferior a 75mEq/dia. A ingestão hídrica é livre.

ANTIBIÓTICOS

Deve-se utilizá-los criteriosamente, levando-se em conta o foco infeccioso, os agentes prevalentes na instituição, o estado clínico do paciente e as questões sociais. Em nosso Serviço, temos utilizado amoxicilina ou cefalosporinas de primeira geração, inicialmente, naqueles quadros de rinofaringite/sinusite. Quando da necessidade de internação hospitalar com persistência do processo infeccioso e descompensação, temos utilizado a associação de oxacilina e aminoglicosídeo ou cefuroxima. Ceftriaxona ou outras cefalosporinas de terceira geração também podem ser utilizadas com critério.

Os antibióticos não devem ter apenas finalidade terapêutica e aqueles casos com albumina sérica muito baixa, apresentando infecções sucessivas, devem receber profilaxia com penicilina oral ou vacina pneumocócica. Apesar do nível de anticorpos logo após a vacinação ser satisfatório, após um ano, 50% dos pacientes não mantêm concentrações adequadas.

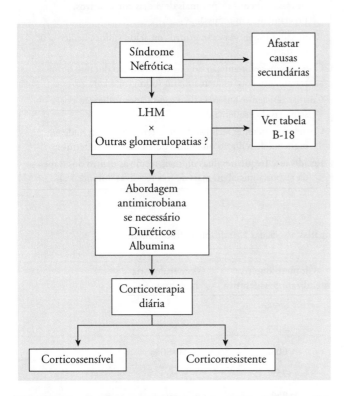

Figura B-40 – Abordagem geral inicial da criança com síndrome nefrótica.

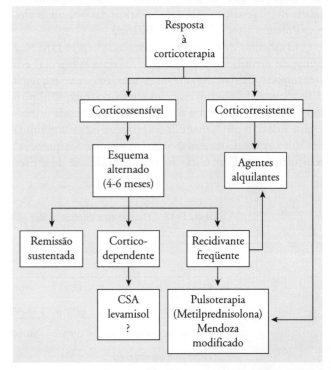

Figura B-41 – Abordagem terapêutica da síndrome nefrótica na infância quanto à resposta à corticoterapia.

DIURÉTICOS

São úteis no manuseio dos grandes edemas que, pela estase, podem favorecer o aparecimento de complicações respiratórias, infecções cutâneas ou peritonites.

São utilizadas a hidroclorotiazida e a furosemida por via oral nas doses de 2 a 4mg/kg/dia.

Quando não se obtém uma boa diurese, pode ser utilizada albumina humana hipossódica, por via endovenosa, na dose de 1g/kg/dia por 4 a 5 dias consecutivos, pesando-se o fato de restrições e críticas recentes na utilização de albumina.

Em casos com edemas muito volumosos e refratários aos tratamentos, podem ser utilizados, concomitantemente, dois diuréticos com diferentes locais de ação, como a hidroclorotiazida que atua no túbulo distal e a furosemida que age na alça de Henle. Nos nefróticos, a concentração tubular de albumina é muito alta e a sua ligação aos diuréticos de alça diminui a ação destes no transporte de Na/K/2Cl. Isso pode ser contrabalançado pela administração de doses maiores de furosemida por via oral ou endovenosa. Temos empregado ultimamente furosemida em infusão contínua com aparente boa resposta diurética. Deve-se levar em conta a possibilidade de hipocalemia, sendo necessária a reposição de potássio por via oral e/ou associação com diuréticos poupadores de potássio (espironolactona).

CORTICÓIDES

Pacientes com LHM têm como característica boa resposta aos corticóides, enquanto os casos de GESF excepcionalmente são corticossensíveis. No quadro B-22, caracterizamos perfis de comportamento diante da corticoterapia, enquanto na tabela B-18, ressaltamos as características das principais glomerulopatias associadas à SN na infância.

O esquema de tratamento recomendado pelo ISKDC é 60mg de prednisona por m^2 (dose máxima 80mg/dia) em três tomadas diárias, durante 4 semanas. Após esse esquema diário, introduzimos um esquema alternado (cada 48h) prolongado, em torno de 4 a 6 meses. A dose utilizada inicialmente é de 35mg/m^2, mantida no primeiro mês e diminuída paulatinamente. Com essa abordagem acreditamos que ocorrem menos recidivas e não há maior incidência de efeitos colaterais. Em crianças que recebem o corticóide pela primeira vez, a resposta ocorre em torno do 14º dia. Apesar da remissão, o esquema diário deve ser mantido durante 4 semanas. Quando a criança após 4 a 6 semanas mantém proteinúria nefrótica, ela é considerada corticorresistente e deve ser triada para biópsia renal.

Uma característica da SNI é a recidivância que ocorre em cerca de 60% dos casos. Quando há recidivas precoces após a primeira crise, há grande propensão para os doentes se tornarem recidivantes freqüentes. As recaídas, habitualmente, são precedidas por processos infecciosos, principalmente de vias aéreas superiores. A conduta consiste em tratar a infecção desencadeante e, caso a criança esteja recebendo corticóide diariamente, este deve ser alternado, usando-se a dosagem adequada (35mg/m^2/dia). Se o paciente estiver sem corticoterapia, e após o tratamento com antibiótico não entrar em remissão espontânea, na ausência de quadros infecciosos, deve ser reiniciado esquema diário com esteróide, o qual deve ser mantido até 3 dias após a remissão. Os recidivantes freqüentes necessitam de corticoterapia prolongada, em geral 6 meses de esquema alternado com retirada progressiva e lenta da medicação.

Durante a corticoterapia alternada, a medicação pode ser interrompida abruptamente, o mesmo não acontecendo quando se ministra esquemas diários.

Quadro B-22 – Conceitos diante da resposta ao corticóide.

> Recidiva/relapso: proteinúria > 40mg/h/m^2 ou ácido sulfossalicílico > ++ por mais de 3 dias consecutivos, previamente em remissão.
>
> Remissão: proteinúria < 4mg/h/m^2 ou ácido sulfossalicílico = 0 ou traços.
>
> Corticossensível: remissão do quadro nefrótico durante o tratamento com esquema diário (60mg/m^2/dia).
>
> Corticorresistente: ausência de resposta após utilização por 4 semanas do esquema diário.
>
> Corticodependente: recidiva durante terapêutica esteróide em esquema de redução ou dentro de 14 dias de seu término.
>
> Recidivante freqüente: duas ou mais recidivas dentro dos 6 meses da resposta inicial ou mais de três recidivas durante 1 ano.

Tabela B-18 – Diagnóstico diferencial das glomerulopatias associadas à síndrome nefrótica na infância.

	LHM	GESF	Glomerulonefrite membranoproliferativa	Glomerulopatia membranosa
Idade de início (< 6 anos)	80%	50%	< 5%	?
Hipertensão	< 20%	35-50%	50%	35%
Hematúria microscópica	25%	50-60%	60%	50-80%
Hipocomplementemia	< 5%	< 5%	75%	rara
Resposta à corticoterapia	95%	40%	25%	rara

LHM = lesões histológicas mínimas; GESF = glomeruloesclerose segmentar e focal.

Os efeitos colaterais dos esteróides são numerosos, devendo ser controlados principalmente a pressão arterial, a velocidade de crescimento e realizados regularmente exames oftalmológicos para detecção de catarata. Monitorizamos esses pacientes também quanto ao conteúdo mineral ósseo de cálcio, por meio de densitometria óssea. A utilização de deflazacort parece associar-se à boa efetividade imunossupressora adequada e à menor incidência de efeitos colaterais.

OUTROS TRATAMENTOS

Outras drogas vêm sendo utilizadas na terapêutica da SN como a metilprednisolona, agentes alquilantes, levamisol e ciclosporina-A.

Metilprednisolona

A pulsoterapia com metilprednisolona tem-se revelado extremamente eficaz no tratamento da SN. Costumamos empregá-la em duas situações:

1. crianças com recidivas freqüentes, submetidas a vários esquemas diários, com sintomas de intoxicação pelos corticóides;
2. crianças corticorresistentes.

Consta de seis pulsos em dias alternados com metilprednisolona, EV, 30mg/kg (dose máxima 1.000mg) em 100ml de soro glicosado a 5%. Recentemente, temos utilizado em crianças corticorresistentes o esquema de Mendoza modificado, utilizando imunossupressão prolongada (Tabela B-19).

Tabela B-19 – Imunossupressão para crianças corticorresistentes (Mendoza modificado).

Semana	Metilprednisolona	Prednisona
1ª-2ª	30mg/kg em dias alternados	não
3ª-10ª	30mg/kg 1vez por semana	35mg/m² alternado
11ª-18ª	30mg/kg a cada 15 dias	redução progressiva
19ª-52ª	30mg/kg a cada 30 dias	redução progressiva
53ª-78ª	30 mg/kg a cada 60 dias	redução progressiva

Deve-se monitorizar os níveis pressóricos, utilizando dieta assódica. Em razão da imunossupressão, não deve ser feita na vigência de processos infecciosos. Naqueles pacientes que mantêm proteinúria durante o esquema mensal de pulsoterapia, podemos utilizar agentes alquilantes.

Agentes alquilantes

Ciclofosfamida – é utilizada em recidivantes freqüentes e corticorresistentes. Nos primeiros, por determinar remissões mais estáveis que os corticóides e nos segundos, particularmente nos parcialmente resistentes, porque pode induzir remissão do quadro nefrótico. A dose a ser utilizada é de 2,5mg/kg/dia, VO, durante 8 a 12 semanas. Os melhores efeitos são obtidos quando é usada em associação à corticoterapia em esquema alternado, a qual deve ser prolongada.

Os efeitos colaterais incluem depressão de medula óssea, alopécia, cistite hemorrágica, azoospermia e infertilidade. Não deve ser ultrapassada a dose total de 200mg/kg. A droga deve ser ministrada em tomada única pela manhã, para evitar o efeito irritativo de seu catabólito, a acroleína, sobre a mucosa vesical.

A corticorresistência é um problema tanto em pacientes com GESF quanto também em uma boa proporção de portadores de LHM, em algumas estatísticas é de 7%. O tratamento com ciclofosfamida oral muitas vezes tem se mostrado ineficiente nesse grupo de doentes. Tem sido proposta, como alternativa, a pulsoterapia com ciclofosfamida, já empregada com sucesso em nefropatia lúpica e em outras vasculites. Esse recurso terapêutico parece determinar bons resultados não ocorrendo efeitos colaterais. É freqüente a ocorrência de náuseas e vômitos, os quais podem ser controlados com facilidade. O esquema consta da ministração sob a forma de pulsoterapia de 500mg/m² por mês durante 6 meses. Ainda não há avaliação a longo prazo de efeitos sobre a função gonadal.

Clorambucil – com efeitos e indicações semelhantes aos da ciclofosfamida, deve ser empregado na dose de 0,1 a 0,2mg/kg/dia por via oral, entre 8 e 12 semanas. Dentre seus efeitos colaterais citam-se toxicidade hematológica e fibrose pulmonar. Tratamentos prolongados podem determinar toxicidade gonadal. A dose cumulativa não deve ultrapassar 8 a 10mg/kg.

Levamisol – trata-se de um anti-helmíntico com propriedades imunológicas. É utilizado em dias alternados na dose de 2,5mg/kg/dia, duas vezes por semana, por 12 meses. Destina-se a manter a remissão em pacientes corticodependentes. Tem demonstrado bons resultados, especialmente naqueles casos com múltiplas recidivas, sendo necessário controle hematológico porque pode induzir leucopenia.

Ciclosporina (CSA) – é um modulador específico dos linfócitos, sendo eficaz principalmente em corticodependentes. É usada inicialmente na dose de 5mg/kg/dia, por via oral, dose esta que deve ser monitorizada pelos níveis sangüíneos. Caso não haja resposta após 3 meses, deve ser suspensa. Tem efeitos colaterais dos quais o mais importante é a nefrotoxicidade que é mais freqüente justamente nesse grupo de pacientes CSA-resistentes. O achado histológico mais importante é a presença de lesões tubulointersticiais com faixas de fibrose contendo túbulos atróficos; arteriolopatia, raramente, é observada. Devem ser avaliados regularmente a função renal, o nível sérico e a pressão arterial. Inicialmente é ministrada em associação à corticoterapia a qual é paulatinamente retirada.

A principal desvantagem no seu uso está nas recidivas que ocorrem logo após sua suspensão. Naqueles doentes dependentes de corticóide, que sabemos não se manter em remissão sem medicação, temos usado a CSA em torno de 1 ano e a retiramos lentamente, à medida que introduzimos baixa dose de prednisona. Nesse período de 1 ano com CSA os sintomas de intoxicação pelos esteróides desaparecem e os pacientes mantêm-se sem novas crises.

Outras drogas e formas terapêuticas

Vem sendo tentado o emprego de outras drogas no controle da proteinúria como os inibidores da enzima de conversão (captopril ou enalapril) e terapia com antiplaquetários. Em pacientes com síndrome nefrótica congênita, a associação de enalapril e indometacina pode apresentar bons resultados, aliados a abordagem mais ampla nesses casos (nutrição enteral, albumina diária), além da possibilidade de nefrectomia uni ou bilateral. A utilização de azatioprina, vincristina, dapsona e dietas hipoalergênicas não demonstrou resultados satisfatórios na SN. Aguarda-se o FK-506, ainda em fase de experiência nesta doença.

BIBLIOGRAFIA RECOMENDADA

Bernard DB. Extrarenal complications of the nephrotic syndrome. Kidney Int 1988; 33:1184-1202.

Broyer M, Terzi F, Lehnert A, Guest G, Niaudet P. A controlled study of deflazacort in the treatment of idiopathic nephrotic syndrome. Pediatr Nephrol 1997; 11:418-422.

Donckervolcke RA, Vande Walle JG. Pathogenesis of edema formation in the nephrotic syndrome. Kidney Int 1997; 51:572-4.

Elhence R, Gulati S, Kher V, Grupta A, Sharma RK. Intravenous pulse cyclophosphamide – a new regime for steroid-resistant minimal change nephrotic syndrome. Pediatr Nephrol 1994; 8:1-3.

Haws RM, Baum M. Efficacy of albumin and diuretic therapy in children with nephrotic syndrome. Pediatrics 1993; 91:1142-1146.

Kher KK, Sweet M, Makker SP. Nephrotic syndrome in children. Curr Probl Pediatr 1988; 18:197-251.

Melvin T, Bennett W. Management of nephrotic syndrome in childhood. Drugs 1991; 42:30-51.

Mendoza SA, Tune BM. Management of the difficult nephrotic patient. Ped Clin N Amer 1995; 42:1459-1468.

Nash MA, Edelmann CM, Bernstein J, Barnett HL. The nephrotic syndrome. Edelmann Jr CH (ed.) Pediatric Kidney Disease, 2nd ed Little, Brown, Boston, 1992; p 1247-1266.

Niaudet P, Fuchshuber A, Gagnadoux MF, Habib R, Broyer, M. Cyclosporine in the therapy of steroid-resistant idiopathic nephrotic syndrome. Kidney Int 1997; 51:S85-90.

Orth SR, Ritz E. The nephrotic syndrome. N Engl J Med 1998; 338:1202-1211.

Ponticelli C, Passerini P. Treatment of the nephrotic syndrome associated with primary glomerulonephritis. Kidney Int 1994; 595-604.

Robson WL, Leung AKC. Nephrotic syndrome in childhood. Adv Pediatr 1993; 40:287-323.

Schrier RW. Pathogeneses of sodium and water retention in high-output and low-output cardiac failure, nephrotic syndrome, cirrhosis and pregnancy. N Engl J Med 1988; 319.

10

HEMATÚRIA

Cristina Viegas Bernardino Vallinoto
Heloísa Cattini Perrone
Nestor Schor

INTRODUÇÃO

Hematúria é definida pela presença de quantidade anormal de hemácias na urina, acima de 5 a 10 hemácias/campo de grande aumento.

A prevalência da hematúria na infância varia em torno de 0,5% a 2%. Alguns estudos apresentam taxas de 4,1% para uma amostra urinária, valor que diminui para 1,1% quando se analisam duas ou mais amostras. Na faixa escolar, a idade e o sexo não parecem ter influência na incidência e na prevalência da hematúria microscópica assintomática.

A hematúria pode ser classificada como macroscópica ou microscópica. Quando a urina assume coloração diferente da usual, variando de vermelho a marrom-escuro, diz-se que a hematúria é macroscópica; no entanto, para ser reconhecida a olho nu, é necessário quantidade acima de 10^6 hemácias/ml ou 100 hemácias/campo na urina, tornando-a facilmente detectável pelo próprio paciente ou familiar. No entanto, quando o paciente se apresenta com essa queixa ao pediatra ou nefrologista, é fundamental a confirmação diagnóstica, diferenciando de outras situações nas quais a coloração da urina se modifica, sem haver aumento no número das hemácias, como: alcaptonúria, hemoglobinúria (excesso de hemoglobina livre no sangue, por exemplo, hemólise), mioglobinúria (lesão muscular nos casos de traumatismo, convulsão, infarto do miocárdio, exercício extenuante etc.), porfiria e ingestão de alimentos ou medicamentos com corantes, como beterraba, anilina, caroteno, complexo vitamínico B e outros medicamentos, como difenilhidantoína, pirídio, rifampicina etc. Um teste rápido pode ser realizado no consultório utilizando-se tiras reativas, do tipo Hemostix® ou Multistix® (Ames Company), pela imersão de uma tira em frasco com urina recém-emitida, comparando-se, em seguida, com as reações possíveis no frasco da tira, conforme a presença ou não de hemácias na urina, sendo que, a seguir, é fundamental o exame microscópico do sedimento urinário, com pesquisa do dismorfismo eritrocitário, o que diferenciará a hematúria glomerular da não-glomerular, com veremos adiante. As tiras reativas podem dar resultados falso-negativos devido à presença de agentes redutores na urina como, por exemplo, o ácido ascórbico, ou resultados falso-positivos pela presença de agentes oxidantes e mioglobinúria. Entretanto, tanto sua especificidade quanto sua sensibilidade são bastante elevadas, sendo assim adequadas para seu uso clínico.

ETIOLOGIA

Os eritrócitos surgem na urina depois da passagem pelo filtro glomerular, através ou entre as células tubulares e canais vasculares no trato urinário inferior por inflamação ou traumatismo da mucosa. Porém, o real processo de extrusão, pelo qual o eritrócito atravessa a membrana basal, ainda não foi observado pela microscopia eletrônica.

A hematúria pode ser classificada quanto à sua etiologia em glomerular e não-glomerular, de acordo com a origem do sangramento, e por meio da morfologia das hemácias. Diversas causas associadas aos dois diferentes grupos podem ser observadas no quadro B-23.

Hematúria glomerular resulta em hemácias urinárias dismórficas, que se caracterizam como células distorcidas, de contornos irregulares e com microespórulas emanando da membrana celular. O dismorfismo eritrocitário é pesquisado mediante microscopia com contraste de fase após centrifugação da urina e coloração do sedimento com o reativo de Wright. Diversos estudos têm comprovado a sensibilidade do método como indicador da origem da hematúria em crianças. Outros métodos para a diferenciação da hematúria glomerular da não-glomerular têm sido analisados, como o "Nomarski differential interference contrast", e a determinação

Quadro B-23 – Etiologia da hematúria de causa glomerular e não-glomerular*.

Hematúria glomerular	Hematúria não-glomerular

Hematúria recorrente ou persistente benigna
    Esporádica
    Hematúria essencial familiar benigna
Púrpura de Henoch-Schönlein
Síndrome hemolítico-urêmica
Nefrite lúpica
Glomerulonefrite membranoproliferativa
Glomerulonefrite proliferativa mesangial
Glomerulonefrite membranosa
Glomerulonefrite crescêntica
Síndrome de Alport/síndrome de unha-patela
Síndrome de Goodpasture
Nefropatia por IgA (doença de Berger)
Doença de Fabry
Infecciosas
    Glomerulonefrite pós-estreptocócica
    Endocardite bacteriana subaguda
    Hepatite
    Malária/toxoplasmose
	Infecção do trato urinário
	Distúrbio metabólico
	Litíase renal
	Displasia cística
	Obstrução do trato urinário
	    Estenose de junção pieloureteral
	    Hidronefrose (de diversas etiologias)
	Tumores (renais ou de bexiga)
	Causas hematológicas
	    Anemia falciforme
	    Hemofilia
	    Coagulopatias
	Traumatismos
	Tuberculose renal
	Esquistossomose
	Exercício físico
	Queimaduras
	Anormalidades vasculares
	    Fístula arteriovenosa
	    Trombose de veia ou artéria renal
	    Síndrome de "quebra-nozes"
	Rejeição de enxerto
	Drogas nefrotóxicas: sulfonamidas, ciclofosfamida, penicilinas e cefalosporinas, contrastes
	Cistite hemorrágica
	Hemangioma renal ou vesical

* Adaptado de Perrone HC e cols.: Hematúrias Recorrentes na Infância.
In Toporovski J, Mello VR, Perrone HC e Martini Fº D (eds): Nefrologia Pediátrica. 1ª ed. Sarvier. São Paulo, 1991.

do volume corpuscular médio do eritrócito urinário (MCVU), utilizando um aparelho eletrônico de contagem (Coulter®). Lettgen e cols. compararam a microscopia de fase com o MCVU concluindo que a sensibilidade e a especificidade são similares, sendo o último de fácil realização por não precisar de treinamento especializado. A hematúria é considerada de origem glomerular pelo método de MCVU quando o volume eritrocitário é < 50μm^3. Sugere-se que a presença de 5 a 20% de dismorfismo eritrocitário indica origem glomerular do sangramento.

Hematúria não-glomerular apresenta-se como hemácias eumórficas na urina, em que a pesquisa do dismorfismo eritrocitário é negativa e a determinação do volume corpuscular médio do eritrócito urinário é > 50μm^3.

Proteinúria maciça e cilindros hemáticos são indícios de que a hematúria é glomerular. Pequena quantidade de proteinúria, no entanto, pode ser achado irrelevante, já que 1ml de plasma contém de 60 a 70g de proteínas e, por esse motivo, alguns autores consideram como proteinúria significante apenas quantidades acima de 0,5 a 1g em urina de 24 horas (≥ 2 + nas tiras reativas).

Algumas das etiologias citadas no quadro B-23 ocorrem com maior freqüência em crianças e serão comentados a seguir alguns aspectos clínicos dessas afecções.

HEMATÚRIA DE CAUSA GLOMERULAR

HEMATÚRIA RECORRENTE OU PERSISTENTE BENIGNA

Trata-se de hematúria recorrente benigna (micro e/ou macroscópica), assintomática, que ocorre em todas as faixas etárias e em ambos os sexos. Antecedentes familiares de hematúria isolada, sem outras alterações clínico-laboratoriais. A história familiar pregressa de hematúria, geralmente, surge com o mesmo padrão em gerações sucessivas, podendo-se predizer a evolução da criança com hematúria após avaliação adequada de seus antecessores. A transmissão genética se faz por herança autossômica dominante com penetrância variável ou recessiva.

SÍNDROME DE ALPORT

Nefrite hereditária progressiva, caracterizada por hematúria recorrente e insuficiência renal. Manifestações extra-renais com surdez neurossensorial (60% dos casos) e alterações oculares são variáveis e decorrentes das alterações do colágeno tipo IV presente na doença de Alport. É doença geralmente transmitida por herança autossômica ligada ao cromossomo X. No entanto, ocorrem outras formas menos freqüentes de transmissão com herança autossômica dominante, recessiva, ou mesmo decorrente de mutações. A hematúria é o principal marcador clínico, sendo persistente, e está presente desde o nascimento nos homens e em 80 e 90% das mulheres que possuem o gene da nefrite. O prognóstico é mais grave no sexo masculino, sendo que a evolução costuma ter padrão similar em gerações sucessivas. Em nossa casuística, dentre os pacientes que nos procuraram para investigação de hematúria, 8% apresentaram síndrome de Alport. O diagnóstico é confirmado mediante biópsia renal e visualização à microscopia eletrônica da membrana basal espessada (intercalando em alguns momentos com áreas de membrana adelgaçada), fragmentada e lamelada.

NEFROPATIA POR IgA (DOENÇA DE BERGER)

Caracteriza-se pela presença de depósitos difusos de IgA, e menos freqüentemente IgG e C3 no mesângio glomerular. Pode ocorrer em qualquer idade, embora seja mais comum entre a segunda e a terceira décadas de vida. Acomete mais o sexo masculino, em proporção de cerca de 3:1. A apresentação é variável, sendo constatados cinco tipos clínicos: 1. hematúria macroscópica; 2. hematúria microscópica e proteinúria assintomática; 3. síndrome nefrítica aguda com hematúria, hipertensão e/ou insuficiência renal; 4. síndrome nefrótica e 5. síndrome mista nefrítica-nefrótica. A manifestação mais freqüente na criança é de hematúria macroscópica recorrente que se segue, em geral, a episódio febril, infecção de vias aéreas respiratórias ou exercício físico extenuante. O prognóstico geralmente é bom na infância; na maioria dos casos, a presença de glomerulonefrite crescêntica, proteinúria (nefrótica), início em idade avançada e hipertensão arterial sistêmica são alguns marcadores de pior prognóstico.

NEFRITE PURPÚRICA (PÚRPURA DE HENOCH-SCHÖNLEIN)

Caracteriza-se por manchas purpúricas, principalmente em membros inferiores e nádegas, associada a artralgia e dor abdominal, geralmente desencadeada por infecções de vias aéreas superiores. A manifestação renal mais comum, que ocorre em aproximadamente 50% dos pacientes, é a hematúria microscópica e proteinúria. A maioria dos casos evolui com bom prognóstico, no entanto, 2 a 3% dos casos podem evoluir para insuficiência renal crônica.

O aspecto anátomo-patológico da lesão renal é variável e as técnicas de imunofluorescência demonstram depósitos de IgA em mesângio.

SÍNDROME HEMOLÍTICO-URÊMICA (SHU)

Síndrome caracterizada por anemia hemolítica microangiopática (com esquizócitos identificados ao hemograma), plaquetopenia e insuficiência renal aguda de grau variável. Histopatologicamente, a lesão sugestiva é a microangiopatia trombótica. Ocorre principalmente em lactentes eutróficos, estando relacionada a quadros infecciosos de diarréia, causados principalmente pela *E. coli* produtora de citotoxina tóxica para células Vero, identificadas em muitos casos como sendo a *E. coli* O157:H7. Os casos típicos surgem de forma endêmica ou até epidêmica, quando há infecção maciça pela contaminação do leite ou da carne bovina. A SHU pode se apresentar de forma atípica, ou seja, sem pródomo diarréico, e ser relacionada, algumas vezes, ao uso de drogas ou a outras infecções. Recentemente, em nosso Serviço, foi diagnosticado caso atípico de SHU secundária à meningite por *S. pneumoniae*. Outra forma de SHU atípica é o acometimento familiar, que pode se apresentar na forma de herança autossômica dominante ou recessiva. O prognóstico depende da evolução na fase aguda e do tempo de oligoanúria. Alguns pacientes podem evoluir com hipertensão arterial sistêmica e até insuficiência renal crônica.

NEFRITE LÚPICA

Incidência maior na adolescência, com predomínio no sexo feminino. A glomerulonefrite ocorre em 69% das crianças com lúpus eritematoso sistêmico, devido à deposição de imunocomplexos circulantes no glomérulo. A reação glomerular local determinará o padrão de lesão observado à microscopia.

GLOMERULONEFRITE MEMBRANOPROLIFERATIVA (GNMP)

Glomerulopatia que afeta principalmente pré-adolescentes e adultos jovens. Diferenciam-se dois grandes grupos, GNMP tipo I, associada a imunocomplexos subendoteliais, e GNMP tipo II, associada a depósitos de material eletrodenso na membrana basal glomerular. Clinicamente, apresenta-se como síndrome nefrítica com hipocomplementemia persistente. Em levantamento recente, analisamos 34 casos de GNMP diagnosticados, em nosso Serviço, entre 1971 e 1997. A hematúria foi encontrada em 33 das 34 crianças (97%), sendo macroscópica em 62% dos casos.

GLOMERULONEFRITE DIFUSA AGUDA (PÓS-ESTREPTOCÓCICA)

É a principal causa de hematúria não-recorrente na infância, associada à hipertensão arterial, à oligúria, ao edema e à hipocomplementemia transitória. A doença é precedida por infecção estreptocócica de vias aéreas superiores ou pele. Em nosso Serviço, 95% das crianças com glomerulonefrite difusa aguda, em geral, apresentam hematúria macro ou microscópica.

SÍNDROME DE GOODPASTURE

Caracterizada por glomerulonefrite progressiva, com depósitos de anticorpos (Ac) antimembrana basal glomerular (MBG), associada à hemorragia pulmonar. A idade de acometimento varia de 4 a 75 anos (média entre 17 e 27 anos), com predisposição maior no sexo masculino chegando a 10:1. O diagnóstico é confirmado pelo achado de Ac anti-MBG circulantes por meio de imunofluorescência indireta, hemaglutinação ou radioimunoensaio. O diagnóstico diferencial deve ser realizado com a hemossiderose pulmonar idiopática, na qual também é demonstrado depósito linear de IgG na membrana basal glomerular, apesar de histologia e função renal normais.

HEMATÚRIA DE CAUSA NÃO-GLOMERULAR

INFECÇÃO DO TRATO URINÁRIO (ITU)

Causa comum de hematúria na infância, muitas vezes acompanhada de outros sintomas que sugerem ITU como febre, anorexia, irritabilidade e vômitos, em crianças pequenas, e sintomas do trato urinário baixo como disúria e polaciúria e dor lombar, em crianças maiores. A hematúria foi queixa clínica em 5% das crianças com ITU diagnosticada, encaminhadas ao nosso Serviço.

DISTÚRBIOS METABÓLICOS

Atualmente, em nosso Ambulatório de Hematúria, atendemos mais de 400 crianças e em 32% o diagnóstico etiológico da hematúria é por distúrbio metabólico. A hipercalciúria (HCa) e a hiperexcreção de ácido úrico (HEAcUr) são os principais distúrbios metabólicos envolvidos na gênese da nefrolitíase, podendo ter início como episódios de hematúria e dor abdominal, sem a constatação do cálculo.

A HCa é responsável por cerca de 26 a 36% das hematúrias recorrentes da infância. Caracteriza-se pela excreção urinária de cálcio acima de 4mg/kg/dia em urina de 24 horas. Pode ser classificada em hipercalciúria renal (HCaR), hipercalciúria absortiva (HAInt) e reabsortiva, entre outras, de acordo com o mecanismo fisiopatológico envolvido. A HCaR ocorre em conseqüência de um distúrbio na reabsorção de cálcio em túbulo renal, levando, assim, à perda renal dessa substância na urina. Na HAInt o defeito primário é o aumento na absorção de cálcio no intestino.

A HEAcUr é responsável por 25% das alterações metabólicas em crianças com nefrolitíase e, por 9 a 15% das crianças com hematúria recorrente. O ácido úrico, por ser substância pouco solúvel em pH urinário habitual, facilmente precipita-se quando excretado acima dos valores considerados normais, levando à formação de cálculos renais. HEAcUr é definida como excreção urinária de ácido úrico acima de 0,57mg/dl FG.

LITÍASE RENAL

Em crianças, a nefrolitíase, muitas vezes, manifesta-se clinicamente por episódios de dor abdominal, acompanhada ou não de hematúria recorrente e/ou disúria. As causas mais freqüentemente relacionadas com a formação de cálculos renais na infância são os distúrbios metabólicos (HCa, HEAcUr, hipocitratúria, cistinúria, oxalúria, acidose tubular renal), episódios de ITU e alterações anatômicas e/ou funcionais do trato urinário. Em nosso ambulatório, atendemos atualmente cerca de 140 crianças com nefrolitíase, e destas, mais de 40% apresentavam, como sintoma inicial, hematúria isolada ou hematúria associada à dor abdominal (Tabela B-20).

ANOMALIAS DO TRATO URINÁRIO

As alterações anatômicas e/ou funcionais do trato urinário podem, em alguns casos, determinar hematúria. A doença policística (tipo infantil) é uma das alterações mais importantes, por suas freqüência e gravidade; síndrome genética, que, de transmissão autossômica recessiva, acomete ambos os rins. Em muitos casos, está associada à presença de cistos hepáticos (fibrose hepática), podendo ser diagnosticada na vida intra-uterina pela ultra-sonografia materna, ou ser achado de exame físico na fase neonatal, quando palpamos massas abdominais bilateralmente. Na evolução, há retração das grandes massas renais com perda invariável e irreversível da função renal.

Outras anomalias que levam à obstrução do trato urinário e à hidronefrose, podendo também ser causa de hematúria, são a estenose da junção pieloureteral (EJUP), megaureter primário, refluxo vesicoureteral (RVU), síndrome de "prune belly" e tumores, principalmente retroperitoneais, como tumor de Wilms (por invasão renal) e neuroblastoma (por compressão extrínseca). A EJUP é a malformação mais freqüentemente associada à hidronefrose na infância. Caracteriza-se pela presença de uma obstrução na junção entre a pélvis renal e o ureter, que pode ser parcial (muitas vezes de resolução espontânea) ou completa (corrigida por plastia cirúrgica). O RVU é doença também comum na infância, determinada por incompetência na junção ureterovesical (muitas vezes devido ao curto trajeto intramural do ureter antes de sua implantação vesical), o que permite a passagem retrógrada da urina da bexiga para o ureter. O tumor de Wilms, localizado retroperitonealmente, ocorre em crianças na faixa entre 2 e 5 anos, sendo unilateral na maioria dos casos. Apresenta bom prognóstico, quando diagnosticado e tratado precocemente, graças à evolução nos tratamentos quimioterápico e radioterápico, associados à ressecção cirúrgica. Importante diagnóstico diferencial é o neuroblastoma, tumor de supra-renal que provoca compressão extrínseca no rim isolateral, de prognóstico reservado e clínica exuberante por causa da liberação de catecolaminas na circulação sangüínea. Exames de imagem ajudam no diagnóstico diferencial, além da dosagem do ácido vanilmandélico, metabólito da catecolamina encontrado na urina. Os tumores de bexiga são raros na infância.

Tabela B-20 – Quadro clínico encontrado em crianças na Santa Casa de São Paulo*.

Quadro clínico	(n)	(%)
Dor abdominal	39	28
Dor abdominal + hematúria	31	22
Hematúria	46	33
Cólica renal	7	5
Infecção do trato urinário	8	6
Sem sintomatologia	9	6
Total	140	100

* Extraído de: Perrone HC e Schor N. Nefrolitíase na infância. In Schor N, Heilberg IP (eds): Calculose Renal: Fisiopatologia, Diagnóstico e Tratamento. 1ª ed. Sarvier, São Paulo, 1995; p 132.

CAUSAS HEMATOLÓGICAS

Anemia falciforme pode cursar com hematúria devido à passagem do sangue pela circulação medular pobre em O_2, levando ao achado de hemácias falcizadas na urina. São comuns, a hipostenúria (devida ao defeito de concentração urinária) e o pH urinário elevado (devido ao defeito de acidificação urinária) na urina desses pacientes. Em geral, os portadores do traço falciforme são os que mais apresentam hematúria. As coagulopatias e as leucemias podem manifestar quadro de hematúria, assim como qualquer outro tipo de sangramento nos diversos sistemas e aparelhos.

TRAUMATISMO RENAL

Acidentes são responsáveis por grande parte da morbimortalidade na faixa etária pediátrica. O traumatismo renal pode ser conseqüência de acidentes automotivos ou da prática de esportes, de quedas e até de violência como espancamento e armas de fogo. Crianças são mais suscetíveis a esse tipo de lesão decorrente de fatores anatômicos, como tamanho renal relativamente maior em relação à massa corporal total e menor proteção pelas costelas e musculatura paravertebral. Outros fatores como anomalias renais, por exemplo, ectopia renal, hidronefrose, estenose de junção ureteropélvica ou ureterovesical favorecem a lesão renal pós-traumatismo. Podem ser classificados em: contusão (traumatismo do parênquima renal sem rupturas), laceração (ruptura do parênquima renal, envolvendo cápsula e/ou sistema coletor), fragmentação (amputação polar com múltiplas lacerações no parênquima e sangramento difuso, instabilidade hemodinâmica, freqüentemente podendo levar à nefrectomia) e lesão de pedículo (laceração ou trombose do sistema hilar arterial ou venoso).

EXERCÍCIO FÍSICO

O mecanismo e o local de origem da hematúria após exercício físico não estão elucidados. Alguns estudos em maratonistas mostram hematúria sem cilindros hemáticos em nove de 50 estudados. A hematúria desaparece em 24 a 48 horas e não se recomendam maiores investigações.

QUEIMADURAS

A presença de hematúria nos pacientes vítimas de queimaduras é justificada pela imobilização prolongada, hipovolemia e hipercoagulabilidade devido à desidratação grave, além de catabolismo protéico aumentado e septicemia.

INFECÇÕES SISTÊMICAS

A turberculose renal é causa rara de hematúria na infância. Deve ser pesquisada quando nenhum outro fator etiológico foi encontrado em presença de história epidemiológica positiva. Recentemente, em nosso Serviço, tivemos caso de cálculo coraliforme associado a tuberculose renal, que resultou em óbito por meningotuberculose. A esquistossomose é outra infecção que pode ser lembrada como causa de hematúria, se o paciente provem de área endêmica. Nesses casos pode haver formação de cálculos vesicais secundários à invasão do *S. mansoni* no sistema urinário, ou ainda a nefrite esquistossomótica. A cistite aguda hemorrágica pode ser resultado de infecção viral, tendo sido isolados até o momento os adenovírus 11 e 21.

MEDICAMENTOS NEFROTÓXICOS

O medicamento que mais freqüentemente causa cistite hemorrágica é a ciclofosfamida, principalmente quando utilizada a via endovenosa. Deve-se sempre ter o cuidado de prover boa hidratação endovenosa para a criança antes e durante sua infusão. Existem protetores da mucosa vesical que também são fornecidos por via endovenosa como o mesna (Mitexan®), que age ligando-se aos metabólitos reativos das oxazafosforinas (ciclofosfamida, ifosfamida, trofosfamida). Quando oferecida por via oral, deve sempre ser ingerida pela manhã, para que durante o dia o seu metabólito não fique muito tempo em contato com a mucosa vesical. Outros medicamentos podem causar hematúria, como penicilinas e seus derivados, sulfonamidas e contrastes iodados.

DIAGNÓSTICO

QUADRO CLÍNICO

A avaliação inicial compreende a anamnese cuidadosa, em busca da etiologia. Características da hematúria devem ser investigadas como, por exemplo, se a hematúria é macroscópica e/ou microscópica, aguda ou recorrente, persistente, se ocorre ao longo de toda a micção ou se é inicial ou terminal, se ocorre evento precipitador, se existem sintomas associados etc.

Antecedentes pessoais de infecção do trato urinário, dor abdominal (e/ou cólica renal, com eliminação de cálculo), exercício físico extenuante, febre, infecções de garganta ou pele, desidratação, diarréia sanguinolenta, traumatismo genital (cateterização uretral, masturbação, corpo estranho uretral), ou menstruação. Sangramentos, hematomas ou equimoses pelo corpo são sinais e sintomas sugestivos de doença hematológica. Devemos descartar o uso de medicamentos nefrotóxicos como ciclofosfamida, penicilinas, sulfonamidas e os exames com contrastes iodados.

Antecedentes familiares de insuficiência renal, surdez, litíase, anemia falciforme ou hemofilia, glomerulopatias familiares, doença policística e outras doenças renais devem ser questionadas.

Exame físico cuidadoso deve ser realizado em busca de alterações como massas abdominais (hidronefrose, doença cística, tumores), procurar sinais de acidose persistente ou insuficiência renal incipiente, como avaliação do crescimento, palidez e deformidades ósseas. Medida adequada do peso, estatura e pressão arterial. Avaliar a presença de eritema cutâneo ou artrites (quando presentes ao exame físico nos levam ao diagnóstico de púrpura de Henoch-Schönlein ou lúpus eritematoso sistêmico). Verificar a presença de edema localizado e/ou generalizado. A genitália deve ser examinada em busca de traumatismos, corpo estranho, vulvovaginites ou balanopostites e prolapso uretral.

EXAMES LABORATORIAIS

O exame sumário da urina é o primeiro a ser realizado e todos os seus aspectos devem ser valorizados, desde a cor da urina até o estudo microscópico do sedimento. A cor da urina pode dar indícios da causa do sangramento, quando vermelho vivo ou róseo sugere sangramento de origem baixa e quando marrom ou cor de chá ou de Coca-cola® sugere glomerulopatia. A determinação da densidade urinária evidencia se o rim mantém a capacidade de concentração urinária. Proteinúria maciça (≥ 3 a 4+) sugere doença glomerular. Cilindros hemáticos são indicativos de glomerulonefrite, sendo mais bem identificados em amostra de urina recém-colhida. Outros cilindros, como granulosos, de células epiteliais e de leucócitos, podem representar glomerulonefrite ou nefrite intersticial. Algumas vezes, podem ser observados eritrócitos dismórficos em algumas desordens não-glomerulares como infecção do trato urinário (ITU), urolitíase e nefropatia de refluxo.

A realização da urocultura é imprescindível, já que a ITU é causa comum de hematúria macroscópica nas crianças, e ⅓ delas apresentam-se clinicamente com hematúria isolada e/ou associada a outros sinais e sintomas.

Dosagem urinária de cálcio, ácido úrico, creatinina, citrato e sódio deve ser realizada com o objetivo de se pesquisar a presença de distúrbios metabólico como origem do sangramento. Para as crianças com controle esfincteriano, realizamos coleta de urina nas 24 horas, e para aquelas sem controle esfincteriano pode-se utilizar amostra isolada, correlacionando os valores de excreção com a excreção urinária de creatinina na mesma amostra.

Além dos exames citados até o momento, devemos avaliar também a função renal para descartar insuficiência renal incipiente; hemograma com reticulócitos para avaliação de anemia (por insuficiência renal ou doença hematológica) e plaquetopenia; complemento sérico total e frações (Quadro B-24); antiestreptolisina O (ASLO); eletroforese de hemoglobina e eletroforese de proteína.

Outros exames complementares estarão indicados conforme suspeitas clínicas específicas. Em caso de suspeita de doença anti-MBG e síndrome de Goodpasture é necessária a dosagem dos anticorpos anti-MBG, e nos casos de suspeita de glomerulonefrite crescêntica é útil a dosagem do anticorpo citoplasmático antineutrófilo (ANCA). Anti-DNA e fator antinúcleo (FAN) devem ser solicitados quando há quadro clínico semelhante ao de lúpus eritematoso sistêmico. Cultura urinária específica para micobactéria e PPD no caso de tuberculose renal suspeitada. Audiometria deve ser realizada quando há indícios de síndrome de Alport e/ou nefrite familiar. Exame oftalmológico específico para visualização do lenticônus, presente na síndrome de Alport, ou pesquisa de retinopatia hipertensiva, se a hipertensão arterial fizer parte do quadro clínico.

ESTUDO POR IMAGEM

Por meio da ultra-sonografia renal avalia-se: ecogenicidade do parênquima renal, presença ou não de cálculo renal, uretero-hidronefrose etc. Em casos nos quais persistam dúvidas, pede-se urografia excretora e cistouretrografia para exclusão de malformação renal, tumores e calcificações. Cistoscopia raramente é necessária na infância, já que é utilizada principalmente para a identificação de pequenos tumores de bexiga, sendo estes raros nessa faixa etária e, quando presentes, geralmente são benignos.

BIÓPSIA RENAL

Em nosso Serviço, há indicação de biópsia renal nos casos de hematúria associada à proteinúria maciça e/ou de perda da função renal, além disso, a decisão de se fazer ou não uma biópsia renal pode ser alterada de acordo com a evolução do paciente, sendo importante o seu seguimento a longo prazo. Discute-se sua indicação nos casos de hematúria microscópica isolada, sendo mais aceita quando há história familiar positiva, principalmente se associada a casos de perda da função renal e surdez, nesses casos devendo-se realizar a microscopia eletrônica. A biópsia renal perde o valor diagnóstico se não houver disponibilidade de microscopia óptica e eletrônica, além da imunofluorescência.

Quadro B-24 – Complemento sérico nas glomerulonefrites agudas.

Complemento baixo
  Doença renal primária
    Glomerulonefrite difusa aguda pós-estreptocócica
    Glomerulonefrite membranoproliferativa
  Doença sistêmica
    Crioglobulinemia
    Hepatite C
    Endocardite infecciosa
    Lúpus eritematoso sistêmico
    Infecção do "shunt" ventrículo-atrial

Complemento normal
  Doença renal primária
    Doença anti-MBG
    Glomerulonefrite rapidamente progressiva
    Nefrite por IgA
  Doença sistêmica
    Síndrome de Goodpasture
    Síndrome hemolítico-urêmica
    Púrpura de Henoch-Schönlein
    Púrpura trombocitopênica trombótica
    Vasculite (granulomatose de Wegener, poliarterite nodosa)
    Abscesso visceral

* Adaptado de Madaio M, Harrington JT. Current concepts: The diagnosis of acute glomerulonephritis. N Engl J Med 309:1299, 1983.

BIBLIOGRAFIA RECOMENDADA

Ahmadian YS, Given GE, Mendoza S. Normal urine and positive immunofluorescence reaction in lupus nephritis. Am J Dis Child 1972; 23:121.

Allen DM, Dramond LK, Howell DA. Anaphylactoid purpura in children (Henoch-Schönlein syndrome). Am J Dis Child 1960; 99:833.

Crompton CH, Ward PB, Hewitt IK. The use of urinary red cell morphology to determine the source of hematuria in children. Clinical Nephrology 1993; 39:44-49.

Dodge WF, West EF, Smith EH, Bunce III H. Proteinuria and hematuria in schoolchildren: epidemiology and early natural history. J Pediatr 1976; 88:327.

Gauthier B, Edelmann Jr CM, Barnet HL. Asymptomatic (microscopic) hematuria. In Gauthier B, Edelmann Jr CM, Barnett HL. Nephrology and Urology for the Pediatrician. Little, Brown, Boston, 1982; 87-91.

Houston IB. Recurrent hematuria syndrome. Edelmann Jr. CM (ed): Pediatric Kidney Disease 2nd ed. Little, Brown, Boston, 1992.

Ingelfinger Jr, Davis AE, Grupe WE. Frequency and etiology of gross hematuria in a general pediatric setting. Pediatrics 1977; 59:557-561.

Kalia A, Travis LB, Brouhard BH. The association of idiopathic hypercalciuria and asymptomatic gross hematuria in children. J Pediatr 1981; 99:716-719.

Karp MP, Jewett Jr TC, Kuhn JP, Allen JE, Dokler ML, Gooney Dr. The impact of computed tomography scanning on the child with renal trauma. J Pediatr Surg 1986; 21:617-623.

Kincaid-Smith P. Hematuria and exercise related hematuria. Br Med J 1982; 285:1595.

Lettgen B, Hestermann C, Rascher W. Differentiation of glomerular and non-glomerular hematuria in children by measurement of mean corpuscular volume of urinary red cells using a semi-automated cell counter. Acta Paediatr 1994; 83:946-949.

Madaio M, Harrington JT. Current concepts: The diagnosis of acute glomerulonephritis. N Engl J Med 1983; 309:1299.

Perrone HC, Ajzen H, Toporovski J, Schor N. Metabolic Disturbance as a cause of Recurrent Hematuria in Children. Kidney Int 1991; 39:707-710.

Perrone HC, Costa RS, Moya L. Hematúrias Recorrentes na Infância. In Toporovski J, Mello VR, Perrone HC, Filho DM (eds): Nefrologia Pediátrica. 1ª ed. Sarvier. São Paulo, 1991.

Perrone HC, Schor N: Nefrolitíase na infância. In Schor N, Heilberg IP (eds). Calculose Renal: Fisiopatologia, Diagnóstico e Tratamento. 1ª ed. Sarvier. São Paulo, 1995.

Perrone HC, Sigulem D, Toporovski J, Schor N. Normatização da excreção urinária de cálcio e ácido úrico em crianças. J Bras Nefrol 1990; 12:23-28.

Rizzoni G, Braggion F, Zacchello G. Evaluation of glomerular and non-glomerular haematuria by phase-contrast microscopy. J Paediatr 1983; 103:370.

Silverberg DS, Allard MJ, Ulan RA, Beamish WE, Lentle BC, McPhee MS, Grace MG. City-wide screening for urinary abnormalities in schoolgirls. Can Med Assoc J 1973; 109:981.

Silverberg DS. City-wide screening for urinary abnormalities in schoolboys. Can Med Ass J 1974; 111:410.

Stalker HP, Kaufman RA, Stedje K. The significance of hematuria in children after blunt abdominal trauma. AJR 1990; 154:569-571.

Stapleton FB. Hypercalciuria (HCU) in children with hematuria: Report of the Southwest Pediatric Nephrology Study Group (SP-NSG). Kidney Int 1990; 37:807-811.

Stapleton FB. Morphology of urinary red blood cells: A simple guide in localizing the site of hematuria. Ped Clin N Amer 1987; 134:561.

Taylor GA, Eichelberger MR, Potter BM. Hematuria: A marker of abdominal injury in children after blunt trauma. Ann Surg 1988; 208:688-693.

Toporovski J, Mello VR, Vallinoto CVB, Malheiros DMAC, Martini Fº D. Glomerulonefrite membranoproliferativa (GNMP) na infância. Análise de 34 casos. Anais IX Congresso Brasileiro de Nefrologia Pediátrica. Florianópolis, 1997.

Vehaskari VM, Rapola J, Koskimies O, Savilahti E, Vilska J, Hallman N. Microscopic hematuria in schoolchildren: Epidemiology and clinicopathologic evaluation. J Pediatr 1979; 95:676-684.

Yoshikawa N, White RHR. IgA Nephropathy. In Holliday MA, Barratt TM, Avner ED (eds): Pediatric Nephrology. 3rd ed. Williams & Wilkins, Baltimore, 1994.

11

LITÍASE
ASPECTOS CLÍNICOS

•

Heloísa Cattini Perrone
Nestor Schor

INTRODUÇÃO

A composição e as características clínicas e laboratoriais em crianças com nefrolitíase variam de uma parte a outra do mundo, estando relacionadas às condições geográficas, culturais e sócio-econômicas. Até o momento, existem poucos dados sobre a incidência de cálculos no trato urinário nessa faixa etária. Presume-se prevalência em torno de 5% em crianças caucasianas americanas.

Estudo multicêntrico, atualmente em andamento, revela ocorrência variável nos diferentes centros do Brasil, não sendo confirmada a maior prevalência nas áreas tropicais do País como as regiões Norte e Nordeste.

A elevada incidência da doença litiásica em certos grupos populacionais, com ocorrência de familiares afetados, sugere ser o fator genético de grande importância. Vários estudos têm correlacionado a predisposição familiar da nefrolitíase a marcadores genéticos como, por exemplo, os antígenos do complexo HLA. Implicados também como fator genético hereditário, receptores de membrana, principalmente relacionados à Ca-Mg-ATPase no transporte do cálcio nos eritrócitos. Recentemente, Fisher e cols. estudando fatores relacionados à síndrome de Dent (tubulopatia e nefrolitíase hereditária ligadas ao cromossomo X) detectaram alterações na região CLCN5, determinante de algumas características dos canais de cloro. No entanto, até o momento, estudos nesse sentido não apresentaram resultados confirmatórios, sendo a herança genética e a história natural da doença ainda controversas.

Fatores ambientais, como, por exemplo, verão com calor excessivo determinando episódios de insolação, interferem na produção endógena de vitamina D e na hidratação. Vários estudos têm demonstrado essas variações climáticas em indivíduos hipercalciúricos durante o verão, com normalização do cálcio urinário nos períodos de outono e inverno.

Fatores dietéticos são também de relevância, induzindo a predisposição para a doença litiásica. Em especial, a ingestão de quantidades excessivas de sal, levando ao aumento da excreção urinária do cálcio. Restrições importantes do cálcio na dieta levam ao aumento da excreção urinária de oxalato, aumentando, portanto, o risco para a agregação dos cristais de oxalato de cálcio além de facilitar a ocorrência de osteopenia, especialmente nos grupos de risco. Estudo recente de Cuhan e cols. avaliando 45.619 indivíduos normais demonstrou maior incidência de cálculos naqueles que apresentaram menor ingestão de cálcio. Os autores sugerem que, com a diminuição da ingestão de cálcio, ocorra maior absorção e excreção urinária de oxalato, potencialmente com maior efeito litogênico do que o cálcio. Por outro lado, consumo excessivo de proteínas de origem animal induz à ocorrência de hiperoxalúria e hipocitratúria, contribuindo também para o balanço negativo do cálcio.

Fatores metabólicos são responsáveis por 80 a 90% das causas de nefrolitíase na infância. A hipercalciúria idiopática, caracterizada pela excreção urinária de cálcio acima de 4mg/kg/dia, é o principal distúrbio metabólico associado à nefrolitíase em adultos e crianças. Pode ocorrer devido ao aumento da excreção urinária de cálcio conseqüente à diminuição de sua reabsorção tubular ou por aumento da absorção em nível intestinal, dentre outras possibilidades. A hiperexcreção de ácido úrico constitui o segundo fator metabólico, em freqüência, associado à nefrolitíase, sendo responsável por 25% das alterações metabólicas em crianças. O ácido úrico, pouco solúvel no pH urinário habitual, precipita-se facilmente quando excretado acima dos limites considerados normais. Formam-se, dessa forma, cálculos puros de ácido úrico, ou cristais, que funcionam como núcleos indutores de precipitação/cristalização, gerando cálculos de oxalato de cálcio, com etiopatogenia decorrente do distúrbio do ácido úrico.

As alterações anatômicas e/ou urodinâmicas constituem fator predisponente, pois modificam a dinâmica urinária, aumentando a incidência e a gravidade da infecção do trato urinário (ITU). Além disso, esses fatores *per si* determinam estase urinária, com conseqüente predisposição à precipitação de cristalóides na urina.

QUADRO CLÍNICO

Na faixa etária pediátrica, os sintomas clínicos da nefrolitíase são, na maior parte das vezes, inespecíficos, fato este que torna difícil seu diagnóstico em alguns casos. Na maioria das vezes, no entanto, caracteriza-se clinicamente como dor abdominal inespecífica acompanhada ou não de hematúria. Forma clínica alternativa é o quadro de ITU recorrente com disúria, polaciúria e/ou hematúria, associado à dor abdominal incaracterística, ou até mesmo à hematúria monossintomática. A cólica nefrética característica e freqüente no adulto é rara nessa faixa etária.

INVESTIGAÇÃO LABORATORIAL

Toda criança que apresente quadro sugestivo de nefrolitíase deverá ser investigada. Valores de normalidade são apresentados nas tabelas B-21 e B-22. Tal investigação deverá constar dos seguintes exames:

1. Urina tipo I e urocultura.
2. Duas a três determinações de cálcio (Ca), ácido úrico (AcUr), citrato, oxalato e creatinina (Cr) em urina de 24 horas.
3. Pesquisa de cistinúria inicialmente qualitativa e se positiva, quantitativa.
4. Prova de sobrecarga oral aguda de cálcio, adaptada de Pak e cols., e/ou prova de sobrecarga crônica de cálcio.

Tabela B-21 – Valores de normalidade para a excreção urinária de 24h de alguns elementos litogênicos em crianças em idade escolar.

Elemento	Valor
Cálcio	< 4mg/kg/dia
Ácido úrico	< 0,57mg/dl FG
Oxalato	< 50mg/1,73m^2 SC/dia
Cistina	< 60mg/dia
Citrato	> 400mg/g Cr
Volume	> 20ml/kg/dia

Fonte: Stapleton FB, Sem Nephrol: 1996.

Tabela B-22 – Valores de normalidade para a relação CaU/CrU em crianças.

Idade (anos)	Amostra isolada ou 24h (mg/mg)	(mmol/mmol)
0-6 meses	< 0,8	< 2,24
7-12 meses	< 0,6	< 1,68
> 2 anos	< 0,2	< 0,56

Fonte: Stapleton FB, Sem Nephrol: 1996.

5. pH urinário pós-restrição hídrica de 12h e/ou prova de acidificação. Se o pH for menor ou igual a 5,5 afasta-se defeito significativo de acidificação urinária.
6. Dosagens plasmáticas de Ca, AcUr, Cr e P.
7. AMPc urinário e/ou PTH plasmático.
8. Radiografia simples de abdome e ultra-sonografia renal.
9. Investigação por imagem pela urografia excretora, mapeamento renal com radioisótopos e uretrocistografia miccional (UCM) realizados à medida que necessários.
10. Outros exames, quando indicados.

Recentemente vários Serviços têm discutido a relação custo-benefício para se realizar a prova de sobrecarga oral aguda de cálcio ("Prova de Pak"), uma vez que esta tem apresentado pouca especificidade, não sendo incomum ocorrer mudança do diagnóstico metabólico quando ela é repetida. Assim, tem-se proposto utilizar a sobrecarga crônica de cálcio (descrita a seguir), visando detectar a hipercalciúria dietético-dependente e, assim, sugerir controle da ingestão de cálcio.

A dosagem de rotina do PTH e/ou AMPc não é necessária, a não ser que ocorra cálcio sérico elevado ou outros achados sugestivos de hiperparatireoidismo.

HIPERCALCIÚRIA IDIOPÁTICA

A fisiopatogenia das hipercalciúrias idiopáticas pode ser investigada basicamente de duas formas:
– por meio da prova de sobrecarga oral aguda de cálcio ou prova de sobrecarga e restrição crônica de cálcio.

Prova de sobrecarga oral aguda de cálcio – em dieta habitual, garantida a suspensão de medicamentos pelo menos por duas semanas, mantendo-se a criança em jejum desde a véspera do exame após o jantar (mais ou menos 20h), ingerindo apenas água (mais ou menos 200ml às 20h, às 24h e às 6h). Pela manhã, coleta-se urina por período de 2h, com uma amostra de sangue no período. Após essa primeira fase, administra-se cálcio oral (Cálcio Sandoz F®), na dose de 1g/1,73m^2 de superfície corporal (SC). O cálcio deve ser ingerido em associação com chá e duas torradas, a fim de facilitar a absorção intestinal. Após 20 minutos de repouso, coleta-se novamente urina por período de 3h e 30 minutos. Essa prova foi adaptada de Pak e cols.

Prova de sobrecarga crônica de cálcio – consiste de avaliação crônica do comportamento da criança perante restrição de cálcio. Obtendo-se o valor basal de CaU, a criança é orientada a manter dieta com 400 a 500mg de cálcio ao dia com controle da ingestão de sódio, por período de uma semana, quando então é realizada nova calciúria, verificando-se se ocorre resposta hipocalciúrica, sugerindo assim o diagnóstico de hipercalciúria absortiva. Esse teste foi estabelecido em nossos Serviços por Heilberg e cols.

Essa subdivisão da HCa, no entanto, parece ser dinâmica, uma vez que vários estudos têm demonstrado mudança de padrão do subtipo envolvido. Em nosso Serviço, avaliando crianças com nefrolitíase, por meio das duas provas de sobrecarga de cálcio (aguda ou crônica), verificamos resultados conflitantes em mais de 50% dos casos.

TRATAMENTO E SEGUIMENTO A LONGO PRAZO

A sistematização do acompanhamento dessas crianças em ambulatórios especializados multiprofissionais tem demonstrado boa adesão e resultados positivos no controle da doença litiásica na infância. Estudos prospectivos por longo prazo apresentam resultados satisfatórios, não só na prevenção da doença litiásica, mas também no controle das complicações que podem advir da formação dos cálculos intra e/ou extra-renais.

No esquema de tratamento, devemos diferenciar as medidas para o controle nas fases aguda e crônica da doença.

FASE AGUDA

Dentre as medidas gerais salientamos a observação da presença de febre (infecção urinária associada ou não), controle de náuseas, vômitos, calor local e hidratação (VO ou EV). O tratamento inclui antiespasmódicos, em geral n-butilbrometo de escopolamina (Buscopan®), o qual pode ser utilizado por via enteral, intramuscular ou mesmo endovenosa se necessário. Após comprovação de que o cálculo pode migrar e eventualmente ser eliminado, deve-se garantir fluxo urinário adequado por meio de hidratação oral, ou mesmo parenteral, no caso de vômitos intensos ou falta de aceitação oral. Deve-se, ainda, associar o uso de antiinflamatórios, uma vez que o fator inflamatório provocado pelo cálculo no trato urinário pode levar ao edema do urotélio dificultando sua migração. Evita-se nessa fase a investigação radiológica mediante urografia excretora, realizando-se apenas a ultra-sonografia e a radiografia simples de abdome.

FASE DE MANUTENÇÃO

O tratamento a longo prazo deve constar de medidas gerais e específicas:

Gerais – por meio da hidratação adequada, devendo-se garantir oferta hídrica de no mínimo 20 a 30ml/kg/dia. A finalidade dessa elevada ingestão hídrica é diluir a concentração das substâncias litogênicas na urina. Com relação à dieta, devemos evitar restrições alimentares, já que isso dificulta a adesão ao tratamento, em especial em crianças. Tais restrições podem também piorar o estado nutricional, fato este que pode vir a ser mais deletério que a própria doença litiásica (osteopenia, deficiência pôndero-estatural, deficiência vitamínica múltipla etc.). Após avaliação dietética, pela qual se estuda o hábito alimentar de cada paciente em especial, deve-se adequar o cardápio alimentar às necessidades da criança, principalmente no que se refere à ingestão de cálcio, proteínas, carboidratos, gorduras e sal. Gorduras e açúcares devem ser evitados, pois além de predisporem à obesidade, levam ao aumento na incidência de nefrolitíase, hipercalciúria (HCa) e hiperoxalúria. As atividades físicas devem ser regulares, uma vez que a incidência de cálculos é diretamente proporcional ao sedentarismo.

Específicas – sendo a HCa o mais comum dos distúrbios metabólicos encontrados nas crianças com calculose, sua caracterização com relação ao subtipo envolvido pode sugerir a melhor terapêutica a ser utilizada. No entanto, embora o tratamento seletivo dos diferentes tipos ou formas de HCa idiopática em crianças com calculose recorrente seja de grande valia, a terapia mais adequada ainda não foi estabelecida definitivamente. Podemos utilizar os diuréticos tiazídicos, os quais aumentam a reabsorção de cálcio em nível tubular, aumentam a excreção de inibidores da cristalização como magnésio, zinco etc., particularmente nos casos em que ocorra predomínio tubular renal.

Pode-se utilizar, por exemplo, a hidroclorotiazida na dose de 0,5 a 1mg/kg/dia. Nas crianças que apresentem hiperabsorção intestinal importante (hipercalciúria absortiva ou HAInt) devemos, inicialmente, corrigir os erros e exageros dietéticos, adequando a ingestão de cálcio e sódio ou mesmo utilizando quelantes intestinais do cálcio como, por exemplo, farelo de arroz, trigo ou aveia, na dose de 10 a 20g ao dia, fracionado nas refeições em que se faça uso de alimentos lácteos ou com grande conteúdo de cálcio. O farelo de arroz apresenta efeito hipocalciúrico mais acentuado, enquanto o farelo de trigo é bem mais palatável e, portanto, de maior aceitação. O uso dos farelos, mesmo a longo prazo, não tem mostrado efeitos colaterais, a não ser certa intolerância após período prolongado, que pode ser amenizada com o uso intercalado de dieta restrita em cálcio.

Nas crianças com hiperuricosúria constatada por meio de dosagens de ácido úrico em urina de 24 horas, o tratamento pode ser realizado mediante dietas adequadas quanto a purinas ou com o uso de medicamentos. Deve-se orientar a família para que os alimentos devem ser diminuídos e não abolidos. Frutos do mar, peixes pequenos (especialmente sardinha), leguminosas (feijão, ervilha, grão-de-bico etc.) e miúdos (fígado de galinha, coração, vísceras etc.) contêm taxas significativas de purina, porém a cocção retira grande parte delas.

Pode-se também utilizar o citrato de potássio, não só no tratamento (uma vez que alcaliniza o meio, podendo induzir a dissolução de cálculos de ácido úrico), mas também como profilático, pois contribui para o aumento da excreção urinária de citrato, importante estabilizador dos cristais na urina. É utilizado na forma de xarope diluído, em geral de groselha, dose inicial de 0,5 a 1mEq/kg/dia, dividido em duas a três tomadas ou em comprimidos, Litocit® de 5 ou 10mEq. O ajuste é feito pelo pH urinário (ideal de 6,5 a 7). Raramente utilizamos o alopurinol (Zyloric®), uma vez que, com as medidas citadas, em geral, consegue-se controle adequado da excreção urinária do ácido úrico.

Nas crianças com ITU persistente utilizam-se quimioterápicos de eliminação renal. É difícil, no entanto, na maioria dos casos, debelar a infecção sem a retirada dos cálculos. Nesses casos, porém, a antibioticoterapia de manutenção, em doses reduzidas (profilaticamente), facilita o controle clínico da ITU.

Tratando as causas etiológicas específicas e corrigindo as alterações metabólicas e anatômicas, pretende-se diminuir o risco da formação de cálculos no trato urinário. Crianças não-tratadas por falha diagnóstica ou mesmo por abandono no tratamento têm sua função renal prejudicada ou podem evoluir para insuficiência renal crônica.

BIBLIOGRAFIA RECOMENDADA

Akçay T, Konukogu D, Cigden C. Hypocitraturia in patients with urolithiasis. Arch Dis Child 1996; 74:350-351.

Barrat TM, Kasidas GP, Murdoch I, Rose GA. Urinary oxalate and glycolate excretion and plasma concentration. Arch Dis Child 1991; 66:501-503.

Broadus AE, Mahaffey JE, Bartter FC, Neer RM. Nephrogenous cyclic adenosine monophosphate as parathyroid function test. J Clin Invest 1977; 60:771-783.

Chen YA, Lee AJ, Chen CH, Chesney RW, Stapleton FB, Roy S. Urinary mineral excretion among normal Taiwanese children. Pediatr Nephrol 1994; 8:36-39.

De Santo NG, Iorio BD, Capasso G, Paduano C, Stamler R, Langman CB, Stamler J. Population based data on urinary excretion of calcium, magnesium, oxalate, phosphate and uric acid in children from Cimitle (Southern Italy). Pediatr Nephrol 1992; 6:149-157.

Fisher SE, van Bakerl I, Loyd SE, Pearce SH, Thakker RV, Craig IW. Cloning and characterization of CLCN5, the human kidney chloride channel gene Implicated in Dent disease (an X-linked hereditary nephrolithiasis). Genomics 1995; 29:598-606.

Heilberg IP. Hipercalciúria idiopática, ingestão de cálcio e doença óssea em pacientes litiásicos. Tese de doutorado apresentada a EPM, 1993.

Jeunti M, Heinone OL, Alhava EM. Seasonal variation in urinary excretion of calcium, oxalate, magnesium and phosphate on free and standard mineral diet in men with urolithiasis. Scand J Urol Nephrol 1981; 15:137-141.

Lloyd SE, Pearce SH, Fisher SE, Steinmeyer K, Schwappach B, Scheinman SJ, Harding B, Bolino A, Devoto M, Goodyer P, Ridgen SP, Wrong O, Jentsch TJ, Craig IW, Thakker RV. A common molecular basis for three inherited kidney stone disease. Nature 1996; 379:445-449.

Marya RK, Dadoo RC, Sharma NK. Genetic predisposition to renal stone disease in the first-degree relatives of stone formers. Urol Int 1981; 36:245-247.

Pak CYC, Kaplan R, Bone H, Townsend J, Waters O. A simple test for the diagnostic of absorptive, reabsorptive and renal hypercalciuria. N Engl J Med 1975; 292:497-500.

Perrone HC, Santos MV, Santos DR, Pinheiro ME, Toporovski J, Ramos OL, Schor N. Children's urolithiasis: metabolic evaluation. Pediatr Nephrol 1992; 6:54-56.

Perrone HC, Sigulem D, Toporovski J, Schor N. Normatização da excreção urinária de cálcio e ácido úrico em crianças. J Bras Nefrol 1990; 12:23-28.

Perrone HC, Toporovski J, Schor N. Tratamento da hiperabsorção intestinal de cálcio com farelo de arroz. J Bras Nefrol 1987; 9:33-37.

Schor N, Santos DR, Ajzen H, Ramos OL. Litíase renal: estudo metabólico e tratamento clínico. Rev Ass Med Bras 1983; 29:21-26.

Stapleton FB. Hematuria associated with hypercalciuria and hyperuricosuria: a practical approach. Pediatr Nephrol 1994; 8:756-761.

Stapleton FB, Langman CB, Bittle J, Miller LA. Increased serum concentration of 1,25(OH)2 vitamin D in children with fasting hypercalciuria. J Pediatr 1987; 110:234-237.

Stapleton FB, Linshaw MA, Massamein K, Gruskin AB. Uric acid excretion in normal children. J Pediatr 1978; 92:911-914.

Stapleton FB, Noe HN, Roy S, Jerkings G. Hypercalciuria in children with urolithiasis. Am J Dis Child 1982; 126:675-678.

12

LITÍASE
ASPECTOS CIRÚRGICOS

•

Antonio Macedo Júnior

INTRODUÇÃO

A prevalência de cálculos urinários na criança está relacionada com a condição sócio-econômica do meio, uma vez que é menos comum no Ocidente, mas chega a ser freqüente no Sudeste Asiático, Oriente Médio e Continente Africano, onde se observa uma nítida preponderância de cálculos no trato urinário inferior, principalmente na bexiga. Nos países ocidentais, os cálculos na criança se localizam em 66% dos casos, nos rins e o restante nos ureteres (Quadro B-25).

Quadro B-25 – Localização do cálculo. Comentário e orientação terapêutica.

Uretra	Se obstrutivo: cistostomia Tratamento endoscópico eletivo Cirurgia aberta: uretrotomia
Bexiga	Comum em países subdesenvolvidos Complicação ampliação/substituição vesical Tratamento endoscópico transuretral ou percutâneo Cistolitotomia aberta
Ureter distal	Pinças de extração: traumático Ureteroscopia? LECO in situ
Rim (cálices ou pelve)	LECO Nefrolitotomia percutânea Cirurgia aberta: pielolitotomia e nefrolitotomia anatrófica

Estima-se uma prevalência de litíase em até 2% das crianças, com pico de incidência a partir de 9 anos de idade e principalmente à custa de cálculos de oxalato de cálcio. Algumas peculiaridades em litíase na população pediátrica são distintas das observadas em adultos: maior porcentual de cálculos infecciosos e menor de cálculos de ácido úrico, maior freqüência de cálculos de oxalato de cálcio diidratado em escolares.

Deve-se considerar que apenas em crianças maiores é que se reconhece o quadro de cólica lombar como queixa clínica central. Numa criança menor, a cólica geralmente apresenta um caráter inespecífico, que pode ser confundido com queixas abdominais vagas, inguinais e disúria. Eventualmente hematúria e enurese podem estar presentes; febre, calafrios e oligúria podem sugerir complicações da litíase urinária. A eliminação espontânea de cálculos acontece menos freqüentemente em crianças, devendo-se considerar que apenas cálculos de diâmetro inferior a 5mm podem ser eliminados dessa forma. A presença de hematúria, seja ela micro ou macroscópica, já foi referida em 33 a 90% das crianças com litíase, mas pode também ser encontrada em crianças com hipercalciúria, hiperoxalúria ou hiperuricosúria, sem associação com litíase. Entretanto, 20% das crianças com hematúria e hipercalciúria desenvolvem cálculos em 5 anos.

Vale lembrar também que com o advento e a popularização das reconstruções urinárias (ampliações e derivações continentes) passou-se a incluir um novo grupo de doentes com risco aumentado de cálculos vesicais ou de reservatório urinário.

ORIENTAÇÃO TERAPÊUTICA

A maioria dos cálculos metabolicamente ativos e infectados deve ser removida. Diante de cálculos metabolicamente inativos ou indeterminados e de cálculos que respondem a tratamento medicamentoso, estes podem ser acompanhados. Felizmente, metade das crianças com cálculos apresenta eliminação espontânea. A indicação para intervenção cirúrgica na criança é semelhante àquela dada aos adultos: dor intratável, obstrução renal persistente com risco de lesão renal, crescimento progressivo do cálculo e cálculo associado com infecção urinária.

A introdução de métodos não-invasivos no tratamento da litíase urinária propiciou uma substituição de métodos cirúrgicos a céu aberto por procedimentos endoscópicos e tratamento por litotripsia extracorpórea, com vantagens evidentes para os pacientes. Apesar desses métodos terem sido introduzidos inicialmente na população adulta, observa-se a incorporação gradual dessas alternativas também nos pacientes pediátricos.

Para abordar as opções de tratamento disponíveis, procuraremos discuti-las de acordo com a localização e as características dos cálculos nas vias urinárias.

CÁLCULOS URETRAIS

Na infância, a maioria dos cálculos uretrais se apresenta com retenção urinária. Dessa forma, uma derivação primária do tipo cistostomia suprapúbica parece ser a conduta inicial mais prudente, de forma a resolver o problema da obstrução urinária aguda sem traumatizar a uretra, lembrando que, muitas vezes, existe infecção urinária associada.

A realização de manobras do tipo ordenha deve ser evitada, já que elas podem levar a lesões da mucosa uretral que repercutem posteriormente como segmentos de estenose uretral. Meatotomia uretral pode ser realizada na vigência de cálculo impactado na fossa navicular. Nos cálculos de localização na uretra bulbar e peniana, uma abordagem aberta com uretrostomia e remoção do cálculo deve ser considerada. A destruição endoscópica do cálculo uretral não constitui conduta padronizada, nem ainda defendida na literatura, uma vez que a instrumentalização prolongada de uma uretra muito delicada aumenta os riscos de formação de estenose uretral.

CÁLCULOS VESICAIS

Os cálculos de bexiga são incomuns em países industrializados e geralmente representam conseqüência de distúrbios anatômicos ou funcionais da bexiga, mas também condições metabólicas que favorecem a litogênese. Mais recentemente, com o desenvolvimento de técnicas de reconstrução e ampliação vesical, observou-se um aumento na prevalência de cálculos de bexiga no Ocidente. Nos casos de ampliação vesical, alguns autores referem 50% de litíase, provavelmente relacionada com infecção urinária, muco intestinal, hipocitratúria.

Os cálculos vesicais são, em geral, de grande diâmetro e requerem cirurgia aberta para sua remoção, apesar de alguns cálculos serem de consistência mais amolecida e de origem infecciosa. Estes podem ser tratados com litotripsia ou litolapaxia transuretral ou percutânea suprapúbica e, eventualmente, com dissolução química.

Nos casos de cálculos em bexigas reconstruídas, existe controvérsia quanto ao tratamento por via endoscópica, sendo que muitos autores não recomendam um procedimento por via transuretral, especialmente em meninos, favorecendo as cistolitotomias abertas.

A cistolitotomia percutânea apresenta algumas limitações técnicas relacionadas com o desenvolvimento anatômico da bexiga, que na criança constitui um órgão intra-abdominal e não pélvico como no adulto. Dessa forma, os riscos de punção atravessando o peritônio da criança são maiores do que no adulto. Todavia, o acesso pode ser obtido após boa distensão vesical, passagem de fio-guia e dilatação do trajeto, com o mesmo material endoscópico empregado na nefrolitotomia percutânea.

Em resumo, a indicação do método deve ser feita pelo tamanho, número e características de dureza do cálculo, sendo que o urologista deve ter familiaridade com os três métodos descritos.

CÁLCULOS URETERAIS DISTAIS

A utilização de pinças tipo "basket" ou de preensão de cálculos ureterais distais é factível tecnicamente por meio de sua passagem nos cistoscópios pediátricos disponíveis. Apresenta os inconvenientes da manipulação ureteral guiada por via fluoroscópica, com possibilidade de lesão mecânica iatrogênica do ureter.

A ureteroscopia em crianças é possível, agora, a partir de ureteroscópicos rígidos 6F ou 7F, semi-rígidos 7,2F e flexíveis 9,8F. Todavia, os canais de trabalho desses instrumentos muito delicados são de diâmetro extremamente reduzido, inviabilizando ou limitando a introdução de pinças para a retirada dos cálculos. Outro risco a ser citado na realização da ureteroscopia em criança é a necessidade de dilatação do meato ureteral para passagem do aparelho, o que pode eventualmente levar a refluxo vesicoureteral ou estenose ureteral.

Uma vez visualizado o cálculo ureteral, este pode ser eliminado mediante litotripsia eletro-hidráulica, ultra-sônica ou por "laser". Considerando as restrições técnicas no que diz respeito ao calibre das sondas utilizadas por essas diferentes tecnologias, o maior risco de lesão do ureter com o mecanismo eletro-hidráulico, a fragmentação com "laser" parece ser a que mais se adapta às peculiaridades da ureteroscopia pediátrica. Os fragmentos produzidos com litotripsia por "laser" são em geral de 2 a 3mm, portanto facilmente elimináveis pelo escoamento natural da urina pelo ureter.

CÁLCULOS NO TRATO URINÁRIO SUPERIOR

A presença de cálculo urinário no trato superior, basicamente cálices e pelve renal, constitui situação que permite algumas opções terapêuticas. Aqui descreveremos aspectos da abordagem endoscópica percutânea, litotripsia extracorpórea (LECO) e cirurgia aberta.

NEFROLITOTOMIA PERCUTÂNEA

A abordagem endoscópica dos cálculos renais na infância apresenta dificuldades técnicas em decorrência das pequenas dimensões do rim e do sistema coletor, grande mobilidade deste e calibre relativamente desproporcional dos instrumentos endoscópicos atualmente disponíveis para procedimentos percutâneos em pacientes pediátricos.

O acesso ao rim se dá por punção posterior ou pósterolateral com agulha de Seldinger guiada por ultra-som ou monitorização fluoroscópica. A anatomia pielocalicinal deve ser previamente estudada por meio de urografia excretora, eventualmente pielografia retrógrada ou anterógrada. Uma vez obtido o acesso, promove-se a dilatação do trajeto para diâmetro 24F, de forma a acomodar o nefroscópio mais versátil. A irrigação no sistema que permite a visualização da via excretora deve ser feita com líquidos previamente aquecidos à temperatura corpórea.

Os nefroscópios podem ser rígidos ou flexíveis, sendo que os rígidos permitem introdução mais fácil de pinças e sondas de litotripsia, mas não permitem acesso a todos os grupos calicinais. Ao contrário dos nefroscópios flexíveis, são necessárias várias punções em caso de cálculos renais múltiplos. Para a litotripsia percutânea, os litotriptores ultra-sônicos são preferíveis aos eletro-hidráulicos pelo menor risco de perfuração do sistema coletor e por produzirem fragmentos significativamente menores.

Após completado o procedimento, deve-se manter uma sonda de nefrostomia, garantindo drenagem urinária e facilitando a eliminação de eventuais fragmentos residuais. Após 2 dias, testa-se a drenagem pelo ureter e clampeia-se a nefrostomia, retirando-a a seguir. Sangramento e infecção urinária, formação de pneumotórax constituem as complicações possíveis.

Os resultados iniciais obtidos têm sido amplamente favoráveis, em especial ao se considerar que os distúrbios metabólicos podem levar à litogênese urinária recorrente na criança. Ao se realizar o procedimento percutâneo menos invasivo, evita-se uma cirurgia aberta e, portanto, de maior morbidade. O seguimento de longo prazo será importante para confirmar a eficácia da cirurgia percutânea, bem como para avaliar as repercussões do método sobre o crescimento do rim.

LITOTRIPSIA EXTRACORPÓREA (LECO)

A litotripsia extracorpórea constitui o tratamento de escolha nos cálculos sintomáticos do trato urinário superior. Inicialmente, logo após introdução do método para pacientes adultos, não havia recomendações específicas para a aplicação da LECO na população pediátrica. Faltava definição quanto ao número de ondas de choque, amplitude de voltagem e efeitos das ondas eletromagnéticas num rim em desenvolvimento e, assim, o método em crianças era visto com reservas.

Estudos posteriores definiram essas variáveis e demonstraram que a LECO também era eficiente em crianças e que o tempo de exposição radiológica era mínimo e comparável ao dos exames urorradiológicos de rotina, o que ampliou a indicação do método em litíase urinária pediátrica.

A litotripsia extracorpórea se baseia na geração de ondas eletromagnéticas por cilindro colocado junto à região lombar do paciente, de forma a concentrar a energia da onda num ponto correspondente à localização do cálculo a ser fragmentado. A focalização do cálculo é feita por fluoroscopia ou por ultra-sonografia. A tecnologia, inspirada na indústria aeroespacial, foi desenvolvida na Alemanha no final dos anos 70.

Dentre as contra-indicações relativas ao método, devem ser citadas alterações de estatura da criança e algumas deformidades ortopédicas, assim como diástases hemorrágicas, insuficiência renal aguda oligúrica e obstrução urinária distal ao cálculo.

A composição química do cálculo influencia a eficiência da LECO. Sabe-se que cálculos de ácido úrico e oxalato de cálcio diidratados respondem melhor ao tratamento, ao passo que os de oxalato de cálcio monoidratados e de estruvita são mais difíceis de fragmentar. Cálculos de cistina são resistentes à fragmentação por ondas de choque e necessitam de cirurgia percutânea ou aberta.

Com a disponibilidade de aparelhos de litotripsia de terceira geração, realiza-se o tratamento em nível ambulatorial, não sendo necessária anestesia geral, mas apenas discreta sedação e analgesia. Hematúria é também um achado cada vez mais infreqüente nesses aparelhos mais modernos. É importante, em crianças com grandes cálculos, prever a eliminação dos fragmentos pelos ureteres distais, evitando o fenômeno de obstrução a esse nível conhecido como "steinstrasse". A passagem de um cateter ureteral do tipo duplo J cumpre essa finalidade, apesar de nem sempre necessária.

Na vigência de cálculo em ureter proximal, recomenda-se a sua manipulação retrógrada para a pelve por meio de um cateter ureteral, já que o sucesso da LECO em cálculos no rim (piélicos e calicinais) é superior ao dos cálculos ureterais. Relatos recentes referem sucesso de clareamento completo do sistema excretor alto de 80 a 85%, excluindo-se cálculos de cistina e cálculos coraliformes de estruvita. Os fragmentos são eliminados sem problema pelo ureter distal na maioria das crianças.

Discreta dor lombar até por dois dias após a LECO é comum e responde aos analgésicos habituais. Nos cálculos infecciosos, apesar de não se observar situação de urossepse, recomenda-se cobertura antibiótica nas primeiras 48 horas após o tratamento.

Concluindo, a litotripsia extracorpórea (LECO) constitui um procedimento seguro, não-invasivo e efetivo no tratamento de cálculos do trato urinário superior.

CIRURGIA ABERTA

Após introdução da cirurgia percutânea e da litotripsia extracorpórea, a cirurgia aberta para a retirada dos cálculos urinários no rim passou a ser medida de exceção. A abordagem cirúrgica é individualizada e depende da localização do cálculo e da configuração anatômica do sistema urinário.

Os cálculos piélicos que não responderam à LECO e que não são passíveis de cirurgia percutânea, assim como os cálculos associados com estenose da JUP requerem pielolitotomia e pieloplastia. Na criança, um acesso subcostal permite abordagem segura ao rim, já que a incisão clássica no flanco é de maior morbidade. Após a abertura da pelve e retirada do cálculo, promove-se o fechamento da pelve com fio absorvível.

Nos casos de cálculos ramificados na via excretora, cálculos calicinais múltiplos e aqueles associados com estenose do infundíbulo calicinal que necessitam de calicoplastia, a nefrolitotomia anatrófica constitui excelente opção cirúrgica.

Dentre as vantagens dessa técnica, destaca-se a boa exposição da via excretora a partir de incisão no parênquima renal num plano relativamente avascular. A linha anatrófica é delimitada a partir do isolamento e clampeamento provisório do ramo segmentar posterior da artéria renal, definindo a linha entre o segmento renal anterior e posterior. Após delimitação, clampeia-se o pedículo arterial, envolve-se o rim com gelo, de forma a se estabelecer a hipotermia renal. A nefrotomia é então realizada e o parênquima é separado de forma romba. Então, os cálculos são retirados sob visão direta, quando necessário é realizada a calicoplastia. Promove-se, finalmente, a reconstrução do rim no sistema coletor e cápsula renal com fio absorvível. Deve-se instituir boa drenagem laminar da região perirrenal retroperitoneal, já que extravasamentos urinários são comuns nos primeiros dias de pós-operatório.

DISSOLUÇÃO QUÍMICA

A dissolução química de cálculos urinários é possível em algumas crianças. A dissolução de cálculos de estruvita foi relatada com até 68% de bons resultados, apesar de não ser muito eficiente em outros tipos de cálculos.

Considerando que a irrigação da substância quimiolítica pode facilitar a instalação de sepse, justifica-se a cobertura antibiótica de amplo espectro. Ao se irrigar com agentes caciolíticos um ureter estéril não-obstruído, deve-se promover a irrigação a partir de dois cateteres, sendo um para infusão e outro para drenagem. Com o desenvolvimento das técnicas de acesso percutâneo ao rim, a quimiólise pode assumir um papel adjuvante no tratamento de fragmentos residuais após cirurgia percutânea, nefrolitotomia anatrófica e mesmo LECO.

BIBLIOGRAFIA RECOMENDADA

Alken P, Hutschenreiter R, Marberger M. Percutaneous stone manipulation. J Urol 1981, 125:463-468.

Kroovand RL. Pediatric urolithiasis. Urol Clin North Am 1997, 24:173-184.

Marberger M. Ultrasonic lithotripsy of renal calculi: a three year experience. Br J Urol 1993, 45:134-142.

Reiner RJ, Kroovand RL, Perlmutter AD. Unusual aspects of urinary calculi in children. J Urol 1979, 121:480-491.

Starr NT, Middleton RG. Extracorporeal piezoeletric lithotripsy in unanesthetized children. Pediatrics 1992, 89:1226-1229.

13

HIPERTENSÃO ARTERIAL NA INFÂNCIA E NA ADOLESCÊNCIA

João Tomás de Abreu Carvalhaes

A pressão arterial (PA) na infância tem comportamento ascendente, isto é, apresenta níveis crescentes a partir do nascimento, atingindo os números considerados normais para o adulto na adolescência.

A freqüência da hipertensão arterial (HA), nesta faixa etária, varia de 1 a 4%, conforme os autores considerados, sendo que, em nosso meio, sua real prevalência não está determinada.

Apesar de muito se discutir quais os parâmetros mais sensíveis em relação às medidas da PA, ainda se aceita como a de melhor recurso a curva da "Task Force", que confronta os níveis pressóricos de meninas e de meninos com a idade respectiva. Apesar de haver erros metodológicos (por exemplo, não leva em consideração o comportamento da PA em obesos e somente foi feita uma única medida de PA), o grande número de indivíduos examinados acaba por diluir o efeito desses erros, permitindo seu uso. Ao confrontar os valores da PA com a faixa etária, os números obtidos nesse trabalho são distribuídos em equivalentes percentis. No Brasil, ainda não temos uma curva de PA em crianças e adolescentes, embora já existam alguns trabalhos bem conduzidos sobre o assunto.

A PA em crianças pode ser classificada como: normal, quando os níveis pressóricos estão abaixo do percentil 90 para idade e sexo; normal alta, quando está entre os percentis 90 e 95; hipertensão arterial, quando acima do percentil 95 e HA grave, quando acima do percentil 99.

Tabela B-23 – Níveis pressóricos anormais em diferentes faixas etárias.

Idade	Hipertensão
RN < 7 dias	> 96 (sistólica)
RN 8-30 dias	> 105 (sistólica)
Lactentes/Pré-escolares	> 118/75
7-9 anos	> 125/80
10-12 anos	> 127/85
> 13 anos	> 140/91

Na tabela B-23 se apresentam os níveis de HA em diferentes faixas etárias.

Para o diagnóstico, é fundamental que se efetue uma medida correta da PA. Por isso, é necessário que a criança esteja tranqüila e que se utilize material adequado, isto é, o manguito de borracha deve ter tamanho correspondente a $2/3$ do comprimento do braço e cobrir todo o seu perímetro; é preferível usar manômetro de mercúrio, já que os aneróides, com freqüência, devem ser aferidos e calibrados. É sempre bom lembrar a importância de se fazer a medida da PA nos membros superiores e também nos inferiores. Em recém-nascidos, o método auscultatório é inadequado, dando-se preferência à medida direta feita por cateterismo arterial ou por meio de efeito "Doppler", o que implica o uso de aparelhagem apropriada, além de somente se considerar a PA sistólica.

Ainda como recomendação técnica, deve-se mediar a PA em, pelo menos, três momentos distintos e, para evitar falsos diagnósticos, considerar a menor delas. Sempre que possível, esse ato deve ser repetido por mais duas vezes com intervalo de, aproximadamente, 3 semanas entre cada aferição. É evidente que nos casos de PA muito elevada ou sintomáticos, tal rigor metodológico deve ser dispensado.

ETIOPATOGENIA

O controle de PA se faz mediante vários mecanismos bem conhecidos e está praticamente relacionado a: volume plasmático, tônus do sistema nervoso simpático, sistema renina-angiotensina-aldosterona e concentração corporal eletrolítica, principalmente do sódio na parede dos vasos e do cálcio do citossol.

Em decorrência da grande freqüência de casos de HA de origem renal, podem-se distribuir as crianças hipertensas em dois grandes grupos: as HA de origem renal e as de origem extra-renal. No primeiro caso, podemos colocar as originárias de alterações do parênquima e da vasculatura renal.

Dentre as causas extra-renais, bem menos freqüentes, estariam alterações cardiovasculares, neurológicas, endócrinas e tóxicas. A freqüência de determinadas doenças causadoras de HA varia com a idade, conforme o exposto na tabela B-24.

Tabela B-24 – Principais causas de HA em pediatria e sua variação conforme a faixa etária.

Faixa etária	Causas
Recém-nascidos	Trombose/estenose de artéria renal Malformações renais Coarctação da aorta Displasia adrenal congênita Broncodisplasia
Pré-escolares	Nefropatias Coarctação da aorta Estenose de artéria renal
Escolares	Nefropatia Estenose de artéria renal Hipertensão essencial
Adolescentes	Nefropatia Hipertensão essencial

Portanto, nos recém-nascidos, as causas mais freqüentes estão relacionadas a trombose ou estenose de artéria renal e malformações congênitas do parênquima renal, havendo grande participação de iatrogenia por cateterismo da artéria umbilical. Ainda como exemplo, pode-se citar a glomerulonefrite difusa aguda pós-estreptocócica como a causa mais freqüente em crianças em idades pré-escolar e escolar. No quadro B-26 apresentamos uma longa lista de possibilidades etiológicas de HA em crianças e em adolescentes.

Assim, o aumento da PA pode ser o achado predominante na doença renal policística. Na sua forma infantil, ou autossômica, a HA é rara como achado isolado e a maioria dessas crianças tem massas abdominais palpáveis. Já na forma adulta, ou autossômica dominante, a HA pode ser a única manifestação. Vale lembrar sempre a possibilidade de associação com déficit de função renal, hematúria, proteinúria e dores abdominais.

Ainda em recém-nascidos, deve-se pensar na coarctação da aorta como causa de HA. Se uma grande parte das crianças pode estar assintomática, a HA somente se detecta no exame físico de rotina. Daí a importância de se fazer dessa medida uma prática habitual em todos os locais de assistência médica a crianças. No período neonatal, a forma pré-ductal da coarctação aórtica se associa a outras malformações do coração e os pacientes, com freqüência, desenvolvem insuficiência cardíaca incipiente. As coarctações abdominais quase sempre estão associadas à estenose de artérias renais com HA grave. A etiologia não está esclarecida e presume-se que haja fusão inapropriada da aorta dorsal na embriogênese.

Crianças em idade pré-escolar, além das possibilidades etiológicas já referidas, podem ter HA por nefropatias parenquimatosa, inflamatória ou tumorais, uni ou bilaterais.

Quadro B-26 – Principais causas de HA na infância e na adolescência.

Renais	Glomerulonefrite aguda/crônica Síndrome hemolítico-urêmica Nefrites tubulointersticiais Rins policísticos Tumor de Wilms Síndrome de Alport Nefronectise/doença medular cística Tumores de células justaglomerulares Rejeição de transplante
Extra-Renais	Compressões vasculares Estenose de artéria renal (displasia fibromuscular) Aneurisma/coarctação da aorta/trombose Feocromocitoma Hiperplasia adrenal congênita Hiperaldosteronismo primário Síndrome de Cushing (primária/iatrogênica) Neuroblastoma Neurofibromatose Hipertensão endocraniana Fístula arteriovenosa Síndrome de Guillain-Barré/poliomelite Intoxicação por metais pesados Queimaduras Síndrome de Stevens-Johnson Hipertensão arterial essencial

A nefropatia parenquimatosa associada ao refluxo vesicoureteral ou outra uropatia obstrutiva é causa freqüente de HA persistente. Nessa situação patológica, provavelmente, as cicatrizes renais interferem no fluxo sangüíneo cortical e a isquemia decorrente leva ao aumento da degranulação da renina bem como de sua síntese.

Tumores renais e perirrenais podem cursar com HA. O tumor de Wilms é aquele que mais freqüentemente se associa à HA. Várias hipóteses são aventadas para explicar a etiologia da PA nessa circunstância. Aquela que mais se aceita é o aumento da atividade plasmática da renina por compressão vascular extrínseca e conseqüente isquemia. Também pode-se considerar o aparecimento de comunicações arteriovenosas, bem como a produção de renina, *in situ* no parênquima tumoral. Quando se trata de neuroblastoma, a HA é resultante do aumento da produção de catecolaminas, embora também possa ocorrer hiper-reninemia. Fato semelhante acontece com os feocromocitomas, os quais, nas crianças, apresentam a particularidade de determinar níveis pressóricos constantemente elevados e não em salvas ou picos, como na adultícia.

Nas crianças em idade escolar, ou mais precisamente, naquelas com mais de 6 anos, as estenoses arteriais decorrem de displasia fibromuscular, arterite de Takayassu, neurofibromatose e outros tipos de vasculite, como a periarterite nodosa. Doenças granulomatosas crônicas que determinam o aparecimento de HA praticamente não acontecem nas crianças (por exemplo, granulomatose de Wegener).

Nessa faixa etária, a glomerulonefrite difusa aguda pós-estreptocócica é a causa mais freqüente de doença inflamatória renal e a maior parte dos casos cursa com HA, que é transitória, com duração relativamente curta. A causa de HA nesses casos está relacionada à hipervolemia conseqüente à diminuição da filtração glomerular.

A insuficiência renal crônica, independente da causa que a determinou, também leva a níveis pressóricos elevados e o mecanismo prevalente é a hipervolemia.

Na adolescência, todas essas causas citadas podem ocorrer. Todavia, com maior freqüência se encontram casos de HA essencial. Principalmente nos indivíduos oriundos de famílias de hipertensos.

MANIFESTAÇÕES CLÍNICAS E DIAGNÓSTICO

A maioria das crianças hipertensas não tem manifestações clínicas evidentes e específicas; algumas podem permanecer assintomáticas e outras apresentam sintomatologia de complicações graves, tais como encefalopatia hipertensiva e insuficiência cardíaca congestiva com edema agudo de pulmão, portanto, mais uma vez, é importante realçar a necessidade de a prática das medidas da PA tornar-se rotina no exame físico da criança.

Como grande parte dos casos de HA na infância é secundária a alguma doença subjacente, todo esforço deve ser feito para se chegar a essa causa. Por isso, já na história clínica, além dos dados gerais da criança, devem-se investigar os antecedentes familiares e pessoais, bem como os sintomas associados. A história familiar deve incluir a presença de HA, doenças vasculares periféricas, diabetes, tabagismo ou uso de outras drogas e presença de nefropatias de cunho hereditário como, por exemplo, rins policísticos.

A presença de cefaléia intensa pode ser devida a HA grave, principalmente quando é occipital e já se inicia pela manhã. Deficiência de ganho de peso ou crescimento e desenvolvimento inadequados também podem sugerir doença renal e renovascular. Se houver, além da HA, palidez, sudorese, palpitações e hipertermia, deve-se afastar a possibilidade de feocromocitoma. Outras formas mais raras de HA de causa hormonal na infância e na adolescência como, por exemplo, o neuroblastoma, devem ser afastadas em crianças menores de 5 anos e que tenham tumores abdominais e indícios de aumento de catecolaminas. A síndrome de Cushing pode surgir ante a existência de tumor de supra-renais, mas, geralmente, está associada à administração de glicocorticóide em altas doses e por tempo prolongado.

Existem situações em que a HA na criança é aguda e transitória. O exemplo maior, pela freqüência com que incide, é a glomerulonefrite difusa aguda pós-estreptocócica. Todavia, isso também pode acorrer na síndrome hemolítico-urêmica, principalmente quando se tratar de recém-nascidos ou lactentes jovens, e a púrpura reumatóide (púrpura de Henoch-Schönlein). Todas essas situações têm características clínicas próprias que facilitam seu diagnóstico.

Em pacientes assintomáticos ou oligossintomáticos, em que a HA foi descoberta em exame físico de rotina, deve-se também medir a PA nos membros inferiores, bem como fazer a palpação dos pulsos. Alterações nessas medidas podem sugerir a existência de coarctação de aorta em doença vascular mais grave como a arterite de Takayassu com envolvimento das artérias renais. Nessas situações, a ausculta abdominal, procurando algum sopro, também é importante.

Os exames de laboratório ou de imagem devem ser solicitados conforme a história natural de doença possível naquela criança hipertensa. Sua complexidade e seu grau de invasão são variáveis e devem ser feitos de maneira gradativa. Assim, o exame de urina pode demonstrar a presença de hemácias e/ou de proteína, denotando a existência de glomerulonefrite. A urocultura positiva implica tratamento clínico adequado e, em seguida, exploração de eventual malformação de vias excretoras e déficit de função renal.

As dosagens hormonais também podem ser úteis. Assim, níveis elevados de renina levam à possibilidade de hipertensão renovascular. Por outro lado, crianças com hiperaldosteronismo podem apresentar HA, hipopotassemia, diminuição da renina e aumento da aldosterona com diminuição da excreção urinária de sódio e aumento da excreção de potássio.

Os exames por imagem podem ser benéficos, a ultra-sonografia é útil por ser pouco invasiva e de boa resolução diagnóstica em casos de tumores ou de doenças parenquimatosas dos rins e supra-renais; a uretrocistografia e a urografia excretora são úteis nos casos de refluxo vesicouretral e uretro-hidronefroses das mais variadas causas. Mais recentemente, os exames com isótopos radioativos têm sido de grande valia, até porque, aliados à imagem, vários aspectos funcionais também podem ser obtidos, inclusive quando associados a testes farmacológicos com furosemida e captopril. Arteriografias, principalmente a seletiva e a digital, trazem muitas possibilidades diagnósticas nos casos em que se suspeita de doença vascular. A tomografia axial computadorizada, bem como a ressonância nuclear magnética também podem ser úteis na pesquisa de causas de HA. Exemplificando, citaria a hiperplasia adrenal.

Em resumo, os exames devem ser subsidiários aos dados obtidos anteriormente pela história clínica e pelo exame físico.

TRATAMENTO

Já se sabe que, independente da causa determinante de HA, existe a participação de alguns mecanismos principais, quais sejam: aumento do volume plasmático, aumento da atividade do sistema nervoso autônomo, seja central ou periférico, alteração do sistema renina-angiotensina-aldosterona e variação da composição corporal, principalmente em termos de água, sódio na parede das artérias e de cálcio no citosol. Conforme a doença que determina o aparecimento da HA, pelo menos em fases iniciais, um desses mecanismos irá prevalecer. Por exemplo, na glomerulonefrite difusa aguda, predomina a retenção hídrica com conseqüente hipervolemia, nas alterações de artérias renais, prevalece a ativação do sistema renina-angiotensina-aldosterona, e assim por diante.

Portanto, para que se faça tratamento satisfatório é necessário que se conheça a etiopatogenia e o mecanismo prevalente em cada caso de HA, para se utilizar medicamentos que possam intervir diretamente naquele. Por exemplo, na pletora de volume, utilizam-se diuréticos potentes, como os de alça, isto é, furosemida ou ácido etacrínico; quando houver hipertensão renovascular, utilizam-se inibidores da enzima conversora de angiotensina, e assim por diante.

Tabela B-25 – Medicamentos anti-hipertensivos.

Medicamentos	Dose diária	Via
1. Diuréticos		
Hidroclorotiazídicos	1-2mg/kg	oral
Clortalidona	0,5-2mg/kg	oral
Furosemida	0,5-2mg/kg	oral/venosa
Espironolactona	1-3mg/kg	oral
2. Inibidores adrenérgicos		
Atenolol	1-2mg/kg	oral
Propranolol	1-4mg/kg	oral
Metildopa	10-50mg/kg	oral
Clonidina	0,5-4mg	oral
Prazosina	0,5-7mg	oral
3. Vasodilatadores		
Nifedipina*	0,3-1mg/kg	oral/sublingual
Hidralazina	1-5mg/kg	oral
Minoxidil	0,1-1mg/kg	oral
Diazóxido*	1-3mg/kg	venosa
Nitroprussiato de sódio*	1-8µg/kg/min	venosa
4. Inibidores da ECA		
Captopril	0,5-2mg/kg	oral

* Os medicamentos assinalados com asterisco são os que podem ser utilizados em crises hipertensivas.

Em crianças maiores ou em adolescentes, quando houver HA dita essencial, alguns preceitos podem ser discutidos. Por exemplo, a relação existente entre a ingestão de sódio e a prevalência de HA é ponto ainda em discussão; o chamado tratamento não-farmacológico deve ser enfatizado nesses casos: recomendam-se, então, dietas e exercícios físicos, principalmente os aeróbicos, para os indivíduos que apresentam sobrepeso.

Todavia, como a maioria das crianças sabidamente hipertensas necessitarão, em algum momento, de medicação hipotensora, na tabela B-25 são apresentados medicamentos utilizados com maior freqüência, bem como suas doses e vias de administração.

Portanto, pelo exposto, é fundamental a prática de se medir rotineiramente a PA em crianças e adolescentes e, uma vez feito o diagnóstico correto de HA na adolescência e, principalmente, na infância, deve-se tentar chegar à causa determinante dessa elevação da PA.

BIBLIOGRAFIA RECOMENDADA

Carvalhaes JTA, Nobrega FJ. Síndrome hemolítico-urêmica (SHU) em gêmeos lactentes. Rev Paul Pediat 1983; 1:18-22.

Gill LD, Mendey DB, Cameron SS, Joseph MC, Ogg CS, Chantler C. Analysis of 100 children with severe and persistent hypertension. Arch Dis Children, 1976; 51:951-956.

Loggie SM. Evaluation anal management of childhood hypertension. Ling Chin North Am, 1985; 2:1623-1649.

Roberti MI, Carvalhaes JTA, Silva, Hini WA. Avaliação dos níveis pressóricos arteriais de crianças dos 3 aos 8 anos de idade no município de São Paulo: correlação com medidas corpóreas e comparação com os dados do grupo "Task Force". J Bras Nefrol, 1989; 4:131-139.

Task Force Members. Report of the Second Task Force on Blood Pressure Control in Children 1987. Pediatrics; 1987; 79:1-25.

14

INDICAÇÕES E TÉCNICAS DE BIÓPSIA RENAL

DENISE MARIA AVANCINI COSTA MALHEIROS
DINO MARTINI FILHO

A biópsia renal cirúrgica tem sido realizada desde o início dos anos 40, quando foi introduzida por Castelman e Smithwick. Em 1952, passou a ser feita também por via percutânea, após publicação da experiência de Iversen e Brun.

Desde então, a biópsia renal é considerada técnica extremamente útil para a obtenção do diagnóstico de doenças renais, bem como para estabelecimento de prognóstico, monitorização da evolução do processo patológico e orientação terapêutica.

O exame da amostra renal por meio da microscopia eletrônica e as técnicas de imunofluorescência associadas à microscopia óptica aumentaram o potencial diagnóstico do procedimento. Assim, a biópsia renal proporcionou informações sobre histopatologia, patogenia e classificações de doenças renais que não poderiam ter sido obtidas de outra forma.

Quando realizada por médicos bem treinados é segura e confiável. O auxílio da ultra-sonografia para orientar a posição da agulha nas biópsias percutâneas proporciona amostras bastante adequadas. A hematúria macro ou microscópica, geralmente autolimitada, e o hematoma perirrenal são as complicações mais freqüentes.

O nefropatologista e o clínico devem trabalhar em equipe, uma vez que a cooperação e o intercâmbio de informações entre ambas as partes é essencial para uma correta e abrangente interpretação da biópsia renal.

INDICAÇÕES CLÍNICAS

A indicação da biópsia renal envolve uma relação de riscos e benefícios na qual, obviamente, os últimos devem prevalecer. Espera-se, como ganhos desse procedimento, conclusão diagnóstica, informações prognósticas e dados que orientem a terapêutica.

Dois estudos prospectivos realizados para avaliar o impacto clínico de informações obtidas pela biópsia renal mostram que houve mudança do diagnóstico pré-biópsia em 44% e 63% dos pacientes, respectivamente. A orientação terapêutica desses dois grupos, com base nos achados histopatológicos, também foi alterada em 31 e 34% dos casos.

Os pacientes com quadro clínico de síndrome nefrótica, portadores de doenças sistêmicas ou de algumas das formas de insuficiência renal aguda, formam o conjunto de indivíduos que mais se beneficiam desse procedimento.

As indicações clínicas para a biópsia variam nos diferentes Serviços de nefrologia. De uma forma geral, está indicada nas situações descritas a seguir.

INSUFICIÊNCIA RENAL AGUDA

Apesar da insuficiência renal aguda estar freqüentemente associada à necrose tubular aguda, ela pode ser atribuída a outras causas que requerem tratamento diferenciado. Assim, insuficiência renal aguda pode associar-se a quadro clínico de glomerulonefrite proliferativa crescêntica, lesão histológica mínima, poliarterite nodosa, nefrite intersticial, lúpus eritematoso sistêmico e síndrome hemolítico-urêmica. Portanto, a biópsia renal está indicada para pacientes com insuficiência renal aguda que não apresentam evidências clínicas de necrose tubular aguda e para aqueles com quadro clínico de necrose tubular aguda que não recuperam a função renal após 3 ou 4 semanas.

PROTEINÚRIA

Pacientes com proteinúria persistente maior que 2g/24 horas, mesmo sem atingir níveis nefróticos, devem ser biopsiados. Pode-se detectar doença renal em fase inicial, principalmente se a proteinúria estiver associada a cilindros granulosos, hialinos ou outras alterações urinárias. Esses achados são comuns à nefropatia diabética, à glomerulonefrite membranosa idiopática, à glomeruloesclerose, segmentar e focal, e à nefropatia da IgA.

SÍNDROME NEFRÓTICA

Em pacientes com idade inferior a 1 ano, a biópsia é indicada devido à possibilidade de síndrome nefrótica congênita familiar. Está indicada, também, em crianças que apresentam má resposta à corticoterapia ou, ainda, naqueles casos em que à sindrome nefrótica associam-se sinais ou sintomas atípicos da lesão histológica mínima, tais como hipertensão arterial e/ou proteinúria não-seletiva.

Adultos com síndrome nefrótica idiopática também devem ser biopsiados. As alterações mais freqüentemente observadas são: glomeruloesclerose segmentar e focal, glomerulonefrite membranoproliferativa, nefropatia da IgA e principalmente glomerulonefrite membranosa.

GLOMERULONEFRITE AGUDA

A grande maioria das glomerulonefrites agudas, principalmente as pós-estreptocócicas, apresentam padrão anátomopatológico de proliferação endocapilar e mesangial com evolução clínica favorável. Portanto, a biópsia renal, nesse grupo de pacientes, só deve ser indicada quando houver suspeita clínica de outros tipos de lesões. Assim, nas glomerulonefrites agudas, a biópsia renal está indicada quando houver: a) hematúria macroscópica com duração maior que quatro semanas; b) uréia plasmática persistentemente elevada por mais de quatro semanas; c) hipertensão arterial prolongada por mais de quatro semanas; d) oligoanúria com duração maior que três dias; e) complemento sérico permanentemente baixo por mais de oito semanas; f) associação com síndrome nefrótica de duração maior que quatro semanas.

HEMATÚRIA

A biópsia não é necessária para se determinar a origem da hematúria, mas permite identificar se há lesão renal e estabelecer, assim, sua importância dentro do contexto clínico. As informações histopatológicas devem ser relacionadas aos achados laboratoriais e clínicos, procurando obter-se o diagnóstico mais preciso possível.

Antes de se indicar a biópsia, é necessário excluir as causas não-renais de hematúria, como os tumores e as infecções do trato urinário. As doenças renais primárias mais freqüentemente associadas à hematúria são: nefropatia da IgA, glomerulonefrite proliferativa pós-infecciosa, glomerulonefrite membranoproliferativa e nefrite intersticial. Entre as doenças sistêmicas, há a doença de Fabry, a poliarterite nodosa, o lúpus eritematoso sistêmico e a púrpura de Henoch-Schönlein.

DOENÇAS SISTÊMICAS

Nesse grupo de doenças, a biópsia não só identifica as lesões, como também confirma ou, até mesmo, estabelece o diagnóstico clínico. Permite, ainda, avaliar a extensão do comprometimento do parênquima, informação fundamental na orientação das diferentes opções terapêuticas.

No lúpus eritematoso sistêmico, a biópsia orienta o tratamento e fornece indicações prognósticas. Algumas formas de vasculite, como a poliarterite nodosa ou a granulomatose de Wegener, requerem tratamento mais agressivo quando há comprometimento renal. No diabetes mélito, podem haver outras doenças renais coexistindo com a nefropatia diabética como, por exemplo, glomerulonefrite membranosa ou mesmo glomerulonefrite membranoproliferativa.

TRANSPLANTE

Nos transplantes, a biópsia é o principal instrumento na determinação precisa de lesões como: rejeição, necrose tubular aguda, nefrite intersticial, toxicidade às drogas, glomerulonefrite "de novo", e glomerulonefrites recidivantes. Das glomerulonefrites "de novo" a forma membranosa é a mais comum. Já as que recidivam com maior freqüência são a glomeruloesclerose segmentar e focal, a glomerulonefrite membranoproliferativa e nefropatia da IgA.

Nos transplantes renais, as indicações de biópsia podem ser assim resumidas: a) não-funcionamento do enxerto após 2 a 3 semanas da cirurgia; b) deterioração funcional rápida, de causa desconhecida, após fase inicial boa; c) falha na resposta à terapia anti-rejeição adequada; d) proteinúria em níveis nefróticos.

CONTRA-INDICAÇÕES

É importante salientar que a biópsia renal não substitui avaliações clínica e laboratorial bem feitas. O nefrologista clínico deve estar ciente das limitações dessa técnica. Reflexões sobre a representatividade de amostras de pequeno tamanho e a inespecificidade de determinadas lesões são necessárias.

Em algumas situações, a biópsia pode trazer pouco ou nenhum benefício, sendo sua indicação controversa. É o caso de pacientes portadores de doenças cujo desenrolar clínicoterapêutico já esteja plenamente estabelecido.

Muitas das contra-indicações são relativas. Em casos com hipertensão arterial grave, a biópsia só será efetuada após controle clínico. Em pacientes com rim solitário, ectópico ou em ferradura deve-se considerar os riscos e os benefícios dos procedimentos. Não deve ser indicada em pacientes renais portadores de múltiplos cistos, neoplasias ou doença terminal. A biópsia tem valor relativo em casos com abscesso perinefrético, hidronefrose ou pionefrose.

AVALIAÇÃO HISTOLÓGICA

O estudo completo do fragmento renal obtido pela biópsia é possível por meio da micoscopia óptica, imunofluorescência e microscopia eletrônica. A maioria das doenças renais pode ser diagnosticada apenas com os dados obtidos pela microscopia óptica e imunofluorescência, sendo esta última técnica essencial na compreensão dos mecanismos patogênicos envolvidos. O diagnóstico etiológico da lesão renal devido ao lúpus eritematoso, assim como nefropatia da IgA ou nefropatia da IgM, só pode ser firmado pela imunofluorescência. A microscopia eletrônica, procedimento mais dispendioso e que requer equipamentos sofisticados com pessoal especialmente treinado, é indispensável na localização exata de determinadas lesões ou depósitos como nos casos de doença da membrana delgada e glomerulonefrite membranoproliferativa por depósito denso.

É importante que as biópsias sejam realizadas em locais com nefropatologistas treinados e que possuam os equipamentos necessários para a realização, no mínimo, de microscopia óptica e imunofluorescência, uma vez que a maior parte dos casos pode ser esclarecida por essas duas técnicas.

A adequação da amostra depende das estruturas representadas, do tipo de doença e não do seu tamanho. Geralmente são necessários cinco a 10 glomérulos para se estabelecer diagnóstico preciso. Em processos difusos ou em lesões muito características, um ou dois glomérulos já bastam. Nas demais situações, uma biópsia pouco representativa pode fornecer o diagnóstico, sem indicar a extensão de comprometimento do parênquima

A biópsia cirúrgica costuma proporcionar um número grande de glomérulos, mas muitas vezes, com ausência da porção cortical mais profunda, não permitindo a análise adequada dos glomérulos justamedulares e das estruturas arteriais.

O parênquima renal pode ser separado em diferentes compartimentos (glomérulos, túbulos, interstício e vasos) e deve ser analisado obedecendo sempre à mesma seqüência. As alterações identificadas são semiquantificadas, usando-se uma escala crescente de zero a três ou quatro. Esse parâmetro, apesar de subjetivo, permite estabelecer correlações clínico-estruturais e, conseqüentemente, orientação terapêutica e previsões evolutivas.

MICROSCOPIA ÓPTICA

Para a microscopia óptica, o material deve ser fixado por 50 a 120 minutos de acordo com o tamanho da amostra, em solução de Bouin ou Dubosq-Brazil. Essas soluções fixadoras têm velocidade de penetração maior que a solução de formalina a 5% (aldeidofórmico ou formol), conservando melhor o parênquima renal, pois elas preservam as estruturas das células tubulares e impedem a retração do novelo capilar glomerular. Após a fixação, a amostra é submetida aos procedimentos clássicos para inclusão em parafina. Devem ser preparadas cinco lâminas em cortes seriados com 2 a 4μm de espessura cada, compreendendo cerca de cinco diferentes níveis de profundidade. Cada lâmina é, então, submetida a diferentes técnicas de colorações como hematoxilina-eosina, ácido periódico de Schiff (PAS), tricrômico de Masson, com verde luz ou com azul de anilina, e hematoxilina fosfotúngstica de Mallory. Utilizam-se, ainda, métodos de impregnação argêntica. Nas lâminas coradas pelo PAS, avalia-se o glicogênio dos epitélios tubulares e a morfologia da membrana basal. Nas colorações tricrômicas e na hematoxilina fosfotúngstica observa-se: matriz mesangial, membrana basal, áreas de esclerose e depósitos de imunocomplexo, fibrina ou necrose fibrinóide. O método de Jones, uma das técnicas de impregnação argêntica mais utilizadas, fornece dados morfológicos precisos sobre as membranas basais de túbulos e glomérulos.

Recentemente, a necessidade de se preservar antígenos teciduais para eventuais pesquisas imunobiológicas ou moleculares determinou o retorno da utilização de soluções fixadoras à base de formalina, apesar das limitações já mencionadas.

IMUNOPATOLOGIA

Tanto a imunofluorescência quanto a imunoperoxidase podem ser utilizadas para o estudo do parênquima renal. A imunofluorêscencia é geralmente preferida por ser procedimento mais simples, rápido e menos dispendioso.

Por essa técnica, podemos localizar, quantificar e analisar os depósitos imunes presentes nas diferentes estruturas do parênquima renal, esclarecendo, assim, a patogenia e o diagnóstico de doenças.

A técnica de imunofluorescência direta introduzida por Coombs e Kaplan, em 1950, utiliza anti-soros fluoresceinados para pesquisa de imunoglobulinas, frações do complemento e outras proteínas plasmáticas. Os soros utilizados no procedimento contêm anticorpos marcados com fluoresceína ou rodamina, o que confere, respectivamente, tonalidade verde maçã ou avermelhada.

Esses reagentes estão disponíveis no comércio e sua estocagem deve ser feita em temperaturas entre –70 a –20°C.

Para a preservação adequada dos tecidos, a amostra deve ser imergida em nitrogênio líquido a –180°C ou em "meio de transporte" apropriado e enviada para o laboratório onde será processada.

O fragmento é então fixado em nitrogênio líquido e cortado em criostato, em secções de no máximo 3μ de espessura. Os cortes são incubados com os respectivos anti-soros à temperatura de 37°C em câmara úmida e lavados com solução salina tamponada de pH 7,2 e montados entre lâmina e lamínula em meio à base de glicerina tamponada.

A análise do material é feita em microscopia de epi ou transiluminação com campo escuro sob fonte luminosa de ultravioleta. Na observação visual, considera-se a forma, a topografia e a quantidade dos depósitos. Quanto à forma, os depósitos podem ser granulares, lineares ou tracejados. No tecido, os depósitos destribuem-se pelo mesângio, alças capilares, cápsula de Bowman, vasos ou túbulos. A graduação é semiquantitativa obedecendo à escala de 0 a +4. Esses critérios permitem estabelecer diagnóstico preciso de inúmeras doenças, tais como: nefropatia da IgA, nefrites lúpicas e outras.

Em algumas ocasiões, há "seqüestros" desses depósitos ("trapping"), sem significado imunológico específico, devidos apenas ao aumento da permeabilidade da membrana basal glomerular, tubular e da parede arteriolar. Podem ocorrer, ainda, ligações não-imunológicas de depósitos a estruturas renais devidas às forças eletrostáticas. Os cortes espessos, com mais de 4μm, dificultam a interpretação e a exata localização dos depósitos.

MICROSCOPIA ELETRÔNICA

O material é fixado, por 2 a 4h em solução purificada de glutaraldeído a 2% sempre à temperatura de 4°C. Após lavagem em solução de sacarose, o fragmento é pós-fixado em solução a 1% de tetróxido de ósmio. Posteriormente, é submetido aos procedimentos específicos para inclusão em Epon, (resina epox). Cortes ultrafinos da amostra, com cerca de 200 a 400 nanômetros, são feitos em ultramicrôtomo com facas de vidro ou diamante.

A observação ultra-estrutural permite obter mais detalhes das alterações teciduais, principalmente da membrana basal glomerular. Algumas doenças, tais como síndrome de Alport, doença da membrana delgada e mesmo a lesão histológica mínima só podem ser seguramente diagnosticadas através dessa técnica.

O estudo ultra-estrutural das biópsias renais permitiu a identificação de um grande número de alterações, possibilitando a obtenção de diagnósticos precisos e uma melhor compreensão dos mecanismos patogênicos.

Algumas das lesões primeiramente detectadas à microscopia eletrônica, como os "spikes" próprios da glomerulonefrite membranosa ou os "humps" da glomerulonefrite pós-infecciosa, puderam ser detectadas também à microscopia óptica.

Outras alterações, como as encontradas na doença da membrana delgada, síndrome de Alport ou mesmo lesão histológica mínima, só podem ser observadas à microscopia eletrônica.

No entanto, é preciso salientar que a microscopia eletrônica constitui instrumento qualitativo e, como tal, deve ter sempre seus achados correlacionados com aqueles da microscopia óptica e da imunofluorescência.

BIBLIOGRAFIA RECOMENDADA

Appel GB. Indications, techniques and complications of reanl biopsy. In Silva F, Nadasky T. Renal Biopsy Interpretation Chapter 2 Ap 21-31. Churchill Livingstone, New York, 1996.

Appel GB. Renal biopsy, how effective, what techique, and how self? J Nephrol 1993 6:4.

Churg J, Sobin H. Renal disease. Classification and atlas of glomerular disease. Igaku-Shoin, Tokyo, New York, 1982.

Cohen AH, Nast CC, Adler SG, Kopple JD. Clinical utility of kidney biopsy in the diagnosis and management of renal disease. Am J Nephrol 1989, 9:309.

Habib R, Levy M. Contribuition of immunofluorescent microscopy to classification of glomerular disease. In Kincaid-Smith P, D'Apice AJF, Atkins PC. Progress in Glomerulonephritis. John Wiley & Sons, New York, 1979.

Manaligoud JR, Drain CL. Renal biopsy 1985. Sem Nephrol 1985, 5:237.

Michalany J. Técnica Histológica em Anatomia Patológica. São Paulo. EPU, 1982.

Moura LAR. Contribuição ao estudo experimental da autólise em rins de ratos. Tese de Mestrado, Escola Paulista de Medicina. São Paulo, 1983.

Nadario MP. Renal biopsy. Kidney Int 1990, 38:529.

Panish AE. Complications of percutaneous renal biopsy: a review of 37 years experience. Clin Neprol 1992, 38:135.

Ticher CG & Craig. Clinical indication for kidney biopsy. Chapter 3 Ap 75-88 In Renal pathology. 2 ed J B Lippincott New York, 1994.

Toporovski J, Raposo de Mello V, Perrone H, Martini Fº D. Nefrologia Pediátrica. Sarvier, São Paulo, 1991.

Turner MW, Hutchinson TA, Barre PE et al. A prospective study on the impact of the biopsy in clinical management. Clin Nephrol 1981, 26:217.

15

INFECÇÃO DO TRATO URINÁRIO

JULIO TOPOROVSKI

CONSIDERAÇÕES GERAIS

A infecção do trato urinário (ITU) caracteriza-se fundamentalmente pela multiplicação de bactérias em qualquer segmento desse trato, que é habitualmente estéril a jusante da bexiga.

Trata-se de uma das infecções que mais freqüentemente afeta a espécie humana, sendo que, nos primeiros meses de vida é a agressão bacteriana mais comum em pediatria geral. Corresponde a 5% das queixas em ambulatório.

Com o progresso da ciência, principalmente com o advento dos quimioterápicos e dos antibióticos, constatamos nas últimas décadas queda marcante dos óbitos por pielonefrite; assim como o reconhecimento precoce dessa nefropatia e o manuseio adequado dos pacientes determinaram declínio do número de casos de insuficiência renal crônica (IRC) terminal.

Em nosso meio, cerca de 1/3 das crianças com IRC terminal são portadoras do binômio ITU – nefropatia obstrutiva (NO) ou nefropatia do refluxo (NR).

SEXO E FREQÜÊNCIA

Na infância é mais comum no sexo feminino, na proporção de 4 até 20:1, excetuando-se o primeiro ano de vida, quando ocorre predomínio do sexo masculino.

CLASSIFICAÇÃO

Do ponto de vista prático, podemos distinguir três tipos de ITU:

1. Bacteriúria assintomática (BA).
2. Cistites.
3. Pielonefrites.

Assim sendo, as meninas com BA irão apresentar, como agente etiológico, *E. coli* de baixa virulência, as quais perderam parcialmente o lipopolissacáride O, aglutinam-se espontaneamente e são altamente sensíveis à capacidade bactericida do plasma, além de não apresentarem capacidade de aderência. Essas alterações constituem adaptação das bactérias para persistirem no trato urinário.

Devido a esse achado, a maioria dos estudiosos recomenda o não-tratamento das crianças com BA, pois, com a terapêutica, poderia ocorrer uma reinfecção com o aparecimento de cepas virulentas resistentes à maioria dos antibióticos.

Fato diverso ocorre nas pielonefrites sem refluxo vesicoureteral ou obstrução do trato urinário, em que na maioria dos casos, iremos isolar *E. coli* altamente virulentas.

BACTERIOLOGIA

E. coli – existem classificados cerca de 150 tipos de sorotipos baseados no antígeno somático O, 100 no antígeno K e 70 no antígeno H, determinando grande número de combinações.

No entanto, somente poucas dessas combinações determinarão ITU ("uropathogenic strains") por apresentarem um ou vários fatores de virulência ("uropathogenic package"), além de velocidade de multiplicação bacteriana na urina, duas vezes mais intensa do que as *E. coli* exclusivamente fecais.

Em seguida, iremos detalhar esses fatores.

Aderência bacteriana

O primeiro passo para que ocorra infecção é a aderência da bactéria à secreção ou célula da mucosa. Existem dois mecanismos de adesividade:

1. Inespecífico: mediado por forças eletrostáticas.
2. Específico: que está na dependência das organelas na superfície denominada "fímbrias ou *pili*", que irão se ligar aos receptores nas superfícies das células do hospedeiro – geralmente carboidratos.

Do ponto de vista prático, as fímbrias da *E. coli* podem reconhecer o carboidrato manose: manose sensível (MS) e, quando não ocorre adesividade, manose resistente (MR).

O grupo MS é também denominado fímbria tipo I e não está correlacionado com a maioria das ITU. Acreditando-se que ela é neutralizada pela proteína de Tamm-Horsfall.

Do grupo MR, a principal fímbria é a fímbria P, que reconhece o dissacáride Gal-Gal, presente na superfície das células da espécie humana, inclusive do tecido renal.

Essa mesma substância encontra-se na superfície das hemácias humanas, constituindo o sistema sangüíneo P. Esse fato permite facilmente identificar a presença de fímbria P, ao colocarmos a bactéria em contato com as hemácias do grupo P1 e verificarmos a eventual ocorrência de aglutinação.

As *E. coli* P fimbriadas condicionam 90% das pielonefrites sem refluxo e são escassas nos casos das cistites e nas BA.

Recentemente, foi descrita a fímbria X que aglutina com hemácias do grupo sangüíneo P1 e pp, estas seriam responsáveis pela maioria dos casos de cistites. Salientamos que a presença de receptores para manose é extremamente freqüente em várias espécies animais. O mesmo fato, no entanto, não ocorre com os receptores para galactose, presentes somente na espécie humana e em poucos tipos de macacos. Esse fato invalida e dificulta a interpretação de numerosos experimentos realizados em várias espécies de animais de laboratório.

Recentemente, também, conseguiu-se produzir, mediante vários cruzamentos, o camundongo "Balb" que reconhece *E. coli* P fimbriada, o que certamente facilitará os novos experimentos nessa área.

Antígeno K

Somente poucos sorotipos desse antígeno são encontrados nas raças de *E. coli* pielonefritogênicas. Os mais comuns são K1, K2a, K5 e K12. Nessas bactérias, as cápsulas são mais espessas. A presença desses antígenos determina resistência à fagocitose, porém induz baixa produção de anticorpos. A explicação para isso seria a semelhança da estrutura dessa substância com os gangliosídeos do sistema nervoso central e, então, o organismo a reconheceria como "self".

Hemolisina

A maioria das *E. coli* pielonefritogênicas são produtoras dessa toxina que, quando presente, pode determinar lesões nas células dos túbulos renais. O gene produtor da hemolisina é vizinho ao da fímbria P. A associação desses genes é denominada "uropathogenic package".

Aerobactina

É a substância produzida pela bactéria que determina sua capacidade de adquirir o íon Fe, necessário para o ótimo crescimento e metabolismo da *E. coli*. Não se conhece ainda perfeitamente o local do gene produtor da aerobactina, admitindo-se, no entanto, que ela seja extracromossômica. Seguramente, em futuro próximo, ocorrerão importantes contribuições nessa área da microbiologia, principalmente no que se refere à manipulação genética da *E. coli*.

Porinas

A presença das porinas na parede da bactéria mantém a sua integridade, impedindo que a alta osmolaridade urinária determine a lise bacteriana.

Trajeto das bactérias

Admite-se que, no sexo feminino, o manancial das bactérias determinantes de ITU é o intestino grosso, salientando-se que a flora intestinal dos neonatos é a mesma da mãe quando o parto é vaginal. Dessa maneira, se a mãe albergar bactérias uropatogênicas no intestino, a possibilidade do neonato e lactente apresentar ITU é quatro vezes maior. As bactérias se deslocam para o intróito vaginal → área periuretral, no qual competirão com a flora normal → trato urinário (Fig. B-42). Assim sendo, em vários experimentos pudemos demonstrar essa trajetória, isolando os mesmos sorotipos de *E. coli* de vários setores pesquisados (fezes, urina, área periuretral e intróito vaginal).

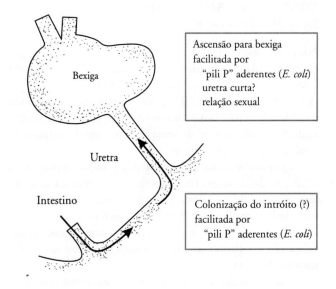

Figura B-42 – Trajeto da bactéria no sexo feminino.

Recentemente, há evidências de que esse fato é realidade também na maioria dos casos de ITU no período neonatal, em que se admitia maior prevalência da via hematogênica.

Stapleton e cols. comprovaram, em estudos comparativos realizados em adultas sadias e propensas à ITU, que estas apresentam não só colonização vaginal e retal com raças de *E. coli* P e F fimbriadas, assim como pertenciam ao grupo sangüíneo "não-secretor".

Outro aspecto importante verificado por Plos e cols. evidenciou em estudos sofisticados, empregando sondas genéticas, que as crianças propensas à ITU não só pertenciam ao grupo sangüíneo P1, como também albergavam, em seu intestino, *E. coli* Pap + (68%) fimbriadas, comparadas com *E. coli* isoladas na flora intestinal dos grupos-controles (29%), mesmo nos períodos sem ITU.

A *E. coli*, ao aderir às células epiteliais, transfere toxinas e endotoxinas ao hospedeiro, determinando os seguintes efeitos deletérios:

1. Paralisação dos movimentos peristálticos dos ureteres, assim como sua dilatação. Esse fato pode inclusive condicionar e agravar refluxo intra-renal.

2. Persistência da infecção por *E. coli* P fimbriada determina, em macacos, a diminuição da atividade mitótica das células da junção vesicoureteral, impedindo dessa maneira sua natural maturação.
3. Resposta inflamatória mais pronunciada: febre – proteína C reativa (PCR) ↑ – VHS ↑ leucocitose, principalmente no que se refere às bactérias P fimbriadas.

No sexo masculino, as bactérias determinantes de ITU procedem do meato uretral e do prepúcio, no qual a densidade de receptores para *E coli* está aumentada. Em algumas séries estudadas, ocorre maior freqüência de bactérias do gênero *Proteus*, habitualmente contaminantes desses sítios.

CONCEITO DE BACTERIÚRIA SIGNIFICATIVA DE KASS

Admite-se que ocorre bacteriúria significativa quando se encontra em urina coletada por saco coletor (SC) ou por jato intermediário (JI) 10^5 ou mais colônias/ml de urina. Os pacientes que apresentam 10^4 ou 10^5 colônias/ml de urina são considerados suspeitos e os que apresentam 10^4 ou menor número de colônias/ml de urina seriam casos de urinas contaminadas, que não apresentam ITU.

Quando a urina é coletada por punção suprapúbica (PSP), os dados acima não são válidos e a presença de qualquer número de colônias/ml de urina é indicativa de ITU.

Pode-se realizar em crianças do sexo feminino, sem controle esfincteriano, coleta de urina por sondagem vesical, considerando-se cultura positiva a presença de 10^4 ou mais colônias/ml de urina.

Em nosso Serviço, os estudos comparativos realizados em urina coletadas por PSP e JI (de crianças com controle esfincteriano) praticamente não demonstraram diferença no número de bactérias encontradas. Houve, no entanto, resultado díspar quando se procedeu o estudo entre PSP e SC. Dessa maneira, recomendamos, em lactentes, o emprego de PSP ou sondagem vesical (SV), em meninas.

É fundamental que as coletas se processem de maneira correta para que as crianças não sejam submetidas a tratamentos desnecessários, assim como à investigação por imagem, invasiva e onerosa economicamente.

Recomendamos, portanto, nas crianças sem controle esfincteriano que o material coletado por SC somente seja valorizado quando negativo. Se o resultado for positivo, recomendamos nova coleta por PSP ou SV. O índice de pseudo-infecção nesse grupo é muito alto.

Em nosso Serviço, verificamos que, em cerca de 40% dos encaminhamentos com suspeita de ITU, os diagnósticos não puderam ser confirmados por causa dessa falha fundamental.

Nas crianças com controle esfincteriano o JI é método adequado, os índices de pseudo-ITU em estudos comparativos é de cerca de 2 a 3%. Recomendamos, no entanto, que as meninas portadoras de vulvovaginite sejam submetidas à SV.

Quadro clínico

Nos primeiros 3 anos de vida, o sintoma mais importante sugestivo de ITU é a presença de febre e exame clínico sem outras particularidades. Nessa circunstância é imperativa a realização de exame de urina tipo I + urocultura. A porcentagem de casos positivos varia nas diferentes séries pesquisadas de 4 a 17%, taxa observada por Magiuzzo, em nosso Serviço. A não-efetivação desse diagnóstico, assim como o não-dimensionamento do caso, poderá condicionar omissão grave, salientando-se que, nessa fase da vida, a grande maioria dos casos é constituída de pielonefrite.

Após esse grupo etário, o diagnóstico é mais fácil, sendo considerada a presença de sintomas urinários (disúria, polaciúria, incontinência, tenesmo urinário) acompanhada ou não por febre.

Deve-se realçar que as meninas portadoras de vulvovaginites apresentam, além do corrimento característico, sintomas urinários sugestivos de ITU em 50% dos casos. No entanto, 6 a 7% eram portadoras de ITU, em pesquisa realizada por Waisbich e Guimarães (trabalho não-publicado).

Outros sintomas, tais como inapetência e maldesenvolvimento pôndero-estatural, em nossa experiência, raramente foram sugestivos de ITU.

Evidentemente, há sempre interesse em localizar o sítio da ITU, pois é claro que os portadores de pielonefrite requerem acompanhamento mais cuidadoso, principalmente devido à possibilidade de formarem cicatrizes renais, com notório prejuízo da função renal do paciente.

Dessa maneira, discutiremos alguns fatores de risco do hospedeiro, principalmente no que se refere à possibilidade de desenvolvimento de pielonefrite.

Presença de RVU – constitui fator predisponente importante como condicionante ao risco para pielonefrites, ocorrendo em cerca de 30 a 50% dos casos com essa nefropatia, principalmente em crianças mais novas.

Salienta-se que, quando ocorre esse processo malformativo, os fatores de virulência não são necessários para determinar eventuais cicatrizes pielonefríticas.

Presença de febre acima de 38°C – alguns estudiosos valorizam sobremaneira a presença de febre acima de 38°C, como indicativa de pielonefrite. A nossa experiência, no entanto, não confirmou esse achado em meninas maiores de 3 anos de idade, nas quais pudemos constatar que 13% delas, com temperatura acima de 38°C, eram portadoras de cistite, assim como 20% das pielonefrites cursaram sem febre.

Esse estudo comparativo foi realizado empregando-se a técnica de "wash-out" ("gold standard") para identificar pielonefrite. O mesmo pudemos dizer em relação à dosagem da proteína C quantitativa no plasma e VHS. Esses testes foram úteis em nossos estudos quando determinações de PCR e VHS são realizadas nas primeiras 24 a 36 horas após o início do quadro clínico.

Mapeamento renal com DMSA (dimercapto) – trata-se de método útil para localização de ITU. Os nossos estudos em 18 meninas maiores de 3 anos de idade, a correlação entre "wash-out" e DMSA foi de 100%. Esse fato corresponde aos achados de outros autores na literatura.

Ministração anterior de antibióticos (ATB) – em estudos populacionais verificou-se que as crianças que receberam previamente ATB para tratamento de infecção de vias aéreas superiores, principalmente penicilina e seus derivados, apresentaram maior prevalência de ITU. Esse fato seria explicado pelas alterações ecológicas que os ATB determinam no intestino, na área periuretral e seleção, nestes sítios, de raças pielonefritogênicas.

Predisposição familiar – esse aspecto, já descrito anteriormente, seria explicado pelo aumento da densidade de receptores para *E. coli* nessas famílias.

Importância do grupo sangüíneo P1 e estado secretor – as crianças pertencentes ao grupo sangüíneo P1 são mais suscetíveis à ITU, fato constatado, em nosso Serviço, por Andrade e cols.

Outro aspecto ainda não-definitivamente elucidado é a correlação entre estado secretor e não-secretor e ITU. Assim, os não-secretores seriam mais propensos à ITU, segundo pesquisas realizadas por Scheinfeld. Andrade, em nosso meio, não conseguiu esse resultado.

Leite materno – tem efeito protetor, pois a flora intestinal desses lactentes é diferente.

Instabilidade da bexiga – as disfunções de bexiga, constituem importantes fatores predisponentes à ITU: a retenção urinária, as micções incompletas com resíduos importantes, assim como outros padrões miccionais anormais. Salientamos que crianças menores de 1 ano de idade, apresentam resíduo urinário de 5 a 10ml em grande porcentagem.

OUTRAS BACTÉRIAS CAUSADORAS DE ITU

Proteus

Há duas espécies mais freqüentemente relacionadas com ITU: *Proteus mirabilis* e *Proteus vulgaris*.

As bactérias do gênero *Proteus* produzem a enzima urease que metaboliza a uréia em CO_2 e NH_3 com conseqüente alcalinização da urina. A urina alcalina propicia a formação de cálculos renais, principalmente de cálcio, levando aos processos obstrutivos que seguramente determinarão incremento na multiplicação bacteriana. Essas bactérias, com freqüência, colonizam a glande e o meato uretral em crianças do sexo masculino e, secundariamente, por sua capacidade de aderência provocam ITU. Essa talvez seja a causa pela qual o gênero *Proteus* é agente freqüente de ITU em meninos não-circuncisados.

Klebsiella, Enterobacter, Serratia

São agentes de ITU que acometem principalmente os pacientes internados em hospitais e submetidos à manipulação de vias urinárias.

Uma característica importante desses gêneros bacterianos é a alta incidência de cepas resistentes à maior parte dos antimicrobianos, necessitando freqüentemente de associação terapêutica. Essa resistência pode ser de origem cromossômica ou principalmente plasmídica. Destaca-se a *Klebsiella* como importante agente no período neonatal.

Pseudomonas aeruginosa

São bacilos Gram-negativos não-fermentadores de glicose, aeróbios e produtores de endotoxinas.

Constituem infecções urinárias graves, de difícil erradicação, que acometem principalmente indivíduos imunodeprimidos. São importantes agentes em casos de infecção intra-hospitalar, em pacientes submetidos a cateterismo urinário, cirurgia de vias urinárias, malformações ou obstruções do trato urinário.

Staphylococcus aureus

São cocos Gram-positivos, coagulase-positiva. Produzem ITU por via hematogênica ou por via ascendente, principalmente após cateterização das vias urinárias.

Staphylococcus epidermidis

São cocos Gram-positivos, coagulase-negativa. Associam-se a infecções intra-hospitalares e cateterização urinária, principalmente devido à capacidade que essas bactérias têm de se aderir aos cateteres plásticos.

Staphylococcus saprophyticus

São cocos Gram-positivos, coagulase-negativa, resistentes à novobiocina.

Espécie freqüente em adolescentes do sexo feminino, principalmente nas sexualmente ativas. Neste grupo etário, é o agente mais freqüente depois da *E. coli*. A bactéria, embora não apresente fímbrias, tem tropismo especial pelo epitélio do trato urinário. O receptor no tecido parece ser oligossacarídeo que contém lactosamina.

Também produz urease com decorrente tendência a alcalinizar a urina e a formação de cálculos.

Essas três espécies Gram-positivas apresentam freqüentemente resistência aos microbianos de uso habitual.

Estreptococos do grupo D na classificação de Lancefield

Para esses agentes é importante a diferenciação em enterococos e não-enterococos, pelo crescimento em caldo de NaCl a 6,5%.

Os não-enterococos, *Streptococcus bovis* e *equinus,* são sensíveis à penicilina, os enterococos, especialmente *Streptococcus faecalis* e *faecium,* são sensíveis à penicilina somente quando associada a um aminoglicosídeo, devido ao sinergismo de ação resultante dessa associação.

Presença de duas bactérias

Em certos casos de ITU, vamos encontrar na urocultura a presença de mais de uma espécie bacteriana. Esse achado pode significar: a) realmente, a infecção é mista; b) uma das bactérias é contaminante; c) contaminação bacteriana.

Nova urocultura deve ser colhida com método e assepsia adequados à faixa etária para confirmação diagnóstica.

Anaeróbios

Ocorrem raramente. Em nossa experiência, incidiram em menos de 2% dos casos (duas entre 144 uroculturas).

OUTROS AGENTES DE ITU

Fungos

Excepcionalmente, determinam ITU na infância. Acometem principalmente crianças imunodeprimidas que fazem uso freqüente de associações antimicrobianas. Destaca-se a *Candida albicans*.

Vírus

A sua importância, até o presente momento, é pequena, observando-se, no entanto, que pode ocorrer virúria nos casos de infecção por sarampo, caxumba, *Herpes hominis*, adenovírus e reovírus. Salientamos casos de cistite hemorrágica determinada por adenovírus.

DIAGNÓSTICO POR IMAGEM

O objetivo básico da investigação por imagem é a detecção de eventuais alterações morfológicas e o diagnóstico precoce dos pacientes com risco de dano renal.

A baixa faixa etária e a duração da infecção renal constituem importantes fatores de risco e gravidade na eventual formação de cicatriz pielonefrítica. Essa predisposição ocorre, principalmente, durante os primeiros anos de vida, decaindo progressivamente até tornar-se rara, após os 5 anos.

Anormalidades estruturais do trato urinário são encontradas em 30 a 50% das meninas e em porcentagem pouco maior nos meninos com ITU. Dentre essas, o refluxo vesicoureteral (RVU) é a malformação que mais freqüentemente se associa à ITU.

Segundo Stephen, o RVU primário é doença hereditária (com modo de transmissão ainda desconhecido, porém provavelmente autossômica dominante com penetrância variável) podendo ser observado em aproximadamente 30% dos irmãos de paciente portador de RVU. Pode ser leve (I e II graus), moderado (III) ou grave (IV e V graus) (Fig. B-43). O RVU de V grau caracteriza-se por refluxo pielotubular (intra-renal) que é, por si só, lesivo ao parênquima renal. O processo de deterioração do parênquima é progressivo e irreversível (Fig. B-44).

Atualmente considera-se o grau de acometimento do parênquima renal como o parâmetro principal do prognóstico, independentemente da intensidade do RVU.

Assim, constatamos que nem sempre existe correlação entre o grau do refluxo e o dano renal.

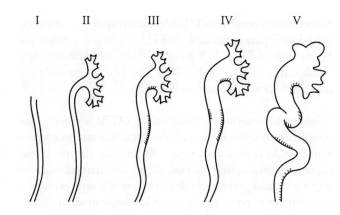

Fibura B-43 – Classificação dos graus de refluxo vesicoureteral, segundo o Comitê Internacional de Estudo do Refluxo (IRSC).

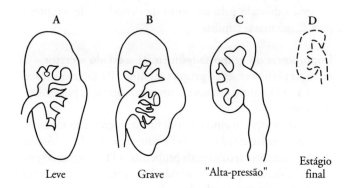

Figura B-44 – Graus de dano renal (cicatriz pielonefrítica). Adotado pelo Comitê Internacional de Estudo do Refluxo (IRSC).

Grau A = Cicatriz leve – no máximo duas cicatrizes.

Grau B = Cicatriz grave – cicatrizes generalizadas, com área de parênquima renal normal.

Grau C = Tipo "alta pressão" – rim contraído.

Grau D = Rim em estágio final – função renal ausente ou insignificante.

ESCOLHA DO MÉTODO DE INVESTIGAÇÃO PELA IMAGEM

Dispomos, atualmente, de várias técnicas de exploração pela imagem para avaliação do trato urinário e a escolha dependerá primordialmente dos recursos e da experiência de cada Serviço médico.

A urografia excretora (UGE) é um método adequado para a detecção de malformações obstrutivas (estenose de junção pieloureteral, ureterovesical etc.) e de cicatriz pielonefrítica bem estabelecida. No entanto, não detecta cicatrizes recentes e, às vezes, só depois de meses é que as cicatrizes são constatadas por meio desse exame.

A uretrocistografia miccional (UCM) diagnostica a presença de RVU (Fig. B-45) e obstruções infravesicais, especialmente a válvula de uretra posterior, sendo considerado exame obrigatório após 3 a 4 semanas da ITU. Evidencia também a capacidade vesical (bexiga espástica, retentora) e o aspecto de sua parede (espessamento, trabeculação, divertículo).

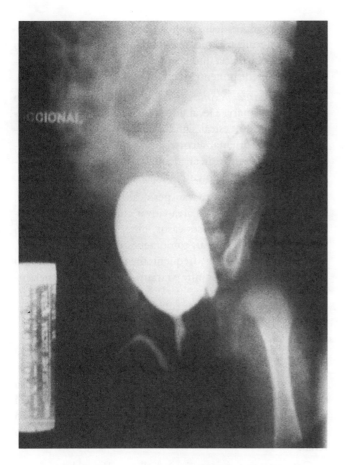

Figura B-45 – Refluxo vesicoureteral de V grau (intra-renal).

A ultra-sonografia (US) dos rins e vias urinárias fornece noção estrutural concernente à topografia e às dimensões renais, porém, são baixas a sensibilidade e a especificidade para a detecção da pielonefrite aguda (PNA) e da cicatriz pielonefrítica. Localiza malformações calculosas ($\geq 0,5$cm) e tem boa resolução para as coleções líquidas: cistos renais, hidronefrose etc.

O mapeamento renal com ácido dimercaptossuccínico (DMSA) marcado com tecnécio é atualmente o método de escolha na avaliação da pielonefrite aguda e da eventual evolução para cicatriz pielonefrítica. O radiofármaco é parcialmente filtrado (10 a 30%), fixando-se, na sua maior parte, nas células tubulares proximais. A hipocaptação do radiofármaco indica disfunção proximal e/ou restrição do fluxo sangüíneo intra-renal. Portanto, a alteração nesse exame evidencia envolvimento renal, que pode ser transitório (PNA) ou permanente (cicatriz pielonefrítica). Porém, o mapeamento renal normal com o DMSA não exclui envolvimento renal nos casos em que a infecção esteja limitada à medula renal.

Gorril, Freedman e Benson demonstraram que a *E. coli* pode multiplicar-se na papila e na medula com pequena proliferação no córtex e, nestes casos, essas infecções não seriam detectadas.

O DMSA fornece a função relativa de cada rim expressa por imagem (Figs. B-46 e B-47) e por porcentagem de captação do radiofármaco. Por esses parâmetros, pode-se avaliar também a ocorrência de vicariância ou de eventual evolução para rim atrófico pielonefrítico.

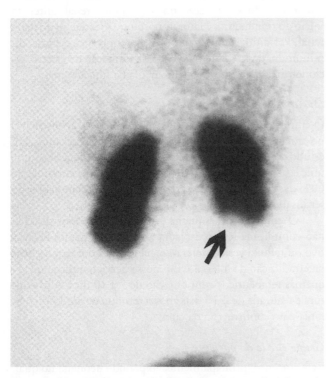

Figura B-46 – DMSA anormal – Hipocaptação em pólo inferior do rim direito (captação rim direito, 42% e rim esquerdo, 58%).

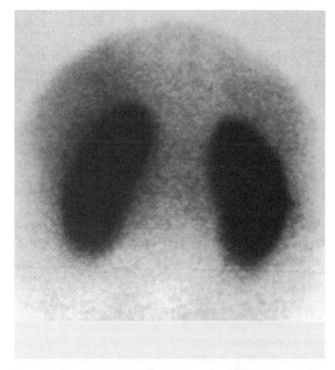

Figura B-47 – DMSA normal – Captação rim direito, 50% e rim esquerdo, 50%).

Estudo dinâmico com o ácido dietileno-triamino-penta-acético (DPTA) marcado com tecnécio, esse radiofármaco apresenta o mesmo comportamento da inulina sendo, portanto, totalmente filtrado e excretado pelo néfron. Avalia a função renal (estática e dinâmica), por meio da capacidade de concentração e excreção de cada rim. Quando realizado com a furosemida, ajuda a estabelecer o diagnóstico diferencial entre os obstáculos orgânicos das vias urinárias (estenose, litíase) e os obstáculos funcionais (pélvis redundante, RVU).

CONDUÇÃO DA INVESTIGAÇÃO

A investigação pela imagem é obrigatória, em ambos os sexos, após o primeiro surto de ITU confirmada. Deverá ser encaminhada de acordo com a faixa etária e os fatores de risco para dano renal. Em nosso Serviço, após a realização de UGE, UCM, US e mapeamento nuclear em cerca de 900 crianças, foi adotada a seguinte conduta:

1. *Crianças de 0 a 2 anos de idade* – iniciar o estudo pela US, por ser exame de fácil realização e não-invasivo. Após 3 a 4 semanas do surto da ITU e na vigência da quimioprofilaxia, realiza-se a UCM. Nos casos de UCM normal solicitar apenas o DMSA para melhor avaliar a repercussão da infecção sobre o parênquima renal. As crianças, nas quais a UCM apresentar-se alterada, devem também ser submetidas à UGE, para melhor avaliação do trato urinário superior.

2. *Crianças de 2 a 5 anos de idade* – inicialmente, realiza-se a UCM. Se resultar normal, completar o estudo com US e DMSA. Caso a UCM se mostre alterada, solicitar UGE para melhor avaliação das alterações estruturais. O DMSA é também o exame de escolha para o acompanhamento do crescimento renal.

3. *Crianças maiores de 5 anos de idade* – o exame inicial é a US. Se resultar normal, complementar a investigação com o DMSA, para verificar a presença de cicatriz renal pregressa. Se a US for normal, direcionar a investigação de acordo com as alterações encontradas no trato urinário.

TERAPÊUTICA DA ITU

MEDIDAS GERAIS

1. *Orientação familiar* – é importante salientar que na evolução da ITU somente 20 a 30% das crianças apresentarão um único surto. O restante apresentará novos episódios que, eventualmente, poderão provocar deterioração da função renal. Evidentemente, o prognóstico da gravidade da doença renal está diretamente relacionado à perda de parênquima renal normal. Portanto, o diagnóstico correto, o aumento do intervalo entre os surtos e a abordagem precoce da infecção favorecem a evolução do paciente.

2. *Ritmo urinário adequado* – em crianças maiores de 30 a 36 meses considera-se que o intervalo adequado entre as micções é de aproximadamente 3 horas com tempo de micção de 1 a 2 minutos. A correção do hábito miccional anormal objetiva o completo esvaziamento vesical com melhora da urodinâmica.

Os portadores de instabilidade vesical e refluxo vesicoureteral devem realizar a micção em tempos. Esse procedimento evita a estase urinária que, segundo alguns autores, é importante fator predisponente para ITU.

3. *Ritmo intestinal adequado* – é muito freqüente a associação de retenção urinária e fecal. Jones e cols. comprovaram a presença de resíduo vesical significativo em crianças constipadas. Portanto: orientar a correção do hábito intestinal anormal, estabelecer uma dieta adequada, promover a desimpactação fecal e, eventualmente, indicar reguladores intestinais.

4. *Leucorréia* – a inflamação perineal pode causar eritema, edema ou exulceração da área vulvar com comprometimento da uretra distal. Nesses casos, observam-se sintomas do trato urinário inferior, tais como: tenesmo, disúria, urgência, hematúria etc., o quais, freqüentemente, melhoram com o tratamento da vulvovaginite e raramente, em nossa experiência, associam-se à ITU.

TERAPÊUTICA MEDICAMENTOSA

A abordagem terapêutica está intimamente relacionada ao tipo de ITU.

1. *Bacteriúria assintomática* – o tratamento medicamentoso é contra-indicado devido à possibilidade de substituição da bactéria por uma cepa de maior virulência. Exceção: quando a bacteriúria se torna sintomática e/ou há progresso do dano renal.

2. *Cistite* – o tratamento visa à melhora clínica do paciente, uma vez que essa infecção não causa prejuízo à função renal.

3. *Pielonefrite* – estudos clínicos e experimentais mostram que a duração da infecção no parênquima renal, antes do início do tratamento, é fator importante de extensão do dano renal. Portanto, o tratamento deverá ser precoce e eficaz, diminuindo, dessa maneira, o risco da formação de cicatriz pielonefrítica com a conseqüente perda da função renal.

Duração do tratamento

O emprego de esquemas curtos ou dose única é aconselhável no tratamento da ITU. Em nosso Serviço, realizamos um estudo comparativo entre o esquema atual (10 dias) e a dose única. O tratamento com dose única foi efetivo em somente 60% das cistites e em 20% das pielonefrites, demonstrando ser insatisfatório.

O emprego de esquema por 7 dias em casos de ITU não-complicada (surto, isolado, ausência de quadro obstrutivo ou refluxo vesicoureteral) é, na maioria dos casos, eficaz na erradicação da infecção. Em nosso Serviço, utilizamos esquemas terapêuticos com duração de 7 a 10 dias. A urocultura é realizada de 2 a 5 dias após o término da antibioticoterapia para confirmação da cura.

Grupo etário do paciente

Referimo-nos, principalmente, ao período neonatal no qual, freqüentemente, existe bacteriemia ou em que, algumas vezes, a ITU pode fazer parte de um quadro septicêmico. Nesses casos damos preferência aos antibióticos de amplo espectro, contra os quais é baixa a resistência bacteriana (aminoglicosídeo ou cefalosporinas de terceira geração), ou mesmo às associações de antibióticos (ampicilina/gentamicina ou amicacina).

Nos casos em que a evolução não for satisfatória, lembrar que, nesse período da vida, não é raro o encontro de bactérias dos gêneros *Klebsiella* e *Enterobacter*.

Salientamos que, segundo Jodal e cols., lactentes febris, com ITU, apresentam, em cerca de 90 a 95% dos casos, surtos de pielonefrite. O parênquima renal de crianças nessa faixa etária é altamente suscetível à formação de cicatriz pielonefrítica.

Nas crianças com estado geral preservado, damos preferência à administração da terapêutica por via oral.

Seleção bacteriana

A seleção bacteriana é um fator importante a ser considerado na escolha da terapêutica. A substituição das bactérias que constituem a flora intestinal por outras cepas de maior virulência, selecionadas pelo uso indiscriminado de antibióticos de amplo espectro, ocasiona maior contaminação da área periuretral. Essas crianças tornam-se, a curto prazo, mais predispostas a surtos posteriores de ITU de difícil erradicação, e conseqüentemente, correm risco maior de prejuízo à função renal (Tabela B-26).

Tabela B-26 – Ação ecológica das drogas antibacterianas habitualmente utilizadas na ITU.

Drogas	Efeitos ecológicos na flora intestinal
Amoxicilina	+++
Cefalosporinas	++
Sulfonamidas (ação curta)	+++
Trimetoprima	+
Trimetoprima + sulfametoxazol	+
Ácido nalidíxico	+
Nitrofurantoína	–
Aminoglicosídeos	–

+++ = Grau máximo de alteração da flora intestinal.

Drogas antibacterianas na ITU

Nosso esquema medicamentoso baseia-se na verificação da resposta terapêutica aos antibacterianos habitualmente usados e na observação de recorrência ou reinfecção a curto prazo. Nossa casuística consta, até o momento, de 462 crianças de ambos os sexos, na faixa etária de 0 a 16 anos. Salientamos que por sermos Serviço de Referência, temos alta incidência de ITU complicada.

Terapêutica oral

Nitrofurantoína

Quimioterápico de eleição por apresentar o menor índice de resistência bacteriana (10% dos casos), boa tolerabilidade e ausência de repercussão sobre a flora intestinal. Sua excreção é totalmente renal, não sendo efetiva se a filtração glomerular for menor do que 50%.

Os efeitos colaterais (intolerância gástrica, leucopenia transitória) são raramente observados, exceto em lactentes muito jovens.

Dose: 1mg/kg/dose, três vezes ao dia. Apresentação: Macrodantina®; cáps = 100mg ou soluções preparadas em farmácia de manipulação de acordo com o peso do paciente.

Ácido nalidíxico

Também é um quimioterápico eficaz, com baixa ocorrência de resistência bacteriana (10 a 15% dos casos). Na dose recomendada, apresenta pequeno risco de efeitos colaterais, tais como: reações de hipersensibilidade, discrasias sangüíneas e hipertensão intracraniana asséptica. Esses efeitos são mais comuns em lactentes jovens.

Dose: 30 a 50mg/kg/dia dividida em três ou quatro vezes ao dia. Apresentação: Wintomylon® cp = 500mg ou 5ml = 250mg.

Sulfametoxazol-trimetoprima

Em nossa experiência, vem apresentando alto índice de falha terapêutica (36% dos casos). Freqüentemente, observamos melhora clínica no terceiro ou quarto dia do tratamento, porém não ocorre negativação da urocultura pós-tratamento.

Por esses motivos, recomendamos a utilização desse medicamento no tratamento da ITU, principalmente nas crianças mais novas, portadoras de ITU complicada, pielonefrite crônica ou predispostas a reinfecções.

Dose: 6mg/kg/dia de trimetoprima ou 40mg/kg/dia de sulfametoxazol em intervalos de 12/12 horas. Apresentação: existem várias apresentações disponíveis no mercado.

Ampicilina

É indicada nas infecções urinárias que ocorrem nos primeiros meses de vida. Os efeitos colaterais são o exantema e a diarréia. É preciso lembrar que a ampicilina pode alterar a flora intestinal.

Dose: 100 a 200mg/kg/dia em intervalos de 8/8 horas ou 6/6 horas. Apresentação: existem várias apresentações disponíveis no mercado.

Cefalosporinas de segunda geração

Têm boa eficácia terapêutica, mas com grande repercussão sobre a flora intestinal. O emprego desses antibióticos deve ser reservado aos casos em que a faixa etária e/ou a sensibilidade ao antibiograma contra-indiquem o uso de drogas habituais.

Terapêutica intramuscular (IM) ou intravenosa (IV)

Optamos pelo tratamento IM ou IV nos seguintes casos:

1. Quando são acompanhados de sinais/sintomas sugestivos de ITU alta (pielonefrite) ou septicemia (principalmente em lactentes e neonatos) e também na presença de vômitos.

2. Quando a infecção é causada por bactérias resistentes às drogas de administração por via oral. A resposta clínica se faz mais precocemente (cerca de 48 horas) e os níveis sangüíneos da droga se mantêm mais estáveis. Lembrar que em se tratando de drogas potencialmente nefrotóxicas, é obrigatório o controle da função renal (uréia, creatinina), com correção das doses de acordo com o "clearance" de creatinina.

Aminoglicosídeos
Apresentam alta sensibilidade aos uropatógenos e praticamente nenhuma repercussão sobre a flora intestinal. Dessa forma, são considerados a melhor escolha no tratamento da ITU.

Cefalosporinas de terceira geração
Apresentam boa sensibilidade aos uropatógenos (semelhantes aos aminoglicosídeos) com exceção da *Klebsiella*.

Outras drogas

Norfloxacina/ciprofloxacina
São quinolonas fluoradas que apresentam alta sensibilidade *in vitro* (98 a 100%) aos uropatógenos habituais e também às *Pseudomonas*.

O emprego em pediatria ainda é controvertido, devido à possibilidade de alteração da cartilagem de crescimento. Seu uso é restrito às crianças com ITU complicada, associada a bactéria de alta resistência aos antibióticos usuais (por exemplo, bexiga neurogênica com ITU por *Pseudomonas*).

TRATAMENTO CIRÚRGICO
Ainda permanece a controvérsia em relação à quimioprofilaxia ou à correção cirúrgica no tratamento do refluxo vésico ureteral (RVU) associado a ITU na infância. O RVU parece estar relacionado com dano renal intra-uterino, talvez grave, como mostram Stephens e cols. ou leve, como mostram Farnsworth e cols.

Três estudos de caráter aleatório, respectivamente com 4,3; 2 e 5 anos de acompanhamento ("International Reflux of Children") apontam para o mesmo resultado: a longo prazo, a cirurgia não é superior à quimioprofilaxia na prevenção da cicatriz renal, do adelgaçamento cortical ou da inibição do crescimento renal.

A correção cirúrgica do RVU é indicada nos casos em que a terapêutica medicamentosa mostra-se ineficaz no controle das infecções, resultando em progressão do dano renal. O tratamento cirúrgico destina-se primordialmente às doenças obstrutivas que determinam ou se associam à ITU. Destacam-se a duplicidade pieloureteral com ureterocele, a estenose da junção ureterovesical e pieloureteral e da válvula de uretra posterior. As litíases renais, tanto do trato urinário superior quanto inferior, podem requerer tratamento cirúrgico.

QUIMIOPROFILAXIA
Baseia-se na observação de que a síntese das fímbrias pela bactéria pode ser inibida, *in vitro*, pela administração de concentrações subterapêuticas de certos antibióticos. As medidas profiláticas, porém, só alcançaram bons resultados quando associadas às medidas gerais (correção do ritmo urinário e intestinal etc.), fazendo-se necessária, portanto, a adesão do paciente e dos familiares.

Em nosso Serviço, recomendamos o uso de nitrofurantoína (1 a 2mg/kg/dia); ácido nalidíxico (15 a 20mg/kg/dia) em dose única, à noite. Alguns evoluem melhor com o quimioprofilático dividido em duas doses.

A quimioprofilaxia é indicada para todas as crianças com RVU, até seu desaparecimento ou até o quinto ano de vida. Contudo, lembramos que esse limite de 5 anos para a ocorrência de novas cicatrizes renais, observado clinicamente, é refutado por vários autores, tal como Olbing.

Os neonatos cujas mães apresentem US gestacional com evidência de dilatação das vias urinárias deverão permanecer sob quimioprofilaxia até o esclarecimento diagnóstico, como prevenção para a ocorrência do primeiro surto de ITU e, portanto, evitando que se instale a doença renal.

A indicação de quimioprofilaxia para crianças que apresentem propensão à ITU sem alterações do trato urinário é muito variável. Em nosso Serviço, a profilaxia é indicada em todas as crianças que apresentarem recidiva com intervalo menor ou igual a 30 dias. A duração é de 4 a 6 meses, desde que não ocorram novos surtos de ITU nesse período. Os processos inflamatórios persistentes ou com intervalos curtos de cura podem causar distúrbio funcional vesicoesfincteriano (bexiga instável) com formação de resíduo vesical pós-miccional e diminuição das defesas do hospedeiro. Nesses casos, a quimioprofilaxia atua aumentando o intervalo entre a reinfecção e permitindo a recuperação completa do paciente.

O controle é realizado por uroculturas periódicas (cada 1 a 2 meses) de acordo com a suscetibilidade da criança à reinfecção.

PREVENÇÃO DA ITU
Ransley comprovou o valor da flora normal na proteção dos tratos gastrointestinal e respiratório contra a colonização por patógenos. Parece que essa proteção também ocorre no aparelho genital externo e na uretra distal.

O tratamento da infecção do trato respiratório com penicilina, em crianças, altera a flora genital normal e induz à colonização por *E. coli*. Resultados semelhantes foram encontrados em macacas nas quais uma lavagem vaginal com flora normal eliminou a colonização anômala por *E. coli*. Evidências clínicas mostram um aumento de aproximadamente 15% no risco de pielonefrite, em crianças suscetíveis, nos 5 meses seguintes ao tratamento com penicilina. Segundo Jodal, o aleitamento materno poderia promover uma proteção da flora intestinal normal, diminuindo, nos primeiros meses de vida, o risco de ITU, por atuar bloqueando a fímbria P.

As vacinas produzidas em ratos "Balb", a partir da *E. coli*, poderiam induzir à imunidade específica; encontram-se, ainda, em fase de experimentação, mas poderão vir a ser empregadas em pacientes com ITU associada a RVU e nos irmãos portadores de RVU.

BIBLIOGRAFIA RECOMENDADA

Andrade OVB. Grupos sangüíneos e infecção do trato urinário. Tese de Mestrado, Escola Paulista de Medicina; 1993.

Rushton G, Winberg J, Jodal U, Roberts JÁ, O'Hanley P. Pyelonephritis: Pathogenesis and management update. Pediatr Urol 1990; 13:1-8.

Smellie JM. Reflections on 30 years of treating children with urinary tract infections. J Urol 1991; 146:665-668.

Smellie JM. The intravenous urogram in the detection and evaluation of renal damage following urinary tract infection. Pediatr Nephrol 1995; 9:213-219.

Stephens, FD. Duplex kidneys: a correlation of renal dysplasia with position of the ureteral orifice. Congenital Malformations of the Urinary Tract (27). Praeger Scientific Publishers, New York 1993; 412-419.

Svanborg-Edén C, Hanson LA, Jodal U, Lindberg U, Akerlund A. Variable adherence to normal human urinary tract epithelial cells of *Escherichia coli* strains associated with various forms of urinary tract infection. Lancet 1976; 2:490-492.

Toporovski J, Medeiros EB, Mimica IM. Infecção do trato urinário. In Toporovski J, Perrone HC, Mello VR, Martini Fº D (eds). Nefrologia Pediátrica 1ª ed., Sarvier Editora, São Paulo 1991; 197-215.

Toporovski J, Mello VR. Infecção do trato urinário na infância (ITU). Pediatria SP 1984; 1:7-17.

Winberg J. Commentary Progressive renal damage from infection with or without reflux. J Urol 1992; 148:1733-1734.

Wold AE, Thorssén M, Hull S, Svanborg Edén C. Attachment of *Escherichia coli* via mannose of Gal 1 → 4 Gal containing receptors to human colonic epithelial cells. Infect Immun 1988; 56:2531-2533.

16

Hidronefrose Pré-Natal

Antonio Macedo Júnior

INTRODUÇÃO

A popularização do exame ultra-sonográfico durante o acompanhamento pré-natal permitiu importante avanço no diagnóstico e no planejamento terapêutico das deformidades congênitas em geral. O trato urinário, local mais prevalente de todas as anomalias fetais, tem, na hidronefrose, a condição congênita mais detectada pelo exame ultra-sonográfico. Denomina-se hidronefrose toda dilatação da via excretora, indo desde uma leve ectasia até uma dilatação grave.

Estima-se que a detecção de hidronefrose intra-uterina seja feita em 1,4 para cada 100 gestações e que, em metade desses casos, essa hidronefrose seja confirmada ao nascimento (0,6%). Uma parcela desses pacientes com hidronefrose persistente ao nascimento tende à remissão espontânea até 1 ano de idade e, assim, muitas dessas hidronefroses são classificadas como "hidronefrose fisiológica". Dentre as condições patológicas que levam à dilatação do trato urinário e que fazem parte do diagnóstico diferencial das hidronefroses antenatais citamos: estenose da junção ureteropiélica (JUP), megaureter obstrutivo e refluxivo, rim multicístico, ureter ectópico, ureterocele, refluxo vesicoureteral, síndrome de "prune-belly", válvula de uretra posterior entre outras.

O diagnóstico pré-natal da hidronefrose modificou a história natural de muitas dessas afecções, permitindo agora instituir o tratamento antes da deterioração da função renal. Por outro lado, a hidronefrose detectada pode representar não uma uropatia obstrutiva ou refluxiva, mas uma dilatação fisiológica do trato urinário que pode desaparecer sem a necessidade de procedimento cirúrgico. A questão passou a ser, então, quando valorizar uma dilatação do trato urinário, procurando estabelecer fatores prognósticos e identificar os casos reais de obstrução. É fundamental, assim, que o neonatologista e o urologista pediátrico tenham um protocolo bem definido de investigação propedêutica das hidronefroses imediatamente após o nascimento, encaminhando corretamente o caso para tratamento ou tranqüilizando os pais quanto ao comportamento benigno da alteração.

HISTÓRIA NATURAL DA HIDRONEFROSE PRÉ-NATAL

Os métodos de diagnóstico atualmente disponíveis permitem detectar anomalias do trato urinário já a partir de 12 semanas de gestação e a hidronefrose representa $^2/_3$ dessas alterações. A hidronefrose leve tende a resolver espontaneamente e não apresenta maior significado em termos de desenvolvimento da função renal. Visando distinguir a dilatação piélica leve daquela de significado patológico, propôs-se ser o diâmetro da pelve acima de 10mm indicativo de hidronefrose fetal clinicamente significante ao nascimento. Um outro parâmetro de importância é a relação do diâmetro ântero-posterior da pelve sobre o renal no mesmo eixo acima de 0,5. Alguns autores consideram já na 33ª semana de gestação um diâmetro piélico acima de 4mm como sendo clinicamente significante.

A dificuldade em se estabelecer um prognóstico antenatal para diferentes pacientes diz respeito à dificuldade de se classificar diferentes graus de hidronefrose intra-útero. Mesmo a ocorrência de diagnóstico falso-positivo deve ser considerada, e ele ocorre em até 20% dos pacientes em séries publicadas de hidronefrose pré-natal. Um fator de importância dentro desse contexto é a observação de hidronefrose unilateral ou bilateral, simétrica ou não e se associada com alterações na produção de líquido amniótico.

Fetos com hidronefrose persistente na 32ª semana de gestação devem ser diferenciados em dois grupos quanto à história natural. Nos casos de hidronefrose bilateral, é comum a associação com anomalias cromossômicas e, assim, exige-se uma postura mais agressiva com monitorização do líquido amniótico e eventual amniocentese. Em caso de oligoidrâmnio, o parto deve ser antecipado uma vez constatada maturação pulmonar.

Fetos com hidronefrose estável, unilateral e sem alterações no líquido amniótico, apresentam uma história natural de melhor prognóstico e são apenas acompanhados até o termo. Nesse grupo apenas 10 a 15% dos casos apresentará piora clínica após o nascimento e necessitará de intervenção cirúrgica.

MECANISMOS COMPENSATÓRIOS E MODELOS EXPERIMENTAIS DE HIDRONEFROSE

Existem mecanismos fisiológicos que visam adaptar o organismo à uma condição anormal. Dentro das obstruções urinárias congênitas, esses mecanismos estão sendo cada vez mais estudados. Sabe-se, por exemplo, que a perfusão glomerular é inicialmente maior em rins obstruídos e que mesmo a dilatação do sistema coletor funciona beneficamente como um reservatório passível de minimizar o aumento da pressão decorrente da obstrução. A capacidade da pelve renal de compensação varia com o tempo e em decorrência de alterações no tecido conectivo e na musculatura lisa.

Modelos experimentais de obstrução urinária total demonstraram que a evolução para rim displásico ou hidronefrótico decorre do período de instalação do componente obstrutivo, respectivamente na fase inicial ou mais tardia da gestação. Um efeito semelhante no desenvolvimento renal do feto pode ser abstraído. Todavia, vale lembrar que o canal vesicoalantóide, patente até a 20ª semana de gestação, funciona como válvula de escape em casos de obstrução infravesical (por exemplo, válvula de uretra posterior) e, assim, protege o trato urinário superior. Essa observação explica o fato de mesmo casos de obstrução muito significativa repercutirem com hidronefrose e não, displasia renal.

Estudos recentes têm procurado esclarecer melhor a fisiopatologia das uropatias obstrutivas. Sugere-se um papel ativo do sistema renina-angiotensina como mediador das alterações hemodinâmicas e um mecanismo imunológico com mediadores de resposta inflamatória como agentes responsáveis pela apoptose celular envolvida na lesão renal por obstrução.

INTERVENÇÃO INTRA-ÚTERO?

É bastante compreensível que os avanços diagnósticos, permitindo identificar hidronefrose pré-natal, acabassem suscitando modalidades terapêuticas de intervenção intra-útero visando atuar precocemente e minimizar o prejuízo à função renal representado pela obstrução. O interesse em hidronefrose congênita iniciou-se nos anos 80 com um relato de um "shunt" vesicoamniótico realizado por via percutânea com sucesso, tendo o paciente apresentado uma evolução satisfatória pós-natal. A esse caso sucedeu-se uma série de intervenções de "shuntagem" vesicoamniótica intra-útero em pacientes com obstrução infravesical aparente, com ou sem oligoidrâmnio, em alguns casos mesmo diante de hidronefrose unilateral.

Todavia, um registro de obtuário fetal realizado pelos grupos envolvidos em protocolos de intervenção pré-natal revelou mortalidade perinatal de 50%, complicações acima de 40% e necessidade de até sete intervenções para alocação do cateter. A esse estudo, seguiu-se uma drástica redução nas indicações. Além das limitações técnicas, provavelmente relacionadas com as complicações verificadas, o maior problema parece ser o de se identificar os fetos que se beneficiariam desses procedimentos. Sabe-se que mesmo em casos de uropatia obstrutiva grave com oligoidrâmnio, discute-se até que ponto uma intervenção intra-útero pode interferir no desenvolvimento e na preservação da função renal, considerando a irreversibilidade do dano já consumado. Nesses casos, presentemente, a antecipação do parto, assim que constatada a viabilidade pulmonar, parece ser a melhor conduta.

A cirurgia aberta fetal também já foi experimentada, tendo sido relatada a realização de uma ureterostomia cutânea bilateral num feto de 21 semanas, em 1981. A cirurgia transcorreu tecnicamente bem e sem complicações, mas o neonato veio a falecer por hipoplasia pulmonar e displasia renal com 1 dia de vida após 36 semanas de gestação. Encontram-se na literatura relatos de sete vesicostomias fetais, mas a exemplo da "shuntagem" percutânea, metade dos pacientes não sobreviveu ao período neonatal. Além do mais, a cirurgia fetal se associa a um estresse psicológico com repercussões neurológicas muito importantes, como demonstrado numa série de pacientes submetidos à correção aberta fetal por hérnia diafragmática congênita.

Em resumo, a intervenção intra-útero em hidronefrose pré-natal é limitada apenas a centros de medicina fetal credenciados a estudar, por protocolos bem definidos, o tema em nível experimental.

MÉTODOS DE AVALIAÇÃO PROPEDÊUTICA DA HIDRONEFROSE PERINATAL

A investigação etiológica da hidronefrose é iniciada logo após o nascimento e faz-se uso de alguns métodos propedêuticos de imagem.

ULTRA-SONOGRAFIA

Constitui o exame básico na investigação de hidronefrose, por oferecer importantes informações morfológicas: grau de hidronefrose, caliectasia, tamanho renal, espessura do parênquima, dilatação do ureter distal, espessura da parede da bexiga e por ser um exame não-invasivo. Nos casos de hidronefrose antenatal, deve ser realizada, idealmente, no segundo dia de vida, já que na fase imediatamente pós-natal um menor débito urinário fisiológico nesse período pode ocultar algum grau menor de hidronefrose.

Um parâmetro importante na pelve renal é a medida do eixo ântero-posterior, que uma vez excedendo 15mm, constitui sinal prognóstico de gravidade em estenose da JUP. Um outro parâmetro importante na ultra-sonografia é a relação medular/eixo vertical do rim que deve ser de 0,5. Quanto mais grave a hidronefrose, maior será essa relação.

URETROCISTOGRAFIA MICCIONAL (UCM)

Está indicada em todos os casos de hidronefrose, visando afastar refluxo vesicoureteral e eventuais coexistências entre estenose da JUP e refluxo, bem como megaureter obstrutivo e refluxivo, que chegam a índices de até 15%.

A cistografia miccional é também importante por nos dar a idéia da morfologia vesical, demonstrando indícios de implantação ectópica ureteral e duplicidade do trato urinário associados a refluxo e principalmente falhas de enchimento na bexiga que possam corresponder às ureteroceles. Ao se considerar afecções sacrais congênitas, que cursam com bexiga neurogênica e repercussões do trato urinário superior, a UCM nos oferece subsídios tanto em relação à bexiga quanto a um refluxo associado.

Deve-se destacar que, em meninos com hidronefrose antenatal e suspeita de válvula de uretra posterior, a UCM deve ser feita logo após o nascimento, já que a desobstrução do trato urinário é uma conduta imperativa nos casos de obstrução por válvula.

MAPEAMENTO RENAL POR RADIOISÓTOPOS

O renograma radioisotópico e a cintilografia renal vêm se firmando como exames fundamentais na investigação da hidronefrose perinatal, tanto no que diz respeito à função quanto à drenagem urinária.

O método envolve infusão de substância marcada com composto radioativo e monitorização de sua passagem pelo trato urinário num sistema computadorizado de leitura por gama-câmara. A captação do composto radiomarcado nas fases iniciais após a injeção é indicativa de função proporcional de cada rim, enquanto a sua eliminação no decorrer do tempo representa a fase de excreção, avaliando possíveis sítios de obstrução à boa drenagem urinária. Os compostos mais empregados para esse fim são o ácido dietiltriaminopentacético (DTPA) e mais recentemente a mercaptoacetilglicina-3 (MAG-3), ambos marcados com tecnécio radioativo.

UROGRAFIA EXCRETORA (UGE)

A urografia excretora constitui o método tradicional para avaliação da hidronefrose, mas apresenta limitações significativas no neonato: distribuição gasosa intestinal, rins de função diminuída e pelves extremamente dilatadas. A UGE ainda assume papel na avaliação da anatomia ureteral em crianças maiores, mas é dispensável na avaliação de uma estenose da JUP clinicamente pouco significativa.

TESTE DE WHITAKER

O teste de Whitaker constitui-se de punção no rim (nefrostomia percutânea) para infusão de soro fisiológico num fluxo anterógrado de 10ml/min e registro das alterações pressóricas desenvolvidas na pelve. Uma vez mantida uma pressão abaixo de 15cmH$_2$O, conclui-se que não existe obstrução ao fluxo. O estudo visa diferenciar dilatação da obstrução e teria indicação nos casos duvidosos de estenose da JUP.

Como nem toda obstrução na estenose da JUP é constante, as obstruções da JUP extrínsecas não seguem uma relação de variação de pressão linear como descrita nos casos de obstrução intrínseca e o método é muito invasivo exigindo uma punção percutânea, o teste de Whitaker apresenta atualmente aplicabilidade clínica reduzida.

ROTEIRO DE INVESTIGAÇÃO PÓS-NATAL DA HIDRONEFROSE

Existe um algoritmo para orientar o diagnóstico das uropatias obstrutivas e refluxivas que estejam sendo responsáveis pela hidronefrose antenatal. Em algumas situações, o diagnóstico preciso é fundamental, pois as condutas terapêuticas devem ser instituídas imediatamente após o nascimento. Essa situação é bem exemplificada na válvula de uretra posterior, na qual a descompressão deve ser instituída logo após o nascimento, haja vista as repercussões no trato urinário a montante.

Por outro lado, a maioria das hidronefroses geradas por obstrução tanto ao nível de ureter baixo (ureterocele, ectopia ureteral, megaureter primário) quanto na junção ureteropiélica (estenose da JUP) podem ser investigadas com maior cautela, uma vez instituída a antibioticoterapia profilática. Da mesma forma, os casos de hidronefrose por refluxo teriam uma orientação terapêutica semelhante.

Em resumo, as informações contidas na figura B-48 nos orientam de forma clara e prática como progredir na investigação da hidronefrose a partir do nascimento da criança, objetivando obter de cada exame as informações necessárias para orientação diagnóstica e programação terapêutica subseqüente. Maiores particularidades sobre as diferentes afecções congênitas do trato urinário que cursam com hidronefrose serão discutidas nos capítulos relacionados.

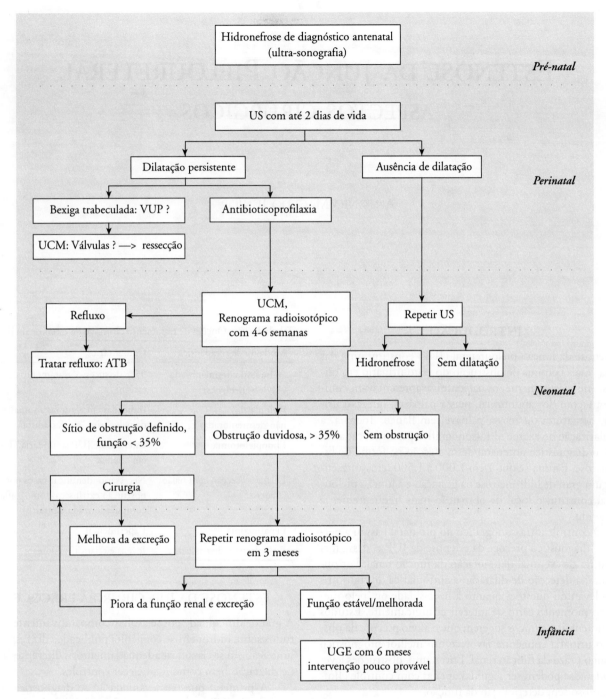

Figura B-48 – Algoritmo para avaliação neonatal de hidronefrose. VUP = válvula de uretra posterior, ATB = antibióticos (modificado de Blyth, Snyder e Duckett, 1993).

BIBLIOGRAFIA RECOMENDADA

Blyth B, Snyder H, Duckett J. Antenatal diagnosis and subsequent management of hydronephrosis. J Urol 1993; 149:693-698.

Hanna MK, Gluck R. Ureteropelvic junction obstruction during the first year of life. Urology 1988; 31:41-45.

Koff S. The case for nonoperative management of apparent UPJ obstruction. Dial Ped Urol 1991; 14:25-56.

Peters C. Urinary tract obstruction in children. J Urol 1995, 154: 1874-1884.

Ransley P, Manzoni G. Extended role of DTPA scan in assessing function and UPJ obstruction in neonate. Dial Ped Urol 1985; 8:254-267.

17

ESTENOSE DA JUNÇÃO PIELOURETERAL
ASPECTOS CIRÚRGICOS

•

ANTONIO MACEDO JÚNIOR

INTRODUÇÃO

A estenose da junção pieloureteral (JUP) constitui uma das formas mais comuns de obstrução do trato urinário em crianças. Até recentemente, os pacientes se apresentavam clinicamente com dor abdominal, massa palpável, infecção urinária, hematúria ou massa palpável em flanco. Todavia, a popularização do exame ultra-sonográfico permitiu, cada vez mais, o diagnóstico antenatal dessa afecção na forma de hidronefrose. Estima-se que 1 em 1.000 a 1.500 fetos apresenta algum grau de hidronefrose na gestação e a junção pieloureteral constitui o local de obstrução mais freqüentemente acometido.

O controle ultra-sonográfico no pré-natal passou a permitir o diagnóstico precoce da estenose da JUP e, dessa forma, antes de eventual deterioração da função renal. Por outro lado, a detecção de dilatação assintomática do trato urinário levantou questões quanto à necessidade ou, pelo menos, ao momento certo de intervir cirurgicamente. Estudos experimentais e clínicos sugerem que o alívio precoce da obstrução urinária congênita favorece um melhor prognóstico de longo prazo da função renal. Entretanto, obstruções leves e moderadas podem ser seguidas apenas com controle clínico rigoroso sem deterioração da função.

De fato, a disponibilidade de métodos de medicina nuclear permite uma monitorização segura do funcionamento proporcional dos rins, possibilitando detectar alterações precocemente. O aspecto do rim acometido ao ultra-som e principalmente alguns parâmetros de dilatação piélica e espessura parenquimatosa também são mecanismos importantes em se distinguir pacientes obstruídos daqueles com algum grau de dilatação reversível e sem um componente nitidamente obstrutivo.

O objetivo dessa revisão é aprofundar essa questão polêmica da indicação cirúrgica precoce *versus* tardia, além de orientar os princípios da correção cirúrgica em estenose da JUP (Tabela B-27).

Tabela B-27 – Opções de tratamento cirúrgico da estenose da JUP.

Modalidade terapêutica	Comentário
Pieloplastia desmembrada (Anderson-Hynes)	95% de sucesso; tratamento de escolha
Pieloplastias não-desmembradas	Indicadas em algumas anomalias da pelve, rim "em ferradura"
Endopielotomia	Estenose de JUP secundária, difícil em crianças
Dilatação/secção com balão (Acucise®)	Necessário identificar casos por obstrução extrínseca: tomografia computadorizada espiral?
Laparoscopia	Experimental
Pieloplastia vídeo-assistida	Jovens e crianças maiores?

ESTENOSE DA JUP: CIRURGIA PRECOCE ?

A grande dificuldade em se avaliar comparativamente os estudos sobre hidronefrose congênita publicados diz respeito à limitação em se classificar adequadamente os diferentes graus de dilatação bem como estabelecer controles.

A primeira questão levantada ao se diagnosticar uma estenose da JUP na fase neonatal foi a viabilidade técnica de se realizar pieloplastia na fase inicial da vida. Uma vez confirmada essa viabilidade, passou-se a avaliar a melhoria da função glomerular pós-operatória creditada ao procedimento cirúrgico. Alguns autores compararam a resposta em termos de ganho funcional num grupo de pacientes operado antes de 1 ano de idade com outro grupo operado após os 5 anos. Os resultados demonstraram melhoria de função renal de 150% no grupo inicial contra apenas 18% de melhoria no grupo operado após os 5 anos de idade. Apesar de expressivos, os resultados acima eram pouco comparáveis, já que no grupo neonatal os pacientes partiam de uma função muito mais comprometida.

Esses resultados, todavia, serviram de entusiasmo à tese de que a cirurgia precoce era segura e efetiva, de forma que se passou a operar a grande maioria dos casos detectados na fase antenatal no primeiro ano de vida.

Importante lembrar, dentro desse contexto, que o desenvolvimento da função renal na criança constitui processo contínuo, mesmo após o nascimento, estando completo apenas por volta dos 2 anos de idade. O ritmo de filtração glomerular (RFG) se altera profundamente com o crescimento e muito da recuperação de função renal creditada à cirurgia precoce corresponde, em realidade, ao desenvolvimento normal da função daquele rim.

Um outro parâmetro que também já foi muito valorizado em estenose da JUP foi o grau de hipertrofia do rim contralateral. Diante de um rim notadamente hidronefrótico, observou-se que a medida do comprimento do rim contralateral parecia se correlacionar com a gravidade da obstrução, e sua involução teria valor prognóstico em termos de recuperação da função do rim operado. Todavia, a sensibilidade do método após estudos mais abrangentes não conseguiu definir o papel prático dessa observação.

A falta de um critério objetivo para quando indicar a pieloplastia para pacientes clinicamente assintomáticos no período neonatal passou a levantar a questão da história natural dessa situação clínica e a desestimular a indicação cirúrgica precoce.

HISTÓRIA NATURAL DA ESTENOSE DA JUP NEONATAL

A primeira grande série de acompanhamento clínico, assim visando estabelecer a história natural do paciente com estenose da JUP assintomática, foi publicada por Ransley e cols. Os pacientes eram divididos em grupos tendo como base estudos cintilográficos com DTPA realizados com 1 mês de vida. Aqueles com função renal inferior a 20% eram submetidos a uma derivação temporária com cateter duplo J e reavaliados após 3 semanas. Apenas se se observasse função acima de 10% nessa segunda avaliação é que se submetia os pacientes a uma pieloplastia, caso contrário eles eram encaminhados para nefrectomia. No grupo entre 20 e 39%, os pacientes eram submetidos à pieloplastia aos 3 meses de idade. Os pacientes com função acima de 40% eram observados clinicamente. Dos 100 pacientes inclusos nesse grupo, com função acima de 40%, apenas 23 foram encaminhados para pieloplastia num seguimento de até 6 anos, em decorrência de infecção, dor ou queda da função proporcional abaixo de 40%. Observou-se que o diâmetro da pelve no sentido ântero-posterior correlacionava-se com o prognóstico. Nos pacientes com diâmetro da pelve inferior a 12mm, a incidência de pieloplastia foi nula.

Resultados semelhantes foram publicados por outros autores, alguns considerando tratamento conservador para pacientes com função proporcional do rim acometido acima de 35%. A necessidade de cirurgia por falha do seguimento clínico variou de 20 a 30%. A conclusão desses trabalhos demonstra que a observação e a seleção espontânea dos pacientes com risco para deterioração de função renal é procedimento seguro, uma vez partindo-se de uma boa função inicial (> 35%).

ALTERAÇÕES HISTOLÓGICAS NA ESTENOSE DA JUP

A caracterização histológica da junção pieloureteral (JUP) e pelve renal no paciente com estenose da JUP, assim como as lesões renais verificadas no rim removido em decorrência dessa afecção já foram bem estudadas: fibrose e inflamação intersticial, glomeruloesclerose e alterações glomerulocíticas.

Todavia, as alterações histológicas observadas no parênquima renal no momento da cirurgia não tinham sido suficientemente avaliadas. Considerando que o tratamento conservador passou a ser instituído nos pacientes com função renal mantida estudada pela cintilografia renal, passaram a ter interesse o grau de lesão histológica do parênquima renal e sua correlação com a função proporcional daquele rim. Com esse intuito, Elder e cols. biopsiaram o rim acometido durante a pieloplastia e estabeleceram uma classificação do grau de lesão histológica encontrada no coletivo estudado. Os graus I, dito normal, e II, com leve dilatação dos túbulos coletores e espaço de Bowman, opunham-se aos graus III a V, já demonstrando lesões graves como redução do número de glomérulos, hialinização glomerular e inflamação intersticial. Interessante assinalar que, quando a função proporcional do rim estava abaixo de 40% no mapeamento renal, 70% dos espécimes histológicos foram classificados como grau III a V, contra apenas 20% dos pacientes com função preservada (> 40%).

Esses dados reforçaram o conceito de que a observação é segura nos pacientes com função satisfatória também sob o ponto de vista de lesão histológica.

TRATAMENTO CIRÚRGICO

PIELOPLASTIAS

Considerando que o segmento da junção pieloureteral não funciona adequadamente, ou seja, não permite a transmissão do bolo peristáltico de urina da pelve para o ureter, parece sensato que a sua remoção com posterior reconstrução do trânsito constitui princípio lógico. De fato, a pieloplastia desmembrada (Anderson-Hynes) constitui a cirurgia mais comumente realizada no tratamento da estenose da JUP. O acesso à pelve é feito por via extraperitoneal, seja por incisão lombar acima da 12ª costela ou seja, eventualmente, por via posterior. Ao se abordar a pelve, após abertura da fáscia de Gerota, identifica-se uma grande dilatação piélica e um ureter de fino calibre, não raro de implantação alta na pelve. Após completa mobilização da pelve, o ureter é seccionado alguns milímetros abaixo da junção pieloureteral numa área sadia. Assim, a junção é ressecada, sendo que se aproveita para remover o excesso de pelve, de forma a reduzir sua complacência futura.

Essa medida permite reconfigurar a pelve para um aspecto afunilado, o que certamente permitirá uma melhor dinâmica de esvaziamento. O ureter deve ser espatulado e anastomosado à pelve, de forma a evitar uma anastomose circular do ureter com a pelve, notadamente de maior potencial para obstrução secundária. A manutenção de um cateter fino, ou "splint", ultrapassando a região operada na nova junção pieloureteral garante o seu estado pérvio nos dias iniciais de pós-operatório, quando algum grau de edema pode comprometer a drenagem para o ureter.

Em cerca de 30% das vezes, a obstrução da junção pieloureteral é do tipo extrínseca, ou seja, a presença de um vaso polar inferior, ou ramo posterior da artéria segmentar inferior, cavalgando sobre a pelve. Essa relação anatômica promove um dificuldade de drenagem urinária da pelve para o ureter. Diante desse achado intra-operatório, deve-se promover a dissecção cuidadosa do vaso, separando-o da pelve. Em seguida, deve ser feita a secção e a transposição da pelve e do ureter para cima dos vasos, completando, então, a anastomose, seguindo os princípios descritos.

O controle radiológico da cirurgia é feito por pielografia descendente no final do período de internação, ou por meio de urografia excretora solicitada, pelo menos, após 30 dias do procedimento cirúrgico. O acompanhamento tardio é feito por ultra-sonografia, devendo-se destacar que o grau de dilatação intra-renal, ou seja, a magnitude de dilatação calicinal permanece geralmente inalterada, eventualmente com algum grau de melhora. Essa informação deve ser transmitida aos familiares antes da cirurgia.

As pieloplastias não-desmembradas se baseiam não na ressecção da junção pieloureteral, mas no seu alargamento. Uma vez mobilizado da pelve dilatada, um retalho que é trazido e anastomosado látero-lateralmente à transição pieloureteral, obtém-se uma conformação mais afunilada da pelve e uma junção não-obstruída. Todavia, nas pelves muito dilatadas, as técnicas não-desmembradas produzem uma junção muito longa e assim passível de torção. O excesso de pelve, uma vez não-removido, a mantém muito redundante.

Em resumo, as pieloplastias não-desmembradas apresentam indicação muito limitada, sendo que o desmembramento com ressecção da junção pieloureteral é a técnica de maior consenso. Os resultados de sucesso cirúrgico com essa técnica são de cerca de 95%, sendo que a morbidade cirúrgica é muito pequena.

ENDOPIELOTOMIAS

O grande avanço em tratamento endoscópico de litíase urinária possibilitou ao urologista uma metodologia de abordagem percutânea de cálculos intra-renais (calicinais e piélicos). Pela punção com agulha fina, dirigida por ultra-som ou por radioscopia, é possível atingir a via excretora. A seguir, pode-se dilatar o trajeto na parede lombar até que se disponha de um canal de trabalho calibroso o suficiente para a passagem de pinças e sistema óptico. Esses princípios passaram a ser incorporados também no tratamento endoscópico da estenose da JUP.

A endopielotomia constitui uma aplicação do princípio da ureterotomia intubada de Davis. Uma vez seccionado o ureter longitudinalmente e em toda a sua espessura e mantendo-se um cateter facilitando a drenagem ureteral naquele segmento, observa-se uma cicatrização adequada e sem formação de estenose. A endopielotomia consiste basicamente de uma secção com faca endoscópica da junção pieloureteral, até se atingir o plano da gordura perirrenal, mantendo-se a seguir um cateter ou "splint", por 4 a 6 semanas, exteriorizado na forma de nefrostomia. A indicação mais aceita para esse método é a de estenoses secundárias da JUP, principalmente em pacientes adultos. Experiência de alguns centros com a endopielotomia na população pediátrica demonstrou 60 a 70% de resultados favoráveis. Todavia, deve-se ressaltar que a manutenção de nefrostomia em crianças é bastante difícil de ser conseguida.

Um outro fator limitante ao método diz respeito à presença de obstrução extrínseca da junção pieloureteral por vasos anômalos. Essa situação, observada em até $1/3$ dos casos, representa um risco de iatrogenia quando há secção endoscópica da junção, levando a hemorragias de difícil controle.

Em resumo, considerando que a cirurgia aberta em crianças permite recuperação muito rápida e apresenta índices de sucesso acima de 95%, a endopielotomia representa papel muito limitado no tratamento da estenose da JUP na infância, sendo reservada aos casos de obstrução secundária da junção pieloureteral em adultos.

DILATAÇÃO DA JUNÇÃO PIELOURETERAL COM BALÃO

A urologia e a cirurgia em geral têm vivido um grande desenvolvimento de procedimentos ditos "minimamente invasivos". O grande apelo desses métodos se concentra na premissa de que realizando um procedimento com menor agressão cirúrgica, uma vez de resultados eficientes, o paciente se recupera mais rapidamente, apresenta menos dor no período pós-operatório e recebe alta mais precocemente.

Em estenose da JUP, desenvolveram-se cateteres de dilatação por meio de balão, que são aplicados e posicionados com controle fluoroscópico ao nível da junção doente. A sua aplicação é feita por via retrógrada, pela cistoscopia, ou por via anterógrada, pela nefrostomia, e a insuflação desse balão permite a dilatação mecânica do segmento.

Os resultados obtidos (30 a 50% de sucesso) são muito inferiores aos da pieloplastia, além do que a experiência é ainda muito limitada. O método necessita, portanto, de melhor aprimoramento técnico antes de constituir opção alternativa aos procedimentos comumente realizados na estenose da JUP.

Uma outra modalidade técnica dentro dessa linha de tratamento são os cateteres de secção elétrica da junção a partir de dispositivo radiado de transmissão de corrente: os cateteres Acucise®. Aqui, promove-se não uma dilatação, mas sim uma linha de corte circular que abre o segmento obstruído.

A grande dificuldade em estenose da JUP para utilizar esse método também diz respeito ao risco de se tratar os casos de obstrução extrínseca da junção com a possibilidade de sangramento.

Recentemente, a introdução de tomografia computadorizada de espiral aumentou a sensibilidade desse método propedêutico, muitas vezes permitindo identificar os casos de estenose da JUP por compressão vascular extrínseca. Dessa forma, esses pacientes seriam encaminhados para o tratamento convencional, o que tornaria mais segura a indicação do cateter Acucise®.

Ao que parece, a estenose da JUP ainda não constitui opção atraente para esse tipo de tratamento, ao contrário de estenoses segmentares de ureter distal, nas quais o cateter Acucise® tem demonstrado bons resultados.

LAPAROSCOPIA

A laparoscopia foi introduzida no início deste século por Kelling, mas até o início dos anos 90 constituía método essencialmente diagnóstico. Apenas a partir do desenvolvimento de instrumental cirúrgico para uso laparoscópico, melhoria das condições ópticas e das microcâmeras de filmagem é que a laparoscopia passou a assumir a condição também de método terapêutico.

Em algumas áreas da cirurgia, a laparoscopia se consolidou como método de escolha e, em urologia, alguns centros passaram a avaliar sua aplicabilidade clínica dentro da especialidade. Em estenose da JUP existe alguma experiência com a pieloplastia desmembrada por via laparoscópica, demonstrando ser o método viável do ponto de vista técnico. A grande discussão diz respeito ao benefício que essa cirurgia possa trazer no grupo pediátrico, já que a cirurgia aberta apresenta morbidade muito pequena. Um outro inconveniente da pieloplastia laparoscópica é o tempo de cirurgia, que ainda é consideravelmente superior ao da cirurgia aberta.

Finalmente, uma outra alternativa intermediária entre a laparoscopia e a cirurgia convencional tem sido descrita essencialmente para pacientes já numa fase adolescente: a cirurgia vídeo-assistida. Nessa modalidade cirúrgica, realiza-se uma incisão de 4 a 5cm para acesso à pelve renal, extensão bem mais reduzida do que a realizada na cirurgia convencional. Em seguida, é feita uma pequena incisão adicional de 1cm, apenas para passagem da óptica. A cirurgia será então realizada pela incisão inicial, mas em razão das pequenas proporções do corte, toda a visualização do campo operatório é feita no monitor a partir da filmagem. Nessa técnica, não há necessidade de instrumental cirúrgico específico, já que se utilizam as pinças e o instrumental de procedimentos cirúrgicos habituais. Com isso, o custo final do procedimento é bastante reduzido, além dos pacientes referirem menor intensidade de dor no pós-operatório.

Contudo, a pieloplastia vídeo-assistida constitui ainda método em investigação, sendo necessários mais estudos a fim de se estabelecer seu papel no tratamento da estenose da JUP.

BIBLIOGRAFIA RECOMENDADA

Elder JS, Stansbrey R, Dahms BB, Selzman AA. Renal histological changes secondary to ureteropelvic junction obstruction. J Urol 1995; 154:719-722.

Figenshau RS, Clayman RV, Colberg, JW, Coplen DE, Soble JJ, Manley CB. Pediatric endopyelotomy: the Washington University experience. J Urol 1996; 156:2025-2030.

King LR, Coughlin PWF, Bloch EC. The case for immediate pyeloplasty in the neonate with ureteropelvic junction obstruction. J Urol 1984; 132:725-728.

Morin L, Cendron M, Crombleholme TM. Minimal hydronephrosis in the fetus: clinical significance and implications for management. J Urol 1996; 155:2047-2049.

Peters CA. Urinary tract obstruction in children. J Urol 1995; 15:1874-1884.

18

NEFROPATIA DO REFLUXO

NOEMIA PERLI GOLDRAICH

INTRODUÇÃO

O dano renal permanente que se estabelece após um episódio de infecção do trato urinário (ITU) numa criança com refluxo vesicoureteral (RVU) é denominado de nefropatia do refluxo. Nefropatia do refluxo é o conjunto de lesões renais dependentes de RVU semelhantes, em distribuição e intensidade, àquelas descritas anteriormente como pielonefrite crônica. Ela foi definida *in vivo* por suas características radiológicas. Nessa entidade há sempre perda focal ou difusa, irreversível, do parênquima renal. Caracteristicamente, as cicatrizes renais são mais freqüentes nos pólos renais superiores e inferiores. O rim apresenta-se reduzido de tamanho e, mesmo nos casos bilaterais, o comprometimento é sempre assimétrico e de intensidade variável. A nefropatia do refluxo pode ser restrita a uma única papila num pólo ou pode ser extensa, levando a um rim contraído de estágio final.

Na década de 60, estabeleceu-se uma relação causal entre RVU e a ocorrência de cicatrizes renais. A seguir, demonstrou-se que as cicatrizes típicas de pielonefrite crônica são um fenômeno próprio do período de crescimento rápido do rim, quando ele é mais vulnerável aos efeitos combinados de RVU e ITU. A importância do RVU associado com infecção bacteriana renal foi elegantemente reconhecida em estudos experimentais em miniporcos. Evidenciou-se, mais recentemente, que cicatrizes renais podem ocorrer após um quadro de ITU febril em pacientes nos quais não se conseguiu mostrar a presença de RVU. Estes trabalhos chamam a atenção para o papel que a virulência bacteriana e os fatores de defesa do hospedeiro têm na gênese da pielonefrite aguda.

SINONÍMIA

No quadro B-27 aparecem as diferentes denominações que foram e/ou continuam sendo empregadas na literatura para designar essa entidade. Os diversos nomes propostos para essa doença evidenciam diferentes interpretações sobre qual é o fator mais crítico na gênese das cicatrizes renais. A denominação de pielonefrite crônica é inadequada, porque as cicatrizes renais não se associam, em geral, com infecção renal

Quadro B-27 – Nefropatia do refluxo: sinonímia.

Pielonefrite crônica
Pielonefrite atrófica não-obstrutiva
Pielonefrite crônica atrófica
Nefropatia do refluxo
Cicatrizes renais associadas à infecção urinária

inativa. A substituição do termo pielonefrite crônica atrófica por nefropatia do refluxo enfatiza o fato de o RVU ser, na ausência de obstrução, o principal responsável pelo aparecimento de cicatrizes renais. A demonstração, mais recente, tanto experimental quanto em humanos, de que essas cicatrizes podem surgir, na ausência de RVU, quando há ITU febril, fez com que se introduzisse a expressão cicatrizes renais associadas a ITU para identificá-la, mas a denominação de nefropatia do refluxo, consagrada pelo uso, ainda é a preferida.

Neste texto, os termos: nefropatia do refluxo, cicatrizes renais associadas a ITU e cicatrizes renais são empregados como sinônimos.

REFLUXO VESICOURETERAL PRIMÁRIO

RVU é a passagem retrógrada de urina da bexiga para o ureter, podendo atingir ou não a pelve e os cálices renais. O RVU é classificado em:

1. primário: há regurgitação de urina, por meio de uma junção ureterovesical congenitamente incompetente por defeito intrínseco dessa junção. Ele não se associa a outras anormalidades obstrutivas ou neuromusculares do trato urinário. RVU primário é o implicado na gênese da nefropatia do refluxo; e

2. secundário: associa-se a outras doenças do aparelho urinário ocorrendo basicamente em obstruções ao fluxo vesical na bexiga neurogênica, na litíase, nos processos inflamatórios que comprometem a junção ureterovesical, na extrofia e em outras alterações anatômicas vesicais. Pode ainda resultar de iatrogenia.

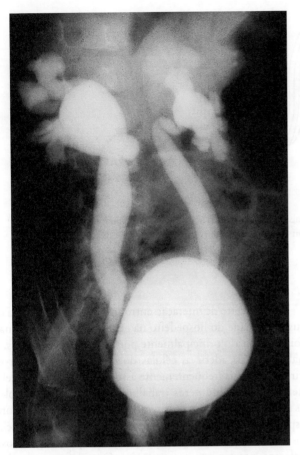

Figura B-49 – Refluxo vesicoureteral na uretrocistografia miccional.

RVU é um achado radiológico, podendo ser identificado apenas por meio da uretrocistografia miccional ou da cistografia radioisotópica (Fig. B-49). A ultra-sonografia não permite o diagnóstico de RVU. O ultra-som pode, mediante sinais indiretos, sugerir a presença de RVU, mas um exame normal não exclui sua ocorrência.

RVU ocorre em 0,4 a 1,8% das crianças, sendo os valores mais baixos, provavelmente, os mais reais. É assintomático, exceto quando complicado por ITU, insuficiência renal crônica (IRC) e/ou hipertensão arterial (HAS). Em crianças com ITU, RVU é identificado em 30 a 50% delas. Destas, 30% podem ter cicatrizes renais no momento do diagnóstico. Outra situação na qual RVU vem sendo diagnosticado com freqüência crescente é em lactentes nos quais a ultra-sonografia fetal mostrou hidronefrose.

A ocorrência familiar de RVU está bem demonstrada na literatura. Em diferentes séries, a ocorrência de RVU em irmãos assintomáticos de casos-índices varia entre 30 e 55%. Quando foram estudados os filhos de portadores de RVU, ele foi identificado em 66% da prole (em 69%, quando o caso-índice era a mãe, e em 57%, quando o pai foi o primariamente afetado). RVU isolado é um distúrbio autossômico dominante com penetrância incompleta e com expressão variável. O defeito ou defeitos genéticos ainda não são conhecidos. Mais raramente, RVU pode ser herdado como parte de uma síndrome, por exemplo, associado a colobomas do nervo óptico. Nessa situação foram identificadas mutações do gene PAX-2. RVU é provavelmente hoje, em razão de sua alta prevalência na população-geral, o distúrbio genético que mais freqüentemente ocorre em humanos.

A história natural do RVU caracteriza-se pela cura espontânea. O prognóstico de portadores de RVU é determinado pela presença e gravidade das cicatrizes renais associadas.

NEFROPATIA DO REFLUXO

ETIOPATOGENIA

No momento do diagnóstico, a maior parte das cicatrizes renais já está estabelecida, o que dificulta os estudos sobre a sua etiopatogenia. Por outro lado, fica cada vez mais evidente que a denominação de nefropatia do refluxo é uma condição heterogênea, que inclui um largo espectro de alterações (desde cicatrizes renais adquiridas, em crianças com refluxo intra-renal e ITU, até a diferenciação anormal dos rins fetais, que ocorre em portadores de RVU intra-uterino), o que dificulta muitas vezes a interpretação dos dados da história natural desses pacientes.

Os seguintes fatores estão implicados na etiopatogenia das cicatrizes renais:

1. refluxo intra-renal;
2. ITU;
3. pressão intravesical;
4. displasia renal.

Refluxo intra-renal

Refluxo intra-renal, no contexto clínico, é definido pela presença de contraste no interior do parênquima renal, durante a realização de uretrocistografia miccional e que pode alcançar até os glomérulos. Ransley e Risdon descreveram dois tipos de papilas renais (Fig. B-50):

1. simples: estruturas cônicas nas quais os ductos papilares se abrem obliquamente de modo que, quando há um aumento na pressão, eles se fecham por um mecanismo tipo valvular, não permitindo a ocorrência de refluxo intra-renal; e
2. compostas: resultam da fusão de duas ou três papilas adjacentes. A área crivosa é achatada ou côncava, e os ductos papilares abrem-se formando ângulos retos, o que permite refluxo intra-renal franco, quando se atinge a pressão crítica.

Infecção urinária

As evidências de que a concomitância de ITU e RVU é necessária para o aparecimento de cicatrizes renais derivam tanto de estudos clínicos quanto de estudos experimentais. Os fatores de risco associados com o desenvolvimento de cicatrizes renais em crianças com ITU estão apresentados no quadro B-28. Demonstrou-se que a formação de novas cicatrizes, geralmente polares, está relacionada à ocorrência de ITU e RVU, especialmente nos primeiros anos de vida, quando o rim é mais vulnerável aos efeitos combinados desses dois fatores. Estudos realizados com a urografia excretora sugeriram que a nefropatia do refluxo poderia se instalar até os 10 anos.

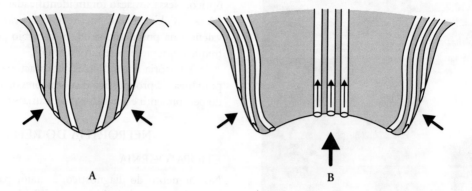

Figura B-50 – Refluxo intra-renal: tipos de papilas renais. **A)** Papila convexa ou simples: não permite a ocorrência de refluxo intra-renal; **B)** papila côncava ou composta: permite a ocorrência de refluxo intra-renal.

Quadro B-28 – Nefropatia do refluxo: fatores de risco para sua ocorrência em crianças com infecção urinária.

Idade do paciente
Intervalo decorrido entre o diagnóstico da ITU* febril e o início de antimicrobianos
Virulência bacteriana
Presença de anormalidades anatômicas ou funcionais no hospedeiro

* Infecção do trato urinário.

Mas a cintilografia renal com DMSA, na qual não há um período de latência para o surgimento de cicatrizes, esclareceu definitivamente essa questão. Em estudo prospectivo realizado por Goldraich e Goldraich, foram acompanhadas 202 crianças, nas quais o diagnóstico de RVU foi feito durante a investigação do trato urinário, após o diagnóstico de ITU. O seguimento foi feito utilizando-se a cintilografia renal com DMSA. Novas cicatrizes foram evidenciadas em sete (3,5%) pacientes, com idades entre 1,2 e 4,3 anos. Em todos eles, o aparecimento dessas novas cicatrizes relacionou-se à ITU febril. Vernon e cols. confirmaram, também com a cintilografia renal com DMSA, que o risco de uma criança com RVU e rins previamente normais desenvolver cicatrizes renais relacionadas à ITU é de 1:40 aos 3 anos e praticamente ausente aos 4 anos. Todas as crianças, nesse estudo, que desenvolveram novas cicatrizes tinham menos de 3,4 anos. Estes achados são extremamente importantes no planejamento da investigação, tratamento e seguimento de crianças com ITU.

Ransley desenvolveu a teoria do "big bang" para explicar o desenvolvimento de cicatrizes renais. Rins com papilas compostas possuem várias áreas submetidas a refluxo intra-renal, o que levaria ao aparecimento de cicatrizes renais. Esses mesmos autores demonstraram, experimentalmente, que o início precoce de tratamento antimicrobiano (até 1 semana após o início da ITU) é capaz de reverter e até de evitar a formação de cicatrizes nesses rins.

O conceito de interação entre a virulência bacteriana e a suscetibilidade do hospedeiro na gênese das cicatrizes renais foi introduzido principalmente por pesquisadores suecos. A habilidade de aderir as células do uroepitélio é o fator de virulência mais freqüentemente associado às bactérias pielonefritogênicas. Inúmeros trabalhos foram publicados sobre as *Escherichia coli* que possuem P-*fimbriae* e seus receptores específicos localizados tanto em eritrócitos quanto em células do uroepitélio, os quais possuem uma porção galactose-galactose em sua estrutura química. Outros fatores de virulência são as hemolisinas e a aerobactina. Quando há RVU, os fatores de aderência bacteriana, tais com as P-*fimbriae*, são menos importantes na gênese das cicatrizes renais associadas a ITU. Ou seja, nessa condição, bactérias menos virulentas podem levar ao aparecimento de cicatrizes.

Em macacos, demonstrou-se que as *Escherichia coli* que possuem P-*fimbriae* produzem ureterite que resulta em alteração da mobilidade ureteral, originando uma situação de obstrução funcional do ureter. Há um aumento na pressão na pelve renal, o que facilita a instalação de pielonefrite aguda.

Foi proposta uma base molecular para a ocorrência de cicatrizes renais associadas a ITU. Sugeriu-se que o processo inflamatório *per si*, e não a multiplicação bacteriana, é o responsável pelo aparecimento de cicatrizes renais. O influxo de polimorfonucleares seria o mediador da instalação de dano renal. Esses polimorfonucleares, agora localizados no rim, liberariam metabólitos que são tóxicos para o parênquima renal.

Roberts resumiu recentemente suas importantes contribuições sobre o papel da ITU na etiopatogenia das cicatrizes renais e, com base em seus estudos realizados em macacos, propôs a seqüência de eventos apresentados na figura B-51.

Pressão intravesical

Quando há RVU, pressões anormalmente elevadas podem ser transmitidas à pelve e às papilas renais por períodos de tempo variáveis, dependendo do momento da micção no qual ocorre o refluxo (enchimento vesical e/ou durante a micção).

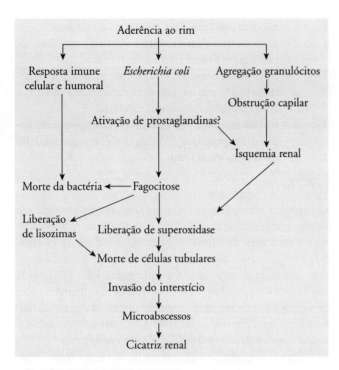

Figura B-51 – Hipótese para a patogênese das cicatrizes renais (modificado de Roberts JA. Vesicoureteral reflux and pyelonephritis in the monkey: review. J Urol 1992; 148:1721-1725).

No momento, há um consenso de que, embora cicatrizes renais possam resultar de refluxo estéril, as condições urodinâmicas, nas quais elas são produzidas experimentalmente, indicam que seu significado clínico é limitado, estando restrito a situações de RVU secundário (válvula de uretra posterior e alguns tipos de bexiga neurogênica), que se acompanham freqüentemente de ITU.

Em crianças neurologicamente normais que apresentam RVU, foram identificados vários distúrbios funcionais da micção:

1. hiperatividade do esfíncter;
2. hiperatividade do detrusor;
3. formas mistas.

Todos são desencadeados por ITU e resultam em aumento na pressão intravesical. A associação entre esses distúrbios miccionais, RVU e ITU está bem documentada. Mas, a correlação entre esses distúrbios miccionais e as cicatrizes renais em pacientes com RVU precisa ser mais bem avaliada.

Displasia renal

Displasia renal resulta de desenvolvimento anormal do broto ureteral. Ela é definida como uma diferenciação anormal do parênquima renal, caracterizada histologicamente por ductos coletores primitivos e metaplasia cartilaginosa. Pressão retrógrada, instalada precocemente na vida intra-uterina, produz displasia renal. ITU na infância simplesmente levaria ao diagnóstico dessa condição e não estaria envolvida na patogenia das cicatrizes renais.

Estudos em crianças, nas quais foi feito o diagnóstico antenatal de RVU e que foram investigadas por imagem, logo após o parto e na ausência de ITU, e nas quais se identificou a presença de nefropatia do refluxo, congênita ou primária, confirmam que displasia é um fator significativo na gênese de cicatrizes renais. Entretanto, esses conhecimentos não podem ser extrapolados integralmente para a população geral com RVU. Lactentes com o diagnóstico antenatal de RVU constituem um grupo especial de pacientes, nos quais há predominância do sexo masculino e alta prevalência de RVU grave. Crianças com RVU detectado no período pós-natal são principalmente meninas, com RVU menos intenso e história de ITU.

DIAGNÓSTICO

CINTILOGRAFIA RENAL COM DMSA

A cintilografia renal com ácido dimercapto-succínico (DMSA) marcado com tecnécio (^{99}Tc) é o padrão-ouro para o diagnóstico de nefropatia do refluxo. Atualmente, para se afirmar que um rim é normal num paciente com RVU não se pode basear essa afirmativa apenas nos achados da urografia excretora. É obrigatória a realização de cintilografia renal com DMSA.

Define-se cicatriz renal na cintilografia renal com DMSA como um defeito no contorno do rim, no qual há pouca ou nenhuma captação do radiofármaco (Fig. B-52). Identifica-se a ocorrência de nefropatia do refluxo pela presença de cicatrizes ou pela contração de todo o rim. Essas áreas hipocaptantes podem se tornar mais evidentes pelo crescimento de tecido renal normal adjacente.

A cintilografia renal com DMSA detecta tanto as alterações inflamatórias agudas da pielonefrite aguda quanto as cicatrizes renais da nefropatia do refluxo. Além disso, a cintilografia permite a avaliação simultânea da função individual.

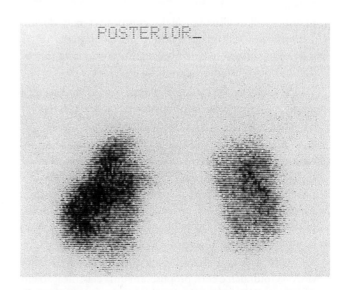

Figura B-52 – Cicatriz de nefropatia do refluxo na cintilografia renal com DMSA.

As alterações decorrentes da nefropatia do refluxo são permanentes. Novas áreas hipocaptantes que aparecem na cintilografia renal com DMSA durante o seguimento de portadores de nefropatia do refluxo e que persistem em exames posteriores são chamadas de novas cicatrizes. Esses achados são importantes no diagnóstico diferencial com as alterações transitórias evidenciadas na cintilografia renal com DMSA de pacientes com ITU febril. Novas cicatrizes podem se instalar em rins previamente normais ou em rins que já apresentavam alterações prévias de nefropatia do refluxo. Para o diagnóstico de certeza de nefropatia do refluxo, é necessário que a cintilografia renal com DMSA seja realizada 12 meses após o último episódio documentado de pielonefrite aguda.

Vários estudos compararam a cintilografia renal com DMSA com a urografia excretora para o diagnóstico de nefropatia do refluxo, especialmente em crianças abaixo da idade escolar. A sensibilidade da urografia excretora para a detecção de cicatrizes renais é de 80% e a especificidade é de 92%, ao passo que a cintilografia com DMSA tem sensibilidade de 92% e especificidade de 98%. Num estudo de 297 rins com RVU em 202 crianças, Goldraich e cols. encontraram discrepâncias entre a urografia excretora e a cintilografia renal com DMSA em 37 rins de 31 pacientes, todos em lactentes e pré-escolares. Em 34 rins de 28 pacientes, a urografia excretora foi normal, mas a cintilografia renal com DMSA mostrou cicatrizes renais. A urografia excretora foi repetida 1 a 3 anos após, tendo demonstrado cicatrizes consistentes com as previamente identificadas na cintilografia em 30 dos 34 (88%) rins.

Vantagens da cintilografia renal com DMSA sobre a urografia excretora para o diagnóstico de cicatrizes renais:

1. não requer preparo intestinal e não é influenciada por gás intestinal (que é um fator de confusão significativo, especialmente em crianças pequenas – lactentes e pré-escolares);
2. não há riscos inerentes ao uso de contrastes radiológicos iodados;
3. permite melhor visualização dos contornos renais, devido à combinação das imagens posteriores e oblíquas;
4. a dose de radiação envolvida é significativamente menor do que com a urografia excretora.

Desvantagens da cintilografia renal com DMSA sobre a urografia excretora para o diagnóstico de cicatrizes renais:

1. não fornece informações sobre o sistema pelvicalicinal, exceto quando este estiver muito dilatado. Nessa situação, ele aparece como áreas inespecíficas com diminuição da captação do radiofármaco;
2. não evidencia os ureteres;
3. não permite o diagnóstico de cálculos, obstrução, rins duplicados ou ureteres dilatados;
4. custo maior.

Classificação das alterações na cintilografia renal com DMSA – Goldraich e cols. propuseram uma classificação em quatro graus da intensidade das cicatrizes renais, de acordo com os achados na cintilografia renal com DMSA:

Tipo 1 – não mais do que duas áreas com cicatrizes.
Tipo 2 – mais do que duas cicatrizes com algumas áreas de parênquima renal normal entre elas.
Tipo 3 – dano generalizado a todo o rim, semelhante à nefropatia obstrutiva, isto é, contração de todo o rim com poucas ou nenhuma cicatriz.
Tipo 4 – rim de estágio final, contraído, com pouca ou nenhuma captação de DMSA, isto é, menos que 10% da função renal total.

UROGRAFIA EXCRETORA

O rim com nefropatia do refluxo é usualmente identificado *in vivo* por seu aspecto radiológico. A alteração patognomônica é uma área de fibrose ou cicatriz, geralmente extensa, que compromete toda a espessura do parênquima renal e que está diretamente relacionada a cálices dilatados com perda das impressões papilares. Essas cicatrizes têm distribuição e combinação características: quando únicas são preferencialmente polares, superiores ou inferiores, mas a forma generalizada com cicatrizes múltiplas é a mais encontrada.

Para o diagnóstico radiológico de cicatrizes renais é necessário que se obtenha na urografia uma visualização adequada dos contornos renais.

O sinal mais precoce de comprometimento renal em pacientes com RVU e ITU é a assimetria entre os dois rins que resulta da parada no crescimento do rim lesado e que é acentuada pela hipertrofia compensadora do rim sadio. Mesmo nos casos bilaterais, há uma diminuição no crescimento de ambos os rins que também não é simétrica (Fig. B-53).

A cicatriz, produzida pela retração e acentuada pela hipertrofia compensadora dos tecidos normais adjacentes, não se produz de imediato, podendo demorar até 2 anos para se desenvolver completamente. O prazo mínimo documentado para seu aparecimento num rim previamente normal é de 8 a 9 meses.

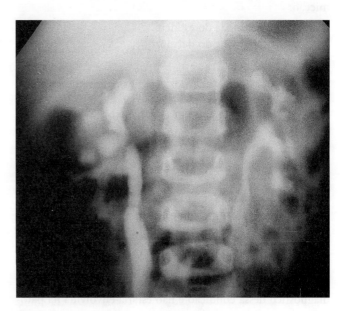

Figura B-53 – Nefropatia do refluxo na urografia excretora.

As dificuldades inerentes ao uso da urografia excretora para o diagnóstico de cicatrizes renais dependem de:
1. visualização inadequada dos contornos renais, especialmente em lactentes e pré-escolares;
2. período de latência necessário para a formação completa da cicatriz;
3. interferência de vários fatores (movimentos respiratórios, posicionamento do paciente, distorção) em medidas seriadas do tamanho dos rins.

O diagnóstico diferencial das cicatrizes renais inclui:
1. lobulação fetal persistente;
2. atrofia pós-obstrutiva que se desenvolve depois de obstrução urinária temporária ou intermitente;
3. acidentes renovasculares, que ocorrem especialmente em recém-nascidos e lactentes;
4. nefropatia dos analgésicos.

A cicatriz adjacente a um cálice com alterações papilares é a lesão característica, mas não-específica, de nefropatia do refluxo. A demonstração de RVU é o único critério de que se dispõe para o diagnóstico diferencial com as outras entidades.

ULTRA-SONOGRAFIA

É um método não-invasivo, isento de complicações, entretanto, totalmente dependente da experiência do observador.

Vários estudos analisaram a confiabilidade da ultra-sonografia no diagnóstico de nefropatia do refluxo, em crianças. Dez radiologistas experientes examinaram 50 rins (30 normais e 20 com cicatrizes) de 25 crianças (idades: 2 a 16 anos) com ITU. O método de referência foi a urografia excretora em todos e na metade deles dispunha-se também da cintilografia com DMSA. Quando se considerou a presença de cicatrizes renais, a sensibilidade do ultra-som foi de 54% (especificidade: 80%). A adição de diminuição no tamanho do rim, como critério diagnóstico, aumentou a sensibilidade para 64% (especificidade: 79%). Houve grandes diferenças entre os observadores, com a sensibilidade variando entre 40 e 90% (especificidade: 94 a 65%). Os autores concluíram que, devido à sua baixa sensibilidade e à grande variabilidade interobservadores, a ultra-sonografia *não* pode ser recomendada para o diagnóstico de cicatrizes renais em crianças com ITU.

A ultra-sonografia apresenta uma sensibilidade menor do que a urografia, deixando, muitas vezes, de identificar cicatrizes focais em crianças. Uma ultra-sonografia normal numa criança com ITU e com idade menor de 5 anos *não* exclui a presença de cicatrizes renais. A partir dos 5 anos de idade, há uma perda progressiva na discriminação entre cintilografia renal com DMSA, urografia excretora e ultra-sonografia, para o diagnóstico de cicatrizes renais associadas a ITU.

CONSEQÜÊNCIAS

HIPERTENSÃO ARTERIAL

Hipertensão arterial (HAS) é tradicionalmente considerada uma complicação tardia da nefropatia do refluxo. Raramente, ela aparece antes de 5 anos de idade. Portadores de cicatrizes renais devem ter sua pressão arterial acompanhada até a idade adulta antes de se excluir definitivamente a ocorrência de HAS. Ela pode ser benigna e de fácil controle ou, menos freqüentemente, apresentar-se como HAS maligna. HAS ocorre tanto em pacientes com nefropatia do refluxo unilateral quanto com nefropatia do refluxo bilateral, não sendo possível estabelecer uma relação linear entre a intensidade do comprometimento renal e a presença e a gravidade da HAS. O uso de anticoncepcionais orais não modifica significativamente a ocorrência de HAS em pacientes com nefropatia do refluxo.

Prevalência

A prevalência de HAS em pacientes com cicatrizes renais é controvertida e de difícil interpretação. A revisão de várias séries publicadas evidencia que há, pelo menos, duas formas de lidar com esse dado:
1. são incluídos pacientes com HAS de várias etiologias e estabelecida a proporção de hipertensos que apresentam RVU e/ou cicatrizes renais;
2. a partir de pacientes com RVU (com ou sem cicatrizes renais), ou com nefropatia do refluxo, estima-se quantos apresentam HAS. Além disso, as séries são constituídas somente por crianças ou por adultos ou incluem tanto crianças quanto adultos. Há diferentes riscos para o aparecimento de HAS, em diferentes grupos etários, o que pode explicar, pelo menos em parte, a variabilidade dos resultados.

Também, nesses estudos, os métodos usados estão sujeitos a muitos vieses.

Esses fatos inviabilizam a chance de estimar qual a verdadeira prevalência de HAS em pacientes com cicatrizes renais.

Wolfish e cols. estudaram a pressão arterial de 146 crianças (idade média: 14,4 anos; limites: 5 meses a 21 anos) com diagnóstico inicial de RVU primário, identificadas retrospectivamente. Havia cicatrizes renais em 34% delas. O período médio de seguimento foi de 9,6 anos. Na reavaliação, observaram que nenhuma delas apresentava pressão arterial acima do percentil 95 para a idade. O risco estimado de HAS, associada com RVU não-complicado, foi de 2%. Os autores concluíram que, após um seguimento de 10 anos, em crianças, o RVU não se associa com o desenvolvimento de HAS, independente do número de episódios documentados de ITU, da duração e da gravidade do refluxo, do tipo de tratamento, da presença de cicatrizes e da duração do seguimento.

Na literatura, as prevalências de HAS variam entre 0 e 28% em séries de crianças com cicatrizes renais e entre 16 e 33% em adultos. Em um trabalho, observou-se a presença de pressão diastólica acima de 90mmHg, no momento do diagnóstico, em 21 (38%) de 55 adultos com cicatrizes renais. HAS grave (> 180/120mmHg) foi identificada em quatro (7%), sendo o sinal de apresentação em dois (4%).

Patogenia

Lesões vasculares isquêmicas e o sistema renina-angiotensina têm sido implicados na patogenia da HAS, mas o papel deste último continua controverso. Dillon e cols. estão avaliando prospectivamente, a intervalos de 5 anos, desde 1978, a pressão arterial e a atividade da renina periférica (PRA) de uma coorte de 100 crianças que se apresentaram com RVU, ITU e nefropatia do refluxo. Todas elas eram inicialmente normotensas. Nos controles realizados aos 5, 10 e 15 anos de seguimento, não foi observada associação entre o aumento da PRA e o aparecimento de HAS. Pacientes que desenvolveram HAS apresentavam valores de PRA aumentados ou normais. Também, aumento da PRA não se acompanhou do aparecimento de HAS, que ocorreu em pacientes com PRA prévia, normal ou aumentada. Goldraich e cols. avaliaram, por meio do teste do captopril, 63 crianças normotensas com RVU, sendo 33 com cicatrizes renais unilaterais, 17 com nefropatia do refluxo bilateral e 13 controles sem cicatrizes. O teste foi positivo em sete (21%) dos pacientes com nefropatia do refluxo unilateral, em quatro (23%) dos com nefropatia do refluxo bilateral, e em nenhum dos sem cicatrizes renais. Até o momento, o papel do sistema renina-angiotensina na gênese da HAS em portadores de nefropatia do refluxo permanece indeterminado.

A relação entre HAS e displasia renal passou a ser enfatizada nos últimos anos. O diagnóstico diferencial entre hipoplasia e/ou displasia e cicatrizes renais é difícil. RVU pode fazer parte do quadro de displasia: assim como há displasia renal, o ureter também é displásico, tortuoso e permite a ocorrência de RVU.

INSUFICIÊNCIA RENAL CRÔNICA
Prevalência
Em séries de crianças com insuficiência renal crônica (IRC) terminal, cicatrizes renais foram identificadas como a causa da perda de função renal em 9,6% dos 270 pacientes de Habib e cols. e em 15% dos 63 casos relatados por Goldraich e cols.

Bailey e Lynn estimam que 0,3 a 0,4 criança/milhão de habitantes/ano evolui para IRC terminal antes dos 15 anos de idade em razão da nefropatia do refluxo. Em adultos, Kincaid-Smith calcula que 5 a 10 mulheres/milhão de habitantes/ano desenvolvem IRC secundária a nefropatia do refluxo. Quando se consideram os pacientes com RVU, estima-se que 4% deles evoluem para IRC terminal. Esses cálculos podem subestimar os valores reais, porque muitas vezes é difícil reconhecer a associação entre IRC na idade adulta e RVU na infância. No adulto, RVU, muitas vezes, é secundário à disfunção vesical dependente de insuficiência renal crônica avançada, à bexiga neurogênica adquirida e a condições, tais como tumor, divertículos e hipertrofia prostática benigna, que afetam a junção ureterovesical direta ou indiretamente. A associação entre RVU e IRC terminal existe. A força dessa associação, a importância da intensidade do refluxo, a existência de outros fatores e a prevalência dessa complicação em pacientes com refluxo e/ou cicatrizes renais não estão estabelecidas.

GRAVIDEZ
Complicações durante a gravidez têm sido relatadas com freqüência em mulheres com cicatrizes renais. A gravidez também acelera a deterioração da função renal em pacientes com nefropatia do refluxo que apresentam déficit funcional prévio.

Kincaid-Smith e Becker revisaram os dados de 48 mulheres maiores de 16 anos com RVU e cicatrizes renais e verificaram que 13 delas (27%) haviam apresentado as primeiras manifestações relacionadas à gravidez (10 apresentaram ITU, uma, HAS e duas, edema e proteinúria no puerpério). Foram acompanhadas 85 gravidezes em 37 pacientes. Em 59 (69%) dessas gravidezes, ocorreram complicações (principalmente HAS, edema e ITU).

Becker e cols. seguiram 20 pacientes com cicatrizes renais com creatinina plasmática entre 2,3 e 4,5mg/dl, que engravidaram. Em seis, a gravidez teve duração maior que 12 semanas, tendo se associado à deterioração rápida da função renal em todas e resultado em IRC terminal em quatro delas, 2 anos após o parto, apesar do controle satisfatório da pressão arterial. Das 14 pacientes restantes, quatro apresentaram HAS não-controlada por períodos relacionados à falta de adesão ao tratamento, evoluindo rapidamente para IRC terminal. As outras 10 apresentaram deterioração progressiva da função renal no período de seguimento, que foi de 5 a 10 anos. Nenhuma evoluiu para IRC num período de 7 anos. Concluíram que gravidez *per si* se associa a um mau prognóstico em pacientes com nefropatia do refluxo e déficit moderado de função renal, mesmo quando se consegue um controle adequado da pressão arterial. Esse mesmo padrão de evolução ocorre em pacientes com outras formas de nefropatias e graus comparáveis de déficit de função renal, não sendo, portanto, exclusivo da nefropatia do refluxo. Sacks e cols. analisaram 16 gravidezes em 12 mulheres com cicatrizes renais (nove delas com RVU) e 36 gravidezes em 22 pacientes com rins normais (quatro delas com RVU), que haviam sido identificadas durante um estudo de rastreamento de bacteriúria assintomática na infância, realizado em Oxford e em Cardiff na Inglaterra, em 1972, e compararam com 52 gravidezes em 52 controles normais, pareados para idade, paridade e tabagismo. A pressão arterial e a proteinúria foram significativamente maiores em pacientes com cicatrizes renais. Pré-eclâmpsia ocorreu em 5 de 16 gravidezes de pacientes com nefropatia do refluxo, em uma de 22 mulheres com bacteriúria prévia e com rins normais e em um de 52 casos-controle normais. Não foram encontradas diferenças significativas no prognóstico fetal entre os três grupos.

Martinell e cols. também compararam prospectivamente a evolução de 65 gravidezes em 41 de 111 mulheres, com ou sem cicatrizes renais dependentes de ITU ocorrida na infância, identificadas retrospectivamente, com controles pareados para paridade, idade, consumo de cigarros e data do parto. A ocorrência de bacteriúria nas gravidezes foi significativamente maior em mulheres com (47%) e sem (27%) cicatrizes renais, quando comparadas aos controles (2%). ITU sintomática ocorreu somente em pacientes com história prévia de ITU: pielonefrite aguda em quatro pacientes com cicatrizes renais (três delas com RVU) e cistite em três. Uma mulher com rins normais apresentou pielonefrite aguda. A pressão arterial média foi significativamente maior em pacientes com cicatrizes renais graves, quando comparadas aos controles, antes e durante a gravidez. Não observaram diferenças significativas na prevalência de pré-eclâmpsia, parto cesáreo, prematuridade e peso dos recém-nascidos.

Os conhecimentos atuais sugerem que o risco de complicações graves durante a gravidez, mesmo na presença de cicatrizes graves, não está aumentado nessas pacientes, possivelmente por causa da sua supervisão clínica continuada. Entretanto, ele pode se associar à rápida progressão para IRC, naquelas mulheres com déficit moderado de função renal prévio à gestação.

GLOMERULOPATIA DO REFLUXO

Proteinúria é considerada como um sinal indicativo de má evolução em pacientes com cicatrizes renais. A maioria dos pacientes com nefropatia do refluxo e IRC terminal apresenta glomeruloesclerose focal e segmentar que se associa quase sempre com proteinúria. Uma vez detectada a sua presença, a progressão para IRC é gradual, mas inexorável, num período de 5 a 10 anos, podendo ser acelerada por gravidez ou HAS grave.

HISTÓRIA NATURAL

O RVU e as cicatrizes renais têm histórias naturais diferentes. O RVU evolui para a cura espontânea, ao passo que as cicatrizes renais são uma nefropatia progressiva que pode evoluir, mesmo após a cura espontânea ou cirúrgica do RVU. O prognóstico, a longo-prazo, de pacientes com RVU depende da presença e da gravidade da nefropatia do refluxo.

NEFROPATIA DO REFLUXO CONGÊNITA OU PRIMÁRIA

RVU é a principal causa de hidronefrose, identificada no período antenatal, sendo responsável por 40% dos casos. Há nítida predominância do sexo masculino que é atribuída à obstrução transitória da uretra posterior no período fetal. Cerca de 45% apresentam cicatrizes renais que são consideradas congênitas, desde que nenhum dos casos desenvolveu ITU antes do diagnóstico.

CONCLUSÃO

O objetivo do atendimento médico de uma criança com ITU é evitar a instalação de dano renal. Se, no momento do diagnóstico, este já estiver presente, deve-se prevenir a sua progressão. As cicatrizes renais podem ocasionar déficit de desenvolvimento pôndero-estatural, HAS e até mesmo IRC. Quando se faz o diagnóstico de ITU numa criança, há várias questões que devem ser respondidas para uma avaliação que permita decidir o tratamento e planejar o seguimento adequados para cada caso.

RVU é o fator isolado que mais freqüentemente se associa com cicatrizes renais. RVU é identificado principalmente em crianças com ITU. Entretanto, em irmãos e filhos assintomáticos de portadores de RVU e em recém-nascidos com hidronefrose ou dilatação piélica e/ou ureteral é possível a identificação de RVU antes da instalação da ITU.

BIBLIOGRAFIA RECOMENDADA

Belman AB. Vesicoureteral reflux. Pediatr Clin Nort Am 1997; 44:1171-1190.

Goldraich NP, Goldraich IH. Followup of conservatively treated children with high and low grade vesicoureteral reflux: a prospective study. J Urol 1992; 148:1688-1692.

Goldraich NP, Ramos OL, Goldraich IH. Urography versus DMSA scan in children with vesicoureteral reflux. Pediatr Nephrol 1989; 3:1-5.

Goonasekera CDA, Shah V, Wade AM, Barratt TM, Dillon MJ. 15-year followup of renin and blood pressure in reflux nephropathy. Lancet 1996; 347:640-643.

Homsy YL. Dysfunctional voiding and vesicoureteral reflux. Pediatr Nephrol 1994, 8:116-121.

Marra G, Barbieri G, Dell'Agnola CA, Caccamo ML, Castellani MR, Assael BM. Congenital renal damage associated with primary vesicoureteral reflux detected prenatally in male infants. J Pediatr 1994; 124:726-730.

Roberts JA. Vesicoureteral reflux and pyelonephritis in the monkey: review. J Urol 1992; 148:1721-1725.

Rushton HG. Urinary tract infections in children. Epidemiology, evaluation and management. Pediatr Urol 1997, 44:1133-1169.

Vesicoureteric reflux: all in the genes? Lancet 1996; 348:725-728.

Wolfish N, Delbrouck NF, Sharon A, Matzinger MA, Stenstrom R, McLaine PN. Prevalence of hypertension in children with primary vesicoureteral reflux. J Pediatr 1993; 123:559-563.

19

REFLUXO VESICOURETERAL
DIAGNÓSTICO E ORIENTAÇÃO TERAPÊUTICA

•

ANTONIO MACEDO JÚNIOR

INTRODUÇÃO

O refluxo vesicoureteral é definido como fluxo retrógrado de urina da bexiga para o trato urinário superior constituindo, geralmente, um distúrbio congênito e relacionado com o desenvolvimento embriológico, podendo ser também uma condição adquirida ou secundária. O refluxo urinário facilita a ascensão de bactérias para o trato superior, predispondo dessa forma à ocorrência de infecções (pielonefrites). A resposta imunoinflamatória causada pela infecção pielonefrítica pode resultar em lesão renal e formação de escaras, situação denominada nefropatia de refluxo.

Na vigência de um rim comprometido por escaras cicatriciais, a evolução para perda de função e eventualmente insuficiência renal terminal é uma das seqüelas mais graves do refluxo vesicoureteral. Estima-se que 5 a 15% dos casos de insuficiência renal terminal se devam, em última análise, ao refluxo vesicoureteral. Alguns pacientes não evoluem para insuficiência renal, mas apresentam morbidade elevada secundária ao refluxo: hipertensão e descompensação renal durante a gravidez no caso de pacientes do sexo feminino. Dessa forma, o tratamento do refluxo visa prevenir: lesão renal, pielonefrites secundárias e outras complicações.

EPIDEMIOLOGIA

Apesar de a prevalência do refluxo vesicoureteral não ser bem definida, sabe-se que ele incide mais em meninas e na raça branca. Algumas séries sugerem prevalência inferior a 1% em crianças saudáveis, mas chega a valores de 20 a 50%, quando o refluxo é pesquisado em pacientes com infecção urinária. O refluxo familiar é comum, estando presente em 30% dos gêmeos, apesar de a maioria desses pacientes não apresentar sinais clínicos de infecção urinária.

Alguns fatores interferem com a relevância do refluxo, principalmente a suscetibilidade do paciente às infecções urinárias. Outros fatores como a idade do paciente, a gravidade do refluxo e o padrão miccional da criança também interferem no prognóstico.

A idade do paciente apresenta relação direta com o planejamento terapêutico. A maior incidência de refluxo primário dá-se em crianças menores, sendo que nesse grupo se observa a maior chance de resolução espontânea, independente do grau de refluxo. Ao passo que a resolução espontânea de refluxos moderados a graves (III a V), diagnosticados ao nascimento, chega a mais de 50% aos 3 anos de idade, o refluxo moderado a grave, diagnosticado após os 2 anos, dificilmente terá resolução espontânea.

A lesão renal observada no refluxo se correlaciona com o seu grau, enquanto o processo de formação de escaras renais no período antenatal se deve a um processo mecânico resultante do impacto do refluxo no parênquima renal, conhecido como "martelo d'água"; após o nascimento, sabe-se que a nefropatia de refluxo está relacionada com as infecções urinárias que esses pacientes apresentam.

Os parâmetros miccionais da criança com refluxo podem, por exemplo, transformar um refluxo primário e de baixa pressão num de alta pressão e potencialmente mais agressivo ao trato urinário superior. Instabilidade detrusora e dissinergia vesicoesfincteriana devem ser pesquisadas, uma vez que sejam constatados sinais clínicos que, como urgência e incontinência, sugerem disfunção miccional.

DIAGNÓSTICO E CLASSIFICAÇÃO

O diagnóstico de refluxo vesicoureteral como uma das principais causas de infecção urinária em criança exige uma abordagem mínima em termos de propedêutica armada. Considera-se presentemente que mesmo as meninas num episódio inicial de ITU devam se submeter, a exemplo dos meninos, a cistouretrografia miccional e a ultra-sonografia das vias urinárias.

A *ultra-sonografia* constitui exame pouco invasivo, mas que confere importantes informações acerca da via excretora e do parênquima renal. A dilatação ureteral, e eventualmente piélica e calicinal, pode inferir refluxo de grau elevado. As características sonográficas da bexiga podem sugerir eventual disfunção vesical neurogênica ou não-neurogênica, diante de uma bexiga de paredes muito espessadas. A hidronefrose segmentar do rim, geralmente no pólo inferior, pode sugerir duplicidade ureteral completa com refluxo vesicoureteral para a unidade renal inferior. Finalmente, a espessura parenquimatosa constitui parâmetro útil para se avaliar o grau de lesão renal secundária ao refluxo. Vale ressaltar que a ultra-sonografia das vias urinárias não diagnostica especificamente o refluxo vesicoureteral, mas oferece informações muito relevantes e que permitem o acompanhamento da evolução do refluxo ao longo do tratamento.

A *uretrocistografia miccional* (UCM) constitui o exame de eleição no diagnóstico de refluxo vesicoureteral. O exame envolve a inserção de um cateter na bexiga após a realização de uma radiografia preliminar do abdome. Promove-se, então, o enchimento da bexiga com uma solução radiopaca sob controle fluoroscópico, de forma a se identificar e documentar a ocorrência de fluxo retrógrado de contraste para ureter e rim. Uma distinção deve ser feita entre o refluxo visualizado durante a fase de enchimento vesical daquele verificado apenas na micção. Esse último ocorre numa situação de maior pressão intravesical e, dessa forma, deve envolver outros mecanismos além de um distúrbio anatômico da junção ureterovesical.

A UCM deve ser feita somente 4 a 8 semanas após a cura da infecção urinária, já que a inflamação da mucosa vesical e ureteral resulta em refluxo transitório que pode dar margem a um falso diagnóstico de refluxo vesicoureteral.

A classificação do grau de refluxo é tão importante quanto o seu próprio diagnóstico, uma vez que o prognóstico do refluxo de grau elevado é diferente do de baixo grau. A classificação atualmente aceita data de 1981 e se baseia na UCM (Tabela B-28).

Tabela B-28 – Classificação internacional de refluxo vesicoureteral.

Grau do refluxo	Achado radiológico patológico na UCM
I	Refluxo para apenas o ureter
II	Refluxo para o ureter e a pelve, sem dilatação
III	Dilatação leve sem alteração dos fórnices
IV	Dilatação moderada, fórnices arredondados, impressão papilar mantida
V	Dilatação grave, ureter tortuoso, papilas obliteradas

A introdução de métodos de medicina nuclear possibilitou a realização de estudos de cistografia com radiofármacos no diagnóstico do refluxo vesicoureteral. De forma análoga à cistografia convencional, a bexiga é enchida com solução salina contendo o composto radiomarcado e o paciente fica então exposto a uma câmara de cintilografia de monitorização contínua, recebendo um mínimo de radioatividade. Todavia, a resolução de imagem obtida pela *cistografia radioisotópica* não se compara à da cistografia convencional, sendo que apenas refluxos maciços são bem documentados. Alguns autores empregam essa metodologia como forma de acompanhar evolutivamente pacientes com refluxo já documentado pela cistografia miccional habitual.

REFLUXO VESICOURINÁRIO E ITU

Sabe-se, atualmente, que o refluxo isoladamente não é lesivo aos rins, mas sim em associação com infecção urinária, especialmente na infância. A base desse conceito foi estabelecida por Smellie, que acompanhou 150 crianças com refluxo, submetendo-as a antibioticoterapia profilática contínua num período que variou de 18 meses até 10 anos. O autor constatou que não ocorria formação de escaras renais nos pacientes que não apresentavam infecção urinária na vigência de profilaxia.

Apesar de os rins poderem ser infectados por via hematogênica, esta situação é rara, sendo mais comum a invasão das bactérias a partir da uretra. Aqui, fatores imunológicos e de defesa apresentam papel determinante na suscetibilidade do hospedeiro. A colonização bacteriana é influenciada pelas propriedades de adesão do agente bacteriano, em especial pela presença ou ausência de fímbrias.

Sabe-se, também, que a configuração das papilas pode facilitar a penetração física das bactérias no parênquima renal. Dessa forma, papilas planas ou côncavas, ao contrário das convexas, facilitam o refluxo intra-renal. A presença de papilas côncavas, principalmente nos pólos renais, justifica a ocorrência de escaras renais nessa localização, ao contrário da zona média renal, em que prevalecem papilas convexas.

REFLUXO VESICOURINÁRIO SECUNDÁRIO

Existem situações nas quais o refluxo se manifesta de forma secundária a uma afecção vesical. Em casos de bexiga neurogênica por mielodisplasia, disfunções miccionais não-neurogênicas e na válvula de uretra posterior, observam-se elevações pronunciadas na pressão de micção que, em última análise, são responsáveis pelo refluxo vesicoureteral. Muitas vezes, observa-se também uma dissinergia entre a contração vesical detrusora e a abertura do colo vesical e do esfíncter uretral externo.

O objetivo do tratamento nessa situação é, principalmente, o de preservar o trato urinário superior, resolver o refluxo, prevenir a infecção, aumentar a capacidade de armazenamento vesical e obter continência. Como o refluxo é, na verdade, um evento secundário, medidas visando à melhoria da afecção primária acabam por tratar também o refluxo.

Dessa forma, um paciente com bexiga neurogênica de características de espasticidade e de baixa capacidade vesical associada ao refluxo melhora com medidas gerais como terapia anticolinérgica e cateterismo intermitente. Em disfunções miccionais, a orientação quanto a proceder esvaziamento da bexiga em intervalos fixos, cada duas ou três horas, melhora igualmente muitos casos de refluxo associado. Em casos nos quais haja necessidade de intervir de forma a se ampliar a bexiga com segmentos intestinais detubularizados, existe controvérsia quanto à indicação absoluta em se reimplantar os ureteres com refluxo. Em muitos casos, apenas a ampliação vesical e, portanto, o aumento da capacidade de reservatório, diminui a pressão intravesical, cessando assim o refluxo.

Em válvula de uretra posterior, o refluxo vesicoureteral associado apresenta duas situações distintas. As crianças com válvula não-tratada representam um grupo de obstrução infravesical mecânica e, assim, apresentam refluxo decorrente do regime hiperpressórico vesical. Interessante que o refluxo nesse tipo de doente quando unilateral chega a ser fator de bom prognóstico. Aqui, o refluxo unilateral absorve a pressão vesical para o lado renal acometido, minimizando as lesões secundárias à obstrução na bexiga e no lado não-refluxivo. Em outras palavras, o refluxo unilateral em válvula de uretra posterior destrói um rim, mas poupa o outro e melhora o prognóstico funcional também da bexiga. A cauterização endoscópica da válvula removendo o fator obstrutivo é o tratamento de escolha. Quando o refluxo aparece na evolução de um paciente previamente tratado por válvula de uretra posterior, então esse refluxo é secundário a uma disfunção miccional e se comporta como um caso de bexiga neurogênica.

REFLUXO VESICOURETERAL ASSOCIADO A OUTRAS AFECÇÕES DO TRATO URINÁRIO

REFLUXO E DUPLICIDADE DO TRATO URINÁRIO

Durante a formação embriológica do trato urinário, o broto ureteral começa a ser formado a partir da sétima semana da vida intra-uterina. Existem situações em que há duplicação do broto ureteral em direção ao blastema metanéfrico ou rim primitivo, dando origem a um rim composto por duas unidades renais independentes quanto à drenagem ureteral.

Existe um curioso aspecto conhecido como *lei de Weigert-Meyer*, segundo a qual a unidade renal superior apresenta drenagem por implantação ureteral mais inferiormente na bexiga, ao passo que a unidade renal inferior drena pelo ureter correspondente num ponto mais alto na bexiga. Dessa forma, esse ureter de implantação mais cranial apresenta um trajeto submucoso mais curto e, portanto, favorece o refluxo vesicoureteral. Essa evidência justifica a constatação de que refluxo vesicoureteral, em casos de duplicidade completa do trato urinário, dá-se geralmente para o pólo renal inferior.

O tratamento, nesses casos em que uma base anatômica clara explica a ocorrência do refluxo, deve ser feito inicialmente de forma conservadora, mas deve-se ter em mente a necessidade muito provável de se reimplantar o ureter refluxivo. Aqui, um detalhe técnico merece destaque: em geral, os ureteres, em caso de duplicidade, apresentam no seu terço distal uma irrigação comum por meio de um feixe vascular. Essa peculiaridade anatômica impede maior manipulação e individualização dos dois ureteres nessa porção distal. Por essa razão, é preferível reimplantar ambos os ureteres conjuntamente na sua bainha comum, de forma a se evitar maior dissecção e complicações como necrose e fístulas ureterais.

COEXISTÊNCIA ENTRE REFLUXO E ESTENOSE DA JUP

Existe, em cerca de 10 a 15% dos casos encaminhados para pieloplastia por estenose da junção ureteropiélica (JUP), uma associação com refluxo vesicoureteral. Acredita-se que, nos casos de refluxo grave, ocorra uma hipertrofia da musculatura ao nível da JUP, levando a obstrução secundária a esse nível. Vale lembrar que, nos casos de megadolicoureter refluxivo, nos quais existe formação de dobras e contornos num ureter muito dilatado, é comum a formação de pontes de fibrose nessas dobras. Esses pontos podem ser local de obstrução secundária, sendo que ela ocorre comumente ao nível da junção ureteropiélica.

Muitas vezes, existe uma correlação muito direta entre a dinâmica pressórica de esvaziamento piélico e ureteral distal, sendo que uma intervenção ao nível da junção ureterovesical pode descompensar um grau incipiente de obstrução ao nível da junção ureteropiélica. Esse efeito é conhecido como *efeito pingue-pongue*.

Diante dessa situação de coexistência entre refluxo vesicoureteral e estenose da JUP deve-se iniciar a correção cirúrgica com a pieloplastia e apenas a seguir, corrigir o refluxo.

ORIENTAÇÃO TERAPÊUTICA

A evolução das condutas terapêuticas em refluxo vesicoureteral incluiu um período em que se acreditava que todo refluxo vesicoureteral deveria ser operado. Posteriormente, alguns estudos baseados em antibioticoterapia profilática passaram a questionar a conduta cirúrgica de forma indiscriminada, valorizando aspectos como grau e tipo do refluxo, função renal proporcional e idade ao diagnóstico.

Importante contribuição nesse sentido foi o trabalho do Estudo Internacional de Refluxo (IRS), envolvendo dados coletados em cinco países europeus e nos Estados Unidos. Esse estudo, que durou mais de 10 anos, incluía pacientes com idade inferior a 11 anos e com refluxo vesicoureteral graus III e IV. Os pacientes foram, então, distribuídos de forma randomizada para tratamento médico ou cirúrgico.

A incidência de infecção urinária foi similar em ambos os grupos. No lado europeu do estudo, observou-se 38% de ocorrência de infecções por agentes resistentes ao antibiótico empregado na quimioprofilaxia, ao passo que, em 39% dos pacientes operados observou-se bacilúria. Todavia, a incidência de pielonefrite, julgada por critérios clínicos e laboratoriais, foi de 10% no grupo cirúrgico contra 21% no grupo tratado clinicamente. Interessante que o aparecimento de novas escaras no grupo tratado cirurgicamente apareciam próximo ao ato operatório, sugerindo que a escara se devia ao episódio de infecção que motivou o diagnóstico do refluxo. A ocorrência de escaras renais, todavia, não foi estatisticamente diferente entre o grupo tratado com antibioticoprofilaxia e o tratado com terapia cirúrgica.

Assim sendo, parece claro, até o momento, que o refluxo vesicoureteral pode ser tratado conservadoramente com pouco risco de novas escaras ou piora das cicatrizes renais. Como a chance de resolução espontânea do refluxo é muito elevada, a cirurgia é recomendada apenas em situações excepcionais. Mesmo em crianças com idade inferior a 1 ano e refluxo grave (graus IV e V), uma abordagem conservadora deve ser instituída. Essa conduta é, então, mantida pelo menos até os 3 a 4 anos de idade; quando a manutenção de refluxo grave deve sugerir indicação de tratamento cirúrgico.

Importante acentuar que, durante a antibioticoterapia profilática, consegue-se a esterilização da urina, apesar de alguns episódios de escape infeccioso ocorrerem ocasionalmente.

Uma vez instituído o tratamento medicamentoso, esse deve ser mantido de forma continuada, mantendo-se um controle rigoroso de urina, realizando-se ultra-sonografia de vias urinárias e controle de função renal proporcional com DMSA. A realização de cistouretrografia miccional para avaliação da resolução espontânea do refluxo deve ser feita anualmente.

Recentemente, a Associação Americana de Urologia realizou estudo de metanálise, enfocando todas as publicações sobre refluxo vesicoureteral, a partir de 1965. Algumas considerações foram propostas pelos editores, constituindo linhas de orientação de conduta:

- Nos refluxos de baixo grau (I e II), a resolução independe da idade do paciente na apresentação e da lateralidade. No refluxo de grau III, o aparecimento do refluxo com idade mais avançada e bilateralidade foram sinais de mau prognóstico quanto à resolução espontânea do refluxo. O refluxo grau IV bilateral apresenta chance muito reduzida de resolução sem cirurgia.
- O sucesso global da correção cirúrgica do refluxo vesicoureteral, independente da técnica operatória empregada, é de 95,1%.
- Avaliando apenas os estudos prospectivos com seguimento mínimo de 5 anos, não se observou diferença em termos de formação de escaras entre a terapia conservadora e a cirúrgica.
- Em termos de complicações do tratamento conservador, observaram-se sinais menores como náuseas e vômitos, dor abdominal, resistência bacteriana ao antibiótico e casos de supressão medular. No tratamento cirúrgico, as complicações mais importantes foram obstrução ureteral em 2% dos casos, com um índice semelhante de reoperação.
- Aparecimento de refluxo contralateral após a cirurgia unilateral foi de 9,2%, independente do método empregado. Todavia, o refluxo contralateral resolve com o tempo, sendo proscrita uma intervenção antes de 1 ano da cirurgia inicial.
- A observação endoscópica da morfologia meatal, antes muito difundida, não apresenta valor prognóstico quanto à resolução espontânea do refluxo.
- Em crianças com refluxo e algum grau de disfunção miccional, não basta apenas a quimioprofilaxia, mas também medidas de treinamento miccional, esvaziamento vesical freqüente e, uma vez documentadas contrações vesicais não-inibidas, deve-se instituir terapia anticolinérgica.
- O risco de pielonefrite clínica é 2 a 2,5 vezes maior no grupo tratado conservadoramente do que no refluxo operado.
- A recomendação de tratamento mais agressivo em meninas do que em meninos (refluxo persistente graus III e IV) é baseada na evidência epidemiológica de maior risco de infecção urinária em meninas. Além do mais, o período gestacional da mulher exige uma reserva funcional renal muito grande e o refluxo nessa fase da vida apresenta complicações muito importantes. Dessa forma, um refluxo aparentemente resolvido espontaneamente na infância pode vir a descompensar na gestação.
- Recomendação para tratamento cirúrgico em grau V e para pacientes com escaras importantes já ao diagnóstico é justificada pelo maior risco de complicações evolutivas em termos de progressão das escaras e perda da função renal de reserva.
- Os pacientes com disfunção miccional associada ao refluxo vesicoureteral merecem uma abordagem mais agressiva com o emprego de anticolinérgicos e o treinamento vesical associados à antibioticoprofilaxia.

BASES DO TRATAMENTO CIRÚRGICO

A correção cirúrgica do refluxo vesicoureteral está baseada em alguns princípios, principalmente na criação de um túnel submucoso longo, com um comprimento que deve ser quatro vezes o diâmetro ureteral. Várias técnicas são empregadas com esse fim, sendo que elas podem ser divididas em técnicas extravesicais (Gregoir-Lich), intravesicais (Politano-Leadetter, Cohen) e combinadas ("psoas-hitch").

Os resultados são satisfatórios com todas as técnicas disponíveis (90 a 95%), sendo que a escolha é feita de acordo com a preferência pessoal do autor, diâmetro do ureter refluxivo, idade do paciente na cirurgia, bilateralidade do refluxo. A recuperação da cirurgia é rápida e os pacientes devem ser mantidos com antibioticoprofilaxia por 3 meses adicionais ao evento cirúrgico, quando, então, é realizado o controle com cistografia miccional do refluxo. Recentemente, foi difundido um método endoscópico de tratamento do refluxo vesicoureteral, baseado na injeção submucosa inframeatal de teflon, colágeno ou gordura. Dentre as vantagens desse método, destaca-se a baixa morbidade, por se tratar de procedimento ambulatorial. Por outro lado, os resultados em termos de longo prazo e mesmo a seleção do grau de refluxo em que se deva indicar esse método não permitiram conclusões definitivas. A injeção endoscópica em refluxo é, portanto, um método que necessita de mais estudos a fim de se determinar seu real papel.

Deve-se ressaltar que a correção do refluxo vesicoureteral não implica necessariamente interrupção dos episódios infecciosos urinários, nem estagnação imediata do processo de nefropatia de refluxo eventualmente em instalação. O objetivo da cirurgia é o de impedir que urina infectada ascenda sob pressão para o rim, aumentando assim a chance de novos episódios de pielonefrite.

BIBLIOGRAFIA RECOMENDADA

Bellman AB. A perspective on vesicoureteral reflux. Urol Clin North Am1995, 22:139-150

Bomalaski MD, Hirschl RB, Bloom, DA. Vesicoureteral reflux and ureteropelvic junction obstruction: association, treatment options and outcome. J Urol 1997, 157: 969-974.

Elder JS, Peters CA, Arant BS et al. Pediatric vesicoureteral reflux guidelines panel summary report on the management of primary vesicoureteral reflux in children. J Urol 1997, 157:186-1851.

Maskell R. Broadening the concept of urinary tract infection. Br J Urol 1995, 76:2-8.

Noe HN. The current status of screening for vesicoureteral reflux. Pediatr Nephrol 1995, 9:648-641.

20

Distúrbios Neurogênicos da Micção

Homero Bruschini

INTRODUÇÃO

Os fenômenos de contenção urinária e esvaziamento vesical ocorrem dentro de parâmetros físicos indispensáveis e fundamentais, em cujo controle incorrem os sistemas nervosos central e periférico. O desenvolvimento e a integridade do sistema neurológico constituem condições básicas para seu correto funcionamento. Nos primeiros anos de vida, saímos de uma condição vesical reflexa, involuntária, para um funcionamento com interferência voluntária, socialmente adequado, desenvolvido em função da compreensão das sensações, fatos e vantagens inerentes. Lesões neurológicas congênitas ou adquiridas que envolvam vias do controle vesicoesfincteriano causarão incoordenação funcional dessas regiões. Do mesmo modo, incapacidade ou vícios de atuação voluntária sobre o funcionamento vesicoesfincteriano causarão, também, disfunções miccionais responsáveis por problemas que vão desde pequenas perdas urinárias até lesões graves do trato urinário superior e insuficiência renal. O fato de que praticamente a totalidade dessas crianças nasce com o trato urinário superior íntegro e que, em decorrência dos problemas citados, elas podem perder essa condição nos faz responsáveis pela preservação de sua função renal. A adequação social da incontinência dessas crianças seria a segunda preocupação médica, numa seqüência de prioridades que nunca deve ser distorcida. O conhecimento das principais causas e de suas formas básicas de tratamento contribuirá para que esses objetivos sejam atingidos.

MÉTODOS DE AVALIAÇÃO

A anamnese dos problemas urinários nos primeiros meses e anos de vida é realizada à custa dos pais. A presença de perda urinária, normal na faixa etária, deve ser diferenciada de perdas urinárias contínuas, perdas durante o choro, ausência de micções com jato. Em caso de dúvida, deve-se solicitar aos familiares a realização de um diário miccional com todos esses detalhes relacionados. O exame físico inclui a constatação de perda urinária no momento da avaliação, ereção peniana durante o exame, tônus anal, fezes na ampola retal, movimentação e desenvolvimento dos membros inferiores, além de características externas das regiões lombar e sacral. A realização de exames de urina e ultra-sonografia do trato urinário deve ser liberal, por serem pouco invasivos e fornecerem informações básicas para o prosseguimento ou não da propedêutica mais agressiva. Exames como tomografia computadorizada e ressonância magnética, bem como cistografia, urografia excretora e renogramas radioisotópicos serão realizados caso sejam importantes para a avaliação da etiologia ou para a condução terapêutica do caso. A caracterização correta da disfunção miccional e as possibilidades terapêuticas podem ser sugeridas pelos métodos anteriormente citados, porém só totalmente avaliadas pela realização do exame urodinâmico. Esse exame visa os registros gráficos qualitativo e quantitativo do funcionamento vesicoesfincteriano, basicamente representados pelos volumes vesicais, pressões intravesicais, atividade esfincteriana uretral e esvaziamentos urinários. Como envolve passagem de cateteres uretrais, o exame torna-se mais difícil em meninos nos primeiros meses de vida e em crianças com sensibilidade uretral preservada. Sua realização nessas condições deve basear-se no bom senso, basicamente relacionado com a potencialidade de mudança do enfoque e da conduta urológica em função dos resultados a serem obtidos. A principal razão para a realização precoce desse exame decorre da possibilidade de anteverem-se situações potencialmente deletérias para o trato urinário. O estudo que marcou época nesse aspecto foi realizado no início dos anos 80, por McGuire et al. Numa avaliação prospectiva de crianças com mielomeningocele, eles verificaram que as que perdiam urina em repouso com pressões intravesicais superiores a 40cmH_2O apresentaram maior índice de refluxo vesicoureteral e comprometimento do trato urinário superior de que aquelas que se encontravam em índices inferiores. O conhecimento desse valor faz com que se acompanhe com mais cautela certas crianças, ou que se institua conduta alternativa em outras, como esvaziamentos periódicos, quimioprofilaxia ou mesmo derivação urinária temporária, em geral, por vesicostomia. O grau pressórico de perda urinária não deve ser encarado de modo absoluto, pois mesmo no trabalho original, quase 30% das crianças com hiperpressões de perdas não apresentaram alterações.

CAUSAS CONGÊNITAS

As mielodisplasias constituem as causas congênitas mais freqüentes de distúrbios neurogênicos da micção. Correspondem a malformações que afetam coluna vertebral, medula e nervos sacrais. A ausência do arco vertebral posterior permite a protrusão da meninge, constituindo as meningoceles, ou meninge e estruturas como medula ou nervos sacrais, chamadas mielomeningoceles. O grau das alterações neurológicas que as acompanham dará a intensidade da disfunção vesicoesfincteriana. Em geral, coexistem com malformação de Arnold Chiari e com hidrocefalia, sendo que 50% destes casos requerem derivação liquórica. A localização lombossacra constitui a mais freqüente, dentre todos os segmentos da coluna vertebral. O grau de disfunção vesicoesfincteriana não é estático, principalmente durante o crescimento da coluna, pela tração medular causada por aderências e pelo maior crescimento ósseo em relação à medula propriamente dita. Assim, 30% dessas crianças alteram o comportamento neurológico dos segmentos comprometidos, até os 6 anos de idade, tornando necessária a cirurgia para liberação medular.

Agenesia sacral é um termo consagrado para malformações completas ou parciais do osso sacro. Costumeiramente associa-se a anomalias ortopédicas, anorretais e vesicoesfincterianas. O acometimento de duas ou mais vértebras, em regra, causa alterações neurológicas suficientes para manifestação clínica. Cinco tipos de malformação foram descritos, sendo os mais freqüentes: a malformação parcial do sacro, não-simétrica e unilateral (tipo I), e a malformação parcial simétrica e bilateral (tipo II). O tipo I, comumente, produz bexigas e esfíncteres hipoativos, ao passo que o tipo II promove o aparecimento preponderante de hiperatividades vesical e esfincteriana uretral.

Outros disrafismos de coluna são os lipomas e as lipomeningoceles (segunda causa mais freqüente de malformações e disfunções miccionais), as diastematomielias (aberturas dorsoventrais da medula nos segmentos geralmente situados em nível ósseo L2 e L3) e os cistos dermóides. Estes últimos correspondem aos segmentos ectodérmicos que acompanham a formação da goteira neural, comprometendo o sistema nervoso por compressão ou tração medular.

A maioria dos disrafismos apresenta concomitância com lesões de pele na região correspondente, em geral representadas por pequenas cavidades ou depressões, prega glútea rebaixada, manchas com pêlos e regiões de hiperpigmentação. O exame físico dessas crianças deve, portanto, incluir avaliação cautelosa dessas regiões.

As válvulas de uretra posterior, independentemente da correção do fator obstrutivo anatômico, apresentam graus variados de disfunção vesical. Por provável malformação concomitante ou por resposta histológica ao fator obstrutivo, persistem com déficits de complacência, sensibilidades alteradas, alterações de contração detrusora, com hiperpressões e resíduos urinários variáveis. Os problemas miccionais nessa doença que permanecem após o tratamento da válvula propriamente dita decorrem da disfunção vesical e não por lesão esfincteriana, como se pensava anteriormente.

A enurese não constitui doença neurogênica, mas sim condição fisiológica em situação anacrônica em relação à idade da criança.

CAUSAS ADQUIRIDAS

Traumatismos medulares são felizmente raros em crianças. O comprometimento urinário que se segue guarda semelhança com o do adulto, com exceção de maior chance de tração medular durante o crescimento ósseo.

Um grupo de crianças com enurese e hiperatividade detrusora, pela persistência tardia do padrão vesical infantil, desenvolve também sintomas diurnos, com urgência miccional e perdas urinárias. A maneira pela qual lidam com essa situação, durante o período diurno, de vigília e consciência plena, é por meio da contração esfincteriana uretral voluntária, tentando conter-se à custa do aumento da resistência uretral que se oporá à contração vesical incontrolável. Essa situação, mesmo que por poucos segundos, porém de forma repetitiva, promoverá hiperpressões intravesicais. A conseqüência imediata será confusão sobre as sensações de enchimento, fazendo com que a criança se confunda em relação a elas numa fase de assimilação. Já na situação subseqüente, a criança procurará sair da urgência em que se encontra, esvaziando-se, o que faz de forma incompleta, permanecendo com resíduos. As hiperpressões e os resíduos urinários promoverão infecções urinárias, principalmente em meninas, pela maior facilidade de contaminação ascendente. A infecção urinária e suas sensações tornarão ainda mais confusa a interpretação das fatos por parte da criança, criando-se um círculo vicioso, compreendendo sintomas de enurese, perdas diurnas por urgência e infecções de repetição, muitas vezes interpretadas como disfunções neurogênicas. Essas crianças são freqüentemente submetidas a exames sofisticados, procurando-se a explicação neurológica nunca encontrada. A situação é geralmente limitidada e não-progressiva, resolvendo-se espontaneamente com melhora do controle vesical.

Algumas crianças nessa situação evoluem para alterações importantes da parede detrusora, com aparecimento de refluxo vesicoureteral ou uretero-hidronefroses, com evolução desfavorável, inclusive para insuficiência renal. Essa situação foi inicialmente descrita por Frank Hinman Jr, e é chamada de síndrome de Hinman ou bexiga neurogênica "não-neurogênica". Caracteriza-se pela ausência de causas neurológicas e pelo aparecimento a partir dos primeiros anos de vida, nos quais a criança que nasceu com integridade do trato urinário passa a "destrui-lo" por inadvertidamene interferir em seu funcionamento de maneira errônea. O diagnóstico é urodinâmico e por exclusão de outras doenças.

TRATAMENTO

Os distúrbios neurogênicos da micção na infância guardam entre si características semelhantes em relação aos conceitos terapêuticos fundamentais. A prioridade total fundamenta-se na preservação máxima da função renal e na integridade do trato urinário superior. A solução do problema social de perda urinária pode ser facilmente postergada para idade entre 7 e 12 anos, quando se torna mais explícito e também quando encontramos mais apoio e compreensão por parte dos pacientes. A integridade do trato urinário será mantida em crianças com perdas urinárias fáceis, baixa pressão intravesical e com resíduos não-significativos. Situações intermediárias poderão ser conduzidas, adicionando-se pequenas medidas, como esvaziamento periódico por manobras de Credé ou Valsalva, quimioprofilaxia, cateterismo intermitente duas vezes ao dia. Na persistência de evolução desfavorável, com infecções urinárias sintomáticas, refluxo e uretero-hidronefroses, ou em casos nos quais o exame urodinâmico mostrou-se absolutamente preocupante, o objetivo principal pode ser alcançado por derivação urinária temporária, por vesicostomia, até que se defina a forma definitiva de tratamento na idade adequada. Se convenientemente acompanhados desde os primeiros meses de vida, dificilmente serão encontrados pacientes com dolicomegaureteres e obstruções ureterais secundárias não-tratadas por vesicostomia.

A maneira mais clara e didática de entendimento das possibilidades terapêuticas definitivas baseia-se na Classificação Terapêutica das Disfunções Vesicoesfincterianas. De acordo com o quadro, todas as situações são pontencialmente possíveis, desde que o paciente aceite as intervenções cirúrgicas necessárias para atingi-las e se sujeite às desvantagens e ao ônus de cada uma delas.

COLETORES URINÁRIOS EXTERNOS

A perda urinária em crianças é controlada socialmente pelo uso de fraldas ou absorventes urinários externos. Seu uso nos primeiros anos de vida é absolutamente aceitável, mesmo em crianças normais, sem grandes dificuldades. Após essa fase, ainda constitui a melhor forma de controle das perdas, pela incapacidade de adaptação de coletores penianos na maioria das crianças do sexo masculino e pela inexistência de opções para as do sexo feminino.

SONDAGEM VESICAL E CATETERISMO INTERMITENTE

O uso de sondagem uretral é admissível em caráter temporário. Em meninas, seu uso pode ser mais abrangente em função do maior calibre uretral. De qualquer forma, acredita-se que após 24 horas da sua introdução, 6,6% já apresentam infecção urinária pelos conceitos clássicos, número que aumenta para 50% após 72 horas. A introdução de cateterismo intermitente, não necessariamente estéril, mas somente "limpo", mudou todo o enfoque terapêutico em urologia, tornando viáveis condutas antes impensadas. A facilidade de sua realização, por não necessariamente envolver manobras difíceis para manter a esterilização, bem como a freqüente insensibilidade uretral dessas crianças tornaram-na viável já em idades precoces.

DROGAS PARA MELHORA DA CAPACIDADE FUNCIONAL DA BEXIGA

Drogas anticolinérgicas ou com ação depressora da musculatura lisa, tendem a retardar o reflexo de contração vesical, aumentando sua capacidade efetiva. As mais utilizadas são: a) brometo de propantelina, na dose de 7,5mg a cada 12 horas; b) cloridrato de imipramina, com ação também no sistema nervoso central, cuja dose efetiva é muito próxima à tóxica, não sendo mais habitualmente usada em crianças; c) cloreto de oxibutinina, numa dosagem de 2,5mg duas a três vezes ao dia; d) tolterodina, droga a ser lançada brevemente no mercado, com ação semelhante à da oxibutinina, porém com relatos de menor efeito colateral.

É importante salientar-se que as drogas procuram aumentar a capacidade vesical, necessitando de manobras outras para o esvaziamento da bexiga, como antes de sua utilização. O resultado de sua utilização clínica, geralmente, é parcial e tendendo à perda progressiva de efeito. Esse detalhe inviabiliza o método como forma única e definitiva de tratamento por toda a vida.

CIRURGIAS PARA AMPLIAÇÃO VESICAL

Tentativas de bloqueios farmacológicos do arco reflexo vesical por injeções locais de substâncias, transacrais ou endoscopicamente transvesicais, não surtiram o efeito prático esperado. Técnicas cirúrgicas menos agressivas, como denervação vesical pela dissecção parcial da base superior da bexiga e miomectomias da porção superior da bexiga (auto-ampliações), da mesma forma, mostraram-se ineficientes como tratamento confiável e definitivo. Os melhores resultados para a confecção de reservatório urinário de capacidade desejada e com baixa pressão em seu interior ocorrem com uso de segmentos gástricos ou intestinais, para ampliação do volume vesical desfavorável. Gastrocistoplastias apresentam as vantagens de serem secretoras por natureza e de eliminarem cloretos que se combinam com a amônia urinária, formando cloreto de amônio, favorável principalmente em insuficiência renal limítrofe. A maior dificuldade de mobilização do segmento gástrico até o hipogástrio e a síndrome de hematúria e disúria encontrada em $1/3$ desses pacientes são problemas que justificam seu uso de certa forma restrito. O uso de segmento de íleo ou de sigmóide constitui a forma mais utilizada para a ampliação vesical. Os que advogam o segmento ileal, justificam-se pela menor morbidade, em função de reconstituição intestinal e não-necessidade de preparo intestinal tão rigoroso como com sigmóide. Os resultados funcionais parecem ser semelhantes, desde que se detubulize adequadamente ambos os segmentos antes da anastomose à bexiga. Um fator parcialmente limitante ao uso de segmento intestinal é a produção de muco, com risco de obstrução de sondas, porém tendendo a decrescer a longo prazo. A utilização de segmentos intestinais após remoção da mucosa parece resolver esse problema, porém ainda sem uso clínico amplo e sem seguimento a longo prazo. Refluxos vesicoureterais de pequeno grau são convenientemente controlados somente com melhora do gradiente pressórico pela ampliação. Em regra, a ampliação vesical associa-se ao esvaziamento do reservatório por cateterismo intermitente em portadores de disfunção neurogênica.

TÉCNICAS PARA AUMENTO DA RESISTÊNCIA URETRAL

Crianças com baixa resistência uretral à eliminação de urina serão perdedoras de conteúdo vesical independentemente de haver ou não boa capacidade vesical. Solucionando-se o problema vesical, se necessário, procura-se aumentar a constrição uretral para que a bexiga possa ter condição de encher-se. O uso de esfíncter artificial AMS permite que se consiga esse efeito, conseguindo-se abertura uretral para o esvaziamento vesical por aumentos de pressão intra-abdominal. Constitui, na verdade, a única forma de tratamento que se aproxima ao funcionamento do mecanismo esfincteriano uretral natural. Outras maneiras de oclusão uretral, se suficientes para continência adequada, necessitarão de esvaziamento vesical por cateterismo intermitente. São cirurgias para confecção de válvulas como preconizadas por Salle, Kropp, ou compressões pelas técnicas de Leadbetter, Tanagho, Young e Dees, além de outras menos utilizadas. Obstruções uretrais ainda podem ser promovidas pela injeção endoscópica de teflon ou colágeno e pela colocação, ao redor da uretra, do expansor preconizado por Salvador Lima.

Derivações urinárias incontinentes (cirurgia de Bricker), muito utilizadas em determinada época, não são mais de indicação corrente. Derivações urinárias abdominais "continentes" podem ser cogitadas em dificuldades de cateterização uretral ou em casos muito especiais, não devendo ser preconizadas como regra.

TREINAMENTO MICCIONAL

Crianças com problemas miccionais involuntários, não-neurogênicos, como os portadores da bexiga neurogênica "não-neurogênica", devem ser instruídas e encaminhadas para aprendizado miccional ("biofeedback"). Por meio de informações indiretas que possam ser absorvidas pelas crianças, procura-se ensinar a necessidade de relaxamento esfincteriano total e prolongado durante toda a micção. Ainda, instrui-se evitar o mau hábito de segurar o desejo miccional somente à custa de contração esfincteriana por tempo prolongado. Desde que a criança consiga assimilar os bons hábitos, associados eventualmente ao uso temporário de fármacos, consegue-se reversão fantástica de casos aparentemente insolúveis.

BIBLIOGRAFIA RECOMENDADA

Allen TD, Bright TC. Urodynamic patterns in children with dysfunctional voiding problems. J Urol 1978, 119:247.

Bauer SB et al. Predictive value of urodynamic evaluation in newborns with myelodisplasia. JAMA 1984, 252:650.

Bauer S. The bladder in boys with posterior urethral valves: a urodynamic assesment. J Urol 1971, 121:769.

Borrelli M, Bruschini H et al. Sacral agenesis: Why is it so frequently misdiagnosed? Urology 1985, 26:351.

Bruschini H et al. Bexiga neurogênica e urodinâmica. In Maksoud JG: Cirurgia Pediátrica. Revinter, Rio de Janeiro 1998, pg 1214-1231.

Bruschini H. Como eu trato bexiga neurogênica. J Bras Urol, 1995 suplemento, 21:1.

Bruschini H et al. New method for asseptical intermittent self catheterization in females. Urology 1987, 30:386.

Hinman FJ. Selection of intestinal segments for bladder substitution: physical and physiological characteristics. J Urol 1988, 139:519.

Lapides J et al. Clean, intermittent self-catheterization in the treatment of urinary tract disease. Trans Am Ass Genitourin Sur 1971, 63:92.

McGuire EJ et al. The prognostic value of urodynamic test in myelodisplastic patients. J Urol 1981, 126:205.

Rickwoo AMK. Neuropathic bladder in childhood. In Mundy AR, Stephenson TT, Wein AJ (ed). Urodynamics, principles, practice and application. Churchill Livingstone, Philadelphia, 1994.

21

ENURESE

Francisco Tibor Dénes

Define-se enurese como a micção involuntária em crianças com mais de 5 anos. Embora de natureza benigna, sua importância decorre da inconveniência social que acarreta. Pode ocorrer tanto durante a noite quanto durante o dia, recebendo a qualificação de enurese noturna, diurna ou mista. A enurese é considerada primária quando a criança nunca apresentou continência, e secundária quando, após um período prolongado de controle miccional, volta a ocorrer perda da continência. A enurese noturna também pode ser classificada em monossintomática, se não for acompanhada de outras manifestações, ou polissintomática, quando ocorre com outros sintomas miccionais, como polaciúria, jato miccional difícil, urgência ou incontinência diurnas.

INCIDÊNCIA

A prevalência da enurese noturna nos diversos grupos populacionais varia de 3 a 10%, sendo o distúrbio de desenvolvimento mais freqüente em crianças. Afeta cerca de 7% das famílias com filhos menores de 20 anos de idade, com predomínio nas classes sócio-econômicas baixas. Após os 7 anos de idade, há um predomínio que varia de 3:2 a 2:1 de meninos em relação a meninas.

Aos 5 anos de idade, cerca de 85% das crianças têm controle miccional diurno e noturno completo. Entre aquelas que permaneceram enuréticas, cerca de 15% adquirem controle miccional a cada ano, de tal sorte que, na puberdade, apenas 1 a 5% das crianças continuam enuréticas. Por ocasião do alistamento militar cerca de 1% dos recrutas tem enurese. Entre os enuréticos, cerca de 80% têm apenas enurese noturna, ao passo que os restantes apresentam enurese mista. Nas crianças que procuram tratamento, a incidência de enurese polissintomática é de 60% nas meninas e de 40% nos meninos. Entre 20 e 25% dos casos têm enurese secundária, cujo ritmo de resolução é semelhante ao da primária.

DESENVOLVIMENTO NEUROLÓGICO DO CONTROLE VESICOESFINCTERIANO

Após o nascimento, a micção é conseqüência de um reflexo medular não-inibido, desencadeado pelo enchimento vesical. Durante o primeiro ano de vida, a freqüência miccional é de aproximadamente 20 por dia. Entre o primeiro e o segundo aniversários, a criança começa a ter a percepção do enchimento vesical, ocorrendo uma diminuição involuntária do reflexo miccional, com decréscimo na freqüência das micções e aumento da capacidade vesical. Nessa fase, a criança passa a sentir a iminência da micção, porém o controle voluntário para inibir o reflexo miccional só começa a ser exercido e aperfeiçoado durante o terceiro ano de vida. A continência urinária completa é, em geral, obtida ao redor do quarto aniversário. Para que isso ocorra, é necessário: bexiga de capacidade adequada, percepção da plenitude vesical, controle inconsciente e voluntário do esfíncter urinário externo e habilidade cortical de iniciar e inibir a contração vesical com qualquer enchimento.

ETIOLOGIA

A perda urinária pode ser causada por anormalidade anatômica ou funcional do trato urinário, caracterizando a *enurese sintomática*. As possíveis causas são:

– doenças neurológicas ou psiquiátricas associadas a hiperatividade detrusora ou insuficiência esfincteriana;
– processos irritativos vesicais, uretrais, vaginais ou penianos decorrentes de infecção, corpo estranho, ou enterobiose;
– anomalias que comprometem a função vesical ou esfincteriana, como válvula de uretra posterior, ectopia ureteral, estenose de uretra ou de meato etc.

Nesse grupo, a cura da enurese é conseqüência natural do tratamento da doença primária.

Por outro lado, se a enurese ocorre sem associação com outras anormalidades, é considerada uma síndrome propriamente dita, ou seja, *enurese sindrômica*. Existe uma série de hipóteses para sua etiologia, aceitando-se que, na maioria dos casos, seja de origem multifatorial. A hipótese mais aceita é a do *retardo na maturação neurológica*, responsável por um déficit na percepção vesical e na inibição do reflexo miccional. Na enurese polissintomática, documentam-se contrações vesicais não-inibidas em 75% dos casos e diminuição da capacidade funcional em 25%, como provável conseqüência desse retardo. Cerca de 30 a 40% dessas crianças apresentam outros sinais de disfunção neurológica, tais como percepções visual e espacial reduzidas, falta de coordenação motora e defeitos de fala. Todas essas manifestações, inclusive a enurese, tendem a melhorar com a idade, com a maturação do sistema nervoso.

Apesar de se conhecer a freqüente história familiar da enurese, ainda são desconhecidas as causas dessa *predisposição genética*. Sabe-se que, se um dos pais é enurético, a probabilidade do filho herdar o problema é de 40%, passando a 75% se ambos os pais forem enuréticos. Estudos recentes sugerem uma herança autossômica dominante relacionada ao cromossomo 13. Embora não seja uma regra, a duração da enurese dos pais é preditiva em relação à idade em que o filho adquirirá o controle miccional.

Ao passo que a enurese primária tem causas eminentemente biológicas, a enurese secundária tem sido associada a *fatores psicogênicos*. Muitas crianças apresentam uma predisposição biológica à disfunção vesical, com sintomas discretos e desapercebidos até que um evento pessoal ou familiar traumático ou estressante agrave a disfunção, desencadeando a enurese. Esses eventos, como a morte de familiares, separação dos pais, nascimento de irmãos, acidentes, cirurgias ou doenças, são particularmente significativos quando ocorrem durante o terceiro e quarto anos de vida. Quanto maior sua freqüência, maior parece ser a incidência de enurese secundária.

Embora alguns estudos associem enurese a distúrbios de comportamento e hiperatividade psicomotora, outros não revelam qualquer diferença psicológica entre crianças com enurese primária ou secundária, ou entre essas e crianças normais. Algumas crianças enuréticas apresentam a síndrome de déficit de atenção, muito evidente após os 10 anos de idade. Provavelmente associado a uma lesão cerebral focal, esse distúrbio dificulta a resolução da enurese.

Freqüentemente se associa enurese com *distúrbios do sono*, porém estudos recentes sugerem que se trata mais de um déficit da percepção vesical do que do sono propriamente dito. Os episódios de enurese ocorrem aleatoriamente durante a noite, não se restringindo a uma fase do sono. Recentemente associou-se a apnéia obstrutiva do sono, provocada por amígdalas ou adenóides aumentadas, com alterações hormonais que provocam aumento da diurese, causando enurese tanto em crianças quanto em adultos. A remoção cirúrgica das amígdalas ou adenóides cura a enurese em 75% desses casos.

Em indivíduos normais, a *secreção do hormônio antidiurético (HAD)* apresenta uma variação circadiana com pico noturno. Em pacientes com enurese primária monossintomática, documentou-se a falta desse pico de secreção, ocorrendo um aumento no volume da diurese, com urina de baixa osmolaridade. Uma vez que esse volume ultrapassa a capacidade funcional da bexiga, ocorre a enurese. Essa desproporção entre a capacidade vesical e o volume da diurese, que resulta em episódios de enurese, também pode acontecer em indivíduos normais que ingerem quantidade excessiva de líquido antes de dormir.

Alguns estudos recentes demonstraram uma forte associação da enurese com *fenômenos alérgicos* relacionados a alimentos. Os pacientes portadores de enxaqueca alérgica e comportamento hiperativo apresentam a capacidade vesical diminuída quando em dieta livre, havendo uma normalização quando instituída a dieta. Embora os derivados lácteos sejam os prováveis responsáveis por esse fenômeno, não se conhece o mecanismo fisiopatológico associado.

Embora infreqüente, uma *infecção urinária* pode ser responsável por enurese secundária ou polissintomática, particularmente em meninas. Um estudo em escolares demonstrou maior incidência de bacteriúria em enuréticas do que em meninas normais. Significativamente, em 30% das enuréticas houve desaparecimento do sintoma com o tratamento da bacteriúria.

AVALIAÇÃO

Caracterizando-se a enurese como de natureza sindrômica, isso é, sem causas orgânicas significativas, deve-se, pelo histórico miccional, diferenciá-la entre primária e secundária. São importantes os detalhes sobre a duração e a freqüência dos episódios, a existência de sintomas miccionais diurnos e os antecedentes de infecção urinária ou incontinência fecal. O histórico familiar de enurese e sua duração também devem ser pesquisados, bem como a postura do paciente e da família perante o problema.

O exame físico inclui a avaliação do abdome e genitais, visando detectar anormalidades do trato genitourinário, como presença de bexiga distendida, estigmas de epispádia, estenose de meato uretral ou fimose. A coluna sacrolombar é avaliada para eventual disrafismo. A sensibilidade perineal e a motricidade dos membros inferiores, bem como os reflexos nervosos devem ser pesquisados. É extremamente valiosa a inspeção do jato miccional. Vale ressaltar, contudo, que a maioria dos enuréticos tem o exame físico normal.

O exame de urina é feito para avaliar sua osmolaridade, no caso de enurese noturna simples, e eventual infecção, nos casos de enurese secundária ou polissintomática. Pela facilidade de realização, o exame de ultra-sonografia pode ser incluído na rotina de avaliação das crianças enuréticas.

Nos casos de enurese polissintomática, presença de bacteriúria ou de alterações na ultra-sonografia, deve ser solicitada a uretrocistografia, para pesquisa de anomalias do trato urinário inferior. Documenta-se refluxo vesicoureteral em cerca de 7% dos casos na enurese simples e de 15% na enurese polissintomática.

Pelo seu caráter invasivo, desconforto e custo, o exame urodinâmico deve ser indicado apenas em crianças maiores de 7 anos, nos casos de enurese polissintomática ou com alterações significativas no ultra-som ou na uretrocistografia. Em 75% dessas crianças, o exame revela instabilidade vesical, contra menos de 15% nos casos de enurese simples.

TRATAMENTO

A existência de várias formas de tratamento para a enurese sindrômica indica que nenhuma delas é ideal para todos os pacientes. As opções terapêuticas são a *modificação do comportamento, a farmacoterapia* ou sua associação.

Algumas formas de estímulo à mudança de comportamento têm sido empregadas, particularmente nos casos de enurese noturna simples ou monossintomática. Todas se baseiam na utilização do diário miccional e dependem do esforço e da boa vontade do paciente e dos pais, razão pela qual o sucesso dessas técnicas não é freqüente em crianças menores de 7 anos.

Uma das alternativas clássicas de modificação do comportamento é o emprego do "quadro de estrelas", no qual se acrescentam estrelas a cada noite seca e para cada vez que a criança acorda para urinar. Para determinado número de estrelas obtidas, a criança recebe um prêmio previamente combinado com os pais. Paralelamente, a criança assume a responsabilidade de trocar a roupa de cama e lavar o vestuário toda vez que ocorre enurese. Isoladamente, essa técnica produz um índice de cura de cerca de 25%, pouco melhor que aquele que ocorre de modo espontâneo.

O condicionamento com emprego de alarme sonoro baseia-se em dispositivo que soa quando molhado, acordando a criança. Com seu emprego, o reflexo miccional se associa ao despertar, e a criança se condiciona a acordar quando a bexiga enche ou a bloquear o reflexo miccional para evitar ser acordada. O sucesso do método é significativo, situando-se entre 65 e 100% com 6 meses de tratamento, com um índice de recidiva de 30%. Cerca de 30% dos casos abandonam o tratamento, argumentando incômodo ou ineficiência do sistema. Por falta de disponibilidade no mercado, o alarme não é muito empregado em nosso meio. É importante ressaltar que a micção noturna por horário não traz os mesmos resultados positivos do alarme.

O aumento da capacidade funcional da bexiga tem sido tentado como forma de tratamento da enurese. Nessa técnica, estimula-se a ingestão hídrica diurna e procura-se dilatar o intervalo entre as micções, aumentando a capacidade vesical. Embora esse aumento possa realmente ocorrer, isoladamente essa técnica não diminui a freqüência da enurese, tendo sido relatado aparecimento de micção disfuncional em $1/3$ dos pacientes a ela submetidos.

Atualmente empregam-se três medicamentos para controle da enurese: a imipramina, a oxibutinina e a desmopressina. A imipramina é um antidepressivo tricíclico que apresenta efeito anticolinérgico no tônus vesical, relaxando sua musculatura e aumentando a capacidade funcional. Paralelamente, diminui a intensidade do sono durante a madrugada, permitindo uma percepção mais fácil da bexiga cheia. A dose inicial adequada de imipramina é de 1mg/kg/dia, podendo ser aumentada para 2,5mg/kg/dia. Os efeitos colaterais são secura na boca, distúrbios digestivos, ansiedade, alteração de personalidade e alopécia. Em caso de superdosagem, ocorrem distúrbios cardíacos, hipotensão e convulsão.

A oxibutinina também é um anticolinérgico com efeito analgésico e relaxante na bexiga, aumentando sua capacidade funcional. É recomendada nos casos de enurese polissintomática com instabilidade vesical. A dosagem é de 5mg duas a três vezes por dia para crianças maiores de 7 anos. Sendo de efeito mais específico na musculatura vesical, seus efeitos colaterais são discretos, principalmente secura na boca, visão borrada, rubor facial e hiperpirexia.

A desmopressina é um análogo do HAD, indicado para suprir sua deficiência noturna. É empregado na forma de "spray" nasal, na dose de 20 a 40µg, aplicados antes de dormir. Recentemente foi introduzida a formulação oral, com dosagens maiores para compensar a digestão enzimática da droga no estômago (~200µg). Os efeitos colaterais são raros, ocorrendo hiponatremia e intoxicação hídrica com convulsões por superdosagem ou excesso de ingestão de água. Seu custo representa uma limitação ao uso prolongado em nosso meio.

Em interessante estudo sobre os métodos terapêuticos da enurese, comparou-se o tratamento conservador com o uso da imipramina, da desmopressina e do alarme noturno por período de 6 meses. Dos 50 pacientes submetidos à observação, 6% estavam continentes após 6 meses e 16% após 1 ano. Dos 44 casos tratados com imipramina 36% estavam continentes após 6 meses, mas apenas 16%, após 1 ano. Dos 88 pacientes tratados com desmopressina, 68% estavam secos após 6 meses, porém apenas 10%, aos 12 meses. Finalmente, dos 79 pacientes tratados com alarme, 63% estavam secos com 6 meses, e 56%, aos 12 meses. Concluiu-se que, embora todas as formas de tratamento causem melhora imediata, nenhuma delas cura a enurese, e apenas o uso do alarme noturno traz resultados duradouros. Além disso, o emprego do alarme noturno parece ser, a médio e a longo prazos, o mais viável do ponto de vista econômico.

Como forma alternativa de tratamento, também se descreve a acupuntura, com relatos de cura de até 40% em enurese monossintomática.

ESTRATÉGIA TERAPÊUTICA

Por meio da avaliação inicial, é possível identificar a enurese simples, em geral benigna, diferenciando-a da polissintomática ou "complicada".

Em casos de enurese primária ou secundária monossintomática, o tratamento deve basear-se em medidas simples de mudança de comportamento, que não sobrecarreguem nem o paciente nem sua família. Deve-se levar em consideração a idade e a motivação do paciente, a colaboração e a habilidade da família, o custo econômico do tratamento e seus possíveis efeitos colaterais. Na impossibilidade de utilizar o alarme noturno, que oferece os melhores resultados, deve-se usar o "quadro de estrelas" ou alguma variação, estimulando-se, ao mesmo tempo, o treinamento diurno para aumentar a capacidade funcional da bexiga e restringindo a ingestão noturna de líquidos. Deve ficar claro que medidas punitivas nunca surtem efeito. A farmacoterapia é recomendada apenas para crianças maiores, dando-se preferência, nesses casos que não têm instabilidade vesical, ao uso do DDAVP.

Quando essas formas de tratamento não são eficazes, ou se a enurese é polissintomática ou mista, torna-se necessária a avaliação urodinâmica e o tratamento da eventual bacteriúria. Em vista da freqüência de disfunção vesical nesse grupo, recomenda-se a introdução de um horário miccional diurno (micções a cada 2 horas) e a farmacoterapia com anticolinérgicos.

O suporte constante do urologista ajuda a reduzir a ansiedade dos pais e a eventual frustração e insegurança do próprio paciente em relação a seu problema, reforçando sua auto-estima. Embora não se recomende a passividade perante a enurese, deve-se realçar sua benignidade, além da certeza de que o problema será superado com o tempo. Sem dúvida, evitando-se as conseqüências psicológicas da própria condição de enurético, a criança estará dando grandes passos para a resolução de seu problema.

BIBLIOGRAFIA RECOMENDADA

Caione P, Nappo S, Capozza N, Minni B, Ferro F. Primary enuresis in children. Which treatment today? Minerva Pediat 1994, 46:737-443.

Husman D. Enuresis. Urology 1996, 48:184-193.

Mark SD, Frank JD. Nocturnal enuresis. Br J Urol 1995, 75:427-434.

Mikkelsen EJ, Rapoport JL. Enuresis: psychopathology, sleep stage, and drug response. Urol Clin North Am 1980, 7:361-377.

Monda JM, Husmann D. Primary nocturnal enuresis: a comparison among observation, imipramine, desmopressin acetate and bedwetting alarm systems. J Urol 1995, 154:745-748.

Norgaard JP, Jonler M, Rittig S, Djurhuus JC. A pharmacodinamic study of desmopressin in patients with nocturnal enuresis. J Urol 1995, 153:1984-1986.

Rushton GH. Wetting and functional voiding disorders. Urol Clin North Am 1995, 22:75-93.

Thüroff JW. Enuresis. In Hohenfellner R, Thüroff JW, Schulte-Wissermann H (eds). Kinderurologie in Klinik und Praxis. Georg Thieme Verlag, Stuttgart, 1986, pg 415-419.

# 22

MÉTODOS DIALÍTICOS
NA INFÂNCIA E NA ADOLESCÊNCIA

•

JOÃO TOMÁS DE ABREU CARVALHAES
GRAZIELA LOPES DEL BEN

Os princípios e as técnicas de diálise têm sido aplicados e adaptados para todas as idades no tratamento das alterações metabólicas da insuficiência renal aguda e crônica, como também nas intoxicações exógenas.

A insuficiência renal aguda (IRA) é geralmente secundária a alterações hemodinâmicas, hipotensão, septicemia, síndrome hemolítico-urêmica e glomerulonefrite. No período neonatal e em lactentes, a incidência da IRA está aumentando progressivamente, à medida que se verifica maior sobrevida dos recém-nascidos de alto risco, dada pela melhoria técnica dos cuidados intensivos.

A etiologia e a incidência da insuficiência renal crônica (IRC) variam em função da idade. Na infância precoce, predominam as malformações do trato urinário, enquanto na infância tardia prevalecem as doenças renais adquiridas. Atualmente, o número de casos de insuficiência renal crônica secundária a glomerulopatias encontra-se diminuído, com evidente aumento deste relacionado às malformações do trato urinário (Tabela B-29). Isso provavelmente se deve à melhoria dos métodos diagnósticos já realizados nos períodos neonatal e lactente. A incidência anual de novos casos de insuficiência renal crônica na criança que requerem terapia dialítica é variável e estimada em 1,5 a 6 casos novos/milhão de pessoas/ano.

A etiologia da insuficiência renal crônica nas crianças em terapia dialítica no setor de Nefrologia Pediátrica – UNIFESP – EPM está demonstrada na tabela B-29.

Quando se indica a diálise, o nefrologista pode escolher o tipo de diálise entre as modalidades existentes, incluindo: diálise peritoneal (DP), hemodiálise (HD), hemofiltração (HF) e hemodiafiltração (HDF). Esses métodos dialíticos são comparavelmente eficazes no tratamento da insuficiência renal. A escolha de uma modalidade específica depende do tamanho do paciente, do acesso vascular e da integridade da membrana peritoneal. Nas crianças maiores e nos adolescentes, a DP bem como a HD podem ser indicadas com sucesso. Na criança menor a diálise peritoneal é o método de escolha devido à sua simplicidade técnica e à sua efetividade.

Dados norte-americanos relatam que 65% das crianças com insuficiência renal crônica utilizam-se da DP e 35% encontram-se sob esquema de HD.

Modalidades de depuração extracorpórea como hemofiltração e hemodiafiltração são mais bem indicadas nas crianças gravemente doentes, com estado de hipercatabolismo e instabilidade hemodinâmica. Esses métodos apresentam vantagens específicas quando analisados individualmente (Tabela B-30).

INDICAÇÕES DA TERAPIA DIALÍTICA

A terapia dialítica está indicada na IRA, na IRC e em outras situações clínicas de sobrecarga hidrossalina presentes em pacientes com função renal normal e refratárias ao uso de diuréticos. Também está indicada em condições de hipercalcemia, hiperuricemia, acidose metabólica, hipotermia, intoxicações exógenas e erros inatos do metabolismo.

Tabela B-29 – Etiologia da IRC nas crianças com diálise peritoneal de 1993 a 1994 (UNIFESP – EPM).

Etiologia da IRC	Número de casos	% de casos
Nefropatia e uropatia congênita	30	37,0
Doença glomerular	20	24,7
Doença sistêmica	2	2,5
Doença vascular renal	3	3,7
Neoplasia renal	1	1,2
Doença hereditária renal	6	7,4
Indeterminada	19	23,5
	81	100

Tabela B-30 – Vantagens específicas quanto ao tipo de diálise.

Hemodiálise	Hemofiltração/hemodiafiltração	Diálise peritoneal
"Clearance" de solutos alto	< "stress" hemodinâmico	< "stress" hemodinâmico
Indice de UF alto	UF e difusão contínuas	Sem anticoagulação
Acesso vascular único	Índice de UF alto	Não requer acesso vascular
	Precisa remoção de líquido	Sem equipamento especial
	Precisa reposição de soluto	Menor custo

Em casos de intoxicações exógenas, a DP é eficiente para a remoção de drogas com baixa concentração plasmática e alta concentração tissular e ligação protéica, o que favorece o método de depuração lenta e prolongada.

Na IRA, está indicada na sobrecarga hidrossalina, hipertensão arterial resistente à terapia farmacológica, hiperpotassemia refratária com ou sem alterações eletrocardiográficas, acidose e hipocalcemia. Também, quando há sinais e sintomas relacionados à uremia como encefalopatia, prurido, pericardite e sangramento. De modo geral, as indicações não são absolutas e dependem da progressão e gravidade da anormalidade. A indicação da diálise deve ser precoce e baseada nas alterações clínicas e/ou laboratoriais, isoladamente ou em conjunto, de modo que antecipe a evolução natural da doença.

Na IRC, é indicada nos pacientes com "clearance" de creatinina < 15ml/min/1,73m^2, nas alterações metabólicas decorrentes da uremia como já citado, na osteodistrofia renal e no déficit pôndero-estatural. As indicações da diálise estão demonstradas no quadro B-29.

A hemodiálise até recentemente possuía indicação restrita na criança com insuficiência renal aguda e outras situações agudas de alterações hidroeletrolíticas e ácido-básicas, mas atualmente reconhece-se sua eficácia nessas situações.

Os métodos de depuração extracorpórea contínua como a hemofiltração e hemodiafiltração têm sido utilizados com maior freqüência ultimamente. Esses métodos são indicados nas crianças com déficit de função renal com o objetivo de remoção de catabólitos urêmicos e ultrafiltração de plasma, propiciando melhores condições clínicas, bioquímicas e nutricionais enquanto durar a fase oligoanúrica e a necessidade de restrição hídrica, como forma de correção contínua dos distúrbios hidroeletrolíticos e do estado hipercatabólico.

Em resumo, a hemodiálise e os métodos de depuração extracorpórea são efetivos na criança, mas a diálise peritoneal ainda é o método de escolha, excetuando-se as crianças hipercatabólicas e as intoxicações exógenas.

DIÁLISE PERITONEAL

Gartner, há sete décadas, aproximadamente, relatou a remoção de toxinas em seres humanos urêmicos através da membrana peritoneal. O efeito terapêutico baseou-se no fato de que o peritônio é uma membrana semipermeável que permite o movimento passivo de água e solutos. A cavidade peritoneal é um espaço virtual formado por uma bolsa serosa – o peritônio – fechada e delimitada por dois folhetos – o peritônio visceral e o parietal.

Através da membrana peritoneal, solutos, água e toxinas são transferidos passivamente dos capilares peritoneais para a solução de diálise, que é removida do corpo.

A eficácia da DP na criança depende das características de transporte da membrana peritoneal. Tais características da membrana peritoneal alteram-se em função da idade. O índice área de superfície peritoneal/peso corpóreo é duas vezes

Quadro B-29 – Indicações de diálise.

1. Insuficiência renal aguda
  a) sobrecarga de volume
    – edema agudo de pulmão/ insuficiência cardíaca
    – hipertensão arterial resistente à terapia
  b) distúrbios ácido-básicos e hidroeletrolíticos
    – hiperpotassemia grave/persistente
    – acidose metabólica grave ou persistente
    – hipocalcemia/hiperfosfatemia
    – hiperuricemia (síndrome de lise tumoral)
    – hiponatremia refratária à terapia ou sintomática
  c) aumento progressivo de uréia e creatinina
  d) sintomas da uremia
    – pericardite/prurido/encefalopatia
  e) oligoanúria persistente
  f) suporte nutricional
2. Erros inatos do metabolismo
	3. Insuficiência renal crônica
	  a) "clearance" de creatinina < 15ml/kg/1,73m^2
	  b) níveis de uréia em torno de 100-150mg/dl
	  c) hipertensão arterial não-controlada
	  d) edema/insuficiência cardíaca
	  e) sintomas inespecíficos: fadiga, vômitos
	  f) déficit de crescimento e desenvolvimento
	  g) osteodistrofia renal
	  h) alterações metabólicas não-controladas
	4. Intoxicações exógenas
	  a) barbitúricos/salicilatos
	  b) etilenoglicol/lítio
	5. Remoção de toxinas
	6. Hipercalcemia
	7. Hipernatremia
	8. Hipotermia intratável

maior no recém-nascido quando comparado ao da criança mais velha e ao do adulto. A área de superfície peritoneal na criança e no adulto é cerca de 4,2m^2 e 2,2m^2 respectivamente. Entretanto, somente 0,5% da superfície peritoneal total participa da troca. O peritônio visceral é a maior área efetiva de troca de água e solutos.

Embora a área de superfície da membrana disponível para a troca não seja o único fator a ser considerado, tem-se demonstrado que, em animais recém-nascidos e lactentes, a DP é duas vezes mais eficaz quando comparada à DP no adulto.

TRANSPORTE PERITONEAL DE ÁGUA E SOLUTOS

O mecanismo de transporte transmembrana de água e solutos ocorre por meio de três processos físico-químicos: difusão, convecção (ultrafiltração – UF – hidrostática), osmose (UF osmótica).

a) Transporte de solutos – a transferência de solutos através da membrana peritoneal ocorre por processos de difusão e de convecção.

A difusão é caracterizada por movimento intrínseco de átomos e moléculas com a passagem destes através da membrana peritoneal segundo um gradiente de concentração gerado entre os dois compartimentos – sangue e dialisato. A difusão de um soluto é determinada pelo coeficiente de permeabilidade (Kf), área de superfície da membrana peritoneal, pelo gradiente de concentração transmembrana, configuração molecular, peso molecular e carga do soluto.

O transporte do soluto por convecção (UF hidrostática) é dado por movimento transmembrana do soluto acoplado ao da passagem de água, controlado por gradiente osmótico. O que age é a diferença de pressão hidrostática. É chamado de UF devido ao transporte de soluto ocorrer através de pequenos poros existentes na membrana. Quando ocorre passagem de água por diferença de pressão hidrostática, esse fluxo arrasta solutos para os quais a membrana é permeável. O arraste de soluto junto ao fluxo de solvente é chamado "solvent drag" ou fenômeno de arraste. A quantidade do soluto que é transportado por convecção é proporcional ao fluxo do UF e ao coeficiente de filtração do soluto. A análise do transporte do soluto por convecção e difusão é realizada por medidas do "clearance" peritoneal, dialisância e coeficiente de transferência de massa.

b) Transporte de água – a passagem de água transmembrana ocorre por UF osmótica, ou seja, pelo gradiente de pressão hidrostática controlado por gradiente osmótico. O gradiente osmótico é gerado pela concentração da glicose presente na solução de diálise, a qual é mantida pela baixa permeabilidade da membrana à glicose. A membrana peritoneal apresenta baixo coeficiente de filtração S para a glicose e alto coeficiente de reflexão, de forma que a solução de diálise é hipertônica em relação ao plasma.

No início da troca, a UF (gradiente osmótico) é alta e vai diminuindo exponencialmente, à medida que a glicose é reabsorvida e o dialisato vai se tornando diluído, de forma que o gradiente osmótico se dissipa. Em torno de 30 minutos a 1 hora do início da troca, o gradiente osmótico diminui, mas ainda há UF, devido ao alto coeficiente de reflexão da glicose. Em torno de 6 horas de permanência da solução da diálise no abdome a UF é praticamente zero.

CONSIDERAÇÕES TÉCNICAS

É necessário conhecimento quanto à inserção do cateter e à técnica dialítica para se efetuar a DP. Em pacientes com distúrbios hemodinâmicos, deve-se introduzir o cateter cirurgicamente com a visualização direta do peritônio.

Antes da introdução do cateter, é conveniente estabelecer-se uma via intravenosa e dispor de sangue para a ocorrência ocasional de sangramento intra-abdominal. A assepsia deve ser rigorosa, a fim de prevenir o desenvolvimento de peritonite. É recomendada a sedação prévia com meperidina ou fentanil, tornando a criança mais confortável.

Procede-se à anestesia local da pele e do tecido subcutâneo com xilocaína a 1% e faz-se a infusão de 15 a 20ml/kg de solução de DP, previamente aquecida à temperatura ambiente, utilizando "angiocath" de médio calibre e promovendo "uma ascite prévia" e distensão do abdome, o que previne a perfuração de vísceras.

Para a inserção do cateter, utiliza-se um ponto na linha média do abdome como referência, em torno de 1cm supraumbilical para RN e lactentes. Para a criança maior, é utilizada a região infra-umbilical num ponto situado no ⅓ médio proximal entre a cicatriz umbilical e a sínfise púbica. Nesse ponto, o trocarte (estilete de metal) é introduzido em direção perpendicular até a perfuração peritoneal. Então, introduz-se o cateter dirigido para a fossa ilíaca esquerda. A solução de DP é infundida e removida por gravidade para se verificar o funcionamento do sistema.

O volume usado para as trocas corresponde a 20 a 50ml/kg associado ao uso de heparina na dose de 500 a 1.000U/litro para impedir a obstrução do cateter por fibrina ou coágulos.

Nos pacientes com IRA é geralmente utilizado o cateter rígido (método de inserção descrito acima) ou cateter de "Tenckoff" agudo. Para os casos de IRC, utilizamos o cateter de "Tenckoff" permanente, colocado cirurgicamente.

SOLUÇÃO DE DIÁLISE PERITONEAL

O dialisato disponível no comércio consiste de solução de dextrose a 1,5%, 2,5% ou 4,25% (1,5g/100ml, 2,5g/100ml e 4,25g/100ml da solução, respectivamente) e eletrólitos cuja osmolaridade é maior do que a plasmática.

Os constituintes eletrolíticos são levemente hipotônicos, quando comparados ao plasma normal. A concentração de sódio mais freqüentemente usada no dialisato é 132mEq/litro, que é suficiente para regular o equilíbrio do sódio. A solução de DP isenta de potássio é usada na maioria dos pacientes com insuficiência renal. A adição desse íon é necessária nos pacientes sob terapêutica com digital, na hipopotassemia decorrente da remoção do íon durante a diálise.

Acetato e lactato estão presentes na concentração de 35 a 45mEq/litro em substituição ao bicarbonato, de modo que o cálcio pode estar presente na solução sem o risco de precipitação. Geralmente, são utilizadas concentrações de 35mEq/litro. As concentrações acima de 40mEq/litro são efetivas quanto à normalização do bicarbonato nos pacientes submetidos à DPI, mas pode levar à alcalose metabólica quando da utilização de CAPD.

Existem diversas soluções disponíveis comercialmente. A variação da concentração das substâncias está demonstrada na tabela B-31. A decisão quanto à concentração de glicose da solução é determinada pela quantidade de líquido em excesso que deve ser removido. Quando a criança necessitar de grande retirada de volume, o acréscimo de glicose na solução permite o aumento da sua osmolaridade e do gradiente osmótico, conseqüentemente aumento do fluxo de água dos capilares peritoneais para a solução de diálise que é então removida do corpo.

Tabela B-31 – Constituintes da solução de diálise peritoneal.

Constituintes	Concentração
Dextrose	1,5 - 2,5 - 4,25g/dl
Sódio	132-142mEq/litro
Cloro	101-107mEq/litro
Magnésio	0,5-1,5mEq/litro
Cálcio	3,0-3,5mEq/litro
Acetato/lactato	35-45mEq/litro
pH	5,0-5,8
Osmolaridade	340-490mOsmol/kg

TIPOS DE DIÁLISE PERITONEAL

Diálise peritoneal intermitente (DPI) – consiste de tratamento dialítico num período de 24 a 36 horas, quando são realizadas de 20 a 40 trocas (infusão e drenagem). A solução é infundida e drenada por gravidade. Cada troca é realizada num período de 30 a 60 minutos no método manual. Esse tipo de diálise é pouco utilizado atualmente.

Diálise peritoneal contínua ambulatorial (CAPD) – trata-se de um método manual de DP, em que se faz a infusão de solução de diálise da bolsa, por gravidade. As trocas são realizadas a cada 4 a 6 horas durante o dia e a cada 8 a 12 horas durante a noite. A técnica consiste na presença contínua do dialisato na cavidade peritoneal. É mais efetiva que a DPI devido à depuração sangüínea constante e também permite a mobilização do paciente.

Diálise peritoneal intermitente com ciclador (DPI com ciclador) – é realizada a infusão e a drenagem da solução por meio de um ciclador automático. Usam-se quatro trocas de 10 horas/semana ou cinco trocas de 8 horas/semana com a infusão de volume de 20 a 50ml/kg/troca. Com esse método consegue-se até um total de três trocas por hora aumentando a difusão da uréia em 50%. A vantagem dessa técnica é que se faz uma conexão-desconexão/dia, diminuindo o risco de infecção.

Diálise peritoneal contínua com ciclador (DPCC) – esse método evita a necessidade de se fazer trocas durante o dia por se fazer múltiplas trocas durante a noite. À semelhança da CADP, a DPCC envolve quatro trocas por dia. À noite são realizadas três trocas de 3 horas de duração e durante o dia o dialisato terá o tempo de permanência de 15 horas no abdome.

COMPLICAÇÕES DA DIÁLISE

Dor – ocorre em 75 a 80% dos pacientes após a inserção do cateter e é geralmente transitória. A dor durante a infusão da solução geralmente é causada por distensão abdominal, por variações de temperatura e hiperosmolaridade. Também é sintoma de peritonite e de aderências abdominais. A dor não-associada à infusão pode ser devido à entrada do omento no cateter.

Sangramento – é freqüentemente encontrado em crianças submetidas à omentectomia, cirurgias abdominais prévias, peritonite e aderências. Sangramento observado logo após a inserção do cateter está associado ao traumatismo da parede abdominal, dos vasos sangüíneos e vísceras.

Obstrução do fluxo de drenagem – é a mais freqüente complicação mecânica. Geralmente é causada por coágulos, fibrina, acotovelamento do cateter ou por obstrução com omento. A remoção da obstrução causada por coágulos e fibrina é feita com o uso de heparina ou de forma mecânica com passagem do cateter de Fogarty.

Infecção do cateter – as infecções do cateter incluem infecções da pele ao redor do cateter, celulite da pele pericateter, infecção ao nível do "cuff" e infecção do túnel, geralmente causadas por *Staphylococcus aureus* e *epidermidis*. As infecções do cateter são potencialmente sérias, uma vez que podem causar infecção do peritônio. Recomenda-se a utilização de cateter de "cuff" único ou remoção do "cuff" distal quando da implantação do cateter na tentativa de diminuir a incidência de infecção.

Quando há suspeita de infecção colhe-se exame bacterioscópico e cultura da secreção, seguida à assepsia local com povidine e uso de antibióticos por 10 a 15 dias. A infecção do túnel é de difícil tratamento e geralmente requer a remoção do cateter. Também, a infecção deve ser totalmente controlada antes da implantação de um novo cateter. Durante esse período a criança deve ser mantida em HD.

Peritonite – cursa com sintomas como náuseas, vômitos, dor, febre, turvação do líquido peritoneal e alterações de drenagem e infusão da solução. A análise laboratorial demonstra contagem de leucócitos no dialisato efluente > 100 leucócitos/ml, contagem neutrofílica excedendo 50% do total e cultura positiva. O dialisato sem infecção geralmente apresenta 3 a 25 leucócitos/ml. Na maioria dos casos a infecção é causada por bactérias Gram-positivas como *Staphylococcus aureus*, *epidermidis* e *Streptococcus viridans*. Outros agentes incluem bactérias Gram-negativas (*Enterobacter, Pseudomonas, Klebsiella*) e fungos.

HEMODIÁLISE

É um processo de perfusão extracorpórea para a transferência de água e solutos entre sangue e dialisato, através de uma membrana semipermeável artificial composta de diferentes materiais e configurações (Tabela B-32). As membranas hemodialisadoras geralmente utilizadas incluem as de cuprofane, acetato de celulose e outros materiais sintéticos como poliacrilonitrilo, polimetilmetacrilato e membrana de polissulfona, as quais são mais permeáveis e têm maior coeficiente de UF para as moléculas grandes.

A membrana hemodialisadora não possui carga e o transporte através dela é realizado pelos poros. Caracteriza-se por propriedades intrínsecas que são refletidas pelo movimento transmembrana da carga do soluto (transferência de massa) e de água (ultrafiltração). Essas duas propriedades são mantidas pelo índice de fluxo sangüíneo, da pressão transmembrana e da complacência do dialisador.

HEMODIALISADOR

Existem três tipos de configurações de hemodialisador incluindo o de placas paralelas ("flate plate"), espiral ("coil") e capilar ("hollow fibers").

A maioria dos centros de hemodiálise usa dialisadores do tipo capilar. O dialisador capilar é constituído de milhares de tubos de celulose do tamanho dos capilares sangüíneos que se encontram ligados formando a membrana semipermeável.

O fluxo sangüíneo atravessa a luz de muitos filtros (em torno de 10.000 filtros) no sentido oposto (contracorrente) ao fluxo do dialisato, determinando alto índice de troca do soluto. A tabela B-32 mostra os tipos e as características dos hemodialisadores e membranas usados no grupo pediátrico. Nos adolescentes, podem ser usados hemodialisadores do tipo adulto.

No início da hemodiálise, o total de sangue que deverá ser removido do corpo é determinado pelo volume de "prime" do dialisato somado ao volume de sangue da linha ("priming"). O total do volume sangüíneo extracorpóreo removido não deve exceder a 10% do total do volume sangüíneo.

As linhas de sangue adequadas para a HD pediátrica incluem as que apresentam diâmetro interno pequeno que determine volume de "priming" reduzido. As linhas disponíveis no mercado variam desde linhas neonatais de 20ml a linhas pediátricas de 56ml, como as demonstradas na tabela B-33.

Tabela B-33 – Linhas de sangue na HD pediátrica.

Tamanho	Volume "priming"	Peso da criança
Medisystem neonatal	20ml	< 7kg
Medisystem pediátrico	56ml	7-20kg
Adulto	125ml	> 20kg

REMOÇÃO DE LÍQUIDOS E SOLUTOS

Durante o processo de HD, o índice de transferência do soluto é determinado por gradiente de concentração entre compartimento sangüíneo e dialisato, pela permeabilidade da membrana caracterizada pela área de superfície e poros, como também pelo total de soluto liberado para a área de troca que é dependente do fluxo sangüíneo.

Aspecto menos importante do movimento transmembrana do soluto é o transporte por convecção. Esse transporte é limitado por fatores como a permeabilidade hidráulica (índice de movimento do soluto/s/mmHg de força hidráulica/cm^2 de membrana) e coeficiente de reflexão (total de soluto rejeitado pela membrana quando o fluxo do solvente através dela é gerado somente pela pressão hidrostática). A quantidade de soluto transportado por convecção reflete o total de água ultrafiltrada.

Tabela B-32 – Características dos hemodialisadores pediátricos.

Fabricante	Nome/Tipo	Superfície	"Priming" (ml)	Membrana	Peso
Asahi	AM 0,3	0,30	30	Cupramônio	2,5-15kg
Cobe	HG 100	0,22	18	Hemophan	< 6kg
Gambro	Miniminor	0,24	23	Cuprofane	< 6kg
	Minor	0,41	33	Cuprofane	5-15kg
	Pro 100	0,30	19	Policarbonato	2,5-15kg
	1C-IN	0,40	43	Cuprofane	5-15kg
Fresenius	F3	0,40	30	Polissulfona	5-15kg
	F5	0,90	63		> 20kg
Nipro	FB-30T	0,30	25	Celulose	2,5-15kg
Excell	Excell	0,30	30		2,5-15kg
Baxter	Ca 0,5	38	0,50		10-15kg
	Ca 0,7	0,7	51		15-20kg
	Ca 0,9	0,9	62		> 20kg
Diversos	Capilar	0,6	40	Diversas	15-20kg
	Capilar	0,70	45	Diversas	15-20kg
	Capilar	0,90	55	Diversas	> 20kg

Na prática, o transporte convectivo do soluto é menos importante na HD convencional em que se utilizam membranas como as de cuprofane, caracterizadas por baixa permeabilidade hidráulica. Nesse caso, somente 2 a 3% da uréia é transportada por convecção, predominando o transporte por difusão. Maior contribuição do transporte convectivo é verificado quando se utilizam membranas de alta permeabilidade e fluxo sanguíneo como as constituídas de poliacrilonitrila (AN 69), triacetato de celulose e, especialmente, as de polissulfona usadas na HD de alto fluxo, hemofiltração e hemodiafiltração.

A remoção de líquidos na HD é determinada pela diferença entre pressão hidrostática e pressão oncótica que gera gradiente transmembrana entre o sangue e o dialisato. A pressão hidrostática equivale à soma da pressão positiva gerada dentro do compartimento sangüíneo e à pressão negativa aplicada ao dialisato.

O gradiente osmótico é dado pela diferença de pressão osmótica entre o compartimento sangüíneo e o dialisato, determinado pela concentração de glicose na solução. Na solução de diálise, a pressão osmótica equivale à soma da pressão desenvolvida para cada soluto individualmente.

O mecanismo da UF é determinado pela pressão hidrostática exercida por meio da membrana. Como referido, a pressão pode ser positiva ou negativa, respectivamente, aplicada ao compartimento sangüíneo e à solução de diálise. A pressão positiva é a força da água para fora do compartimento sangüíneo e a pressão negativa cria um vácuo no compartimento do dialisato determinando força "puxadora" para a água. A soma das duas pressões determina a pressão transmembrana (PTM). Cada hemodialisador apresenta uma determinada permeabilidade à água (coeficiente de ultrafiltração).

Quando a criança é submetida à HD, sabe-se o volume de líquido que deve ser perdido por um período de tempo pré-determinado, desse modo, o cálculo da PTM para se obter o volume de líquido a ser retirado e a perda de peso desejada é expressado pela fórmula:

$$PTM = \frac{\text{volume a ser retirado do paciente (ml)}}{\text{coeficiente de UF do dialisador (ml/h/mmHg)} \times \text{tempo de diálise (h)}}$$

ACESSO VASCULAR

A eficácia da depuração extracorpórea da HD depende de um bom acesso vascular. Os tipos de acesso vascular e de cateter são determinados pelo tamanho da criança (Tabela B-34). Em crianças com peso < 20kg, o uso da cânula 7 a 9Fr proporciona bom fluxo sangüíneo ao sistema extracorpóreo. Nas crianças maiores, pode ser usado um cateter de duplo-lúmen 9 a 12Fr.

O acesso vascular para a HD aguda é adquirido por meio de cateter temporário de duplo lúmen desprovido de "cuff" colocado por via percutânea nas veias jugular interna, subclávia ou veia femoral. Nas crianças menores, fluxo sangüíneo adequado para HD é conseguido pela colocação de cateter de "Hickman" ou "Schiley" no átrio direito.

Nos casos de HD crônica, o acesso vascular é a fístula arteriovenosa (FAV) determinada por anastomose envolvendo a veia cefálica e a artéria radial do braço não-dominante. De forma alternativa, enxerto sintético pode ser realizado no braço ou na coxa, usando-se politetrafluoroetileno. Este propicia excelente acesso vascular nas crianças em que houve perda da FAV primária.

As crianças menores e lactentes apresentam tamanho de vasos sanguíneos inadequados para fístulas e enxertos. Nesses casos, recomenda-se a colocação de cateter permanente (tipo "Permcath" – Quinton ou Hickman duplo-lúmen 8 a 10Fr) na veia subclávia ou na veia jugular interna (Tabela B-35). Nos recém-nascidos, pode-se utilizar a artéria e a veia umbilical como acesso vascular (Tabela B-34), devendo-se ter cuidado em relação à posição do cateter. O inconveniente relacionado ao uso dessa via é a alta resistência ao fluxo sangüíneo.

Tabela B-34 – Acesso vascular para HD pediátrica e tipo de cateter.

Peso	Vias de acesso	Diâmetro do cateter	Comprimento	Tipo de lúmen
Recém-nascido	Artéria umbilical	3,5-5,0Fr		Cateter de artéria umbilical
	Veia umbilical	5,0-8,5Fr		Cateter de veia umbilical
	Femoral	5,0Fr	4"	Lúmen único
	Femoral/subclávia	6,5Fr	4"-8"	Lúmen duplo
Lactente	Femoral/subclávia	7,0Fr	4"-8"	Lúmen duplo
	Subclávia	5,0Fr	4"-8"	Lúmen único
	Femoral/subclávia	7,0-9,0Fr	4"-8"	Lúmen duplo
5-15kg	Femoral/subclávia	7,0Fr	4"-8"	Lúmen duplo
15-30kg	Femoral/subclávia	9,0Fr	4"-8"	Lúmen duplo
> 30kg	Femoral/subclávia	10,0Fr	4"	Lúmen duplo
	Femoral/subclávia	11,0Fr	5"-7"	Lúmen duplo

Tabela B-35 – Cateter vascular permanente para HD pediátrica.

Produtor	Tamanho	Cuff	Peso
Med Comp	7Fr	Não	4-10kg
Med Comp	9Fr	Não	10-20kg
Quinton	10Fr	Não	8-25kg
Med Comp	8Fr	Sim	4-10kg
Quinton	10Fr	Sim	8-25kg
Quinton Permcath	10Fr	Sim	8-25kg

De modo geral, as fístulas apresentam maior duração e menor suscetibilidade às alterações trombóticas, estenóticas e infecções, causas freqüentes de perda do acesso venoso.

HEPARINIZAÇÃO

A anticoagulação é feita para prevenir a coagulação de sangue no sistema de linhas e hemodialisador e é individualizada segundo a necessidade da criança. Pode-se utilizar esquema intermitente de heparinização que consta de dose de ataque de 50U/kg e manutenção de 25U/kg após 2 horas do início da HD ou 20U/kg/hora até 1 hora antes de seu término.

Esse esquema pode ser substituído pelo uso da infusão contínua de 50U/kg/h de heparina por período de 4 horas. Pode-se fazer dose adicional de heparina de 25U/kg a cada 2 horas.

Em ambas as situações, a dose de heparina é ajustada para o tempo de coagulação (TC) de Lee White na variação de 20 a 30 minutos, sendo o normal de 8 a 12 minutos (mantido três a quatro vezes o valor normal). Também usamos o tempo de coagulação ativado (TTPA), segundo valores de 180 a 240 segundos nos pacientes estáveis e, 150 a 180 segundos naqueles instáveis ou com problemas sangüíneos. Os valores normais variam de 90 a 140 segundos.

Técnicas de anticoagulação mais agressivas são recomendadas quando se utiliza fluxo sangüíneo baixo (< 100ml/min). No caso de crianças gravemente doentes incluindo instabilidade hemodinâmica, septicemia e alterações de coagulação, recomenda-se a heparinização regional em que se utiliza dose inicial de heparina de 25U/kg seguida de dose intermitente de 25U/kg/hora ou a cada 2 horas, mantendo o TC de 12 a 15 minutos. Faz-se a infusão de protamina, poucos minutos antes do término da HD, na dose de 1mg/100U da heparina que foi usada nas duas últimas horas de HD. A heparinização regional requer infusão simultânea de heparina na linha arterial e de protamina na linha venosa do hemodialisador.

TÉCNICA E ADEQUAÇÃO DA HD

A HD convencional é constituída de três sessões de diálise por semana, com tempo de duração de cada sessão em torno de 3 a 4 horas. A HD realizada nesse esquema leva à manutenção do balanço uréico nitrogenado pré-dialítico a níveis menores do que 100mg/dl.

Como já comentado, o volume de "prime" do dialisato associado ao volume de sangue removido para preencher as linhas ("priming") determina o total que deverá ser removido no início da HD. Na criança, o volume sangüíneo total removido (extracorpóreo) não deve exceder a 10% da volemia (80ml/kg), equivalente a 8 a 9% do peso corpóreo. Dessa forma, recomenda-se o uso de hemodialisador com volume de "priming" de 56ml ou menos.

A capacidade de depuração de cada hemodialisador é dada por tabelas fornecidas pelo fabricante, nas quais podem ser calculados o fluxo sangüíneo adequado e o valor do "clearance" de uréia desejado.

A escolha do hemodialisador quanto à sua área de superfície depende do tamanho da criança. Este é estimado em 75% da área de superfície corpórea em metros quadrados. Pode-se escolher o hemodialisador que forneça depuração de uréia adequada com fluxo sangüíneo de 75 a 100ml/kg/min nas crianças menores e 125 a 180ml/kg/min nas crianças maiores. O índice de fluxo do dialisato deve ser pelo menos 1,5 vez o índice de fluxo sangüíneo. Em geral, a HD é iniciada com índice de fluxo sangüíneo e PTM reduzidos com ajustes feitos cada 10 a 15 minutos.

Na criança que apresenta BUN aumentado, ou quando ela é submetida pela primeira vez à HD, o fluxo sangüíneo e o tempo de diálise devem ser ajustados para a obtenção de "clearance" de uréia baixo (1,5 a 2ml/kg/min) prevenindo a síndrome do desequilíbrio.

As linhas de sangue e o hemodialisador são preenchidos com solução salina nos pacientes normovolêmicos e com hipervolemia assintomática. Nos pacientes com hipovolemia geralmente preconiza-se a infusão de albumina a 5%. Se o volume a ser retirado exceder a 10% da volemia, faz-se a infusão de sangue previamente ("prime"de sangue). Nos casos de hipervolemia recomenda-se a UF isolada, que é obtida por aumento da pressão transmembrana quando não se coloca solução de diálise no hemodialisador.

Quanto à adequação da HD, usa-se medidas do BUN pelo modelo da cinética da uréia. As medidas do BUN pré e pós-diálise são feitas comparando-se o "clearance" encontrado da uréia (Kt/V medido) com o "clearance" esperado (Kt/V esperado) com base nas características do hemodialisador. Os valores de referência de Kt/V variam de 1 a 1,4. O modelo nos dá as descrições numéricas da hemodiálise que é necessária para a criança. É expressa em:

$$\frac{Kt}{V}$$

onde

K = "clearance" da uréia do dialisador (ml/min)
t = tempo (minutos)
V = volume de distribuição da uréia (ml)

O tempo de tratamento é dado pela fórmula na qual "clearance" da uréia é 3ml/kg/min e V é equivalente ao total da água corpórea (peso em kg x 0,6). A estimativa do tempo requerido para diminuir o BUN para uma dada fração do BUN pré-diálise é possível uma vez que se sabe o "clearance" do dialisador e a contribuição da função residual renal. Na criança, a adequação da HD impõe que o BUN pós-diálise seja reduzido de 30 a 35% dos valores pré-diálise.

O modelo da cinética da uréia deve ser usado com cautela devido às variações de tamanho e de atividade metabólica que ocorrem na criança. Na aplicação da fórmula deve ser considerado que a relação entre a geração da uréia e o catabolismo protéico na criança é diferente da do adulto e que o índice de catabolismo protéico derivado da cinética da uréia reflete alterações da ingestão protéica.

REMOÇÃO DE MEDICAMENTOS

Nas crianças sob terapia dialítica deve-se estar atento quanto ao ajuste de medicamentos removidos e à necessidade de suplementação destes. As principais drogas e suas remoções segundo a DP e a HD estão listadas na tabela B-36.

COMPLICAÇÕES DA HD

As principais complicações estão relacionadas aos problemas de acesso venoso, instabilidade hemodinâmica, distúrbios hidroeletrolíticos e infecções.

- *Hipotensão arterial*: associada à depleção de água e sódio, vasodilatação, disfunção cardíaca e autonômica, endotoxemia, hipóxia e hipersensibilidade ao equipamento.
- *Arritmias*: ocorre freqüentemente na primeira metade da diálise e geralmente associada com hipopotassemia, doença cardíaca prévia e uso de digital.
- *Hipertensão arterial*: geralmente relacionada ao uso de concentrações elevadas de sódio na solução de diálise e à infusão excessiva de volume durante a HD.
- *Síndrome do desequilíbrio*: manifestada por alterações de consciência e convulsões. É decorrente de variações rápidas de osmolaridade plasmática. Ela é prevenida com uso de "clearance" de uréia de 1 a 2ml/kg/min (na primeira HD do paciente) e 3ml/kg/min (nas HD subseqüentes) permitindo adequada remoção de soluto. Seu tratamento é feito com uso de anticonvulsivante, adição de cloreto de sódio, manitol, dextrose e redução do fluxo sangüíneo da hemodiálise.

Tabela B-36 – Drogas removidas pela DP e HD.

Medicamentos	DP	HD	Medicamentos	DP	HD
a) **Antibióticos**			d) **Antiarrítmicos**		
Anfotericina B	não	não	Lidocaína	?	não
Etambutol	sim	sim	Procainamida	?	sim
Isoniazida	sim	sim	Propranolol	?	não
Rifampicina	não	não	Quinidina	sim	sim
Amicacina	sim	sim	e) **Anti-hipertensivos**		
Gentamicina	sim	sim	Diazóxido	sim	sim
Kanamicina	sim	sim	Guanetidina	?	?
Tobramicina	sim	sim	Metildopa	sim	sim
Estreptomicina	não	sim	Nitroprussiato	sim	sim
Cefazolina	não	sim	Reserpina	não	não
Cefoxitina	não	sim	Propranolol	?	não
Cefalotina	sim	sim	f) **Digitálicos**		
Cefalexina	sim	sim	Digoxina	não	não
Cloranfenicol	não	sim	Digitoxina	não	não
Clindamicina	não	não	g) **Diuréticos**		
Eritromicina	não?	não?	Furosemida	?	não
Metronidazol	?	sim	Tiazídicos	?	?
Penicilina G	não	sim	h) **Antineoplásicos**		
Ampicilina	não	sim	Azatioprina	?	sim
Carbenicilina	sim	sim	Ciclofosfamida	?	sim
Oxacilina	não	não	Citarabina	?	?
SMZ-TMP	não	sim	5-Fluorouracil	?	sim
Vancomicina	não	sim	Metotrexato	sim	sim
b) **Analgésicos**			Vincristina	?	?
Acetoaminofeno	não	sim	i) **Corticosteróides**		
AAS	sim	sim	Cortisona	?	não
Propoxifeno	não	não	Metilprednisolona	?	sim
c) **Sedativos**			Prednisona	?	?
Fenobarbital	sim	sim	Dexametasona	?	?
Diazepam	não	não	j) **Hipoglicemiantes**		
Haloperidol	?	?	Clorpropamida	não	?
Pentobarbital	sim	sim	Tolbutamina	?	?
Clorpromazina	não	não	Insulina	?	?

SMZ-TMP = sulfametoxazol-trimetoprima; AAS = ácido acetilsalicílico.

– *Reações pirogênicas*: causadas por hipersensibilidade ao equipamento, contaminação da solução ou do sistema, via de acesso vascular infectada e reações transfusionais.

HEMOFILTRAÇÃO

O termo hemofiltração (HF) define processo extracorpóreo de depuração de sangue com base exclusivamente no transporte convectivo de solutos acoplado a UF de plasma. Na HD convencional, o transporte de soluto ocorre por difusão. Na HF, o transporte de soluto é determinado por convecção gerada pelo índice de fluxo do UF ("drag solvent"). A HF pode ser feita unicamente com UF (hemofiltração propriamente dita) ou com UF associada à difusão (hemodiafiltração).

As características das membranas usadas para a HF diferem daquelas usadas na HD, sendo que solutos de médio e baixo peso molecular atravessam rapidamente a membrana, enquanto elementos celulares, macromoléculas como a albumina, não atravessam a membrana. Como já citado, as membranas são constituídas de triacetato, polissulfona, poliamido, poliacrilonitrilo (AN 69), as quais permitem a passagem de moléculas com peso molecular entre 15.000 a 50.000 dáltons. Os hemofiltros para terapia contínua estão demonstrados na tabela B-37.

O processo de HF requer que o sangue seja diluído antes ou após sua exposição à membrana de alto fluxo e é reconstituído antes de retornar ao paciente (pré-diluição e pós-diluição). Esse ponto de localização de diluição do sistema afeta marcadamente a UF.

O sistema pré-diluído permite alto fluxo de filtrado, remoção maior de solutos de PM > 5.000Da, menor concentração do soluto na UF com conseqüente necessidade de substituição do fluido em torno de 30% ou mais. No adulto, o volume total de fluido diluente é aproximadamente 20 a 40 litros, enquanto na criança corresponde a 57% do peso com faixa de variação de 28 a 92%.

As concentrações dos solutos recomendadas para serem adicionadas no fluido diluente estão demonstradas na tabela B-38.

Tabela B-38 – Concentrações dos solutos no fluido de reposição.

Constituintes	Concentração
Sódio	130-150mEq/litro
Potássio	0-4mEq/litro
Cálcio	4-8mEq/litro
Magnésio	1,4-1,6mEq/litro
Lactato/acetato/bicarbonato	35-40mEq/litro
Cloro	105-110mEq/litro
Dextrose	0-100mg/dl

MODALIDADES DE DEPURAÇÃO EXTRACORPÓREA CONTÍNUA

As modalidades da depuração extracorpórea contínua como hemofiltração e hemodiafiltração têm sido aplicadas na pediatria nos últimos 15 anos. Suas indicações estão apresentadas no quadro B-30.

Quadro B-30 – Indicações de hemofiltração e hemodiafiltração.

1. Controle a longo prazo da uremia
2. Remoção de fluidos nos casos de edema e de insuficiência renal aguda
3. Remoção de líquidos nos pacientes com insuficiência cardíaca congestiva, hipertensão arterial
4. Tratamento do edema da síndrome nefrótica
5. Remoção de drogas
6. Tratamento do coma hepático
7. Remoção de fluidos na septicemia
8. Correção dos distúrbios hidroeletrolítico e ácido-básico nos pacientes com instabilidade hemodinâmica.

Tabela B-37 – Características dos hemofiltros.

Fabricantes	Nome	Superf. (m²)	"Priming" (ml)	Membrana
Amicon	Minifilter	0,015	6	Polissulfona
	Minifilter Plus	0,08	6	Polissulfona
	Diafilter 10	0,20	19	Polissulfona
	Diafilter 20	0,40	25	Polissulfona
	Diafilter 30	0,60	35	Polissulfona
Asahi	Ultrafilter GS	0,50	40	PAN
Bellco	BL 650	0,24	20	Polissulfona
Fresenius	AV-400	0,70	45	Polissulfona
Gambro	FH 22	0,15	11	Poliamida
	FH 66	0,60	43	Poliamida
Hospal	Multiflow 60	0,50	45	AN 69S
Sorin	HFT 04	0,45	30	Polissulfona
	HFT 02	0,24	25	Polissulfona
Renal Syst	HF 500	0,50	55	Polissulfona
	HF 250	0,25	36	Polissulfona

Esses métodos são usados para a remoção de fluidos nos pacientes com instabilidade hemodinâmica, em que os métodos convencionais de DP e HD não podem ser indicados.

A natureza contínua do método permite remoção de grande conteúdo de água durante período de 24 horas. Os métodos de hemofiltração incluem: 1. hemofiltração arteriovenosa contínua; 2. hemofiltração venovenosa contínua; 3. hemodiafiltração arteriovenosa contínua; 4. hemodiafiltração venovenosa contínua.

CARACTERÍSTICAS DA HEMOFILTRAÇÃO E HEMODIAFILTRAÇÃO

Hemofiltração A-V contínua (HFAVC)

É um processo efetivo na retirada de fluidos, mas com capacidade limitada na remoção de solutos. Essa técnica inclui a colocação de cateter arterial conectado ao hemofiltro (via de saída do fluxo sangüíneo) e um cateter venoso usado como retorno do mesmo fluxo sangüíneo. No sistema, a linha venosa de infusão consta de uma entrada para a heparina e outra para a solução balanceada de eletrólitos. O fluxo de sangue para o sistema é determinado pela pressão arterial gerada através da força contrátil cardíaca. O sangue via arterial sai do paciente e se dirige para o circuito. A heparina é bombeada para dentro da linha sangüínea. A solução de reposição é infundida pré ou pós-filtro. O sangue passa através do hemofiltro que é muito permeável à água e pequenos solutos e impermeável às células e pequenas proteínas. Nessa passagem, forma-se um ultrafiltrado de plasma que é estocado na bolsa coletora.

O fluido removido (carga de UF) é determinado, então, pela diferença entre o volume de fluido pré-diluição, volume de heparina e o total de volume do ultrafiltrado.

O índice de fluido removido é ajustado por variação da UF que é determinado pela altura da bolsa e comprimento do "set" de drenagem (quanto maior o "set" e mais baixa a bolsa, maior e mais rápida a UF).

O "clearance" de solutos ocorre por mecanismo de convecção e é proporcional à UF. Quando se promove aumento da UF, melhora-se o "clearance" de solutos, mas há perda excessiva de volume. Assim, é imprescindível que o paciente receba a solução de reposição.

Hemofiltração venovenosa contínua (HFVVC)

Essa técnica permite a ultrafiltração pela colocação de dois cateteres venosos. Quando comparados à HFAVC, os mecanismos de remoção de solutos e fluidos são idênticos, mas na HFVVC há a necessidade da utilização de uma bomba para a condução de fluxo sangüíneo adequado no sistema extracorpóreo.

Quando comparadas as duas técnicas, a vantagem da HFAVC é a simplicidade técnica, mas requer excelente acesso arterial e venoso, o que nem sempre é possível. Outro problema da HFAVC é quanto ao índice de fluxo sangüíneo extracorpóreo que é dependente da pressão arterial. Dessa forma, a hipotensão pode determinar fluxo sangüíneo baixo, tornando ineficaz a UF e com risco de coagulação do sistema. Essas dificuldades são amenizadas com o uso de HFVVC.

A HFAVC é o método de escolha em crianças com excelente acesso arterial e naquelas em que a anticoagulação é contra-indicada.

Hemodiafiltração contínua (HDFAVC e HDFVVC)

A hemodiafiltração é o método que associa a UF e a difusão do soluto, pelo uso de solução de diálise circulando com fluxo contracorrente ao fluxo sangüíneo. Essa técnica propicia melhor "clearance" do soluto que é determinado por UF e pelo fluxo do dialisato promovendo controle bioquímico mais adequado da criança. O total de fluidos removidos por UF é calculado por subtração do volume total de UF do volume da solução de reposição somado ao volume de heparina e ao volume de solução de diálise utilizado.

Na HDFAVC, o sangue sai da criança por via arterial e retorna por via linha venosa. Na linha arterial são adicionadas heparina e solução de reposição pré-filtro. A passagem do sangue dentro do capilar ocorre no sentido contracorrente à solução de diálise, promovendo a remoção de líquido e a difusão do soluto. Na HDFVVC, os mecanismos de remoção de fluidos e de solutos são idênticos, mas há necessidade do uso de uma bomba para aumentar o fluxo sangüíneo extracorpóreo.

Outras técnicas de depuração extracorpórea incluem:

1. *Hemodiálise arteriovenosa contínua* – consta de um processo de HD lenta e contínua por período de 24 horas/dia por vários dias. Utiliza-se fluxo sangüíneo e fluxo de dialisato reduzidos. O fluxo sangüíneo arteriovenoso é obtido sem o uso de bomba. A técnica associa os princípios de UF e difusão sendo efetiva nas crianças com insuficiência renal aguda.

2. *Hemodiálise venovenosa contínua* – o processo é idêntico ao da HD arteriovenosa contínua, com diferença no uso de bomba para manutenção de fluxo sangüíneo extracorpóreo.

3. *Ultrafiltração contínua* – é uma HD lenta e contínua, em que não se utiliza solução de diálise em sistema contracorrente. O índice de UF é muito baixo, conseqüentemente a remoção de solutos por convecção não é efetiva.

4. *Hemofiltração intermitente* – processo de remoção de grandes volumes de fluido corpóreo, por UF. Simultânea e proporcionalmente faz-se a reposição de solução isotônica padrão. A duração do tratamento consta de 3 a 4 horas/dia. Essa técnica está associada à menor instabilidade hemodinâmica e à menor complexidade do processo. Sua desvantagem está relacionada ao alto custo dos filtros e da solução de reposição.

5. *Hemodiálise de alto fluxo* – consta de processo dialítico de curta duração no qual se utiliza alto fluxo de sangue e de dialisato. Há duas formas: 1. HD rápida de alto fluxo; 2. HD rápida de alto fluxo com bicarbonato.

Em ambas as técnicas são utilizados hemodialisadores de alto "clearance" de uréia (250 a 400ml/min), alto fluxo sangüíneo e de dialisato (respectivamente 400ml/min e 700 a 800ml/min), alta permeabilidade para solutos de baixo e médio peso molecular, solução de diálise com bicarbonato, concentração de sódio variável e UF volumétrica precisa e controlada.

Essa técnica pode ser usada em crianças maiores e em adolescentes com estabilidade hemodinâmica e com acesso vascular que possa fornecer pelo menos 400ml/min.

BIBLIOGRAFIA RECOMENDADA

Bock GH et al. Hemodialysis in the premature infant. Am J Dis Child 1981, 135:178.

Bosch JP. Hemodialysis. Cont Iss Nephrol 1993, 27:119-125.

Burkart JM & Karl ND. Peritoneal Dialysis. In Brenner BM & Rector FC. The Kidney (5th ed WB Saunders, Philadelphia, 1996, p. 2507.

Chan JCM. Hemodialysis in children. Virg Med J 1980, 107:141.

Day RE & White RHR. Peritoneal dialysis in children. Arch Dis Child 1977, 52:56.

Doncker Wolcke RA & Bunchman TE. Hemodialysis in infants and small children. Ped Nephrol 1994, 8:103-106.

Evans ED, Greenbaum LA & Ettenger RB. Principles of renal replacement therapy in children. Ped Clin North Am Ped Nephrol 1995, 6:1579.

Gruskin AB, Baluarte HJ & Dabbagh S. Hemodialysis and peritoneal dialysis. In Edelman CM: Pediatric Kidney Disease 2nd ed Lippincot-Raven, Boston, 1992, p.827.

Lazarus JM, Denker BM & Owen WF. Hemodialysis. In Brenner BM & Rector FC: The Kidney 5th ed WB Saunders, Philadelphia, 1996, p.2424.

Potter DE, Holliday MA, Piel CF et al. Measurement of growth in children with renal insufficiency. Kidney Int 1978, 14:378.

Sherrad DJ. Advances in peritoneal dialysis. Kidney Int (Suppl.) 1975, 3:442.

Stewart LC, Devarajan P & Kaskel FJ. Renal replacement therapy. In Ichikawa I: Pediatric Textbook of Fluids and Eletrolytes. Williams & Wilkins, Baltimore, 1990, p.432.

Twardowski ZJ et al. Peritoneal dialysis. Cont Iss Nephrol 1993, 22:19.

Vaamonde C et al. Complications of peritoneal dialysis. Chron Dis 1975, 28:637.

23

ASPECTOS CLÍNICOS DO TRANSPLANTE RENAL

•

Paulo Cesar Koch Nogueira

INTRODUÇÃO

Até a década de 60 persistia o questionamento ético sobre a validade de se tratar crianças com insuficiência renal crônica (IRC); depois disso, enormes progressos foram observados nas várias modalidades de tratamento de substituição renal e atualmente existe consenso de que o prognóstico dessas crianças pode ser muito melhorado com o tratamento. Crianças com IRC representam uma parcela relativamente reduzida de doentes que constituem verdadeiros desafios clínicos pela complexidade e variabilidade dos problemas e complicações que podem ocorrer de acordo com a doença de base, a velocidade de degeneração da função renal, a faixa etária em que a IRC ocorre e o tipo de terapia de substituição renal empregado. Por esses desafios, e também pelas enormes demandas de apoio afetivo e social que todas as crianças com doença crônica apresentam, o tratamento desses pacientes deve ser multiprofissional e centralizado em Serviços especialmente preparados para tanto.

Este capítulo visa abordar os principais problemas clínicos do transplante renal (TR) em crianças. Pela carência de estatística nacional, as principais fontes de evidências utilizadas nesse artigo provêm dos bancos de dados dos estudos multicêntricos da América do Norte e da Europa.

IMPORTÂNCIA DO TR

Dentre todas as modalidades de terapia de substituição renal disponíveis, o TR é a opção que fornece a melhor expectativa para as crianças com IRC quanto à mortalidade. Dados recentes divulgados pelo USRDS ("United States Renal Data System" – relatório anual, 1997) mostram que a mortalidade de crianças em qualquer faixa etária é consideravelmente menor após o TR em comparação com a diálise (Fig. B-54).

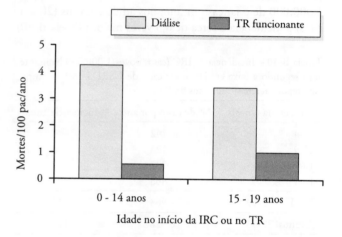

Figura B-54 – Mortalidade (mortes por 100 pacientes/ano), em 1995, por faixas etárias e por tratamento da IRC (modificado de USRDS 1997 – Annual data report).

Além da mortalidade menor, as crianças transplantadas são beneficiadas também com uma qualidade de vida superior. A tabela B-39 resume os dados de um estudo europeu sobre o crescimento e desenvolvimento de crianças com IRC no qual se evidencia, pelo número de seqüelas mentais, motoras, esqueléticas, auditivas e visuais, assim como pela contagem da freqüência escolar, que os resultados são desfavoráveis para crianças em tratamento dialítico quando comparadas a pacientes com TR funcionante.

A enorme concentração de riquezas e a desorganizada e ineficiente estrutura de apoio social e médico que são características atuais da sociedade brasileira devem ser vistas como outros fatores que dificultam ainda mais o tratamento das crianças com IRC em nosso País; nesse contexto, é provável que a diferença em favor do transplante seja ainda mais importante.

Tabela B-39 – Número de seqüelas e freqüência escolar de 2.428 crianças com IRC de acordo com o tratamento.

Número de seqüelas	Diálise	TR
Nenhuma	57%	71%
Uma	12%	20%
Duas	19%	6%
Três	9%	2%
Quatro	3%	1%

Freqüência escolar	Diálise	TR
Tempo integral	52%	88%
Tempo parcial	29%	5%
Irregular	12%	5%
Instrução domiciliar	4%	2%
Nenhuma	3%	0%

Fonte: Report on management of renal failure in children in Europe, 1991.

CAUSAS DE IRC

Na infância, a incidência de IRC é menor do que em adultos. Os dados do USRDS mostram que a IRC atinge 13/1.000.000 de crianças por ano; nos adultos jovens (20 a 44 anos) a incidência é cerca de 8,5 vezes maior (Tabela B-40).

Tabela B-40 – Incidência de IRC (casos novos/1.000.000 habitantes/ano) segundo a faixa etária (modificado de USRDS 1997 – Annual data report, referente aos anos 93-95).

Faixa etária (anos)	Nº de casos por ano	Incidência anual
0-4	142	7
5-9	126	6
10-14	227	12
15-19	468	25
Total 0-19	963	13
Adultos 22-44	10.928	111

Além disso, as causas mais comuns de IRC são particulares em cada faixa etária e, no geral, diferentes das observadas nos adultos. Doenças císticas/congênitas/hereditárias são relativamente muito importantes nos lactentes, enquanto as glomerulonefrites são mais freqüentes em crianças maiores (Tabela B-41).

Os dados já apresentados são de maneira geral, semelhantes aos que se observam na Europa e, a grosso modo, compatíveis com a estatística disponível sobre as crianças brasileiras (Fig. B-55).

CRESCIMENTO E DESENVOLVIMENTO APÓS TR

O crescimento e o desenvolvimento psicomotor são as mais importantes e marcantes características da infância. A IRC interfere profunda e negativamente nesses processos e o tratamento deve obrigatoriamente incluir uma análise pormenorizada do crescimento e do desenvolvimento de cada

Tabela B-41 – Etiologia de IRC em crianças (< 20 anos) no período de 1991 a 1995 (modificado de USRDS 1997 – Annual data report).

Doença primária	Total	%
Glomerulonefrites primárias	1.545	34,0
GN crônica	716	15,8
Glomeruloesclerose segmentar e focal	455	10,0
Outras GN	374	8,2
Doenças císticas/hereditárias/congênitas	1.098	24,0
Hipoplasia/displasia renal	453	10,0
Uropatia obstrutiva	229	5,1
Rins policísticos (tipo dominante)	163	3,6
Síndrome de Alport	118	2,6
Outras	135	2,7
Pielonefrites/nefrites intersticiais	586	12,9
Uropatia obstrutiva/litíase	278	6,1
Nefrite intersticial crônica	128	2,8
Nefropatia do refluxo/pielonefrite crônica	88	1,9
Outras	81	2,1
Glomerulonefrites secundárias/vasculites	445	9,8
Lúpus eritematoso sistêmico	245	5,4
Síndrome hemolítico-urêmica	90	2,0
Outras	110	2,4
Hipertensão arterial/doenças vasculares	260	5,7
Hipertensão nefropática primária	236	5,2
Estenose arterial renal	23	0,5
Diabetes	78	1,7
Neoplasia/tumores	26	0,6
Outras causas	100	2,2
Etiologia desconhecida	397	8,8
Total	4.534	100

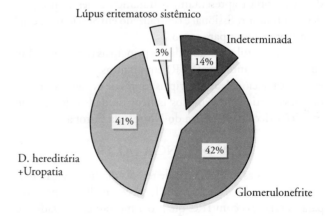

Figura B-55 – Causas de IRC em crianças durante o ano de 1993 (n = 64 casos) (modificado a partir dos dados do Registro Brasileiro de Transplante Renal – SBN).

paciente. A idade de aparecimento da IRC influirá muito, sendo intuitivo que um recém-nascido com hipoplasia renal bilateral sofrerá maiores conseqüências no crescimento do que um adolescente que apresenta falência renal após uma glomerulonefrite rapidamente progressiva aos 18 anos de idade. Particularmente, o crescimento do sistema nervoso central é máximo nos dois primeiros anos da vida e, por isso, lactentes com IRC representam um grupo de crianças que devem ser consideradas de altíssimo risco quanto ao retardo no desenvolvimento neuropsicomotor. Essas crianças devem ser prioridade absoluta para o transplante renal.

Quanto ao crescimento estatural, os problemas relativos aos lactentes e pré-escolares jovens são mais uma vez diferentes dos observados nas fases pré-puberal e puberal. Nas crianças mais jovens com IRC, a insuficiente ingestão de calorias tem um papel importante na gênese do déficit de crescimento; essa baixa ingestão calórica é observada tanto no tratamento conservador quanto na diálise. Essas crianças podem apresentar aumento na ingestão calórica após o transplante e, teoricamente, têm mais chance de recuperar o crescimento. Por outro lado, em crianças nas fases pré-puberal e puberal, os fatores hormonais têm papel mais proeminente como causa do déficit de crescimento, e a evolução após o transplante pode ser menos otimista. Em crianças com enxerto funcionante, observa-se que o estirão pubertário se inicia mais tarde e tem duração mais curta, resultando em ganho estatural cerca de 50% menor no fim da puberdade. Esse fato é explicado, pelo menos em parte, pelos efeitos colaterais dos corticosteróides (efeito central sobre a produção de GH, redução da atividade de IGF1, efeito local sobre a síntese de colágeno e a formação óssea).

Um estudo colaborativo multicêntrico realizado a partir dos dados de crescimento de 587 crianças transplantadas nos EUA e acompanhadas durante 4,5 anos mostra que o déficit de crescimento antes do transplante é mais grave quanto menor a faixa etária das crianças; por outro lado, as crianças menores têm maior chance de apresentar recuperação do crescimento, enquanto transplantes realizados após os 6 anos de idade estão, pelo contrário, associados à posterior degradação do déficit de crescimento (Fig. B-56).

Nesse mesmo estudo, a porcentagem de crianças que apresentaram "catch up" de crescimento (definido como ganho de 1 DP no escore Z de estatura) após o TR foi de 47% para a faixa de 0 a 1 ano, 43% para 2 a 5 anos, 19% para 6 a 12 anos e apenas 9% para crianças após os 13 anos.

A maturação sexual é também retardada em cerca de 2 anos nos adolescentes transplantados. Nesse aspecto, particularmente meninos que estiveram em diálise durante longo tempo estão em risco de apresentar disfunção gonadal (menor crescimento testicular e menor excreção urinária de espermatozóides) que não se corrige após o transplante bem sucedido, o que é totalmente diferente do que se observa em adultos.

Em resumo, mesmo o TR bem sucedido não corrige o déficit de crescimento de todas as crianças com IRC. Um estudo de acompanhamento a longo prazo mostrou que a

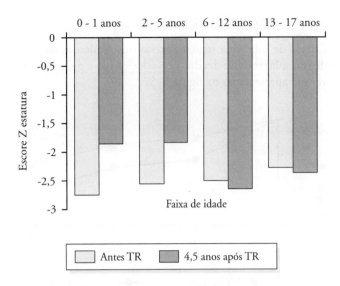

Figura B-56 – Evolução do escore Z de estatura de 587 crianças divididas por faixas de idade (modificado a partir de dados do NAPRTCS – 1995).

estatura de um grupo de crianças atingiu o escore Z de –2,4 no final do período de 20 anos após o transplante, o que é um resultado decepcionante e constitui potencial fonte de dificuldades para a adaptação dos pacientes. A maior esperança de crescimento concentra-se nas crianças transplantadas antes dos 6 anos de idade e nas quais a duração da IRC tenha sido relativamente curta; nas crianças mais velhas, ou naquelas que ficaram muito tempo em diálise, o retardo no crescimento final é o resultado mais provável.

O tratamento dessa condição pode ser otimizado no futuro com o desenvolvimento de novos medicamentos imunossupressores que permitam a redução da dose de corticosteróides, ou mesmo sua total interrupção. Alternativamente, estuda-se a administração de esteróides em dias alternados nas crianças estáveis; resultados de alguns centros de transplante com essa técnica são promissores, mas o risco de episódios de rejeição aguda pode ser aumentado com o uso de esteróides somente em dias alternados.

A introdução do hormônio de crescimento humano recombinante (rhGH) no arsenal terapêutico abre outra possibilidade de atenuação do déficit de estatura. Estudos preliminares sugerem que a maioria das crianças transplantadas pode apresentar aumento na velocidade de crescimento após o uso de rhGH; tipicamente esse aumento é máximo no primeiro ano de uso e diminui nos subseqüentes. No entanto, existem várias preocupações importantes acerca do uso de rhGH, quanto ao possível aumento da filtração glomerular e à conseqüente aceleração da degradação funcional do enxerto, ou quanto ao risco de aumentar a freqüência de episódios de rejeição aguda, ou ainda de poder favorecer o aparecimento de tumores. Estudos randomizados multicêntricos com grande número de casos estão em curso para oferecer respostas a essas questões.

RESULTADOS DO TRANSPLANTE

Curvas de sobrevida representativas dos resultados recentes de transplantes com doador vivo relacionado e doador cadáver são apresentadas na figura B-57.

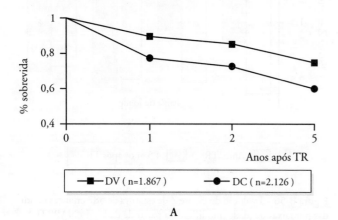

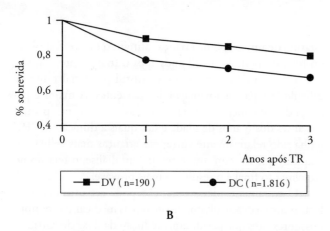

Figura B-57 – Curvas de sobrevida do enxerto em crianças de acordo com o doador (DV = doador vivo e DC = doador cadáver) na América do Norte (A) e na Europa (B) [dados: A) NAPRTCS annual report 1995; B) EDTA report 1992].

Diferentes fatores condicionam o resultado final dos transplantes em crianças, mas de maneira geral, a sobrevida do enxerto é progressivamente superior com o passar do tempo (Tabela B-42).

Tabela B-42 – Expectativa de sobrevida do enxerto em crianças de acordo com o ano do TR (modificado de NAPRTCS annual report, 1995).

Ano do TR	Número de transplantes	Sobrevida do enxerto – 2 anos
1987	291	65%
1988	279	62%
1989	235	73%
1990	262	77%
1991	211	78%

Essa tendência de melhora nos resultados nos anos mais recentes é vista também em transplantes de adultos, e é reflexo da redução nas perdas de enxertos no período até 1 ano após o TR. Quando se analisa a sobrevida após 1 ano do TR, observa-se que a perda de enxertos é constante a cada ano e que não tem diminuído substancialmente com o tempo. Dados do "Collaborative Transplant Study" divulgados em 1997 (n = 97.502) mostram que, a partir do primeiro até o décimo ano após o TR, o risco de perda de um transplante de cadáver é constante, o que resulta numa vida média de 9,5 anos para o enxerto. Portanto, a melhora progressiva de resultados observada a partir da década de 80 deve ser creditada a fatores que atuam sobre as perdas precoces, como a introdução da ciclosporina e o uso de imunossupressão seqüencial (que diminuiriam os episódios de rejeição precoce), e/ou o aperfeiçoamento do tratamento intensivo intra e póstransplante.

FATORES QUE DETERMINAM OS RESULTADOS DO TR

Os fatores que afetam negativamente os resultados a longo prazo do TR segundo os dados do NAPRTCS são expressos na tabela B-43 e os mais importantes serão discutidos a seguir.

Tabela B-43 – Fatores implicados na redução da sobrevida de enxerto renal em crianças (modificado de NAPRTCS annual report, 1995).

Fator	Risco relativo
Idade do receptor < 2 anos	2,03
Idade do doador < 6 anos	1,47
Transplante prévio	1,36
Não-utilização de indução de imunossupressão (ATG/ALG/OKT3)	1,36
Ausência de compatibilidade DR	1,23

IDADE DO RECEPTOR

A idade do receptor é um dos fatores que condiciona a sobrevida do transplante. De maneira geral, o prognóstico do enxerto é pior nos lactentes e nos pré-escolares jovens. Nessa faixa etária, a diferença entre os resultados de transplantes com doador vivo comparados com doador cadáver são particularmente mais importantes. Esses resultados piores em crianças pequenas são explicados provavelmente por:

a) resposta imunológica mais intensa em crianças menores;
b) retardo no diagnóstico de episódios de rejeição aguda;
c) aumento da perda de enxertos por fenômenos trombóticos.

É interessante notar que nessa faixa etária as perdas de enxertos ocorrem precocemente (principalmente até 6 meses após TR), sugerindo o papel importante dos fenômenos tromboembólicos. Entretanto, é necessário citar que os resultados de transplantes em lactentes e pré-escolares jovens vêm melhorando progressivamente e que alguns centros relatam re-

Tabela B-44 – Resultados ilustrativos do TR em crianças pequenas.

Fonte (ano)	Idade	Seguimento	Vivo	nº	Cadáver	nº
EDTA (80-85)	< 6 anos	3 anos	74%	41	48%	125
EDTA (86-91)	< 6 anos	3 anos	77%	90	59%	368
Minnesota (90)	< 12 meses	5 anos	71%	18	25%	4
Minnesota (90)	13-24 meses	5 anos	63%	44	50%	8
Lyon (91)	< 30 meses	5 anos	–	–	89%	9
Manchester (96)	< 5 anos	1 ano	–	–	73%	26
Inst. Karolinska (97)	< 2 anos	5 anos	87%	15	44%	6

(Doador: Vivo / Cadáver)

sultados semelhantes aos obtidos com crianças maiores; esses resultados de centros isolados devem ser vistos com cautela, porque são obtidos de populações muito pequenas e a análise de sobrevida nesses casos pode ser enganosa. A tabela B-44 relaciona alguns resultados de TR em crianças pequenas.

De qualquer forma, é indiscutível que as crianças menores de 5 anos são um desafio particular, uma vez que o TR nessa idade tem o melhor potencial de preservar o crescimento e desenvolvimento e ao mesmo tempo seus resultados são os piores dentre as faixas etárias pediátricas. Os dados disponíveis atualmente sugerem ser aceitável realizar-se TR em crianças com mais de 6 a 8 meses, peso superior a 6 a 8kg, com o uso de imunossupressão seqüencial, utilizando-se enxertos de bom tamanho, preferencialmente provenientes de doador vivo relacionado. Se doador cadáver for a opção, doadores pequenos (< 10 a 12 anos), assim como período de isquemia fria > 24 horas devem ser evitados. Além disso, a terapia de reanimação durante e após o TR deve ser otimizada em especial para a faixa etária.

IDADE DO DOADOR

A idéia de se promover o TR pediátrico com doador cadáver também jovem norteou o início do TR na infância. Embora vários dados sugiram que os rins de doadores jovens conservam a capacidade de crescimento, e que, por esse, motivo seriam interessantes, os resultados de sobrevida mostram que enxertos provenientes de doadores muito jovens têm menor longevidade (Tabela B-45).

Tabela B-45 – Resultados de sobrevida do enxerto de acordo com a idade do doador.

Faixa etária do doador	Sobrevida 1 ano	Sobrevida 3 anos
0-5 anos	63%	57%
6-10 anos	73%	64%
> 10 anos	80%	68%

Os piores resultados com doadores pequenos são explicados pela maior suscetibilidade dos rins pequenos à isquemia, maior dano provocado nesses órgãos quando dos episódios de rejeição aguda, possível regime de hiperfiltração enfrentado pelo enxerto e maiores dificuldades na realização de anastomoses vasculares.

CAUSAS DE PERDAS DE ENXERTOS RENAIS

A tabela B-46 mostra as principais causas de perdas de enxertos pediátricos.

Tabela B-46 – Principais causas de perdas de enxertos renais em crianças.

Causa	Dados do NAPRTCS (%)	Dados do EDTA (%)
Rejeição	50	47
Hiperaguda, acelerada e aguda	23	ND
Crônica	27	ND
Causa vascular, ureteral, local, ou rim não-viável	19	30
Trombose vascular	13	ND
Morte com enxerto funcionante	11	ND
Recorrência da doença original	7	5
Outras causas	13	18

ND = Dados não-disponíveis.

A rejeição é a principal causa de perda de enxertos na infância. Apesar da redução da incidência e do melhor tratamento dos episódios de rejeição aguda observados depois da introdução da ciclosporina, a importância da rejeição crônica não se atenuou substancialmente até o momento. Fatores imunológicos, como o número e a gravidade dos episódios de rejeição aguda, e não-imunológicos, como hipertensão arterial e hiperlipidemia, podem contribuir para o aparecimento da rejeição crônica. A importância ponderada de cada um desses fatores, assim como o exato papel de cada um na fisiopatogenia molecular da rejeição crônica são objetos de estudo atual.

Tabela B-47 – Comentários sobre o risco de recidiva das doenças após TR em crianças.

Doença	Comentário
Cistinose	Não há recorrência no enxerto
Hiperoxalúria primária	Recorrência de 100% nos TR isolados Melhor tratamento: transplante rim-fígado ou fígado apenas
Hialinose segmentar e focal	Recorrência – 12 a 43% (média 25%) Perda de enxerto – ½ das recorrências Fatores de risco – nefrose < 5 anos e rápida progressão para IRC Tratamento – ciclosporina em altas doses e plasmaférese
Glomerulonefrite mesangiocapilar tipo I	Recorrência – 20 a 25% Perda de enxerto – 1/3 das recorrências
Glomerulonefrite mesangiocapilar tipo II	Recorrência de "depósito denso" – 85 a 100% Recorrência clínica – mais rara Perda de enxerto – raríssima Fator de risco – GN com crescentes
Nefropatia por IgA/púrpura anafilactóide	Recorrência de depósitos de IgA – 25 a 53% Recorrência clínica – cerca de 1% Perda de enxerto – raro
LES	Recorrência – raríssima (< 1%) Perda de enxerto – improvável
Síndrome hemolítico-urêmica	Recorrência – difícil avaliar – toxicidade CyA tem o mesmo padrão Estimativas de recorrência: 20 a 50% Gravidade da recorrência – extremamente variável
Síndrome nefrótica congênita	Não há recorrência no enxerto

LES = lúpus eritematoso sistêmico.

Uma característica do TR na infância é a maior probabilidade de recorrência da doença inicial no enxerto; enquanto esse fenômeno é responsável por cerca de 2% de perdas de enxerto em adultos, em pediatria, essas perdas chegam a 5 a 7% do total. A tabela B-47 fornece as particularidades das principais doenças quanto à recorrência.

COMPLICAÇÕES APÓS TR

INFECÇÕES

Infecções bacterianas, fúngicas e virais são complicações importantes e causas de morbidade considerável em crianças após TR. Por esse motivo, todos os esforços devem ser feitos no sentido de se garantir a cobertura vacinal contra o maior número de entidades antes do TR. É necessário ter-se em conta que a eficácia das vacinas pode ser diferente em crianças com IRC, e que a monitorização da imunidade adquirida após a vacinação é desejável.

Tipicamente as infecções bacterianas mais importantes são as relacionadas ao ato cirúrgico, e nos primeiros meses após o TR, pode ocorrer pneumonia, infecções do trato urinário, e eventualmente septicemia, que podem assumir gravidade importante na criança transplantada pela imunossupressão. Infecções fúngicas como pneumonia por fungos, meningite por criptococo e candidíase são comuns e justificam a prática do uso profilático de nistatina por via oral nos primeiros meses após TR. A incidência de tuberculose é maior em pacientes transplantados, notadamente em áreas endêmicas; o quadro clínico resultante é polimórfico, geralmente com comprometimento sistêmico grave, e de difícil diagnóstico.

A maioria dos centros de transplante pediátricos utilizam profilaxia com a associação sulfametoxazol-trimetoprima por alguns meses após o TR. Essa conduta visa à prevenção da pneumonia por *Pneumocystis carinii* e pode ser igualmente útil na profilaxia de ITU.

Infecções por vírus do grupo herpesvírus (CMV, *Herpes virus hominis, Varicella zoster* e EBV) são particularmente muito importantes após o TR. Os CMV transmitidos ou pelo órgão enxertado, ou por transfusão de sangue, causam as infecções mais freqüentes, mas eventualmente a reativação de uma infecção latente do receptor pode ocorrer. Infecção por CMV tem variedade considerável em sua expressão clínica e os sinais e sintomas mais freqüentes estão esquematizados no quadro B-31.

O período de maior risco para infecção por CMV é entre o primeiro e o sexto mês após o TR. A figura B-58 ilustra a época de surgimento de infecção CMV em 88 TR realizados em crianças na Universidade "Claude Bernard" de Lyon.

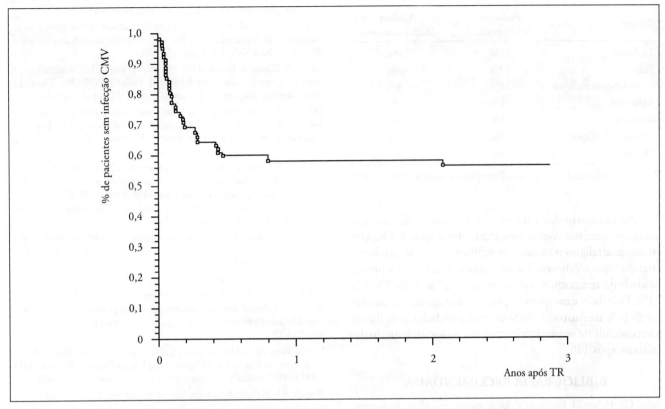

Figura B-58 – Curva de sobrevida sem infecção por CMV em 88 TR pediátricos.

Quadro B-31 – Sinais e sintomas mais freqüentes nas infecções por CMV.

> Febre prolongada
> Leucopenia ± trombocitopenia ± anemia hemolítica
> Pneumonia intersticial
> Disfunção hepática (aumento de transaminases)
> Ulceração gastrointestinal
> Síndrome semelhante à mononucleose
> Meningoencefalite
> Miocardite
> Coriorretinite
> Perda do enxerto?

Para o diagnóstico, foram considerados exclusivamente o isolamento do vírus, ou o aparecimento de IgM para CMV, tendo sido observado que, aos 6 meses após TR, 41% das crianças já havia apresentado a infecção. Pela importância da infecção por CMV, vários Serviços empregam medidas profiláticas em pacientes de risco (receptor CMV negativo e doador CMV positivo, por exemplo). Esquemas profiláticos utilizando gamaglobulina hiperimune contra CMV ou aciclovir oral em altas doses foram tentados com eficácia ainda não bem estabelecida. No caso de infecção comprovada, o tratamento deve ser feito com ganciclovir intravenoso por 3 a 4 semanas. Eventualmente, vários cursos repetidos dessa droga são necessários para um mesmo paciente.

DOENÇAS MALIGNAS

A incidência estimada de tumores na faixa etária entre 5 e 25 anos é de 1/10.000 na população geral. Crianças em diálise apresentam incidência aumentada (0,7%), e após o TR as doenças malignas podem ocorrer em 1 a 4% das crianças, o que representa um aumento substancial da incidência de tumores. Esse aumento é também observado em adultos, porém o perfil de doenças malignas mais freqüentes após o TR de crianças é completamente distinto e não semelhante, nem ao observado nas crianças não-transplantadas, nem tampouco ao que se vê nos adultos após TR. A tabela B-48 mostra a freqüência dos principais tumores que ocorrem após TR em cada faixa etária.

O tumor mais freqüente em crianças após TR é o linfoma não-Hodgkin. Especula-se que a infecção pelo EBV e a imunossupressão possam ter importância para o aparecimento desse tumor habitualmente raro nas crianças. A presença de linfoma após o transplante resulta em sobrevida extremamente reduzida dessas crianças, sendo calculada a sobrevida de pacientes após 3 anos do TR menor do que 40% apenas.

Tabela B-48 – Tumores mais freqüentes após TR em crianças e adultos.

Tumor	Pediatria (430 tumores)	Adultos (8.294 tumores)
Linfoma	53%	16%
Pele	19%	40%
Melanoma maligno	14%	5%
Sarcomas	4%	1%
Vulva/ânus	3%	3%
Sarcoma de Kaposi	3%	4%
Hepático	3%	2%

Dados provenientes do "Cincinnati Transplant Tumor Registry", 1995.

Ao contrário das infecções, a incidência de doenças malignas aumenta com o passar do tempo após o TR. Um estudo australiano realizado em 6.596 indivíduos (adultos e crianças) que receberam TR de cadáver mostra que a probabilidade de aparecimento de câncer após 24 anos do TR é de 72%. Esse dado é excepcional pela enorme incidência de câncer de pele na Austrália (66% de probabilidade), mas ilustra a necessidade de acompanhamento por tempo indefinido das crianças após TR.

BIBLIOGRAFIA RECOMENDADA

Arbus GS, Hebert D. Impact of recipient age on renal allograft outcome. In Tejani AH, Fine RN (ed). Pediatric renal transplantation. Wiley-Liss, New York, 1994, pág. 165-186.

Cameron JS. Recurrent primary disease and de novo nephritis following renal transplantation. Pediat Nephrol 1991; 5:412-421.

Donckerwolcke RA. Prognostic factors for cadaver donor kidney transplantation. In Tejani AH, Fine RN (ed). Pediatric renal transplantation. Wiley-Liss, New York, 1994, pág. 157-164.

Mehls O, Rigden S, Ehrich JHH, Berthoux F, Jones EHP, Valderrábano F. Report on management of renal failure in Europe, XXV, 1994. The child-adult interface. Nephrol Dial Transplant 1996, 11(Suppl 1):22-36.

Opelz G. Chronic graft loss in kidney and heart transplant patients. In Torraine JL, Traeger J, Bétuel H, Dubernard JM, Revillard JP, Dupuy C (ed). Late graft loss. Kluwer Academic Publishers, Dordrecht, 1997, pág. 3-12.

Opelz G, Schwarz V, Grayson H, Henderson R, Schnobel R, Wujciak T, Ruhenstroth. Multicenter analysis of posttransplant malignancies. In Torraine JL, Traeger J, Bétuel H, Dubernard JM, Revillard JP, Dupuy C (ed). Cancer in transplantation: prevention and treatment. Kluwer Academic Publishers, Dordrecht, 1996, pág. 17-24.

Rees L. Growth posttransplantation in children: steroids and growth inhibition. In Tejani AH, Fine RN (ed). Pediatric renal transplantation. Wiley-Liss, New York, 1994, pág. 423-440.

Registro Brasileiro de Transplante Renal em Crianças, Sociedade Brasileira de Nefrologia, 1993. http://www.epm.br/medicina/registro/RGBRINTI.HTM.

Schaefer F. Pubertal development after renal transplantation. In Tejani AH, Fine RN (ed). Pediatric renal transplantation. Wiley-Liss, New York, 1994, pág. 409-422.

United States Renal Data System, The National Institutes of Health, National Institute of Diabetes and Digestive and Kidney Diseases, Bethesda, MD. USRDS 1997 annual data report. http://www.med.umich.edu/usrds/.

Warady BA, Hébert D, Sullivan EK, Alexander SR, Tejani A. Renal transplantation, chronic dialysis and chronic renal insufficiency in children and adolescents. The 1995 annual report of the North American pediatric renal transplant cooperative study. Pediat Nephrol 1997; 11:49-64.

24

IMUNOSSUPRESSÃO EM CRIANÇAS TRANSPLANTADAS

•

CLOTILDE DRUCK GARCIA

DROGAS IMUNOSSUPRESSORAS

IMUNOSSUPRESSORES CONVENCIONAIS

A sobrevida do enxerto depende do uso de drogas imunossupressoras que diminuem a resposta imunológica do receptor ao enxerto transplantado.

Os agentes imunossupressores convencionais usados atualmente na prevenção da rejeição são os corticosteróides, a azatioprina e a ciclosporina, enquanto os utilizados no tratamento da rejeição aguda são os corticosteróides e os anticorpos antilinfocitários policlonais (ATG) e monoclonais (OKT3). Algumas novas drogas imunossupressoras, como mofetil micofenolato e tacrolimus, já estão sendo utilizadas, enquanto outras, como rapamicina, brequinar sódico, leflumomida e desoxiespergualina, estão ainda em fase de testes.

Corticosteróides

O corticosteróide utilizado na indução e manutenção da imunossupressão é a prednisona. No tratamento dos episódios de rejeição aguda usa-se, geralmente, metilprednisolona intravenosa. Os corticosteróides têm um amplo efeito antiinflamatório na imunidade celular, mas não atuam na imunidade humoral. Inibem o processo de ativação celular, bloqueando a produção de citocinas pelas células T e pelas células apresentadoras do antígeno.

Entretanto, essas drogas têm múltiplos efeitos adversos, incluindo aparência cushingóide, hipertensão arterial, déficit de crescimento, necrose óssea, risco de infecções, prejuízos na cicatrização, catarata, acne, hiperglicemia e distúrbios psicológicos. O impacto negativo dos corticosteróides no aspecto físico do paciente pode desempenhar um papel importante na não-adesão ao tratamento, especialmente em adolescente preocupado com sua auto-imagem.

Azatioprina

A azatioprina é um derivado do nitroimidazol metabolizado para 6-mercaptopurina. Age diretamente, inibindo o crescimento e a diferenciação das células imunológicas. Após metabolismo hepático, seus derivados inibem a síntese das purinas, prevenindo a replicação do gene e a divisão celular. Além disso, a azatioprina bloqueia a imunidade mediada pelas células, inibe primariamente a síntese de anticorpos e diminui os monócitos e os granulócitos circulantes. Seu principal efeito adverso é a mielossupressão, com leucopenia, trombocitopenia e anemia megaloblástica. Outros efeitos indesejáveis incluem suscetibilidade aumentada a infecções, principalmente virais, hepatotoxicidade, pancreatite, alopécia e risco de neoplasia.

Ciclosporina

A ciclosporina é um decapeptídeo de origem fúngica (*Tolypocladium inflatum*) com ação sobre os linfócitos T auxiliares e T citotóxicos. Liga-se a proteínas celulares chamadas ciclofilinas, e seu complexo inibe o movimento do fator de transcrição para o núcleo, bloqueando a produção de interleucina-2. Essa cascata de eventos resulta na inibição da proliferação das células T e sua diferenciação.

Além da nefrotoxicidade, que é o efeito colateral mais importante, também ocorrem hepatotoxicidade, neurotoxicidade, hipertensão, hipercalemia, hiperplasia gengival, suscetibilidade a infecções e aumento do risco de malignidade. A ciclosporina sofre interferência de muitas drogas, especialmente daquelas que são metabolizadas pelo sistema citocromo P-450 do fígado.

A nova forma de microemulsão da ciclosporina A (Sandimmun neoral® – Sandoz) tem provado ser vantajosa, principalmente em crianças, por sua melhor absorção e biodisponibilidade.

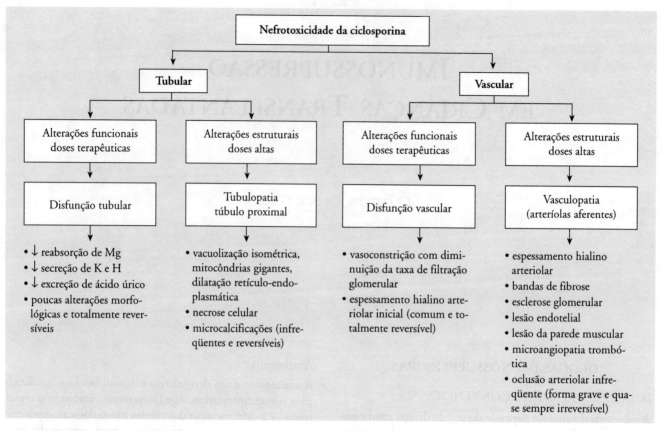

Figura B-59 – Nefrotoxicidade da ciclosporina.

Cabe enfatizar que o maior problema da utilização da ciclosporina é seu risco de nefrotoxicidade. A ciclosporina é capaz de exercer vários efeitos tóxicos ao rim, desde efeitos puramente funcionais, até alterações estruturais extensas (Fig. B-59).

Os efeitos da ciclosporina na função renal são relacionadas à dose, mas pode ocorrer, também, resposta idiossincrásica em alguns pacientes. A ciclosporina diminui agudamente a taxa de filtração glomerular secundária a alterações hemodinâmicas, que é reversível com a redução da dose.

O quadro B-32 apresenta as quatro síndromes clínicas de nefrotoxicidade que podem estar associadas com o uso de ciclosporina, sendo três delas agudas.

Quadro B-32 – Síndromes clínicas de nefrotoxicidade associadas com o uso de ciclosporina.

> Insuficiência renal aguda pós-transplante
> Episódios de nefrotoxicidade aguda
> Síndrome hemolítico-urêmica
> Nefrotoxicidade crônica

Insuficiência renal aguda pós-transplante ou nefrotoxicidade precoce – caracteriza-se pelo efeito somatório de nefrotoxicidade da ciclosporina com o dano renal de causas variadas ocasionando aumento da incidência de necrose tubular aguda pós-transplante ou prolongando sua duração.

Episódios de nefrotoxicidade aguda – nefrotoxicidade aguda é a complicação clínica mais freqüente nos primeiros três meses pós-transplante e se caracteriza por aumento moderado da creatinina sérica, com velocidade variável, por geralmente estar associada a níveis elevados de ciclosporina e por ser reversível com redução da dose de ciclosporina. Os efeitos nefrotóxicos da ciclosporina resultam de alterações morfológicas e funcionais, sendo mais comum o efeito vasoconstritor nas arteríolas glomerulares aferentes. Como resultado do aumento da resistência vascular, há diminuição do fluxo sangüíneo renal e da filtração glomerular (ver Fig. B-59).

A questão essencial é diferenciar toxicidade aguda de rejeição aguda e, conforme apresentado na figura B-60, podem ocorrer três situações.

Síndrome hemolítico-urêmica – é uma forma rara mais grave de nefrotoxicidade, que se manifesta por anúria, hipertensão maligna e sinais de hemólise secundária a arteriolopatia aguda com microangiopatia trombótica. O aparecimento dessa síndrome é imprevisível, podendo ocorrer com níveis sangüíneos baixos de ciclosporina. Pode ocorrer reversão do quadro com a suspensão da droga.

Nefrotoxicidade crônica – ao contrário da nefrotoxicidade aguda, seu início é mais insidioso, produzindo um declínio lento da função renal. A toxicidade da ciclosporina pode afetar vasos, túbulos, interstício e glomérulos. É necessário

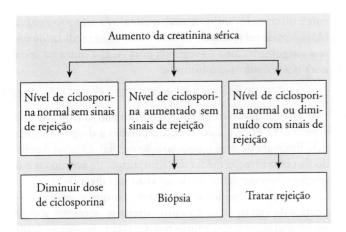

Figura B-60 – Diagnóstico diferencial entre rejeição aguda e nefrotoxicidade.

excluir outras causas de disfunção crônica do enxerto. Os fatores não-imunológicos que contribuem para essa disfunção incluem hipertensão arterial, hiperlipidemia, metabolismo anormal das prostaglandinas e possivelmente efeito nefrotóxico da ciclosporina. O diagnóstico clínico é usualmente sugerido por deterioração gradual da função renal, aumento da proteinúria e piora da hipertensão arterial. As alterações histológicas de nefrotoxicidade crônica podem ser vistas tanto com doses baixas (< 5mg/kg/dia) quanto com doses elevadas (> 6mg/kg/dia), entretanto são mais precocemente encontradas quando altas doses estão sendo administradas. Algumas análises retrospectivas sugerem que a maioria dos pacientes com creatinina normal, mantidos com ciclosporina em doses inferiores a 5mg/kg/dia após o primeiro ano, tem função renal estável por mais de 5 anos. Ainda não existem estudos sobre níveis seguros de ciclosporina que evitem nefrotoxicidade, somente sugestões (Tabela B-49).

Tabela B-49 – Concentração média de ciclosporina em relação ao tempo pós-transplante.

Tempo pós-transplante	Concentração média (ng/ml)	Concentração mínima ng/ml (12 horas)
0-1 mês	> 550	200-300
> 1-3 meses	> 500	200-250
> 3-6 meses	> 450	200
> 6-12 meses	400	175
> 12 meses	350	110-150

Anticorpos policlonais e monoclonais

Utilizados com sucesso no tratamento da rejeição aguda resistente aos corticosteróides ou na terapêutica de indução em esquemas de imunossupressão quádrupla ou tríplice seqüencial.

Seus efeitos colaterais incluem: febre, hipertensão, hipotensão, náusea, diarréia, edema pulmonar, suscetibilidade aumentada a infecções, principalmente por citomegalovírus e aumento do risco de malignidade.

NOVOS IMUNOSSUPRESSORES

Ácido micofenólico

O mofetil micofenolato (Cell-Cept®– Roche) é uma pró-droga semi-sintética, éster morfolinoetílico do ácido micofenólico, que é liberado por hidrólise e metabolizado no fígado para sua forma inativa. Tem ação na síntese das purinas e parece substituir, com vantagens, a azatioprina, pois diminui a incidência de episódios de rejeição aguda; estudos experimentais sugerem que poderia ter algum efeito na rejeição crônica.

Também, tem se mostrado eficaz em reverter episódios de rejeição aguda resistentes aos corticosteróides e ao OKT3.

Como efeitos adversos mais freqüentes, têm sido observadas: diarréia, que pode melhorar quando a droga é reduzida ou fracionada, e mielotoxicidade.

Poucos grupos têm experiência com essa medicação em crianças, e a dose empregada varia de 600 a 1.200mg/m^2 de superfície corporal ao dia ou 40mg/kg/dia, fracionada em duas tomadas. É uma droga promissora na imunossupressão de crianças transplantadas renais.

Tacrolimus (FK-506)

O tacrolimus é um macrolídeo policíclico, eficaz e com potente atividade imunossupressora, produzido pelo fungo *Streptomyces tsukubaensis*. Tem ação semelhante à da ciclosporina, utilizando as mesmas vias bioquímicas. Isso explica o antagonismo das duas drogas, assim como a potencialização de seus efeitos adversos, como a nefrotoxicidade.

Existem alguns relatos de seu uso em transplante renal pediátrico, mostrando-se efetivo, inclusive como monoterapia. Comparado com a ciclosporina, parece ocasionar menor freqüência de hipertensão e melhorar a aparência cosmética (sem hirsutismo), o que poderia favorecer a maior adesão ao tratamento. Entretanto, há uma maior incidência de doenças linfoproliferativas nas crianças transplantadas, principalmente naquelas com vírus Epstein-Baar negativas que recebem enxerto com vírus positivo, e maior risco de desenvolver diabetes. A freqüência dos outros efeitos colaterais, como nefrotoxicidade, neurotoxicidade e risco de infecções é similar à encontrada com ciclosporina.

PECULIARIDADES DA IMUNOSSUPRESSÃO NO TRANSPLANTE RENAL PEDIÁTRICO

As crianças apresentam algumas peculiaridades em relação a imunossupressão quanto à reatividade imunológica, ao efeito dos corticosteróides sobre o crescimento, ao metabolismo e absorção da ciclosporina, aos protocolos de imunossupressão e à apresentação clínica de rejeição aguda.

RESPOSTA IMUNOLÓGICA DO RECEPTOR

A resposta imunológica não-específica afeta a capacidade de rejeição a um enxerto. Crianças com idade inferior a 6 anos, em tratamento dialítico, têm maiores índices de reatividade imunológica não-específica, se comparadas com crianças maiores e adultos. Esses índices incluem blastogênese espontânea, número total de linfócitos T, linfócitos B e linfócitos imaturos ativados e aumento do índice CD4:CD8.

Em conseqüência, a propensão para rejeição é maior em crianças, principalmente em lactentes, sugerindo que necessitam de imunossupressão mais intensa.

EFEITOS DOS CORTICOSTERÓIDES SOBRE O CRESCIMENTO

Um dos principais efeitos adversos dos corticosteróides, peculiares da criança e dos adolescentes, é o déficit de crescimento.

Os corticosteróides têm efeito direto na inibição da síntese do colágeno tipo I, nas placas cartilaginosas de crescimento. Além disso, esteróides em dose diária podem diminuir a quantidade de hormônio de crescimento secretado.

Embora alguns autores tenham considerado a suspensão do uso de prednisona em crianças selecionadas como uma boa alternativa, a análise de outros relatos mostra a necessidade desse imunossupressor, sob risco de a criança apresentar rejeição, em alguns casos irreversível.

Portanto, o paciente deve receber uma dose mínima de prednisona efetiva para imunossupressão de manutenção ou profilática que não iniba o crescimento. Essa dose não está estabelecida, mas tem sido sugerido que doses superiores a 6mg/m^2 de superfície corporal ou 0,24mg/kg de peso por dia prejudicam o crescimento.

Um derivado da prednisona, o deflazacort, um composto oxazolínico, tem demonstrado inibir menos o crescimento com o mesmo efeito imunossupressor em estudos clínicos iniciais em crianças transplantadas.

Recentemente, com o advento de novos imunossupressores, como o mofetil micofenolato, associado a ciclosporina A, foram obtidos bons resultados com relação à suspensão da prednisona, sem risco de rejeição e com obtenção de um crescimento favorável.

Aguardam-se mais relatos nesta área, mas não deixam de ser expectativas promissoras.

METABOLISMO E ABSORÇÃO DA CICLOSPORINA

A dose de ciclosporina utilizada no adulto é inadequada para crianças. Se a mesma dose por peso corporal for administrada para crianças e adultos, os níveis sangüíneos atingidos nas crianças são mais baixos. Isso se deve ao fato de a criança ter uma menor absorção e um metabolismo mais acelerado da droga. Tais efeitos são maiores quanto mais jovem for a criança. Com o advento da ciclosporina A em microemulsão (Sandimmun neoral®), de melhor absorção, mantêm-se níveis sangüíneos mais estáveis e a dose se correlaciona melhor com o nível sangüíneo. A ciclosporina tem marcada variação interindividual farmacodinâmica. Por esse motivo, é sugerida a obtenção de parâmetros farmacocinéticos, calculando a exposição do paciente à droga mediante o cálculo da área sob a curva relacionada ao intervalo de dose (12 horas). Se o paciente utilizar ciclosporina neoral, o cálculo da área sob a curva (AUC) pode ser realizado somente com duas medidas de níveis sangüíneos, uma na segunda hora (C2) e outra na sexta hora (C6), conforme a fórmula:

$$AUC = 195,8 + 2,4 \times C2 + 7,7 \times C6$$

Dividindo-se o total (AUC) obtido por 12 (intervalo de dose: 12/12 horas), calcula-se a exposição à droga corrigida pelo intervalo de dose (concentração média). O nível desejado da concentração média da ciclosporina, de acordo com o tempo pós-transplante, pode ser visto na tabela B-49.

A farmacocinética é importante porque a janela terapêutica da ciclosporina é muito estreita e, portanto, a dose imunossupressora está muito próxima da nefrotóxica. Muitas drogas interagem com a ciclosporina e a avaliação dos níveis de ciclosporina ou sua concentração média devem ser determinadas e sua dose ajustada, quando essas medicações forem utilizadas (Tabela B-50).

Tabela B-50 – Drogas que freqüentemente interagem com a ciclosporina.

Aumentam os níveis de ciclosporina	Diminuem os níveis de ciclosporina	Causam nefrotoxicidade aditiva
Cetoconazol	Isoniazida	Aminoglicosídeos
Diltiazem	Rifampicina	Anfotericina B
Eritromicina	Fenitoína	Sulfonamidas
	Fenobarbital	Trimetoprima

Numa revisão de mais de 2.000 transplantes pediátricos (NAPRTCS), foi evidenciado que a dose adequada de ciclosporina é fundamental para o prognóstico do enxerto renal pediátrico. Entre 6 e 36 meses após o transplante renal, os pacientes que tiveram episódios de rejeição ou perderam os enxertos recebiam uma dose média de ciclosporina menor do que a daqueles que não apresentaram essas complicações. Nesse estudo foi demonstrado que a dose de ciclosporina rotineiramente diminuída em transplante renal pediátrico foi prejudicial. Portanto, a monitorização farmacocinética de ciclosporina nos transplantes pediátricos colabora com a eficácia e a segurança do seu uso.

PROTOCOLOS DE IMUNOSSUPRESSÃO

A imunossupressão profilática pós-transplante pode ser dividida em duas fases: a de indução e a de manutenção.

Indução

A fase de indução se estende do pós-operatório imediato até os primeiros três meses pós-transplante. Nesse período ocorre maior prevalência de rejeição aguda. O objetivo é induzir uma imunossupressão ótima na tentativa de prevenir rejeição.

Existem vários esquemas de tratamento de indução:

– convencional: prednisona + azatioprina
– monoterapia: ciclosporina

– terapia dupla: prednisona + ciclosporina
azatioprina + ciclosporina
mofetil micofenolato + ciclosporina
– terapia tríplice: prednisona + azatioprina + ciclosporina
prednisona + mofetil micofenolato + ciclosporina
– terapia quádrupla: prednisona + azatioprina + ciclosporina + OKT3/ATG
– terapia tríplice seqüencial: prednisona + azatioprina + OKT3/ATG seguida por ciclosporina

A imunossupressão convencional, com azatioprina e prednisona, sem ciclosporina, empregada até o início dos anos 80, está abandonada devido aos resultados inferiores obtidos, quando comparados aos de outros esquemas. A monoterapia com ciclosporina, utilizada em alguns grupos especiais de pacientes, não deve ser adotada em crianças, por sua maior resposta imunológica.

A maioria dos protocolos de imunossupressão para receptores pediátricos inclui o esquema tríplice, com ciclosporina, esteróide e azatioprina. Atualmente azatioprina está sendo substituída por mofetil micofenolato. Com certeza, ciclosporina é a chave da terapia, apesar de haver controvérsias com relação ao melhor protocolo imunossupressor. O primeiro ponto de debate é o momento da introdução da ciclosporina. Alguns preferem iniciá-la imediatamente antes do transplante (esquema tríplice ou quádruplo), enquanto outros retardam seu uso por uma ou duas semanas após o transplante, utilizando a terapia tríplice seqüencial.

Não há um consenso sobre as doses das medicações. Todos os grupos têm como objetivo obter uma melhor sobrevida do enxerto, sem causar dano ao paciente, sendo uma constante a preocupação com o crescimento.

Terapia tríplice

A dose inicial de prednisona é variável, oscilando de 1 a 0,5mg/kg/dia nos diversos protocolos, com redução progressiva até atingir, no sexto mês, 0,15mg/kg/dia. A azatioprina é utilizada na maioria dos centros em doses de 1,5-2,5mg/kg/dia.

Na tabela B-51 está apresentada uma sugestão de imunossupressão tríplice para receptores de transplante renal pediátrico.

O ácido micofenólico foi lançado como um avanço na imunossupressão em substituição à azatioprina. É mais bem tolerado nos pacientes com hepatopatia e parece ter efeito antifibrótico, sendo uma possibilidade no tratamento da rejeição crônica. Os trabalhos em pacientes pediátricos são escassos. A dose preconizada para criança é inicialmente de 1.200mg/m^2 de superfície corporal ao dia, com dose de manutenção de até 600mg/m^2/dia, controlando o número de leucócitos.

A ciclosporina tem sua dose baseada na monitorização farmacocinética, utilizando a medida do nível sangüíneo mínimo em amostra coletada na 12ª hora (Tabelas B-49 e B-52) ou melhor controle com o cálculo de concentração média de ciclosporina como referido anteriormente. Os níveis-alvo variam, dependendo do período de evolução, e estão apresentados na tabela B-52.

Terapia tríplice seqüencial

O esquema de imunossupressão seqüencial pode ser visto no quadro B-33. A imunossupressão inicial é realizada com ATG ou OKT3. A ciclosporina é utilizada quando a função do enxerto já estiver quase normalizada (creatinina < 2mg/dl). Portanto, é uma imunossupressão utilizada em transplante com doador cadáver, situação em que a função do enxerto demora um pouco para normalizar.

Tabela B-51 – Protocolo de imunossupressão tríplice.

Imunossupressor	Tempo				
	0-1 mês	2 meses	3 meses	4 meses	6 meses
Prednisona	0,5mg/kg/dia ou 20mg/kg	0,33mg/kg	0,25mg/kg	0,18-0,2mg/kg	0,13-0,18mg/kg
Azatioprina ou mofetil micofenolato	1-2mg/kg/dia 1.200mg/m^2/dia	1-2mg/kg/dia 1.200mg/m^2/dia	1-2mg/kg/dia 1.000-1.200mg/m^2/dia	1-2mg/kg/dia 600-1.000mg/m^2/dia	1-2mg/kg/dia 600-1.000mg/m^2/dia
Ciclosporina	10-14mg/kg/dia*	*	*	*	6mg/kg/dia*

* Ajuste conforme nível sangüíneo e estudo farmacocinético (Tabela B-49).

Tabela B-52 – Nível sangüíneo de ciclosporina na 12ª hora e período pós-transplante.

Ciclosporina 12^{a}h (ng/ml)	Período pós-transplante (semanas)				
	0-4	4-8	8-12	12-16	16-36
Ensaio policlonal	600-800	400-600	350-550	325-500	280-375
Monoclonal específico	200-300	200-300	200-250	200	200
HPLC	150-200	125-175	100-150	75-175	75-175

Quadro B-33 – Protocolo de imunossupressão seqüencial de transplante pediátrico.

1. **6 a 12 horas pré-transplante**
   - ciclosporina 10mg/kg, VO, se for utilizada ATG ou ALG
   - ciclosporina 14mg/kg, VO, se for utilizado OKT3

2. **1 a 10 dias**
   - ATG 15mg/kg ou OKT3 2,5mg (peso < 30kg) ou 5mg (peso > 30kg)
   - uso diário até creatinina < 2mg/dl, ou num total de 10 dias
   - azatioprina 1-2mg/kg/dia
   - prednisona 0,5mg/kg/dia, primeira dose intra-operatória de metilprednisona 10mg/kg, IV

3. **11 dias a 6 meses**
   ciclosporina
   - creatinina < 2mg/dia
     ciclosporina 10-14mg/kg/dia*
   - creatinina > 2mg/dia
     ciclosporina 6-8mg/kg/dia
   azatioprina 1,5-2mg/kg/dia
   ou mofetil micofenolato 600-1.200mg/m^2/dia
   prednisona: reduzir lentamente, no sexto mês 0,15-0,18mg/kg/dia

* Ajustar de acordo com os níveis sangüíneos.

A validade desse esquema tem sido enfatizada porque a população pediátrica tem alto risco de rejeição, e o emprego de anticorpos antilinfocitários (ATG/OKT3) seria benéfico como profilaxia da rejeição aguda.

Nos estudos iniciais, a sobrevida do enxerto com o esquema seqüencial mostrou melhor resultado nos primeiros três meses, mas a longo prazo foi semelhante à terapia tríplice. Entretanto, em análises recentes, demonstrou-se que a sobrevida em 1 a 2 anos foi superior quando adotado o esquema seqüencial.

Há, no entanto, problemas com o uso da terapia seqüencial relacionados ao custo, que é elevado, e ao risco aumentado de infecção, principalmente por citomegalovírus, e de doenças linfoproliferativas. Na análise do registro norte-americano de 1995, foram relatados sete casos (1.500 receptores) de síndrome linfoproliferativa e todos tinham recebido drogas antilinfocitárias.

Talvez a terapia seqüencial tenha uma indicação precisa: naqueles casos sem funcionamento inicial do enxerto ou em pacientes hipersensibilizados e/ou retransplantados.

Manutenção

O objetivo fundamental do tratamento imunossupressor de manutenção é prevenir a rejeição crônica do transplante e evitar os efeitos secundários a longo prazo das diversas drogas. A intenção é evitar a nefrotoxicidade da ciclosporina, o risco de replicação viral por causa da azatioprina e os múltiplos efeitos extra-renais dos corticosteróides.

O tratamento de manutenção pode ser o mesmo da fase de indução ou utilizar um protocolo de conversão retirando a prednisona ou a ciclosporina. Exceto se ocorrerem efeitos indesejáveis importantes, não se retira a ciclosporina em transplante pediátrico. Quando a opção é manter o mesmo esquema, as doses de prednisona e de ciclosporina são ajustadas de acordo com a clínica e a farmacocinética.

Tratamento da rejeição aguda

Os episódios de rejeição aguda do enxerto, antes do uso da ciclosporina, eram rotineiramente manifestados por dor e aumento do enxerto, febre, diminuição de diurese, ganho de peso, hipertensão arterial e aumento do nível sérico de creatinina. Com a introdução da ciclosporina, o processo de rejeição foi atenuado; em geral, manifesta-se por elevação da creatinina ou hipertensão. Entretanto, o nível de creatinina aumentado é um índice precoce de rejeição em crianças que recebem enxerto renal de tamanho proporcional à sua superfície corporal. Em receptores pequenos que recebem enxerto de adulto, cuja massa renal é desproporcionalmente grande para o tamanho da criança, o aumento da creatinina pode não ocorrer. A elevação da creatinina, nesses casos, pode ser uma indicação tardia de rejeição. Nessas crianças pequenas, hipertensão e febre são sinais precoces de rejeição aguda, devendo ser valorizada como tal a rejeição comprovada por outros métodos diagnósticos, como biópsia renal e/ou cintilografia renal dinâmica para avaliação do fluxo sangüíneo renal.

Apesar de a rejeição aguda ser a principal causa de disfunção renal, é necessário realizar diagnóstico diferencial com obstrução urinária, nefrotoxicidade por ciclosporina, estenose de artéria renal e infecção.

A primeira linha de tratamento para rejeição aguda em crianças é a administração intravenosa de pulsos de metilprednisolona sem alterar a imunossupressão basal. As doses variam de 5 a 10mg/kg/dia, ministradas diariamente ou em dias alternados, num total de três a cinco doses. Em 10 a 25% dos casos, a rejeição é corticorresistente, e está indicada biópsia para estabelecer diagnóstico e prognóstico. Se o diagnóstico de rejeição corticorresistente for confirmado, indica-se o uso de OKT3 na dose total diária de 2,5mg, com monitorização dos níveis de CD4 e CD8, num total de 5 dias. A ATG também pode ser utilizada nesses casos.

NÃO-ADESÃO AO TRATAMENTO

A não-adesão ao tratamento é reconhecida cada vez mais como a principal barreira para uma melhor sobrevida do paciente e do enxerto. No pós-transplante, o comportamento de não-adesão se manifesta pelo não-cumprimento da dieta (com excesso de ingestão de sódio, calorias, carboidratos) e pelo abandono da medicação prescrita.

A não-adesão ocorre em torno de 20 a 30% dos receptores. O risco de repetir essa conduta em outro transplante é muito maior: 50% dos pacientes retransplantados novamente não aderem ao tratamento.

Como a não-adesão à prescrição invariavelmente leva à rejeição do enxerto, é fundamental identificar o paciente com risco potencial no pré-transplante.

A não-adesão tem sido observada mais freqüentemente em certos grupos de pacientes: adolescentes, pacientes que não tenham apoio significativo de no mínimo um adulto e paciente com baixa estima e depressão.

Como regra, o paciente não deve ser considerado candidato a transplante renal se houver forte convicção de risco de não-adesão. Para obter adesão, são necessários: um programa de modificação do comportamento, suporte familiar e trabalho com os traços de personalidade pré-doença.

Estratégias para a intervenção e o controle propostos são: monitorização da medicação, contagem do número de drágeas, monitorização farmacocinética da ciclosporina e consultas médicas e com assistente social freqüentes.

BIBLIOGRAFIA RECOMENDADA

Abbud Filho, Campos HH, Ramalho HJ. Imunossupressão química: mecanismos de ação e suas bases moleculares. In Neumann J, Abbud Filho M, Garcia VD (ed). Transplantes de órgãos e tecidos Sarvier, São Paulo, 1977; p 177-192.

Amante AJ, Kahan BD. Abbreviated area-under-the-curve strategy for monitoring cyclosporine microemulsion therapy in immediate postransplant period. Chem Chem 1996; 42:1294-1296.

Bokenkamp A, Offner G, Hoyer PF, Wonigeit K, Brodehl. Excessive cyclosporine trough level variation with classic cyclosporine can be reduced with the new oral microemulsion formulation of cyclosporine. Transplant 1996; 28:2273-2275.

Ellis D, Shapiro R, Jordan ML. Comparison of FK-506 and cyclosporine regimens in pediatric renal transplantation. Pediat Nephrol 1994; 8:193-200.

Ettenger RB. Children are different: the challenges of pediatric renal transplantation. Am J Kidney Dis 1992; 2:668-672.

Ettenger RB, Warshaw B, Mentser M, Potter D, Moulton L, Marik J, Cohen A, Nast C, Gales B, Nichols A, Hale M, Linna J. Mycophennolate Mofetil (MMF) in pediatric renal transplantation. Pediat Nephrol 1996; 10:C39.

Ferraris JR, Day PF, Gutman RG. Effect of therapy with a new glucocorticoid, deflazacort, on linear growth hormone secretion after renal transplantation. J Pediat 1992, 121:809-813.

Garcia CD & Garcia VD. Peculiaridades do transplante pediátrico. In Neumann J, Abbud Filho M, Garcia VD (ed). Transplantes de órgãos e tecidos. Sarvier, São Paulo, 1997; p 177-192.

McDonald RA, Watkins SL. Progress in renal transplantation for children. Adv Renal Replacement Ther 1996; 3:60-68.

Morris RE. Mechanisms of action of new immunosuppressive drugs. Kidney Int 1996, 49:S26-S38.

25

TRAUMATISMO URINÁRIO E GENITAL

SAMUEL SAIOVICI

INTRODUÇÃO

O traumatismo é a principal causa de mortalidade e incapacitação em crianças e adultos jovens em países desenvolvidos, sendo que a maioria dessas mortes ocorre em virtude de acidentes automobilísticos ou ferimentos por armas de fogo. A incidência de lesões genitourinárias em crianças politraumatizadas varia de 3 a 10%. O traumatismo abdominal fechado é responsável, na criança, por 90% dessas lesões. As lesões traumáticas não-acidentais e por abuso sexual ocorrem em cerca de 1% da população pediátrica. As lesões iatrogênicas podem acontecer durante cirurgias abertas, laparoscópicas ou endourológicas, mas são raras na infância.

Neste capítulo, daremos importância maior ao traumatismo fechado, visto ser mais freqüente e de abordagem diferenciada; nos ferimentos penetrantes, a exploração cirúrgica é obrigatória.

RINS

No traumatismo urogenital, os rins são os órgãos mais freqüentemente atingidos, chegando a 47% no traumatismo abdominal fechado. A associação de lesões de outros órgãos é freqüente, como crânio e sistema nervoso central, fígado, baço e intestino delgado (40 a 70% dos casos).

CONSIDERAÇÕES ANATÔMICAS

Existem algumas diferenças anatômicas entre adultos e crianças que podem facilitar o entendimento dos diferentes tipos de lesão. Os rins da criança ocupam um maior espaço no abdome e estão dispostos mais inferiormente no retroperitônio. Além disso, os fatores de proteção, como a gordura perirrenal e a fáscia de Gerota, são menos desenvolvidos, aumentando a possibilidade de lesão (explica por que as lacerações renais freqüentemente promovem hemoperitônio).

As anomalias congênitas e as doenças renais estão presentes em até 3,4% e, principalmente as obstrutivas, podem predispor a lesões, piorando o prognóstico.

MECANISMOS

Acidentes automobilísticos, quedas de altura e traumatismo direto são as principais causas. As fraturas dos últimos arcos costais e da apófise transversa vertebral causam contusões ou lacerações no parênquima renal. O traumatismo fechado está associado à desaceleração brusca do corpo e, principalmente em crianças, nas quais a mobilidade renal é maior, podem ocorrer lesões do pedículo vascular por estiramento e trombose da artéria renal secundária a lesão da túnica íntima e hemorragia subintimal.

Lesões iatrogênicas são raras na infância e ocorrem após intervenções percutâneas que algumas vezes podem manifestar-se tardiamente quando se apresentam como malformações arteriovenosas.

CLASSIFICAÇÃO DAS LESÕES

A classificação para traumatismos renais mais utilizada devido a seu valor estratégico para o tratamento é a proposta por Moore e cols., em 1989, com base em alterações detectadas pela tomografia computadorizada (Quadro B-34).

Quadro B-34 – Classificação para traumatismos renais.

Grau I	– Hematoma subcapsular ou contusão simples
Grau II	– Hematoma perirrenal estável ou laceração renal superficial
Grau III	– Laceração renal profunda sem acometimento da via excretora
Grau IV	– Laceração do córtex, medula e sistema coletor ou do pedículo vascular
Grau V	– Avulsão do pedículo vascular e/ou lesão renal cominutiva

DIAGNÓSTICO CLÍNICO

A suspeita de traumatismo renal deverá existir em toda criança politraumatizada que apresentar lesões torácicas, abdominais, em flancos ou traumatismo direto lombar. A hematúria, macroscópica ou microscópica, é o principal sinal diagnóstico, porém, não guarda relação com a gravidade da lesão (fissuras extensas com coágulos dentro da via excretora ou trombose da artéria renal podem se apresentar com ausência de hematúria ou hematúria microscópica). A dor lombar pode ser decorrente de lesões ósseas ou musculares e a presença de tumor palpável em região lombar se deve ao extravasamento uro-hemático confinado pela fáscia renal.

DIAGNÓSTICO POR IMAGEM

A radiografia simples do abdome realizada em criança politraumatizada (ou inicial de uma urografia excretora) pode demonstrar fraturas de arcos costais e vértebras, velamento do retroperitônio do lado acometido ou sinais indiretos de lesões de outras estruturas abdominais.

A urografia excretora (UGE) com nefrotomografia tem sensibilidade de 90% no diagnóstico de traumatismo renal, obtendo a confirmação da suspeita clínica. Demonstra a presença ou a ausência do rim contralateral, além de alterações como espasticidade calicinal, extravasamento de contraste, retardo de excreção, exclusão funcional e presença de doenças renais prévias. A urografia excretora deve ser realizada sempre que possível em politraumatizados com suspeita de traumatismo renal, previamente à exploração cirúrgica de outros órgãos. Em pacientes instáveis, com indicação de laparotomia, recomenda-se a UGE com exposição única após 10 minutos da administração do contraste endovenoso (2ml/kg).

No traumatismo renal, obtém-se uma avaliação adequada pela urografia excretora em cerca de 70% das lesões (valor prognóstico e conduta).

A ultra-sonografia apresenta sensibilidade de 70% na avaliação do traumatismo renal, porém a facilidade no diagnóstico da presença de rim contralateral e a praticidade no acompanhamento do tratamento clínico e/ou cirúrgico mantêm a importância desse método.

A tomografia computadorizada é o melhor método de avaliação em crianças com traumatismo abdominal fechado. Possibilita o diagnóstico de traumatismos renais e lesões associadas com maior sensibilidade. Além disso, pode ser utilizada no seguimento terapêutico e diagnóstico das complicações.

A angiografia renal está indicada quando houver alterações inconclusivas nos outros métodos diagnósticos (por exemplo: exclusão renal). Realizada no pré-operatório de casos com indicação cirúrgica renal exclusiva, seu aspecto é habitualmente superponível ao achado cirúrgico.

TRATAMENTO

O traumatismo renal fechado, desde que isolado, perde sua característica de emergência, podendo ser tratado como urgência relativa, mesmo em doentes com indicação cirúrgica que podem ser abordados em caráter eletivo.

O tratamento conservador poderá ser adotado para lesões de graus I, II, III e em alguns casos com lesões grau IV. Preconiza-se o repouso absoluto, reposição de volume, antibioticoterapia profilática sistêmica, controle rigoroso de dados vitais, reavaliações clínicas e laboratoriais sucessivas e acompanhamento por métodos de imagem. As lesões de grau V são tratadas cirurgicamente.

As indicações cirúrgicas incluem: perda sangüínea maciça, extravasamento urinário não-controlado (tumor palpado evolutivamente), presença de segmentos renais desvitalizados, íleo prolongado e lesões da junção pieloureteral.

No politraumatismo, em que a indicação cirúrgica se faz pelas lesões associadas, a laparotomia exploradora com incisão mediana é geralmente realizada por cirurgiões gerais em Serviços de emergência. Apesar da indicação de exploração do retroperitônio com abordagem prévia do pedículo renal, a nefrectomia acaba sendo, na maioria das vezes, o modo de tratamento da lesão renal, por causa do sangramento e da associação de lesões de outros órgãos.

As condutas urológicas mais comuns na abordagem cirúrgica renal são as rafias e nefrectomias parciais, além da drenagem do retroperitônio.

COMPLICAÇÕES

As complicações tardias do tratamento incluem hipertensão arterial (secundária a estenoses vasculares renais e perinefrite constrictiva) e formação de pseudo-aneurismas pós-traumáticos com hematúria persistente.

PELVE RENAL E URETERES

As lesões de ureteres e pelve renal são mais comuns nos traumatismos penetrantes. O traumatismo ureteral iatrogênico em crianças é incomum, pois cirurgias pélvicas extensas são incomuns e as indicações de procedimentos endourológicos são cada vez mais restritas na infância.

CONSIDERAÇÕES ANATÔMICAS

Os ureteres estão muito bem protegidos pelas estruturas ósseas e musculares do retroperitônio e da bacia. No traumatismo abdominal fechado as lesões são raras, porém, a avulsão ureteropiélica pode ocorrer com maior freqüência em crianças, por ser a porção mais fixa do trajeto ureteral e pela maior mobilidade renal.

DIAGNÓSTICO CLÍNICO

Nos casos de ferimentos penetrantes, o diagnóstico pode ser realizado no intra-operatório ou tardiamente, o que não é incomum. Durante cirurgias pélvicas, somente 20 a 30% das lesões ureterais são diagnosticadas no intra-operatório.

O diagnóstico clínico se faz pela presença de sinais e sintomas conseqüentes ao extravasamento urinário (fístulas, ascite urinosa, coleções retroperitoneais) ou à obstrução (dor lombar, pielonefrites, hidronefrose).

DIAGNÓSTICO POR IMAGEM

A urografia excretora é utilizada no estudo das lesões ureterais, apresentando extravasamento de contraste, ausência de visibilização do ureter distalmente à lesão, retardo da excreção ou exclusão funcional.

A pielografia ascendente realizada por meio de cistoscopia e cateterismo do meato ureteral identifica a lesão (fístula ou obstrução), podendo funcionar como método terapêutico pela manutenção do cateter quando ultrapassado o local da lesão.

A pielografia descendente por punção renal também identifica a lesão. A dilatação do trajeto com a colocação de cateter dentro da via excretora como nefrostomia também é um modo terapêutico temporário.

TRATAMENTO

O tratamento das lesões ureterais depende principalmente da porção envolvida e da experiência do cirurgião.

Em ferimentos abdominais, lombares penetrantes ou durante cirurgias abdominais, quando o diagnóstico é feito, o reparo imediato está indicado, com desbridamento das bordas e reconstrução do trato urinário com sutura término-terminal com fio absorvível. A derivação com cateter siliconizado interno é recomendável, além da drenagem do retroperitônio. Nos casos de lesão do terço distal do ureter, pode-se realizar o reimplante ureterovesical.

Quando o diagnóstico das lesões ureterais é tardio, o tratamento urológico cirúrgico depende do nível e da extensão do acometimento, dispondo-se de anastomose uretero-ureteral ou transuretero-ureteral para as lesões do terço superior e médio, e as ureterocistoneostomias (reimplantes ureterais) com auxílio de técnicas de mobilização vesical (Boari e bexiga psóica) para as lesões do terço distal. Em alguns casos de lesões extensas, uma alternativa terapêutica cirúrgica é o autotransplante.

BEXIGA

As lesões vesicais acontecem mais freqüentemente em traumatismos abdominais fechados e as lesões concomitantes de uretra são comuns quando existem fraturas pélvicas. Os ferimentos abdominais penetrantes, tanto por arma branca quanto por arma de fogo, também podem levar a lesões vesicais pela situação abdominal da bexiga em crianças.

As lesões iatrogênicas são raras em crianças, principalmente as secundárias à instrumentação urológica. As crescentes indicações e as realizações de procedimentos laparoscópicos na infância têm aumentado a incidência desses traumatismos.

CONSIDERAÇÕES ANATÔMICAS

A bexiga, de situação abdominal em neonatos e crianças, é bem protegida pelas estruturas ósseas pélvicas lateralmente, pelo diafragma urogenital inferiormente e pelo reto posteriormente. Os ligamentos puboprostático e pubovesical podem tracionar a parede vesical anterior, bem como a uretra prostática durante os deslocamentos ósseos nas fraturas múltiplas de bacia. As espículas ósseas também podem perfurar a parede vesical.

As crianças, durante o seu lazer, mantêm um volume vesical alto e o tipo de lesão de bexiga depende da quantidade de urina nela contida (contribuem doenças infravesicais obstrutivas e doenças pélvicas extrínsecas).

O hematoma pélvico provocado por fraturas de bacia na infância é menor do que no adulto, pois o periósteo é mais aderido ao arcabouço ósseo e o córtex ósseo imaturo da pelve é mais elástico e móvel.

CLASSIFICAÇÃO

A tabela B-53 classifica os tipos de traumatismo vesical, relacionando-os à origem do traumatismo.

Tabela B-53 – Tipos de traumatismos vesicais com relação à sua origem.

Classificação	Mecanismos de lesão
Contusão	Traumatismo abdominal direto
Ruptura intraperitoneal	Traumatismo abdominal direto
Ruptura extraperitoneal	Fraturas da bacia

DIAGNÓSTICO CLÍNICO

A lesão vesical deverá ser sempre lembrada em crianças com traumatismo abdominal fechado, associado ou não a fraturas pélvicas, com hematúria e/ou dificuldade miccional.

Nos casos de ruptura intraperitoneal não-diagnosticada inicialmente, com a conseqüente peritonite urinosa, o quadro clínico será de inflamação abdominal, com acidose, uremia e íleo adinâmico (por causa da absorção peritoneal de urina).

Lesões vesicais combinadas (intra e extraperitoneais) podem ocorrer geralmente em virtude de ferimentos perfurantes.

DIAGNÓSTICO POR IMAGEM

A uretrocistografia retrógrada faz o diagnóstico da lesões ósseas, do grau de deslocamento vesical pelo hematoma pélvico, da possível lesão uretral associada, de pequeno volume de contraste intravesical e extravasamento pelas goteiras parietocólicas no caso da ruptura intraperitoneal e extravasamento limitado ao espaço perivesical nas rupturas extraperitoneais.

TRATAMENTO

Em algumas rupturas extraperitoneais e intraperitoneais puntiformes, o tratamento pode ser o de cateterismo vesical prolongado (suprapúbica ou uretral), com reavaliação por imagem após 7 a 10 dias.

As demais lesões devem ser tratadas cirurgicamente com desbridamento e rafia em dois planos com sutura absorvível, cateterismo vesical suprapúbico e drenagem perivesical.

URETRA

Os traumatismos de uretra associados a fraturas pélvicas são bem menos comuns e menos intensos em crianças do que em adultos. Entretanto, a morbidade é elevada e existem muitas complicações como disfunção sexual, incontinência urinária, fístulas uretrovaginais, estenoses uretrais e alterações psicológicas decorrentes dos múltiplos procedimentos e internações na infância em razão das seqüelas.

O traumatismo uretral também pode ser dividido em penetrante (mais comum em uretra peniana) e fechado (uretra bulbar e uretra posterior).

As lesões iatrogênicas por cateterismo forçado ou instrumentação uretral são mais freqüentes na uretra anterior (bulbar e peniana).

É conveniente dividir as lesões nos traumatismos uretrais como ocorrendo acima do diafragma urogenital ou abaixo dele. A porção superior mais comumente afetada por forças externas (fraturas de bacia) e na porção inferior resultante de traumatismo perineal direto, como o que ocorre na clássica "queda a cavaleiro" (traumatismo de uretra bulbar).

CONSIDERAÇÕES ANATÔMICAS

Em neonatos e crianças com bexiga em situação abdominal intraperitoneal, os pontos de fixação uretral, ou de risco potencial de lesão, estão localizados no colo vesical em ambos os sexos e no septo vaginal na menina. No menino, a próstata ainda não está bem desenvolvida e o segundo ponto de fixação no diafragma urogenital e uretra membranosa (ligamentos puboprostáticos) é mais frouxo. Dessa maneira, as lesões da uretra prostatomembranosa são mais raras do que em adultos.

Nas fraturas de bacia, com a distensão e a ruptura do ligamento puboprostático, ocorre tração cranial, rompendo a uretra ao nível do diafragma urogenital. Se não houver lesão vesical associada, o mecanismo de continência estará preservado e o espaço de Retzius ocupado por hematoma.

O traumatismo perineal contra uma estrutura rígida (borda inferior da sínfise púbica) traumatiza a uretra bulbar. Quando a fáscia de Buck permanecer íntegra, o extravasamento uro-hemático será contido com graus variáveis de hematoma peniano. Quando há ruptura da fáscia conjuntiva peniana, o extravasamento invade o períneo com a formação de hematoma de aspecto clássico (em forma de "asa de borboleta") reconhecível ao exame clínico.

Em meninas, as lesões uretrais são extremamente raras, tendendo a ocorrer no colo vesical com lesões de bexiga, uretra e vagina associadas a fraturas dos ramos púbicos.

DIAGNÓSTICO CLÍNICO

A história clínica de "queda à cavaleiro" com dificuldade miccional ou retenção urinária, associada a uretrorragia e hematoma perineal, faz o diagnóstico de lesão de uretra bulbar.

Traumatismo de bacia com fraturas múltiplas, retenção urinária, palpação vesical em hipogástrio, eventual hematúria em lesões parciais e exame retal com a próstata deslocada superiormente fazem o diagnóstico de lesão do segmento prostatomembranoso.

DIAGNÓSTICO POR IMAGEM

Em pacientes politraumatizados, os métodos de diagnóstico por imagem que serão empregados inicialmente, como tomografia computadorizada de abdome ou mesmo a urografia excretora, poderão sugerir indícios de lesões vesicais e uretrais, mas o diagnóstico só será definitivo após a realização da uretrografia retrógrada.

Na lesão de uretra posterior demonstra-se afastamento uretrovesical com extravasamento de contraste acima do diafragma urogenital, podendo ocorrer enchimento da bexiga em lesões parciais.

Na ruptura de uretra bulbar ocorre extravasamento do contraste ao mesmo nível da lesão.

TRATAMENTO

Na suspeita de lesão uretral, o profissional do Serviço de emergência menos habituado dificilmente cede à tentação de uma tentativa de cateterismo uretrovesical. Normalmente não é possível realizá-lo e pode agravar a lesão com ampliação de rupturas parciais, infecção e aumento do hematoma.

Na lesão de uretra bulbar, parcial ou completa, indica-se a exploração perineal de imediato, com anastomose término-terminal após desbridamento da uretra e drenagem do hematoma. Em lesões parciais mínimas pode-se tentar o cateterismo delicadamente e, uma vez obtido, mantê-lo como tratamento por 7 a 10 dias (Fig. B-61).

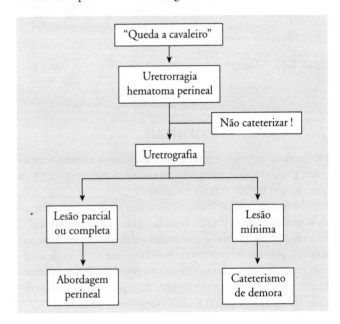

Figura B-61 – Algoritmo de conduta em traumatismo de uretra bulbar.

Existe discussão em relação ao momento ideal para a correção da lesão uretral posterior, considerando-se a possibilidade de incontinência urinária, impotência e estenose pós-operatória. Em crianças estáveis hemodinamicamente e sem grande afastamento do segmento vesicouretral do diafragma urogenital, o realinhamento primário dos cotos uretrais mediante cateterismo retrógrado e cistostomia é o recomendado. Nos doentes instáveis e com grande afastamento dos segmentos uretrais (grande coleção uro-hemática), prefere-se a cistostomia como forma de tratamento inicial, aguardando a reabsorção do hematoma e conseqüente fibrose, para uretroplastia posterior (Fig. B-62).

As lesões de uretra anterior masculina e da uretra feminina são tratadas de acordo com a extensão. Nas secções completas dá-se preferência ao reparo cirúrgico primário e nas parciais, ao cateterismo uretral prolongado.

A melhor opção para as lesões iatrogênicas da uretra peniana e bulbar masculina é a suspensão das manobras com cateterismo (se possível) ou cistostomia.

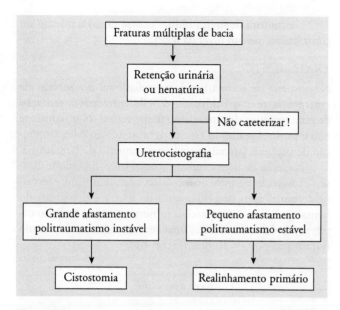

Figura B-62 – Algoritmo de conduta em traumatismo de uretra posterior.

GENITAIS

Na menina, as lesões genitais estão associadas a abuso sexual, inserção de corpo estranho ou traumatismos diretos como os que causam lesões vesicais e uretrais.

Nos meninos, as lesões de escroto e pênis podem ocorrer após traumatismos diretos (quedas, traumatismo perineal e na prática de esportes) e por estrangulamento com material elástico, plástico ou até mesmo metálico (anéis), além de avulsões parciais ou totais criminosas ou por mordedura animal. Existe uma lesão típica decorrente do tipo de vestuário utilizado (presença de zíper), com apreensão do prepúcio.

DIAGNÓSTICO CLÍNICO

O diagnóstico se faz basicamente pelo exame físico. Nas lesões mais graves é importante lembrar da necessidade de exame proctológico, vaginoscopia e cistoscopia.

DIAGNÓSTICO POR IMAGEM

Apenas no traumatismo escrotal fechado, com suspeita de lesão testicular, a ultra-sonografia poderá facilitar o diagnóstico e indicar o tratamento, pela presença de coleção sangüínea (hematocele) e perda de continuidade do parênquima testicular.

TRATAMENTO

As lacerações vaginais podem necessitar de exploração cirúrgica para a hemostasia, assim como as penianas e escrotais.

As lesões prepuciais por anéis de constrição e zíper devem ter o agente externo removido, geralmente sob anestesia, na maioria das vezes com auxílio de instrumental não-convencional.

Nos traumatismos escrotais fechados, com suspeita de lesão testicular, a exploração cirúrgica é quase obrigatória, para confirmação diagnóstica e tratamento específico (desbridamento de tecidos desvitalizados e cirurgia reconstrutiva, quando possível). O acesso inguinal para exploração cirúrgica no traumatismo escrotal fechado deve ser realizado quando se suspeita de tumor testicular (casos de história prolongada e tumor palpado).

ABUSO SEXUAL

A incidência de abuso sexual infantil é crescente, representando 9% de todos os casos de maus tratos em crianças nos Estados Unidos da América. Geralmente, o agressor pertence ao meio de convívio da criança, sendo que, em 2 % dos casos, existem familiares envolvidos na denúncia de maus tratos.

A história é extremamente importante pois, muitas vezes, os achados ao exame físico não correspondem à descrição do traumatismo obtida na anamnese. Recomendamos também a avaliação e o acompanhamento psiquiátrico para o paciente e para a família. É importante alertar para o fato de que as autoridades legais deverão ser informadas sobre a potencialidade da presença de maus tratos, assim como de abuso sexual. A criança deverá estar protegida de posteriores abusos físicos e sexuais.

BIBLIOGRAFIA RECOMENDADA

Abou-Jaoude WA, Sugarman JM, Fallat ME, Casale AJ. Indicators of genitourinary tract injury or anomaly in cases of pediatric blunt trauma. J Pediat Surg 1996; 31(1):86-90.

Baskin LS, McAninch JW. Childhood urethralinjuries: Perspectives on outcome and treatment. Br J Urol 1993; 72:241-246.

Borrelli M, Wroclawski ER, Glina S, Percoraro G, Novaretti JPT. Urgências Traumáticas – seção 1. In Borrelli M: Urgências em Urologia. Atheneu, Rio de Janeiro, 1985; pg 3-56.

Dowd MD, Fitzmaurice L, Knapp JF, Mooney D. The interpretation of urogenital findigs in children with straddle injuries. J Pediat Surg 1994; 29(1):7-10.

Follis HW, Koch MO, Mcdougal WS. Immediate management of prostatomembranous urethral disruptions. 1992; 147:1259-1262.

Glina S, Saiovici S. Traumatismo de Uretra e Parafimose. In Schvartsman S.Pronto Socorro em Pediatria. Sarvier, São Paulo, 1994; pg 402-405.

Koraitim MM. Pelvic fracture urethral injuries: Evaluation of various methods of management. 1996; 156:1288-1291.

McAleer IM and Kaplan GW. Pediatric genitourinary trauma. Urol Clin 1995; 22(1):177-188.

McAleer IM, Kaplan GW, Schertz HC, Packer MG, Lynch FP. Genitourinary trauma in the pediatric patient. Urology 1993; 42:563-568.

Peters PC, Sagalowsky AI. Genitourinary Trauma. In Campbell's Urology. W.B. Saunders. Philadelphia, 6th ed, 1992; pg 1292-1350.

26

NEUROBLASTOMA

•

ANTONIO SÉRGIO PETRILLI
ELIANA MONTEIRO CARAN

O neuroblastoma (NBL) origina-se de células primitivas da crista neural, precursoras do sistema nervoso simpático (cadeia simpática paravertebral, gânglios simpáticos e região medular da supra-renal). Trata-se de um tumor sólido maligno, com características muito próprias e intrigantes. O seu comportamento abrange desde involução espontânea, maturação para formas mais diferenciadas (ganglioneuroma, ganglioneuroblastoma) até manifestações extremamente agressivas e fatais.

INCIDÊNCIA

O NBL corresponde a cerca de 8 a 10% de todas as neoplasias malignas da infância e é o tumor sólido extracraniano mais freqüente dessa faixa etária. Cerca de 79% dos pacientes apresentam idade inferior a 4 anos ao diagnóstico e 97% dos casos são diagnosticados até os 10 anos de idade. No Setor de Oncologia do Departamento de Pediatria da Universidade Federal de São Paulo-Escola Paulista de Medicina UNIFESP-EPM, foram admitidos de janeiro/90 a janeiro/97 cerca de 70 pacientes com NBL. A média de idade dessas crianças foi de 24 meses, e o sexo mais comprometido foi o masculino, 51,2%. Na literatura, o sexo masculino é mais comprometido que o feminino na proporção de 2:1.

ETIOLOGIA

A etiologia do neuroblastoma é desconhecida na maioria dos casos. Há suspeitas de fatores ambientais, já que o tumor é incomum em crianças de certas áreas geográficas, África, por exemplo. A exposição pré-natal ao álcool, às hidantoínas e ao fenobarbital tem sido relacionada com o NBL, mas necessita de confirmação. Por outro lado, numerosos trabalhos sugerem que alguns pacientes herdam o potencial de desenvolver o NBL de forma autossômica dominante. Estima-se que cerca de 22% dos pacientes com NBL apresentam uma mutação nas células germinativas (pré-zigóticas), com uma predisposição genética de desenvolver o neuroblastoma. Entretanto, seria ainda necessário, segundo a hipótese de Knudson, uma segunda mutação pós-zigótica (somática) para ocorrer a neoplasia. Nas formas não-hereditárias, as duas mutações ocorreriam em uma célula somática.

Pacientes com predisposição hereditária (mutação nas células germinativas) tendem a adquirir NBL bilateral ou multifocal e em idade mais precoce, média de 9 meses.

O NBL é também encontrado com maior freqüência em portadores de síndrome de Beckwith-Wiedeman, síndrome hidantoíno-fetal, doença de von Recklinghausen, neurofibromatose e doença de Hirschsprung.

BIOLOGIA MOLECULAR

Um caráter cromossômico específico ainda não foi determinado para o neuroblastoma. Com as modernas técnicas de marcação, quase 80% de todos os neuroblastomas estudados mostram uma anormalidade cromossômica, sendo mais freqüentemente encontrada uma supressão ou rearranjo de parte do braço curto do cromossomo 1. Cerca de 25 a 30% dos NBL apresentam amplificação do protooncogene *N-myc*, o qual se situa no braço curto do cromossomo 2. A presença da amplificação do *N-myc* está associada a tumores rapidamente progressivos e a mau prognóstico.

MARCADORES BIOLÓGICOS

O NBL apresenta marcadores biológicos que são importantes no diagnóstico e no acompanhamento da resposta à terapia. Os principais marcadores biológicos do NBL são:

1. ácido vanilmandélico (VMA);
2. ácido homovanílico (HVA);
3. enolase neurônio específica (NSE);
4. ferritina e desidrogenase láctica (DHL).

Cerca de 85 a 90% dos NBL produzem catecolaminas, sendo possível a detecção urinária dos seus metabólitos. A detecção urinária do VMA e do HVA é útil para a confirmação do diagnóstico e acompanhamento terapêutico.

Os níveis de enolase neurônio-específica (NSE) encontram-se elevados no tecido do NBL. A NSE é uma isoenzima da 2-fosfo-D-glicerato hidroxilase que é produzida pelas células neurais e neuroendócrinas. A NSE pode estar presente no soro de portadores de NBL disseminado, contudo parece não ter utilidade para o acompanhamento do curso clínico da doença.

Cerca de metade das crianças com NBL disseminado apresentam níveis séricos elevados de ferritina. Pesquisas de laboratório sugerem que a ferritina é produzida pelas células do tumor. A ferritina e o ferro parecem importantes para o crescimento do NBL, mas são necessários mais estudos.

Embora não-específica para o NBL, a desidrogenase láctica (DHL) pode refletir um "turnover" celular rápido e/ou a presença de grande volume de tumor. O aumento nos níveis de DHL é freqüente em doenças extensas ou progressivas.

COMPORTAMENTO BIOLÓGICO

O NBL é uma neoplasia maligna com comportamento biológico extremamente intrigante. Crianças com idades inferiores a 12 meses e que apresentam um tumor primário localizado, mesmo com metástases para medula óssea, fígado e pele (estágio IVS), têm prognóstico extremamente favorável com regressão espontânea do tumor ou após poucos ciclos de quimioterapia. Pacientes com idade superior a 12 meses e doença disseminada apresentam prognóstico reservado. Acredita-se que a defesa imunológica do hospedeiro tenha influência na evolução da doença. É essencial o conhecimento das várias nuances do comportamento do NBL, para o planejamento terapêutico.

QUADRO CLÍNICO

As manifestações clínicas do NBL dependem da localização do tumor primário e da presença de metástases. A localização do tumor primário varia com a faixa etária (Fig. B-63). Tumores em região torácica e cervical são mais freqüentes em menores de 12 meses de idade. Crianças com mais de 12 meses de idade apresentam NBL principalmente em retroperitônio.

Na região retroperitoneal, o local mais freqüentemente acometido é a região medular da adrenal. Esses tumores manifestam-se por massa abdominal, na região do flanco, geralmente ultrapassando a linha média do abdome. À palpação, nota-se um tumor de limites imprecisos, indolor, fixo e de consistência endurecida. Na localização pré-sacral, o NBL resulta tanto em poliúria quanto em retenção urinária devido à obstrução extrínseca da bexiga. O tumor em gânglio paravertebral tende a crescer pelo forame intervertebral, formando uma massa em forma de ampulheta ou halteres. Nesse caso, o NBL pode comprimir a medula, desencadeando

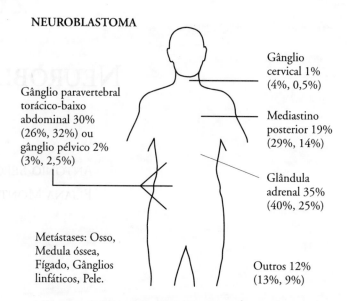

Figura B-63 – Localizações da incidência do neuroblastoma. A primeira porcentagem refere-se à proporção dos casos na localização descrita. O primeiro número entre parênteses refere-se à porcentagem dos casos na localização descrita, em crianças com idade igual ou inferior a 1 ano. O segundo número entre parênteses refere-se à taxa de localização de criança com idade superior a 1 ano (Halperin EC, Constine LS, Tarbell NJ, Kun LE. Pediatric Radiation Oncology, 1994).

sintomas neurológicos (dor radicular, paraplegia, incontinência fecal e/ou urinária). A compressão medular aguda é uma emergência, pois pode resultar, quando prolongada, em déficit neurológico permanente. A descompressão cirúrgica (laminectomia) ou a radioterapia devem ser indicadas com urgência. Nos casos em que o déficit neurológico é discreto e estável, a quimioterapia oferece uma opção terapêutica que evita a lesão vertebral.

No mediastino posterior, geralmente, são assintomáticos e encontrados acidentalmente em raios X de tórax realizados por motivos não-relacionados ao tumor. Embora raramente, tumores de grandes dimensões podem causar síndrome de compressão da veia cava superior com quadro de insuficiência respiratória progressiva.

OUTRAS MANIFESTAÇÕES

a) **Estesioneuroblastoma:** é o NBL que cresce em região do bulbo olfatório na região superior das fossas nasais. O estesioneuroblastoma é mais comum em pacientes com idade superior a 10 anos e manifesta-se com obstrução nasal unilateral e epistaxe.

b) **Opsomioclônus:** é uma manifestação paraneoplásica do NBL. Caracteriza-se por movimentos oculares rápidos e multidirecionados, mioclônus e ataxia dos músculos do tronco sem aumento da pressão intracraniana. Uma das hipóteses mais aceitas para explicar a etiopatogenia do opsomioclônus é a presença de um anticorpo contra antígenos do NBL que apresentam reação cruzada com antígenos cerebelares. Geralmente, o opsomioclônus associa-se com NBL de mediastino e tem bom prognóstico. Em crianças que apresentam opsomioclônus, a pesquisa de NBL é obrigatória.

c) **Polipeptídeo intestinal vasoativo**: as células do NBL podem secretar um êntero-hormônio denominado polipeptídeo intestinal vasoativo (VIP) que pode desencadear diarréia aquosa, com hipocalemia e desidratação. Tal fato, geralmente, associa-se com as formas mais diferenciadas do tumor ganglioneuroblastoma ou ganglioneuroma, sugerindo que a produção do VIP é um sinal de maturação tumoral.

d) **Síndrome de Horner** (miose, ptose, enoftalmia e anidrose): pode ser resultante do NBL em gânglio simpático da região cervical ou ocorrer como complicação da remoção cirúrgica do NBL nesse gânglio.

e) **Síndrome de Pepper**: ocorre principalmente em neonatos e caracteriza-se pelo comprometimento maciço do fígado pelo NBL. A criança apresenta hepatomegalia progressiva com insuficiência respiratória grave, compressão vascular e edema.

Embora metabólitos das catecolaminas estejam freqüentemente aumentados, hipertensão, sudorese, taquicardia são raros.

METÁSTASES

O NBL é uma neoplasia extremamente metastatizante. Em nossa casuística, 64,5% dos pacientes apresentavam doença disseminada ao diagnóstico, o que está de acordo com os dados da literatura. A disseminação pode ocorrer tanto por via linfática quanto hematogênica. Vários sinais e sintomas clássicos do NBL são associados com metástases. Proptose e equimose periorbitária são resultantes da infiltração da órbita ou retrobulbar. O envolvimento da medula óssea (MO) pelo NBL ocorre em mais de 50% dos pacientes, entretanto, o acometimento medular pode ser focal, sendo necessária uma busca cuidadosa das células tumorais. O envolvimento ósseo pelo tumor pode produzir dor intensa e a criança pode apresentar dificuldade para deambular e irritabilidade. Outros sítios de metástases são: pele, fígado, gânglios linfáticos etc. O comprometimento dos campos pulmonares é extremamente raro, ao contrário do tumor de Wilms.

DIAGNÓSTICO

Após a história e o exame físico completos é necessária a confirmação do diagnóstico de NBL. A exigência mínima para o diagnóstico do NBL, estabelecida por conferência internacional, é a seguinte:

1. exame anátomo-patológico inequívoco de NBL no tecido tumoral; ou
2. presença inequívoca de NBL em MO e níveis elevados de metabólitos das catecolaminas na urina VMA (ácido valnilmandélico) e/ou HVA (ácido homovanílico).

O diagnóstico é, portanto, estabelecido pelo exame anátomo-patológico do tecido tumoral ou por meio da mensuração do VMA e HVA urinários, mais demonstração de NBL na MO.

O paciente portador de NBL necessita de uma avaliação cuidadosa das dimensões do tumor primário e de pesquisa de focos metastáticos.

Os raios X simples são úteis para detectar-se NBL de mediastino posterior ou no abdome, pela freqüente presença de calcificação salpicada.

O tumor primário deve ser avaliado cuidadosamente com tomografia computadorizada (TC) e/ou ressonância magnética e/ou ultra-sonografia. No NBL de supra-renal, em locais em que a TC não é disponível, a urografia excretora pode ser boa alternativa e apresenta um deslocamento ântero-lateral e inferior do rim, com pouca ou nenhuma distorção pielocalicinal (Fig. B-64), no que difere do tumor de Wilms.

A pesquisa das metástases ósseas pode ser realizada por meio do mapeamento ósseo com MIBG (meta-iodobenzilguanidina) que tem demonstrado sensibilidade e especificidade, ou com tecnécio ou, ainda, com radiografias do esqueleto.

Em virtude de o comprometimento da medula óssea ser, muitas vezes, focal, recomenda-se fazer, pelo menos, duas biópsias e dois aspirados de MO bilaterais. Os marcadores

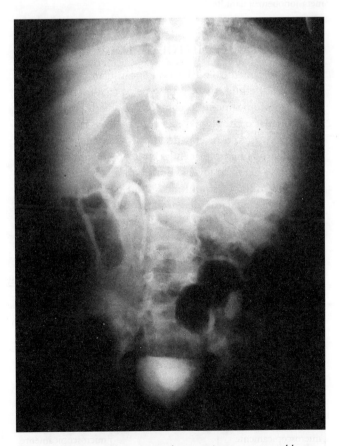

Figura B-64 – Urografia excretora de uma criança com neuroblastoma apresentando deslocamento ântero-lateral e inferior do rim esquerdo.

biológicos, quando presentes, auxiliam no diagnóstico, no controle evolutivo da doença e na avaliação do prognóstico (VMA e HVA).

Os principais exames requeridos para avaliação do paciente com NBL estão resumidos na tabela B-54.

Tabela B-54 – Exames requeridos para a avaliação do paciente com neuroblastoma.

Neuroblastoma	Testes recomendados
Tumor primário	Supra-renal: US e TC e/ou UGE. Outros locais – TC e/ou RM.
Metástases:	
1. Medula óssea	Aspirado e biópsia de MO bilateral.
2. Osso	Mapeamento com MIBG, se for negativo ou não-disponível mapeamento com tecnécio. Raios X simples das lesões positivas.
3. Linfonodos	Confirmação histológica dos casos suspeitos.
4. Abdome e fígado	TC e/ou RM e/ou US.
5. Tórax	Raios X, AP e lateral, TC se raios X positivos.
6. Marcadores biológicos	VMA, HVA urinários e outros.

US = ultra-som; CT = tomografia computadorizada; UGE = urografia excretora; RM = ressonância magnética; MO = medula óssea; MIBG = meta-iodobenzilguanidina.

EXAME HISTOPATOLÓGICO

Macroscopicamente o NBL parece encapsulado, contudo tem bordas mal-definidas e infiltra-se pelos tecidos circunjacentes. Microscopicamente é composto por células pequenas, arredondadas e citoplasma escasso. Em 15 a 50% dos casos ocorrem as pseudo-rosetas de Homer-Wright, constituídas por um agrupamento de células em torno de um emaranhado de fibras nervosas jovens. Em alguns casos, são necessários exames imuno-histoquímicos e/ou por microscopia eletrônica para elucidação diagnóstica.

O exame histopatológico do NBL, além de fundamental para o diagnóstico, tem demonstrado ser importante fator prognóstico quando relacionado à idade.

Shimada e cols. estabeleceram critérios histopatológicos do NBL que foram simplificados por Joshi e cols. Esses critérios histopatológicos têm valor prognóstico quando relacionados à idade. Os achados histopatológicos foram divididos em estroma rico e estroma pobre. Shimada considera a presença ou não de estroma com elementos de Schwann (estroma rico ou pobre), o grau de diferenciação e o índice de mitose e cariorréxis (MKI) por 5.000 células.

ESTAGIAMENTO

Em 1987, foi definido o sistema de estagiamento internacional de neuroblastoma, com o objetivo de uniformizar o estagiamento dessa neoplasia (Tabela B-55).

FATORES PROGNÓSTICOS

As mais importantes variáveis clínicas são: idade, estagiamento e local primário. As crianças com idade inferior a 12 meses e estágios I, II e IVS têm melhor prognóstico que as com idade superior a 12 meses e estágios III ou IV.

O sítio primário em adrenal traduz pior prognóstico do que o de outras localizações, especialmente tórax.

Vários marcadores biológicos têm sido utilizados como fatores prognósticos do NBL: ferritina, enolase neurônio-específica (NSE) e desidrogenase láctica (DHL), índice VMA/HVA e gangliosídeo Gd2. Níveis de ferritina elevados estão relacionados com doenças avançadas ($\geq$ 142ng/ml). Análises da NSE sérica revela que níveis superiores a 100ng/ml traduzem mau prognóstico. Mensuração de gangliosídeos circulantes especialmente o Gd2 que é o principal gangliosídeo da membrana celular do NBL pode ser marcador de atividade, fator prognóstico e de resposta à terapêutica. Embora não específica para neuroblastoma, elevação da DHL é mais freqüente em doença disseminada.

Tabela B-55 – Sistema de estagiamento internacional do neuroblastoma.

Estágio I	Estágio IIA	Estágio IIB	Estágio III	Estágio IV	Estágio IVS
Tumor localizado, confinado ao sítio de origem, completa excisão macroscópica, com ou sem doença residual microscópica. Gânglios ipsilaterais e contralaterais microscopicamente negativos.	Tumor unilateral com incompleta excisão macroscópica, gânglios ipsilaterais e contralaterais microscopicamente negativos.	Tumor unilateral com completa ou incompleta excisão macroscópica. Gânglios ipsilaterais positivos e gânglios contralaterais negativos microscopicamente.	Tumor ultrapassando a linha mediana com ou sem envolvimento de linfonodos regionais ou tumor unilateral com gânglios contralaterais envolvidos ou tumor na linha média com linfonodos bilaterais envolvidos.	Disseminação a distância (linfonodos, osso, medula óssea, fígado etc).	Tumor primário localizado como definido para estágio I ou II com doença limitada ao fígado, pele e/ou medula óssea.

A classificação histológica de Shimada ou Joshi e o índice de DNA, determinado pela citometria de fluxo, oferecem importante informação prognóstica. Pacientes com amplificação do *N-myc* (acima de 10 cópias) têm mau prognóstico, o mesmo sucede com os portadores de deleção do braço curto do cromossomo 1.

Os principais fatores prognósticos do NBL, considerados de rotina em nosso Serviço, para o planejamento terapêutico são: idade, estágio e amplificação do *N-myc*.

A avaliação dos fatores prognósticos permite a estratificação dos pacientes em grupos: alto risco, risco intermediário e baixo risco. Essa classificação era inicialmente simples e utilizava apenas idade e estágio, mas atualmente, com a ampliação dos conhecimentos sobre o NBL, ele abrange as características genéticas do tumor.

TRATAMENTO

Uma terapêutica racional para o NBL considera seus fatores prognósticos, permitindo que a intensidade do tratamento seja proporcional à gravidade da doença. As armas terapêuticas classicamente efetivas no tratamento do NBL são: quimioterapia e/ou radioterapia e/ou cirurgia.

ABORDAGEM CIRÚRGICA

Cirurgia no diagnóstico – nos tumores irressecáveis, a biópsia do local suspeito para confirmação histológica da neoplasia é fundamental.

Cirurgia no estagiamento – o estagiamento do NBL recomendado pelo INSS (Tabela B-55) considera as informações cirúrgicas e histopatológicas: ressecabilidade e presença de linfonodos microscopicamente comprometidos. Amostras de linfonodos intracavitários devem ser obtidas para avaliação histopatológica. Linfonodos aderidos e retirados em bloco com o tumor não têm significado prognóstico. Em algumas situações, como tumores em região cervical baixa, torácica alta e tumores abdominais extensos e irressecáveis, o acesso aos linfonodos pode ser difícil. Nesses casos, outros fatores prognósticos podem ser utilizados. O mau prognóstico de tumores que atravessam a linha média já é bem determinado; logo a informação adicional do comprometimento ganglionar tem validade questionável.

Cirurgia no tratamento

Tumores ressecáveis – a remoção cirúrgica é a primeira opção terapêutica, quando não houver risco de comprometimento funcional e estético.

As crianças com NBL macroscopicamente ressecáveis e com linfonodos histologicamente não-comprometidos pela neoplasia (estágio I) apresentam alta taxa de sobrevida apenas com a cirurgia. É importante ressaltar que a ressecabilidade do tumor deve ser avaliada cuidadosamente pelo cirurgião, considerando localização, relação com estruturas vitais, aspectos funcionais e estéticos. Isso é particularmente importante em crianças com idade inferior a 12 meses, cujo prognóstico é excelente na maioria dos casos.

Tumores irressecáveis – em crianças com NBL irressecáveis, após a avaliação das dimensões do tumor, inicia-se a quimioterapia. Atualmente, esquemas quimioterápicos utilizados antes da cirurgia podem reduzir significativamente as dimensões do tumor, facilitando a abordagem cirúrgica posterior.

Um segundo procedimento cirúrgico ("second look") é comumente utilizado no NBL. Após a primeira ressecção cirúrgica, a criança recebe quimioterapia e, ao término da terapia prevista, indica-se o "second look". Isso é particularmente importante em pacientes com linfonodos comprometidos ao diagnóstico ou com massas residuais. O cirurgião deverá remover o máximo possível do tumor residual ("debulking") ou preferencialmente retirá-lo por completo. Temos utilizado o "second look" de rotina nos pacientes em estágios III e IV, com o objetivo de documentar a resposta à terapêutica, por meio de biópsias do local primário e gânglios adjacentes.

QUIMIOTERAPIA

Vários esquemas quimioterápicos podem ser utilizados no tratamento do neuroblastoma. As drogas que têm demonstrado maior efetividade são: ciclofosfamida, cisplatina, adriamicina, ifosfamida, carboplatina etc. A intensidade da quimioterapia é proporcional à gravidade da doença. Em caso de doença disseminada (metástase óssea, hepática, medula óssea e linfonodos), ou *N-myc* amplificado (acima de 10 cópias), o tratamento deve ser muito intensificado. Vários esquemas com poliquimioterapia podem ser utilizados. Atualmente, o uso de fatores estimulantes de colônias de granulócitos ou de granulócitos/macrófagos tem permitido a administração de quimioterápicos em doses muito elevadas.

Outra opção atual é a megaterapia seguida de transplante de medula óssea, com ou sem irradiação corpórea total (TBI) e/ou meta-iodobenzilguanidina (MIBG).

Apesar de todos esses recursos, o prognóstico dos pacientes com idade superior a 12 meses e doença disseminada permanece sombrio.

CASOS ESPECIAIS

As crianças com idade inferior a 12 meses, tumor primário localizado, metástases em pele, fígado e medula óssea (exceto osso) constituem um grupo especial (estágio IVS), no qual a neoplasia pode apresentar regressão espontânea ou após alguns ciclos de quimioterapia. A taxa de sobrevida nesse grupo é de 90%.

Pacientes portadores de síndrome de Pepper (neonatos com metástase maciça para fígado) devem receber tratamento imediato. O fígado pode atingir rapidamente grandes dimensões com elevação do diafragma e insuficiência respiratória. O tratamento preconizado engloba a químio e/ou radioterapia hepática (3 a 6Gy) e/ou cirurgia com colocação de próteses na parede abdominal, reduzindo a pressão intra-abdominal.

BIBLIOGRAFIA RECOMENDADA

Bernardi B, Conte M, Mancini A, Donfrancesco A, Alvisi P, Toma P, Casale F, Cordero M, Cornelli PE, Carli M. Localized resectable neuroblastoma: results of the second study of the Italian Cooperative Group for neuroblastoma. J Clin Oncol 1995; 13:884-893.

Black CT, Atikinson JB. Neuroblastoma. Semin Pediat Surg 1997; 6:2-10.

Brodeur GM, Castleberry R. Neuroblastoma. In: Pizzo, P, Poplack D (ed.) Principles and pratice of pediatric oncology. 2nd ed. JB Lippincott, Philadelphia, 1993; pg. 739-767.

Castel V, Garcia-Miguel P, Melero C, Navajas A, Navarro S, Molina J, Badal MD, Ruiz-Jimenez JT. Spanish neuroblastoma study group. The treatment of advanced neuroblastoma. Results of the Spanish Neuroblastoma Study Group. Eur J Cancer 1995, 31:642-645.

Halperin EC, Constine LS, Tarbell NJ, Kun LE. Neuroblastoma. In: Pediatric Radiation Oncology, 2nd. Raven Press, New York, 1994; pg. 171-214.

Mugishima H, Iwata M, Okabe I, Sanuki E, Onuma N, Fujimoto T, Ohira M, Kaneko M, Tsuchida Y, Okuni M. Autologous bone marrow transplantation in children with advanced neuroblastoma. Cancer, 1994; 74:972-977.

Niethammer D, Handgretinger R. Clinical strategies for the treatment of neuroblastoma. Eur J Cancer 1995; 31:568-571.

Raffensperger JB, Berry S, Larsen MB, Johnstone HS, Chou P, Luck SR, Hammer M, Cohn SL. Long-term outcome in children with opsoclonus-myoclonus and ataxia and coincident neuroblastoma. J Pediat, 1994; 125:721-726.

Shorter NA, Davidoff AM, Evans AE, Ross AJ, Zeigler MM, O'Neill Jr JA. The role of surgery in the management of stage IV neuroblastoma: a single institution study. Med Pediat Oncol, 1995; 24:287-291.

Suit S, Zaizen Y, Kaneko M, Uchino J, Takeda T, Iwafuchi M, Utsumi J, Takahashi H, Yokoyama J. What is the benefit of agressive chemotherapy for advanced neuroblastoma with N-myc amplification? A report from the Japanese Study Group for the Treatment of Advanced Neuroblastoma. J Pediat Surg, 1994; 29:746-750.

27

TUMOR DE WILMS

BEATRIZ DE CAMARGO

O tumor de Wilms (TW), também chamado nefroblastoma, é o tumor maligno primário de rim mais freqüente da infância. É responsável por 5 a 10% de todos os tumores infantis. No passado, a incidência do TW era considerada estável, independente de raça, sexo e área geográfica, a ponto de ser proposto considerar-se uma neoplasia índice para aferir a qualidade de registros de câncer. Mais recentemente, verificou-se o erro de tal crença, notando-se variabilidade geográfica e temporal dessa doença com maior incidência na Escandinávia, na Nigéria e no Brasil, e menor no Japão, na Índia e em Cingapura.

ACHADOS CLÍNICOS E DIAGNÓSTICO

O TW apresenta forte associação com anomalias congênitas, tais como aniridia, hemi-hipertrofia e malformações geniturinárias, como criptorquidia, hipospádia, pseudo-hermafroditismo e disgenesia gonadal e a síndrome de Beckwith-Wiedman, sendo essas as mais importantes. A manifestação mais comum é o encontro de uma massa abdominal assintomática observada em exame físico de rotina ou pelos próprios pais, durante o banho da criança. A massa geralmente é firme e regular, preenchendo a loja renal, podendo ultrapassar a linha média. Outros sinais e sintomas associados à massa abdominal incluem dor abdominal, hematúria macroscópica ou microscópica, hipertensão, febre de origem indeterminada, anorexia e vômitos. Hipertensão ocorre em aproximadamente 25% dos casos. De 10 a 25% das crianças apresentam hematúria macroscópica, porém a incidência de hematúria microscópica deve ser muito maior. Pode ocorrer hemorragia intratumoral, provocando aumento abdominal agudo, anemia e febre. Na casuística do Grupo Cooperativo Brasileiro para o Tratamento do Tumor de Wilms (GCBTTW) o sinal mais freqüente foi a massa abdominal palpável (68%), na maioria das vezes pelos próprios pais, seguido de dor abdominal, febre, perda de peso e hematúria. Em 33% dos casos, a massa abdominal ultrapassava a linha média. São descritas algumas síndromes paraneoplásicas e marcadores biológicos associadas ao TW, como a doença de von Willebrand adquirida, a hipercalcemia, o aumento da secreção de ACTH, e o aumento da eritropoietina. De 5 a 10% são massas bilaterais ao diagnóstico. A avaliação radiológica inicial de uma massa abdominal de origem desconhecida tem como objetivo fornecer ao clínico, ao cirurgião e ao radioterapeuta informações que permitam o tratamento adequado. No caso do TW, incluem estudo da extensão local da massa, doença unilateral *versus* bilateral, função do rim contralateral, presença e extensão de metástases locais e a distância, como também extensão intravascular na veia renal, veia cava inferior e/ou intracardíaca. A ultra-sonografia deve ser o primeiro exame a ser solicitado. Ela fornece a origem da massa (renal *versus* extra-renal), a consistência (sólido *versus* cístico), como também a presença de trombos tumorais na veia cava inferior e intracardíacos e metástases hepáticas. A tomografia computadorizada, descrita como o melhor método para avaliação de massa abdominal, delineia o tumor, identificando ambos os rins, o fígado e as estruturas retroperitoneais. O uso do contraste melhora as informações topográficas e fornece informações sobre a função renal. Não é necessária a tomografia computadorizada torácica para a detecção de metástases pulmonares. A radiografia de tórax nas quatro posições (póstero-anterior, lateral e oblíquo bilateral) é recomendada para a detecção de metástases pulmonares, pois 10% dos tumores apresentam-se metastáticos ao diagnóstico.

HISTOPATOLOGIA

Apesar de sua diversidade histológica, o TW, geralmente, não apresenta dificuldade de diagnóstico histopatológico. Classicamente, é descrito como um tumor embrionário trifásico, no qual as células blastematosas, mesenquimais e epiteliais estão presentes em proporções variáveis com diversidade de arranjo arquitetural e graus de diferenciação. Além da confirmação diagnóstica, o exame histopatológico deve identificar marcadores de agressividade biológica, como a anaplasia descrita por Beckwith, como sendo o fator prognóstico mais importante. Esta alteração é definida quando apresenta três características: 1. figuras mitóticas anormais hiperdiplóides;

2. células de qualquer um dos três componentes histológicos com um aumento do volume nuclear com os dois diâmetros perpendiculares de pelo menos três vezes o do núcleo do mesmo tipo de célula adjacente; 3. hipercromasia nuclear. Atualmente, acredita-se que o local da presença da anaplasia é mais importante do que a quantidade de anaplasia. Denomina-se anaplasia difusa, considerada de pior prognóstico, quando está presente ao redor do tumor, em locais extrarenais e quando não é restrita a determinadas regiões do tumor. O sarcoma de células claras, também conhecido como tumor renal metastático para os ossos, e o tumor rabdóide maligno foram considerados inicialmente como uma variante do TW, sendo colocados no grupo de histologia desfavorável, dado o seu comportamento biológico agressivo. Hoje são considerados entidades à parte do TW. O nefroma mesoblástico congênito também deve ser considerado à parte, pelo seu comportamento benigno. É extremamente importante a identificação de restos nefrogênicos, os quais parecem ser precursores do TW. Do ponto de vista prático, a importância da identificação está no fato de que, quando presentes, é maior a probabilidade do encontro e/ou desenvolvimento de tumor no rim contralateral, sugerindo um controle mais rigoroso do rim contralateral nos pacientes com restos nefrogênicos no rim tumoral.

TRATAMENTO

O tratamento recomendado é sempre multidisciplinar, utilizando-se as três armas terapêuticas: cirurgia, quimioterapia e radioterapia, de acordo com o estagiamento e o tipo histológico. O estagiamento é sempre clínico, cirúrgico e patológico. O sistema mais utilizado é o desenvolvido pelo NWTS ("National Wilms Tumor Study"):

Estágio I – Tumor limitado ao rim e completamente extirpado; a superfície da cápsula renal está intacta.

Estágio II – Tumor estende-se além do rim, mas é completamente extirpado. Existe extensão regional do tumor, isto é, penetração através da cápsula renal nos tecidos perirrenais. Vasos fora do rim podem estar infiltrados ou conter trombos não-aderentes e totalmente retirados. Pode ter sido biopsiado e ter ocorrido ruptura localizada no flanco. Nenhum linfonodo deve estar comprometido.

Estágio III – Tumor residual confinado ao abdome. Um dos seguintes itens podem ocorrer: linfonodos comprometidos no hilo, cadeias periaórticas ou outras; contaminação peritoneal por ruptura tumoral; implantes peritoneais; vasos com êmbolo tumoral aderente à íntima não-totalmente ressecados; biópsia prévia com contaminação peritoneal.

Estágio IV – Metástases hematogênicas (pulmão, fígado, osso, cérebro).

Estágio V – Envolvimento bilateral ao diagnóstico.

Uma das maiores controvérsias em relação ao tratamento é a indicação do tratamento pré-operatório, utilizado rotineiramente nos protocolos da SIOP ("Société Internationale d'Oncologie Pédiatrique") e somente em casos excepcionais, no NWTS. O tratamento pré-operatório é administrado com a finalidade de reduzir o tumor, tornando mais fácil a cirurgia. Os resultados da SIOP indicam que há menos rupturas intra-operatórias quando é realizado o tratamento pré-operatório. Ambas as condutas apresentam vantagens e desvantagens e acreditamos que a decisão deva ser tomada para cada caso. A nefrectomia continua sendo o passo fundamental no tratamento. O cirurgião tem a responsabilidade de avaliar a cavidade abdominal com a finalidade de promover um estagiamento correto. A via de acesso de escolha é uma incisão transversa generosa para que o tumor possa ser retirado completamente sem que haja ruptura. Todo e qualquer gânglio deve ser retirado e marcado com clipes metálicos, mesmo os macroscopicamente negativos, para estudo histológico e melhor estagiamento do caso. Não se justificam extensos esvaziamentos ao longo de toda a cadeia paraaórtica. Recomenda-se a exploração do rim contralateral antes da remoção do tumor. Qualquer lesão suspeita deve ser biopsiada. A presença de TW bilateral modifica o procedimento cirúrgico, por isso a visualização do rim contralateral deve ser realizada antes da nefrectomia. Atualmente se discute a verdadeira necessidade da exploração do rim contralateral, em vista de que novas modalidades de imagem podem fornecer a informação do comprometimento. As recomendações atuais para o tratamento dos tumores bilaterais sincrônicos visam à maior preservação possível do parênquima renal funcionante bilateralmente. Diante da possibilidade de poder haver tipos histológicos diferentes nos dois rins, recomenda-se a biópsia bilateral e depois quimioterapia pré-operatória com a utilização de duas drogas por 6 semanas a 6 meses. O paciente com TW bilateral deve ser acompanhado de perto por uma equipe multidisciplinar e deve ser discutida a melhor ocasião para submetê-lo ao tratamento cirúrgico. Com a finalidade de preservar o parênquima renal bilateral, o tratamento cirúrgico recomendado é a enucleação ou nefrectomia parcial bilateral. Só serão submetidos à nefrectomia do rim com o maior tumor os pacientes que não apresentarem mais resposta aos agentes quimioterápicos. Na experiência do GCBTTW com os tumores bilaterais foi possível preservar ambos os rins em 57% (8 de 14) das crianças. A enucleação do tumor foi realizada em seis e a nefrectomia parcial, em 10 dos 16 rins. A sobrevida foi de 79% (11 de 14). Em 10 casos, nos quais foi possível rever os dados histopatológicos, cinco deles apresentavam doença residual e nenhum apresentou recaída. Essa experiência no tratamento dos TW bilaterais preservando ambos os rins obtendo uma excelente sobrevida leva-nos a considerar a adoção da nefrectomia parcial em pacientes com TW unilateral. Porém, o possível benefício de preservar parte de um rim nessas crianças deve ser cuidadosamente estudado. As três principais drogas classicamente sensíveis são a actinomicina-D, a vincristina e a adriamicina. Atualmente, tem-se demonstrado que há respostas tumorais a outras drogas, especialmente a ifosfamida, o etoposide, a ciclofosfamida e a carboplatina. Com a experiência em recaída tumoral, os novos protocolos utilizam essas drogas em pacientes de alto risco. Questiona-se atualmente a necessidade de tratamento complementar quimioterápico nos pacientes com TW estágio I com histologia favorável. Um pequeno estudo prospectivo realizado em Boston, sugere que não é necessário tratamento quimioterápico nas crianças com estágio I, histologia favorável, menores de 24 meses de idade e o peso tumoral menor que 550g. Essa hipótese baseou-se no fato de somente uma das oito crianças tratadas com nefrectomia ter apresentado recaída. A recaída foi no rim contralateral (bilateral metacrônico) em uma criança com hipospádia sugerindo fatores genéticos. Uma revisão realizada no NWTS-1-2-3 afirma que as mudanças nos regimes terapêuticos durante o tempo não mostrou melhora no excelente prognóstico, sugerindo que basta a nefrectomia. Beckwith identificou variáveis (presença de pseudocápsula inflamatória, infiltração de cápsula, vasos intra-renais, infiltração do seio renal) de um microestadiamento, as quais, quando presentes, estavam associadas ao risco de recaída. A idade ao diagnóstico, menor de 24 meses, e o peso tumoral, menor de 550g, estão altamente correlacionados com a ausência das variáveis do microestadiamento, mostrando que os prováveis principais fatores de melhor prognóstico nos tumores estágio I de histologia favorável são a idade e o peso tumoral. Historicamente, o TW mostrou-se ser radiossensível e o tratamento radioterápico tornou-se rotina. Posteriormente, quando foi demonstrado que o TW é quimiossensível, a radioterapia continuou sendo indicada, porém somente em casos selecionados. Atualmente só é indicada nos casos de histologia desfavorável e nos estágios III e IV. A dose recomendada para os tumores de histologia favorável é de 1.000cGy e para os de histologia desfavorável a dose deve ser ajustada pela idade da criança, variando de 1.200cGy a 4.000cGy. A sobrevida das crianças com doença metastática pulmonar está em torno de 80% com o tratamento químio e radioterápico, porém o tratamento radioterápico apresenta toxicidade considerável em crianças. A SIOP tratou 36 crianças com estágio IV (metástases pulmonares) com 6 semanas de quimioterapia com três drogas (actinomicina + adriamicina + vincristina) e a avaliação posterior mostrou que 27 crianças apresentavam remissão completa pulmonar, cinco apresentavam lesão única de possível ressecção cirúrgica e quatro não haviam respondido. Nas 32 crianças que apresentavam remissão completa pulmonar, após quimioterapia e cirurgia, o tratamento radioterápico não foi administrado. Somente quatro das 36 crianças receberam tratamento radioterápico pulmonar e quatro dos seis óbitos dessa série tinham doença pulmonar no momento do óbito. O atual protocolo da SIOP não preconiza a radioterapia pulmonar nos estágios IV, porém os demais protocolos recomendam a radioterapia pulmonar em todos os pacientes com doença metastática pulmonar.

RESULTADOS

Durante as últimas décadas, a taxa de sobrevida tem melhorado sensivelmente, alcançando 90% de cura em diversos centros. Esses avanços se devem especialmente aos trabalhos de grupos cooperativos, como o do NWTS, nos Estados Unidos, o do grupo da SIOP, na Europa, e o "United Kingdom Children's Cancer Study Group" (UKCCSG), na Inglaterra. Em nosso meio, particularmente no Hospital do Câncer A.C. Camargo, antes de 1970, com um tratamento aleatório, a sobrevida não ultrapassava 8%. A partir de 1971, com a formação de uma equipe multidisciplinar, a sobrevida passou a 34% e, a partir de 1979, utilizando-se um protocolo, na época com base no NWTS-2, a sobrevida atingiu 83%. Em 1986, foi organizado o GCBTTW. No período de outubro de 1986 a dezembro de 1989, foram registrados 190 casos de oito estados brasileiros, provenientes de 38 hospitais, dos quais 176 eram TW. Isso representou 25% dos casos esperados para todo o País durante o mesmo período. Os pacientes registrados foram sorteados aleatoriamente para receberem um dos dois regimes terapêuticos (Braço A: dose fracionada; Braço B: dose única) da actinomicina, que deveriam ser adequados ao estágio e a histologia de cada um. A sobrevida de 4 anos foi semelhante em ambos os Braços, 72% *versus* 73% para as doses fracionadas e dose única respectivamente. Os pacientes que receberam o tratamento do Braço B (dose única) fizeram 1.921 visitas hospitalares menos do que aqueles que receberam o regime previsto do Braço A (dose fracionada), diminuindo sensivelmente os custos do tratamento tanto em relação às despesas hospitalares (médico, enfermagem, laboratório etc.) quanto aos custos familiares (transporte, alimentação fora de casa, perda de dias de trabalho do acompanhante, perdas escolares etc.). Entretanto, além dessas vantagens, deve-se salientar o menor sofrimento da criança que no caso do Braço B, recebeu apenas um dia de tratamento quimioterápico em vez de cinco dias. De outubro de 1986 a fevereiro de 1994, o GCBTTW registrou 634 casos provenientes de 11 estados brasileiros e 53 instituições, sendo que 602 crianças foram consideradas avaliáveis. As sobrevidas globais de 1, 2 e 4 anos para todos os pacientes foram, respectivamente, de 88%, 81% e 73%. As sobrevidas livres de recorrência a 1, 2 e 4 anos foram, respectivamente, de 83%, 72% e 65%. O seguimento dessas crianças após término do tratamento deve ser feito mediante exame físico, testes laboratoriais e radiológicos de acordo com o estágio inicial. A avaliação deve ser feita não somente para recorrência da doença, mas para os efeitos colaterais do tratamento. Os exames de imagem devem serem indicados de acordo com o tipo histológico, estágio inicial e tratamento efetuado. No TW clássico de histologia favorável, radiografia de tórax deve ser feita a cada 3 meses após término de tratamento, por 5 anos, a cada 6 meses, por 3 anos, e anualmente por mais 2 anos.

O tratamento do TW representa um dos maiores sucessos da oncologia pediátrica e os objetivos atuais são: manter a alta taxa de cura, diminuindo a morbidade do tratamento, e administrar tratamento mais agressivo somente para aquelas crianças que apresentem fatores de pior prognóstico. Para o aprimoramento do tratamento, torna-se necessário identificar as crianças que apresentem doença de pior prognóstico, para que se possa administrar o tratamento mais adequado, diminuindo o custo sócio-econômico, assim como os efeitos colaterais, mantendo a alta taxa de cura. Os dois principais fatores prognósticos conhecidos e estabelecidos que orientam o tratamento são a histologia do tumor e o estagiamento. Atualmente estão se procurando outros fatores prognósticos e dois que sugerem ter valor importante são: a perda da heterozigose do cromossomo 16q e o conteúdo de DNA. Vários autores avaliaram, por meio da citometria de fluxo, o conteúdo celular de DNA no tecido tumoral nos TW, correlacionando-o com o prognóstico. Porém, os resultados de tais estudos são controversos, necessitando ainda de confirmação. Observaram-se perda da heterozigose no cromossomo 16q em 17% e perda da heterozigose no cromossomo 1p em 12% dos tecidos tumorais e essas alterações estavam relacionadas com o prognóstico. A sobrevida livre de recorrência foi significativamente mais baixa quando se observou perda da heterozigose no cromossomo 16q, e com significância no limite, quando houve perda da heterozigose no cromossomo 1p.

BIBLIOGRAFIA RECOMENDADA

Alfer Jr W, De Camargo B, Assunção MC. Brazilian Wilms Tumor Cooperative Group. Management of synchronous bilateral Wilms' tumor: Brazilian Wilms' Tumor Study Group – experience with 14 cases. J Urol 1993; 150:1456-1459.

Beckwith JB, Palmer NF. Histopathology and prognosis of Wilms' Tumor: results from the First National Wilms' Tumor Study. Cancer 1978; 41:1937-1948.

D'Angio GJ. Oncology seen through the prism of Wilms' tumor. Med Pediat Oncol 1985; 13:53-58.

De Camargo B, Andrea MLM, Franco ELF. Catching up with history: treatment of Wilms' tumor in a developing country. Med Pediat Oncol 1987; 15:270-276.

De Camargo B, Franco EL. A randomized clinical trial of single-dose versus fractionated-dose dactinomycin in the treatment of Wilms' tumor: results after extended follow-up. Cancer 1994; 73:3081-3086.

De Kraker J, Lemerle J, Voute PA, Zucker JM, Tournade MF, Carli M. Wilms' tumor with pulmonary metastases at diagnosis: the significance of primary chemotherapy. J Clin Oncol 1990; 8:1170-1190.

Green DM, Finklestein JZ, Breslow NE, Beckwith JB. Remaining problems in the treatment of patients with Wilms' tumor. Pediat Clin North Amer 1991; 475-488.

Grundy PE, Telzerow PE, Breslow N, Mokness J, Huff V, Paterson MC. Loss of heterozygosity for chromossome 16q and 1p in Wilms' tumor predicts an adverse outcome. Cancer Res 1994; 94:2331-2333.

Tournade M,F, Com-Nougue N, Voute PA, Lemerle J, De Kraker J, Delemarre JFM, Burges M, Habrand JL, Moorman CGM, Burger D, Rey A, Zucker JM, Carli M, Jereb B, Bey P, Gauthier F, Sandstedt B. Results of the Sixth International Society of Pediatric Oncology Wilms' Tumor Trial and Study: a risk-adapted therapeutic approach in Wilms' tumor. J Clin Oncol 1993; 11:1014-1023.

28

TUMORES DO TESTÍCULO

•

MIGUEL SROUGI

As neoplasias testiculares representam cerca de 1% dos tumores pediátricos, surgindo em 1 de cada 100.000 crianças.

Nesse grupo, esses tumores apresentam características biológicas que os diferenciam das neoplasias do adulto e, por isso, devem ser estudados à parte. Nesse sentido, cinco aspectos específicos merecem ser enfatizados:

1. Enquanto nos adultos, os tumores de origem não-germinativa são raros, compreendendo entre 5 e 10% das neoplasias locais, na infância, esses tumores são mais comuns, envolvendo entre 25 e 40% das crianças (Fig. B-65).
2. Seminomas e coriocarcinomas não ocorrem na infância e, por isso, a freqüência relativa dos diversos tipos de tumores germinativos difere da observada nos adultos. Cerca de 70% das neoplasias da criança são representadas pelos tumores do saco vitelino, 16% pelos teratomas e 2% pelos teratocarcinomas (Tabela B-56).

Tabela B-56 – Classificação e freqüência dos tumores de testículo na infância em 327 pacientes coletados pelo "Prepubertal Testicular Tumor Registry".

Tumores germinativos	253 (77%)
Saco vitelino ("yolk sac")	207 (63%)
Teratoma	46 (14%)
Seminoma	0 (–)
Tumores do estroma gonadal	27 (9%)
Células de Leydig	4 (1%)
Células de Sertoli	4 (1%)
Células granulosas	4 (1%)
Células indeterminadas	15 (5%)
Gonadoblastoma	3 (1%)
Cisto epidermóide	6 (2%)
Outros (rabdomiossarcoma, leucemia)	37 (11%)
Desconhecido	1 (–)

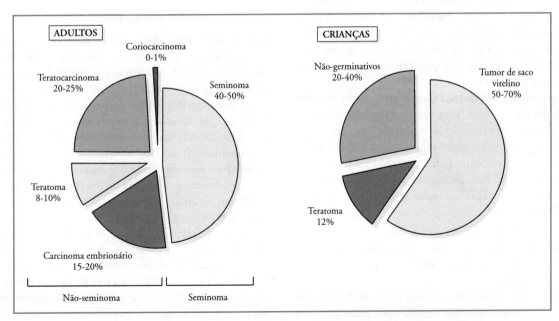

Figura B-65 – Freqüência dos diversos tipos de neoplasias testiculares do adulto e da criança (Srougi, 1995; adaptado de Cadwell, J. Urol, 1978; 119:754).

3. O tumor do saco vitelino é, por vezes, confundido com o carcinoma embrionário do adulto, mas tem melhor prognóstico, por se apresentar, freqüentemente, sob forma de doença localizada.
4. Os teratomas da infância representam neoplasias benignas, tendo sido relatados raros casos que se acompanharam de metástases.
5. Cerca de 10% dos tumores de testículo da infância são identificados no período neonatal e nesse grupo particular aproximadamente 2/3 dos casos são representados pelos tumores do estroma gonadal.

TUMORES DO SACO VITELINO

Esses tumores, também denominados "yolk sac", carcinoma embrionário juvenil, tumor do seio endodérmico, orquioblastoma ou tumor de Teilum, constituem neoplasias de células germinativas diferenciadas em linhagens extra-embrionárias.

HISTÓRIA NATURAL

Existe alguma controvérsia quanto à agressividade biológica dos tumores do saco vitelino. Até recentemente, prevaleceu a idéia de que essas neoplasias tinham um comportamento mais benigno e não produziam metástases em crianças com menos de 2 anos de idade. Nesse sentido, Pierce e cols. analisaram a evolução de 13 crianças portadoras desse tipo de tumor e observaram sobrevida prolongada em 9/9 (100%) dos casos com menos de 2 anos de idade e em 0/4 (0%) dos pacientes com mais de 2 anos. Esse fenômeno foi confirmado por estudo recente, no qual foram avaliadas 207 crianças, constatando-se o aparecimento de metástases em 14% e 25%, respectivamente, dos pacientes com menos de 2 anos e mais de 2 anos de idade. Ao que parece, portanto, a idade da criança relaciona-se com o prognóstico da doença.

A maioria dos pacientes com tumor do saco vitelino apresenta-se inicialmente com neoplasia localizada. Em 175 casos avaliados pelo "Prepubertal Testicular Tumor Registry", 90% evidenciaram lesão restrita ao escroto (estágio I) e apenas 10% demonstraram metástases retroperitoneais (estágio II) ou pulmonares (estágio III).

Nos pacientes com doença metastática, os sítios preferenciais de depósitos secundários são representados pelo pulmão (50%), retroperitônio (25%) e pulmão mais retroperitônio (25%). Essa distribuição sugere que a disseminação dos tumores do saco vitelino se faz tanto por via hematogênica quanto linfática. Esse padrão de disseminação permite definir os seguintes estágios de evolução da doença (classificação de Boden e Kaplan):

Estágio I — Tumor limitado ao escroto.
Estágio II A — Envolvimento microscópico dos linfonodos retroperitoneais, descoberto após linfadenectomia.
Estágio II B — Envolvimento macroscópico dos linfonodos retroperitoneais, demonstrado pelos métodos de imagem.
Estágio III — Metástases viscerais ou torácicas.

Os índices de cura dos tumores do saco vitelino aproximam-se, atualmente, de 90%. É importante que se ressalte que no grupo de pacientes estudados por Kaplan e cols. metástases surgiram no máximo 14 meses após o diagnóstico inicial, de modo que os pacientes sem recorrência da neoplasia após 2 anos podem ser considerados curados.

QUADRO CLÍNICO

A maioria dos casos de tumor do saco vitelino surge antes dos 2 anos, a média de idade situa-se em torno de 17 meses. Os tumores do saco vitelino caracterizam-se por crescimento testicular progressivo indolor, sem outras manifestações gerais (Tabela B-57). Como neoplasias testiculares são raras nessa faixa etária, as manifestações escrotais são, em geral, confundidas com hidrocele ou hérnia, o que retarda o diagnóstico nesses casos. Algumas vezes, o quadro instala-se agudamente, sob forma de massa local e dor intensa, associados à torção do testículo, mais freqüentes em gônadas com tumor.

Tabela B-57 – Manifestações clínicas iniciais em crianças com tumor do saco vitelino em 174 casos.

Manifestação inicial	Freqüência Nº	(%)
Massa indolor	156	90
Escroto agudo	9	5
História de traumatismo	5	3
Hidrocele	2	1
Dor abdominal	2	1

Ao exame físico, essas crianças apresentam-se bem nutridas e, ao contrário dos adultos, raramente são palpadas massas abdominais ou supraclaviculares.

DIAGNÓSTICO E ESTAGIAMENTO

A dosagem de marcadores séricos tumorais é extremamente relevante em crianças com tumor vitelino, uma vez que alfa-fetoproteína (AFP) encontra-se aumentada em 80% desses casos. Elevações desses marcadores também ocorrem em casos de hepatomas, tumores gastrointestinais ou hemopatias, de modo que, na ausência dessas afecções, medidas de AFP permitem monitorizar com precisão a evolução das crianças com neoplasma testicular. Convém enfatizar que a persistência de níveis elevados de AFP após a orquiectomia não indica necessariamente a existência de doença metastática residual, já que em algumas crianças normais esse marcador pode se apresentar aumentando até os 2 anos de idade. Gonadotrofina coriônica-β (GCH-β) eleva-se em alguns pacientes adultos com tumores germinativos, mas não é detectada nas crianças com tumores do saco vitelino do testículo.

Dada a distribuição preferencial das metástases em linfonodos retroperitoneais e pulmão, o estagiamento das crianças com tumor do saco vitelino deve ser feito com tomografia computadorizada do abdome e pélvis e com radiografia do tórax. Resultados falso-negativos no estudo tomográfico são raros, ocorrendo em cerca de 2% das crianças. Por outro lado, resultados falso-positivos ocorrem em 40% dos casos, o que torna necessário o emprego de outros métodos de imagem ou, até mesmo, cirurgia exploradora, nos pacientes com adenomegalia retroperitoneal suspeita, mas não inequívoca.

TRATAMENTO

A lesão primária é sempre tratada pela abordagem inguinal, da mesma forma que em adultos. Quando existe violação escrotal, alguns autores preconizam a realização de hemiescrotectomia, uma vez que as chances de recidiva escrotal ou inguinal da lesão são elevadas e situam-se em torno de 30%.

Os pacientes com tumor do saco vitelino em estágio I (doença clinicamente restrita ao escroto) são tratados pela orquiectomia radical e, teoricamente, isso deveria curar todos esses casos. Contudo, cerca de 12% deles apresentam metástases retroperitoneais microscópicas inaparentes e, por isso, tem-se preconizado o emprego de medidas adjuvantes após a orquiectomia, de modo a melhorar a sobrevida global desses pacientes. Sendo a linfadenectomia uma intervenção de maior porte, portanto acompanhada de morbidade, e também levando-se em conta que em mais de 80% dos casos a exploração dos linfonodos revela-se negativa para tumor, alguns autores têm questionado a indicação rotineira dessa intervenção em pacientes com doença em estágio I. Como nas crianças com tumor do saco vitelino, recorrências da doença podem ser precocemente detectadas pelas medidas de AFP, parece razoável realizar apenas a orquiectomia nesses casos e segui-los clinicamente, com dosagens repetidas desse marcador (Fig. B-66). Quimioterapia sistêmica estará indicada se a AFP continuar elevada após a orquiectomia. Por outro lado, exploração cirúrgica retroperitoneal deve ser realizada se a AFP permanecer alterada após a orquiectomia e a quimioterapia.

Em pacientes com doença metastática (estágios II e III), o tratamento deve ser feito pela orquiectomia seguida de quimioterapia sistêmica. Com os esquemas quimioterápicos atualmente disponíveis, cerca de 60% dos pacientes evidenciam remissão completa da doença e, nesses casos, nenhum tratamento adicional é necessário. Nos pacientes com massas residuais após a quimioterapia, justifica-se a ressecção cirúrgica dessas lesões, seguida de quimioterapia adicional nos pacientes em que for comprovada neoplasia residual. Radioterapia pode também ser utilizada em pacientes com massas residuais, observando-se desaparecimento das lesões em alguns casos. O inconveniente de se empregar rotineiramente radioterapia como tratamento de salvamento é que parte dessas massas não contém neoplasia ativa, mas apenas necrose e fibrose.

Convém ressaltar que alguns pacientes com doença em estágio clínico II devem ser submetidos à exploração retroperitoneal antes da quimioterapia. Aqui se enquadram os casos com AFP normal e que evidenciam, na tomografia, pequenos nódulos retroperitoneais. A possibilidade de ocorrerem resultados falso-positivos na tomografia abdominal justifica a exploração cirúrgica, já que na ausência de neoplasia local, a criança é poupada da quimioterapia e de seus inconvenientes.

Diferentes esquemas de quimioterapia citotóxica são empregados em tumores do saco vitelino e, embora não exista um consenso quanto à melhor associação, parece que as mais eficientes são aquelas que incluem actinomicina-D e vincristina. Em crianças com menos de 8 anos de idade, tem-se utilizado, mais comumente, o esquema VAC (vincristina, actinomicina-D e ciclofosfamida), com respostas completas e persistentes em 60% dos casos. Nas crianças com mais de 8 anos são empregadas as associações ativas em tumores germinativos do adulto, ou seja, PVB (cisplatina, vinblastina e bleomicina) e PEB (cisplatina, ectoposide e bleomicina).

PROGNÓSTICO E SEGUIMENTO

O prognóstico das crianças com tumor do saco vitelino costuma ser bastante favorável, com uma média de cura da doença, para todos os estágios, da ordem de 85%. A evolução desses casos relaciona-se intimamente com a idade da criança, observando-se índices de recorrência da doença duas vezes maiores em crianças cujo diagnóstico é feito depois dos 2 anos de idade.

Como a maioria dos tumores do saco vitelino secreta AFP, esses pacientes podem ser acompanhados de forma segura e prática. Medidas séricas de AFP, radiografias de tórax e ultra-som abdominal devem ser realizados a cada 2 meses por 2 anos, a fim de detectar precocemente eventuais recorrências da neoplasia e favorecer os índices de sucesso do tratamento desses pacientes. Recorrência da doença surge antes de 2 anos do tratamento inicial, de modo que, decorrido esse período, o paciente pode ser considerado curado.

TERATOMAS

HISTÓRIA NATURAL

Os teratomas constituem o segundo tumor testicular da infância, envolvendo crianças com idade mediana de 14 meses. Diferentemente dos adultos, os teratomas de testículo da

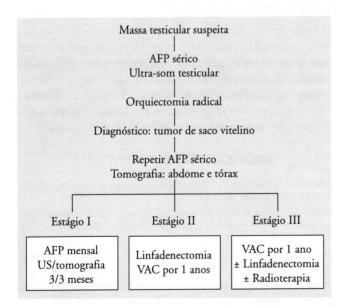

Figura B-66 – Protocolo de tratamento dos tumores do saco vitelino (Connolly e Gearhart, 1993).

infância são lesões benignas, estimando-se que apenas 0,5% deles apresentam-se inicialmente ou desenvolvem posteriormente metástases. Isso faz com que o prognóstico desses casos, após a orquiectomia, seja excelente.

CLÍNICA E DIAGNÓSTICO

As manifestações clínicas dos teratomas de testículo restringem-se à região escrotal e o diagnóstico desses casos é feito após a remoção cirúrgica da gônada. Esses tumores não secretam AFP ou GCH-β, de modo que as medidas de marcadores séricos não auxiliam no diagnóstico ou no seguimento dos casos de teratoma.

TRATAMENTO

Os teratomas puros da infância são quase sempre neoplasias benignas. Por isso, essas crianças devem ser tratadas apenas com orquiectomia, sem nenhuma forma de terapêutica adjuvante posterior, se os estudos de imagem do tórax e do retroperitônio forem normais.

TUMORES DE CÉLULAS DE LEYDIG

INCIDÊNCIA

Os tumores de células de Leydig, também chamados de tumores de células intersticiais, compreendem 1% dos tumores do testículo da infância, envolvendo crianças entre 3 e 10 anos. Esses tumores têm sempre comportamento benigno, embora histologicamente possam evidenciar graus diferentes de anaplasia celular.

CLÍNICA

Essas neoplasias manifestam-se sob forma de crescimento testicular lento e isso as diferencia dos tumores germinativos, nos quais a evolução local da lesão é rápida. A produção de hormônios androgênicos que ocorre nesses casos é responsável pelo aparecimento de virilização precoce, caracterizada por pilificação pubiana, aumento do pênis, engrossamento da voz e acne facial.

O diagnóstico diferencial desses casos deve ser feito com neoplasias da adrenal, síndrome de Klinefelter e quadros de intersexo. Em todas essas situações, obviamente não existe crescimento testicular concomitante, mas isso pode também não ser notado nos casos iniciais de tumores de células de Leydig, em que a lesão freqüentemente não é palpável.

DIAGNÓSTICO

O diagnóstico clínico da lesão primária é usualmente feito pelo exame ultra-sonográfico do testículo. A diferenciação com os outros tipos de neoplasias locais, especialmente os tumores germinativos, é realizada por meio de dosagens hormonais séricas. Pacientes com tumor de células de Leydig apresentam altos níveis séricos de testosterona e taxas normais dos hormônios adrenais. Em crianças com puberdade precoce de causa hipofisária, existe elevação das gonadotrofinas (FSH e LH), enquanto nos casos de causa adrenal, os níveis séricos de diidroepiandrosterona e androstenediona encontram-se aumentados.

TRATAMENTO E EVOLUÇÃO

Ao contrário dos tumores de células de Leydig do adulto, que em 10% dos casos são malignos, esses tumores na infância são sempre benignos, de modo que a orquiectomia cura todos os casos. Vale ressaltar que as manifestações de virilização não costumam regredir após a remoção do tumor se a doença for de longa duração. Por isso, a persistência destas alterações não indica necessariamente a existência de metástases. Nos pacientes com tumores diagnosticados precocemente e com virilização menos pronunciada, o quadro clínico tende a se reverter quase completamente.

TUMORES DE CÉLULAS DE SERTOLI

INCIDÊNCIA E HISTÓRIA NATURAL

Os tumores de células de Sertoli da criança, também denominados androblastomas e tumores do estroma gonadal, são quase sempre benignos e, nesse grupo etário, 60% dos casos ocorrem no primeiro ano de vida. Raros casos de metástases retroperitoneais foram descritos em crianças portadoras dessa neoplasia, todos com evolução desfavorável e óbito, mesmo após tratamento combinado radical.

CLÍNICA

Os pacientes com tumores de células de Sertoli apresentam-se com aumento do volume testicular e com ginecomastia, que surge em 30 a 50% dos casos. Dessa forma, neoplasias dos testículos acompanhados de virilização associam-se aos tumores de células de Leydig e, quando acompanhados de ginecomastia, relacionam-se com tumores de células de Sertoli.

TRATAMENTO E EVOLUÇÃO

O tratamento e a evolução desses casos assemelham-se aos dos tumores de células de Leydig. A orquiectomia radical cura quase todos os pacientes, não sendo indicado nenhum tratamento adicional. Nos casos de doença maligna, o crescimento lento do tumor justifica a ressecção dos depósitos metastáticos, quer eles se apresentem em linfonodos retroperitoneais quer se apresentem em pulmão, fígado e ossos.

BIBLIOGRAFIA RECOMENDADA

Connolly JA, Gearhart JP. Management of yolk sac tumors in children. Urol Clin North Am. 1993; 20:7.

Cortez JC, Kaplan GW. Gonadal stromal tumors, gonadoblastomas, epidermoid cysts, and secondary tumors of the testis in children. Urol Clin North Am 1993; 20:15.

Kay R. Prepubertal Testicular Tumor Registry. Urol Clin North Am 1993; 20:1.

Srougi M. Tumores germinativos do testículo na infância. In Srougi M, Simon SD. Câncer Urológico. Platina, São Paulo, 1995; pag. 431.

29

SARCOMAS DO TRATO GENITURINÁRIO

•

ANTONIO SÉRGIO PETRILLI
ELIANA MONTEIRO CARAN

Sarcomas são tumores sólidos malignos que crescem de células mesenquimais primitivas. Estes tumores constituem um grupo heterogêneo, com vários subtipos histológicos (fibrossarcoma, lipossarcoma, leiomiossarcoma, rabdomiossarcoma etc.). Na infância, o rabdomiossarcoma (RMS) é o mais freqüente (50 a 70%) entre os sarcomas de partes moles. E, embora apresente características histológicas semelhantes às do músculo esquelético estriado, o RMS pode ocorrer em locais em que este tecido não é encontrado, na bexiga, por exemplo. O RMS comprime e infiltra tecidos circunvizinhos e pode metastatizar tanto por via linfática quanto por via hematogênica. Essa natureza agressiva exige diagnóstico rápido e terapia efetiva.

RABDOMIOSSARCOMA DO TRATO GENITURINÁRIO

Cerca de 20% dos RMS acometem o trato geniturinário e, neste, a bexiga e a próstata são os locais mais freqüentemente acometidos. Os tipos histológicos predominantes são o embrionário e o alveolar. O RMS embrionário ocorre em 91% dos casos e esta neoplasia apresenta o aspecto macroscópico de pólipo nas submucosas, sendo então denominado sarcoma botrióide.

No trato geniturinário, o RMS pode ser dividido em subgrupos de acordo com a localização anatômica do tumor primário: bexiga, próstata, paratesticular e ginecológico.

EPIDEMIOLOGIA

A incidência anual do RMS geniturinário é de 0,5 a 0,7 caso por um milhão de crianças com idade inferior a 15 anos e o sexo masculino é o mais comprometido (3:1).

A etiologia do RMS ainda é desconhecida, entretanto, esse tumor tem sido associado a radioterapia e a várias doenças congênitas, incluindo: neurofibromatose, síndrome do nevo basocelular de Gorlin e síndrome álcool-fetal. Há também aumento da incidência em irmãos de crianças com tumor de sistema nervoso central (TSNC) e carcinoma de supra-renal.

Os casos de famílias com sarcomas, câncer de mama e TSNC sugerem que fatores genéticos possivelmente influenciem na gênese do RMS.

QUADRO CLÍNICO

Bexiga

Na bexiga, o local mais acometido pelo RMS é a região do trígono. O tumor tende a crescer, em forma de pólipo, para dentro da cavidade vesical. A criança com RMS de bexiga geralmente é levada à consulta médica com quadro de retenção urinária aguda e massa palpável na região suprapúbica. As outras manifestações freqüentes são: incontinência urinária, infecção, hematúria e pólipo exteriorizado pela uretra. A maior incidência recai sobre as crianças do sexo masculino e com idade inferior a 5 anos.

Próstata

Na próstata, o RMS geralmente se manifesta por grandes massas pélvicas que têm consistência endurecida e limites imprecisos. Às vezes, a grande extensão do tumor dificulta a distinção de sua origem, se prostática ou do trígono vesical. A retenção urinária e a retenção fecal ocorrem respectivamente pela compressão da uretra e pela infiltração da parede do reto. A média de idade das crianças com RMS de próstata é de 3,5 anos.

Paratesticular

A incidência do RMS paratesticular é maior em pacientes de 15 a 19 anos. O RMS paratesticular cresce a partir do cordão espermático distal e pode invadir o testículo. Clinicamente, manifesta-se com o aumento do volume escrotal, unilateral e indolor. À palpação nota-se um tumor de consistência endurecida. O diagnóstico diferencial deve ser feito com: hidrocele, hérnia encarcerada, epididimite, torção testicular e com tumores de células germinativas. No RMS, o teste da transiluminação da bolsa escrotal é negativo e detecta-se a presença de massa sólida paratesticular por meio do ultra-som.

Trato genital feminino

As crianças com RMS de vagina apresentam idade igual ou inferior a 3 anos. A parede anterior da vagina é o local mais freqüentemente acometido e o septo vesicovaginal ou a parede da bexiga podem ser infiltrados pelo tumor. As manifestações clínicas são de sangramento vaginal, leucorréia sangüinolenta e prolapso do tumor pelo intróito vaginal. O diagnóstico diferencial do RMS da vagina deve ser feito com tumor de células germinativas, carcinoma de células claras, papiloma, hidro ou hematocolpos, cistos e corpo estranho.

As adolescentes e as adultas jovens são as mais freqüentemente acometidas pelo RMS de útero. O quadro clínico é de massa na região hipogástrica ou prolapso de tumor polipóide pela vagina e/ou sangramento vaginal. O diagnóstico diferencial inclui hematocolpos, gestação, tumores de ovários, cistos etc.

A presença de um nódulo firme e infiltrativo na vulva é o achado mais freqüente do RMS de vulva. As lesões vulvares ocorrem em uma ampla faixa etária (1 a 19 anos).

METÁSTASES

Os órgãos e os tecidos circunvizinhos ao RMS podem ser invadidos por contigüidade (infiltração) ou serem comprimidos pelo tumor. O RMS de bexiga pode infiltrar a próstata, a vagina e a vulva e o RMS de próstata invade a bexiga, a uretra e o reto.

As metástases regionais ou a distância ocorrem por via linfática ou hematogênica. Em uma análise retrospectiva, realizada por um grande grupo cooperativo multinstitucional que estuda RMS ("Intergroup Rhabdomyosarcoma Study" – IRS), verificou-se que as metástases para linfonodos dos pacientes com RMS do trato geniturinário foram de 24%. As metástases linfáticas são raras em crianças com RMS de bexiga e vagina, mas são freqüentes no RMS de próstata e paratesticular. Na análise de 107 pacientes com tumor paratesticular, 28 (26%) apresentaram gânglios retroperitoneais comprometidos. A presença de massa abdominal palpável em pacientes com RMS paratesticular é altamente sugestiva de disseminação em linfonodos.

O RMS de próstata dissemina-se precocemente por via hematogênica para pulmão, fígado, osso e mais raramente para medula óssea e sistema nervoso central.

MÉTODOS DE DIAGNÓSTICO

História e exame físico

A hipótese diagnóstica de RMS do trato geniturinário deve ser sempre lembrada em crianças que apresentam o quadro agudo de obstrução do trato urinário e/ou massa pélvica e/ou sangramento vaginal e/ou prolapso de um tumor polipóide pelo intróito vaginal. O exame físico geral deve ser cuidadoso. A pesquisa de linfonodos clinicamente comprometidos, a palpação e a percussão de massas pélvicas (quando presentes) são obrigatórias. O exame loco-regional inclui a inspeção dos órgãos genitais externos e o toque retopélvico bimanual. Nas meninas, o exame da genitália interna sem ou com instrumentos (espéculo, vaginoscópio) deve ser realizado por um experiente especialista e sob narcose (quando necessário).

Exames iniciais

Os exames comumente utilizados para avaliar os tumores do trato urogenital são: ultra-som, urografia excretora, vaginoscopia, cistoscopia e tomografia computadorizada. Alguns autores recomendam a ressonância magnética para delimitação dos tumores de bexiga. O objetivo da avaliação inicial é localizar a origem do tumor, mensurar suas dimensões e relações com órgãos e tecidos vizinhos.

O diagnóstico definitivo é obtido por meio da biópsia direta ou por endoscopia e exame anátomo-patológico.

Após o diagnóstico definitivo, é obrigatória a pesquisa de metástases; os exames recomendados estão apresentados na tabela B-58.

Tabela B-58 – Exames recomendados para a pesquisa de metástases.

Metástases	Exames recomendados
Pulmão	Raios X de tórax e tomografia torácica
Osso	Mapeamento ósseo e raios X simples das lesões positivas
Medula óssea	Biópsia de medula óssea
Linfonodos	Confirmação histológica dos casos suspeitos
Fígado	Ultra-sonografia e/ou tomografia

ESTAGIAMENTO

O estagiamento mais utilizado para o RMS é o clínico-cirúrgico, que depende da ressecabilidade do tumor, da presença de linfonodos e das metástases (Quadro B-35).

Quadro B-35 – Esquema simplificado do estagiamento do RMS, baseado na ressecabilidade cirúrgica do tumor.

Grupo clínico I – tumor localizado, totalmente ressecado.
Grupo clínico II – tumor ressecado macroscopicamente, mas com restos microscópicos.
Grupo clínico III – tumor localizado, porém irressecável cirurgicamente. Restos macroscópicos ou apenas biópsia.
Grupo clínico IV – metástases a distância.

Atualmente, o estagiamento recomendado pelo IRS ("Intergroup Rhabdomyosarcoma Study") é o TNM modificado. Nesse estagiamento, além da presença de linfonodos e das metástases, o local primário e o tamanho do tumor também são considerados. A tabela B-59 ilustra o estagiamento do RMS, baseado no TNM.

Tabela B-59 – O sistema atual de estagiamento, recomendado pelo IRS IV ("Intergroup Rhabdomyosarcoma Study IV") é o TNM modificado, que considera o local primário do tumor, o tamanho, o comprometimento de linfonodos e a presença de metástase.

Estágio	Local primário	T	Tamanho	N	M
I	Favorável	T1 ou T2	a ou b	N0 ou N1 ou Nx	M0
II	Desfavorável	T1 ou T2	a	N0 ou Nx	M0
III	Desfavorável	T1 ou T2	a	N1	
			b	N0 ou N1 ou Nx	M0
IV	Todos	T1 ou T2	a ou b	N0 ou N1	M1

Tumor = T1 – confinado ou sítio anatômico
T2 – infiltração ou fixação em tecidos vizinhos
a) menor que 5cm de diâmetro
b) maior que 5cm de diâmetro

Linfonodos regionais
N0 – linfonodos clinicamente não-envolvidos
N1 – linfonodos clinicamente envolvidos
Nx – o "estado" do linfonodo é desconhecido

Metástases
M0 – ausência de metástases a distância
M1 – presença de metástases

Locais favoráveis: órbitas, cabeça e pescoço (exceto parameníngeo), trato geniturinário (exceto bexiga e próstata).

Locais desfavoráveis: parameníngeos, bexiga e próstata, extremidades, tronco, retroperitônio etc.

FATORES PROGNÓSTICOS

A identificação dos fatores prognósticos do RMS é útil para o desenvolvimento de estratégias terapêuticas. Os pacientes com RMS de mau prognóstico recebem tratamentos mais intensivos e os de bom prognóstico, tratamentos menos agressivos, com menor morbidade sem prejuízos nas taxas de sobrevida. Os principais fatores prognósticos do RMS são:

1. Estagiamento

Os pacientes com doença localizada apresentam maiores possibilidades de cura do que os com doença extensa ou disseminada. A análise realizada pelo grupo cooperativo (IRS), de 956 portadores de RMS, demonstrou que portadores de RMS estágio I e estágio IV apresentaram taxas de sobrevida de 88% e 32%, respectivamente, em três anos.

2. Local primário

O local primário do RMS tem influência no prognóstico. Algumas localizações do corpo são mais expostas e facilitam o diagnóstico. Por outro lado, as vascularizações sangüínea e linfática, que possibilitam as metástases, variam com o local. A possibilidade de ressecção cirúrgica do RMS também depende da localização do tumor.

No trato geniturinário, a bexiga e a próstata são consideradas locais desfavoráveis e os demais (útero, vagina, vulva e paratesticular) locais favoráveis.

3. Histologia e resposta ao tratamento

O tipo histológico embrionário tem melhor prognóstico do que o alveolar e a resposta precoce e completa ao tratamento instituído é um bom indicador da evolução.

4. Alteração cromossômica

A presença da translocação do cromossomo t:(2; 13) confere mau prognóstico.

TRATAMENTO

Antes do desenvolvimento de esquemas quimioterápicos efetivos, as crianças com RMS do trato geniturinário eram tratadas com cirurgias extensas e radioterapia. As cirurgias iniciais incluíam a exenteração pélvica anterior ou total, histerectomia e/ou vaginectomia radicais. Na época, a ressecção cirúrgica segmentar ou local resultava em altas taxas de recorrência do tumor na região pélvica e de metástases a distância. Em 1961, Pinkel e Pickren sugeriram a associação da quimioterapia. Em um estudo randomizado, as crianças com RMS do trato geniturinário que receberam quimioterapia após a cirurgia e a radioterapia apresentaram 87% de sobrevida livre de doença em 2 anos. Nos pacientes em que o tratamento quimioterápico não foi administrado, a sobrevida foi de 47%. Atualmente está bem estabelecido que o balanço equilibrado entre as três modalidades terapêuticas (quimioterapia, radioterapia e cirurgia) é a melhor opção e proporciona boas expectativas de cura e de qualidade de vida.

TUMORES DE BEXIGA E PRÓSTATA

Atualmente, o principal objetivo do tratamento do RMS de bexiga é conservar a função vesical, sem prejuízos na sobrevida. O primeiro aspecto importante na abordagem terapêutica é avaliar a extensão local do tumor, suas relações com estruturas vizinhas e a pesquisa de metástases a distância.

Nos RMS de próstata, raramente é possível realizar cirurgias conservadoras com prostatectomia, preservação da bexiga e reconstrução da uretra. Os tumores localizados na cúpula da bexiga ou distantes do trígono vesical podem ser tratados com cistectomia parcial e quimioterapia adjuvante. A radioterapia não é necessária se o tumor for totalmente ressecado – grupo clínico I (ver Quadro B-35) – e com histologia não-alveolar.

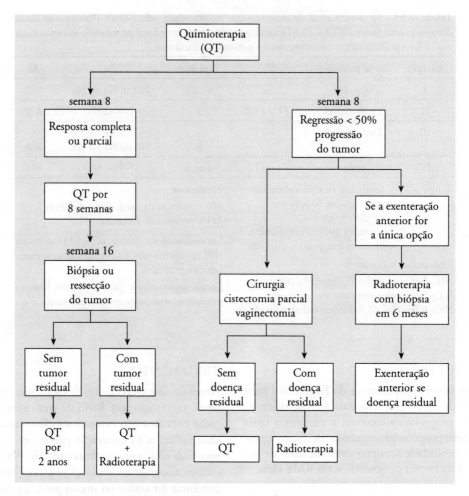

Figura B-67 – Esquema simplificado do tratamento do RMS do trato geniturinário (Shapiro E, Strother D. Pediatric genitourinary rhabdomyosarcoma. J Urol 1992; 148:1761-1768).

Infelizmente, uma grande porcentagem dos RMS de bexiga e próstata localizam-se na região do trígono vesical ou da próstata e são extensos e infiltrativos, impossibilitando as cirurgias conservadoras. Nesses casos, o tratamento deve ser iniciado com a quimioterapia. O esquema quimioterápico VAC (vincristina, actinomicina e ciclofosfamida) tem eficácia bem documentada no tratamento do RMS. Entretanto, outros agentes como ifosfamida, cisplatina, etoposide, carboplatina também apresentam excelente efetividade, com redução rápida das dimensões do tumor. A quimioterapia neo-adjuvante permite um maior número de cirurgias conservadoras, sem diminuir as taxas de sobrevida. Nos casos em que a resposta à quimioterapia não foi satisfatória e as dimensões do tumor não reduziram mais que 50%, não sendo possível a cirurgia conservadora, indica-se a radioterapia. A exenteração pélvica anterior fica reservada aos casos cuja biópsia após o tratamento radio e quimioterápico ainda demonstra tumor viável, nas recidivas ou nos tumores progressivos. A figura B-67 demonstra esquematicamente a proposta terapêutica do IRS.

As taxas de conservação da função vesical nos pacientes com RMS de próstata ainda não são satisfatórias e devem ser monitorizadas a longo prazo. Em um estudo, as taxas de conservação da função vesical foram no primeiro, segundo e terceiro anos de término de terapia iguais a 48%, 33% e 22%, respectivamente.

TUMORES DO TRATO GENITAL FEMININO

As orientações atuais para o tratamento do RMS do trato genital feminino, segundo o IRS, são as seguintes (Fig. B-67):

– Histerectomia com vaginectomia parcial ou completa é o procedimento indicado no RMS do terço proximal da vagina. Entretanto, quando o tumor se localiza no terço distal da vagina, a histerectomia geralmente não é necessária.
– Ooforectomia só deve ser realizada caso o tumor envolva diretamente o ovário.
– Procedimento para o RMS de útero é a histerectomia, geralmente com a preservação do ovário e da região distal da vagina.

– Cirurgia é o tratamento inicial das neoplasias de pequenas dimensões. Após a ressecção cirúrgica completa do RMS, as pacientes, impreterivelmente, deverão receber poliquimioterapia.

Em relação aos grandes tumores, cuja ressecção macroscópica só é possível com cirurgias extensas e mutiladoras, a abordagem inicial deverá ser feita com quimioterapia. A quimioterapia neo-adjuvante reduz rapidamente as dimensões do tumor, tornando-o ressecável. Após os cursos iniciais de quimioterapia, a paciente será submetida à cirurgia de revisão. Caso nessa cirurgia realizada após ação da quimioterapia as margens histológicas sejam negativas, o tratamento quimioterápico prossegue, sem a necessidade de radioterapia. Se o exame microscópico da peça cirúrgica detectar doença residual, a radioterapia deverá ser associada ao tratamento quimioterápico. A exenteração pélvica anterior é reservada para os raros casos de RMS de útero ou vagina, com extensão local, que não respondam aos tratamentos químio e radioterápico. Os tumores da vulva são freqüentemente localizados e o tratamento preconizado é a cirurgia com margens amplas e a quimioterapia.

O prognóstico do RMS de útero, vagina e vulva é muito bom. A sobrevida das pacientes com RMS de vagina chega a atingir taxas de 60 a 80%.

TUMORES PARATESTICULARES

Os pacientes com RMS paratesticular são tratados com orquiectomia por via inguinal. A cirurgia transescrotal aumenta o risco de recorrência local e de metástases para linfonodos não-regionais. A exploração da região inguinal com remoção do cordão espermático remanescente e a hemiescrotectomia são procedimentos necessários quando o tumor é retirado por via escrotal.

A necessidade da laparotomia exploradora nos pacientes com RMS grupo clínico I (ver Quadro B-35) para pesquisa de linfonodos retroperitoneais comprometidos é controversa. Alguns autores acreditam que a avaliação histopatológica dos linfonodos retroperitoneais é importante, pois os gânglios microscopicamente comprometidos devem receber radioterapia. Outros acreditam que a quimioterapia é suficiente para o tratamento das metástases microscópicas não-detectadas nos exames de imagem (tomografia, linfografia). São necessários mais estudos para uma conclusão definitiva.

A associação da quimioterapia à cirurgia melhorou muito o prognóstico dos RMS paratesticulares e a sobrevida dos pacientes chega a atingir 85%.

BIBLIOGRAFIA RECOMENDADA

Andrassy RJ. Rhabdomyosarcoma. Sem Ped Surg 1997; 6:17-23.

Crist W, Gehan EA, Ragab AH, Dickman PS, Donaldson SS, Fryer C, Hammond D et al. The Third Intergroup Rhabdomyosarcoma Study. J Clin Oncol 1995; 13:610-630.

Lander EB, Shanberg AM, Tansey LA, Sawyer DE, Groncy PK, Finklestein JZ. The use of continent diversion in the management of rhabdomyosarcoma of the prostate in childhood. J Urol 1992; 147:1602-1605.

Nag S, Grecula J, Ruymann FB. Aggressive chemotherapy organ-preserving surgery and high-dose-rate remote brachytherapy in the treatment of rhabdomyosarcoma in infants and young children. Cancer 1993; 72:2769-76.

Pappo AS, Shapiro SN, Crist WM, Maurer HM. Biology and therapy of pediatric rhabdomyosarcoma. J Clin Oncol 1995; 13:2123-2139.

Raney Jr RB, Hays DH, Tefft M, Triche TJ. Rhabdomyosarcoma and undifferentiated sarcomas. In Pizzo PA, Poplack DG. Principles and practice of pediatric oncology. 2nd ed., JB Lippincott, Philadelphia, 1993; p. 769-794.

Shapiro E, Strother D. Pediatric genitourinary rhabdomyosarcoma. J Urol, 1992; 148:1761-1768.

Tsokos M. The diagnosis and classification of childhood rhabdomyosarcoma. Semin Diagn Pathol 1994; 11:26-38.

Wiener ES, Lawrence W, Hays D, Lobe TE, Andrassay R, Donaldson S, Crist W, Newton W, Johnson J, Gehan E, Rodary Ch. Retroperitoneal mode biopsy in paratesticular rhabdomyosarcoma. J Pediat Surg 1994; 29(2):171-178.

Wijmaendts LCD, Van Der Linden JC, Van Unnik AJM, Delemarra JFM, Voute PA, Meyer JLM. Histopathological classification of childhood rhabdomyosarcomas: relationship with clinical parameters and prognosis. Hum Pathol 1994; 25:900-907.

30

DOR TESTICULAR AGUDA

Eric Roger Wroclawski
Mauricio Fregonesi Rodrigues da Silva

Dor testicular aguda, comumente conhecida como escroto agudo, é um quadro sindrômico que engloba diferentes doenças do escroto e, particularmente, do seu conteúdo. Entre estas, em geral bastante desconfortáveis e dolorosas, há situações de tratamento clínico, e outras que se constituem em verdadeiras emergências cirúrgicas. Por essa razão, o clínico geral deve estar habilitado a distinguir entre os diferentes diagnósticos que se escondem sob a síndrome composta por dor testicular aguda, geralmente unilateral, aumento de volume da bolsa testicular e eventualmente rubor, calor e edema locais (Quadro B-36).

Quadro B-36 – Diagnóstico diferencial de escroto agudo.

Torção de cordão espermático (torção de testículo)
Torção de hidátide de Morgagni (apêndices intra-escrotais)
Epididimite aguda
Orquite aguda
Edema escrotal idiopático

TORÇÃO DO CORDÃO ESPERMÁTICO

É a causa mais freqüente de escroto agudo na infância e na adolescência, assim como a torção de apêndices testiculares. É mais conhecida como torção de testículo. Caracteriza-se por ser um quadro de infarto testicular isquêmico, decorrente de uma torção do cordão espermático sobre seu próprio eixo.

Deve fazer parte do diagnóstico diferencial de qualquer caso de escroto agudo, qualquer que seja a idade do paciente. Se a afecção aguda escrotal em questão não puder ter o seu diagnóstico bem definido, deve-se considerá-la como um caso de torção do cordão espermático até prova em contrário. E, se a dúvida persistir ou se demandar mais de 2 horas para seu esclarecimento, a exploração cirúrgica de emergência se impõe. É melhor operar uma epididimite aguda do que tratar clinicamente uma necrose testicular isquêmica.

Há, basicamente, dois tipos torção do cordão espermático: a torção extravaginal e a torção intravaginal.

A torção extravaginal corresponde a cerca de 10% dos casos de torção. Incide principalmente nos períodos intra-útero e neonatal, devido à fixação tênue da túnica vaginal e gubernáculo ao músculo dartos. Ela ocorre verticalmente no cordão espermático, logo abaixo do anel inguinal externo, envolvendo todas as estruturas do cordão espermático.

Já na torção intravaginal, a anomalia de fixação é do testículo e do epidídimo que flutuam livremente dentro da túnica vaginal, como se fossem um "badalo de sino". Deve-se salientar, com finalidades terapêuticas, que tais defeitos anatômicos são, via de regra, bilaterais.

Exercício físico, traumatismo ou contração vigorosa e involuntária do músculo cremaster podem desencadear torção de um testículo mal fixado congenitamente.

Seu quadro clínico predominante é de dor aguda e intensa, unilateral, no escroto, com eventual irradiação para a região inguinal e abdome inferior ipsilateral. Pode haver, também, história de episódios recorrentes de dor testicular no passado, de resolução espontânea. Podem aparecer aumento de volume, calor e rubor locais, associadamente a náuseas e vômitos. Sintomas urinários são raros. Febre surge em 10% dos casos. No período neonatal, a torção apresenta-se, em geral, como uma massa escrotal indolor e com estado geral conservado.

O exame físico pode evidenciar testículo contralateral, não-afetado, horizontalizado no escroto (sinal de Angeli). Do lado acometido, pode-se encontrar o epidídimo anteriorizado ou o testículo em posição alta no escroto (*redux testis*). A elevação manual do escroto, em geral, não provoca alívio da dor, que é isquêmica, ao contrário do que acontece com freqüência nos casos de epididimite aguda (sinal de Prehn).

Esses sinais clássicos acima descritos não apresentam-se como específicos para a torção testicular.

Dentre os exames complementares, o ultra-som Doppler colorido pode demonstrar o grau de perfusão testicular. Em casos de torção incompleta ou em fase muito inicial, quando ainda há alguma perfusão residual, podem ocorrer resultados falso-negativos. Quando não há nenhuma perfusão tecidual, a torção do cordão espermático se confirma e a terapêutica cirúrgica de emergência se impõe. O ultra-som Doppler colorido é, hoje em dia, o exame diagnóstico mais eficaz na avaliação diagnóstica de um caso de escroto agudo. Outro exame complementar que se pode utilizar é a cintilografia testicular, realizada por intermédio da injeção endovenosa de tecnécio e da medida da sua captação pelo testículo.

Entretanto, a conduta cirúrgica não deve em nenhum momento ser postergada se esses testes complementares não estiverem acessíveis de imediato.

Tal urgência é decorrente do fato de o testículo ser um órgão que tolera mal a isquemia. Sabe-se de trabalhos experimentais em cães que, quanto maior o grau de torção do cordão espermático, ou seja, o número de voltas sobre o seu próprio eixo, menor é o tempo para que a necrose isquêmica se instale. Com mais de 12 horas, o índice de salvamento testicular oscila entre 20 e 30%; com menos de 6 horas esse número sobe para 80%. Assim, conclui-se que o tratamento cirúrgico precoce constitui uma emergência médica, visando a destorção imediata do testículo e permitindo dessa maneira sua revascularização. A destorção manual, quando do exame clínico, deve sempre ser tentada, pois, se for bem sucedida e reduzir o grau de isquemia da glândula, poderá transformar o procedimento cirúrgico emergencial em eletivo.

A abordagem cirúrgica é geralmente feita por via escrotal, na rafe mediana, permitindo a exploração testicular bilateral. A fixação contralateral é obrigatória, uma vez que as condições anatômicas que predispuseram à torção são bilaterais. A conduta final, em relação ao testículo torcido, dependerá de sua vitalidade, que poderá ser mais bem avaliada pelo exame anátomo-patológico durante o ato operatório, ou pela incisão da túnica albugínea para averiguação de sangramento local arterial, venoso ou nulo. A inviabilidade da glândula resultará na orquiectomia, ao passo que, se ela for provável ou certamente viável, dever-se-á proceder a sua fixação. Nos casos de torção extravaginal do período neonatal, a abordagem cirúrgica se faz por inguinotomia, devido ao diagnóstico diferencial com hérnia inguinal encarcerada.

TORÇÃO DOS APÊNDICES INTRA-ESCROTAIS

É a segunda causa mais freqüente de escroto agudo em criança com menos de 15 anos.

Anatomicamente, há quatro apêndices intra-escrotais: apêndice epididimário, apêndice testicular, paradídimo e ducto aberrante. Os dois primeiros são usualmente conhecidos como hidátides de Morgagni. Constituem remanescentes embriológicos pediculados. Destes, o apêndice testicular é o mais freqüentemente encontrado (90%) e passível de torção.

O quadro clínico assemelha-se ao da torção do cordão espermático, porém é, em geral, menos intenso. Alguns pacientes localizam claramente o processo doloroso na região superior do testículo, no qual se pode observar a presença de apenas um ponto doloroso, associado ao escurecimento da pele escrotal próxima a área

O ultra-som da bolsa testicular pode ser muito útil para confirmar o diagnóstico nesses casos.

Definido o diagnóstico de torção de hidátide, o tratamento clínico conservador pode ser instituído, com base no uso de analgésicos e de antiinflamatórios não-hormonais. A evolução é autolimitada e se resolve em 5 a 7 dias.

Entretanto, se houver qualquer dúvida quanto à possibilidade de se tratar de torção do cordão espermático, a cirurgia é mandatória. O tratamento da hidátide testicular torcida é sua ressecção cirúrgica. Não é necessária a exploração contralateral.

EPIDIDIMITE AGUDA

É o processo inflamatório da bolsa testicular que acomete primariamente o epidídimo. É a causa mais freqüente de escroto agudo no homem em idade pós-puberal. É muito rara na infância. Epididimite bacteriúrica pode ocorrer devido à presença de anomalias geniturinárias predisponentes. Devem ser investigadas com ultra-som ou uretrocistografia miccional. Antecedentes de disúria, polaciúria, secreção uretral e manipulação urológica recente podem ajudar no esclarecimento diagnóstico, além de história de infecção urinária anterior.

Seu quadro clínico é muito semelhante ao da torção de cordão espermático, embora possa ter apresentação pouco mais insidiosa. O exame ultra-sonográfico convencional pode mostrar epidídimo espessado, coleções peritesticulares, acometimento testicular por contigüidade, porém não permite a definição plena entre torção e infecção. Exames laboratoriais, tais como hemograma, urina tipo I e urocultura, além de não serem específicos para distinção entre infecção e torção, podem demorar para fornecer seus resultados.

Vale a pena ressaltar que, em vista da extrema raridade da epididimite aguda na infância, seu diagnóstico nesse grupo etário é de exclusão e acaba, em geral, sendo feito no centro cirúrgico, devido à maior possibilidade de se tratar de torção do cordão espermático.

EDEMA ESCROTAL IDIOPÁTICO

Participa de 10 a 30% das admissões de crianças menores de 10 anos com doença escrotal aguda. Pode ser uni ou bilateral; 60% têm antecedentes ou manifestações alérgicas associadas, quando se apresentam com afecção bilateral. Pode também ser unilateral, quando precedida de infecção cutânea e linfangite regional.

É, em geral, indolor, podendo atingir também pênis, períneo e regiões inguinais. O exame clínico dos testículos e epidídimo é normal. Seu tratamento baseia-se na utilização de antialérgicos e/ou de antibióticos.

CONSIDERAÇÕES FINAIS

Pelo exposto, pode-se depreender a diversidade etiológica e terapêutica dos casos de escroto agudo.

Uma avaliação inicial inadequada, ainda hoje muito freqüente, pode provocar um diagnóstico simplista de "orquiepididimite", com seu tratamento também mínimo, conservador, acarretando a perda de muitos testículos por isquemia, o que é conhecido na literatura como castração por negligência.

BIBLIOGRAFIA RECOMENDADA

Bon-Chaim J, Leibovitch I, Ramon J, Winberg D, Goldwasser B. Etiology of acute scrotum at surgical exploration in children, adolescents and adults. Eur Urol 1992; 21:5-7.

Borrelli M, Wroclawski ER, Glina S, Pecoraro GE, Novaretti JPT. Escroto agudo. In Borrelli M. Urgências em Urologia. Atheneu, Rio de Janeiro, 1985, p 97-115.

Cattolica EV, Karol JB, Rankim KN, Klein RS. High testicular salvage rate in torsion of the spermatic cord. J Urol 1982; 128:66.

Del Villar RG, Ireland GW, Cass AS. Early exploration in acute testicular conditions. J Urol 1972; p 108:887.

Editorial: Castration by neglet. Br Med J 1972; 1:128.

Erdon MI, Ozbek SS, Aytac SK, Adson O, Suzer O, Safak SM. Color-Doppler imaging in acute scrotal disorders. Urol Int 1993; 50:39-42.

Fenner MN, Roszhart DA, Texter Jr JH. Testicular scanning: evaluating the acute scrotum in the clinical setting. Urology 1991; 38:237-41.

Lewis AC, Bukowski TP, Jarwis PD, Wacksman J, Sheldon CA. Evaluation of acute scrotum in the emergency department. J Pediatric Surg 1995; 30:277-81.

Petrack EM, Hafesz W. Testicular torsion versus epididymitis, a new diagnostic challenge. Pediatr Emerg Care 1992; 8:347-50.

Seção C

NEFROUROLOGIA NO IDOSO

1

ALTERAÇÕES DA FUNÇÃO RENAL

•

ELISA MIEKO SUEMITSU HIGA
ALEXANDRE HOLTHAUSEN CAMPOS
NESTOR SCHOR

Nas próximas décadas, a prática da Medicina será amplamente influenciada pelas necessidades de assistência à saúde da população de idosos que cresce dia-a-dia. Por exemplo, segundo projeção estatística, a partir do próximo milênio, cerca de 20% da população nos EUA terá 65 anos ou mais, como reflexo da reduzida mortalidade tanto dos adultos jovens quanto dos idosos.

À medida que a idade progride, aparecem as incapacitações e aumentam as doenças, existindo várias teorias que tentam explicar o porquê das alterações na função celular associadas ao processo do envelhecimento. Uma das teorias baseia-se no fato de que proteínas alteradas se acumulam com a idade, apesar de não ocorrerem quaisquer modificações em nível tanto da transcrição quanto da tradução, sugerindo alterações pós-tradução como, por exemplo, a que ocorre na síntese do colágeno, podendo ter efeitos sobre a aterosclerose e outras doenças. Existem evidências também de alterações no "turnover" de proteínas, sendo a síntese protéica lentificada em células mais velhas, e vias de eliminação de proteínas, às vezes, retardadas nessa situação.

O acúmulo de radicais livres (átomos ou moléculas que, por possuírem um elétron não-pareado, são altamente reativos com o oxigênio, formando produtos tóxicos), em pequenas quantidades, tem sido responsabilizado pelas alterações celulares que ocorrem no envelhecimento.

Uma outra teoria sustenta que certos sistemas, como o sistema imunológico ou o neuroendócrino (hipotálamo), começam a falhar com a progressão da idade, e que a perda de suas funções causaria o processo de envelhecimento. Com o avanço da idade, há redução de cerca de 75% da função dos linfócitos T, assim como um progressivo desenvolvimento de auto-anticorpos, resultando em aumento da morbidade por infecções, aumento do risco de câncer e de lesões auto-imunes.

Assim, a idade exerce uma influência importante sobre inúmeras variáveis fisiológicas, tornando-se importante estabelecer um critério ajustado para a idade, a fim de facilitar a diferenciação entre as conseqüências fisiológicas do envelhecimento daquelas causadas por doenças concomitantes.

Nesse sentido, talvez excetuando-se o pulmão, as alterações na função renal durante o envelhecimento estão entre as mais dramáticas, sendo que, pelo fato de essas mudanças ocorrerem muito lentamente, a homeostase é relativamente mantida. Entretanto, na vigência de doenças adquiridas, como a hipertensão arterial sistêmica, o diabetes, ou mesmo em situações como traumatismo, grandes cirurgias, uso de certos medicamentos, o rim do idoso é extremamente vulnerável ao desenvolvimento de grave disfunção.

ALTERAÇÕES NA ESTRUTURA RENAL RELACIONADAS À IDADE

A massa renal, que é de cerca de 50g ao nascimento, aumenta para mais de 400g durante a terceira e quarta décadas, com conseqüente declínio para menos de 300g ao redor da nona década, sendo a perda confinada principalmente ao córtex. O número de glomérulos funcionantes diminui com a perda de massa renal, enquanto o tamanho dos glomérulos remanescentes aumenta.

A degeneração dos glomérulos no córtex renal resulta em atrofia das arteríolas aferente e eferente, com eventual esclerose global. Na região justamedular, a esclerose glomerular é acompanhada pela formação de um canal direto entre as arteríolas aferente e eferente, resultando em arteríolas aglomerulares. Ao redor da quarta década, os glomérulos escleróticos constituem menos de 5% do total, aumentando para cerca de 40% na oitava década.

Outras alterações glomerulares incluem a expansão das células mesangiais glomerulares e o acentuado espessamento da membrana basal glomerular.

Acompanhando a redução do tamanho dos glomérulos, ocorre diminuição do comprimento dos túbulos proximais, o que poderia explicar o declínio paralelo das funções glomerular e tubular que acompanha o processo do envelhecimento.

Estudos angiográficos e histológicos realizados *post mortem* mostraram aumento da irregularidade e da tortuosidade dos vasos pré-glomerulares, não se identificando nenhuma lesão característica da idade na vasculatura renal.

EFEITOS DO ENVELHECIMENTO SOBRE A HEMODINÂMICA RENAL

FILTRAÇÃO GLOMERULAR

A filtração glomerular (FG) é baixa ao nascimento, aproxima-se dos níveis do adulto no final do segundo ano de vida, e se mantém ao redor de 140ml/min/1,73m^2 até aproximadamente a idade de 30 anos. Após essa idade, segundo alguns relatos, ocorre redução linear do "clearance" de creatinina de aproximadamente 10ml/min/1,73m^2 por década, sendo a filtração glomerular de indivíduos saudáveis ao redor dos 80 anos, cerca de metade a $2/3$ dos valores encontrados em adultos jovens. Entretanto, verificou-se que 35% dos pacientes idosos apresentavam um "clearance" de creatinina estável durante 20 anos de observação, sugerindo, portanto, que a alteração desse parâmetro não seja uma conseqüência inevitável da idade.

De fato, em dois estudos longitudinais realizados com pacientes idosos (Estudo Baltimore, de 1985, e Estudo Bronx, de 1995) concluiu-se que o efeito da idade sobre a FG é variável, mostrando-se três categorias diferentes, ou seja, indivíduos que evoluem com redução acentuada, redução leve, e outros sem nenhuma alteração do "clearance" de creatinina, não sendo claras, entretanto, as razões para essa variabilidade. Alguns investigadores encontraram correlação entre o declínio da FG relacionada à idade com a ingestão de proteínas na dieta, uma vez que pacientes idosos normotensos ingerindo dieta normal em proteína apresentavam valores de FG normais, sugerindo que a idade por si só não seria o principal determinante dessa função.

Nos idosos, ocorre redução na produção de creatinina endógena, como reflexo da redução de sua massa muscular. Assim, apesar do declínio substancial da FG nesses indivíduos, o nível sérico de creatinina pode permanecer inalterado, o que torna esse parâmetro inadequado para ser utilizado como estimativa da sua função renal.

Além disso, se a referida diminuição na produção de creatinina endógena for proporcional à diminuição da excreção urinária de creatinina, o "clearance" de creatinina pode não se alterar, podendo explicar a falta de consenso em relação à FG nos idosos o que, ao mesmo tempo, também invalida essa medida como estimativa da função renal nesses indivíduos.

Entretanto, para fins de praticidade, aceita-se como estimativa razoável da FG a utilização da fórmula de Cockroft e Gault para o cálculo do "clearance" de creatinina:

$$Cl_{cr} = \frac{(140 - idade) \times peso\ em\ kg}{72 \times creatinina\ sérica}$$

Para as mulheres esse valor deve ser multiplicado por 0,85.

É interessante lembrar que existe uma acentuada diferença em relação ao sexo, sendo que nos adultos jovens, a FG é elevada nos homens em relação às mulheres, mas essa diferença desaparece progressivamente, pois as mulheres são relativamente protegidas do efeito da idade tanto sobre a FG quanto sobre as lesões estruturais renais.

FLUXO SANGÜÍNEO RENAL

Nos idosos ocorre redução no fluxo sangüíneo renal (FSR) que é mantido em torno de 350ml/min até aproximadamente a quarta década, reduzindo-se em cerca de 10% a cada década. Esse efeito é também mais acentuado nos homens do que nas mulheres.

Um dado importante é que a extração renal de para-amino-hipurato (PAH) não se altera com a idade e, portanto, essa substância que é normalmente utilizada como um marcador do FSR pode ser usada para esta determinação também no idoso.

Existem evidências de que a diminuição do FSR é mais acentuada no córtex, sugerindo desvio do fluxo do córtex para a medula. Essa redistribuição do fluxo pode explicar o aumento da FG, que não é muito acentuado, porém observado consistentemente nos idosos.

RESISTÊNCIA VASCULAR RENAL

Com o progredir da idade, ocorrem alterações no controle autonômico do sistema cardiovascular, incluindo falha na resposta a receptores alfa-2 e beta, e bloqueio do barorreflexo arterial. Esse bloqueio resulta no aumento da atividade nervosa simpática renal, causando elevação tanto na resistência vascular renal (RVR) quanto na sensibilidade do rim a agentes vasoconstritores. Por sua vez, essa resposta exacerbada aos vasoconstritores, associada à redução na síntese ou na ação dos vasodilatadores, acentua esse efeito sobre a RVR.

O sistema renina-angiotensina apresenta diferenças marcantes com o avanço da idade, sendo que tanto a concentração quanto a atividade plasmática de renina (APR) diminuem na maioria das espécies, incluindo o homem (de 30 a 50%). Entretanto, demonstrou-se que a angiotensina II não se reduz paralelamente à APR, não se observando diferença nos seus níveis plasmáticos basais com a idade, embora a razão para essa discrepância não seja conhecida até agora.

Os níveis plasmáticos de endotelina (ET), um dos mais potentes vasoconstritores existentes na natureza, elevam-se com a idade, já tendo sido demonstrado um aumento na expressão do RNA mensageiro desse hormônio em células endoteliais vasculares cultivadas de indivíduos idosos em relação às células de jovens.

Hormônios vasodilatadores como a prostaciclina (PGI$_2$) têm síntese diminuída com o avançar da idade. Quanto ao óxido nítrico (NO), alguns encontraram sua síntese reduzida com a idade, e outros observaram seu aumento, talvez como mecanismo compensatório, tendo também sido descrita uma resposta reduzida da vasculatura periférica ao NO.

Já outro vasodilatador, o peptídeo natriurético atrial (PAN), tem síntese aumentada com a idade, mas parece não contribuir nem mesmo com a manutenção do equilíbrio do íon sódio nos idosos, já que a resposta celular a esse peptídeo se reduz bastante com o envelhecimento.

RESERVA FUNCIONAL RENAL

A capacidade vasodilatadora do rim em resposta a estímulos, como a ingestão de proteínas na dieta ou a infusão aguda de aminoácidos, é considerada um índice de sua integridade funcional. Portanto, a reserva funcional renal (RFR), definida como a diferença entre a FG medida durante o repouso e a FG máxima após estímulo, é uma das medidas adotadas para se avaliar a sua função.

Embora existam dados experimentais mostrando que ratos velhos apresentam uma RFR bastante comprometida em relação a ratos jovens, nos seres humanos alguns dados provam o contrário. Dois grupos independentes de pesquisadores, estudando indivíduos com idade média de 70 anos, numa proporção igual de homens e mulheres, mostraram que o "clearance" de inulina se elevou significativamente após estímulo provocado por infusão de aminoácidos, sendo que essa elevação não era diferente quando comparada a jovens com idade média de 26 anos (17% e 16%, respectivamente). Em um desses estudos, demonstrou-se que apesar da FG basal encontrar-se significativamente mais baixa, o "clearance" de creatinina e o de PAH também apresentavam aumento significante após estímulo. Esses resultados sugerem, portanto, que a RFR está mantida nos idosos.

EFEITOS DO ENVELHECIMENTO SOBRE O BALANÇO HÍDRICO E ELETROLÍTICO

Com o envelhecimento, ocorre um comprometimento dos mecanismos adaptativos para manter constantes o volume e a composição do fluido extracelular. Sob circunstâncias normais, a idade não implica alterações nesses parâmetros; entretanto, na vigência de qualquer doença aguda essa homeostase é comprometida.

MANUSEIO RENAL DE SÓDIO

Alguns estudos demonstraram que indivíduos idosos têm dificuldade de conservar sódio. Por exemplo, pessoas com idade maior que 60 anos, ao serem submetidas a uma restrição aguda da ingestão de sódio na dieta, demoraram muito mais tempo que os jovens (idade menor que 25 anos) para reduzir a excreção renal de sódio aos valores equivalentes ao ingerido. Não se sabe ao certo quais as causas que determinam esse defeito, mas as hipóteses "falam" a favor de alterações hemodinâmicas, como o desvio do FSR para a medula, ou hormonais, como a já citada redução da APR, que por sua vez é acompanhada de diminuição na produção de aldosterona e é em geral agravada pela ingestão inadequada de sódio pelos idosos.

Por outro lado, quando os idosos são submetidos a uma sobrecarga de sal, apresentam uma dificuldade de excreção desse excesso que, segundo alguns estudos, seria devido a uma resposta alterada à AII, ou à falta de resposta natriurética ao PAN, por produção inadequada do GMP cíclico, seu segundo mensageiro.

MANUSEIO RENAL DE POTÁSSIO

Devido à redução de dois importantes mecanismos de excreção de potássio, a FG e a aldosterona, os riscos de hipercalemia nos idosos são bastante elevados.

Além disso, o já referido distúrbio no metabolismo do sódio, presente com a idade, resultando em menor oferta desse íon ao néfron distal, impede a sua troca com o potássio, prejudicando sua eliminação. Igualmente danos estruturais nos néfrons distais também dificultam essa troca, aumentando a possibilidade de ocorrer hiperpotassemia.

A implicação clínica dessas alterações reside no cuidado com a administração de drogas relacionadas ao metabolismo do potássio como, por exemplo, suplemento dietético de potássio, diuréticos poupadores desse íon (espironolactona, triantereno e amilorida), antiinflamatórios não-hormonais, inibidores da enzima conversora de angiotensina, bloqueadores β-adrenérgicos, heparina e trimetoprima.

ALTERAÇÕES DOS MECANISMOS DE CONCENTRAÇÃO/DILUIÇÃO

A capacidade de concentração urinária diminui com a idade tanto no homem quanto nos animais, sendo esse mecanismo ainda não bem esclarecido até hoje.

A própria redução da FG, associada ao desvio do fluxo sangüíneo preferencialmente para a região medular, resultando em hipotonicidade da medula, ou um possível defeito no transporte de solutos da luz tubular para o interstício medular poderiam ser responsáveis por essa anormalidade.

Estudos de análise morfométrica quantitativa realizados em ratos revelaram que, durante o envelhecimento, as lesões tubulointersticiais em nível medular progridem mais rapidamente em relação à esclerose glomerular, o que poderia explicar a reduzida capacidade de concentração.

Outra anormalidade que contribui para esse defeito é o fato de que embora já se tenha demonstrado uma secreção normal de vasopressina nesses indivíduos, a resposta renal a esse hormônio encontra-se prejudicada, provavelmente em decorrência de alterações no seu receptor.

Portanto, nos idosos, cuidados devem ser tomados quanto ao uso de tranqüilizantes e sedativos que deprimam a sensação de sede, cujo limiar e intensidade de resposta já estão alterados nesses indivíduos. O lítio e a demeclociclina, que inibem a ação tubular do ADH, também são desaconselhados, assim como os diuréticos osmóticos, catárticos e preparações enterais com alta carga de proteínas e/ou de glicose.

Com o avançar da idade, parece que ocorre também comprometimento na capacidade de diluição urinária, evidenciada pela elevada incidência de hiponatremia nesses indivíduos. Os mecanismos envolvidos nessa anormalidade são desconhecidos, mas parece que a diminuição da FG e a secreção inapropriada do ADH estariam envolvidas. Deve-se, nesses casos, evitar a utilização de diuréticos tiazídicos e a clorpropamida que potencializam a ação periférica do ADH.

MECANISMOS DA LESÃO GLOMERULAR DEPENDENTES DA IDADE

Estudos de micropunção de glomérulos em ratos velhos não mostraram alterações significantes da pressão capilar glomerular nem do coeficiente de ultrafiltração glomerular, determinantes fisiológicos importantes da FG, sugerindo que a redução desse parâmetro observada nos idosos seria conseqüente à vasoconstrição renal e, portanto, redução do FSR.

Como já discutido anteriormente, a vasoconstrição renal parece ser causada por disfunção da atividade simpática renal associada a alterações na síntese e/ou função de hormônios vasoconstritores e vasodilatadores. Por outro lado, esses hormônios atuam também como mitógenos e antimitógenos, respectivamente, podendo interferir no crescimento das células mesangiais glomerulares, bem como na produção de matriz extracelular e, em última análise, poderiam ter participação na fisiopatologia da esclerose glomerular que se desenvolve com a idade.

A hipertensão e/ou a hipertrofia glomerular, apesar de aparentemente não fazerem parte do mecanismo primário, mas sim de um fenômeno que ocorre como uma resposta compensatória à lesão glomerular dependente da idade, quando presentes, têm o efeito de exacerbar a lesão. A restrição protéica prolongada, bem como a ingestão crônica de inibidores da enzima conversora, manobras que reduzem a pressão do capilar glomerular, exercem um efeito protetor sobre a lesão glomerular em ratos velhos.

Como já referido anteriormente, existe maior suscetibilidade de os ratos machos desenvolverem lesões glomerulares relacionadas à idade, fato este que se estende ao ser humano. Em animais, demonstrou-se que fêmeas submetidas a ooforectomia permaneciam protegidas, sugerindo que os andrógenos, e não a ausência de hormônios ovarianos, seriam os responsáveis pelas referidas lesões. Além disso, o rato macho é mais suscetível à esclerose glomerular após nefrectomia subtotal e exibe expansão mesangial e níveis elevados de RNA mensageiro para pró-colágeno glomerular, sugerindo que os andrógenos aumentam a síntese do colágeno.

IMPLICAÇÕES PARA O TRANSPLANTE RENAL

O DOADOR IDOSO

Devido à pouca disponibilidade de doadores cadáveres, por questões éticas, religiosas e/ou organizacionais, a idade como critério para aceitação de doadores obviamente tem se expandido. Entretanto, apesar de não ser um achado universal, muitos investigadores relatam que o transplante de rim de cadáver de indivíduos mais velhos está associado à menor probabilidade de sucesso; talvez isso possa ser explicado pelo grau maior ou menor de glomérulos esclerosados presentes nesses rins que ainda serão submetidos à isquemia durante a cirurgia.

Outra consideração importante diz respeito ao potencial dano renal que resultaria no doador vivo, pois, segundo a teoria postulada por Brenner, a redução de massa renal (nesse caso, a ablação cirúrgica de um dos rins) levaria à hiperfiltração no rim remanescente, o que provocaria sua lesão progressiva. Nesse sentido, alguns investigadores encontraram hipertensão, proteinúria e redução do "clearance" de creatinina em alguns doadores, enquanto outros mostraram que doadores de transplante renal seguidos por 20 anos ou mais não apresentavam aumento da creatinina sérica e nem hipertensão arterial ou proteinúria mais acentuada que os seus gêmeos, ou a população em geral. Isso nos sugere, portanto, que esse assunto continua bastante polêmico e necessita ainda ser investigado, com seguimento criterioso dos doadores vivos, durante período de tempo prolongado.

O RECEPTOR IDOSO

Quanto ao transplante como terapia alternativa para a doença renal crônica terminal, sua eficácia e segurança têm se elevado entre os pacientes idosos, provavelmente pela melhora das técnicas pré, intra e pós-operatórias. Outro fator, a senescência do sistema imune, protege o idoso contra os fenômenos de rejeição, mas, por outro lado, pode causar maior número de infecções como reflexo do seu sinergismo com o uso de drogas imunossupressoras.

Entretanto, apesar do sucesso já bem documentado, ainda permanece controverso e raro o transplante para pacientes com mais de 65 anos de idade, principalmente pela relutância em se utilizar um recurso escasso, que são os rins de cadáveres, para uma população com expectativa de vida mais limitada. Alguns sugerem a ausência de risco cirúrgico elevado e a ausência de neoplasias como critérios de seleção para o transplante renal nesses pacientes.

CONCLUSÃO

No rim, o processo de envelhecimento resulta em alterações estruturais e funcionais, caracterizadas por redução da massa renal e esclerose glomerular, e alterações da filtração e fluxo sangüíneo glomerulares, bem como do balanço hidroeletrolítico. Por ocorrerem muito lentamente, essas anormalidades em geral só têm repercussão quando a elas se associa uma doença sistêmica ou qualquer situação que cause sobrecarga metabólica. O mecanismo patogenético causador das lesões glomerulares dependentes da idade é ainda desconhecido. A síntese, e/ou função alterada, de vasoconstritores, como a angiotensina II e a endotelina, ou de vasodilatadores, como o óxido nítrico e as prostaciclinas, seja por seus efeitos sobre o fluxo sangüíneo renal, seja por seus efeitos sobre a proliferação celular ao nível do mesângio, parece participar da esclerose glomerular causada pela idade. Pela semelhança das alterações morfológicas renais nessa situação com aquelas encontradas no modelo experimental de insuficiência renal crônica por ablação cirúrgica de massa renal, a hipertensão e o hiperfluxo glomerulares parecem ter uma participação nessa fisiopatologia, talvez como fatores agravantes. Outro fator polêmico ainda é a existência ou não de reserva funcional renal nos idosos, já que estudos experimentais em ratos são discordantes dos resultados em seres humanos, indicando que é um assunto ainda a ser mais bem explorado. Finalmente, controvérsia também existe a respeito do indivíduo idoso, com relação ao seu potencial tanto como doador quanto como receptor de transplante renal, considerando-se dois aspectos críticos: a escassez de doadores e as referidas alterações renais dependentes da idade.

BIBLIOGRAFIA RECOMENDADA

Anderson S, Brenner BM. Effects of aging on the renal glomerulus. Am J Med 1986; 80:435-442.

Baylis C, Schmidt R. The aging glomerulus. Semin Nephrol 1996; 16:265-276.

Böhler J, Glöer D, Reetze-Bonorden P, Keller E, Schollmeyer PJ. Renal functional reserve in elderly patients. Clin Nephrol 1993; 39:145-150.

Epstein M. Aging and the kidney. J Am Soc Nephrol 1996; 7:1106-1122.

O'Neill PA, McLean KA. Water homeostasis and aging. Med Lab Sci 1992; 49:291-298.

Rowe JW. Health care of the elderly. N Engl J Med 1985; 132:827-835.

Schneider EL, Brody JA. Aging, natural death, and the compression of morbidity: another view. N Engl J Med 1983; 309:854-856.

2

DISFUNÇÕES VESICAIS

PAULO RODRIGUES

PREVALÊNCIA DO ENVELHECIMENTO

É digno de nota que a população mundial vem sofrendo envelhecimento com a melhora das condições sociais e de saúde nesse final de século. A população brasileira não é exceção! Nesse momento somos o 20º país em população geriátrica (> 60 anos), 7.500.000 pessoas, com expectativa para passarmos a ser o sétimo país no ano 2020, com 25.000.000 de pessoas idosas.

Em tempos em que a qualidade de vida toma a cena de muitos indicadores de bem-estar, é importante reconhecermos o envelhecimento do trato urinário e suas eventuais mudanças funcionais. Nos estudos que envolvam pacientes da terceira idade, deve-se dar distinção ao fato da ocorrência simultânea de outras condições como distopias genitais e crescimento prostático, que fazem parte do contexto do envelhecimento e que influenciam grandemente a ocorrência de doenças urológicas. Acredita-se que 86% dos idosos apresentem doenças simultâneas, o que torna o estudo de uma única causa, mais complexo e de difícil análise.

SINTOMAS

Sabe-se que a ocorrência de sintomas miccionais é tanto mais prevalente quanto mais idosa for a população (Fig. C-1), ainda que seja de senso comum entre os idosos do sexo masculino que acordar a noite e ter jato uirnário fraco é uma ocorrência "natural" da idade. Essa mesma verificação é também observada no sexo feminino, pois a queixa de perdas urinárias nos consultórios é bastante incomum, a menos que questionada ativamente.

Nos homens, estudos mais recentes denotam a importância da percepção do quadro clínico pelo paciente ou, em outras palavras, a prevalência de sintomas urinários que não interferem com a atividade da pessoa é bastante alta, mas devem ter tratamento conservador, pois o seu tratamento não é acompanhado de uma percepção clínica de melhora ou benefício clínico.

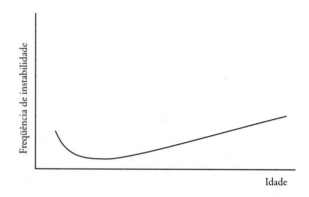

Figura C-1 – Freqüência de instabilidade detrusora em função da idade.

Nos estudos de sintomas conduzidos em comunidades americanas, verifica-se que cerca de 48% dos idosos acordam pelo menos uma vez para urinar, embora somente 7% acordem três ou mais vezes. Infere-se, assim, que muitos pacientes toleram sintomas urinários até certo nível, por acharem que se trata de uma doença relacionada ao envelhecimento, como já haviam observado em seus pais.

Estudos de avaliação da percepção do benefício do tratamento encontram maiores respostas clínicas no grupo de doentes com elevado incômodo urinário, como é o exemplo do grupo em retenção urinária ou com acentuada urgeincontinência.

Nas mulheres, estudos de seguimento clínico revelam que quatro em cada 10 mulheres têm problemas relacionados a perdas urinárias, mas somente uma em cada quatro mencionam-na ao médico.

As perdas urinárias parecem ser problema relevante na terceira idade, com prevalência de 8 a 34% na população geriátrica. No entanto, como se trata de doença de cunho eminentemente social, muitos idosos adaptam-se de maneira bastante satisfatória, não procurando auxílio ou contornando o problema de maneira a adaptá-lo para seu nível de atividade social ou profissional, como: evitar locais que não tenham banheiro, minimizar a ingestão de líquidos antes de atividades programadas etc. Assim sendo, estima-se que a real incidência de perdas urinárias de caráter debilitante é somente 5% na população acima de 60 anos, conforme recomenda a Sociedade Internacional de Incontinência que define incontinência urinária como sendo uma condição que gera desconforto social ou perturbação higiência de ordem pessoal, o que é bastante variável de indivíduo a indivíduo.

FISIOPATOLOGIA

A bexiga tem duas funções precípuas:

1. armazenamento – que consiste na recepção da urina ureteral de maneira contínua e progressiva sem, no entanto, apresentar aumento significativo da pressão intravesical; e
2. expulsão – que consiste no esvaziamento urinário total de maneira voluntária, num ambiente pressórico seguro para a função renal que trabalha em limites estreitos de pressão (< 20cmH$_2$O).

Esse intricado mecanismo é o resultado da convivência funcional harmônica dos sistemas, o estriado (voluntário) e o autonômico que se divide em simpático (cuja principal função é de relaxamento e armazenamento urinário) e parassimpático (predominantemente contrátil e expulsivo). A senectude pode resultar em desequilíbrio subclínico desse tripé, levando à predominância funcional de um ou de outro, responsabilizando-se pela forma como o trato urinário se comportará no idoso.

É óbvio que a associação a fatores obstrutivos mecânicos, como crescimento prostático e distopias genitais (por exemplo, cistoceles), pode acelerar a deterioração funcional do trato urinário inferior, por impor uma dificuldade extra à função de armazenamento e/ou de micção. Ademais, as propriedades elásticas e a capacidade deformante do tecido vesical, que também participam na função de reservatório e micção, podem estar diminuídas com a idade, refletindo uma perda da elasticidade dos tecidos de forma geral.

O envelhecimento humano resulta em duas principais alterações morfoestruturais da bexiga, a saber: desnervação e deposição colágena que são de particular importância para o funcionamento detrusor. A desnervação, decorrente da obstrução esclerosante da *vasa nervorum* ou do aumento progressivo da pressão de micção, com isquemia secundária, altera o fino mecanismo neuronal que rege a micção. O resultado da perda desse mecanismo é, freqüentemente, a predominância do sistema parassimpático, levando ao aparecimento de contrações involuntárias (não-inibíveis) de natureza autonômica. Parte dessa atividade detrusora resulta em percepção de urgência miccional mais marcante no idoso, manifestada clinicamente como aumento da necessidade de urinar. Se a contração detrusora for rítmica ou acompanhada de relaxamento uretral, pode haver perdas urinárias caracterizando a urgeincontinência que ocorre em cerca de 8% da população geriátrica.

Outro importante fenômeno observado na terceira idade é o aumento progressivo da quantidade de colágeno permeando as fibras musculares detrusoras. Isso gera a perda gradativa da capacidade de acomodação e distensão do volume vesical, percebida clinicamente como desejo miccional mais freqüente ou referenciada pelo paciente como desconforto vesical, se a micção for postergada. Em casos mais graves, nos quais a perda da elasticidade vesical é mais marcante, pode ocorrer a dilatação do trato urinário superior (ureterohidronefrose) por transmissão retrógrada da pressão.

Se o segmento neuronal mais afetado for responsável pela sensibilidade vesical, podemos nos deparar com um paciente que sente dificuldade em identificar o momento da plenitude vesical, levando à micção dificultosa e infreqüente, o que, com o decorrer do tempo, poderá resultar em retenção urinária e/ou falência muscular irreversível.

A instabilidade detrusora pode ser gerada por um ou pela combinação dos seguintes fatores:

– desequilíbrio entre as alças neuronais cerebrais e/ou espinhais relacionadas à micção; ou
– aumento dos impulsos aferentes e/ou eferentes.

DESEQUILÍBRIO NEURONAL

As alças neuronais cerebrais envolvidas na micção têm papel inibitório sobre os centros miccionais reflexos pontomesencefálicos e espinhais. Doenças que afetam a ação inibitória cortical podem liberar a ação contrátil reflexa da bexiga, facilitando e levando a contrações não-inibidas, ou ao relaxamento esfincteriano, que promovem as perdas urinárias em condições não-voluntárias.

AUMENTO DAS AFERÊNCIAS SENSITIVAS

A excitação excessiva dos terminais sensitivos trigonais, como a que ocorre nas mulheres com cistite crônica ou distopias genitais, pode promover ou facilitar o aparecimento de contrações involuntárias da bexiga que, se tiverem amplitude adequada, podem resultar em perdas urinárias indesejadas.

DOENÇAS DEGENERATIVAS NEUROLÓGICAS

Nas casas de saúde ou no ambiente hospitalar, a prevalência de perdas urinárias nos idosos é extremamente alta. Cerca de 60 a 80% dos casos de internação de idosos em casas de "repouso" estão relacionados à incontinência urinária ou fecal, cuja dificuldade da família em lidar com o problema justifica a adoção da internação em centros de cuidados de enfermagem.

Condições como acidente vascular cerebral (AVC), doença de Parkinson e de Alzheimer levam à perda das ações inibitórias cerebrais sobre os centros miccionais automáticos pontino-espinhais. O resultado dessa deferentação cortical é uma micção urgente, mal controlada e com intervalos curtos, levando, em médio tempo, à diminuição progressiva da bexiga.

Em pacientes com AVC, é comum a ocorrência de urgeincontinência nos primeiros 3 meses, passando a se instalar uma voluntariedade mais adequada após esse período, sobretudo se o paciente não tiver utilizado sonda vesical por tempo prolongado na fase de reabilitação.

A aquisição de continência nesses casos é um processo lento, não totalmente conhecido e resultado da remodulação neuronal sobre a área cerebral afetada. Ainda assim, cerca de $1/3$ dos casos não recuperará o padrão miccional socialmente adequado, agravando a reclusão do paciente, sobretudo se tiver sido afetado o lado em que se situa a fala, e que por motivos desconhecidos está associado à maior taxa de descontrole miccional.

DOENÇAS DEGENERATIVAS METABÓLICAS

Cerca de 15 a 20% das pessoas com mais de 65 anos de idade têm algum grau de diabetes mélito. Essa população de idosos é particularmente suscetível a distúrbios miccionais, tendo em vista que a lesão da microcirculação detrusora resulta na liberação dos mecanismos neuronais, com instalação gradativa e crescente de contrações não-inibidas, agravando-se os sintomas de urgeincontinência. Entretanto, numa pequena parcela de pacientes, o aumento marcante do resíduo pós-miccional é a regra, levando à dilatação progressiva e grave da câmara detrusora, em virtude da hipotonia do detrusor, inclusive podendo afetar o trato urinário alto e culminando, na sua forma extrema, em retenção urinária, o que felizmente ocorre em somente 1 a 5% dos casos.

INCONTINÊNCIA URINÁRIA

Entende-se por incontinência urinária as perdas de urina relacionadas à incompetência do esfíncter em conter os aumentos de pressão intra-abdominal. No entanto, no idoso, na esmagadora maioria das vezes, as perdas estão relacionadas às contrações espasmódicas vesicais, percebidas ou não como urgência miccional (ver Fig. C-1).

A continência urinária é uma das funções mais complexas do organismo por representar a conjunção da integridade mental, vesical, esfincteriana e social do indivíduo. A deterioração neurológica por doenças degerativas, aliada à incapacidade da bexiga em se esvaziar completamente, resultado da perda progressiva de sua energia contrátil, resulta em cinco tipos básicos de perdas urinárias no idoso (Quadro C-1).

Raramente, as perdas urinárias no idoso não estão relacionadas a algum grau de instabilidade detrusora e representam um processo de automaticidade das células vesicais que deixam de atender ao sincronismo voluntário cerebral.

O envelhecimento está relacionado à maior ocorrência de instabilidade vesical e tal fenômeno é o resultado da diminuição da densidade de nervos que atingem cada célula detrusora (Fig. C-2), permitindo que as células detrusoras contraiam-se livre, reflexa e desordenadamente diante de um estímulo como o enchimento vesical.

Em estudos de microscopia eletrônica verifica-se que há nítida e marcante diminuição da densidade de neurônios para cada célula detrusora com a idade, havendo inclusive disjun-

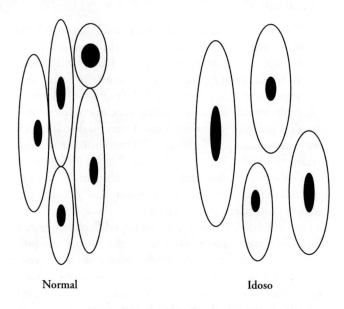

Figura C-2 – Disposição das fibras musculares vesicais vistas ao microscópio eletrônico.

Quadro C.1 – Tipos de perdas urinárias no idoso.

Incontinência paradoxal	Retenção urinária com bexiga volumosa. Há perdas quando a pressão intravesical vence a resistência uretral
Incontinência por contração vesical	Há perdas por hiperatividade contrátil da bexiga que expulsa reflexamente a urina
Incontinência por perda da capacidade de percepção da plenitude vesical e/ou postergação miccional	Degenerações cerebrais levam à diminuição da percepção da necessidade de micção, sobrevindo uma micção com esvaziamento incompleto de natureza reflexa, cujo intervalo de tempo é fixo e repetitivo
Incontinência por incompetência esfincteriana	A presença de distopias genitais (cistoceles), iatrogenias ou enfraquecimento esfincteriano permite o escape urinário em condições de aumento da pressão abdominal
Incontinência por falência detrusora	A incapacidade de esvaziamento vesical faz com que persista um resíduo significativo, levando à micção muito freqüente, ineficiente, que determina uma nova contração vesical reflexa em curto intervalo de tempo

ção intercelular. Esses dois fenômenos aliados resultam em uma contração facilitada das células detrusoras, ao mesmo tempo em que há um dissincronismo da contração das células, levando a bexiga a ter uma contração inefetiva em sua capacidade de esvaziamento.

Vários medicamentos foram lançados no mercado recentemente, mas o controle satisfatório das perdas urinárias e da instabilidade detrusora ainda se baseia na identificação diagnóstica correta e no tratamento dos fatores anatômicos se presentes.

A escassez dos resultados clínicos com fármacos coloca à vista a complexidade neurológica da micção, desde que muitos dos referidos remédios agem num ou noutro sítio funcional da micção, deixando livres os demais, fazendo com que o sucesso clínico fique comprometido.

BACTERIÚRIA

A identificação de bactérias no trato urinário acima do esfíncter é sempre um achado patológico. Entretanto, na população geriátrica, essa condição merece considerações, tendo em vista sua alta prevalência, cerca de 5 a 42% dos pacientes com idade acima de 65 anos apresentam-se ao consultório com bacteriúria assintomática. O tratamento antibiótico dessa condição nem sempre resulta em clareamento consistente e permanente da urina.

Observa-se que a recorrência desse achado é tão freqüente que alguns urologistas não a tratam, desde que assintomática. Estima-se que a ocorrência de infecções urinárias que necessitem de hospitalização nestas circunstâncias seja de cerca de 0,1/ano. O perfil bacteriológico dos germes identificados consiste fundamentalmente de enterobactérias, com predominância extrema para *Escherichia coli* ou flora polimicrobiana (80 a 85%). Fatores como a ineficiência da micção, queda da imunidade geral do idoso e instabilidade detrusora são os responsáveis pela dificuldade de cura nesses pacientes.

URODINÂMICA

Como já mencionado, o manejo correto dos distúrbios miccionais no idoso apresenta um agravante diagnóstico ditado pela ocorrência simultânea de doenças, bastante prevalentes nessa população e que não podem ser distinguidas somente pelas queixas clínicas.

O exame urodinâmico, de indicação cada vez mais imprescindível, permite ao urologista um acerto diagnóstico e prognóstico, otimizando os resultados terapêuticos.

No prostatismo, reconhece-se que cerca de 40% dos casos tidos como obstruídos pela compressão prostática não apresentam micção obstruída, sendo melhor um tratamento alternativo não-cirúrgico. A identificação de instabilidade detrusora e a diminuição da complacência vesical ou a diminuição do volume funcional da bexiga permitem, quando identificadas antes da cirurgia, planejar os resultados clínicos com maior margem de segurança e satisfação clínica.

Verifica-se ainda que pacientes em extremos de idade (> 75 anos), freqüentemente, demonstram alterações degenerativas neurológicas, muitas vezes subclínicas, que se manifestam por sintomas urinários, mimetizando o prostatismo, sem apresentarem padrão obstrutivo miccional que justifique uma cirurgia desobstrutiva. Esse grupo de doentes representa grande risco de resultados, pois na ausência de obstrução, não há melhora clínica apreciável e com freqüência há agravamento das perdas urinárias (urgeincontinência) com a retirada da próstata.

Um universo particular desses pacientes é o representado pelo grupo no qual existe inclusive piora clínica pós-cirúrgica. Esse grupo de pacientes compõe-se de indivíduos cuja freqüência miccional é ditada pela ocorrência de contração vesical não-inibida, mas sempre insuficiente para o total esvaziamento, levando à micção incompleta e à persistência dos sintomas, mesmo após a desobstrução cirúrgica.

Sob o ponto de vista urodinâmico, a bexiga guarda em si uma energia fixa e disponível para a expulsão urinária. O envelhecimento vesical é acompanhado de diminuição da força contrátil do detrusor, levando à perda gradativa da capacidade de esvaziamento vesical, com resultante resíduo pós-miccional, o que, como já visto, é causa freqüente de bacteriúria nessa faixa etária.

BIBLIOGRAFIA RECOMENDADA

Eastwood HD. Urodynamics studies in the management of urinary incontinence in the elderly. Age Ageing 1979; 8:841-847.

Elbadawi A, Yalla SV, Resnick NM. Structural basis of geriatric voiding dysfunction. I-Methods of a prospective ultrastructural/urodynamic study and an overview of the findings. J Urol 1993; 150:1650-1657.

Ghoniem GM. Impaired bladder contractility in association with detruosr instability: Underestimated occurence in benign prostatic hyperplasia. Neurourol Urodyn 1991; 10:111-115.

3

INCONTINÊNCIA URINÁRIA NA MULHER

HOMERO BRUSCHINI

Estima-se que 50% dos pacientes em casas de repouso, nos Estados Unidos da América do Norte, sofrem de incontinência urinária e, ainda, que 25% das mulheres com mais de 65 anos são portadoras de perdas urinárias. Apesar da inexistência de dados semelhantes na população brasileira, os números parecem ser semelhantes, enfatizados pela tendência de crescimento da população idosa em nosso País. A crença de que perda urinária seja conseqüência natural do envelhecimento e, portanto, inevitável, faz com que grande parte das mulheres a tolerem resignadamente e não procurem assistência médica. Na verdade, perdas urinárias nessas mulheres sempre decorrem de causas específicas, passíveis de prevenção ou de tratamento. As chances de seu aparecimento identificam-se muitas vezes com o surgimento de doenças ligadas à idade mais avançada, fazendo com que essa crença se estabeleça e se reforce na comunidade.

TIPOS DE INCONTINÊNCIA URINÁRIA

INCONTINÊNCIA URINÁRIA TRANSITÓRIA

Pode surgir em situações especiais, nas quais a associação de fatores contribui para a perda urinária. São exemplos: as perdas urinárias após partos e as perdas associadas com infecção urinária aguda do trato inferior. Em geral, com a resolução desses fatores, desaparece o sintoma.

INCONTINÊNCIA URINÁRIA DE ESFORÇO GENUÍNA

Decorre essencialmente de hipermobilidade do segmento vesicouretral sob esforços abdominais, em decorrência da perda da sustentação adequada por enfraquecimento pélvico e perineal, representada pela perda dos suportes pélvicos, em geral, associadas com anormalidades anatômicas externas, preservada a integridade do mecanismo esfincteriano uretral. Essas características podem ser demonstradas por exames físico, radiológico e urodinâmico. A reconstituição anatômica devolve condições plenas de continência urinária adequada à região.

INCONTINÊNCIA POR INSUFICIÊNCIA ESFINCTERIANA URETRAL INTRÍNSECA

Neste tipo de incontinência, inexiste atividade muscular na uretra capaz de promover sua oclusão adequada, à revelia de hipermobilidade ou não aos esforços. Em geral, ocorre após fraturas pélvicas ou após lesões cirúrgicas à musculatura e à inervação uretral, como em uretrotomias extensas, ressecções de colo vesical, correções de divertículos ou tumores uretrais, lesão causada por compressão crônica pelo esfíncter artificial, ou mesmo por múltiplas intervenções para correção cirúrgica de incontinência de esforço.

INCONTINÊNCIA POR URGÊNCIA MICCIONAL

A causa básica é o aparecimento de contração vesical involuntária e incoercível, levando-a à necessidade premente de micção, ou à perda urinária, se isso não for possível. Existe integridade anatômica ao exame físico e boa atividade esfincteriana ao exame urodinâmico. Não se consegue detectar presença de causas neurológicas explícitas que expliquem o fenômeno. Raramente, ocorre instabilidade esfincteriana uretral com perda momentânea da eficiência oclusiva, dando, à paciente, a impressão de perda urinária iminente.

INCONTINÊNCIA NEUROGÊNICA

Alterações do comportamento vesical e esfincteriano uretral por lesões do sistema nervoso, levando, em geral, à hiper-reflexia vesical e à atonia esfincteriana uretral e causando perdas urinárias.

INCONTINÊNCIA POR TRANSBORDAMENTO (OU PARADOXAL)

A perda urinária acontece por superenchimento vesical, em geral, decorrente de problemas obstrutivos ou neurológicos. Atingindo-se o limite anatômico da bexiga, passa-se a eliminar conteúdo, o que não constitui incontinência urinária verdadeira. É freqüente em pacientes submetidos a hiperdistensões vesicais temporárias, por exemplo, pós-anestésicas, na qual surgem alterações que constituem o que se chama de "bexiga miogênica", decorrente de isquemia transitória e perda da capacidade de contração da fibra muscular lisa do detrusor. Pode ou não ser transitória, dependendo do tempo e do grau da hiperdistensão a que foi submetida.

INCONTINÊNCIA POR MALFORMAÇÕES CONGÊNITAS

As causas são epispádias, extrofias, persistência de cloaca, ectopias ureterais.

INCONTINÊNCIA POR COMUNICAÇÕES FISTULOSAS

As comunicações podem ser oriundas do ureter, bexiga ou uretra, em geral para a vagina. Sua origem, na maioria das vezes, é iatrogênica, decorrente de cirurgias pélvicas e perineais. Pode, ainda, surgir após radioterapia e quimioterapia por neoplasias pélvicas.

DIAGNÓSTICO

A procura do diagnóstico da presença e do tipo de incontinência urinária na mulher passa por uma seqüência de métodos, com graus variados de sofisticação e agressividade.

ANAMNESE

Perda urinária significa eliminação involuntária de urina. Varia de perda de gotas à expulsão de grandes volumes. A história clínica fornece subsídios importantes na elucidação da origem do problema e na sua quantificação. Os dados mais importantes da anamnese encontram-se relacionados no quadro C-2. Em geral, conseguem-se informações importantes, que nos permitem orientação quanto a intensidade, forma e etiologia da perda urinária. Muitas vezes, não se consegue esclarecimento quanto às características de perda urinária, necessitando de exames adicionais.

Quadro C-2 – Pontos a serem avaliados na anamnese de pacientes com incontinência urinária.

Capacidade de resposta às perguntas realizadas
Ocasião do início do problema
Sensação ou não de perda iminente
Perdas contínuas ou intermitentes
Perdas durante o sono
Perdas em esforços físicos
Uso ou não de protetores para perda urinária
Quantidade de protetores durante o dia e a noite
Capacidade de iniciar micção voluntária
Características de micção (jato, continuidade, esforços, gotejamentos)
Hábito intestinal
Uso de remédios
Antecedentes médico-cirúrgicos

EXAME FÍSICO

O exame físico é fundamental na interpretação de perdas urinárias e se inicia pela simples observação da característica da deambulação da paciente ao entrar para a entrevista. Os principais pontos a serem examinados encontram-se descritos no quadro C-3. É freqüente a incoerência entre os dados da anamnese e os encontrados no exame físico, corroborando a necessidade de exames adicionais. A presença de alterações anatômicas perineais, o uso de protetores e, principalmente, a presença de perda urinária evidenciada durante o exame são dados fundamentais para o entendimento do problema.

Quadro C-3 – Fatos a serem avaliados no exame físico da paciente com incontinência urinária.

Características de movimentação (rapidez e independência em fazê-lo)
Sinais físicos de perda urinária no momento do exame
Presença de anormalidades anatômicas perineais (cistocele, retocele, colpocele)
Presença ou não de protetores externos para perda urinária
Sinais de dermatite amoniacal na região genital
Reflexos perineais e em membros inferiores
Contrações musculares voluntárias
Sensibilidades em períneo e membros inferiores
Características externas em região lombar e sacral
Observação da micção
Evidências de hipogástrio distendido
Medida ocasional de resíduo urinário pós-micção

EXAMES RADIOLÓGICOS

A propedêutica urológica de incontinência urinária passa obrigatoriamente pelo conhecimento do trato urinário, avaliado por ultra-som, urografia excretora, cistouretrografia, tomografia computadorizada, ressonância magnética, pielografias, só ou em associações, numa necessidade individualizada pelo médico de acordo com o caso em estudo. A propedêutica específica da incontinência urinária pode ser complementada pela avaliação radiológica da localização do segmento vesicouretral e de sua mobilidade durante esforços. A uretrocistografia, com correntinha e com uso de "foley" intra-uretral, visa basicamente esses objetivos, com eficiência variável. Além de constituir condições que não reproduzem as naturais, em ambiente geralmente desfavorável, revela somente hipermobilidade ou má posição desse segmento urinário, não interpretando outras causas eventualmente conjuntas de perda urinária como hiperatividade detrusora e insuficiência esfincteriana intrínseca. A relação custo-benefício desfavorável tem diminuído seu uso nessa propedêutica.

EXAME ULTRA-SONOGRÁFICO

A ultra-sonografia pélvica habitualmente solicitada para avaliação de estruturas ginecológicas pode ser complementada pela realização de ultra-sonografia transvaginal. Visa basicamente a detecção de hipermobilidade uretral a esforços, havendo padrões pré-determinados para hipermobilidade. Novamente, apresenta as vantagens e desvantagens do exame radiológico, apesar de sua maior simplicidade.

EXAME URODINÂMICO

Por exame urodinâmico, entende-se uma série de valores numéricos aferidos por transdutores de pressão, que procuram traduzir o estado funcional dos esfíncteres uretrais e o comportamento vesical em graus variados de enchimento, situações estas acrescidas de esforços abdominais múltiplos. A visualização simultânea do trato urinário por ultra-sonografia ou radioscopia constitui a vídeo-urodinâmica. A vídeo-urodinâmica parece ter interesse especial em casos com grandes cistoceles. Vários fatores podem ser avaliados.

Perfil pressórico uretral

Não existem valores numéricos absolutos que podem se relacionar com algum tipo de incontinência urinária. Considera-se que amplitudes pressóricas menores que $20 cmH_2O$ significam lesão intrínseca uretral importante. Valores pressóricos acima de $60 cmH_2O$ sugerem boa integridade muscular da uretra. Valores intermediários significam presença de alguma perda intrínseca muscular dessa musculatura. Uma boa amplitude pressórica que perde valor numérico com o enchimento da bexiga sugere hipermobilidade do segmento vesicouretral. Comprimento funcional normal da uretra com baixa amplitude pressórica é característica de lesão intrínseca importante.

Respostas a esforços

Medidas continuadas da pressão intra-uretral por cateter de membrana ou microtransdutor permitem avaliar esse valor durante esforços abdominais variados, como tosse, espirro ou manobras de Valsalva. Durante os esforços, em casos moderados, não existe aumento pressórico intra-uretral acompanhando o aumento intravesical, criando condições para perda urinária. Em casos graves, pode haver inclusive diminuição da pressão intra-uretral, nesses momentos. Esses dados reforçam critérios diagnósticos de incontinência urinária de esforço genuína e de incontinência por lesão esfincteriana intrínseca, porém não fornecem possibilidade numérica para comparação de achados. Esse critério é conseguido pela comparação do aumento pressórico intra-abdominal promovido pelo esforço necessário para vencer a resistência uretral existente, constituindo a pressão abdominal de perda urinária. Quanto menor o valor necessário para a perda urinária, mais grave é a incontinência. Esse valor, em geral, varia com o grau de enchimento da bexiga e com a posição da paciente, fatos que podem ser testados durante o exame urodinâmico.

Aumento voluntário da pressão intra-uretral

Em casos leves e moderados de incontinência urinária, a paciente mantém capacidade de voluntariamente contrair a musculatura estriada responsável por aumentos de pressão intra-abdominal. Essa possibilidade permite reforçar a atividade esfincteriana em situações potencialmente perigosas de perda, como tosses ou em movimentações com a bexiga cheia. O registro desses aumentos voluntários por solicitação permite avaliar essa capacidade adicional.

TRATAMENTO

A forma de tratamento varia basicamente com o tipo de incontinência urinária que prevalece na paciente, visto que pode haver mais de uma causa concomitante.

O princípio do tratamento em incontinência urinária de esforço genuína é a restauração da posição anatômica do segmento vesicouretral e sua adequada sustentação durante esforços abdominais. Desde que esses objetivos sejam atingidos, o mecanismo esfincteriano que está intacto terá condições de funcionamento pleno. Numerosas técnicas cirúrgicas procuram esse fim por vias abdominais, vaginais ou combinadas. Na maioria das técnicas, o segmento vesicouretral é sustentado indiretamente pela fixação do tecido periuretral, fáscia endopélvica, ligamento uretropélvico ou parede vaginal a regiões fixas da pelve, como púbis, ligamento de Cooper ou aponeurose do reto abdominal (Fig. C-3). Na técnica vaginal pura (técnica de Kelly), a sustentação é unicamente atingida pelo pregueamento do tecido suburetral. As técnicas combinadas derivam basicamente da proposta por Pereyra, em 1959, na qual os pontos são passados pela vagina e fixados à aponeurose do músculo reto abdominal, por agulhas passadas em sentido contrário. Modificações posteriores foram propostas por Stamey, em 1973, acompanhamento endoscópico durante a passagem dos fios e sutura, por Raz, em 1981, perfuração da fáscia endopélvica para melhor fixação dos fios, e por Gittes, em 1987, passagem dos fios sem incisão vaginal. As técnicas de "sling" foram reavivadas recentemente por MacGuire, em 1987, com sustentação do segmento vesicouretral pela colocação de segmento de fáscia aponeurótica fixada no hipogástrio. Inicialmente foram utilizadas para casos com lesões esfincterianas intrínsecas, nos quais somente a correção pelas técnicas anteriores não seria suficiente. Modificações foram feitas criando-se novos materiais para o "sling", com resultados ainda não-estabelecidos. Recentemente, advoga-se a extensão da indicação de técnicas de "sling" para todos os casos de incontinência, sem resultados conhecidos. A maioria dessas técnicas promove resultados satisfatórios a curto prazo, resultados estes variáveis a médio e a longo prazos. A grande quantidade de variáveis impede comparações adequadas de resultados a longo prazo, porém os melhores resultados nesse aspecto parecem ocorrer com as técnicas de Burch e de "sling". As possibilidades de correção da incontinência urinária por essas técnicas encontra-se na tabela C-1. Mais recentemente, bons resultados parecem ser obtidos em pacientes com lesão intrínseca uretral, pela injeção endoscópica de teflon ou colágeno, para aumentar a resistência uretral à eliminação de conteúdo.

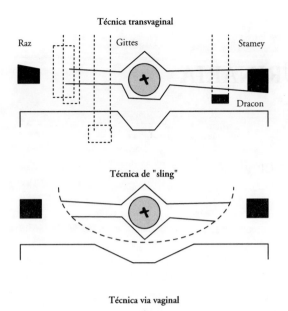

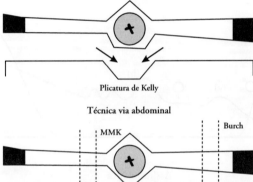

Figura C-3 – Princípios das técnicas para correção da incontinência urinária de esforço.

Tabela C-1 – Resultado de várias técnicas para tratamento de incontinência urinária na mulher.

Técnica	Curto prazo 12 a 23 meses	Longo prazo mais de 48 meses
Retropúbicas		80%
"Sling"	80 a 85%	80%
Transvaginais		70%
Kelly	68%	61%

BIBLIOGRAFIA RECOMENDADA

Bruschini H, Schmidt RA, Tanagho EA. Effect of urethral stretch on urethral pressure profile. Invest Urol 1977; 15:228-230.

Burch JC. Urethrovaginal fixation to Cooper's ligament for correction of stress incontinence, cystocele, and prolapse. Am J Obstet Gynecol 1961; 81:281.

Leach GE, Dmochowski RR, Appel RA, Blaivas JG, Hadley HR, Luber KM et al. Female stress urinary incontinence clinical guidelines panel summary report on surgical management of female stress urinary incontinence. J Urol 1997; 158:875-880.

Marshall VV, Marchetti AA, Krantz KE. The correction of stress incontinence by simple vesicourethral suspension. Surg Gynecol 1949; 88:509.

McGuire EJ, Savastano JÁ. Stress incontinence and detrusor instability/urge incontinence. Neurol Urodynam 1985; 4:313-315.

Raz S. Modified bladeer neck suspension for female stress incontinence. Urolgy 1981; 17:82-85.

Stamey TA. Endoscopic suspension of the vesical neck for urinary incontinence. Surg Gynecol Obstet 1973; 136:547.

Tanagho EA. Colpocystourethropexy, the way we do it. J Urol, 1976; 116:751.

Tanagho EA. Urinary incontinence. In Tanagho EA, McAninch JW (ed). Smith's General Urology, 14ª ed, Appleton & Lange, New York, 1995.

Wein AJ. Pharmacologic treatment of incontinence. J Am Geriatr Soc 1990; 38:317.

4

INFECÇÃO URINÁRIA

MIGUEL SROUGI

As infecções do trato urinário (ITU) constituem algumas das doenças de maior prevalência em clínica, sendo responsáveis por cerca de 6.000.000 de consultas anuais nos Estados Unidos da América e consumindo perto de U$1 bilhão/ano dos recursos destinados à saúde pública.

Conquanto as ITU ocorram com elevada freqüência em crianças até os 6 anos de idade e em mulheres jovens, a prevalência dessas infecções eleva-se com a idade, passando a representar doença de grande importância em adultos idosos (Fig. C-4). Em mulheres com menos de 50 anos e vida sexual ativa, a prevalência de bacteriúria é de cerca de 5% e essa porcentagem aumenta para cerca de 10% aos 70 anos e de 20% aos 80 anos. Por outro lado, bacteriúria assintomática é encontrada em menos de 1% dos homens com menos de 50 anos e é observada em 5 a 10% dos homens com 80 anos de idade. Esses números elevam-se ainda mais em idosos de ambos os sexos internados em hospitais e asilos, principalmente quando coexistem quadros de demência e imobilização. Nesse grupo em particular, bacteriúria é encontrada em 30 a 50% dos pacientes.

ETIOPATOGENIA

As ITU em idosos são, em geral, causadas por germes Gram-negativos presentes na flora intestinal. Nas infecções urinárias diagnosticadas em pacientes ambulatoriais e sem doenças associadas, o agente mais comumente isolado é a *Escherichia coli*. Por outro lado, nas infecções identificadas em pacientes institucionalizados ou com doenças associadas, existe uma distribuição mais equitativa das diferentes enterobactérias, com grande incidência de infecções causadas por *Klebsiella* sp., *Proteus* sp., *Enterobacter* sp., *Citrobacter freundii* e *Providencia* sp. (Tabela C-2). *Pseudomonas aeruginosa* e *Providencia stuartii* são ocasionalmente identificadas em pacientes com manipulações prévias do trato urinário ou hospitalizados e representam quadros de difícil abordagem terapêutica, pois além do elevado índice de resistência às drogas antimicrobianas, esses agentes tendem a se fixar no trato urinário, de onde raramente são erradicados mesmo após tratamento apropria-

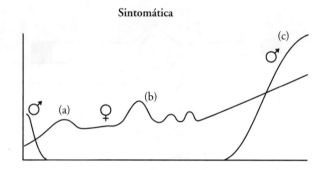

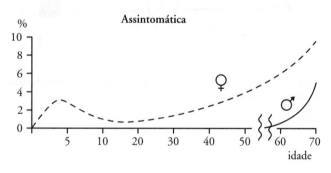

Figura C-4 – Incidência etária de infecções urinárias (retirado de Kunin, 1997).

do. Ao contrário das ITU observadas em jovens, quase sempre causadas por apenas uma espécie bacteriana, cerca de 25% dos idosos hospitalizados cronicamente ou fazendo uso de sondas vesicais apresentam infecções causadas por dois ou mesmo três agentes bacterianos.

A grande prevalência de ITU em idosos é, quase sempre, de natureza multifatorial. Em ambos os sexos, a presença de doenças associadas, como diabetes ou afecções neurológicas, além de reduzir a resistência imunológica, pode prejudicar o esvaziamento vesical e favorecer a colonização do trato urinário. Ademais, tanto em homens quanto em mulheres de idade avançada, têm sido descritas alterações morfológicas e funcionais da bexiga, talvez por isquemia do detrusor, que

Tabela C-2 – Agentes etiológicos em infecções urinárias nos idosos (retirado de Nicolle, 1992).

Agente	Hospitalizados Nº	(%)	Não-hospitalizados Nº	(%)
Escherichia coli	42	26	95	64
Proteus mirabilis	28	17	6	4
Klebsiella sp.	9	6	13	9
Providencia sp.	4	2	–	–
Pseudomonas aeruginosa	10	6	2	2
Citrobacter sp.	6	4	–	–
Outros Gram-negativos	15	9	4	3
Gram-positivos	13	8	27	17
Mista	32	20	1	1

podem culminar com o desenvolvimento de bexiga neurogênica. Nesses casos surgem instabilidade vesical, perda da capacidade contrátil da bexiga e sua dilatação progressiva, com aparecimento de graus diferentes de resíduo urinário pósmiccional. Esse fenômeno contribui para a colonização bacteriana local.

Além dos fatores mencionados, alterações hormonais ao nível da vagina parecem exercer um papel importante na gênese das ITU em mulheres idosas. Sabe-se que em mulheres jovens, a presença de estrógenos facilita a colonização vaginal por lactobacilos, que, ao degradarem glicogênio, aumentam a quantidade de ácido láctico e reduzem o pH local. Esse último fenômeno inibe de forma significativa a proliferação de enterobactérias na vagina, reduzindo os riscos de ITU. Nas mulheres idosas, a ausência de estrógenos acompanha-se de desaparecimento de lactobacilos vaginais e, conseqüentemente, de maior propensão à colonização local por enterobactérias. Ao que parece, a ação protetora dos lactobacilos não se faria apenas por diminuição do pH, mas também pela produção de peróxido de hidrogênio, que inibe o crescimento de bactérias uropatogênicas, e por bloqueio mecânico de receptores de membrana, presentes nas células do epitélio vaginal e que, quando livres, aderem-se às enterobactérias (Fig. C-5).

Em homens idosos, o crescimento da próstata e a conseqüente dificuldade de esvaziamento vesical contribuem para o aumento da prevalência de ITU. Ademais, esse grupo é submetido, com certa freqüência, à instrumentação do trato urinário, o que pode contribuir para a sua contaminação. O envolvimento da próstata pela infecção cria um foco crônico de colonização bacteriana, já que essa glândula é pouco acessível aos agentes antimicrobianos. Por isso, mesmo após tratamentos prolongados, raramente se consegue esterilizar uma próstata contaminada.

DIAGNÓSTICO

A possibilidade de existir infecção urinária deve ser cogitada quando testes químicos ou análise microscópica da urina apresentam-se alterados (Tabela C-3). O diagnóstico definitivo, contudo, só deve ser firmado por meio de estudos bacteriológicos, com cultivo da urina em meios específicos. Nesse sentido, o método mais preciso para a colheita da urina é representado pela punção suprapúbica. Contudo, o caráter invasivo desse procedimento e a relativa acuracidade do estudo realizado com urina colhida no jato médio tornam essa técnica o método mais utilizado em clínica.

Tradicionalmente, contagens acima de 100.000 colônias bacterianas por ml no exame de cultura de urina do jato médio são indicativas de infecção urinária. Contudo, vários

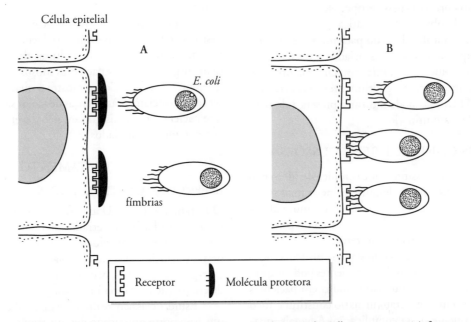

Figura C-5 – Mecanismo de aderência bacteriana ao epitélio vaginal. Mulheres propensas à infecção apresentam receptores de superfície (glicoesfingolípides) que se ligam às moléculas de carboidratos presentes nas fímbrias bacterianas.

Tabela C-3 – Métodos auxiliares para diagnóstico das infecções urinárias (retirado de Kunin, 1997).

Método	Sensibilidade	Especificidade	Comentários
Químico			
Nitrito	30-90%	90-95%	Falso-negativos com bactérias enzima-deficientes
Esterase Leucocitária	50-75%	80%	Pouca correlação com bacteriúria
Microscópico			
Piúria	30-80%	30-80%	–
Gram	90%	–	
Bacteriológico			
Jato médio	80-98%	80%	Anormal: > 100.000col./ml
Cateterismo	90-95%	80-90%	Anormal: > 100.000col./ml
Suprapúbico	> 95%	> 95%	Anormal: qualquer contagem

estudos demonstraram que esses limites conferem grande especificidade, mas sensibilidade apenas moderada no diagnóstico das ITU. Realmente, entre 20 e 30% dessas infecções acompanham-se de contagens bacterianas inferiores a 100.000 colônias por ml de urina, existindo casos confirmados de ITU nos quais são isolados apenas 100 colônias por ml. Dessa forma, o diagnóstico de infecção urinária deve ser cogitado quando existe quadro clínico sugestivo, exame de urina com leucocitúria significativa e mais de 1.000 colônias por ml de urina com uma enterobactéria uropatogênica. Nos casos de bacteriúria assintomática, esse critério não deve ser tão liberal e a contagem tradicional de pelo menos 100.000 colônias por ml de urina constitui um parâmetro mais preciso para o diagnóstico de ITU.

A investigação por imagem dos pacientes idosos com ITU não deve ser feita rotineiramente, dada a elevada prevalência de bacteriúria primária nesse grupo. Nos homens, impõe-se a pesquisa de obstrução prostática e, em ambos os sexos, o estudo mais aprofundado do paciente só se justifica quando existem quadros de ITU associados à bacteriemia, aos antecedentes de tuberculose, litíase ou cirurgia urinária, e à hematúria macroscópica. Este último evento ocorre ocasionalmente em ITU, mas pode indicar a presença de neoplasia associada do trato urinário.

ASPECTOS CLÍNICOS E REPERCUSSÕES

Os quadros de bacteriúria assintomática crônica do idoso não se acompanham habitualmente de conseqüências mais significativas para os seus portadores. Na ausência de anormalidades estruturais do trato urinário, elas não acarretam comprometimento ou deterioração da função renal.

As infecções sintomáticas manifestam-se principalmente por quadros irritativos vesicais. Esses pacientes podem apresentar surtos de bacteriemia, que são comuns em pacientes institucionalizados, em que o trato urinário constitui o foco primário mais freqüente dessa complicação. Ademais, quadros de bacteriemia são bastante comuns em homens com ITU, por envolvimento prostático e subseqüente disseminação sistêmica da infecção. O acometimento freqüente da próstata também explica a elevada incidência de epididimites em homens idosos.

Conquanto incontinência urinária, secundária a disfunções ou distopias vesicais, seja comum em mulheres idosas, o aparecimento abrupto dessa manifestação pode indicar a presença de ITU. Com certa freqüência, essas mulheres apresentam apenas incontinência urinária, sem sintomas irritativos vesicais que possam sugerir a existência de infecção.

Alguns estudos publicados no passado indicaram que a presença de bacteriúria assintomática aumentava os índices de mortalidade em pacientes institucionalizados. Esse conceito tem gerado alguma controvérsia e talvez não seja real, já que dois trabalhos mais recentes, desenvolvidos respectivamente na Suécia, em 1986, e no Canadá, em 1987, não demonstraram maior mortalidade em idosos com bacteriúria assintomática.

Manifestações irritativas vesicais de caráter crônico sugestivas de ITU, como disúria, polaciúria e urgência miccional, mas acompanhadas de culturas de urina negativas, podem surgir em alguns pacientes idosos e relacionam-se com diferentes afecções. Como mostra o quadro C-4, alguns desses casos associam-se às doenças de maior significado, de modo que pacientes com tais queixas não devem deixar de ser convenientemente estudados.

TRATAMENTO

INFECÇÕES ASSINTOMÁTICAS

O tratamento das ITU assintomáticas é sempre difícil, pois raramente a bactéria é erradicada de forma definitiva. Mais importante, existem evidências indicando que o tratamento desses quadros, pelos efeitos colaterais da medicação ou pela emergência de cepas bacterianas resistentes, pode ser mais deletério que a própria infecção.

Estudo clássico realizado em mulheres internadas em um asilo norte-americano demonstrou que bacteriúria assintomática existia em 18% dos casos. Metade das pacientes foi tratada e, embora de imediato quase todas evidenciassem cura

Quadro C-4 – Causas de disúria e polaciúria crônicas com culturas de urina negativas.

Infecciosas
- Prostatites
- Monilíase
- Tuberculose vesical

Inflamatórias
- Cistite intersticial
- Litíase vesical e ureteral
- Pericistite (diverticulite)
- Radioterapia

Neoplásicas
- Tumores vesicais infiltrativos
- Carcinoma *in situ* vesical

Outras
- Hipoestrogenismo
- Bexiga neurogênica (Parkinson, AVC)
- Bexiga miogênica (idade)
---

da infecção, depois de 6 meses, cerca de 50% de mulheres tratadas e igual número de mulheres não-tratadas apresentavam bacteriúria significativa. Nesse estudo e durante o período de observação, nenhuma diferença de morbidade ou mortalidade foi observada entre os dois grupos. Considerando-se esses dados, parece não se justificar o tratamento rotineiro dos quadros de bacteriúria assintomática do idoso. Essa postura, contudo, deve ser modificada nos pacientes a serem submetidos à instrumentação ou à intervenção cirúrgica sobre o trato urinário. A erradicação da bacteriúria nesses casos reduz as chances de bacteriemia ou de complicações pós-operatórias.

INFECÇÕES SINTOMÁTICAS

As ITU sintomáticas nos idosos são tratadas de forma similar àquelas incidentes em pacientes mais jovens. Apesar das alterações farmacocinéticas características dos idosos, nenhuma limitação de dose ou tipo de agente antibacteriano é necessária nesses pacientes. Obviamente, não devem ser menosprezadas as possíveis interações medicamentosas e a existência de doenças sistêmicas associadas, principalmente renais e hepáticas, que podem interferir com a farmacodinâmica desses agentes.

O tratamento das ITU sintomáticas deve ser feito com medicamentos que produzem níveis terapêuticos adequados tanto no sangue quanto na urina e que sejam ativos contra germes Gram-negativos. Nesse sentido, vale frisar que agentes antimicrobianos como a ampicilina, as cefalosporinas de primeira geração e a associação sulfa-trimetoprima, bastante utilizados e eficientes até há alguns anos, acompanham-se, no momento, de elevada freqüência de resistência bacteriana quando testados, *in vitro*, contra os germes causadores de ITU (Tabela C-4). Por isso, devem ser evitados nas infecções cujo tratamento está sendo instituído empiricamente, sem auxílio de antibiograma.

Nos casos de pielonefrite, que se caracterizam por invasão bacteriana tecidual, são comuns manifestações de toxemia e, mesmo, de bacteriemia, de modo que o tratamento deve ser realizado com agentes mais potentes que atinjam níveis teciduais bactericidas. Incluem-se aqui os aminoglicosídeos e as cefalosporinas de terceira geração. O advento das fluoroquinolonas, como a ciprofloxacina, a pefloxacina ou a ofloxacina, que se acompanham de elevadas concentrações sérica e tecidual renal, permite que quadros menos graves de pielonefrites possam ser tratados por via oral. Nesses casos, não devem ser utilizadas doses muito elevadas de fluoroquinolonas, já que esses agentes causam, com maior freqüência em idosos, efeitos colaterais relacionados com o sistema nervoso.

As cistites agudas, que representam infecções de mais fácil erradicação por não se acompanharem de invasão tecidual, podem ser tratadas com agentes orais, preferencialmente aqueles de eliminação ativa na urina. Na ausência de testes de sensibilidade, os antimicrobianos mais recomendados são o ácido pipemídico e a norfloxacina que, entre outras vantagens, são bastante ativos contra as enterobactérias (Tabela C-4), são eliminados ativamente na urina, são de fácil administração e são desprovidos de efeitos colaterais significativos.

Quanto à duração do tratamento, os quadros de pielonefrite não-complicadas devem ser tratados em duas fases: a primeira delas ("erradicação") feita por 10 a 14 dias com agentes mais potentes para debelar a infecção aguda e a segunda ("supressão"), administrada por 4 a 8 semanas, com o objetivo de eliminar bactérias remanescentes no tecido renal. Essa estratégia é particularmente importante nas chamadas infecções complicadas, como as que ocorrem em pacientes com

Tabela C-4 – Teste de sensibilidade aos antimicrobianos de bactérias isoladas na urina de pacientes com infecção urinária.

Agente	Ac. nal. (%)	Ac. pip. (%)	Amica (%)	Amp. (%)	Cefal. (%)	Genta (%)	Nitro (%)	Norflo (%)	Sulfa-tmp (%)
E. coli	90	90	83	31	58	90	81	93	48
Enterobacter sp.	87	87	73	3	21	62	42	90	42
Klebsiella sp.	80	60	60	10	25	55	35	80	30
Proteus sp.	75	85	85	35	45	80	10	90	50
Pseudomonas sp.	18	9	27	0	0	9	0	100	0
Staphylococcus aureus	37	50	50	37	50	25	62	87	25

Ac. nal. = ácido nalidíxico. Ac. pip. = ácido pipemídico. Amica = amicacina. Amp. = ampicilina. Cefal. = cefalosporinas de primeira geração. Genta = gentamicina. Nitro = nitrofurantoína. Norflo = norfloxacina. Sulfa-tmp = sulfametoxazol-trimetoprima.

anomalias estruturais do trato urinário, em casos de bexiga neurogênica, nos portadores de corpos estranhos (litíase ou sondas) ou em pacientes com deficiências imunológicas. Nesses casos, a simples erradicação da infecção costuma se acompanhar de persistência bacteriana e recorrência precoce do quadro clínico. De maneira geral, a erradicação é feita com antibióticos ou quimioterápicos mais potentes, utilizados em dose plena, e a supressão é realizada com antimicrobianos orais (sulfa-trimetoprima, nitrofurantoína ou cefalexina), fornecendo-se 1/3 ou 1/4 da dose normal em uma ou duas tomadas diárias por 1 ou 2 meses ou até por 12 meses nos casos mais graves e crônicos.

O tratamento das cistites agudas na mulher idosa é feito classicamente por 7 a 14 dias. Vários estudos recentes demonstraram que em pacientes jovens com cistite não-complicada, os índices de cura se mantêm, quando o tratamento é feito com dose única de antibacterianos, o que teria como vantagens: menor custo, melhor aceitação pelo paciente e menos efeitos colaterais. Infelizmente, quando esse esquema foi testado em mulheres menopausadas idosas, ele mostrou-se menos eficiente que o tratamento de longa duração (Tabela C-5) e, por isso, a terapêutica em dose única deve ser evitada nesse grupo de mulheres.

Tabela C-5 – Correlação entre duração e eficiência do tratamento em ITU sintomáticas de mulheres idosas (retirado de Pfau, 1984).

Faixa etária	Cura bacteriológica (*)	
	Tratamento 1 dia	Tratamento 10 dias
Pré-menopausa	86%	71%
Pós-menopausa	20%	60%

(*) Tratamento com ampicilina.

Homens idosos com ITU sintomáticas e sem anomalias urinárias apresentam, com grande freqüência, focos prostáticos que iniciam a infecção. Como a penetração local de antibióticos é difícil e apenas a associação sulfa-trimetoprima, a ciprofloxacina, a peflacina, a ofloxacina e os aminoglicosídeos atingem concentrações terapêuticas razoáveis na próstata, esses agentes devem ser escolhidos para controle desses quadros. Por existir invasão bacteriana tecidual, os casos de prostatite são tratados de forma continuada por pelo menos 4 semanas e, mesmo assim, em cerca de 30 a 40% deles persiste colonização bacteriana local.

PREVENÇÃO DE RECORRÊNCIAS NA MULHER

Persistência bacteriana constitui causa de ITU recorrentes e é observada principalmente nas infecções com invasão tecidual, como as pielonefrites. Seu tratamento é realizado pelos esquemas supressivos anteriormente referidos. Por outro lado, algumas pacientes apresentam quadros de reinfecções sintomáticas sem causa aparente e quando eles surgem com maior freqüência (três ou mais crises por ano), deve-se instituir tratamento profilático prolongado após a cura do quadro agudo. O tratamento profilático pode ser feito pela administração de doses baixas de sulfa-trimetoprima, nitrofurantoína ou norfloxacina, fornecidas uma vez ao dia, de preferência à noite, por 12 a 24 meses. Esse esquema tem eficiência comprovada e reduz o número de reinfecções de 2 a 3 por paciente/ano para 0,1 a 0,2 por paciente/ano.

O emprego de estrógenos, tópico ou por via oral, tem sido recomendado no sentido de prevenir a recorrência de ITU em mulheres idosas. Estudo randomizado recente utilizando 0,5mg de estriol sob forma de creme vaginal, duas vezes por semana, por nove meses, demonstrou que a freqüência de episódios de infecção urinária foi significativamente menor no grupo de mulheres tratadas do que no grupo-controle, respectivamente 0,5 *versus* 5,9 episódios por paciente/ano. Cerca de 60% das mulheres que receberam estriol voltaram a apresentar colonização vaginal por lactobacilos, o pH local diminuiu de forma significante e o número de pacientes com enterobactérias uropatogênicas em vagina foi bem inferior ao do grupo tratado com placebo. De acordo com esses dados, justifica-se o emprego rotineiro e prolongado de estrógeno tópico vaginal em mulheres idosas com ITU de repetição. Ademais, a pequena absorção dessa dose de hormônio e a conseqüente ausência de manifestações colaterais sistêmicas tornam segura a sua utilização clínica.

Finalmente e independente da orientação dada ao caso, é importante que as paciente idosas com ITU de repetição sejam alertadas para a natureza rebelde dessas infecções e de sua tendência à recorrência. Isso certamente evitará desapontamentos e desconfiança do paciente em relação ao médico ou à orientação clínica adotada.

BIBLIOGRAFIA RECOMENDADA

Baldassare JS et al. Special problems of urinary tract infections in elderly. Med Clin North Am 1991; 75:375.

Boscia JA et al. Epidemiology of bacteriuria in an elderly ambulatory population. Am J Med 1986; 80:208.

Johnson CC. Definitions, classification, and clinical presentation of urinary tract infection. Med Clin North Am 1991; 75:241.

Kaye D. Urinary tract infection in the elderly. Bull New York Acad Med 1990; 56:209.

Kunin CM. Urinary Tract Infections. Williams & Wilkins, Baltimore, 5th ed., 1997.

Nicolle LE et al. Prospective randomized comparison of therapy and no therapy for asymptomatic bacteriuria in institutionalized elderly women. Am J Med 1987; 83:27.

Nicolle LE et al. Bacteriuria in elderly institutionalized men. N Engl J Med 1983; 309:1983.

Nordestan GR et al. Bacteriuria and mortality in an elderly population. N Engl J Med 1986; 314:1152.

Raz R et al. A controlled trial of intravaginal estriol in postmenopausal women with recurrent urinary tract infection. N Engl J Med 1993; 329:753.

5

HIPERTENSÃO ARTERIAL

SEBASTIÃO RODRIGUES FERREIRA FILHO

O ENVELHECIMENTO E O SISTEMA CARDIOVASCULAR

Com relação aos aspectos biológicos do envelhecimento, o sistema cardiovascular talvez seja uma das áreas afetadas com a progressão da idade. A grande rede que conduz oxigênio e vários nutrientes a todos os órgãos e tecidos do corpo é submetida ao longo dos anos a um processo de degeneração que acaba por danificar todo o sistema. Tal fato pode ser agravado pelo surgimento de variáveis, tais como a hipertensão arterial, que acelera esse processo degenerativo imposto ao coração e aos vasos sangüíneos.

Portanto, a hipertensão arterial não pode ser considerada como fato natural do envelhecimento, mas sim como uma doença multifatorial que se instala e acelera a velhice. Entretanto, para que os médicos possam saber tratar as alterações patológicas envolvidas com os aumentos dos níveis pressóricos dos seus respectivos pacientes, é necessário conhecer alguns aspectos fisiológicos relacionados ao envelhecimento normal do sistema cardiovascular.

A hipertensão arterial sistêmica é uma doença que está presente em mais de 65% dos indivíduos maiores de 60 anos. Esse percentual é verdadeiro quando se tem como limite de normotensão valores de pressão sistólica iguais ou superiores a 140mmHg e dos níveis diastólicos iguais ou inferiores a 90mmHg. Em passado recente, a literatura médica era mais tolerante com esses valores sistólicos, considerando hipertensos somente aqueles com cifras superiores a 160mmHg. Na verdade, vários estudos multicêntricos encaminhados nos últimos anos vêm demonstrando que quanto maior a pressão arterial maiores são os riscos de acidentes cardiovasculares, entre outros. Assim, tanto para indivíduos jovens quanto para os idosos, atualmente a classificação tende a ser a mesma, sendo que o importante é o reconhecimento de que, em faixas etárias mais avançadas, as modificações bruscas dos níveis de pressão arterial com a terapia imposta podem promover alterações não-desejáveis em órgãos nobres.

Desse modo, pode-se classificar a hipertensão arterial do idoso dentro dos padrões adotados pelo "Fifth Report of the Joint National Committee on Detection, Evaluation, and Diagnosis of High Blood Pressure" (V JNC) como é proposto a seguir, em mmHg:

- Pressão normal ótima: < 120/< 80
- Pressão normal: 120 a 129/80 a 84
- Pressão normal alta: 130 a 139/85 a 89
- Hipertensão leve: 140 a 159/90 a 99
- Hipertensão moderada: 160 a 179/100-109
- Hipertensão grave: > 180/> 110

Evidentemente, envelhecer com os valores de pressão, tanto sistólicos quanto diastólicos próximos aos considerados normais ou então mais próximos possíveis dessa normalidade constituiria o ideal para todos nós. No entanto, muito freqüentemente, o ser humano com o avançar da idade e do tempo vai elevando gradativamente seus níveis pressóricos e muitas vezes necessitando de tratamentos apropriados e de diagnósticos precisos. Desse modo, torna-se imperativo saber qual é o comportamento de determinadas variáveis hemodinâmicas sistêmicas consideradas normais na velhice, para que, ao tomar decisões terapêuticas, o médico saiba previamente como melhor indicar determinado medicamento hipotensor.

O DÉBITO CARDÍACO E OUTROS PARÂMETROS HEMODINÂMICOS NOS IDOSOS NORMOTENSOS

Na verdade, o que acontece com o sistema cardiovascular para quem envelhece dentro dos chamados níveis de normotensão reserva algumas controvérsias. Avaliações feitas em repouso apontam diferentes conclusões nas aferições dos parâmetros hemodinâmicos sistêmicos. No que diz respeito ao débito cardíaco, por exemplo, algumas informações revelam que, a cada 10 anos de vida, há uma redução gradativa dos seus valores à custa de uma diminuição do volume sistólico, portanto, os indivíduos chegariam à velhice com níveis inferiores àqueles observados quando eram mais jovens. Entretanto, outros estudos afirmam exatamente o contrário. À medida que se envelhece, o volume sistólico aumenta, com mecanismo de compensação, a fim de manter o débito cardíaco em repouso dentro dos limites normais. No entanto, essa parece não ser uma constatação geral na literatura, o que predomina é a redução dos valores do débito cardíaco, em função de uma reduzida capacidade diastólica ventricular presente nos idosos.

Além desses achados, é importante relembrar que o idoso normotenso possui também uma atenuação da pré-carga em função de uma redução da sua volemia quando comparada à dos indivíduos mais jovens. Portanto, essa diminuição de volume intravascular encontrada nos idosos deve ser sempre lembrada no momento de se indicar tratamentos que diretamente atingem esse parâmetro hemodinâmico, tais como os diuréticos. Apesar dessas alterações, os idosos normais mantêm a contratilidade miocárdica inalterada e, mediante o exercício físico, têm sua freqüência cardíaca reduzida. Observa-se, também, uma diminuição da distensibilidade dos vasos e redução da resposta aos estímulos beta-adrenérgicos.

Dentro dessas condições especiais referidas acima, o simples fato de o paciente idoso normotenso colocar-se da posição supina para a ortostática pode representar um desafio à sua integridade baro-reflexa e suas conseqüentes respostas no sistema cardiovascular. A manutenção dos níveis pressóricos diante das modificações posturais é fruto de mecanismos de adaptação, já atenuados com o próprio envelhecimento. Medicamentos hipotensores que rebaixam o débito cardíaco, por exemplo, já encontrariam previamente essa variável hemodinâmica rebaixada nos indivíduos idosos. Dessa maneira, tratar o hipertenso maior de 60 anos requer cuidados sobressalentes do seu médico.

AS MODIFICAÇÕES HEMODINÂMICAS NOS IDOSOS HIPERTENSOS

Se, anteriormente, já encontrávamos grandes modificações sistêmicas nos idosos normais, naqueles considerados portadores de hipertensão arterial, essas alterações são acentuadas.

Aqui, em repouso, constatamos redução quase sempre presente da contratilidade miocárdica, hipertrofia ventricular esquerda e aumento da pós-carga. Tais alterações podem resultar em outras conseqüências como: reduções do volume sistólico, do débito cardíaco e elevações da pressão arterial, resistência periférica e do tempo de ejeção ventricular.

Durante o exercício físico, acentuam-se as modificações descritas observadas em repouso. A freqüência cardíaca não responde de maneira adequada, ficando inferior àquela observada nos jovens, o consumo máximo de oxigênio está reduzido, a resistência periférica se eleva sobremaneira assim como os níveis de pressão arterial, tanto os sistólicos quanto os diastólicos na dependência do tipo de exercício praticado.

Paralelamente, encontramos, nos indivíduos com mais de 60 anos, um aumento na concentração de norepinefrina plasmática, tanto nos normo quanto nos hipertensos, em conseqüência da redução do número de receptores adrenérgicos ou do clareamento dessa substância.

AFERIÇÃO DA PRESSÃO ARTERIAL

Os métodos indiretos de medida da pressão arterial, utilizando manguito, podem resultar em valores considerados falsamente elevados. Esse fato se deve ao enrijecimento das paredes dos vasos, causando a chamada pseudo-hipertensão arterial. Valores muito elevados da pressão sistólica com diastólica próxima dos limites da normalidade, sem grande acometimento de órgãos-alvos, fazem o médico suspeitar que os valores obtidos não indicam com veracidade os níveis de tensão intra-arteriais.

Como deve ser feito em todos os pacientes, é necessário verificar a pressão arterial nas posições supina e ortostática. Nos idosos, medidas simples como essa são extremamente importantes para detectar episódios francos de hipotensão ortostática induzidos pelos medicamentos em uso corrente ou, então, na detecção de comprometimentos reflexos do sistema autonômico. Convém lembrar, também, que a hipertensão do jaleco branco pode ocorrer nesse grupo etário e que devemos tomar o cuidado de não rotular o paciente como portador de hipertensão arterial fixa e, conseqüentemente, administrar medicamentos hipotensores de modo afoito já na primeira consulta médica.

A HIPERTENSÃO SECUNDÁRIA NO IDOSO

Os aspectos fisiopatológicos mencionados anteriormente, presentes nos idosos com elevações dos níveis pressóricos, podem esconder causas secundárias que devem ser investigadas pelos médicos. O Consenso Canadense para Tratamento e Diagnóstico da Hipertensão Arterial nessa faixa etária propõe que o médico só deverá investigar causas secundárias de hipertensão utilizando-se de métodos invasivos, nos casos em que há resistência aos tratamentos impostos ou elevações súbitas nos valores pressóricos.

A estenose de artéria renal, mais freqüentemente encontrada nos indivíduos do sexo masculino, pode promover elevações dos níveis pressóricos arteriais em pacientes que se apresentavam com valores normais ou, ainda, agravar hipertensão preexistente. A isquemia distal à lesão pode promover a ativação do sistema renina-angiotensina e, conseqüentemente, promover hipertensão grave. No idoso, essa estenose de artérias renais tem como etiologia mais freqüente a instalação de placas de ateroma obstruindo mais de 50% do lume. Devemos suspeitar de hipertensão renovascular quando:

- Os valores diastólicos forem superiores a 120mmHg.
- Início recente de hipertensão ou agravamento de hipertensão preexistente.
- Presença de sopros abdominais.
- Retinopatia de grau III ou IV (Keith-Wagner).
- Alcalose hipopotassêmica espontânea ou induzida por diuréticos de ação moderada.

As doenças parenquimatosas renais também devem ser sempre lembradas como causa de hipertensão arterial em idosos. Praticamente todas as doenças existentes em grupos etários mais jovens podem ser encontradas nesses pacientes. Deve ser ressaltada a importância de nefropatias obstrutivas, as intersticiais pelo abuso de analgésicos e de outros antiinflamatórios não-hormonais corriqueiramente utilizados para aliviar dores musculares ou articulares. Quando hipertensão e insuficiência renal coexistem, uma cuidadosa avaliação renal deve ser estabelecida, de preferência a menos invasiva possível. Lembrar que exames rotineiramente empregados, tais como a urografia excretora, devem ser evitados por causa da ação nefrotóxica do contraste usado nessas circunstâncias.

O hiperaldosteronismo primário é uma causa rara de hipertensão arterial no idoso. Geralmente manifestado por hipocalemias freqüentes e elevação grave dos níveis de pressão. O critério laboratorial usado para diagnóstico dessa doença são as dosagens séricas de renina e aldosterona que nesses casos se encontram reduzida e elevada respectivamente. A pesquisa para feocromocitoma deve ser iniciada se o idoso tiver sinais e sintomas que podem conduzir o médico a imaginar grandes descargas adrenérgicas na circulação. A dosagem de metanefrinas urinárias antes e após o teste de supressão com a clonidina pode ser usada no diagnóstico dessa doença que atinge menos do que 0,5% da população de idosos.

Novamente, convém ressaltar que buscar uma causa para a hipertensão arterial nos indivíduos maiores de 60 anos de idade envolve, em muitas ocasiões, procedimentos agressivos que, se propostos, exigem muita cautela por parte dos clínicos. As substâncias nefrotóxicas, presentes em vários contrastes radiológicos, promovem sérios danos na filtração glomerular e função tubular desses pacientes. Por outro lado, testes de estimulação ou supressão hormonais com conseqüentes elevações ou quedas abruptas da pressão arterial devem, se possível, ser evitados ou então realizados sob estrito controle médico.

TRATAR O IDOSO HIPERTENSO

Pelo menos quatro grandes pesquisas recentemente têm demonstrado a importância de se tratar o idoso hipertenso. Uma delas, desenvolvida por pesquisadores suecos, o "Swedich Trial in Old Patients with Hypertension" ("STOP-Hypertension"), verificou que usando diuréticos e/ou beta-bloqueadores, um em cada bloco de 14 idosos, com idade média de 76 anos, quando tratado, livrou-se do surgimento de eventos fatais cardiovasculares durante os 5 anos de observação. O "European Working Party of High Blood Pressure in the Elderly" é outra fonte de referência para indicar que o tratamento do idoso hipertenso traz resultados benéficos com redução da mortalidade e morbidade na faixa etária acima dos 60 anos. Nesse caso, os medicamentos hipotensores empregados foram os diuréticos e a alfa-metildopa.

Provando que a hipertensão sistólica isolada merece a atenção do clínico e que deve ser tratada do mesmo modo que a sistodiastólica, o "Systolic Hypertension in the Elderly Program" (SHEP) usando baixas doses de diuréticos demonstrou uma redução de 36% nos acidentes vasculares cerebrais. Finalmente, outro importante estudo desenvolvido foi o "Medical Research Council Working Party" (MRC) que, tratando idosos com diuréticos em pequenas doses, concluiu que há uma redução de eventos coronarianos e dos acidentes vasculares cerebrais.

Portanto, o questionamento se devemos ou não tratar os idosos hipertensos já está, na atualidade, totalmente superado. Há algumas décadas, encarava-se a hipertensão como um fator natural do envelhecimento. Hoje, ao contrário, estudos documentam de forma inquestionável o valor da terapia hipotensora nesses indivíduos.

O TRATAMENTO NÃO-FARMACOLÓGICO

Algumas atitudes muito eficazes no rebaixamento da pressão arterial podem ser tomadas antes que se lance mão de drogas hipotensoras. Os cuidados são os mesmos empregados para quaisquer hipertensos:

- Redução do peso corporal.
- Restrição salina.
- Recomendação de exercícios leves.
- Redução da ingestão de bebidas alcoólicas.
- Restrição do fumo.

Evidentemente, essas recomendações são mais fáceis de serem assimiladas nos jovens.

Como contornar hábitos arraigados ao longo dos anos, muitas vezes fundidos com as próprias personalidades dos pacientes, como o ato de fumar? Entra então o poder da relação de confiança entre ambas as partes, o grau de amizade entre eles, e do convencimento do clínico ao expor as suas razões de combate ao fumo, ao álcool, ao sal e da moderação na alimentação.

Caso tais medidas não surtam o efeito desejado, deve-se então caminhar para a administração de hipotensores, mas durante o tratamento medicamentoso, essas recomendações não-farmacológicas sugeridas anteriormente devem sempre ser parte da terapia coadjuvante.

REDUZINDO A PRESSÃO ARTERIAL

A redução dos níveis pressóricos deve ser feita, se possível, de maneira gradual e sem grandes variações bruscas. Uma boa regra proposta por Kaplan e Rose estabelece como pontos finais a serem atingidos no tratamento da hipertensão arterial dos idosos o seguinte:

- Nos portadores de hipertensão diastólica, estabelecer como razoáveis valores entre 85 e 90mmHg.
- Reduzir 20mmHg na pressão sistólica, se os níveis iniciais da terapia estiverem entre 160 e 180mmHg. Se os valores basais, pré-tratamento, forem acima de 180mmHg, deixar em 160mmHg.

Nesses patamares, o tratamento é, na maioria das vezes, bem tolerado e a qualidade de vida não fica comprometida. Afinal, uma das preocupações dos pacientes é não ter as suas atividades diárias prejudicadas pelo próprio tratamento.

TRATAMENTO

PRINCÍPIOS GERAIS

Algumas regras gerais devem ser estabelecidas ao se iniciar o tratamento medicamentoso no paciente maior de 60 anos, tais como:

- As dosagens iniciais devem ser pequenas, de modo geral, metade daquelas usadas em hipertensos jovens, a fim de diminuir o risco dos efeitos colaterais promovidos.
- A redução da pressão arterial deve ser feita de modo gradual, para que não surjam sintomas decorrentes da isquemia em órgãos vitais, principalmente nos portadores de hipertensão arterial.
- Lembrar que os resultados das pesquisas enumeradas anteriormente foram obtidos de pacientes em boas condições físicas, o que nem sempre ocorre com os hipertensos observados no dia-a-dia dos nossos hospitais e clínicas. Os problemas da nossa população são decorrentes de carências de toda ordem, que sem dúvida interferem nos resultados do tratamento instituído.

MEDICAMENTOS UTILIZADOS

Após as recomendações gerais discutidas anteriormente neste texto, é necessário optar pelos medicamentos hipotensores existentes no mercado para se iniciar uma terapia. Alguns conceitos devem estar presentes na escolha do anti-hipertensivo. Por exemplo, se o paciente for portador de insuficiência cardíaca em razão de uma disfunção sistólica ventricular, a preferência poderia ser dada para um inibidor da enzima de conversão da angiotensina ou a um diurético. Se, por outro lado, é a função diastólica que está comprometida, o medicamento hipotensor seria um dos bloqueadores dos canais de cálcio.

Na verdade, esses conceitos expressam a intenção de se tratar os estados hipertensivos com remédios que, concomitantemente, corrigem outros problemas facilmente encontrados nesse grupo etário. Idosos com hipertensão e hiperplasia prostática podem ser tratados com os alfa-bloqueadores, que acabam sendo efetivos nas duas situações. Beta-bloqueadores podem ser uma boa indicação naqueles portadores de taquiarritmias, enxaquecas e estados hiperadrenérgicos. Contrariamente, outros medicamentos devem, de preferência, ser evitados em determinadas situações, como os diuréticos em diabéticos. A grande questão é a de que nem sempre isso é possível de ser feito. Nesses casos, a orientação terapêutica deve ficar por conta do bom senso do clínico que controla o paciente.

Entretanto, mesmo reconhecendo essas orientações e seguindo-as sempre que possível, torna-se necessário um esquema terapêutico básico. Assim, os medicamentos ideais para se iniciar um tratamento anti-hipertensivo no idoso ainda são os diuréticos tiazídicos. A hidroclorotiazida, ou seu equivalente, na dose de 12,5mg/dia continua a ser indicada entre os preferidos, e pode ser aumentada até a dose máxima de 25mg/dia, sempre atento aos possíveis distúrbios metabólicos que poderão surgir, tais como hipocalemias e alcalose metabólica. O uso crônico dessa medicação promove redução na carga excretada de cálcio, o que acaba sendo um efeito benéfico para aqueles que possuem redução da massa óssea com o avançar da idade.

Outras medicações podem se associar à terapia diurética imposta ou simplesmente substituir o medicamento anteriormente usado. Os beta-bloqueadores, usados em muitas pesquisas internacionais de grande porte como as já citadas anteriormente, têm demonstrado que em pequenas doses são eficazes no controle da hipertensão arterial. O mesmo ocorre com os bloqueadores dos canais de cálcio e os inibidores da enzima de conversão da angiotensina. Todos eles, sempre que usados, devem ser iniciados com as menores doses estipuladas e progressivamente ir aumentando, de acordo com os resultados, sinais e sintomas clínicos obtidos.

BIBLIOGRAFIA RECOMENDADA

Applegate WB, Miller ST, Elam JT, Cushman WC, el Derwi D, Brewer A, Graney MJ. Nonpharmacologic intervention to reduce blood pressure in older patients with mild hypertension. Arch Intern Med 1992; Jun; 152(6):1162-1166.

Dahlof B, Lindholm LH, Hansson L, Schersten B, Ekbom T, Wester PO. Morbidity and mortality in the Swedish Trial in Old Patients with Hypertension (STOP-Hypertension). Lancet 1991; Nov 23; 338(8778):1281-1285.

Kaplan N, Rose B. Treatment of elderly hypertension. In Kaplan N, Rose B. Up to Date in Nephrology and Hypertension. CD Eletronic Edition 1997; S(2).

MRC Working Party. Medical research council trial of treatment of hypertension in older adults: principal results. BMJ 1992; Feb 15; 304(6824):405-412.

SHEP Cooperative Research Group. (Multicenter study). Prevention of stroke by antihypertensive drug treatment in older persons with isolated systolic hypertension. Final results of the Systolic Hypertension in the Elderly Program (SHEP). JAMA 1991; Jun 26; 265(24):3255-3264.

The Fifth Report of the Joint National Committee on Detection, Evaluation, and Treatment of High Blood Pressure (Practice guideline). Arch Intern Med 1993; Jan 25; 153(2):154-183.

6

HIPERPLASIA BENIGNA DA PRÓSTATA

MIGUEL SROUGI
JOSÉ CURY

Três afecções podem atingir a próstata em homens adultos idosos, incluindo-se aqui as prostatites, a hiperplasia prostática e o câncer da próstata. Todas elas apresentam grande significado clínico não só pelas conseqüências decorrentes, mas também pela elevada freqüência com que se manifestam. Esses aspectos são observados de forma bastante clara nos pacientes com hiperplasia benigna da próstata (HBP), que ocorre histologicamente em cerca de 80% dos adultos idosos e obriga 20% deles a se submeterem a cirurgia local para correção de disfunção miccional (Fig. C-6).

EPIDEMIOLOGIA

O aumento da idade e a presença dos testículos representam as determinantes mais importantes para o desenvolvimento da HBP. Ademais, outros fatores como raça, obesidade, tabagismo, atividade sexual e influência genética têm sido implicados com o processo, mas excetuado este último, os demais fatores não se correlacionam claramente com o desenvolvimento da HBP. O papel da hereditariedade parece ser real e filhos de indivíduos com hiperplasia da próstata têm de três a quatro vezes mais chance de serem submetidos a cirurgia prostática por crescimento benigno local.

A história natural dos quadros de HBP é bem conhecida e apresenta algumas implicações práticas relevantes. Sob o ponto de vista anatômico, o processo de hiperplasia se inicia por volta dos 30 anos, quando a próstata tem cerca de 15g. A partir desse momento e até os 70 anos, a glândula pode até dobrar de peso a cada 10 anos (Fig. C-6). Depois dos 70 anos, o processo de crescimento tende a cessar ou se faz mais lentamente, o que não impede o paciente de continuar com distúrbios urinários devido ao aparecimento de instabilidade

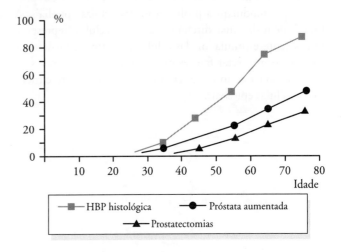

Figura C-6 – Prevalência etária de hiperplasia benigna da próstata (retirado de Srougi, 1995).

vesical. Sob o ponto de vista clínico, vários estudos mostraram que as manifestações clínicas da HBP são oscilantes, com períodos intercalados de remissão e de exacerbação espontânea dos sintomas. Entre 30 e 70% dos pacientes referem melhora do desconforto urinário, quando reavaliados entre 3 e 7 anos após a consulta inicial e em cerca de $^1/_3$ dos casos o quadro clínico deteriora, tornando necessária a realização de uma intervenção cirúrgica (Tabela C-6).

Nos pacientes não-tratados, a evolução do processo obstrutivo pode favorecer o aparecimento de complicações, como retenção urinária (2 a 10%), insuficiência renal aguda obstrutiva (1 a 2%) e litíase vesical (1 a 4%).

Tabela C-6 – Estudos sobre a história natural da HBP não-tratada.

Autor	Nº Casos	Seguimento (anos)	Evolução Melhora	Evolução Prostatectomia
Clarke, 1937	36	3,5	25 (70%)	12 (33%)
Craigen, 1969	115	7	– (50%)	48 (42%)
Birkoff, 1976	26	3	11 (42%)	–
Ball, 1981	107	5	– (32%)	10 (9%)
Barry, 1995	355	3	142 (40%)	102 (29%)

ETIOPATOGENIA

O desenvolvimento da HBP resulta, provavelmente, de vários mecanismos interativos, em que se destacam a testosterona, a diidrotestosterona (DHT) e alguns fatores de crescimento, como o "epidermal growth factor", o "fibroblast growth factor", o "transforming growth factor" e outros. A testosterona penetra a célula epitelial prostática e por ação de uma enzima, a 5α-redutase, é transformada em DHT (Fig. C-7). Esse intermediário liga-se a receptores androgênicos nucleares, formando um complexo que atua sobre genes específicos, iniciando-se um processo de transcrição e de síntese das proteínas que modulam a proliferação das células epiteliais. A DHT, além de atuar diretamente nessas células, representa um potente estimulador das células do estroma prostático, levando-as a secretar fatores de crescimento, que através de mecanismo parácrino também interferem com o crescimento das células epiteliais.

FISIOPATOLOGIA

O processo de HBP instala-se na chamada zona transicional da próstata, situada em torno da uretra. Nesse local, surge uma proliferação de nódulos formados por tecido glandular ou por estroma fibromuscular que constituem os dois padrões histológicos dos quadros de HBP.

O processo de hiperplasia prostática condiciona o aparecimento de sintomas miccionais que, na verdade, resultam de três mecanismos fisiopatológicos distintos: 1. obstrução uretral propriamente dita; 2. reação do detrusor à obstrução; e 3. estímulos neuronais anormais gerados pela próstata. O processo de obstrução uretral decorre do efeito mecânico causado pelo crescimento prostático e de um efeito funcional, relacionado com a contração das fibras musculares existentes no colo vesical, cápsula e estroma prostático. Essas fibras, ricas em receptores α-adrenérgicos, tendem a se contrair por estimulação simpática, ocluindo a luz uretral (Fig. C-8). Esse mecanismo explica os quadros de prostatismo em pacientes com glândulas sem crescimento exagerado. O detrusor, por sua vez, sofre um processo de hipertrofia que mantém o fluxo urinário nas fases iniciais da obstrução, mas reduz a complacência e a capacidade vesical, levando ao aparecimento de urgência, polaciúria e redução do volume miccional. Nessa mesma fase, surgem alterações em receptores nervosos da mucosa vesical, que condicionam o aparecimento de instabilidade vesical e agravam os sintomas de prostatismo.

MANIFESTAÇÕES CLÍNICAS

Os pacientes com HBP apresentam manifestações que podem ser divididas em obstrutivas (esforço miccional, hesitância, jato fraco e interrompido, esvaziamento incompleto da bexiga) e irritativas (urgências, polaciúria, nictúria, capacidade reduzida, incontinência de urgência). Essa classificação (Tabela C-7) tem várias implicações práticas. Em pri-

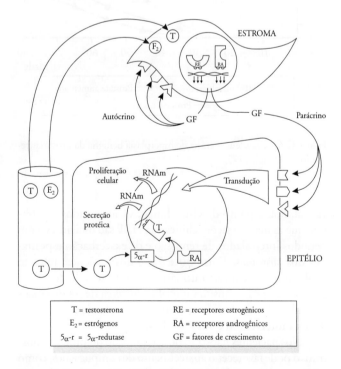

Figura C-7 – Mecanismo de ativação da síntese protéica nas células prostáticas.

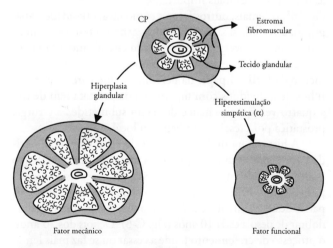

Figura C-8 – Mecanismos de obstrução uretral nos casos de hiperplasia prostática.

Tabela C-7 – Manifestações clínicas da HBP.

Manifestações obstrutivas		Manifestações irritativas	
Sintoma	%	Sintoma	%
Esforço miccional	38	Urgência	41
Hesitância	41	Polaciúria	72
Gotejamento final	45	Nictúria	41
Jato fraco	59	Incontinência urgência	28
Jato interrompido	45	Capacidade reduzida	48
Esvaziamento incompleto	45	Dor suprapúbica	21
Incontinência paradoxal	14		
Retenção urinária	2-10		

meiro lugar, as intervenções cirúrgicas tendem a se acompanhar de melhores resultados quando predominam as manifestações obstrutivas. Em segundo lugar, quando o quadro irritativo é muito exuberante, deve-se estar atento para a presença de outras doenças causando as manifestações. Incluem-se aqui a bexiga instável do idoso ou a relacionada com disfunções neurológicas, infecções locais, litíase vesical e neoplasias de bexiga. Finalmente, quando existem sintomas obstrutivos e próstata sem aumento significativo, deve-se cogitar da existência de atonia vesical neurogênica ou de estreitamento uretral.

As manifestações clínicas da HBP são oscilantes, notando-se, em 20 a 50% dos pacientes, períodos de acalmia, que podem durar meses ou anos (ver Tabela C-6). Outro aspecto clínico importante é que a intensidade e o grau de desconforto gerado pelos sintomas não são proporcionais ao volume da próstata ou ao nível de rebaixamento do fluxo urinário.

Pacientes com HBP podem evoluir com complicações como retenção urinária, litíase vesical, infecção urinária, insuficiência renal e hematúria. Retenção urinária ocorre em 2 a 10% dos casos e está implicada não apenas com falência grave do detrusor mediante obstrução, mas pode, também, estar associada à ingestão de alguns medicamentos (anticolinérgicos, antidepressivos, vasoconstritores nasais) ou com a ocorrência de infartos da próstata ou de prostatite aguda. Nessas últimas situações, o quadro de retenção é temporário e não exige, necessariamente, intervenção cirúrgica para se reverter. Litíase vesical está, quase sempre, associada à obstrução prostática e, por isso, tende a recidivar quando se realiza uma intervenção com remoção exclusiva dos cálculos e sem correção do processo obstrutivo. Infecções urinárias recorrentes surgem em cerca de 5% dos pacientes com HBP, exacerbando os sintomas urinários e, por vezes, desencadeando retenção urinária. Essas infecções resultam de colonização prostática ou da presença de urina residual e podem provocar quadros de bacteriemia, o que justifica a remoção da próstata nos casos de infecção persistente. Insuficiência renal obstrutiva é observada em 2 a 3% dos pacientes com HBP e em metade desses casos, o quadro instala-se silenciosamente, o que dificulta o seu diagnóstico. A existência dessa complicação torna obrigatória a realização de cirurgia, que deve ser executada após um período de sondagem vesical contínua.

Esse cuidado promove melhora do quadro de insuficiência renal e, com isso, reduz a morbidade cirúrgica. Hematúria macroscópica surge em alguns pacientes com hiperplasia prostática e deve-se à ruptura de vasos submucosos locais. Essa manifestação tende a ceder espontaneamente, mas os pacientes nessa situação devem ser explorados cuidadosamente, já que a hematúria pode estar relacionada com a presença de outra afecção, como tumores ou litíase.

DIAGNÓSTICO

Os pacientes com HBP devem ser submetidos a um estudo mínimo que inclui toque digital da próstata, exame neurológico perineal, análise do sedimento urinário e medidas da função renal por meio de dosagens de creatinina sérica. Ademais, estes casos podem ser mais bem avaliados por dosagens do antígeno prostático específico (PSA), por realização de ultra-som da próstata e medidas do fluxo urinário. Os níveis de PSA podem estar um pouco elevados nos pacientes com HBP e o valor máximo tolerável para cada indivíduo é igual ao volume da próstata, medido por ultra-som, dividido por 10. Quando os níveis séricos do PSA superam esse limite, a possibilidade de câncer da próstata deve ser lembrada. O exame de ultra-som abdominal permite avaliar as dimensões da próstata e o estado do trato urinário, devendo-se ter em mente que esse exame costuma superestimar em até 30% o volume prostático real. O ultra-som transretal define com maior precisão o tamanho da próstata, mas o seu caráter invasivo limita sua utilização rotineira. O emprego clínico desse método está justificado quando se suspeita da presença de câncer da próstata. Medidas do fluxo urinário, por meio de fluxômetros, servem para caracterizar grosseiramente o grau de obstrução uretral, devendo-se, contudo, ressaltar que um fluxo baixo nem sempre se relaciona com obstrução prostática, podendo resultar de hipotonia do detrusor. Sob o ponto de vista prático, fluxos urinários maiores do que 15ml/s são considerados normais, fluxos entre 10 e 15ml/s podem ou não indicar obstrução uretral e fluxos inferiores a 10ml/s sugerem a existência de processo obstrutivo local.

TRATAMENTO

O tratamento da HBP é feito com o objetivo de aliviar as manifestações clínicas e corrigir as complicações relacionadas com o crescimento prostático. Sob o ponto de vista prático, pacientes com quadros de prostatismo incipiente devem ser apenas acompanhados periodicamente, os casos com sintomas e desconforto moderado devem receber terapêutica medicamentosa e os pacientes com manifestações clínicas exuberantes devem ser tratados cirurgicamente. Ademais, as intervenções cirúrgicas devem ser indicadas nos casos de HBP associados à retenção urinária rebelde, hidronefrose e uremia, infecção urinária recorrente, hematúria macroscópica refratária, incontinência urinária paradoxal e litíase vesical (Quadro C-5). Constituem indicações inconsistentes para se indicar uma intervenção: a presença de aumento prostático sem sintomatologia clínica significativa, o achado de resíduo

Quadro C-5 – Indicações para se instituir tratamento cirúrgico em HBP.

| **Indicações absolutas** |
| Sintomas clínicos graves |
| Retenção urinária |
| Hidronefrose e uremia |
| Infecção urinária recorrente |
| Hematúria macroscópica refratária |
| Incontinência urinária paradoxal |
| **Indicações relativas** |
| Sintomas clínicos moderados |
| Litíase e divertículos vesicais |
| Resíduo urinário significativo |
| Fluxo urinário reduzido |
| **Indicações inconsistentes** |
| Tamanho da próstata |
| Alterações endoscópicas |

urinário vesical pós-miccional menor do que 200ml no exame ultra-sonográfico (que pode ser um artefato causado pela grande ingestão líquida no momento do exame) e a existência de fluxo urinário rebaixado, mas que não incomoda o paciente.

FARMACOLÓGICO

Como foi referido anteriormente, os sintomas da HBP resultam de obstrução uretral mecânica, imposta pelo crescimento prostático e/ou da oclusão funcional da uretra, relacionada com a contração da musculatura lisa existente ao nível do colo vesical, cápsula e estroma prostático (ver Fig. C-8). Em decorrência, os pacientes com obstrução mecânica (próstatas de grande volume) podem ser tratados com medicamentos antiandrogênicos, que promovem atrofia do epitélio glandular e os casos com oclusão funcional (próstatas de pequeno volume) devem ser tratados com bloqueadores α-adrenérgicos, que relaxam a musculatura lisa da próstata. Além desses agentes, vários extratos de plantas (fitoterapia) têm sido empregados no tratamento da HBP, justificando-se sua ação pelos mecanismos hipotéticos como: efeito antiinflamatório, atuação antiandrogênica, ação antiestrogênica, inibição de fatores de crescimento ou aumento da complacência vesical.

A finasterida constitui o agente antiandrogênico mais utilizado em HBP. Na dose de 5mg, uma vez ao dia, ela produz uma diminuição de cerca de 30% do volume da glândula após 6 meses de tratamento. Isso promove um alívio dos sintomas em 35 a 40% dos pacientes e essa melhora, em geral, torna-se aparente após 3 ou 4 meses de tratamento (Fig. C-9). A finasterida é bastante segura, sem interação com outras medicações e se acompanha de raros efeitos colaterais. Nesse sentido, seu único inconveniente é representado pelo aparecimento de disfunção sexual, que se manifesta em 10 a 15% dos casos.

Os bloqueadores α-adrenérgicos (alfuzocina, 5mg, duas vezes ao dia, terazocina, 5mg, uma vez ao dia, doxazocina, 4 a 8mg, uma vez ao dia, prazosina, 2mg, duas vezes ao dia)

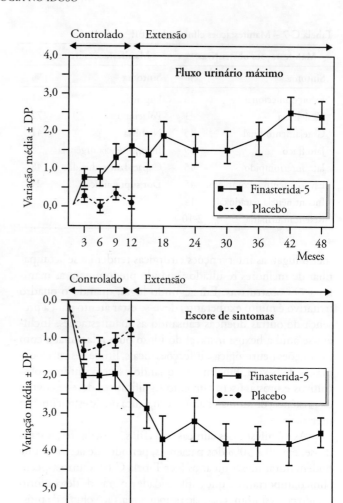

Figura C-9 – Variações do fluxo urinário e do escore de sintomas em homens tratados com finasterida (retirado de Srougi, 1995).

acompanham-se de resposta clínica imediata em 40 a 50% dos pacientes, mas não são tão inócuos como a finasterida (Fig. C-10). Quadros de hipotensão arterial, tontura, constipação nasal e ejaculações secas são observados em 10 a 30% dos pacientes e, às vezes, têm implicações clínicas mais sérias (Tabela C-8). De modo a reduzir o risco de intercorrências

Tabela C-8 – Efeitos colaterais observados com o emprego de bloqueadores α-adrenérgicos em HBP.

Sintoma	Freqüência (%)
Tontura	4-12
Palpitação	3-10
Fraqueza	6
Sonolência	6
Congestão nasal	5
Ejaculação retrógrada	5
Hipotensão e síncope	< 0,5

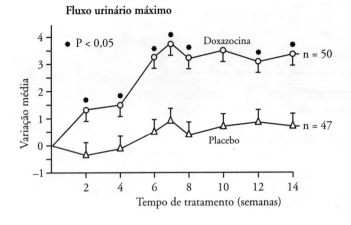

Figura C-10 – Resposta clínica com o emprego de doxazocina em pacientes com HBP (retirado de Srougi, 1995).

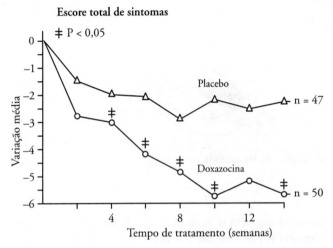

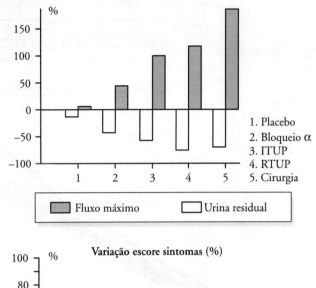

Figura C-12 – Comparação dos resultados em pacientes com HBP tratados com placebo, bloqueadores α-adrenérgicos, incisão transuretral (ITUP), ressecção transuretral (RTUP) e cirurgia aberta (retirado de Srougi, 1995).

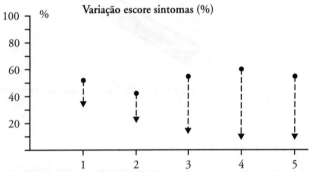

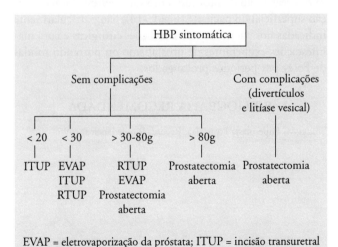

EVAP = eletrovaporização da próstata; ITUP = incisão transuretral da próstata; RTUP = ressecção transuretral da próstata.

Figura C-11 – Algoritmo para escolha do método de tratamento cirúrgico da HBP.

graves, os bloqueadores α-adrenérgicos devem ser evitados em pacientes com coronariopatia, acidentes vasculares cerebrais ou insuficiência vascular periférica. Ademais, a medicação deve ser introduzida de forma gradativa, em doses crescentes quinzenais, iniciando-se com 5mg ao dia de alfuzocina, 1mg ao dia de terazocina, 2mg ao dia de doxazocina ou 1mg ao dia de prazosina.

Os agentes fitoterápicos têm sido utilizados há muitas décadas no tratamento da HBP, exercendo grande atração por serem "naturais" e desprovidos de efeitos colaterais. Muito embora existam trabalhos na literatura referindo até 60% de melhora clínica com o emprego dos extratos de plantas, a maioria desses estudos carece de grande precisão e confiabilidade. Além disso, quando se realizam auferições objetivas dos parâmetros miccionais (por exemplo, fluxo urinário), quase nenhuma melhora é observada com o emprego desses agentes. Sob o ponto de vista científico inexistem, até o momento, elementos que possam justificar a utilização rotineira dos preparados fitoterápicos em HBP.

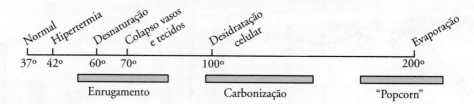

Figura C-13 – Efeitos do feixe de "laser" sobre o tecido prostático.

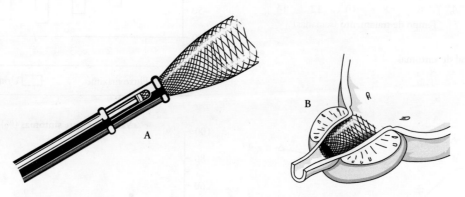

Figura C-14 – Endoprótese uretral. **A)** Aplicador endoscópico. **B)** Posicionada na uretra.

CIRÚRGICO

A prostatectomia aberta e a ressecção transuretral da próstata constituem as formas mais eficientes para se tratar pacientes com HBP (Fig. C-11). Cerca de 90% dos casos apresentam melhora clínica significativa após essas intervenções (Fig. C-12) e em 10% dos pacientes podem persistir algumas manifestações, pela existência concomitante de doença vesical, por remoção incompleta da massa prostática obstrutiva ou por seqüelas da cirurgia, como o aparecimento de estreitamentos uretrais.

A ausência de benefício terapêutico em 10% dos casos e o caráter mais agressivo das intervenções cirúrgicas, estimulou o desenvolvimento de técnicas minimamente invasivas para tratamento da HBP, incluindo-se aqui a termoterapia, a ablação por "laser", a ablação por radiofreqüência com agulhas, o ultra-som focal e o emprego de endopróteses uretrais. Desses métodos, apenas a ablação por "laser" e a aplicação de endopróteses têm se acompanhado de resultados mais consistentes e, por isso, são utilizados na prática. A ablação por "laser" é realizada sob anestesia peridural e permite a destruição da massa prostática obstrutiva sem sangramento (Fig. C-13). Por isso, é indicada em pacientes com distúrbios da coagulação ou recebendo anticoagulantes, nos quais o procedimento pode ser executado sem interrupção da medicação. As endopróteses uretrais são de rápida aplicação, o que permite a realização do procedimento sob anestesia local e sedação superficial do paciente (Fig. C-14). São particularmente indicadas nos pacientes sem condições cirúrgicas e com manifestações exuberantes de prostatismo ou portando sondas de Foley por períodos prolongados.

BIBLIOGRAFIA RECOMENDADA

Srougi M. Hiperplasia Prostática. Record, Rio de Janeiro, 1995.

ÍNDICE REMISSIVO

A

Aciclovir 20
Ácido micofenólico 273, 445
Ácido úrico 66
Acidose tubular renal 8, 124
Adenocarcinoma próstata 225
Adenocarcinoma renal 215
Adenocarcinomas 81
Água 292, 315
AIDS 72
Alfa-1-bloqueadores 108
Amiloidose 80
Aminoácidos 292
Aminossalicilato 65
Anatomia-patológica 322
Anemia falciforme 67
Angiotensina 314
Anomalias congênitas, imagem 304
Anomalias do trato urinário, hematúria 366
Antagonistas do canal de cálcio 109
Antagonistas do receptor da AII 109
Antibióticos 55
Anti-CD4 275
Anticorpos monoclonais, transplante renal 445
Anti-hipertensivos 113
Anti-IL-2R 275
Antiinflamatórios não-hormonais 65
Anti-LFA-1 274
Antivirais 58
Aparelho justaglomerular 9
Arteríolas glomerulares 9
ATP 21

B

Bacteriúria 388
Bacteriúria assintomática 386
Beta-2-microglobulina 12
Beta-bloqueadores 108

Bexiga
　disfunções neurogênicas 205-210, 416, 484
　neurogênica 205-210
　　causas 206
　　criança 416
　　diagnóstico 208
　　idoso 484
　　tipos 207
　　tratamento 209
　sondagem 269
　trauma 212, 452
　tumores 221
Biópsia renal 16, 77
　glomerulonefrite 349
　hematúrias 368
　indicações 382
　técnicas 382
Bloqueadores hormonais 249

C

Cádmio 66
Cálcio 289, 294
Cálcio intracelular 21
Cálculos
　ureterais 375
　uretrais 375
　vesicais 375
Calorias 292
Câncer
　bexiga 221
　pelve renal 219
　próstata 225
　renal 215
　testículo 241
　ureter 219
Candidíase urinária 171-175
CAPD 47, 296
Carboidratos 291

Carboplatina 249
Carcinoma
　bexiga 221
　pelve 219
　ureter 219
Catecolaminas, neonato 313
CAVH 44
Cellcept® 273
Cicatrizes renais 310
Ciclofosfamida 250
　síndrome nefrótica 361
Ciclosporina 65
　síndrome nefrótica 361
Cininas 84, 315
Cintilografia renal 307
　refluxo vesicoureteral 407
Cirurgia, litíase 376
Cisplatina 246
Cistinúria 124
Cistite intersticial 176-180
Cistites 386
Cistogênese 95
Cistografia radioisotópica 308
Cistos renais 89
Cistos simples 90
Citrato de potássio 125
"Clearance" 5
　recém-nascido 315
Clorambucil, síndrome nefrótica 361
Colagenoses 76
Cólera 70
Cólica renal 372
Cólica ureteral 120
Complemento sérico, glomerulonefrites 368
Concentração urinária 315
Corticóides, síndrome nefrótica 360
Crioglobulinemia 80
Criptorquidia 321
Crise hipertensiva 112
CRRT 42
CTLA4-Ig 274

D

Depósitos, imune 331
Diabetes mellitus 76, 106
Dialisadores 39
Diálise 85
   indicações 424
   peritoneal 45, 48, 70, 425
      ambulatorial contínua 47
      complicações 51, 427
      tipos 427
Dieta 33, 289
Dimetilsulfóxido 179
Dislipemias 106
Dismorfismo eritrocitário 13, 135
Displasia cística 90
Displasia renal 405
Dissolução química, litíase 377
Disúrias 146, 147
Diuréticos 108, 249
   síndrome nefrótica 360
DMSA 306, 407
Doença
   cística adquirida 90
   cística renal 88
   de Berger 365
   de membrana fina 136
   glomerular, classificação 323
   metabólica 66
   sistêmica, biópsia renal 383
   tubulointersticial 61
Dor abdominal, imagem 305
Drogas
   antineoplásicas 246
   hemodiálise 431
   IRA 21
DTPA 306

E

Eclâmpsia 191
Edema 53
   glomerulonefrite 349
Ejaculação precoce 262
Eletrólitos 292
Endocardite infecciosa 328
Endotoxinas 84
Enurese 420
Epididimites 156, 475
Equilíbrio peritoneal 47
Ervas 68
Esclerose mesangial difusa 339
Esclerose tuberosa 89
Esquistossomose 71
Esteatose hepática, gravidez 191
Estenose pieloureteral 199, 400
Estreptococcia, glomerulonefrite 342
Exercício físico, hematúrias 367

F

Fator atrial natriurético 84, 249, 315
Fatores endoteliais 315
"Feedback" tubuloglomerular 10
Feocromocitoma 103, 117
Fertilização *in vitro* 263
Fibras 289
Fibrose retroperitoneal 201
Filtração glomerular 3, 5, 9, 14
   idoso 480
   neonato 313
Fisiologia renal, gravidez 181
FK-506 20, 273, 445
Fluxo sangüíneo renal 9
Fósforo 294
Fração de excreção 315
Função renal 3, 10
   idoso 479
Função tubular 6, 7

G

GHA 307
Glomeruloesclerose 324
   segmentar e focal 337
Glomerulonefrite 52, 315, 323, 326
   aguda, biópsia renal 383
   crescêntica 329
   difusa aguda pós-estreptocócica 342
   membranoproliferativa 331, 335
   membranosa 336
   proliferativa 338
Glomerulopatia 334
   classificação 334
   do refluxo 411
Gota 76
Gravidez 181, 186, 194
   aparelho urinário 194
   estudos radiológicos 195
   hematúria 196
   hidronefrose 196
   infecção urinária 195
   ITU 154
   litíase 196
   refluxo vesicoureteral 410
   transplante renal 197
   tumores urinários 197

H

Hanseníase 71
Hanta vírus 20
Hematúria 13, 133, 363
   biópsia renal 383
   glomerular 135
   gravidez 196
   hemangioma renal 141
   microscópica 139
   nefrectomia 141
   unilateral idiopática 139-142
Hemodiafiltração 42
Hemodiálise 37, 45, 296, 428
   acesso vascular 429
   complicações 41, 431
   drogas removíveis 431
   heparinização 430
   membranas 39
Hemofiltração 37, 432, 433
   arteriovenosa contínua 44, 70
   contínua 433
   lenta contínua 44
   venosa contínua 45, 433
Hepatite fulminante 191
Hidronefrose 198-204, 311
   causas 199
   gravidez 194, 196
   pré-natal 396
Hiperabsorção intestinal de cálcio 123
Hiperaldosteronismo primário 102
Hipercalcemia 67
Hipercalciúria 371
   idiopática 123
   secundária 124
Hiperexcreção de ácido úrico 124
Hiperfiltração glomerular 34
Hiperlipidemia 53
Hiperoxalúria 124
Hiperplasia da próstata 501-506
   cirurgia 506
   clínica 502
   diagnóstico 503
   epidemiologia 501
   tratamento 503
Hipertensão arterial 98, 104
   adolescência 378
   causas 379
   cirurgia 115-119
   cistos renais 119
   clínica 380
   coartação da aorta 115
   Cushing 116
   diagnóstico 380
   feocromocitoma 117
   glomerulonefrite 349
   hidronefrose 119
   hiperaldosteronismo 116
   hiperparatireoidismo 116
   hipertireoidismo 115
   idoso 497
   infância 378
   medicamentos 381
   nefropatias 118
   refluxo vesicoureteral 119, 409
   renovascular 117
   secundária, idoso 498
   situações especiais 111
   tratamento 107, 499
   tumores renais 119
Hipertensão renovascular 102
Hiperuricemia 250
Hipocitratúria 125
Hipomagnesúria 125
Hipospádia 320
HIV 73

I

Ifosfamida 250
Imagem 301
Impetigo, glomerulonefrite 344
Impotência sexual 254-262
Imunocomplexos 330
Imunofluorescência 322
Imunossupressão 443
Incontinência urinária
    bexiga neurogênica 205, 416, 484
    idoso 486
    mulher 488
Infecção do trato urinário 386
Infecção urinária 125, 143
    assintomática 494
    candidíase 171
    diagnóstico 493
    etiopatogenia 492
    gravidez 195
    hematúria 366
    idoso 492
    imagem 304, 390
    na litíase 372
    prevenção 394
    recorrente 152
    refluxo vesicoureteral 405
    sonda uretral 269
    tratamento 392, 494
Infertilidade conjugal 263
Inibidores adrenérgicos 108
Inibidores da enzima conversora da AII 109
Inseminação artificial 264
Insuficiência renal
    aguda 20, 291
        biópsia renal 382
    crônica 29, 293
        crianças 436
        refluxo vesicoureteral 410
IRA 20, 291
    biópsia renal 25
    complicações cardiovasculares 24
    complicações gastrointestinais 23
    complicações neurológicas 24
    diagnóstico laboratorial 25
    diagnóstico por imagem 25
    gravidez 183
    infecções 23
    nefrotóxica 246
    patologia 24
    prevenção 248
    tratamento 25
IRC 29, 34
    etiologia 29
    laboratório 29
    tratamento 29
ITU 143
    alta *vs.* baixa 146
    complicadas 151
    diagnóstico diferencial 146
    gravidez 154
    hospitalar 153
    litíase 155

J

Junção vesicoureteral 311

K

K_f 4
Kt/V 40

L

LECO 376
Leishmaniose 72
Leptospirose 69
Lesão glomerular, idoso 482
Lesões glomerulares, glomerulonefrites 324
Lesões mínimas, glomerulopatias 334
Leucocitúria 14
Levamisol, síndrome nefrótica 361
Linfomas 81
Líquidos 291, 292
Litíase
    cirurgia 374
    estudo metabólico 371
    metabolismo 371
    na infância 370
    renal 123, 289
        hematúria 366
        tratamento 125
    urinária
        cirurgia 128, 130
        gravidez 196
        litotripsia extracorpórea 128
        litotripsia percutânea 130
        tratamento 128
        ureterolitotripsia 129
Lítio 65
Litotripsia extracorpórea 128, 376
Lúpus eritematoso 328

M

Macroglobulinemia 80
MAG3 306
Malária 72
Medicina nuclear 301
Megaureter 200, 311
Membrana basal, nefrite 330
Membranas, hemodiálise 39
Meningococcemia 70
Mesângio 9
Metabolismo 292
Métodos dialíticos 424
Metotrexato 249
Micofenolato mofetil 273
Microalbuminúria 13
Microscopia eletrônica 323
Mieloma múltiplo 67
Mitomicina C 250

N

Necrose tubular aguda (veja IRA) 22
Nefrite
    intersticial
        aguda 62
        crônica 63, 68
    lúpica 76, 365
    purpúrica 365
    tubulointersticial aguda 62
Nefrocalcinose 67
Nefrolitotomia percutânea 375
Nefropatia
    diabética 78
    do refluxo 310, 404, 411
    isquêmica 67
    obstrutiva, gravidez 184
    por ácido úrico 66
    por analgésico 64
    por IgA 136, 328, 365
    parenquimatosa, imagem 304
Nefrotoxicidade 55, 246, 444
Nefrotoxinas, hematúrias 367
Neonatal 313
Neoplasias 80
Neuroblastoma 455
Nutrição 289

O

OKT3 274
Orquialgia 474
Orquiepididimites 156, 475
Oxalato de cálcio 20, 289

P

Paraproteinemias 80
Patologia glomerular 328
Peritonite 50
Peyronie 258
Pielonefrite 386
    aguda 310
Piúria estéril 147
Polaciúria 147
Potássio 105, 289, 295
Pressão hidráulica 3
Pressão oncótica 3
Progressão da doença renal 32, 34
Prostaglandinas 84, 314
Próstata 153
    hiperplasia benigna 501
    tumores 225
Proteína 289, 292
    de Tamm-Horsfall 12
Proteinúria 12, 52, 324, 352
    biópsia renal 382
Purinas 289
Púrpura de Henoch-Schönlein 328, 365

Q

Queimaduras, hematúrias 367
Quimólise 377

R

Radioisótopos 306
Radiologia 301
Rapamicina 273
Refluxo vesicoureteral 310, 404, 412-415
    diagnóstico 412
    epidemiologia 412
    secundário 413
    tratamento 414
Rejeição renal 277
Renovascular 117
Reprodução assistida 263
Reserva funcional renal 481
Ressonância eletromagnética 303
Rim
    anomalias congênitas 317
    ectópico 311
    esponjoso-medular 90
    policístico 89
    trauma 211, 450
    tumores 215

S

Sarcoma geniturinário 469
SCUF 44
Seminomas 241
"Shunt" portossistêmico 85
SIDA 72
Sildenafil 261
Síndrome
    de "prune-belly" 311
    de Alport 136, 364
    de Bardet-Biedl 90
    de Goodpasture 365
    de lise tumoral 250
    de von Hippel-Lindau 89
    HELLP 191
    hemolítico-urêmica 365
    hepatorrenal 82
    nefrítica 328

    nefrótica 52, 324, 356
        congênita 340
        biópsia renal 383
    urêmica 29
    hiperadrenérgica 103
    renal 324
Sirolimus 273
Sistema
    calicreínas-cininas 315
    nervoso simpático 83
    renina-angiotensina 83, 314
Sódio 105, 289, 315
Substâncias vasoativas 313
Sulfonamida 20

T

Tabagismo 106
Tacrolimus (ver FK-506) 273, 445
Testes laboratoriais 11
Testículo
    dor 474
    trauma 213
    tumores 241, 465
Tolerância imunológica 278
Tomografia computadorizada 302
Torção do cordão espermático 474
Toxicidade 246
Transplante
    biópsia renal 383
    renal 85, 272, 279-282, 435
        azatioprina 442
        ciclosporina 442
        cirurgia 280
        complicações 440
        complicações cirúrgicas 283
        corticóides 442
        doenças malignas 441
        drogas 442
        imunossupressão 443
        nefrotoxicidade 444
        rejeição 439
Tratamento, glomerulonefrites 327
Tratamento, hipertensão arterial 380
Trauma urinário 211-214
    criança 450
    genital 213
    renal 211
    uretral 212
    vesical 212

Traumas renais, hematúrias 367
Tuberculose
    cirurgia 170
    tratamento 169
    urogenital 160, 167

U

Ultrafiltração 38
    glomerular 3
    lenta contínua 44
Ultra-som 301
    refluxo vesicoureteral 409
Uréia 15
Ureter
    anomalias congênitas 318
    cólica 120
    megaureter 200
    trauma 211, 451
    tumores 219
    ureterocele 200
Uretocele 200
Uretra
    estreitamento 203
    trauma 212, 452
    válvula 202, 320
Uretrites
    gonocócica 156
    não-gonocócica 156
Uretrocistografia miccional 303
Urina, exame 11
Urografia excretora 408
Uropatia obstrutiva 66

V

Válvula de uretra 202, 320
    posterior 311
Vasculites 77
Vasodilatadores 109
Vasopressina 314
Vitamina C 289
Vitaminas 292, 295

W

Wilms 461